全国高等医药院校医学检验专业"十二五"规划教材

供医学检验等专业使用

临床生物化学检验

主　编　徐克前　李　艳

副主编　邢　艳　李淑慧　侯　敢　陶华林

编　者　（以姓氏笔画为序）

邢　艳　川北医学院

李　艳　吉林医药学院

李　毅　浙江中医药大学

李彦魁　陕西中医学院

李淑慧　第三军医大学

李雅江　佳木斯大学

杨　华　宁夏医科大学

张红艳　河北工程大学医学院

赵朝贤　河北工程大学医学院

郝　峰　吉林医药学院

胡云良　温州医科大学

侯　敢　广东医学院

侯丽娟　河北北方学院

郗　娟　湖北中医药大学

宫心鹏　河北医科大学

袁恩武　郑州大学

徐克前　中南大学湘雅医学院

陶华林　泸州医学院

董青生　成都中医药大学

廖国玲　宁夏医科大学

U0229988

华中科技大学出版社

http://www.hustp.com

中国·武汉

内 容 提 要

　　本书是全国高等医药院校医学检验专业"十二五"规划教材。本书介绍了临床生物化学检验技术、临床生物化学物质的检验、常见疾病的生物化学检验。

　　本书以生化检验项目和常见疾病的实验诊断为重点进行编写,突出检验技术和检验项目的临床应用。每个检测项目包括生化及生理、测定方法、参考区间、临床意义以及方法学评价和临床应用评价等内容。检验项目的临床应用以临床常见的疾病为线索,介绍了疾病的生物化学机制以及生化检验项目的应用价值,并附有典型病例以方便学生理解。每章章前有本章的教学目标,包括掌握、熟悉和了解三个层次,便于学生抓住重点,每章章末有小结,便于学生复习。

　　本书主要供医学检验等专业使用。

图书在版编目(CIP)数据

临床生物化学检验/徐克前,李艳主编. —武汉:华中科技大学出版社,2013.6 (2021.2 重印)
ISBN 978-7-5609-9210-5

Ⅰ.①临…　Ⅱ.①徐…　②李…　Ⅲ.①生物化学-医学检验-医学院校-教材　Ⅳ.①R446.1

中国版本图书馆 CIP 数据核字(2013)第 145065 号

临床生物化学检验　　　　　　　　　　　　　　　　　　　　徐克前　李　艳　主编

策划编辑:柯其成
责任编辑:孙基寿　程　芳
责任校对:马燕红
封面设计:范翠璇
责任监印:周治超
出版发行:华中科技大学出版社(中国·武汉)　　电话:(027)81321913
　　　　　武汉市东湖新技术开发区华工科技园　　邮编:430223
录　　排:华中科技大学惠友文印中心
印　　刷:广东虎彩云印刷有限公司
开　　本:880mm×1230mm　1/16
印　　张:31.25
字　　数:1027千字
版　　次:2021 年 2 月第 1 版第 3 次印刷
定　　价:72.00 元

全国高等医药院校医学检验专业
"十二五"规划教材

编 委 会

总序

ZONGXU

2011 年《国家中长期教育改革和发展规划纲要（2010—2020 年）》的颁发宣告新一轮医学教育改革的到来。教育部要求全面提高高等教育水平和人才培养质量，以更好满足我国经济社会发展和创新型国家建设的需要。近年来，随着科学技术的进步，大量先进仪器和技术的采用，医学检验也得到飞速发展。医学检验利用现代物理的、化学的、生物的技术和方法，为人类疾病的预防、诊断、治疗以及预后提供重要的信息。它在临床医学中发挥着越来越重要的作用。据统计，临床实验室提供的医学检验信息占患者全部诊疗信息的 60％以上，因此医学检验已成为医疗的重要组成部分，被称为临床医学中的"侦察兵"。基于此，国家教育部 2012 年颁布的专业目录将医学检验专业人才培养定位于高水平医学检验技术人才的培养。

这些转变都要求教材的及时更新，以适应新形势下的教学要求和临床实践。但是已经出版的医学检验教材缺乏多样性、个性和特色，不适应新的教学计划、教学理念，与临床实践联系不够紧密。已出版的相关教材与新形势下的教学要求和人才培养不相适应的矛盾日益突出，因此，加强相关教材建设已成为各相关院校的目标和要求，新一轮教材建设迫在眉睫。

为了更好地适应医学检验专业的教学发展和需求，体现最新的教学理念，突出医学检验的特色，在认真、广泛调研的基础上，在医学检验专业教学指导委员会相关领导和专家的指导和支持下，华中科技大学出版社组织了全国 40 所医药院校的近 200 位老师编写了这套全国高等医药院校医学检验专业"十二五"规划教材。本套教材由国家级重点学科的教学团队引领，副教授及以上职称的老师占 85％，教龄在 20 年以上的老师占 70％。教材编写过程中，全体参编人员进行了充分的研讨，各参编单位高度重视并大力支持教材的编写工作，各主编及参编人员付出了辛勤的劳动，这确保了本套教材的编写质量。

本套教材充分反映了各院校的教学改革成果和研究成果，教材编写体系和内容均有所创新，在编写过程中重点突出以下特点。

（1）教材定位准确，体现最新教学理念，反映最新教学成果，紧密联系最新的教学大纲和临床实践，注重基础理论和临床实践相结合，体现高素质复合型人才培养的要求。

（2）适应新世纪医学教育模式的要求，注重学生的临床实践技能、初步科研能力和创新能力的培养。突出实用性和针对性，以临床应用为导向，同时反映相关学科的前沿知识和发展趋势。

（3）实验课程教材内容包括基础实验（基础知识、基本技能训练）、综合型实验、研究创新型实验（以问题为导向性的实验）等，所选实验项目内容新、代表性好、实用性强，反映新技术和新方法。

（4）实现立体化建设，在推出传统纸质教材的同时，很多教程立体化开发各类配套电子出版物，打造为教学服务的共享资源包，为学校的课程建设服务。

本套教材得到了医学检验专业教学指导委员会相关领导专家和各院校的大力支持与高度关注，我们衷心希望这套教材能为高等医药院校医学检验教学及人才培养作出应有的贡献。我们也相信这套教材在使用过程中，通过教学实践的检验和实际问题的解决，能不断得到改进、完善和提高。

全国高等医药院校医学检验专业"十二五"规划教材

编写委员会

2013 年 6 月

前言

QIANYAN

医学检验是利用现代物理、化学、生物的技术和方法,为人类疾病的预防、诊断、治疗以及预后提供重要的信息。随着科学技术的进步,大量先进仪器和技术的采用,医学检验在临床医学中发挥着越来越重要的作用。据统计,临床实验室提供的医学检验信息占患者全部诊疗信息的 60% 以上,因此医学检验被称为临床医学中的"侦察兵"。临床实验室采用大量的体外诊断技术,目前已经形成了一个巨大的产业。体外诊断技术是转化医学的重要内容,也是医学检验研究的核心。基于此,教育部 2012 年颁布的专业目录将医学检验专业人才培养定位于高水平医学检验技术人才的培养。本书就是为了适应这一转变而编写的。

本书进行了新的尝试,增加了临床生物化学检验技术内容。随着我国工业化进程的不断发展,环境污染日益严重,临床毒物的检测应该引起重视,因此,本书增加了临床毒物的内容。全书共 21 章,可分为三个部分:第一部分为临床生物化学检验技术,共 3 章,重点介绍临床生物化学检验中常用的原理和技术;第二部分为临床生物化学物质的检验,共 7 章,包括各类生物化学物质,如氨基酸和蛋白质、酶和同工酶、脂类和脂蛋白、电解质和血液气体、维生素和微量元素、临床毒物和治疗药物,至于糖类、激素则安排在第三部分介绍,核酸分析在《临床分子生物学检验》中介绍;第三部分为常见疾病的生物化学检验,共 11 章,主要介绍一些常见疾病的生化检验与实验诊断,如心脏疾病、肾脏疾病、肝胆疾病、胃肠胰疾病、骨代谢异常、糖代谢紊乱、内分泌疾病、妊娠异常与新生儿疾病筛查、红细胞代谢异常、肿瘤、神经与精神疾病等。

本书以生化检验项目和常见疾病的实验诊断为重点进行编写,突出检验技术和检验项目的临床应用。每个检测项目包括生化及生理、测定方法、参考区间、临床意义以及方法学评价和临床应用评价。检验项目的临床应用是以临床常见的疾病为线索,介绍了疾病的生物化学机制以及生化检验项目的应用价值,并附有典型病例以方便学生理解。每章章前有本章的教学目标,包括掌握、熟悉和了解三个层次,便于学生抓住重点,每章章末有小结,便于学生复习。

由于编者水平有限,时间仓促,书中难免存在不足之处,敬请读者和专家批评指正。

主编　徐克前　李艳

目录

MULU

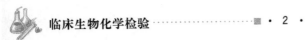

绪 论

临床生物化学检验(clinical biochemistry test)用化学和生物化学技术检测人体体液标本,以了解人体在生理、病理状态下物质的组成和代谢,为疾病的预防、诊断、治疗和预后提供依据。其核心是向临床提供准确、可靠、及时的检验报告,满足患者和临床的要求。临床生物化学检验是一门交叉学科,是由化学、生物化学、临床医学等学科交叉融合而逐步发展起来的。

第一节 临床生物化学检验发展历史和现状

一、发展历史

早在古希腊,希波克拉底(Hippocrates,公元前 460—前 377)首次描写了尿的特征和颜色,盖伦(Galen,129—200)进一步认识到尿液来自机体内的血,因此可用于诊断疾病。之后,人们一直利用感官观察排泄物和分泌物的外观、量、色泽和气味作为问诊和体格检查的补充。尿轮(urine wheel)总结了尿液观察与疾病诊断的关系,成为当时疾病诊断的重要依据(图 0-1)。

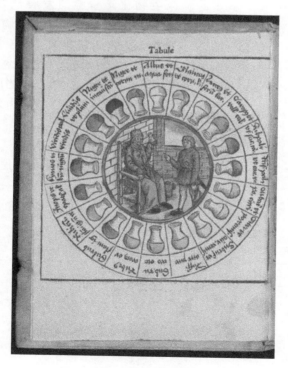

图 0-1 医生通过尿轮诊断疾病

16 世纪后,随着化学、生物学、物理学的进步,人类开始利用化学方法、生物试验对血液、尿液的理化性质进行检查。1870 年法国发明家 Jules Duboscq 发明比色计大大推动了临床生物化学检验的发展,人们开始利用比色计分析血液、尿液中的糖、蛋白质和有机物。1896 年美国 John Hopkins 大学医学院 Dr.

Welch 建立了第一个医院临床实验室。20 世纪初 Otto Folin 在哈佛大学医学院建立了临床化学实验室（图 0-2），并在 1908 年提出应该培养临床实验室的专门人才，即"临床化学家"。1918 年 Leopold Lichtwitz 首先出版了德文版的临床化学（Klinische Chemie）。之后，1931 年 John Punnett Peters 和 Donald Dexter Van Slyke 出版二卷本的临床化学专著《Quantitative Clinical Chemistry》，该书全面总结了人体体液成分分析的进展，被当时的医学界称为医学"圣经"，它标志着临床生物化学检验学科的正式形成。

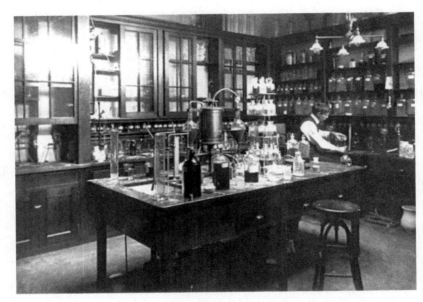

图 0-2 Folin 在哈佛大学的临床化学实验室（1905 年）

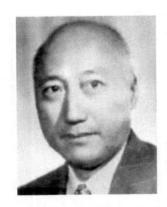

图 0-3 我国临床生物化学检验的奠基人吴宪教授

我国的临床生物化学检验的发展开始于 20 世纪 20 年代，吴宪（1893—1959）（图 0-3）在北京协和成立生物化学科，开展了体液生物化学分析的系列研究，他首创用钨酸除去血液样品中所有蛋白质。建立了用少量血液标本（大约 10 mL）同时检测血液中尿素、肌氨酸、肌氨酸酐、尿酸和葡萄糖等多种成分的方法，改变了当时仅一次尿酸测定就需耗血 25 mL 的局面。另外，他还对血液气体与电解质的平衡和蛋白质变性进行了研究。吴宪教授的研究工作大大促进了我国生物化学和临床生物化学检验的发展，堪称这些学科领域的奠基人。

技术的进步在临床生物化学检验的发展中起着非常重要的作用。早期是化学的技术和仪器应用于人体体液的分析，随后是生物化学、免疫化学技术的大量应用。近年来，自动化技术和计算机技术也用于临床生物化学检验（表 0-1）。

表 0-1 临床生物化学检验发展历程中重要的技术和仪器

技术或仪器	年 代	发明者或应用者
电化学技术	1900	Hober R
比色计	1904	Folin O
血液气体分析	1912	Haldane JS
尿液组分分析天平测定	1913	Bang IC
分光光度计	1941	Cary AH、Beckman AO
实验室能力验证	1945	Sunderman FW
火焰光度计	1947	Hald P
区带电泳	1950	Cremer HD、Tiselius A

续表

技术或仪器	年 代	发明者或应用者
干化学技术/POCT	1957	Free AH
自动生化分析仪	1957	Skeggs LT
放射免疫分析	1959	Berson SA、Yalow RS
原子吸收光谱	1964	Zettner A
计算机技术	1968	Sunderman FW
单克隆抗体技术	1973	Schwaber J
PCR 技术	1983	Mullis K

二、现状

近年来,随着自动化、信息化等新技术的不断应用,临床生物化学检验已经成为临床实验室中重要的部门,目前呈现出以下几个特点。

(一)检验项目多

几十年前,临床生物化学检验(简称生化检验)项目还不超过 100 个,主要是电解质、有机物、蛋白质、酶等,而目前临床可开展的临床生化检验项目已经超过 1000 个,涉及微量蛋白质、激素、微量元素、维生素、多种药物及毒物等。生化检验在疾病的预防、诊断、治疗、预后等方面所起的作用越来越重要,已经成为临床决策的重要依据和信息来源。它涉及的疾病也越来越广泛,除了传统的代谢性疾病,如糖尿病、肝病、肾病、内分泌疾病、心血管疾病等外,肿瘤、产前诊断、新生儿筛查、免疫性疾病、药物毒物中毒,乃至感染性疾病,都可利用生化检验指标进行诊断和监测。据估计,临床决策的信息 60% 来自临床实验室,临床实验室目前可提供 3000 种左右的检验项目,临床生化检验项目大约占 1/3,由此可见它在临床上的重要作用。由于检验项目越来越多,临床上对检验项目的正确使用面临困惑,因此需要开展临床咨询(clinical counseling),以对临床和患者进行检验结果的解释。

(二)检测速度快

样本周转时间(turn around time,TAT)是指从医生申请检查至获得检验报告所需的时间。样本周转时间过长会严重影响检验的质量,因此缩短样本周转时间、加快检测速度一直是临床检验追求的重要目标之一。目前仪器自动化、信息化普及,试剂盒的使用,特别是即时检验(point of care testing,POCT)的迅速发展,大大提高了临床生化检验的周转时间。

(三)实验室的自动化和信息化

1. 临床实验室自动化

临床实验室自动化是指实验室利用各种自动检测设备和计算机等手段实现样品处理、检测和数据处理的自动化,借以减轻实验人员的手工操作任务,提高工作效率。医学检验是一个连续的过程,包括标本的采集、标本的运送、标本的确认、标本的处理、分析检测、数据的处理、检验结果的审核、检验结果报告及结果解释等。临床实验室自动化就是将此过程中的部分或者大部分自动化。目前临床上常见的自动化类型包括模块式实验室自动化和全实验室自动化。

模块式实验室自动化(modular laboratory automation,MLA)只对实验室影响分析质量和周转时间的关键部分实现自动化,一般是提高设备的自动化水平。目前可自动化的模块主要有如下几种。①临床实验室前处理系统,或者称为样品工作站(sample working station),包括确认样品(条码识别)、归类、离心、样品质地识别、去盖、分样、标本管标记、插入仪器样品架和转运等。目前临床上使用最多的是血液工作站。②分析系统自动化,不同类的检验使用不同的自动化分析仪,如全自动生化分析仪、全自动凝血分析仪、全自动尿液分析仪、全自动化学发光免疫分析仪、全自动酶联免疫分析仪、全自动血气分析仪、全自动细菌鉴定仪等,且自动化分析仪与实验室信息管理系统(LIS)相连,组成工作区管理系统。③样本后处理系统,主要包括样品的自动分类、保存和生物安全处理。

全实验室自动化(total laboratory automation,TLA)是从检验标本处理开始到结果报告与传送全过程的自动化和网络化。它包括标本检测和信息处理两个部分,其流程如图 0-4 所示,首先由条形码识别器对标本进行识别、分类,机器人自动混匀、开盖或离心分离血清,分配到不同的自动化分析系统(如生化系统、免疫系统等)进行检测,打印及储存结果,测试完毕后分析系统处于待命状态。信息处理过程包括计算机软件系统采集系统中各个部分的临床检验数据传送至临床实验室信息系统并与其中的样品信息融合,按照一定的规则进行智能化审核,自动提示异常值或危急值,实验室信息系统连接到医院信息系统上,所有检验信息可为整个医院共享。

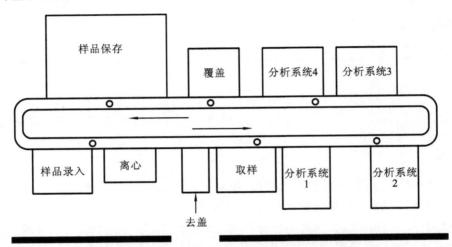

图 0-4　全实验室自动化检测临床样本的流程示意图

2. 实验室信息系统

实验室信息系统(laboratory information system,LIS)是一类用来处理实验室过程信息的软件。这套系统通常与其他信息系统比如医院信息系统(HIS)连接。实验室信息系统的基本功能包括定制检查项目、患者登录、接收样本、记录结果、生成报告、患者数量统计、医生数量统计。此外,实验室信息系统还可以支持以下功能:①基于网络的定制检查项目、结果查询;②通过传真和电子邮件传送实验报告,生成客户报告;③与医院管理系统软件的交互,生成预报告、最终报告;④生成医学检验工作表,平衡工作量;⑤医疗保险必要性的检查,划价,生成公共卫生报告,制定管理规则。

(四)全面质量管理的实施

检验结果的准确性非常重要,如何减少误差是检验工作者的重要任务。临床生物化学检验过程包括从医生填写检验报告申请单到报告单发出的过程。除了分析过程的测量误差外,还有其他偶然误差和过失误差,因此需要对检验报告单申请、患者准备、标本采集、标本运输、标本检测、报告单发放、标本存储与复检、质量信息反馈等过程实行全面质量管理。全面质量管理(total quality management,TQM)是一个以质量为中心,以全员参与为基础,目的在于通过让临床和患者满意,本组织所有成员及社会受益而达到长期成功的管理途径。临床实验室全面质量管理可以按照所谓的"5Q 循环"实施。

(1)质量计划(quality planning,QP)　质量计划中的重要内容是质量目标,而质量目标来源于临床需求,即满足患者和医生的愿望。质量计划包括质量保证计划和质量跟踪控制计划。临床检验的质量属性包括检验结果的准确性、疾病诊断的功能性,也包括性能、安全、易用、可维护等属性。

(2)实验室质量规范(quality laboratory practices,QLP)　临床生物化学检验流程是从医生填写检验报告申请单到报告单发出的过程,包括分析前阶段、分析中阶段、分析后阶段。

(3)质量控制(quality control,QC)　其目的是控制分析中的误差,防止得出不可靠的结果。质量控制主要包括室内质量控制(internal quality control,IQC)和室间质量评价(external quality assessment,EQA),室内质量控制是解决临床检测的精密度问题,室间质量评价主要是解决正确度的问题。

(4)质量评价(quality assessment,QA)　它是通过有计划、系统的活动提供对正确操作过程的信心。其主要关注点包括患者的确认、标本的确认、周转时间(TAT)、试验的效用等。

（5）质量改进（quality improvement，QI） 根据临床需要，不断提出新的目标，临床实验室根据临床要求尽量改进以达到这个目标。

（五）循证检验医学模式的建立

服务临床，提高人类健康水平是医学（包括检验医学）的最终目的。循证医学是近年来提出的一种新的医疗模式。循证医学（evidence-based medicine，EBM）为临床医生提供最佳、最新的科学证据，从而使其能对患者的诊治做出更好的决策。循证检验医学（evidence-based laboratory medicine，EBLM）是指根据实验室检测的最佳研究证据，医生的临床专业知识，患者的需求、期望和关心的问题，做出临床决策，以改善患者个体的医疗效果，更加有效地利用卫生资源。循证检验医学是将临床流行病学、统计学、社会科学与传统的分子和生化病理相结合，以评价诊断性试验在临床决策及患者结局中的效果。

循证检验医学的核心是更好地解决临床和社会问题。或者说，给临床提供检验医学的解决方案来促进患者的健康。循证检验医学实践遵循的方法是"5A循环"，即提出临床问题（ask）、获得证据（acquire）、评阅证据（appraise）、结果应用于患者（apply）、效果评价（assess）。如果证据（可能出现在临床诊治的方案中）未正确应用，要适当修订方案，再次培训人员、应用证据、评价实施效果。这一过程是不断循环进行的，因此也称为5A循环。

1. 提出临床问题

提出临床问题是循证检验医学的第一步。主要问题包括如下几点。①在没有症状或者症状的早期是否有诊断性试验？②是否有诊断性试验进行某种疾病的确诊或排除？③在治疗过程中，是否能提供诊断性试验帮助医生选择和优化治疗方案？④能否提供治疗监控指标？⑤患者的预后如何？通过这些问题的提出和有效的解决，可以帮助医生采取更为有效的临床措施，确保临床效果。下面以B型尿钠肽（BNP）对呼吸困难的患者为例进行说明（表0-2）。

表0-2 诊断性试验B型尿钠肽在临床中的作用

临床问题	诊断性试验	临床措施	临床结局
患者是否存在心力衰竭	50 ng/L	无心力衰竭，继续诊断学试验	避免误诊
患者是否存在心力衰竭	450 ng/L	超声检查确认，进行治疗	症状减轻
β受体阻滞药是否有效	无变化	审查药物剂量、患者依从性	加强监护
病情是否加重	2400ng/L	姑息治疗	预后差

循证检验医学问题的提出遵循PICO原则，即提出问题的内容应该包括：①人群、患者或临床问题（population，patient or problem of interest）；②干预措施或暴露因素（intervention）；③对照（comparator or control）；④临床结局（outcome）。在上面提到的临床问题，检验指标BNP是否能用于呼吸困难患者的鉴别诊断，可按照PICO原则（表0-3）进行判断。

表0-3 PICO原则在诊断性试验中的应用

PICO原则	状况
患者（P）	呼吸困难
干预（I）	BNP检测
对照（C）	参考区间
结局（O）	是否心力衰竭

2. 获得证据

回答临床问题需检索有关医学文献数据库。循证医学资源主要有系统评价数据库（systematic reviews）、临床实践指南数据库（practice guideline）、循证医学期刊及其他相关实践。医学文献数据库是循证医学证据的重要来源。

3. 评阅证据

对收集到的临床资料，循证医学强调证据分析。主要回答以下问题：临床结局是什么？结局是否真实？目前国际上对不同类型的临床研究建立了不同的规范和标准,如临床随机对照试验的报告标准(consolidated standards of reporting trials,CONSORT)、观察性研究的报告标准(STROBE)、非随机对照研究报告标准(TREND)、诊断试验正确性的报告标准(standards for reporting of diagnostic accuracy,STARD)、系统综述或 Meta 分析报告标准(preferred reporting items for systematic reviews and meta-analyses,PRISMA),它们分别规定了不同的流程图和报告清单。

4. 结果应用于患者

主要涉及的问题包括如下两点:①通过证据评阅认为真实可靠的结果能否应用到自己的患者;②利弊分析,如治疗作用、不良反应、费用问题等。

5. 效果评价

效果评价主要是评价干预措施的临床效果。诊断性试验也是一种干预措施,它和其他干预措施一样,如果一项诊断性试验不能影响医生对患者诊断、治疗的决策或对患者的临床结果没有影响,那么它就没有临床意义。

第二节　临床生物化学检验在医学中的作用

医学是关于健康和疾病的科学。其核心问题有两个:一是如何理解健康和保持健康;二是如何理解疾病和有效地治疗疾病。生物体是一个由活性物质组成的化学体,其组成成分包括核酸、蛋白质、脂类、糖类、维生素、水及无机盐等。正常的生化代谢是健康的基础,而所有的疾病均有生物化学物质和代谢的改变,因此可以通过检测生物化学物质来判断机体是否健康。临床生物化学检验与临床医学的关系(图0-5)非常密切,它们相互促进,共同推动了医学的发展。正因为如此,临床上常检测各类生物化学物质来反映疾病过程,用于疾病的预防、诊断、治疗及预后判断。

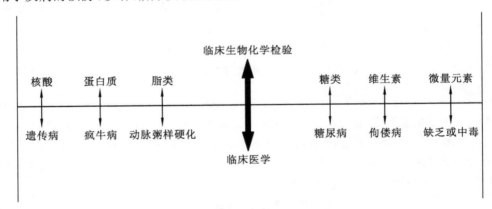

图 0-5　临床生物化学检验与临床医学的关系

一、临床生物化学检验项目及分类

(一)临床生物化学检验项目

临床生物化学检验就是检测人体体液中的生物化学物质。人体体液中存在的可检测的,并具有一定临床意义的不同物质或其组合称为临床生物化学检验项目(testing item)。人体体液中的生物化学物质分为内源性的和外源性的两类。内源性物质是机体自身存在的或反应性生成的物质,包括核酸、蛋白质、脂类、糖类、维生素、水及无机盐,以及抗体等。而外源性物质是指自身不能合成,而通过摄取进入体液中的成分,如药物、毒物、兴奋剂等。以前这两类物质比较容易区分,但是现在有时变得越来越困难,如体育运动员服用促红细胞生成素作为兴奋剂来提高运动成绩,它是通过基因工程生成的外源性物质,但在人体内也存在类似的物质。临床生物化学检验单一项目的检验有其特定的临床意义,如血糖与糖尿病的诊断、肌钙蛋白与急性心肌损伤的判断等。但有时为了更好地反映机体的状态或疾病诊断,常采用生物化学项目组合(biochemical panel)。如反映机体基础代谢功能的组合(basic metabolic panel,BMP),它包括 8 个检验项目,即钠、钾、氯、碳酸氢盐、尿素、肌酐、葡萄糖、钙。如果要更全面地了解机体代谢功能,则可采用全套代谢功能检测组合(complete metabolic panel,CMP),它包括 14 个检验项目,除了上述 8 个外,还有白蛋白(又称清蛋白)、碱性磷酸酶(ALP)、丙氨酸氨基转移酶(ALT)、天冬氨酸氨基转移酶(AST)、胆红素等。唐氏综合征筛查"三项",包括甲胎蛋白(AFP)、人绒毛膜促性腺激素(hCG)、雌三醇(E3)。此外,还有肝功能、肾功能、电解质检测、脂类检测、血液气体分析等项目组合。检验项目是单独使用还是组合,如何组合,不是随意确定的,需以循证医学为基础。

(二) 按检测物质类型对临床生物化学检验项目分类

(1) 氨基酸和蛋白质类:包括基本氨基酸 20 种,多种氨基酸衍生物,各种蛋白质。蛋白质主要是指一般血浆蛋白质,包括血浆中的微量蛋白质,目前临床上可测定的已经超过 100 种,但是有很多蛋白质在血液中太微量目前还无法检测。不包括酶、蛋白激素。

(2) 酶及其同工酶:包括体液中存在的各种酶及其同工酶,如丙氨酸氨基转移酶、天冬氨酸氨基转移酶、碱性磷酸酶及其同工酶等。

(3) 脂类和脂蛋白:脂类主要包括甘油三酯、胆固醇,以及脂肪酸、磷脂、糖脂等。脂蛋白是脂类和特定蛋白质结合的物质,有乳糜微粒(CM)、极低密度脂蛋白(VLDL)、低密度脂蛋白(LDL)、高密度脂蛋白(HDL)等。脂蛋白中的蛋白质成分称为载脂蛋白(apolipoprotein,Apo),包括 Apo A、Apo B、Apo C、Apo E 等。

(4) 糖类:多羟基醛或者多羟基酮类化合物,以及水解能生成多羟基醛或者多羟基酮类的化合物。主要包括单糖、二糖和多糖。单糖主要有葡萄糖、果糖;二糖包括蔗糖、麦芽糖;多糖包括淀粉、纤维素。糖还可与蛋白质组成糖蛋白。

(5) 激素:人体内激素种类多,化学组成复杂。如果按化学结构可分为四类:第一类为类固醇,如肾上腺皮质激素(皮质醇、醛固酮等)、性激素(雌激素、孕激素及雄激素等);第二类为氨基酸衍生物,有甲状腺素、肾上腺髓质激素、松果体激素等;第三类激素为肽与蛋白质,如下丘脑激素、垂体激素、胃肠激素、胰岛素、降钙素等;第四类为脂肪酸衍生物,如前列腺素。

(6) 电解质和血液气体:体液中存在多种电解质,主要有钾、钠、氯、碳酸氢盐等;血液酸碱度测定,即测定血液的 pH 值;血液中氧气、二氧化碳等气体含量测定也非常重要。

(7) 维生素和微量元素:维生素主要反映机体的营养状况,包括维生素 A、B 族维生素、维生素 C、维生素 D、维生素 E;微量元素是机体内含量极微量的一类元素的总称,如铁、铜、锰、锌、铬、钴、钼、镍、硒、碘、氟等。

(8) 临床毒物:凡是引起机体损伤的外源性物质均可称为临床毒物。临床毒物非常复杂,包括有毒金属、有机物、药物、兴奋剂、毒品等。

(9) 治疗性药物监测:治疗安全范围窄、毒性强、药代动力学个体差异大的药物需要进行血液药物浓度测定。常测定的药物有强心苷类药(如地高辛)、抗心律失常药(如奎尼丁)、抗癫痫药(如苯妥英钠)、抗抑郁药(如丙咪嗪)、平喘药(氨茶碱)、免疫抑制药(环孢素)等。

(三) 按生物化学检验项目对器官系统疾病进行分类

临床生物化学检验的临床应用非常广泛,几乎所有的疾病都有相关的生化检验项目。即使是感染性疾病,其感染性炎症也可采用 C-反应蛋白、降钙素原等作为早期标志物。下面介绍的是临床生化检验主要的临床应用领域。

(1) 心脏疾病:心肌损伤标志物,如肌钙蛋白、肌红蛋白、肌酸激酶及同工酶、乳酸脱氢酶及同工酶等;心力衰竭标志物,如利钠肽;心脏疾病危险因子,如超敏 C-反应蛋白、同型半胱氨酸等。

(2) 肾脏疾病:有反映肾小球功能的,如肌酐、尿素、胱抑素 C、肾清除试验;反映肾小管功能的,如 β_2 微球蛋白、α_1 微球蛋白、酚红排泄试验等。

(3) 肝胆胰腺疾病:肝胆疾病主要通过肝功能试验(liver function tests),包括肝脏的蛋白质代谢功能、胆红素和胆汁酸代谢功能,肝细胞损伤标志物(如 ALT、AST),胆汁淤积标志物(如 ALP、γ-GT),肝纤维化标志物（如胶原蛋白、单胺氧化酶、脯氨酰羟化酶）等；与胰腺功能有关的标志物如淀粉酶、脂肪酶等。

（4）胃肠道疾病：相关标志物较少，有胃蛋白酶、原胃泌素等。另外，还有一些功能性试验。

（5）骨代谢疾病：与骨代谢异常相关的生化检测指标包括钙、磷、镁、维生素D、降钙素、甲状旁腺激素，以及骨形成标志物（如骨碱性磷酸酶、骨钙蛋白）和骨吸收标志物（如吡啶酚）。

（6）糖尿病：与诊断相关的指标，如血糖、口服葡萄糖耐量试验（OGTT）；与治疗监测相关的，如血糖、糖化血红蛋白；与糖尿病并发症相关的，如酮体、尿微量白蛋白。

（7）内分泌疾病：有很多不同类型的激素可以测定，如脑垂体激素、肾上腺激素、甲状腺激素、性腺激素等。

（8）妊娠异常：用于评价母体和胎儿健康状况的生化指标有人绒毛膜促性腺激素、甲胎蛋白、羊水胆红素、羊水乙酰胆碱酯酶等，卵磷脂与鞘磷脂的比值可用于评价胎儿肺成熟度。

（9）肿瘤标志物：随着对肿瘤研究的不断深入，标志物越来越多，包括酶类（如神经元特异性烯醇化酶、前列腺特异性抗原）、激素（如人绒毛膜促性腺激素）、癌胚抗原（如甲胎蛋白）、糖类抗原（如CA15-3）、蛋白质（如S-100蛋白、CYFRA21-1）、受体（表皮生长因子受体）、基因（如Her-2/neu）等。

（10）神经及精神疾病：相关检测指标有蛋白质（如S100蛋白、Tau蛋白、髓鞘碱性蛋白）、神经递质（如5-羟色胺、γ-氨基丁酸）等。

（11）红细胞代谢异常：生化检测指标包括铁和铁结合力、血红蛋白、卟啉等。

（12）遗传代谢性疾病：除了检测相关基因和染色体外，还可进行有机小分子（如氨基酸、有机酸、脂肪酸）、酶（如半乳糖-1-磷酸尿苷转移酶）等的检测。

此外，还可以按照检测标本对临床生物化学检验项目进行分类，常用的标本有全血、血浆、血清、尿液、脑脊液、羊水等。如葡萄糖可以测定全血葡萄糖、血浆葡萄糖、血清葡萄糖、尿液葡萄糖、脑脊液葡萄糖等。

二、临床生物化学检验的临床意义

人体体液内的生物化学物质很多，能否成为检验项目至少需要同时满足以下两点：一是有可靠的检测方法；二是需要有明确的临床效用，即临床价值。检验项目的临床价值可能涉及疾病的预防、诊断、治疗监测、预后判断等多个方面。一个检验项目不可能在每一个方面都起作用，它只要在某一方面有作用，就认为它是有临床意义的。其作用也不是固定的，它会随着医学研究的不断深入而出现新的临床意义。当然，有些项目会被淘汰，而新的项目又不断增加。

（一）在疾病预防中的作用

有些生化检验项目不能对某一特定疾病作出肯定性诊断，但是可以提示某种疾病可能已经发生，因此又将它们称为筛查试验（screening test），一般都是诊断灵敏度高的指标，如甲胎蛋白是原发性肝细胞癌的敏感指标、前列腺特异性抗原是前列腺癌的敏感指标；另一些生物化学检验项目能够提示某种疾病将会发生，即发生疾病的风险增高，因此可以用于疾病发生风险评估。如超敏C-反应蛋白用于心血管疾病的风险评估，如果其血液浓度小于1.0 mg/L为低风险，1.0～3.0 mg/L为中度风险，大于3.0 mg/L为高度风险。甘油三酯、胆固醇对于心血管疾病也有类似作用。

（二）在疾病诊断中的作用

有些生物化学检验项目可以用于疾病的直接诊断，如某些内分泌试验可以直接诊断内分泌疾病，电解质和酸碱平衡指标可用于判断机体失衡状态，空腹血糖和口服葡萄糖耐量试验可用于糖尿病的诊断；有些可用于鉴别诊断，如血清碱性磷酸酶、丙氨酸氨基转移酶与胆红素的同时测定有利于黄疸的鉴别诊断；大部分生化检验项目用于疾病的辅助诊断，如肝功能试验、肾功能试验、肿瘤标志物等。

（三）在疾病治疗中的作用

临床生物化学检验一般采用血液、尿液作为标本，取样简单，创伤小，是很好的治疗监测标志物。在治疗监测时，一般需要连续测定某一指标，如CA15-3对乳腺癌有很好的治疗监测（图0-6）作用。

有些生化检验指标可用于治疗效果的判断。如凝血酶原时间（PT）的国际正常比值（INR）能够监测口服抗凝药（如华法林）的治疗效果，如INR<1.5则说明治疗无效；2.0～3.0说明治疗有效；如果INR>

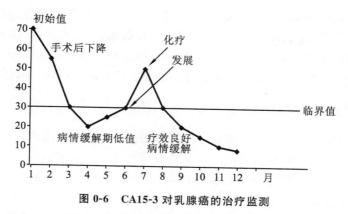

图 0-6　CA15-3 对乳腺癌的治疗监测

3.0 则说明用量过大。另外,临床生物化学检验对临床制定治疗方案也非常重要。由于每个人都存在个体差异,一种治疗方法可能对某些人群有效,而对另一些人可能完全没有作用,需要通过检验项目对不同个体制定不同的治疗方案,此即所谓的个体化医学(personalized medicine)。例如,对于乳腺癌患者,如果雌激素受体和孕激素受体均为阴性,那么内分泌治疗(如他莫昔芬)则是无效的。

（四）用于疾病的预后判断

预后(prognosis)是对某种疾病发展过程和后果进行预测。它既包括判断疾病的特定后果,也包括提供时间线索。研究预后的目的是为了认识疾病发展过程的规律。一般来说,肿瘤标志物的基础水平越高,患者越可能处于癌症晚期,预后会比较差。例如 CA125 可用于卵巢癌患者的预后判断,手术及治疗前 CA125 的血清浓度越高,患者的预后就越不好。此外,雌激素受体和孕激素受体也能反映乳腺癌的预后,如果两者均为阴性,即使 CA15-3 不太高,预后也差,复发机会较高,治疗效果不好。

第三节　临床生物化学检验的研究内容和方法

一、疾病的生物化学机制研究

疾病种类很多,按世界卫生组织 2007 年颁布的《国际疾病分类(第 10 版)》(《ICD-10》)记载的疾病名称就有 12420 个,新的疾病还在发现中。疾病不同,其发生机制各异。生命的存在依赖于生物化学反应,而临床生物化学就是从生物化学的角度认识疾病,疾病被视为生物化学机制改变引发的细胞、组织、器官、系统结构和功能的异常。

通过疾病的生物化学机制的研究,不仅可以从分子水平上认识疾病,还可以发现健康和疾病时生物化学物质的变化规律,为疾病的诊断和治疗提供生物化学标志物(表 0-4)。

表 0-4　人体疾病与生物化学标志物

疾　　病	主 要 病 因	病理生化过程	相关的生物化学标志物
脂肪肝	各种化学物质	退化	酒精
缺铁性贫血	维生素、无机盐缺乏	贫血	铁
心肌梗死	供血不良	细胞死亡	心肌蛋白
肺炎	细菌、病毒感染	炎症	前列腺素

二、临床生物化学检测技术和方法研究

人体内的生物化学物质很多,非常复杂。直接测定人体内物质目前还有困难,主要通过从人体获取的标本(如血液、尿液、脑脊液等)进行离体检测(in vitro testing),因此,临床生物化学检验也属于体外诊断(in vitro diagnostics,IVD)。体外诊断服务于临床实验室,是一个飞速发展的产业,主要包括仪器和试剂

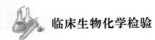

盒两大部分。体外生化诊断仪器包括真空采血系统、生化分析仪、化学发光仪、酶标仪、即时检验的仪器等,其技术主要涉及分析化学、生物化学、光学、自动化、芯片技术、信息技术等;试剂盒种类繁多,涵盖几乎所有的临床生化检验项目,主要是基于分析化学和生物化学的技术建立适合临床的方法,在应用到临床前需要对方法进行系统评价,包括测量精密度、正确度、灵敏度、检出限、特异性等,还需建立参考区间。

三、临床生物化学诊断试验的效能研究

任何一个生物化学检验用于临床之前都必须经过方法评价和临床应用评价。方法评价主要是解决技术问题,明确方法的测量误差,即检验项目的方法是否准确可靠。该检验项目能否用于临床,还必须通过临床应用评价。临床应用评价主要是评价其临床应用的效能(efficiency),换句话说,评价该检验项目在临床诊断和治疗决策中到底能起多大作用。用于诊断的任何试验必须具备灵敏度(sensitivity)和特异度(specificity)两个基本特征,二者缺一不可,诊断试验的临床效能评价的核心是明确诊断准确性(diagnostic accuracy)。

第四节 临床生物化学检验的学习重点和方法

一、学习重点和方法

(1) 以生化检验项目为线索进行学习:本书重点介绍了约 300 个常见生化检验项目,涉及生化基础到临床应用的各个方面,重点掌握每个项目的测定方法、临床意义和原理。

(2) 以常见疾病为线索进行学习:本书介绍了近 60 种临床常见疾病,应该掌握其临床生物化学机制,并明确临床生化检验在疾病诊疗中的作用。

(3) 理论与实践相结合进行学习:临床生物化学检验是一门实践性非常强的学科,理论学习要与实践结合起来。临床生物化学检验的实践内容主要包括两点:一是实验室的动手能力,这是检验结果准确的保证,是学习的重点;二是初步的临床咨询能力,即具有与临床相结合的能力和服务临床的意识。

二、参考资料

(1) Carl A. Burtis , et al. Tietz Textbook of Clinical Chemistry and Molecular Diagnostics[M]. 5th Edition, ELSEVIER Saunders,2012.

(2) Thomas L. 临床实验诊断学[M].吕元,译.上海:上海科技出版社,2004.

(3) 尚红. 全国临床检验操作规程[M].2 版.北京:人民卫生出版社,2013.

(4) 王鸿利. 实验诊断学[M].2 版.北京:人民卫生出版社,2010.

(5) 中华检验医学杂志(中华医学会主办)

(6) Clinical Chemistry(美国 AACC 主办)

(7) Clinica Chimica Acta(Elsevier Science 出版)

(8) http://www.labtestsonline.org.cn/

(9) https://www.labcorp.com/

(徐克前 李艳)

第一章 临床生物化学检验技术基础

第一节 临床生物化学检验基础

一、标准和标准化

临床生物化学检验结果事关疾病的预防、诊断、治疗和预后,临床实验室必须依据各级各类标准,特别是《中华人民共和国标准化法》的要求进行临床生物化学检验,从而不断提高临床生物化学检验水平。

(一)标准

标准(standard)是为了在一定范围内获得最佳秩序,经协商一致制定并由公认机构批准,共同使用的和重复使用的一种规范性文件。简单地说,标准就是一种规范性文件。标准是科学、技术和实践经验的总结。

1. 标准的分级

按照《中华人民共和国标准化法》的规定,我国的技术标准体系分为国家标准、行业标准、地方标准和企业标准四级。其中国家标准和行业标准又分为强制性标准和推荐性标准两类。

1)国家标准

国家标准是指由国家标准化主管机构批准发布,对全国经济、技术发展有重大意义,且在全国范围内统一的标准。国家标准是在全国范围内统一的技术要求,由国务院标准化行政主管部门编制计划,协调项目分工,组织制定(含修订),统一审批、编号、发布。国家标准的年限一般为 5 年,过了年限后,国家标准就要被修订或重新制定。

国家标准用 GB、GB/T 或者 GB/Z 作为标准代号,代号 GB 表示强制性标准,GB/T 表示推荐性标准,GB/Z 是指导性国家标准。标准后的数字如"22576"、"3100"、"622"等,是该标准发布的序号,序号数越小说明此标准发布得越早。 例如:

GB 20581—2006《化学品分类、警示标签和警示性说明安全规范 易燃液体》

GB 3100—1993《国际单位制及其应用》

GB/T 622—2006《化学试剂 盐酸》

GB/T 22576—2008《医学实验室质量和能力的专用要求》

需要特别说明的是,国际标准和国家标准是不同的。 国际标准由国际标准化组织(ISO)理事会审查,并由中央秘书处颁布。而一个国家是否采用国际标准,采用哪些国际标准是由每一个国家自行决定的。

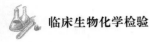

例如由 ISO 于 2007 年实施的 ISO15189《医学实验室 质量和能力的专用要求》,我国在 2008 年将其转换为国家标准 GB/T 22576—2008,并规定 2010 年 2 月正式开始实施。它是一个推荐标准,各医学实验室可以自愿采用。

2)行业标准

由我国各主管部、委(局)批准发布,在该部门范围内统一使用的标准,称为行业标准。例如,机械、电子、建筑、化工、冶金、轻工、纺织、交通、能源、农业、林业、水利等不同部门,都制定了行业标准。行业标准由国务院有关行政主管部门制定,并报国务院标准化行政主管部门备案。当同一内容的国家标准公布后,则该内容的行业标准即行废止。

行业标准中,其标准编号中的标准代号用相应行业汉语拼音的第一个字母表示,如 WS(卫生)、GA(公安)、HG(化工)等。行业标准也分强制性标准和推荐性标准。例如:

GA 578—2005《超细干粉灭火剂》

HG/T 2499—2004《化学试剂 1,4-二氧六环》

在卫生行业中与临床生物化学检验相关的行业标准很多,现列举于表 1-1 中。

表 1-1 临床生物化学检验相关的卫生行业标准

编 号	标 准 名 称	发 布 时 间	实 施 时 间
WS/T 403—2012	临床生物化学检验常规项目分析质量指标	20121225	20130801
WS/T 404.1—2012	临床常用生化检验项目参考区间 第 1 部分:血清丙氨酸氨基转移酶、天冬氨酸氨基转移酶、 碱性磷酸酶和 γ-谷氨酰基转移酶	20121225	20130801
WS/T 404.2—2012	临床常用生化检验项目参考区间 第 2 部分:血清总蛋白、白蛋白	20121225	20130801
WS/T 404.3—2012	临床常用生化检验项目参考区间 第 3 部分:血清钾、钠、氯	20121225	20130801
WS/T 405—2012	血细胞分析参考区间	20121225	20130801
WS/T 406—2012	临床血液学检验常规项目分析质量要求	20121225	20130801
WS/T 407—2012	医疗机构内定量检验结果的可比性验证指南	20121225	20130801
WS/T 408—2012	临床化学设备线性评价指南	20121225	20130801
WS/T 402—2012	临床实验室检验项目参考区间的制定	20121224	20130801
WS/T 255—2005	临床检验医学 参考测量实验室	20050616	20051201
WS/T 254—2005	体外诊断医学器具生物源样品中量的测量参考测量程序	20050616	20051201
WS/T 253—2005	体外诊断医学器具生物源样品中量的测量参考物质	20050616	20051201
WS/T 252—2005	体外诊断用品标识	20050616	20051201
WS/T 251—2005	临床实验室安全准则	20050508	20051201
WS/T 250—2005	临床实验室质量保证的要求	20050508	20051201
WS/T 249—2005	临床实验室废物处理原则	20050508	20051201
WS/T 247—2005	甲型胎儿球蛋白检测 产前监测和开放性神经管缺损诊断 准则	20050508	20051201
WS/T 229—2002	尿液物理、化学及沉淀分析	20020420	20020701
WS/T 228—2002	定量临床检验方法的初步评价	20020420	20020701
WS/T 227—2002	临床检验操作规程编写要求	20020420	20020701
WS/T 226—2002	便携式血糖仪血液葡萄糖测定指南	20020420	20020701
WS/T 225—2002	临床化学检验血液标本的收集与处理	20020420	20020701
WS/T 224—2002	真空采血管及其添加剂	20020420	20020701
WS/T 222—2002	临床酶活性浓度测定方法总则	20020420	20020701

续表

编　号	标准名称	发布时间	实施时间
WS/T221—2002	免疫沉淀分析标准有关应用材料的评价	20020420	20020701
WS/T124—1999	临床化学体外诊断试剂盒质量检验总则	19991209	20000501
WS/T122—1999	全血中血红蛋白的测定	19991209	20000501
WS/T121—1999	血清载脂蛋白 AI 及载脂蛋白 B 免疫透射比浊测定法	19991209	20000501
WS/T120—1999	血清总胆固醇的酶法测定	19991209	20000501
WS/T102—1998	临床检验项目分类与代码	19980525	19981001
WS/T67—1996	全血胆碱酯酶活性的分光光度测定方法　硫代乙酰胆碱-联硫代双硝基苯甲酸法	19961014	19970501
WS/T66—1996	全血胆碱酯酶活性的分光光度测定方法　羟胺三氯化铁法	19961014	19970501

3）地方标准

地方标准又称为区域标准。对没有国家标准和行业标准而又需要在省、自治区、直辖市范围内统一的工业产品的安全、卫生要求，可以制定地方标准。其管理部门是省级质量技术监督局。地方标准由省、自治区、直辖市标准化行政主管部门制定，并报国务院标准化行政主管部门和国务院有关行政主管部门备案，在公布国家标准或者行业标准之后，该地方标准即应废止。

地方标准的标准代码一律用 DBxx/或 DBxx/T 表示。其中 DB 代表"地方"、"标准"二词中的第一个汉字汉语拼音的第一个字母，xx 表示一个两位数，代表具体地方编号。各省、自治区、直辖市都有统一规定的地方编号。如北京为 11，天津为 12，上海为 31，湖南为 43，等等。例如：

　　DB11/T 064—2009《北京市行政区划代码》

　　DB43/T 267—2005《干辣椒》

4）企业标准

企业生产的产品没有国家标准和行业标准的，应当制定企业标准，作为组织生产的依据。企业的产品标准须报当地政府标准化行政主管部门和有关行政主管部门备案。已有国家标准或者行业标准的，国家鼓励企业制定严于国家标准或者行业标准的企业标准，在企业内部适用。

企业标准编号中标准代号为 Q/×× △△△，其中 Q 为"企业"汉字拼音的第一个字母，XX 为企业标准报请备案地区名称的头字拼音，△△△ 为企业名称汉字拼音字头。

2. 标准的类型

从标准涉及的内容看，标准可以分为综合标准、产品标准、方法标准、安全标准、卫生标准、环境标准等多种类型。下面举几例与临床生物化学检验相关的标准予以说明。

（1）综合标准：包括质量控制标准、技术管理标准、基础性通用标准等，例如：

　　GB/T 19000—2000《质量管理体系　基础与术语》

　　GB/T 20001.4—2001《标准编写规则　第 4 部分：化学分析方法》

　　GB/T 3101—1993《有关量、单位和符号的一般规则》

（2）产品标准：产品标准作为产品质量水平的衡量依据，代表生产者对自己产品在质量上的明确承诺。这类标准应具有显著的时效性。产品标准的内容应包括产品的技术条件、级别、质量指标、各类指标的检测方法、检验规则、包装及标志等项目。化学试剂、试剂盒等的标准均属于此类。例如：

　　GB 1258—1990《（容量）工作基准试剂　碘酸钾》

　　GB/T 626—2006《化学试剂　硝酸》

（3）方法标准：这类标准分为基础标准和通用试验方法。标准分析方法是经过试验论证、取得可靠数据的成熟方法，但在技术上不一定是最先进、准确度最高的方法。

（二）标准化和标准化组织

1. 标准化

标准化（standardization）是为在一定范围内获得最佳秩序，对实际或潜在问题制定共同的和重复使用的规则的活动。标准化是一个系列活动过程,包括标准的制定、标准的发布、标准的实施,以及标准实施的信息反馈。标准化是有组织的活动,许多组织参与标准化工作。

2. 国际标准化组织

国际标准化是全球范围内的标准化活动,组织这项活动的机构主要有三个。

(1)国际标准化组织(international organization for standardization,ISO):成立于 1946 年,是各国标准化机构的一个国际性协会。其成员是各国的国家标准化组织。ISO 的中央秘书处设在瑞士日内瓦。

(2)国际电工委员会(international electrotechnical commission,IEC):成立于 1906 年,它是电工和电子工程领域世界标准的权威。

(3)国际电信联盟(international telecommunication union,ITU):联合国的一个专门机构,也是联合国机构中历史最长的一个国际组织,它是主管信息通信技术事务的机构。

3. 中国标准化组织

我国实行的是在国家质量监督检验检疫总局领导下,由国家标准化管理委员会统一管理全国标准化工作的管理体制。

(1)国家质量监督检验检疫总局(general administration of quality supervision, inspection and quarantine of the people's republic of China,AQSIQ):主管全国质量、计量、出入境商品检验、出入境卫生检疫、出入境动植物检疫、进出口食品安全和认证认可、标准化等工作,并行使行政执法职能的国务院直属机构。

(2)国家标准化管理委员会(standardization administration of the people's republic of China,SAC):国家标准化管理委员会是国务院授权的履行行政管理职能,统一管理全国标准化工作的主管机构。属于国家质量监督检验检疫总局管理的事业单位。国务院有关行政主管部门和有关行业协会也设有标准化管理机构,分工管理本部门本行业的标准化工作。各省、自治区、直辖市及市、县质量技术监督局统一管理本行政区域的标准化工作。各省、自治区、直辖市和市、县政府部门也设有标准化管理机构。国家标准化管理委员会对省、自治区、直辖市质量技术监督局的标准化工作实行业务领导。

国家标准化管理委员会下设全国专业标准化技术委员会、分技术委员会及直属工作组。根据《全国专业标准化技术委员会管理办法》《全国专业标准化技术委员会章程》的有关规定,成立全国医用临床实验室和体外诊断系统标准化技术委员会,负责全国临床检验实验室质量管理、参考系统、体外诊断产品领域标准化工作。

(3)中国标准化协会(China association for standardization,CAS):由全国从事标准化工作的单位和个人自愿参与组成,经国家民政主管部门批准成立的全国性法人社会团体。中国标准化协会是中国科学技术协会重要成员单位之一,接受国家质量监督检验检疫总局的领导和业务指导。

(4)中国标准化专家委员会:2006 年成立的中国标准化工作的咨询机构,是中国标准化工作的思想库和智慧库。接受国家质量监督检验检疫总局的领导和业务指导。

二、量和单位

临床生物化学检验,不论是标本采集、处理,还是分析检测、结果计算和数据处理,乃至发出检验报告,都离不开量和单位。故必须按照《中华人民共和国法定计量单位》《中华人民共和国国家计量技术规范——通用计量术语及定义》的要求进行相关工作,使临床生物化学检验规范化和标准化。

(一)量和单位的国家标准

我国制定的量和单位的国家标准一共有三个版本,1982 年公布了第一版,1986 年按我国法定计量单位及其使用方法的法令修订为第二版,1993 年按 ISO1000 及 ISO31 的国际标准,并参考其他国家和地区的标准,结合我国国情进行第三版修订(简称 93 版)。第三版量和单位的国家标准在 1993 年 12 月 27 日正式发布,1994 年 7 月 1 日实施。目前使用的还是 93 版标准。这套标准共包括 15 项量和单位的国家标准:

GB 3100—93《国际单位制及其应用》

GB 3101—93《有关量、单位和符号的一般应用》
GB 31002.1—93《空间和时间的量和单位》
GB 31002.2—93《周期及其有关现象的量和单位》
GB 31002.3—93《力学的量和单位》
GB 31002.4—93《热学的量和单位》
GB 31002.5—93《电学和磁学的量和单位》
GB 31002.6—93《光及有关电磁辐射的量和单位》
GB 31002.7—93《声学的量和单位》
GB 31002.8—93《物理化学和分子物理学的量和单位》
GB 31002.9—93《原子物理学和核物理学的量和单位》
GB 31002.10—93《核反应和电离辐射的量和单位》
GB 31002.11—93《物理科学和技术中使用的数学符号》
GB 31002.12—93《特征数》
GB 31002.13—93《固体物理学的量和单位》

量和单位的国家标准是强制性通用基础标准,这套系列标准涉及自然科学的各个领域及日常生活的各个方面,与临床生物化学检验密切相关,因此,需引起特别重视。在使用量、单位及它们的符号时,都必须严格以标准的规定为准,使用原则如下:①凡标准中规定的量、单位的名称和符号,使用时一律以标准为准,不要自行改动和变更;②凡是本系列标准中未列出的名称和符号,一般不得使用,在个别特殊领域,如有必要用自定的量名称和符号,在它们第一次出现时,需加以说明。

另外,国家质量监督检验检疫总局于 2011 年 11 月 30 日发布了新的《中华人民共和国国家计量技术规范——通用计量术语及定义》(JJF 1001—2011),并要求在 2012 年 3 月 1 日开始在全国实施。

(二)计量单位

一个有意义的计量单位由一个数字和一个单位组成。单位指的是计量单位的属性,如质量、体积、浓度等,数字表示包含多少个这样的单位。

过去,大多数临床实验室都采用公制单位作为测量单位。公制单位发展的初期,单位主要用于长度、质量和时间,通常采用厘米、克和秒作为基本单位,还常用米、千克等。由于各国单位不统一,1948 年召开的第九届国际计量大会作出决定,要求国际计量委员会创立一种简单而科学的供所有米制公约组织成员国均能使用的实用单位制。1954 年第十届国际计量大会决定采用米(m)、千克(kg)、秒(s)、安培(A)、开尔文(K)和坎德拉(cd)作为基本单位。1960 年第十一届国际计量大会决定将以这六个单位为基本单位的实用计量单位制命名为"国际单位制",并规定其符号为"SI"。后来 1974 年的第十四届国际计量大会又决定将物质的量的单位摩尔(mol)作为基本单位。因此,目前国际单位制共有七个基本单位。

国际单位制包括三部分:基本单位、导出单位和辅助单位。表 1-2 列出了 7 个基本单位,导出单位由两个或两个以上的基本单位推导所得(表 1-3)。

表 1-2　国际单位制基本单位

量 的 名 称	单 位 名 称	单 位 符 号
长度	米	m
质量	千克(公斤)	kg
时间	秒	s
电流	安[培]	A
热力学温度	开[尔文]	K
物质的量	摩[尔]	mol
发光强度	坎[德拉]	cd

表 1-3 国际单位制导出单位

量 的 名 称	单 位 名 称	单 位 符 号
频率	赫[兹]	Hz
力	牛[顿]	N
压力,压强,应力	帕[斯卡]	Pa
能[量],功,热量	焦[耳]	J
功率,辐射通量	瓦[特]	W
电荷[量]	库[仑]	C
电位,电压,电动势	伏[特]	V
电容	法[拉]	F
电阻	欧[姆]	Ω
电导	西[门子]	S
磁通[量]	韦[伯]	Wb
磁通[量]密度,磁感应强度	特[斯拉]	T
电感	亨[利]	H
摄氏温度	摄氏度	℃
光通量	流[明]	lm
[光]照度	勒[克斯]	lx
[放射性]活度	贝可[勒尔]	Bq
吸收剂量	戈[瑞]	Gy
剂量当量	希[沃特]	Sv

　　国际度量衡会议(CGPM)提出在特定的应用中,一些国际单位制以外的单位也是非常重要的,例如在临床分析中常用到的升这个单位。升等同于立方分米,等于千分之一立方米。考虑到 1 立方米血液相当于人体血液总量的 200 倍左右,所以临床上如果使用立方米作为基本单位十分不便。因此,CGPM 建议,像升这样的特殊单位应尽可能与国际单位制单位相接轨。

　　在单位的实际应用中,某些数值常常由于过大或过小而无法方便地表达,只有当单位的前面加上十进制的倍数和约数时,这些数值才显示合适的大小(表 1-4)。

表 1-4 国际制单位的十进制前缀

因 子	前 缀	缩 写	因 子	前 缀	缩 写
10^1	yotta	Y	10^{-1}	deci	d
10^2	zetta	Z	10^{-2}	centi	c
10^3	exa	E	10^{-3}	milli	m
10^6	peta	P	10^{-6}	micro	μ
10^9	tera	T	10^{-9}	nano	n
10^{12}	giga	G	10^{-12}	pico	p
10^{15}	mega	M	10^{-15}	femto	f
10^{18}	kilo	K	10^{-18}	atto	a
10^{21}	hecto	H	10^{-21}	zepto	z
10^{24}	deka	da	10^{-24}	yocto	y

　　一般情况下表示某物质的质量用千克、克、毫克、微克,容积用升、毫升等,表示物质的浓度用百分浓度或物质的量浓度。临床生物化学检验通常用某物质在血中的浓度来表示其含量,例如,血液中总蛋白质含

量用克/升(g/L)表示,血糖含量用毫摩尔/升(mmol/L)表示,而酶用活力单位来表示。

大多数物质都是用物质的量浓度来表示其含量的。物质的量浓度是指 1 升(L)溶液中所含溶质的物质的量(mol)。例如浓度为 18.4 mol/L 的硫酸是指 1 L 硫酸溶液中含 18.4 mol 硫酸。血糖、血脂、离子、微量元素等都是用物质的量浓度表示其含量的。

物质的量浓度(mol/L)=溶质物质的量(mol)/溶液体积(L)

表示酶的含量有两种方法,一种是绝对的量,一种是相对的量。通常酶的测定是用活性单位来表示的,即酶的相对含量。在特定条件(25 ℃,其他为最适条件)下,每分钟能转化 1 微摩尔底物的酶量为 1 活力单位,换一种说法,转化底物中 1 微摩尔的有关基团的酶量为 1 活力单位。活力单位也称为国际单位(IU,又称 U)。1 IU=1 $\mu mol/min$。另外国际生化协会酶学会议推荐的酶活力单位是 Kat,即在规定条件下,每秒钟能使 1 摩尔底物转化的酶量。

Kat 和 U 的换算关系:1 Kat=6×10^7 U,1 U=16.67 n Kat。

三、试剂和参考物质

生化检验实际工作涉及很多检验试剂,包括常用化学试剂、试剂盒,其正确选择、保存与使用是实验室工作的基本要求。

(一)化学试剂的种类

化学试剂有不同的等级规格,各自的纯度和用途也不尽相同,参照进口化学试剂的质量标准,我国将化学试剂(通用试剂)分为四个等级。

(1)一级试剂称为优级纯(GR),又称保证试剂,绿色标签,该级别试剂纯度最高、杂质含量最低,适用于科研和配制校准溶液。

(2)二级试剂称为分析纯(AR),又称分析试剂,红色标签,该级别试剂纯度较高、杂质含量较低,适用于定性和定量分析。

(3)三级试剂称为化学纯(CP),蓝色标签,该级别试剂质量略低于二级,适用于一般定量分析和定性试验。

(4)四级试剂称为实验试剂(LR),黄色标签,该级别试剂质量较低,但比工业用高,适用于一般定性实验。

生化检验一般选择三级或三级以上的试剂,若需要进行准确的定量分析或配制校准溶液则必须选用二级以上的化学试剂。

另外,还有光谱纯试剂(SP)、层析纯试剂(chP)等,是指用光谱法、层析法等测不出杂质含量,主要作为相应分析的基准物质。

(二)生化试剂

生化试剂(biochemical reagent)是指有关生命科学研究的生物材料或有机化合物,以及临床诊断、医学研究用的试剂。由于生命科学面广、发展快,因此该类试剂品种繁多、性质复杂。主要有电泳试剂、色谱试剂、离心分离试剂、免疫试剂、标记试剂、组织化学试剂、蛋白质和核酸沉淀剂、临床诊断试剂、染色剂、表面活性剂、生化标准品试剂、生化质控品试剂、分离材料等。

生化试剂的分类可参考一般化学试剂,但是由于有些生化试剂是蛋白质、酶等活性成分,其纯度可用电泳纯、层析纯等表示。

(三)参考物质

1. 参考物质

参考物质(reference material,RM)又称标准物质,具有足够均匀和稳定的特定特性的物质,其特性被证实适用于测量或标称特性检查的预期用途。它可以用于校准测量装置、评价测量方法或给材料赋值。参考物质可以是纯的或混合的气体、液体或固体。标准物质是以特性量值的均匀性、稳定性和准确性等特性为主要特征的。

2．有证参考物质

有证参考物质(certified reference material,CRM)附有由权威机构发布的文件,提供使用有效程序获得的具有不确定度和溯源性的一个或多个特性量值的标准物质。例如在所附证书中,给出胆固醇浓度赋值及其测量不确定度的人体血清,用作校准器或测量正确度控制的物质。有证标准物质一般成批制备,其特性值是通过对代表整批物质的样品进行测量而确定的,并具有规定的不确定度。有证参考物质(CRM)是参考物(RM)中的一个特殊类别。

3．参考物的分类

根据定值标准的不同,参考物分不同的等级,它们与实验方法的等级间有密切关系。

(1)一级参考物(primary reference material):一种稳定而均一的物质,它的数值已由决定性方法确定,或由高度准确的若干方法确定,所含杂质也已经定量,且有证书。用于校正决定性方法,评价及校正参考方法以及为二级标准品定值。

(2)二级标准物质(secondary reference materials):也称校准品,包括用于常规分析的标准液。这类标准品可由实验室配制或为商品,其所含物质的量必须用一级标准物质和参考方法并由训练有素的,能熟练掌握参考方法的操作者确定。主要用于常规方法的评价或为控制物定值。

(3)工作参考物(working reference material):临床用的工作标准物质有冻干或溶液两种。以参考方法用一级或二级标准品定值,用于实验室质量控制,一般不用标化,如质控品等。

(四)试剂盒

试剂盒(kit)是指配有进行分析或测定所必需的全部试剂的成套用品。医学检验实验室一般都采用试剂盒,而不用自配试剂。使用试剂盒的优点主要表现为检测标准化、实验操作的自动化和微量化,并能减少实验误差。

(五)试剂的保存

目前生化检验使用的化学试剂种类繁多,包括剧毒、麻醉、易燃易爆及强腐蚀品等。为了保证试剂的质量、延长其使用期限,使用者和管理者必须了解各种化学试剂的性质,科学存放,以保证安全,防止质变。

化学试剂应保存在空气流通、湿度为40％～70％、无阳光直射、温度在28 ℃以下、消防设施完备的环境中。化学试剂的保存原则如下:①按液体、固体性状分类,同时按序排列并做好登记,储存于干燥阴冷处;②对于易燃、易挥发的药品应用蜡封瓶塞,储存于干燥阴冷处或冰箱内;③强酸、强碱试剂应分别存放;④剧毒药品应由专人管理,每次使用时应记录用量并做好登记。

对于具有生物活性的蛋白质、酶等生化试剂,必须低温保存,避免反复冻融。

四、基本技术

生物化学检验实验大多都是定量分析,其检测结果是否准确,与实验所使用的玻璃器皿是否清洁,能否正确使用不同规格的玻璃量器有直接关系。因此,学习和了解有关玻璃器皿的正确使用和清洁等方面的知识是非常必要的。

(一)玻璃仪器的洗涤

1．清洗液的原理与配制

(1)肥皂水、洗衣粉溶液和去污粉:常用的洗涤剂,有乳化作用,可除去污垢,能使脂肪、蛋白质及其他黏着性物质溶解或松弛,一般玻璃仪器可直接用肥皂水浸泡或刷洗。

(2)铬酸洗液:由重铬酸钾(或重铬酸钠)和浓硫酸配制而成,其清洁效率主要依靠其强氧化性和强酸性。

2．玻璃仪器的洗涤

使用洗液前需将玻璃仪器用自来水冲洗数次,并将仪器上的水分尽量除去再放入洗液中浸泡,数小时后取出仪器,用自来水充分清洗至无水分为止(冲洗时注意勿将洗液溅出水槽),再用少量蒸馏水冲洗数次,晾干备用。上述两种洗涤液很常用,如实验时遇到特殊污染物,需用针对性强的特殊洗涤液。

(1)新购置玻璃仪器的清洗:新购置的玻璃仪器表面附着有游离碱质,应先用肥皂水洗刷后再用流水冲洗,然后浸泡于1%～2%HCl溶液中过夜,取出后再用流水冲洗,最后用蒸馏水冲洗2～3次,在干燥箱中烤干或自然晾干,备用。

(2)日常使用的玻璃仪器的洗涤:①一般玻璃仪器:烧杯、三角烧杯、试剂瓶、试管等,可先用洗衣粉或肥皂水刷洗,将器皿内外壁细心地刷洗,使其尽量多地产生泡沫,然后用自来水洗干净,洗至容器内壁光洁不挂水珠为止,最后用蒸馏水冲洗2～3次,晾干备用。②容量仪器:吸量管、容量瓶、滴定管等在使用后立即用清水冲洗,稍干后用铬酸洗液浸泡数小时,然后用自来水反复冲洗,将洗液完全洗去,最后用蒸馏水冲洗2～3次,晾干备用。③比色杯:用毕立即用自来水反复冲洗干净,或用HCl溶液或适当溶剂冲洗(避免用较强的碱液或强氧化剂清洗),再用自来水冲洗干净。切忌用试管刷或粗糙的布或纸擦洗,以保护比色杯透光性,冲洗后倒置晾干备用。

(二)量器种类及使用

量器是指对液体体积进行计量的玻璃器皿,如吸量管、容量瓶、量筒、刻度吸量管、刻度离心管及自动加液管等。

1. 容量瓶

容量瓶用于配制一定浓度标准溶液或试样溶液。颈上刻有标线,表示在 20 ℃时溶液到达标线的容积。容量瓶有50、100、200、250、500、1000 mL等几种规格,并有白色、棕色两种颜色。使用容量瓶配制溶液时,一般是先将固(液)体物质在洁净的小烧杯中用少量溶剂溶解,然后将溶液沿玻棒转移到容量瓶中。当稀释至液面接近标线时,再小心逐滴加入溶剂至液面的弯月面最低点恰好与标线相切。将容量瓶反复倒转摇动,至溶液充分混匀即可。

2. 量筒

量筒是用来量取要求不太严格的溶液体积的,其容量允许误差大致与其最小分度值相当。在配制要求不太准确的溶液浓度时,使用量筒比较方便。它有从5～2000 mL十余种规格。用量筒量取液体体积是一种粗略的计量法,所以,在使用时必须选用合适规格,不要用大量筒计量小体积的溶液,也不要用小量筒多次量取大体积的溶液。读取刻度的方法与容量瓶和滴定管相同。用量筒或量杯量取溶液体积时,试剂瓶靠在量筒口上,试剂沿筒壁缓缓倒入至所需刻度后,逐渐竖起瓶子,以免液滴沿瓶子外壁流下,反之从量筒或量杯中倒出液体时亦如上操作。

3. 吸量管

吸量管可准确地量取溶液的体积。使用前先根据需要选择适当的吸量管,刻度吸量管的总容量最好等于或稍大于最大取液量。用拇指和中指(辅以无名指),持吸量管上部,用食指堵住上口并控制液体流速,用橡皮球将液体吸至最高刻度上端1～2 cm处,然后迅速用食指按紧管上口,将吸量管提出液面,然后用食指控制液体缓慢下降至所需刻度(此时液体凹面、视线和刻度应在同一水面上),并立即按紧吸量管上口。放液时,管尖最好接触容器内壁,但不要插入容器内原有的液体中,以免污染吸量管和试剂。吸量管使用后要及时用自来水冲洗干净。

4. 微量加液器

微量加液器又称微量移液器,分固定式和可调式两种类型:固定式加液器是指一支加液器只能移取一种规定容量的液体,因其可变因素少,常用于标准液和标本的移取;可调式加液器是指一支加液器移取的体积可根据需要调整,即可一器多用。因微量加液器使用方便,体积较准确,现已广泛应用于临床生物化学检验实验室。微量加液器的规格在1～10 μL之间,可根据不同的需要选用。现已有1～5 mL规格的加液器,可取代玻璃吸管,以提高准确度。

(1)原理:当按压加液器手柄时,加液器内活塞在活塞腔内做定程运动,排出活塞腔内一定体积空气,松开后,利用活塞在弹簧压缩力作用下复位时产生的负压,吸入一定量体积的液体。

(2)使用方法:将塑料吸液嘴套在加液器的下端,轻轻旋动,以保证密封,如为可调式加液器,应将其调节到所需吸取体积标示处。在正式吸液前,应将加液器吸排空气几次,以保证活塞腔内、外气压一致。将加液器手柄按压到第一停止点,并把吸液嘴浸入液面下2～3 mm,再缓慢地松开压力,使之复位,1～2 s后,取出加液器,将加液器移至容器底部,缓慢按压手柄至第一停点;1～2 s后,再将手柄按压至第二停点,

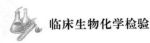

以排尽吸液嘴内全部液体,取出加液器,放松手柄,使之复位,此即为一次操作全过程。

（三）实验室基本操作

1. 溶液的混匀

样品与试剂的混匀是保证化学反应充分进行的一种有效措施。为使反应体系内各物质迅速地互相接触,必须借助于外加的机械作用。混匀时须防止容器内液体溅出或被污染,严禁用手指直接堵塞试管口或锥形瓶口振摇。溶液稀释时必须混匀,混匀的方法通常有以下几种:搅动混匀法、旋转混匀法、指弹混匀法、振荡混匀法、倒转混匀法、吸量管混匀法、甩动混匀法、电磁搅拌混匀法等多种方法。

2. 过滤法

过滤法是分离沉淀和滤液的一种方法,可用于收集滤液,收集或洗涤沉淀。

3. 加热法

可直接用火（电炉）或水浴加热,使用水浴加热时防止容器倾倒。

4. 烤干法

烤干试管等玻璃器材时,应将管口向下倾斜成 45°角,由上往下,先烤管底,最后将管口的水分烤干。烤干时须经常移动以免炸裂。试管等普通玻璃器材,也可在烘箱内烘干。

五、实验室安全

在临床生物化学实验室中,实验人员经常与毒性很强、有腐蚀性、易燃烧和具有爆炸性的化学药品以及含有细菌、病毒等微生物的标本直接接触,常常使用易碎的玻璃和瓷质器皿以及在煤气、水、电等高温电热设备的环境下进行实验操作,因此,必须十分重视实验室工作安全。实验室安全贯穿于实验的整个过程,从取样开始到对所有潜在危险材料的处理结束。临床实验室的主要危害源通常分为生物危害源、化学危害源及物理危害源。

（一）生物危害源

临床实验室生物危害源主要由细菌、病毒、真菌及寄生虫等病原微生物构成。实验人员在实验室内经常需要处理大量的病原微生物,人为的失误和不规范的操作很容易造成实验室相关感染的发生。实验室相关感染的原因主要有被锐器刺伤、吸入气溶胶、被动物咬伤或抓伤、感染性材料处理不当等。这些因素都可使实验人员及实验室环境面临生物危害源的侵害。一般随着实验室条件的改善、药物治疗以及预防接种等措施的实施,实验室生物危害源的危害将会得到改善,但至今尚不能完全排除。

（二）化学危害源

化学危害源主要是指在实验的操作过程中所使用的危险性化学品引起的危害。这些危险性化学品包括:易燃性化学品、易爆性化学品、腐蚀性化学品、强酸性化学品、有毒性化学品、有害性化学品等。可通过吸入、接触、食入、针刺及破损皮肤等方式侵入机体。

实验室应对化学危害有足够可行的控制措施:要求所有人员按安全操作规程操作,包括使用安全的装备或装置,对实验室内所用化学制品的废弃和安全处置应有明确的书面程序,以保证完全符合要求。定期对这些措施进行监督以确保其有效可用,保存监督结果记录。

（三）物理危害源

临床实验室中物理危害源主要来自放射性核素的辐射、紫外线和激光光源照射及电、噪声等的危害。

1. 放射性核素

在批准使用放射性核素之前,实验室负责人应对使用的理由、限度和地点进行评估。所有操作或接触放射性核素的实验室人员应接受有关放射性核素的基础知识、相关技术和放射性防护的指导和培训。实验室应制定标准操作程序和相关的法规。实验室应保存完整的有关放射性核素的获取、使用和处置的记录,所有放射性化学品的存放应安全和保险。应定期评审放射性核素的使用情况,经常监督并及时更新。对补救措施或程序性变化应记录,按相关规定的期限保存放射性核素。储存及处置放射性核素应遵守相关规定。有放射活性的废弃物应有相应的标识,并存放于防辐射的专用储存库中。在弃置的包装上应清楚地注明风险的性质和程度。

2. 紫外线和激光光源

在使用紫外线和激光光源的实验室里,应提供适用且充分的个人防护装备,并有适当的标识说明。在使用这些设备前,要对工作人员进行培训。

3. 电

在实验室内,电的主要危害是引起火灾,其原因:超负荷用电、电缆的绝缘层老化或破损、电线过长、电器设备长时间待机、使用与实验室环境设计不相匹配的仪器或设备等。在临床实验室中,必须对所有电器设备进行定期检查和测试,特别是接地装置;应采用三相插头接地;为避免线路超负荷和人员触电,在电路中应配置断路器和漏电保护器;所有电器设备和线路必须符合国家电器安全标准和规范。

4. 噪声

长期、过度暴露于噪声环境中会对工作人员的身心造成一定的损害。对产生噪声的工作环境可通过噪声检测来确定噪声的危害。在可以控制噪声的地方,应采用工程控制措施,如在嘈杂仪器周围及区域采用隔音罩或屏障的方法,在有过度噪声暴露的地方,要制定听力保护方案及用于确定噪声对工作人员影响的医学监测方案。

第二节 临床生物化学检验标本

临床检验的目的是为临床提供准确可靠的实验诊断依据。为了保证实验数据的可靠性,在检验医学中必须坚持全面质量控制和全过程质量控制。其中合格的标本是保证检验结果准确的前提。因而能否正确地、规范化地采集和处理标本,是能否做到实验前质量保证的重要内容。临床生物化学检验时,血液标本是应用最多的生物体液,因而也是影响临床生物化学分析准确性和可靠性的最重要、最直接的因素。

一、标本的采集

标本采集是直接关系检验结果的基本要素,标本采集不当,就会导致系统误差和错误。

(一)血液标本的采取部位

(1)静脉采血:应用最多的采血方式。常用的静脉为肘前静脉、腕背静脉,小儿和新生儿有时用颈静脉和前囟静脉。

(2)动脉采血:主要用于血气分析时。常用的动脉为股动脉、肱动脉、桡动脉和脐动脉。

(3)毛细血管采血:适用于仅需微量血液的试验或婴幼儿。常用部位为耳垂、指端,小儿有时为大趾和足跟。采血针刺入皮肤深度应为 2 mm(不超过 2.5 mm),采血局部应无炎症、水肿等。

(二)标本采集原则

(1)采样时间:一般标本晨起空腹时采集,它能尽量减少昼夜节律以及饮食、运动对标本成分带来的影响。

(2)采样量:合适的采样量是检验质量的保证。采集样品的量既要满足检验的要求,又能满足对有疑问的结果进行复查的要求。

(3)唯一性标志:标本采集的基本原则之一,是指标本采集必须保证标本、检验申请单与患者的一一对应。标本容器标签至少应包含以下信息:送检科别及病床号;患者姓名及病历号;送检标本名称及量;检查项目;采集标本的时间。

(三)采血方式对检测结果的影响

采血时间、体位、止血带的使用、采血部位和输液都会影响测试结果。

1. 体位

取血时体位变化可影响血清或血浆中某些成分的变化。例如,从立位到卧位时,血红蛋白(Hb)下降4%,红细胞比容(Hct)下降 6%,钾离子(K^+)下降 1%,钙离子(Ca^{2+})下降 4%,丙氨酸氨基转移酶(ALT)

下降 7%,天冬氨酸氨基转移酶（AST）下降 9%,碱性磷酸酶（ALP）下降 9%,免疫球蛋白 G（IgG）下降 7%,IgA 下降 7%,IgM 下降 5%,TG 下降 6%,T_4 下降 11%。

2. 压脉带的影响

静脉采血时,压脉带压迫时间过长可使多种血液成分发生改变。使用压脉带可使小分子和水分从血管内移出至组织间隙,从而使大分子物质的浓度增加。使用压脉带过久,局部缺氧可使无氧酵解增加,血浆中乳酸增高而 pH 值降低,钾从细胞内移出,引起血清钾假性升高。因此,应在针头刚一进入静脉看见回血时马上解开压脉带,尽量在 1 min 内采完。

3. 输液的影响

为保证血液标本的质量,应尽可能避免在输液过程中采血,因为输液不仅使血液被稀释,而且输入液体的成分会严重干扰测试结果。最常见的干扰因素是葡萄糖和电解质。

4. 采血部位

不同部位的血液成分有一定差异。同一标本若采集部位不同,则其物质含量就会不一样,所以应根据检验项目选择适当的采集部位。在判断和比较所得结果时应予以考虑。

（四）抗凝剂的种类

1. 抗凝剂的种类

（1）草酸钾:钙离子螯合剂,常用量为 1~2 mg/mL 血液。草酸钾可使红细胞缩小,水分从红细胞渗入血浆,使血浆成分浓度相应偏低。

（2）草酸钾-氟化钠混合抗凝剂:专供葡萄糖测定用,氟化钠 1 g、草酸钾 3 g 混合,混合剂 4 mg 抗凝 1 mL 血。

（3）肝素:肝素是一种黏多糖,可抑制凝血酶原转化为凝血酶,使纤维蛋白原不能转化为纤维蛋白。以（15±2.5）IU 肝素抗凝血液 1 mL。肝素抗凝血不影响红细胞体积,是生化检验常用的抗凝剂。

（4）EDTA:EDTA 与钙离子配合而抗凝,通常血液学常规检验应用其钾盐 $EDTA-K_2$ 或 $EDTA-K_3$。$EDTA-Li_2$ 亦可作为抗凝剂,且可用于大多数生化检验。

2. 抗凝剂的选用

在选用抗凝剂时要注意如下事项。①含有 K^+、Na^+ 的抗凝剂不能用于测定 K^+、Na^+ 的浓度。②EDTA、氟化物、草酸盐等不能用于测定 Ca^{2+} 的浓度,因为 Ca^{2+} 可与它们形成不溶性物质。③草酸盐、氟化物不能用于测定酶和用酶法测定的标本,因为它们有激活或抑制某些酶活性的作用,如草酸盐可抑制 AMY、ACP、LDH 的活性,氟化物则有激活尿素酶、AMY 的作用。

（五）真空采血系统

我国现通常采用真空采血法。真空采血法是建立在传统的采血方法基础之上的,它将针头、针筒和试管重新设计组合巧妙地形成全封闭的真空采血系统。它主要由三部分组成。①双向无菌针头:为采血特别设计,与注射针头不同,采血针尖斜面成 15°角,表面特殊润滑更锋利,进针更方便,一次静脉穿刺后,可以抽取单个或多个血样。②持针器:持针器有 13 mm 和 16 mm 两个型号,与配套统一规格的采血管共同使用,一端连接双向无菌针头,另一端连接真空管。③真空管:真空采血标准管直径 13 mm,长 75 mm 或 100 mm,由高质量玻璃或塑料制成。由于管内真空度不同,可以抽取不同体积的血样。真空管分无添加剂和有添加剂两类,可根据不同检验项目选用。真空管的管盖又称为安全管盖,呈双井形凹陷结构,可以防止手指与管塞顶端及尾端残留血液接触,也减少了管塞拔出时血样外溅的可能。

合格的标本是检验结果准确的前提。医护人员、标本采集人员、检验技术人员应了解标本采集前患者的状态要求和影响结果的非疾病性因素,并将相关的要求和注意事项告知患者,要求患者积极配合,使所采集的标本尽可能地减少非疾病因素的影响,保证所采集的标本能客观真实地反映当前疾病状态。标本采集后应尽快送往实验室,尤其当收集区温度超过 22 ℃ 时更要抓紧时间。血液标本采集后血管必须加塞、管口向上、垂直放置,以减少管中内容物的振动,促进凝血完全,防止标本蒸发、污染和外溅等。

二、标本的运送和保存

标本的运送和保存是检验质量保证的重要环节之一,不适当的保存直接影响实验结果。有文献报道,将血浆放置在 4 ℃冰箱内,24 h 后的凝血因子活性仅为采血后即刻进行检验所得结果的 5%(减少了95%)。供血液分析仪进行细胞计数的血液只能在室温下保存,低温保存可使血小板计数结果降低。因此,应根据实验项目确定最佳的保存条件。采集标本后,应尽量减少运输和储存时间,及时处理与检验。

(一)标本运送

标本从采集到送达检验部门的过程即标本的运送。标本运送应做到专人、专业且有纪律约束,才能避免标本运送过程因客观、主观因素造成检测结果的不准确。

(1)专人:目的是确保标本采集后能第一时间送达检验部门。在标本运送时,切忌让患者自己送样(门诊患者自行留样如粪、尿等标本除外)。

(2)专业:对负责标本运送的人员,医院(尤其是临床实验室)应对其进行业务培训,内容包括各种检验标本的来源,不同检验目的对标本运送的要求,标本采集合格与否的判断,送检标本的生物危险性及其防护等。

(3)运送原则:标本应密闭、防震、防漏、防污染。检验申请单与标本应同时送达,但应将检验申请单与标本分开,以免申请单被污染。一般检验标本在采集后尽快送至检验部门,时间应控制在 1 h 以内。

(4)运送过程要有记录:记录收到标本的日期和时间,同时应记录标本的送检人和接收人。

(二)标本保存

(1)保存条件:不能及时检验的标本必须对标本进行预处理或以适当方式保存,这样才能降低由于存放时间过长而带来的测定误差。标本保存应遵循以下原则:①标本应加盖(塞)防止蒸发;②血液标本应尽快分离血清或血浆;③保存温度一般为 4 ℃;④保存时应注意避光,尽量隔绝空气;⑤保存期限视标本种类及检验目的的不同而定,以保证检验结果的可靠性。

(2)标本保存、运输的注意事项。①采样后须立即送检的常规项目:血氨、血沉、血气分析、酸性磷酸酶、乳酸等。②采样后 0.5 h 内送检的常规项目:血糖、电解质、血液细胞学、体液细胞学等。③采样后 1～2 h 内送检的常规项目:各种蛋白质类、色素类、激素类、脂类、酶类、抗原、抗体测定等。④采样后 2 h 以上才能送检者,常对标本采取必要的保存手段。⑤标本保存 1 个月:一般对检测物分离后置 -20 ℃存放。⑥标本需长期保存(3 个月以上)者:对检测物分离后置 -70 ℃存放,还应避免反复冻融。

三、影响标本成分变化的因素

(一)生物学因素的影响

生物学因素包括年龄、性别、种族、生物周期、情绪、妊娠、季节、海拔高度等,均可引起体内部分物质的含量发生变化。

1. 年龄

很多检验结果在不同年龄段存在差异。临床实验室应根据不同的年龄段,设定参考区间加以区别,以消除年龄因素对结果的影响。例如:新生儿肝中缺乏葡萄糖醛酸转移酶,血清中总胆红素(TB)和非结合胆红素(UCB)水平通常增加,出现新生儿黄疸;儿童由于骨骼生长及发育快,成骨细胞活力强,分泌的碱性磷酸酶高于健康成人 3 倍左右,18 岁后降至成人水平;老年人因肾功能下降,肌肉量减少,肌酐清除率(Ccr)降低;健康人血清 IL-6、抗利尿激素(ADH)、醛固酮(ALD)、促甲状腺激素(TSH)、血清总胆固醇(TC)及低密度脂蛋白胆固醇(LDL-C)等含量与年龄的增长呈正相关。

2. 性别

部分检验指标在性别间存在一定差异,可能与肌肉质量、内分泌、器官特异性差异有关。男性比女性高的常见指标有甘油三酯、胆红素、转氨酶、肌酐、肌红蛋白、尿酸、尿素、氨、天冬氨酸氨基转移酶、血红蛋白、酸性磷酸酶、红细胞、氨基酸、碱性磷酸酶、胆碱酯酶、铁、葡萄糖、低密度脂蛋白、白蛋白、IgG、胆固醇和总蛋白等。女性比男性高的常见指标有高密度脂蛋白、铜和网织红细胞等。对于上述检验指标,各实验室应对不同性别分别制定相应的参考区间。

3. 种族

因种族间存在遗传特性和生活习性的不同,某些生理或病理指标有种族差异。如美国黑人的白细胞计数明显比白人低,而 CK 明显高于白种人和黄种人,维生素 B$_{12}$是白种人的 1.35 倍,脂蛋白 a 是白种人的 2 倍左右。

4. 生物周期

因人体存在多种生物周期,体内许多物质随生物周期呈现出不同的节律性变化。

(1)昼夜节律:昼夜节律对多种分析物浓度有所影响,如血清水平促肾上腺皮质激素、皮质醇等在清晨 6 时左右浓度最高,随后下降,午夜 12 时降至最低。生长激素的浓度昼夜变化幅度达 300%～400%,皮质醇的达 180%～200%。皮质醇具有促进糖代谢的作用,皮质醇浓度昼夜节律变化可影响下午进行的葡萄糖耐量(OGTT)试验。由于下午皮质醇浓度低于上午,所以在下午进行 OGTT 试验所获得的血糖值高于上午。睡眠短时间内可使催乳素、生长激素分泌明显升高。血清铁和胆红素在清晨最高,血中钙中午最低。白细胞计数早晨较低而下午较高;血液促甲状腺素在深夜达峰值,在正午为最低值。时间节律变化影响最大的检验项目是激素类,因此,对这些项目需要规定统一采集标本的时间。

(2)月经周期:月经周期是成熟女性的正常生理过程。月经周期的三个阶段(月经期、卵泡期、黄体期)部分激素水平有差异。①月经期历时 4～5 天,血液中孕激素和雌激素降到最低水平。②增殖期(卵泡期)历时约 10 天,此期因卵泡生长,分泌的雌激素愈来愈多,使血液中雌激素水平逐渐升高。③分泌期(黄体期)历时 14 天左右,成熟的卵泡排卵后生成黄体,黄体所分泌的孕激素作用于子宫内膜。在排卵期间,血清胆固醇水平降低;在黄体期,醛固酮的浓度大约是卵泡期的 2 倍;肾素活性在黄体期增加。绝经前胆固醇及低密度脂蛋白胆固醇高于男性。

5. 情绪精神

紧张和情绪激动影响神经-内分泌系统,可使儿茶酚胺、皮质醇、血糖、血细胞等升高。

6. 妊娠

妊娠期间,平均血浆容量升高 2600～3900 mL,导致血液稀释,血液成分浓度波动,尤其是部分微量元素等波动较大。雌激素升高使肝细胞结合蛋白及运载蛋白合成增加,如与性激素结合的球蛋白、与甲状腺素结合的球蛋白、与皮质酮结合的球蛋白等增加,导致总皮质醇与总甲状腺素升高。

7. 季节

夏季,由于人们所受光照时间延长,故 25-羟基维生素 D$_3$浓度比冬天高;总甲状腺素、三碘甲腺原氨酸、促甲状腺激素释放激素、总胆固醇等在冬季较高,甘油三酯水平偏低。

8. 海拔高度

不同的海拔高度,由于适应性的需要,人体血清中某些成分的含量会发生变化,如红细胞数、血红蛋白、C-反应蛋白水平升高,而血浆肾素、血清转铁蛋白、尿肌酐、雌三醇及肌酐清除率则随着海拔的升高而降低。

(二)患者生活习性的影响

不同的生活习性可对检验项目的结果产生影响,所以患者必须在采样前做相应的准备。

1. 饮食

饮食对多种生化指标影响较大,这种影响视食物的种类及餐后采样的时间而定。

(1)餐后检验结果的影响:一顿标准餐后,血中甘油三酯将增加 50%,天冬氨酸氨基转移酶的活性增加 20%,胆红素、无机磷、血糖水平增加 15%,丙氨酸氨基转移酶及血钾水平上升 15%,总蛋白质、白蛋白、尿素、尿酸等增加 5%。

(2)不同类别食物对检验结果的影响:高蛋白膳食可使血尿素、尿酸及血氨增高;高脂饮食可使甘油三酯大幅度升高,不饱和脂肪酸与饱和脂肪酸比例对血脂水平影响较大;高核酸食物可导致尿酸明显增加;香蕉、菠萝、番茄、凤梨可增加尿 5-羟吲哚乙酸的排泄。

(3)餐后采血时间对检测结果的影响:餐后立即采血,葡萄糖、甘油三酯增高明显,钾略增高,磷略降低,游离脂肪酸则降低约 30%。高脂肪餐后 2～4 h,肠源性碱性磷酸酶增高,特别是 B 和 O 血型 Lewis 阳性分泌型的患者。餐后的血清混浊可干扰某些实验,如使血清总蛋白增高,而尿酸、尿素则轻度降低,因此采血前应告知患者必须空腹 12 h,且前一餐清淡饮食,以清晨空腹为佳。但空腹时间过长,会使血葡萄糖、蛋白质降低,而胆红素和某些氨基酸升高。一些特殊检验,如内生肌酐清除率要前 3 天禁食肉类,以避免外源性肌酐的干扰。

2. 饥饿

长期饥饿可使血中多项指标发生改变,如胆固醇、甘油三酯、载脂蛋白等降低,血肌酐及尿酸升高。由于饥饿时机体的能量消耗减少,血中 T_3、T_4 将明显减少。饥饿 14 h 后,β-羟丁酸、乳酸、乙酰乙酸及丙酮酸开始升高。饥饿 48 h,β-羟丁酸浓度升高约 30 倍,胆红素升高约 2.4 倍,游离脂肪酸、亮氨酸、异亮氨酸、胰高血糖素亦显著升高,胰岛素轻度升高,伴代谢性酸中毒,葡萄糖、白蛋白、前白蛋白、转铁蛋白及补体 C3 血浆水平下降。饥饿 4 周,γ-谷氨酰转肽酶、甘油三酯及尿素显著下降(20%~50%),尿酸、肌酐、天冬氨酸氨基转移酶等显著升高。

3. 剧烈运动

运动可加快机体有氧和无氧代谢,引起钾、钠、钙、肝功能、肾功能检验结果异常。轻度活动可引起血糖升高,继之皮质醇及胰岛素上升,与肌肉有关的酶如肌酸激酶(CK)、乳酸脱氢酶(LDH)、AST 都有不同程度的增加,以 CK 最为明显。运动时肾上腺素、去甲肾上腺素、胰高血糖素、皮质醇、促肾上腺皮质激素、生长激素水平升高,胰岛素水平下降,糖异生增加,故血糖水平升高。由于糖酵解,血乳酸升高,尿酸排泄减少,故血尿酸水平也升高。运动也可使 LDL-C、载脂蛋白 B(Apo B)、甘油三酯(TG)水平减低,Apo A Ⅰ、HDL-C 水平升高,肾小球滤过量减少,尿量下降,尿液红细胞、白细胞、尿蛋白排泄升高,血浆肌酐浓度升高。因此必须嘱咐患者在安静状态或正常活动下收集标本。最好在患者休息 30 min 后进行采血。

4. 吸烟

吸烟时吸入大量的一氧化碳(CO),CO 与血红蛋白(Hb)的亲和力高于氧与 Hb 的亲和力,血中一氧化碳结合血红蛋白水平升高;红细胞(RBC)及 Hb 因缺氧呈代偿性升高,同时白细胞(WBC)计数也升高。吸烟后血浆肾上腺素、皮质醇、醛固酮、游离脂肪酸、甘油三酯、癌胚抗原等将增高,而免疫球蛋白 IgG、血管紧张素转化酶活性下降。

5. 饮酒

饮酒影响或损害肝脏代谢功能,饮酒早期(酒后 2~4 h),血糖、碳酸氢盐下降,而乳酸、乙酸、尿酸增高;长期饮酒者可导致血中 ALT、AST、GGT 升高;慢性酒精中毒者,血中 TB、ALP、TG 等升高。

6. 饮茶和咖啡

茶叶和咖啡中的茶碱或咖啡因,可影响体内某些代谢环节。咖啡因可抑制磷酸二酯酶活性,使 cAMP 水平升高,cAMP 进而促进糖酵解,使血浆葡萄糖水平轻度下降。咖啡因激活脂肪酶可使血浆游离脂肪酸升高约 3 倍。游离脂肪酸与某些药物或激素竞争结合白蛋白,导致血液游离药物或激素增加。

7. 成瘾性药物

成瘾性药物可使多项生化检测指标发生变化:①吗啡可使血清 AMY、LPS、ALT、AST、ALP 活性升高,使胆红素、胃泌素、促甲状腺素(TSH)、催乳素升高,胰岛素、去甲肾上腺素、神经紧张素及胰多肽的水平降低;②大麻可使血中钠、钾、氯、尿素、胰岛素浓度增高,而血肌酐、血糖及血尿酸水平降低;③海洛因可使 PCO_2、甲状腺素、胆固醇、血钾升高,PO_2 及白蛋白则降低;④安非他命可使血中游离脂肪酸增高。

(三) 药物的影响

有些药物进入人体以后,可以以药物原型和(或)其代谢产物的形式存在,主要通过以下途径影响测定结果:通过对反应系统待测成分物理性质的影响而干扰测定结果;通过参与检验方法的化学反应而影响检验结果;通过影响机体组织器官的生理功能和(或)细胞活动中的物质代谢而影响检验结果。因此应尽可能在实验前停药,不能停药者应加以注明,医生在诊断前应考虑是否是药物对结果产生了影响。

如某些甲状腺素类制剂是治疗黏液性水肿等甲状腺功能减退症的药物,但它们也能促进糖的吸收,增加糖原分解及糖异生作用,还可加速胆固醇转变为胆酸由粪便排出,因而造成血糖升高和胆固醇降低;其次是药物的毒副作用,如有些药物对造血功能,肝、肾功能造成损害,也能引起相应指标的变化。

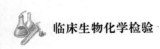

本章小结

临床生化检验需要使用大量的化学试剂,国产化学试剂一般分为四个等级:优级纯、分析纯、化学纯和实验试剂。配制试剂是实验室工作的一项重要内容。工作人员必须熟练掌握配制方法、规程和要领。常用试剂的配制方法有直接配制法和间接配制法。要熟练掌握检验一般操作技术,包括溶液的混匀、过滤、加热、烤干等。临床生物化学检验项目通常用某物质在血中的浓度来表示其含量,大多数用物质的量浓度(mol/L 或 mmol/L)来表示。

在临床生物化学实验室中,实验人员经常与毒性很强、有腐蚀性、易燃烧和具有爆炸性的化学药品以及含有细菌、病毒等微生物的标本直接接触,常常使用易碎的玻璃和瓷质器皿以及在煤气、水、电等高温电热设备的环境下进行实验操作,因此,必须十分重视实验室安全工作。临床实验室的主要危害源通常分为生物危害源、化学危害源及物理危害源。

合格的标本才能保证检验结果的准确性。医护人员、标本采集人员、检验技术人员应了解标本采集前患者的状态要求和影响结果的非疾病性因素,并将相关的要求和注意事项告知患者,要求患者积极配合,尽可能地减少非疾病因素的影响,保证所采集的标本能客观真实地反映当前疾病状态。标本采集后应尽快送往实验室,不适当的保存会直接影响实验结果。因此采集标本后,应尽量减少运输和储存时间,及时处理与检验。

(李雅江　徐克前)

第二章　临床生物化学检验技术

第一节　光谱分析技术

光谱分析技术是利用各种化学物质具有的发射光谱、吸收光谱或散射光谱谱系特征,来确定物质的性质、结构或含量的一种分析方法。

一、紫外-可见分光光度法

紫外-可见分光光度法是根据物质分子对紫外-可见光谱区电磁波(一般认为是 200～750 nm)的吸收特性所建立起来的一种定性、定量和结构分析方法。该法操作简单、准确度高、重现性好。

(一)紫外-可见分光光度法原理

光的本质是电磁波。不同的光,有不同的波长。肉眼可见的光称为可见光,波长范围在 400～750 nm,小于 400 nm 的光线为紫外线,大于 750 nm 的光线称为红外线。可见光区的电磁波,因波长不同而呈现不同的颜色,这些不同颜色的电磁波称为单色光,单色光并非单一波长的光,而是一定波长范围内的光,白光是各种单色光的混合,利用棱镜可将白光分成按波长顺序排列的各种单色光,这就是光谱。

物质的吸收光谱本质上是物质中的分子和原子吸收了入射光中的某些特定波长的光能量,相应地发生了分子振动能级跃迁和电子能级跃迁的结果。由于各种物质具有各自不同的分子、原子和不同的分子空间结构,其吸收光能量的情况也就不会相同,因此,每种物质就有其特有的固定的吸收光谱曲线,可根据吸收光谱上的某些特征波长处的吸光度的高低判别或测定该物质的含量,这就是分光光度法定性和定量分析的基础。

1. 透光率和吸光度

当一束光线(I_0)通过透明溶液介质时,辐射的波长一部分被吸收(I_a),一部分透过(I_t)(图 2-1),因此光线射出溶液后部分光波减少。这种光波的吸收和透过可用于物质的定性、定量分析。

透射光的强度 I_t 与入射光的强度 I_0 的比值称为透光率(transmittance),用 T 表示。

$$T = (I_t/I_0) \times 100\%$$

它表示光透过溶液的程度,T 越大,说明该溶液对光吸收越小。

如果把 $\lg(I_0/I_t)$ 称为吸光度(absorbance),并用 A 表示(有时也称为消光度,用 E 表示,或光密度用

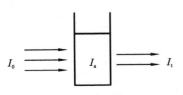

图 2-1　透光率和吸光度

OD 表示），则透光度和吸光度的关系为

$$A = \lg(1/T) = -\lg T = \lg(I_0/I_t)$$

吸光度愈大，说明该溶液对光的吸收愈多。

2. Lambert-Beer 定律

1）Lambert 定律

溶液对光的吸收除与溶液本性有关外，还与入射光波长、溶液浓度、液层厚度及温度等因素有关。1760 年，Lambert 发现了吸光度 A 与液层厚度（b）的关系式：

$$A = k_1 b$$

式中，k_1 为与被测物性质、入射光波长、溶剂、溶液浓度和温度有关的常数。

Lambert 定律表明当入射光波长、溶剂和吸光物质种类、浓度和溶液的温度都一定时，该溶液的吸光度只与液层厚度成正比。

2）Beer 定律

1852 年，Beer 发现了吸光度 A 与溶液浓度（c）的关系式：

$$A = k_2 c$$

式中，k_2 为与被测物性质、入射光波长、溶剂、液层厚度和温度有关的常数。

Beer 定律表明当入射光波长、溶剂和吸光物质种类、液层厚度和溶液的温度都一定时，该溶液的吸光度只与溶液浓度成正比。

综合 Lambert 定律和 Beer 定律，可得出 Lambert-Beer 定律：

$$A = \varepsilon b c$$

式中，ε 称为摩尔吸光系数，在数值上等于浓度为 1 mol/L，液层厚度为 1 cm 时该溶液在某一波长下的吸光度。

Lambert-Beer 定律的含义为，一束单色光通过溶液后，光波被吸收一部分，吸收多少与溶液中的溶质浓度和溶液厚度成正比。此式为分光分析法的基本计算式。

3. 物质的吸收光谱

在分光光度计上，用不同波长的单色光作入射光，按波长由短到长的顺序依次通过同一溶液，测得与各波长相对应的吸光度 A，以 A 为纵坐标，波长 λ 为横坐标作图，所得曲线即为该溶液的吸收光谱，吸收光谱如图 2-2 所示。

吸收光谱中与最高吸收峰相对应的波长称为最大吸收波长（λ_{max}）。吸收光谱说明，一种物质对不同波长的光的吸收程度是不同的。通常都是选择最强吸收带的最大吸收波长（λ_{max}）作为测量波长，称为最大吸收原则，以获得最高的分析灵敏度。图 2-3 表明一种物质的不同质量浓度的溶液，吸收光谱的形状基本相同，最大吸收波长也一样。

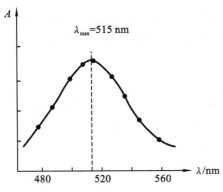

图 2-2　物质的吸收光谱

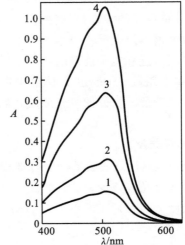

图 2-3　不同质量浓度的邻二氮菲的吸收光谱

吸收光谱体现了物质的特性:吸收曲线的形状和 λ_{max} 是定性分析的基础;溶液的浓度愈大则吸收光愈强,这是定量分析的基础。

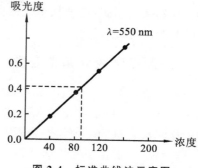

图 2-4 标准曲线法示意图

4. 定量原理

(1)标准曲线法:先配制一系列已知不同浓度的测定物溶液,按测定管同样方法处理显色,分别读取各管吸光度,以各管吸光度为纵轴,各管溶液浓度为横轴,在方格坐标纸上作图得标准曲线。以后进行测定时,就无需再作标准管,以测定管吸光度从标准曲线上可求得测定物的浓度(图 2-4)。

一般认为,标准曲线范围在标准管测定物浓度的 0.5～2 倍之间,并使吸光度在 0.05～1.0 范围内为宜。所作标准曲线仅供短期使用。标准曲线制作与测定管测定应在同一台仪器上进行,因为有时尽管型号相同,操作条件完全一样,但因不是同一台仪器,所以其结果会有一定的误差。

(2)标准管法:实际测定过程中,用一已知浓度的测定物按测定管同样处理显色,读取吸光度,再根据 Lambert-Beer 定律计算,即

$$A_1 = \varepsilon_1 b_1 c_1 \qquad A_2 = \varepsilon_2 b_2 c_2$$

式中:A_1、A_2 分别为已知浓度标准和未知浓度测定的吸光度;c_1、c_2 分别为已知浓度标准管和未知浓度测定管中测定物浓度。因盛标准液和测定液的比色杯径长相同($b_1 = b_2$),且标准液和测定液中溶质为同一物,$\varepsilon_1 = \varepsilon_2$,故上二式可写成

$$c_1/c_2 = A_1/A_2$$

(3)吸光系数法:已知 ε 情况下,读取测定液径长为 1 cm 时的吸光度,根据下式可求出测定液的质量浓度:

$$c = A/\varepsilon$$

此计算式常用于紫外吸收法,如蛋白质溶液含量测定,因蛋白质在波长为 280 nm 处具有最大吸收峰,所以可利用已知蛋白质在波长为 280 nm 处的吸光系数,再读取待测蛋白质溶液的吸光度,即可算出待测蛋白质的浓度,无需显色,操作简便。

(二)紫外-可见分光光度计

紫外-可见分光光度计一般由五个部件组成。①光源:必须具有稳定的有足够输出功率的能提供仪器使用波段的连续光谱,如钨灯、卤钨灯(波长范围 350～2500 nm),氘灯或氢灯(180～460 nm),或可调谐染料激光光源等。②单色器:它由入射、出射狭缝、透镜系统和色散元件(棱镜或光栅)组成,是用以产生高纯度单色光束的装置,其功能包括将光源产生的复合光分解为单色光和分出所需的单色光束。③试样容器:又称吸收池,供盛放试液进行吸光度测量之用,分为石英池和玻璃池两种,前者适用于紫外到可见区,后者只适用于可见区。容器的光程一般为 0.5～10 cm。④检测器:又称光电转换器,常用的有光电管或光电倍增管,后者较前者更灵敏,特别适用于检测较弱的辐射。近年来还使用光导摄像管或光电二极管矩阵作检测器,具有快速扫描的特点。⑤信号检测系统:这部分装置发展较快。较高级的光度计,常备有微处理机、荧光屏显示和记录仪等,可将图谱、数据和操作条件都显示出来(图 2-5)。

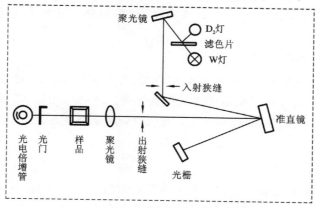

图 2-5 分光光度计结构示意图

仪器类型则有:单波长单光束直读式分光光度计、单波长双光束自动记录式分光光度计和双波长双光束分光光度计。

二、原子吸收分光光度法

原子吸收分光光度法(atomic absorption spectrophotometry,AAS),又称原子吸收光谱法(atomic absorption spectrometry,AAS),是基于蒸气相中待测元素的基态原子对其共振辐射的吸收强度来测定试样中该元素含量的一种仪器分析方法。它是测定痕量和超痕量元素的有效方法,具有灵敏度高、干扰较少、选择性好、操作简便快速、结果准确可靠、应用范围广、仪器比较简单、价格较低廉等优点,而且可以使整个操作自动化,因此近年来发展迅速,是应用广泛的一种仪器分析新技术。

原子吸收分光光度法的测量对象是呈原子状态的金属元素和部分非金属元素,系由待测元素灯发出的特征谱线通过供试品经原子化产生的原子蒸气时,被蒸气中待测元素的基态原子所吸收,通过测定辐射光强度减弱的程度,求出供试品中待测元素的含量。原子吸收一般遵循分光光度法的吸收定律,通常借比较对照品溶液和供试品溶液的吸光度,求得供试品中待测元素的含量。

(一)原子吸收分光光度法原理

1.基本原理

任何元素的原子都是由原子核和绕核运动的电子组成的,原子核外的电子按其能量的高低分层分布而形成不同的能级,因此,一个原子可以具有多种能级状态。能量最低的能级状态称为基态,当原子吸收外界能量时,其最外层电子可能跃迁到较高的不同能级上,原子的这种能级状态称为激发态。正常情况下,原子一般处于基态,核外电子在各自能量最低的轨道上运动。如果将一定的外界能量,如光能提供给该基态原子,当外界光的能量正好等于或大于该基态原子中基态和(或)某一较高能级之间的能级差时,该原子将可能吸收这一特定波长的光的能量,外层电子将由基态跃迁到相应的激发态,从而产生特定的原子吸收光谱。

若将一束单色光通过一定光径的原子蒸气时,一部分光波被吸收,被吸收光波的量也遵循 Lambert-Beer 定律。

$$A = \lg(I_0/I) = \varepsilon bc$$

原子吸收分光光度法只能鉴定含有什么元素,不能检验出有什么物质。一般都是检验金属元素。通过与标准溶液对比可以定量分析。其优点是操作简便,对元素含量鉴定效果较好。缺点是有较大的局限性,一般需要预测所含元素,一般一次只能鉴定一种元素。

2.原子吸收分光光度法与紫外-可见分光光度法的异同点

(1)相同点:①两种方法都遵循 Lambert-Beer 定律。②设备均由四大部分组成,即光源、单色器、吸收池(或原子化器)、检测器和信号检测系统组成。

(2)不同点:①吸收物质的状态不同。紫外可见光谱:溶液中分子、离子,宽带分子光谱,可以使用连续光源。而原子吸收光谱:基态原子,窄带原子光谱,必须使用锐线光源。②单色器与吸收池的位置不同。紫外可见分光光度法:光源→单色器→吸收池(比色皿)→检测器。原子吸收分光光度法:光源→吸收池(原子化器)→单色器→检测器。

(二)原子吸收分光光度计

原子吸收分光光度计通常由光源、原子化器、单色器、背景校正系统、自动进样系统和检测系统等组成(图 2-6)。由光源发出的光,通过原子化器产生的被测元素的基态原子层,经单色器分光进入检测器,检测器将光强度变化转变为电信号变化,并经信号处理系统计算出测量结果。

(三)测定方法

1.标准曲线法

在仪器推荐的浓度范围内,制备含待测元素的对照品溶液至少 3 份,浓度依次递增,并分别加入各品种项下制备供试品溶液的相应试剂,同时以相应试剂制备空白对照溶液。将仪器按规定启动后,依次测定空白对照溶液和各浓度对照品溶液的吸光度,记录读数。以每一浓度 3 次吸光度读数的平均值为纵坐标、

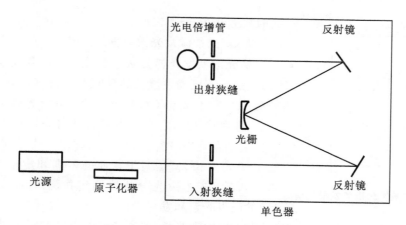

图 2-6 原子吸收分光光度计结构示意图

相应浓度为横坐标,绘制标准曲线。按各品种项下的规定制备供试品溶液,使待测元素的估计浓度在标准曲线浓度范围内,测定吸光度,取 3 次读数的平均值,从标准曲线上查得相应的浓度,计算元素的含量。

2. 标准加入法

样品的机体、组成和浓度千变万化,要找到与样品完全匹配的标准物是不可能的。样品物理化学性质的变化可使喷雾效率、气体胶粒子粒径分布、原子化效率、机体效应、背景和干扰情况发生改变,导致测定误差增加。标准加入法可以自动地进行机体分配,补偿样品的物理和化学干扰,提高测定的准确度。

标准加入法一般先分取几份等量的被测试样,在其中分别加入 0、c_1、c_2、c_3、c_4、c_5 等不同量的被测元素标准溶液,依次在同样条件下测定其吸光度 A_1、A_2、A_3、A_4、A_5,制作吸光度对加入量的校正曲线,校正曲线不通过原点。加入量的大小,要求 c_1 接近试样中被测定元素的含量 c_x,c_2 是 c_x 的两倍,c_3 是 c_x 的 3~4 倍,c_5 必须仍在校正曲线的线性范围内。从理论上讲,在不存在或校正了背景吸收的情况下,如果试样中不含有被测定元素,校正曲线应通过原点。现在校正曲线不通过原点,说明试样中含有被测定元素。校正曲线在纵坐标轴上的截距所相应的吸光度正是试样中被测定元素所引起的效应。将校正曲线外延

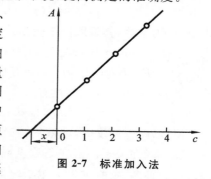

图 2-7 标准加入法

与横坐标轴相交,与由原点到交点的距离相当的浓度,即为试样中被测定元素的含量。标准加入法示意图如图 2-7 所示。

三、荧光法

物质分子接受光子能量而被激发,然后从激发态的最低振动能级返回基态时发射出的光称为荧光。具有吸收光子能力的物质在特定波长光(如紫外光)照射下可在瞬间发射出比激发光波长更长的光,即荧光。当某种物质经某种波长的入射光(紫外线或 X 线)照射,就会发光;停止光照后,有些物质甚至仍能看到发光,持续时间长达几个小时甚至十几个小时。根据待测物的不同荧光可分为分子荧光和原子荧光;根据激发波长范围的不同荧光可分为紫外-可见荧光、红外荧光和 X 线荧光。

荧光法是根据物质的荧光谱线位置及强度进行物质鉴定和含量测定的方法。根据所发生的能反映该物质特性的荧光光谱,可以进行定性分析;根据所发生的能反映该物质特性的荧光强度,可以进行定量分析。

(一)基本原理

1. 荧光的产生

激发态能量高,是不稳定状态,当电子返回基态时,通过辐射跃迁(发光)和无辐射跃迁等方式失去能量的过程可以发出荧光。能够发射荧光的物质应同时具备两个条件:物质分子必须有强的紫外-可见吸收;物质分子必须有一定的荧光效率。荧光效率(fluorescence efficiency)也称为荧光量子产率(fluorescence quantum yield),是指激发态分子发射荧光的光子数与基态分子吸收激发光的光子数之比,常用 φ_f 表示:

$$\varphi_f = 发射荧光的光子数/吸收激发光的光子数$$

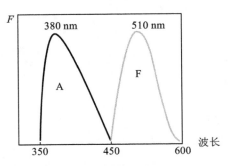

图 2-8 镁-Oxine 的激发光谱和发射光谱

φ_f 的数值常在 0～1 之间。

2. 荧光的激发光谱与发射光谱

荧光的激发光谱是荧光强度(F)对激发波长(λ_{ex})的关系曲线,它表示不同激发波长的辐射引起物质发射某一波长荧光的相对效率。发射光谱(称荧光光谱)是荧光强度(F)对发射波长(λ_{em})的关系曲线,它表示当激发光的波长和强度保持不变时,在所发射的荧光中各种波长组分的相对强度。最大激发波长 λ_{ex} 和最大荧光波长 λ_{em} 是鉴定物质的依据和定量测定时最灵敏的条件。如图 2-8 为荧光分析法测定血清镁时,镁-Oxine(8-羟基喹啉)的激发光谱和发射光谱。

荧光光谱具有如下特征:荧光波长总是大于激发光波长、荧光光谱的形状与激发波长无关、荧光光谱与激发光谱存在"镜像对称"关系。

(二)荧光定量分析方法

1. 荧光强度与浓度的关系

荧光测定方向应与激发光源方向垂直,以避免透射光干扰(图 2-9)。由于荧光物质在吸收光能被激发之后才发射荧光,所以溶液的荧光强度与该溶液中荧光物质吸收的程度以及荧光效率有关。荧光强度与被荧光物质吸收的光强度成正比,即

$$F = K(I_0 - I_t)$$

式中,K 为常数,其值取决于荧光效率。

根据 Lambert-Beer 定律,$I_t = I_0 10^{-\varepsilon bc}$,有

$$F = KI_0(1 - 10^{-\varepsilon bc}) = KI_0(1 - e^{-2.3\varepsilon bc})$$

若 c 很小,当 $\varepsilon bc < 0.05$ 时,有

$$F = 2.3KI_0\varepsilon bc = K c$$

所以,在低浓度时,溶液的荧光强度与溶液中荧光物质的浓度呈线性关系。但在高浓度时,荧光物质发生自熄灭和自吸收现象,这时 F 与 c 不呈线性关系。

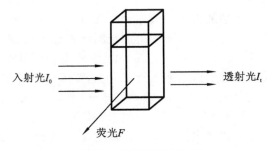

图 2-9 荧光的测定方向

2. 定量分析方法

采用标准曲线法(校正曲线法)。先确定 λ_{ex} 和 λ_{em}(激发光谱和发射光谱);确定适宜的条件,包括试剂浓度、pH 值、T、t 等;以标准溶液做工作曲线;测未知样的荧光强度(F),根据工作曲线计算荧光物质的浓度。

(三)荧光分光光度计

用于荧光法测定的仪器是荧光分光光度计,其主要部件有激发光源、激发单色器(置于样品池前)、样品池、发射单色器(置于样品池后)及检测系统(图 2-10)。

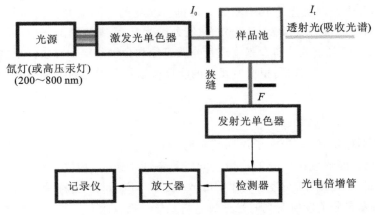

图 2-10 荧光分光光度计结构示意图

四、火焰发射分光光度法

火焰发射分光光度法是用火焰作为激发光源的一种原子发射光谱分析方法。

(一)基本原理

选择适当的方法把分析试样引入火焰时,依靠火焰(通常为1800~2500℃)的热效应和化学作用将试样蒸发、离解、原子化和激发发光。根据特征谱线的发射强度 I 与样品中该元素浓度 C 之间的关系式 $I=aC$(a 为常数),将未知试样待测元素分析谱线的发射强度与一系列已知浓度标准样的测量强度进行比较可知火焰光谱的元素。

进行火焰光度分析时,雾化器可使待测液变成溶胶导入火焰中,待测元素因热离解生成基态原子,在火焰中被激发而产生光谱,经单色器分解成单色光后通过光电系统测量。由于火焰的湿度比较低,因此只能激发少数的元素,而且所得的光谱比较简单,干扰较小。火焰光度法特别适用于较易激发的碱金属及碱土金属的测定。

(二)火焰光度计

火焰光度计一般由雾化器、火焰燃烧嘴、滤光片和光电池检测器组成。试样溶液经雾化后喷入火焰,溶剂在火焰中蒸发,盐粒熔融,转化为蒸气,离解成原子(部分电离),再由火焰高温激发发光,发射的光经切光器调制,并由单色器(通常是光栅)分光,选择待测波长谱线,经光电转换和电信号放大后检出。

五、发光检测

化学发光作为一种分析工具的好处在于检测方法简单。化学发光的实质是自身发光,这就意味着化学发光的分析测试仪器只需要提供一种可以检测光信号和记录结果的方法就可以了。自发光检测仪需要一个闭光的样品室和光检测器。最简单的便是相片纸或X-光片,甚至视觉检测器都可以。化学发光检测方法的简单性使得它的应用容易实现自动化。

化学发光是在没有光、电、磁、声、热源激发的情况下,由化学反应或生物化学反应产生的一种光辐射。以此为基础的化学发光分析法是近30年来发展起来的一种高灵敏的微量及痕量分析法。由于可以进行发射光子计量,又没有外来激发光源存在时散射光背景的干扰,因而具有很高的灵敏度(检出限可达 $10^{-12}\sim10^{-21}$ mol),很宽的线性范围(3~6个数量级),同时,仪器设备又很简单、廉价、易微型化,在二十世纪的最后十年发展非常迅速。

(一)基本原理

化学发光(chemiluminescence,CL)分析法是分子发光光谱分析法中的一类,是指物质在进行化学反应时,由于吸收了反应时产生的化学能,而使反应产物分子激发至激发态,受激分子由激发态回到基态时,便发出一定波长的光。根据化学发光反应在某一时刻的发光强度或发光总量来确定组分含量的分析方法称为化学发光分析法。

换句话说,化学发光是指吸收了化学反应能的分子由激发态回到基态时所产生的光辐射现象,广义的化学发光也包括电化学发光。一个化学反应要产生化学发光现象,必须满足以下条件:第一,该反应必须提供足够的激发能,并由某一步骤单独提供,因为前一步反应释放的能量将因振动弛豫消失在溶液中而不能发光;第二,要有有利的反应过程,即它能使化学反应的能量至少能被一种物质所接收并生成激发态;第三,激发态分子必须具有一定的化学发光量子效率释放出光子,或者能够转移它的能量给另一个分子使之进入激发态并释放出光子。化学发光反应之所以能用于分析测定,是因为化学发光强度与化学反应速率相关联,因而一切影响反应速率的因素都可以作为建立测定方法的依据。

化学发光分析测定的物质可以分为三类:第一类物质是化学发光反应中的反应物;第二类物质是化学发光反应中的催化剂、增敏剂或抑制剂;第三类物质是偶合反应中的反应物、催化剂、增敏剂等。这三类物质还可以通过标记方式用来测定人们感兴趣的其他物质,这就进一步扩大了化学发光分析的应用范围。

化学发光分析法的化学发光体系有鲁米诺化学发光体系、吖啶类化学发光体系、1,2-二氧环乙烷类化学发光体系、铈(Ⅳ)化学发光反应体系、钌(Ⅱ)联吡啶配合物化学发光体系等。

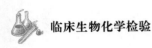

化学发光分析测定物质的方式可分为直接法和间接法。化学发光分析反应类型可分为酶促反应和非酶促反应两类。此外,化学发光分析法可以与其他分析技术联用,如流动注射分析、电化学分析、免疫分析、固定化试剂技术、传感器技术等分析技术相结合。

电化学发光是通过对电极施加一定的电压进行电化学反应而发光,通过测量化学发光光谱和强度来测定物质含量的一种痕量分析方法。它将电分析化学手段和化学发光方法相结合,具有独特的优点,如重现性和灵敏度进一步提高,在多种组分同时存在时,可施加不同波形、不同电压的信号进行选择性测量等,是潜在的分析手段之一。

（二）临床应用

激素在血液中的浓度很低,一般蛋白质激素的浓度为 $10^{-10} \sim 10^{-12}$ mol/L,其他激素为 $10^{-6} \sim 10^{-9}$ mol/L。目前临床上用化学发光可测定大部分激素,如 E_2、E_3、T_3、T_4、TSH、HCG、β-HCG、甲状腺球蛋白、抗甲状腺球蛋白、甲状腺结合球蛋白、抗甲状腺过氧化物酶等。肿瘤标志物的检测方法历经了血球凝集法、电泳法、放免法、荧光免疫法、酶联免疫吸附法、微粒子法等,特别是电化学发光法、化学发光法新技术逐渐地应用到全自动免疫分析系统中,使肿瘤标志物的检测更敏感、更准确。目前常用的肿瘤标志物有甲胎蛋白、癌胚抗原、CA-125、CA-153、CA-199、CA-724、CA-211、CA-242、铁蛋白、神经元特异性烯醇化酶、前列腺特异性抗原、组织多肽抗原等。

化学发光分析法已广泛应用于临床检测抗生素、维生素、氨基酸、生物碱、激素、循环系统药物,以及 HIV 的检测。在药物分析领域也有较为广泛的应用。

六、比浊法

比浊法又称浊度测定法,是测量透过悬浮质点介质的光强度来确定悬浮物质浓度的方法,是一种光散射测量技术。悬浮颗粒在液体中造成透射光的减弱,减弱的程度与悬浮颗粒的量相关,据此可定量测定物质在溶液中呈悬浮状态时的浓度。

比浊法有免疫透射比浊法、免疫散射比浊法、乳胶比浊法、光电比浊法、微生物比浊法等十余类,临床上较为常用的是免疫透射比浊法和免疫散射比浊法,前者是国内各实验室最常用的方法,后者需有散射计才能检测。

（一）基本原理

当光束通过一含有悬浮质点的介质时,由于悬浮质点对光的散射作用和选择性的吸收,使透射光的强度减弱（图 2-11）。在比浊法中,透光度和悬浮物质浓度的关系类似于 Lambert-Beer 定律。

透射比浊法根据待测样品在凝固过程中吸光度的变化来确定凝固终点。与散射比浊法不同的是,该方法的光路同一般的比色法一样呈直线安排:来自光源的光线经过处理后变成平行光,透过待测样品后照射到光电管变成电信号,经过放大后在监测器处理。

散射比浊法根据待验样品在凝固过程中散射光的变化来确定检测终点。在该方法所用仪器的检测通道的单色光源与光探测器成 90°直角。

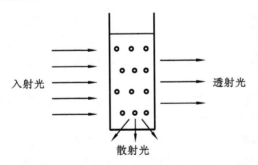

图 2-11 透射比浊法和散射比浊法原理示意图

就浊度测量原理而言,散射比浊法更为合理、准确。在这类仪器中,光源、样品、接收器成直角排列,接收器得到的完全是浊度测量所需的散射光。而在透射比浊法中,光源、样品、接收器成一直线排列,接收器得到的是很强的透射光和较弱的散射光,前者是有效成分,后者应扣除,所以要进行信号校正,并按经验公式换算到散射浊度。此法虽仪器简单,但精度较差。

（二）临床应用

1. 检测项目

①免疫功能监测:免疫球蛋白 G、A、M,免疫球蛋白轻链 κ、λ,补体 C3、C4 测定。②心血管疾病监测:载脂蛋白 A、B,脂蛋白（α）,C-反应蛋白等。③炎症状况监测:C-反应蛋白,α-酸性糖蛋白,触珠蛋白,铜蓝

蛋白等。④风湿性疾病检测：ASO、RF、CRP。⑤肾脏功能检测：尿微量白蛋白、α-微球蛋白、β-微球蛋白、转铁蛋白、免疫球蛋白 G 等。⑥营养状态监测：白蛋白、前白蛋白、转铁蛋白等。⑦凝血及出血性疾病的检测：抗凝血酶Ⅲ、转铁蛋白、触珠蛋白等。⑧血脑屏障监测：脑脊液白蛋白，免疫球蛋白 G、A、M。

2. 免疫浊度法测定时应注意的问题

（1）伪浊度的影响：伪浊度形成原因很复杂，主要是抗血清含有非特异性的交叉反应性杂抗体成分，增浊剂浓度和反应时间掌握不当，样品本身的浊度处理不当，试剂被污染或变质，器材尤其是比色杯等不够清洁。

（2）非特异性散射光的影响：免疫浊度法经常受内源性光散射的干扰，为避免这些非特异性光散射的影响，应用透射比浊法时需保证抗体组分在 3％以下，散射比浊法需保证抗体组分在 0.5％以下。

（3）钩状效应的影响：钩状效应存在于各种免疫测定方法中，在免疫浊度测定中也十分明显。现在很多仪器已具有检查钩状效应的功能，一经发现便可对样品稀释后复测。当患者症状与检测结果明显不符时，应怀疑它的存在。

第二节 电泳技术

电泳（electrophoresis）是指带电颗粒在电场力作用下向所带电荷相反电极的泳动。许多重要的生物分子如氨基酸、多肽、蛋白质、核苷酸、核酸等都含有可电离基团，在非等电点条件下均带有电荷，在电场力的作用下，它们将向着与其所带电荷相反的电极移动。电泳技术就是利用样品中各种分子带电性质、分子大小、形状等的差异，在电场中的迁移速度不同，从而对样品分子进行分离、鉴定、纯化和制备的一种综合技术。

一、电泳原理

（一）基本原理

带电粒子在电场中移动的现象称为电泳（electrophoresis）。设一个带电粒子在电场中所受的力为 F，F 大小取决于粒子所带电荷量 Q 和电场强度 X，即

$$F=QX$$

按 Stoke 定律，一个球形粒子运动时所受到的阻力 f' 与粒子运动的速度 v、粒子的半径 r、介质的黏度 η 的关系为

$$f'=6\pi r\eta v$$

当 $F=f'$ 时，达到动态平衡，即

$$QX=6\pi r\eta v$$

移项得

$$v/X=Q/(6\pi r) \tag{1}$$

v/X 表示单位电场强度时粒子运动的速度，称为迁移率（mobility），也称为电泳速度，以 μ 表示，即

$$\mu=v/X=Q/(6\pi r) \tag{2}$$

由式（2）可知，粒子的迁移率在一定条件下取决于粒子本身的性质，即粒子所带电荷多少及分子大小与形状，也就是取决于粒子的电荷密度，所以不同的粒子一般有不同的迁移率。在具体实验中，移动速度 v 为单位时间 t（以秒计）内移动的距离 d（以厘米计），即

$$v=d/t \tag{3}$$

当距离为 1 cm 时，又电场强度 X 为单位距离（以厘米计）内的电势差（以伏计）为 E，则

$$X=E/L \tag{4}$$

以 $v=d/t$，$X=E/L$ 代入（2）式，得

$$\mu=v/X=(d/t)/(E/L)=dL/(Et) \tag{5}$$

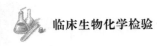

所以迁移率的单位为 $\dfrac{cm^2}{s \cdot V}$。

某物质 A 在电场中移动的距离为

$$d_A = Et\mu_A/L \tag{6}$$

另一物质 B 的移动距离为

$$d_B = Et\mu_B/L \tag{7}$$

两物质移动距离的差为

$$d_A - d_B = (\mu_A - \mu_B)Et/L \tag{8}$$

由式(8)可知,物质 A、B 能否分离取决于两者迁移率。如两者的迁移率相同,则不能分离,有差别则能分离。实验所选的条件如电压和电泳时间与两物质的分离距离成正比,电场的距离(如滤纸长度)与分离距离成反比。

(二)影响电泳的因素

1. 电泳介质的 pH 值

不同的被分离物质由于所含可电离基团的种类和数量不同,因此具有不同的等电点。若介质的 pH 值小于等电点时,带电粒子呈阳离子状态,向负极移动;反之,当介质 pH 值大于等电点时,带电粒子呈阴离子状态,向正极移动。蛋白质由氨基酸组成,具有两性电离性质,所以介质的 pH 值也会影响蛋白质的电离情况。为了保持介质 pH 值的稳定性,常用一定 pH 值的缓冲液,如分离血清蛋白质常用 pH 值为8.6的巴比妥或三羟甲基氨基甲烷(Tris)缓冲液。

2. 缓冲液的离子强度

离子强度如果过低,缓冲液的缓冲容量小不易维持 pH 值恒定;离子强度过高,则降低蛋白质的带电量(压缩双电层,降低电势差),使电泳速度减慢,所以常用离子强度在 0.02～0.2 之间。

$$I = 1/2 \sum C_i Z_i^2$$

式中:I 为离子强度;C_i 为离子的物质的量浓度;Z_i 为离子的价数。

［例如］ 两个单价离子化合物(如 NaCl)的离子强度等于它的物质的量浓度。如 0.154 mol/L NaCl 的溶液的离子强度可计算如下:

$$I = 1/2(0.154 \times 1^2 + 0.154 \times 1^2) = 0.154$$

两个双价离子化合物(如 $ZnSO_4$)的离子强度等于它的物质的量浓度的 4 倍。如 0.1 mol/L $ZnSO_4$ 溶液的离子强度为

$$I = 1/2(0.1 \times 2^2 + 0.1 \times 2^2) = 0.4$$

由上述例子中可以看出,多价离子会使离子强度增高,所以电泳缓冲液常用单价离子的化合物配制。

3. 电场强度

实验所用电场强度与移动距离成正比。电场强度以每一厘米距离的电势差计算,也称为电势梯度。以滤纸电泳为例,滤纸长 15 cm,两端电势差为 150 V,则电场强度为150/15 V/cm=10 V/cm。电场强度愈高,则带电粒子的移动愈快。但电压愈高,产生的热量也增加,所以高压电泳(电场强度大于 50 V/cm)常需加用冷却装置,否则热量可引起蛋白质等物质的变性而不能分离,而且还会因发热引起缓冲液水分蒸发过多,使支持物(滤纸、薄膜或凝胶等)上的离子强度增加,使支持物出现毛细现象(电泳缸内液被吸到支持物上)而影响物质的分离。

4. 电渗

在电场中,由于多孔支持物吸附水中的离子使支持物表面相对带电,在电场作用下,溶液向一定方向移动,此种现象称为电渗。如滤纸中含有羟基而带负电荷,与纸相接触的水溶液带正电荷,液体向负极移动。由于电渗现象往往与电泳同时存在,所以带电粒子的移动距离也受电渗影响。当电泳方向与电渗方向相反时,则实际电泳的距离等于电泳距离减去电渗的距离;当两者方向相同时,则实际电泳距离等于电泳距离加上电渗距离。电渗所造成的移动距离可用不带电的有色染料或有色葡聚糖点在支持物的中心,以观察电渗的方向和距离。

5. 支持介质的筛孔

支持介质的筛孔大小对生物大分子的电泳迁移速度有明显的影响。在筛孔大的介质中泳动速度快，反之则泳动速度慢。

二、电泳类型

电泳法可分为自由电泳（无支持体）及区带电泳（有支持体）两大类。前者包括 Tise-leas 式微量电泳、显微电泳、等电聚焦电泳、等速电泳及密度梯度电泳。区带电泳则包括滤纸电泳（常压及高压）、薄层电泳（薄膜及薄板）、凝胶电泳（琼脂、琼脂糖、淀粉胶、聚丙烯酰胺凝胶）等。自由电泳法的发展并不迅速，因为其电泳仪构造复杂、体积庞大、操作要求严格、价格昂贵。区带电泳可用各种类型的物质做支持体，其应用比较广泛。

三、临床应用

（一）血清蛋白电泳

血清蛋白电泳时，由于各种蛋白质等电点（pI）不同，在同一 pH 值下所带电荷量有差异，因而在同一电场中泳动速度不同，在载体上可将蛋白质从正极到负极分离为 Alb、α_1、α_2、β、γ 球蛋白五个区带，有时还可见到前白蛋白区带，β 区带又可分为 β_1、β_2 区带。

血清蛋白质电泳图谱至今仍是了解患者血清蛋白质全貌的有价值的方法，可作为初筛试验。如：急性炎症或急性时相反应时常以 α_1、α_2 带加深为特征；妊娠型 α_1 区带增高，β 伴有区带增高；肾病综合征、慢性肾小球肾炎时呈现白蛋白下降，α_2、β 球蛋白升高；缺铁性贫血时可由于转铁蛋白的升高而呈现 β 区带增高，而慢性肝病或肝硬化呈现白蛋白显著降低，球蛋白升高 2～3 倍，表示免疫球蛋白（Ig）多克隆增高，甚至可见 β-γ 桥，还可呈现细而密的寡克隆区带。对于一些特殊图谱，可结合临床资料进行分析。

（二）尿蛋白电泳

尿蛋白电泳常用醋酸纤维素薄膜电泳、十二烷基硫酸钠-聚丙烯酰胺凝胶电泳（SDS-PAGE）及尿蛋白免疫固定电泳方法。若以醋酸纤维膜为载体，在薄膜上可将蛋白质分离为 Alb、α_1、α_2、β、γ 球蛋白。

尿蛋白电泳的主要目的是在无损伤的情况下，协助临床判断肾脏损伤的部位，确定尿蛋白的来源，了解肾脏病变的严重程度（选择性蛋白尿与非选择性蛋白尿），从而有助于疾病的诊断和预后判断。尿蛋白电泳后呈现的中、高分子蛋白区带主要反映肾小球病变，呈现出的低分子蛋白区带可见于肾小管病变或溢出性蛋白尿（如本周蛋白）；混合性蛋白尿可见到分子质量不等的区带，表示肾小球和肾小管受到影响。

（三）脑脊液电泳

脑脊液电泳分析方法有高分辨率电泳、免疫固定结合酶标电泳、金染色高分辨率电泳等。脑脊液（CSF）检验，特别是其中蛋白质成分及其含量的检测，对某些中枢神经系统疾病的诊断、疗效观察和预后判断具有重要意义。若在脑脊液标本中检出寡克隆区带，而其相应血标本中未能检出此区带，则免疫球蛋白（Ig）来自中枢神经系统本身。中枢合成 Ig 是中枢神经系统疾病的一个重要信号，主要用于多发性硬化症、痴呆、脊髓炎、副肿瘤性脑炎、神经性梅毒等中枢神经系统疾病的诊断和鉴别诊断。

（四）免疫固定电泳技术的应用

待测抗原按常规电泳，使蛋白质分离，电泳结束后，将相应抗体加在待测抗原上，经孵育清洗后染色便可判读结果。临床上，可对各类 Ig 及其轻链进行分型，最常用于临床常规 M 蛋白（monoclonal protein）的分型与鉴定。一般用于单克隆 Ig 增殖病、单克隆 Ig 病、本周蛋白和游离轻链病、多组分单克隆 Ig 病、重链病、脑脊液寡克隆蛋白鉴别、多克隆 Ig 病的诊断和鉴别诊断。

（五）血清同工酶的分析

（1）乳酸脱氢酶（LDH）同工酶：用琼脂糖凝胶电泳法分析 LDH 同工酶，可分离出五种同工酶区带（LDH$_1$～LDH$_5$）。急性心肌梗死（AMI）时，LDH$_1$ 升高最慢（6～24 h），24～48 h 到达峰值，LDH$_1 \geqslant$ LDH$_2$，并可在血中持续 10～14 天。骨骼肌疾病，如原发性肌病、肌肉损伤、肌萎缩时，以 LDH$_5$ 升高为主。

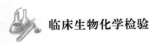

渐进性肌萎缩时，LDH$_1$、LDH$_2$也会增加，且 LDH$_5$在发作后期会消失。恶性肿瘤、肝硬化时可见 LDH$_5$明显升高，或在胸、腹水中出现一条异常 LDH$_6$区带。

（2）肌酸激酶（CK）同工酶：采用琼脂糖凝胶电泳可分离出三种 CK 同工酶，从阴极到阳极分别为 CK-BB（CK$_1$）、CK-MB（CK$_2$）和 CK-MM（CK$_3$）。当出现异常同工酶如巨 CK$_1$、巨 CK$_2$等时，从电泳图谱上很容易发现。巨 CK$_1$在 CK-MM 和 CK-MB 中间，而 CK-MT 位置靠近阴极端，在 CK-MM 后面。这样不会将 CK-BB 和各种异常同工酶误认为是 CK-MB 而误诊。CK-MB 在心肌梗死早期增加和短时间内达峰值是心肌再灌注的指征。CK-BB 增高见于脑胶质细胞瘤、小细胞肺癌和胃肠道恶性肿瘤，后者还常有 CK-MT 增高。

（3）碱性磷酸酶（ALP）同工酶：可采用琼脂糖凝胶电泳法进行 ALP 同工酶的常规快速分析。正常人血清中主要为肝 ALP，其次为骨 ALP 和小肠 ALP。测定 ALP 同工酶，主要用于鉴定血清中升高的 ALP 是来自肝，还是来自骨，或同时来自肝和骨。肝和骨 ALP 同时升高常见于恶性肿瘤。

（4）γ-谷氨酰转肽酶（γ-GT）同工酶：用醋酸纤维素薄膜或琼脂糖凝胶电泳法可将 γ-GT 同工酶分离为 γ-GT$_1$～γ-GT$_4$，正常人只见 γ-GT$_2$和 γ-GT$_3$，重症肝胆疾病和肝癌时常有 γ-GT$_1$出现。

（六）脂蛋白电泳

（1）脂蛋白胆固醇：血清经琼脂糖凝胶电泳后，用胆固醇基质试剂均匀铺在凝胶表面，孵育一段时间后，即可见清晰的蓝色条带，从阳极起依次为 HDL-C、快前 β 脂蛋白胆固醇（Lp(a)-Co）、VLDL-C 和 LDL-C。凝胶片用冰醋酸固定、水洗、烤干后，570 nm 波长处扫描，即可确定各自百分含量。同时将血清总胆固醇（TC）的含量输入，则可求得这四种脂蛋白胆固醇的含量。主要用于高脂血症的分型、冠心病风险估计及疗效评价。

（2）脂蛋白甘油三酯：利用琼脂糖凝胶电泳分离脂蛋白结合甘油三酯酶试剂显色，即可见清晰的蓝色条带，从阳极起依次为 HDL-TG、VLDL-TG 和 LDL-TG（在原点处可检出 CM），通过扫描得出各种脂蛋白甘油三酯区带所占的百分含量，同血清 TG 浓度相乘，即可求出各脂蛋白组分中甘油三酯的含量。这为动脉粥样硬化、冠心病及调脂药疗效观察提供了很好的研究手段。

（3）分离脂蛋白（a）：该技术是利用抗原、抗体反应将电泳分离的脂蛋白予以鉴别，可提高对心、脑血管独立的危险因子 Lp(a)检测的敏感性和特异性。

总之，全自动电泳仪的使用已为我们了解蛋白质的全貌提供了快速、有效的检测手段，也为各种相关疾病的诊断、鉴别诊断、疗效观察及判断预后提供了方便。

第三节 层 析 法

层析（chromatography）是一种极其重要的分离、分析法，又称色层分析法，也叫层离法或色谱法。此法现已被广泛地应用于石油化工、有机合成、化学分析、能源环保、生理生化、医药卫生、轻工仪器乃至航空航天等诸多领域，并随着其发展，愈来愈受到人们的普遍重视。

一、层析原理

层析法是一种物理化学分离分析方法，它利用混合物中各组分物理或化学性质的差异（如吸附力、溶解度、分子形状、分子大小以及分子极性等），使各组分以不同的浓度分布在固定相（stationary phase）和流动相（mobile phase）中，当其两相相对运动时，各组分在两相中反复多次分配，最后使各组分得以彼此分离。

二、层析类型

层析技术可按两相的状态不同进行分类，如以气体为流动相的称为气相层析（gas chromatography），以液体为流动相的称为液相层析（liquid chromatography）。由于固定相也有液体和固体的不同，故气相层析还可细分为气-液和气-固层析两种，同理，液相层析即可细分为液-液和液-固层析两种。

层析法有多种类型:根据所用两组分不同可分为吸附层析、分配层析、离子交换层析、凝胶层析和亲和层析等;根据操作方式不同可分为柱层析、薄层层析和纸层析等。

(一)吸附层析

1. 原理

当混合物随流动相流经由吸附剂组成的固定相时,由于吸附剂对不同的物质具有不同的吸附力,所以不同组分的移动速度不同,从而最终达到分离的目的。

2. 常用吸附剂的类型及特性

层析用的吸附剂应该满足以下要求:在层析溶剂中不溶解;对洗脱液及被分离物质呈化学惰性;吸附能力强,同时具吸附可逆性;分子扩散速度应尽可能地快。常用吸附剂是多孔结构的。粒子大小、形状以及孔的结构是影响层析的基本因素。下面简要介绍几种常用的吸附剂。

(1)硅胶:略带酸性,适用于中性和酸性物质的分离,如氨基酸、糖、脂类等,其优点是化学惰性强、吸附量大、制备容易。

(2)氧化铝:略带碱性,适用于中性及碱性物质的分离,如生物碱、类固醇、维生素、氨基酸等。其优点是吸附量大、价格低廉、分离效果好。

(3)活性炭:大多以木屑为原料。根据其粗细程度可分为三种。粉末活性炭:颗粒极细,呈粉末状,吸附量及吸附力大。颗粒活性炭:颗粒较大,表面积及吸附力都比粉末活性炭小。锦纶-活性炭:以锦纶为黏合剂,将粉末活性炭制成颗粒,表面积介于粉末活性炭和颗粒活性炭之间,吸附能力较两者弱。

3. 类型

吸附层析根据操作方式的不同,分为柱层析和薄层层析两种。

(1)柱层析法:用一根玻璃管柱,下端铺垫棉花或玻璃棉,管内加吸附剂粉末,用一种溶剂润湿后,即成为吸附柱。然后在柱顶加入要分离的样品溶液,如果样品内含两种成分 A 和 B,则二者被吸附在柱上端,形成色圈。样品液全部溶入吸附柱中之后,接着就加入合适的溶剂洗脱,A 和 B 就随着溶剂的向下流动而移动。在洗脱过程中,管内连续发生溶解、吸附、再溶解、再吸附的现象。由于溶剂与吸附剂对 A 和 B 的溶解力与吸附力不完全相同,所以 A 和 B 的移动速率就不同,经一定时间的反复溶解与吸附即可形成两个环带,每一环带是一种纯物质。

(2)薄层层析法:薄层层析是利用玻璃板、塑料板、铝板、聚酰胺膜等作为固定相的载体,在载体上涂上一薄层不溶性物质作为固定相,再把样品涂铺在薄层的一端,然后用合适的溶剂展开,而达到分离、鉴定的目的。

(二)分配层析

分配层析是利用混合物中各组分在两种不同溶剂中的分配系数不同而使物质得到分离的方法。

分配系数是指一种溶质在两种互不相溶的溶剂中的溶解达到平衡时,该溶质在两种溶剂中所具有的浓度之比。不同的物质因其在各种溶剂中的溶解度不同,因而具有不同的分配系数。在一定温度下,分配系数可用下式表示:

$$K_d = c_2/c_1$$

式中:K_d 为分配系数;c_2 是物质在固定相中的浓度;c_1 是物质在流动相中的浓度。分配系数与温度、溶质及溶剂的性质有关。

在分配层析中,大多选用多孔物质作为支持物,利用它对极性溶剂的亲和力,吸附某种极性溶剂作为固定相;用另一种非极性溶剂作为流动相。如果把待分离的混合物样品点在多孔支持物上,在层析过程中,非极性溶剂沿支持物流经样品点时,样品中的各种混合物便会按分配系数大小溶于流动相而向前移动。当遇到前方的固定相时,溶于流动相的物质又将与固定相进行重新分配,一部分转入固定相中。因此,随着流动相的不断向前移动,样品中的物质便在流动相和固定相之间进行动态分配。这种情形相当于非极性溶剂从极性溶剂中对物质的连续抽提过程。由于各种物质的分配系数不同,所以分配系数较大的物质留在固定相中较多,在流动相中较少,层析时向前移动较慢,而分配系数较小的物质则进入流动相中较多而留在固定相中较少,层析时向前移动就较快。根据这一原理,样品中的各种物质就能分离开来。分配层析中应用最广泛的多孔支持物是滤纸,称纸上分配层析。其次是硅胶、硅藻土、纤维素粉、微孔聚乙烯粉等。

(三)离子交换层析

1. 基本原理

离子交换层析是利用离子交换剂对各种离子的亲和力不同,借以分离混合物中各种离子的一种层析方法。其主要特点是,层析的力量来自于带有相反电荷的颗粒之间的引力作用。离子交换层析的固定相

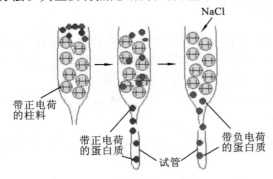

图 2-12 离子交换层析示意图

是载有大量电荷的离子交换剂,流动相是具有一定 pH 值和一定离子强度的电解质溶液。当混合物溶液中带有与离子交换剂相反电荷的溶质流经离子交换剂时,后者即对不同溶质进行选择性吸附。随后,用带有与溶质相同电荷的洗脱液进行洗脱,被吸附的溶质可被置换而洗脱下来,从而达到分离混合物中各种带电荷溶质的目的(图 2-12)。离子交换剂按其所带电荷的性质分为阴离子交换剂和阳离子交换剂两类。阴离子交换剂本身带有正电荷,可以吸引并结合混合物中带负电荷的物质;阳离子交换剂本身带有负电荷,可以吸引并结合混合物中带正电荷的物质。

2. 离子交换剂的类型

常用的离子交换剂有离子交换树脂、离子交换纤维素、离子交换葡聚糖或离子交换琼脂糖凝胶等。

(1)离子交换树脂:由苯乙烯作为单体,苯二乙烯作为关联剂,进行聚合和交联反应生成的具有三维网状结构的高聚物。其上再引入所需要的酸性基团或碱性基团。带酸性基团的属阳离子交换树脂;带碱性基团的属阴离子交换树脂。

(2)离子交换纤维素:离子交换纤维素对蛋白质和核酸的纯化极为有用,因为这些生物大分子不能渗入到交联的结构中,因此不能在一般的树脂上被分离。而纤维素之所以具有分离、纯化高相对分子质量化合物的能力,是因为它具有松散的亲水性网状结构,有较大的表面积,大分子可以自由通过。因此对生物大分子来说,纤维素的交换能力比离子交换树脂要大,同时纤维素来源于生物材料,洗脱条件温和,回收率高。离子交换纤维素常用的有两种,一种是二乙基氨基纤维素,即 DEAE-纤维素,属于阴离子交换剂。另一种是羧甲基纤维素,即 CM-纤维素,属于阳离子交换剂。

(3)离子交换葡聚糖或离子交换琼脂糖凝胶:这是将离子交换基团连接于交联葡聚糖或琼脂糖上而制成的各种交换剂。交联葡聚糖和琼脂糖具有三维网状结构,因此这种交换剂既有离子交换作用,又有分子筛作用。

(四)凝胶过滤层析

1. 基本原理

凝胶过滤层析是混合物随流动相流经固定相的层析柱时,混合物中各组分按其分子大小不同而达到分离目的的方法。固定相是凝胶,凝胶是一种不带电荷的具有三维空间的多孔网状结构,凝胶的每个颗粒内部都具有很多细微的小孔,如同筛子一样,小的分子可以进入凝胶网孔,而大的分子则被排阻于凝胶颗粒之外,因而具有分子筛的性质。当混合物样品加到凝胶的层析柱中时,样品将随洗脱液的流动而移动。这时的样品一般做两种运动:一是随洗脱液垂直向下移动;二是做不定向的扩散运动。分子小的物质,在不定向扩散中可以进孔内部,然后扩散出来,故流程长,通过柱子的速度慢,一般后流出层析柱;分子大的物质,由于不能进入到凝胶孔内部,只能在凝胶颗粒之间移动,故流程短,先流出层析柱。这样,分子大小不同的物质就会因此而得到分离(图 2-13)。

2. 常用凝胶的种类及特性

常用的凝胶主要有琼脂糖凝胶、交联葡聚糖凝胶、聚丙烯酰胺凝胶、琼脂糖与葡聚糖复合凝胶等。

(1)琼脂糖凝胶:从琼脂中分离出来的天然凝胶,由 D-半乳糖和 3,6-脱水-L-半乳糖交替结合而成。其商品名因生产厂家不同而异,如 Sepharose(瑞典)、Sagavac(英国)、Bil-Gel(美国),每一品名又有不同的

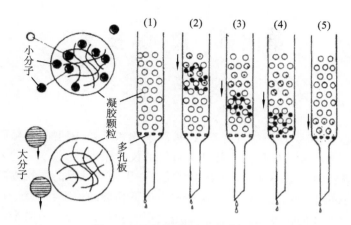

图 2-13 葡聚糖凝胶层析示意图

型号。琼脂糖凝胶的优点是凝胶不带电荷,吸附能力非常小,主要用于分离相对分子质量在 40 万以上的物质,如核酸、病毒等。

(2)交联葡聚糖凝胶:基本骨架是葡聚糖。瑞典出品的商品名为 Sephadex,国产的商品名为 Dextran。不同型号的凝胶用"G"表示,从 G25 至 G200。"G"后面的数字表示每 10 g 干胶的吸水量,"G"后的数越大,表示凝胶的网孔越大。可根据待分离混合物相对分子质量的大小进行选用。

(3)聚丙烯酰胺凝胶:由单体丙烯酰胺先合成线性聚合物,再以交联剂共聚交联而成。以"P"表示,从 P2 至 P300。"P"后的数乘以 1000 表示相对分子质量的排阻极限。

(4)琼脂糖与葡聚糖复合凝胶:商品名为 Superdex,它是把葡聚糖凝胶通过交联剂交联到琼脂糖上而形成的,因此它具有二者的优点。

3. 影响凝胶柱层析的主要因素

(1)凝胶柱填装后,用肉眼观察应均匀、无纹路、无气泡。

(2)洗脱液的选择:洗脱液的选择主要取决于待分离样品,一般来说,只要能溶解被洗脱物质并不使其变性的缓冲液都可用于凝胶层析。为了防止凝胶的吸附作用,一般洗脱液都含有一定浓度的盐。

(3)加样量:加样量的多少应根据具体的实验而定;一般分级分离时加样量为凝胶柱床体积的 1%～5%,而分组分离时加样量为凝胶柱床体积的 10%～25%。

(4)凝胶的再生:在凝胶或层析床表面常有一些污染,必须作适当处理。葡聚糖凝胶柱可用 0.2 mol/L NaOH 和 0.5 mol/L NaCl 的混合液处理,聚丙烯酰胺凝胶和琼脂糖凝胶遇酸、碱不稳定,故常用盐溶液处理。

（五）亲和层析

亲和层析是利用配体和待分离物质生物大分子之间的特异性亲和力而达到分离目的的一类特殊层析技术。配体以共价键形式连接到不溶性载体上,使之固相化,然后将固相化的配基装入层析柱作为固定相。当混合组分的标本通过此固定相时,只有和固定相分子有特殊亲和力的物质才能被吸附结合,而没有亲和力的无关组分就会随流动相流出。通过改变流动相的成分,将结合的亲和物洗脱下来,从而达到分离的目的。在亲和层析中所用的载体称为基质,与基质共价连接的化合物称为配基或配体。

亲和层析的纯化过程简单、迅速、分离效率高,对分离含量极少又不稳定的活性物质尤为有效。但针对某一组分需制备专一的吸附剂,且不是所有的生物高分子都有特定配基,配基的共价连接较繁琐。因此,应用范围受到一定限制。

具有专一性亲和力的生物分子对主要有,抗原与抗体、DNA 与互补 DNA 或 RNA、酶和底物、激素与受体、维生素与特异性结合蛋白、糖蛋白与相应的植物凝集素等。

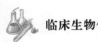

第四节　离心技术

一、离心原理

离心技术是利用离心力,依据物质的沉降系数、扩散系数和浮力、密度的差异而进行物质的分离、浓缩和分析的一种专门技术。各种离心机是实现其技术目的的仪器保证。

当含有细小颗粒的悬浮液静置不动时,由于重力场的作用使得悬浮的颗粒逐渐下沉。粒子越重,下沉越快,反之,密度比液体小的粒子就会上浮。微粒在重力场下移动的速度与微粒的大小、形态和密度相关,并且又与重力场的强度及液体的黏度相关。像红细胞大小的颗粒,直径为数微米,就可以在通常重力作用下观察到它们的沉降过程。此外,物质在介质中沉降时还伴随着扩散现象。扩散是无条件的、绝对的。扩散与物质的质量成反比,颗粒越小扩散越严重。而沉降是相对的,有条件的,要受到外力才能运动。沉降速度与物体重量成正比,颗粒越大沉降越快。对小于几微米的微粒如病毒或蛋白质等,它们在溶液中呈胶体或半胶体状态,仅仅利用重力是不可能观察到沉降过程的。因为颗粒越小沉降越慢,而扩散现象则越严重。所以需要利用离心机产生强大的离心力,才能迫使这些微粒克服扩散产生沉降运动。离心就是利用离心机转子高速旋转产生的强大的离心力,加快液体中颗粒的沉降速度,把样品中不同沉降系数和浮力、密度的物质分离开。

二、离心机的分类

离心机可分为工业用离心机和实验用离心机。实验用离心机又分为制备用离心机和分析用离心机:制备用离心机主要用于分离各种生物材料,每次分离的样品容量比较大;分析用离心机一般都带有光学系统,主要用于研究纯的生物大分子和颗粒的理化性质,依据待测物质在离心场中的行为用离心机中的光学系统连续监测,能推断物质的纯度、形状和相对分子质量,分析用离心机都是超速离心机。

(一) 制备用离心机

1. 普通离心机

普通离心机最大转速为 6000 r/min 左右,最大相对离心力近 60 N,容量为几十毫升至几升,分离形式是固、液沉降分离,转子有角式和外摆式,其转速不能严格控制,通常不带冷冻系统,于室温下操作,用于收集易沉降的大颗粒物质,如红细胞、酵母细胞等。

2. 高速冷冻离心机

高速冷冻离心机最大转速为 25000 r/min,最大相对离心力为 890 N,最大容量可达 3 L,分离形式也是固液沉降分离,转头配有各种角式转头、荡平式转头、区带转头、垂直转头和大容量连续流动式转头,一般都有制冷系统,以消除高速旋转转头与空气之间摩擦而产生的热量,离心室的温度可以调节和维持在 0 ~40 ℃,转速、温度和时间都可以严格准确地控制,并有指针或数字显示,通常用于微生物菌体、细胞碎片、大细胞器、硫酸铵沉淀和免疫沉淀物等的分离纯化工作,但不能有效地沉降病毒、小细胞器(如核蛋白体)或单个分子。

3. 超速离心机

超速离心机转速可达 50000~80000 r/min,相对离心力最大可达 5100 N,离心容量由几十毫升至两升,分离的形式是差速沉降分离和密度梯度区带分离,离心管平衡允许的误差要小于 0.1 g。超速离心机的出现,使生物科学的研究领域有了新的扩展,它能使过去仅仅在电子显微镜下观察到的亚细胞器得到分级分离,还可以分离病毒、核酸、蛋白质和多糖等。超速离心机装有真空系统,这是它与高速离心机的主要区别。

(二) 分析用离心机

分析用离心机使用了特殊设计的转头和光学检测系统,以便连续地监视物质在一个离心场中的沉降过程。从而确定其物理性质。离心机中装有一个光学系统,在整个离心期间都能通过紫外吸收或折射率的变化监测离心杯中沉降着的物质,在预定的期间可以拍摄沉降物质的照片,再分析离心杯中物质沉降情况从而得到一些重要信息,能够确定生物大分子是否存在,其大致的含量,计算生物大分子的沉降系数,结合界面扩散,估计分子的大小,检测分子的不均一性及混合物中各组分的比例,测定生物大分子的相对分子质量,还可以检测生物大分子的构象变化等。

三、常用的离心方法

(一) 差速沉降离心法

这是最普通的离心法,它采用逐渐增加离心速度进行离心,或采用低速和高速交替进行的方式进行离心,使沉降速度不同的颗粒,在不同的离心速度及不同离心时间下分批分离。此法一般用于分离沉降系数相差较大的颗粒。差速离心首先要选择好颗粒沉降所需的离心力和离心时间。当以一定的离心力在一定的离心时间内进行离心时,在离心管底部就会得到最大和最重颗粒的沉淀,分出的上清液在加大转速下再进行离心,又得到第二部分较大较重颗粒的沉淀及含较小和较轻颗粒的上清液,如此多次离心处理,即能把液体中的不同颗粒较好地分离开。此法所得的沉淀是不均一的,仍掺杂有其他成分,需经过两三次的再悬浮和再离心,才能得到较纯的颗粒。

(二) 密度梯度区带离心法

密度梯度区带离心法简称区带离心法,是将样品加在惰性梯度介质中进行离心沉降或沉降平衡,在一定的离心力下把颗粒分配到梯度中某些特定位置上,形成不同区带的分离方法。

1. 差速区带离心法

当不同的颗粒间存在沉降速度差时(不需要像差速沉降离心法所要求的那样大的沉降系数差),在一定的离心力作用下,颗粒各自以一定的速度沉降,在密度梯度介质的不同区域上形成区带的方法称为差速区带离心法。此法仅用于分离有一定沉降系数差的颗粒(20%的沉降系数差)或分子相差较大的蛋白质,与颗粒的密度无关,大小相同,密度不同的颗粒(如线粒体、溶酶体等)不能用此法分离。离心管先装好密度梯度介质溶液,样品液加在梯度介质的液面上,离心时,由于离心力的作用,颗粒离开原样品层,按不同速度向管底沉降,离心一定时间后,沉降的颗粒逐渐分开,最后形成一系列界面清楚的不连续区带,沉降系数越大,往下沉降越快,所呈现的区带也越低,离心必须在沉降最快的大颗粒到达管底前结束,样品颗粒的密度要大于梯度介质的密度。梯度介质通常用蔗糖溶液。此离心法的关键是选择合适的离心转速和时间。

2. 等密度区带离心法

溶液混合后装入离心管,通过离心形成梯度,这就是预形成梯度和离心形成梯度的等密度区带离心产生梯度的两种方式。离心时,样品的不同颗粒向上浮起,一直移动到与它们的密度相等的等密度点的特定梯度位置上,形成几条不同的区带,这就是等密度离心法。体系到达平衡状态后,再延长离心时间和提高转速已无意义,处于等密度点上的样品颗粒的区带形状和位置均不再受离心时间所影响,提高转速可以缩短达到平衡的时间,离心所需时间以最小颗粒到达等密度点(即平衡点)的时间为基准,有时长达数日。等密度离心法的分离效率取决于样品颗粒的浮力密度差,密度差越大,分离效果越好,与颗粒大小和形状无关,但大小和形状决定达到平衡的速度、时间和区带宽度。等密度区带离心法所用的梯度介质通常为氯化铯 CsCl 或 20%～40% 蔗糖溶液。此法可分离核酸、亚细胞器等,也可以分离复合蛋白质,但简单蛋白质不适用。

(三) 使用离心机的注意事项

(1) 离心前必须将放置于对称位置上的离心套筒、离心管及离心液进行精确平衡,重量差不超过0.1 g。对于高速和超速离心机,不仅要求重量平衡,而且要求配平液的密度与离心液的密度相等,以达到力矩平衡。

(2) 离心机安放要求水平、稳固,转轴上的支架要牢固,转轴润滑良好,吊篮应活动自如,保证离心机的正常运转。

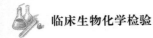

（3）离心管盛液不宜过满，以避免腐蚀性液体溅出腐蚀离心机，同时避免离心力矩不平衡。

（4）离心开始前应检查转头是否拧紧。放入离心套筒后应紧盖、锁牢，防止意外事故的发生。离心完毕应关电门、拔掉电源插头任机自停，严禁用手助停，以避免伤人损机，避免沉淀泛起。

（5）注意离心机的保养和"四防"。离心机使用完毕，要及时清除离心机内的水滴、污物及碎玻璃渣，擦净离心腔、转轴、吊环、套筒及机座。经常做好离心机的防潮、防过冷、防过热、防腐蚀药品污染，延长使用寿命。

（6）离心过程若发现异常情况，应立即拔下电源插头，然后进行检查。如听到碎玻璃渣声响，则可能是试管被打碎，应重新更换试管。若整个离心机座转动起来，则是严重不平衡所至。若离心机不转动，则可能是电源无电或保险丝烧断，应重新更换保险丝。若发生机械或电机故障，应报告指导教师请专门维修人员检修。

第五节　质谱技术

一、质谱分析法

质谱分析（mass spectrometry，MS）是一种测量离子电荷质量比（简称质荷比，m/z）的分析方法。它是通过将试样转化为运动的气态离子，然后利用不同离子在电场或磁场运动行为的差异，将其按质量电荷比（m/z）的大小进行检测的技术。

质谱图（mass spectrum）是不同质荷比的离子经质量分析器分开后，到检测器被检测并记录下来，经计算机处理后以质谱图的形式表示出来。在质谱图中，横坐标表示离子的质荷比（m/z），从左到右质荷比增大，对于带有单电荷的离子，横坐标表示的数值即为离子的质量；纵坐标表示离子流的强度，通常用相对强度来表示，即把最强的离子流强度定为100%，其他离子流的强度以其百分数表示，有时也以所有被记录离子的总离子流强度作为100%，各种离子以其所占的百分数来表示。

从有机化合物的质谱图中可以看到许多离子峰。这些峰的m/z和相对强度取决于分子结构，并与仪器类型、实验条件有关。有机化合物分子在离子化过程中可产生各种电离和断裂，即同一分子形成各种各样的离子。因此，在质谱分析中出现不同的离子峰，包括分子离子峰、碎片离子峰、同位素离子峰、重排离子峰、亚稳离子峰等。正是这些离子峰给出了丰富的质谱信息，为质谱分析法提供了依据。根据峰的位置，可以进行定性和结构分析；根据峰的强度可以进行定量分析。

二、质谱仪

质谱仪是使被分析的试样离子化并按质荷比的大小进行分离、检测和记录的仪器。其基本原理是使试样中的成分在离子化器中发生电离，生成不同荷质比的带正电荷的离子，经加速电场的作用，形成离子束，进入质量分析器。在质量分析器中，再利用电场或磁场使不同质荷比的离子在空间上或时间上分离，或通过过滤的方式，将它们分别聚焦到检测器而得到质谱图，从而获得质量与浓度相关的图谱。

质谱仪由真空系统、进样系统、离子化器、质量分析器、检测器、计算机系统（质谱工作站）等组成。其中最核心的是离子化器、质量分析器。

不同的质谱仪所采用的离子化器和质量分析器不同，因而其分析的原理各异。下面以最经典的电子电离源和磁质量分析器组成的质谱仪为例进行说明（图2-14）。试样中各组分电离生成不同荷质比的离子，经加速电场的作用，形成离子束，进入质量分析器，利用电场和磁场使发生相反的速度色散——离子束中速度较慢的离子通过电场后偏转大，速度快的偏转小；在磁场中离子发生角速度矢量相反的偏转，即速度慢的离子依然偏转大，速度快的偏转小；当两个场的偏转作用彼此补偿时，它们的轨道便相交于一点。与此同时，在磁场中还能发生质量的分离，这样就使具有同一质荷比而速度不同的离子聚焦在同一点上，不同质荷比的离子聚焦在不同的点上，将它们分别聚焦而得到质谱图，从而确定其质量。

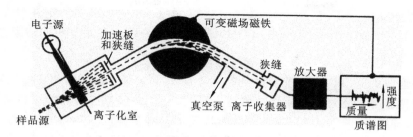

图 2-14 质谱仪结构示意图

三、质谱仪类型

根据离子化器、质量分析器的不同,有不同类型的质谱仪。

针对不同类型的样品采用不同的离子化器。采用气态样品的有电子电离源(electron ionization,EI)、化学电离源(chemical ionization,CI)。采用液态样品的有电喷雾电离源(electro spray ionization,ESI)、声波喷雾电离(sonic spray ionization,SSI)、大气压力化学电离源(atmospheric pressure chemical ionization,APCI)、大气压光离子源(atmospheric pressure photoionization,APPI)。其他离子化源包括基质辅助激光解吸电离源(matrix-assisted laser desorption/ionization,MALDI)、表面增强激光解析电离源(surface-enhanced laser desorption/ionization,SELDI)、电感耦合等离子体(inductively coupled plasma,ICP)、快离子轰击离子源(fast atom bombardment,FAB)。

质量分析器是质谱仪的重要组成部件,位于离子源和检测器之间,依据不同方式将离子源中生成的样品离子按 m/z 的大小分开。用于有机质谱仪的质量分析器有四极杆质量分析器、飞行时间质量分析器、磁质量分析器、离子阱质量分析器、傅里叶变换离子回旋共振质量分析器。用于无机质谱的质量分析器有四极杆质量分析器(滤质器)、飞行时间质量分析器、双聚焦质量分析器等。

四、临床应用

(一)新生儿筛查

遗传代谢病是有代谢功能缺陷的一类遗传病,多为单基因遗传病,包括:代谢大分子类疾病,如溶酶体储积症、线粒体病等;代谢小分子类疾病,如氨基酸病、有机酸病、脂肪酸病等。传统检测方法需要对每一种筛查项目进行一次单独实验,LC-MS/MS 则可对一份标本同时检测多种项目。目前已报道的遗传代谢病有 600 余种,LC-MS/MS 的遗传代谢病筛查法可以对其中约 50 种进行筛查,具体病种依不同地区而异,它可做到用一滴血样,在几分钟内一次分析近百种遗传代谢病。

一般采用软电离,如电喷雾电离,结合三级串联四极杆质量分析系统,组成 ESI-QqQ 串联质谱进行检测。使用一次性采血针刺新生儿足跟,时间为出生后 3～7 天,将血滴在特殊的滤纸样本卡上,打孔后置于 96 孔板中,加入同位素内标,经甲醇抽提,氮气吹干,盐酸加热酸化,再次氮气吹干完全干燥,在有机相中溶解,进行上样测定。

(二)固醇类物质的测定

固醇类物质的特征是有一个四环的母核,其结构是环戊烷多氢菲,都是从乙酰辅酶 A 生物合成路径所衍生的。固醇类物质种类繁多,包括胆固醇、维生素 D、胆汁酸、肾上腺皮质激素、性激素以及致癌烃类等。传统方法是采用免疫学方法测定,GC-MS 可用于未结合型类固醇的检测,快原子轰击离子源质谱(FAB-MS)可检测结合型类固醇,而 HPLC-MS 可同时检测结合型和未结合型类固醇。但是,HPLC 结合串联质谱具有敏感性高、重复性好、特异性强等特点,目前在临床常规生化检验中应用越来越广泛。离子化源一般采用电喷雾离子源(ESI)或大气压化学电离(APCI),结合三级串联四极杆质量分析系统组成 HPLC-MS/MS。

例如血液中维生素 D 的检测。维生素 D 在血液中主要以 25-(OH)D 的形式运输,其浓度最高,最稳定,半衰期最长(2 周左右),因此血清 25-(OH)D 浓度是评价体内维生素 D 营养状况最为有效的指标。通常将 25-(OH)D 大于 30 ng/mL、在 20～30 ng/mL 之间、小于 20 ng/mL 分别定义为维生素 D 充足、不足或缺乏。目前认为 LC-MS/MS 同时测定 25-(OH)D$_2$ 和 25-(OH)D$_3$ 是最理想的临床检测方法。

（三）治疗药物监测

目前试验数据管理系统（TDM）主要通过免疫化学方法，简单易行但所测药物种类较少。LC-MS/MS 技术准确性更高而且可用于绝大部分药物的监测。研究证明，大多数抗癌药都可以通过 LC-MS/MS 进行准确检测，比如环磷酰胺、顺铂、5-氟尿嘧啶等，而且还可以对多种抗癌药物进行同时检测，此法不仅减轻了患者负担，而且加快了临床工作效率。移植后患者需要应用大量免疫抑制剂以减少免疫排斥反应的发生，免疫抑制剂只有在特定浓度范围内才能发挥理想作用。免疫抑制剂在不同个体以及人群之间的药物动力学特征差别很大，LC-MS/MS 可更加准确地进行测定。LC-MS/MS 还可以测定唾液样本中的环孢霉素浓度，这也是其他方法无法实现的。LC-MS/MS 还可用于抗 HIV 感染的逆转录酶抑制剂拉米夫定和齐多夫定浓度监测、抗生素临床用量监测以及心血管药物浓度监测等。

（四）无机离子的检测

（1）电感耦合等离子体质谱仪（inductively coupled plasma mass spectrometry，ICP-MS）：以独特的接口技术将电感耦合等离子体（ICP）的高温电离特性与四极杆质谱仪的灵敏快速扫描的优点相结合而形成的一种新型的元素和同位素分析方法。该方法具有检出限极低、动态线性范围极宽、谱线简单、干扰少、分析精密度高、分析速度快以及可提供同位素信息等分析特性，是目前公认的多元素同时分析的最好方法，应用非常广泛。

（2）同位素稀释质谱法（isotopic dilution mass spectrometry，ID-MS）：一种准确的化学成分定量分析方法，它是借助于同位素质谱的精密测量与化学计量的准确称重来求得某一基体中的同位素、元素或分子的个数。国际化学计量委员会的物质量咨询委员会（ICPM-CCQM）在 1995 年的会议上确认了同位素稀释-质谱法、精密库仑法、重量法、电位滴定法、凝固点下降法是具有"可提供权威性的化学测量方法"，其中，同位素稀释质谱法是唯一能直接提供微量、痕量和超痕量的权威方法"。同位素稀释质谱法原理：在未知样品中加入已知量的浓缩同位素（即稀释剂），在稀释剂与样品中的天然丰度同位素达到混合平衡后，用质谱测量混合样品中同位素丰度比，待测元素含量可直接由测量比值计算出来。由于被测量的同位素比值精密度很高，重复性很好，因此可获得高精度和准确度的浓度测量结果。临床生化检验一般把它作为决定性方法。

（五）蛋白质标志物的筛查和鉴定

（1）基质辅助激光解吸电离飞行时间质谱（matrix-assisted laser desorption/ionization time of flight mass spectrometry，MALDI-TOF-MS）：用基质辅助激光解吸电离（MALDI）作为离子化源，飞行时间（TOF）作为质量分析器组成的质谱仪。MALDI-TOF-MS 具有灵敏度高、准确度高及分辨率高等特点，为生命科学等领域提供了一种强有力的分析测试手段，并正扮演着越来越重要的作用。它可用于肽质量指纹谱分析（peptide mass fingerprinting，PMF）、肽序列标签分析（peptide sequence tag，PST）、蛋白质分子量的测定和寡核苷酸分析等。

（2）表面增强激光解析电离飞行时间质谱（surface-enhanced laser desorption/ionization-time of flight-mass spectrometry，SELDI-TOF-MS）：主要由三部分组成，即蛋白质芯片（protein Chip）、芯片阅读器（protein chip reader）和分析软件。芯片阅读器就是 SELDI-TOF-MS。将正常人与某种疾病患者的图谱比较，就能发现和捕获疾病的特异性相关蛋白质。

（六）微生物鉴定

LC-MS/MS 可对细菌的多种成分进行分析，包括蛋白质、脂类、脂多糖（LPS）和脂寡糖（LOS）、DNA、多肽及其他可被离子化的分子。菌体内某些成分，能给出唯一的质量电荷比（m/z）作为生物标志特异地鉴定细菌。例如，通过对种间和株间特异保守峰如 3 羧基脂肪酸（内毒素的标志物）、麦角固醇（真菌数量的标志物）、胞壁酸（肽聚糖的标志物）等进行分析，可以进行细菌识别。蛋白质在细菌体内的含量较高，常用于细菌属、种和株的鉴定。LPS 和 LOS 是革兰氏阴性菌的外部细胞膜成分，是细菌毒性的主要组成部分，其混合物易于提取，去除脂肪酸残基后进行肼解反应，对产物进行质谱分析，可用于血清型分类。

第六节 电化学和化学传感器

一、电化学分析

电化学分析法的基础是在电化学池中所发生的电化学反应。电化学池由电解质溶液和浸入其中的两个电极组成,两电极用外电路接通。在两个电极上发生氧化还原反应,电子通过连接两电极的外电路从一个电极流到另一个电极。根据溶液的电化学性质(如电极电位、电流、电导、电量等)与被测物质的化学或物理性质(如电解质溶液的化学组成、浓度、氧化态与还原态的比率等)之间的关系,将被测定物质的浓度转化为一种电学参量加以测量。

二、化学传感器

(一)传感器

传感器(sensor)可视为信息采集和处理链中的一个逻辑元件,1983 年在日本福冈举行的"第一届国际化学传感器会议"中首次采用的专业名词——化学传感器(chemical sensor),表示可用以提供被检测体系(液相或气相)中化学组分实时信息的那一类器件。

众所周知,人们具有"五官感觉",即所谓的视觉、味觉、触觉、嗅觉、听觉,通过各种感觉器官,人们才能了解世界、认识自然、感知周围发生的和变化的一切,从而改造自然,推动人类社会的进步,促进科学技术的发展。传感器技术就是实现"五官感觉的人工化",即通过传感器的开发研究,依据仿生学技术,实现"人造"的五种感官。

如果从可以感知光和力的传感器的研究算起,传感器的研究历史十分久远。人们早已知道的所谓"光电效应"、"压电效应"等各种效应是利用物理现象转化为各种信息的过程,这就是物理传感器的研究范围。物理传感器的研制开发依附于半导体技术的研究成果,而目前的半导体技术正向微型化、集成化、超微技术加工、超微集成加工等方向发展,所以物理传感器的技术也随之同步发展,尤其是超微机械加工技术的应用是非常引人注目的领域。

与物理传感器不同,化学传感器的检测对象是化学物质,在大多数情况下是测定物质的分子变化,尤其是要求对特定分子有选择性的响应,即对某些特定分子具有选择性的效果,再将这种效果转换成各种信息表达出来。这就要求传感器的材料必须具有识别分子的功能。当前传感器开发研究的重点是开发具有识别分子功能的优良材料。

化学传感器研究的先驱者是 Cremer。1906 年 Cremer 首次发现了玻璃膜电极的氢离子选择性应答现象。随着研究的不断深入,1930 年,使用玻璃薄膜的 pH 值传感器进入了实用化阶段。此后至 1960 年,化学传感器的研究进展十分缓慢。1961 年,Pungor 发现了卤化银薄膜的离子选择性应答现象,1962 年,日本学者清山发现了氧化锌对可燃性气体的选择性应答现象,这一切都为气体传感器的应用研究开辟了道路。1967 年以后,化学传感器的研究进入了新的时代,近十多年来化学传感器的迅速发展更是令人瞩目。

化学传感器的发展,丰富了分析化学并简化了某些分析测试方法,同时,也促进了自动检测仪表和分析仪器的发展,使某些实际分析测试得以用价廉设备解决某些领域的复杂问题,从而节省了大量的设备及其维护成本和培训费用。

(二)工作原理

传感器通常由敏感(识别)元件、转换元件、电子线路及相应结构附件组成。生物传感器是指用固定化的生物体成分(酶、抗原、抗体、激素等)或生物体本身(细胞、细胞器、组织等)作为敏感元件的传感器。电化学生物传感器则是指由生物材料作为敏感元件,电极(固体电极、离子选择性电极、气敏电极等)作为转换元件,以电势或电流为特征检测信号的传感器。由于使用生物材料作为传感器的敏感元件,所以电化学生物传感器具有高度选择性,是快速、直接获取复杂体系组成信息的理想分析工具。一些研究成果已在生物技术、食品工业、临床检测、医药工业、生物医学、环境分析等领域获得实际应用。敏感材料是对目标物进行选择性作用的生物活性单元。最先被使用的是具有高度选择性和催化活性的酶。酶以物理方法(包埋、吸附等)或以化学方法(交联、聚合等)被固定在化学传感器的敏感膜中,然后,以化学电极作为换能器测定酶催化目标物反应所生成的特定产物的浓度,从而间接地测定目标物的浓度。随着物理检测手段的引入,人们已成功地把抗体、DNA 聚合物、核酸、细胞受体和完整细胞等具有特异选择性作用功能的生物活性单元用做敏感材料。

（三）类型

化学传感器的检测对象为化学物质,如按检测物质种类可以分为以 pH 值传感器为代表的各种离子传感器、检测气体的气体传感器、利用生物特性制成的生物传感器等。

化学传感器依据其原理可分为电化学式、光学式、热学式、质量式等。电化学式传感器又可以分为电位型传感器、电流型传感器和电导型传感器三类。电位型传感器(potentiometric sensors)是将溶解于电解质溶液中的离子作用于离子电极而产生的电动势作为传感器的输出而取出,从而实现离子的检测;电流型传感器(amperometric sensor)是在保持电极和电解质溶液的界面为一恒定的电位时,将被测物直接氧化或还原,并将流过外电路的电流作为传感器的输出而取出,从而实现化学物质的检测;电导型传感器是以被测物氧化或还原后电解质溶液电导的变化作为传感器的输出而取出,从而实现物质的检测。

（四）应用

(1) 用于 DNA 序列的测定:人类的遗传病和某些传染病的早期诊断基于已知非正常碱基序列的检测。但传统的特定序列分析存在着耗时、费力、昂贵、难以自动化等缺点。而有顺序选择性的电化学传感技术能快速检测特定序列,且成本低廉、易于集成化和自动化,因而受到广泛关注。

(2) 用于环境监测:利用电化学的传感器可对污染物、致癌物进行分子识别的研究,其研究价值在于建立快速、灵敏的电化学检测方法,探讨污染物、致癌物与其他分子的相互作用机制。

(3) 用于药物的检测和筛选及其抗病机理的研究:许多药物与核酸之间存在可逆作用,而且核酸是当代新药发展的首选目标,电化学 DNA 生物传感器除了可用于特定基因的检测外,还可用于一些与 DNA 结合的药物的检测以及新型药物分子的设计。药物结构对传感器响应的影响是 DNA 修饰电极研究药物与 DNA 相互作用的基础。罗济文等人研究了道诺霉素(DNM)在小牛胸腺 DNA 修饰石墨粉末微电极上的电化学行为,提出了测定微量 DNM 的方法,DNM 浓度在 $1.0 \times 10^{-7} \sim 1.0 \times 10^{-5}$ mol/L 之间,其微分脉冲伏安(DPV)峰电流与浓度有良好的线性关系,检出限为 5.0×10^{-8} mol/L,并以此为基础提出了一种测定人尿中痕量 DNM 的方法。该方法简单、快速、灵敏度较高。

生物电化学传感器是具有巨大发展潜力的学科领域,作为知识经济的新增长点,它将促进生物技术产业和常规生物产业的发展,可为许多经济领域提供不可缺少的信息。新的快速分析方法、新的生物仪器设备的来源、生物传感器与纳米技术、信息技术、微电子技术的交叉,将促使更多、更新的生物传感器的产生。未来的生物传感器将会和计算机完美紧密地结合,从而能够自动采集数据、处理数据,更科学、更准确地提供结果,实现采样、进样、最终完成检测的自动化系统。同时,芯片技术也将越来越多地进入传感器领域,实现检测系统的集成化、一体化。

第七节　临床酶学技术

一、酶活性的测定

（一）酶活性的概念

酶活性是指酶催化某一化学反应的能力。酶活性的大小可以用在一定条件下所催化的某一化学反应的反应速率来表示,酶所催化的化学反应的速率越大,说明酶活性越高。而酶所催化的化学反应的速率一般用单位时间内底物的减少量或产物的增加量来表示。

酶的活性单位是衡量酶活性大小的尺度,它反映在规定条件下,酶促反应在单位时间内生成一定量的产物或消耗一定量的底物所需要的酶量。1976 年,国际酶学委员会对酶活性单位的定义是,在特定条件下,每分钟催化 1 μmol 底物转化为产物所需要的酶量为一个国际单位,用 IU 来表示。但由于未规定反应温度,目前大多省略国际二字,即常将 IU 简写为 U。

实际上,临床实验室常常测定的不是酶的绝对活性,而是酶的活性浓度。酶的活性浓度是指单位体积内所含的酶活性的多少。

（二）酶活性测定的方法

1. 按反应时间分类的方法

20 世纪 50 年代以前大都使用固定时间法。这种方法是以酶催化反应的平均速率来计算酶的活性,现多已不用。20 世纪 50 年代中期开始采用连续监测法,这种方法可在自动生化分析仪上完成,可以测定酶反应的初速率,其结果远比固定时间法准确,对高浓度标本尤为明显,但本法也受到反应时间、反应温度、试剂等的影响,应加以注意。

（1）定时法（两点法）:通过测定酶反应开始后某一时间段内（t_1 到 t_2）产物或底物浓度的总变化量来求取酶反应初速率的方法。其中 t_1 往往取反应开始的时间。酶与底物在一定温度下作用一段固定的时间,通过加入强酸、强碱、沉淀剂等,使反应完全停止（也叫中止反应法）。加入试剂进入化学反应呈色测出底物和产物的变化。该法最基本的一点是停止反应后才测定底物或所指物质的变化。优点:简单易行,对试剂要求不高。缺点:难以保证测定结果的真实性,难以确定反应时间段酶促反应是否处于线性期。随着保温时间的延续,酶变性失活加速。

（2）连续监测法:又称为动力学法或速率法、连续反应法。在酶反应过程中,用仪器监测某一反应产物或底物浓度随时间的变化所发生的改变,通过计算求出酶反应初速率。连续监测法根据连续测得的数据,可选择线性期的底物或产物变化速率用于计算酶活性。因此连续监测法测定酶活性比定时法更准确。实际工作中,采用工具酶的酶偶联法已经成为应用最广、最频繁的测定酶活性浓度的方法。

（3）平衡法:通过测定酶反应开始至反应达到平衡时产物或底物浓度总变化量来求出酶活性的方法,又称终点法。

2. 按检测方法分类

按检测方法的不同,酶活性测定方法分为分光光度法、旋光法、荧光法、电化学法、化学反应法、核素测定法、量热法。

二、酶质量的测定

随着免疫技术的发展,出现了利用酶的抗原性,通过抗原、抗体反应来直接测定酶的质量,直接用质量单位 ng/mL、μg/L 来表示酶含量的高低。免疫学方法与测定活性方法相比,其优点是灵敏度和特异性高,不受体液中其他物质的影响,特别是不受抑制剂和激活剂的影响,当血液中有酶抑制剂存在,或因基因缺陷而合成了无活性的酶蛋白时,可以测出灭活的酶蛋白量。如肌酸激酶同工酶 MB（CK-MB）质量测定较活性测定对疾病的诊断价值更高。

三、酶法分析

酶法分析是一种生物药物分析方法。酶法分析在生物药物分析中的应用主要有两个方面:第一,以酶为分析对象,根据需要对生物药物生产过程中所使用的酶和生物药物样品所含的酶进行酶的含量或酶活力的测定,称为酶法分析;第二,利用酶的特点,以酶作为分析工具或分析试剂,用于测定生物药物样品中用一般化学方法难以检测的物质（如底物、辅酶、抑制剂、激动剂（活化剂）、辅助因子）的含量的方法称为酶法分析。

酶是一种专一性强、催化效率高的生物催化剂。利用酶的这些特点来进行分析的酶法分析,与其他分析方法相比有许多独特的优点。当待测样品中含有结构与性质与待测物十分相似（如同分异构体）的共存物时,要找到被测物的特征或者将被测物分离纯化出来往往非常困难,而如果有仅作用于被测物质的酶,利用酶的特异性,就能辨别试样中的被测组分,从而就可对被测物质进行定性和定量分析。所以,酶法分析常用于复杂组分中结构和物理化学性质比较接近的同类物质的分离鉴定和分析,而且样品一般不需要进行很复杂的预处理。酶法分析具有特异性强、干扰少、操作简便、样品和试剂用量少、测定速度快、测定灵敏度高等特点。通过了解酶对底物的特异性,可以预料可能发生的干扰反应并设法纠正。在以酶做分析试剂测定非酶物质时,也可用偶联反应,而且偶联反应的特异性可以增加反应全过程的特异性。此外,由于酶反应一般在温和的条件下进行,不需使用强酸、强碱,所以它还是一种无污染或污染很少的分析方法。很多需要使用气相色谱仪、高压液相色谱仪等大型精密分析仪器才能完成的分析检验工作,应用酶法分析方法即可简便、快速地进行。酶法分析方法目前已广泛地应用于医药、临床、食品和生化分析检测中,如尿素、各种糖类、氨基酸类、有机酸类、维生素类、毒素等物质的定性和定量分析。

第八节　免疫化学技术

一、免疫电泳

免疫电泳(immune electrophoresis)是将琼脂电泳和双向琼脂扩散结合起来,用于分析抗原组成的一种定性方法。先将抗原加到琼脂板的小孔内进行电泳,然后在琼脂板中央挖一个横槽,加入已知相应的免疫血清,两者经一定时间相互扩散后,就会在抗原、抗体比例最适处形成沉淀弧。根据沉淀弧的数量、位置和外形,参照已知抗原、抗体形成的电泳图,即可分析样品中所含成分。此方法样品用量少、特异性高、分辨力强。但所分析的物质必须有抗原性,而且抗血清必须含所有的抗体组分。近年来本法主要用于:血清蛋白组分的分析,如多发性骨髓瘤、肝病、全身性红斑狼疮等;抗原、抗体纯度的检测;抗体各组分的研究等。

二、Western 印迹

Western 印迹(Western blotting)是把电泳分离的组分从凝胶转移到一种固相支持体上,并以针对特定氨基酸序列的特异性试剂作为探针进行检测的方法。Western 使用的探针是抗体,它与附着于固相支持体的靶蛋白所呈现的抗原表位发生特异性反应。这种技术的作用是对非放射性标记的蛋白质组成的复杂混合物中的某些特异蛋白质进行鉴别和鉴定。

固相载体以非共价键形式吸附蛋白质,且能保持电泳分离的多肽类型及其生物学活性不变。以固相载体上的蛋白质或多肽作为抗原,与对应的抗体起免疫反应,再与酶或同位素标记的第二抗体起反应,经过底物显色或放射自显影以检测电泳分离的特异性目的基因表达的蛋白质成分。该技术也广泛应用于检测蛋白质水平的表达。

三、免疫比浊

当可溶性抗原与相应抗体特异结合,二者比例合适时,在特殊的缓冲液中它们快速形成一定大小的抗原-抗体复合物,使反应液体出现浊度,利用现代光学测量仪器对浊度进行测定从而检测抗原。

这些抗原-抗体复合物形成的浊度颗粒将入射光散射(遮挡),致使透光度减弱。在一定条件下散射光的强度(或透射光减弱的程度)和液相中复合物的量成比例关系。

四、标记免疫化学分析

1959 年,美国学者 Yalow 和 Berson 建立了放射免疫分析技术,这种技术以免疫反应的特异性和放射性同位素标记的灵敏性显示了它在微量检测方面的优势,吸引着各国的生物医学工作者,使标记免疫分析技术进入了一个崭新的发展时期,使免疫分析从定性分析和半定量分析走向了定量分析,医学检测技术也从常量分析走向了微量与超微量分析。

标记免疫分析技术的优势主要表现在两个方面。①高灵敏度：不是直接测定待测物而是探测待测物上的标记信号，利用标记物的放大效应，提高了信噪比，降低了待测物的可测下限。②高特异性：以抗原、抗体作为试剂替代了传统的无机或有机试剂，使检测特异性大大提高。

作为经典的标记免疫分析技术，放射免疫分析技术的缺点如下：①试剂稳定性欠佳，同位素的衰变影响结果；②产生了放射性污染问题；③测定方法难以全自动化。

因此，克服放射免疫分析技术的缺点，研制放射性同位素以外的标记物，以拓宽体外微量分析技术，就成了热门研究课题。此后，酶、化学发光、生物发光、荧光标记等新标记不断涌现，相应的标记免疫分析技术相继问世。

第九节 临床生物化学检验自动化和信息化

一、临床实验室自动化

临床实验室自动化是指实验室利用各种自动检测设备和计算机等手段实现测量、实验和数据处理的自动化。临床实验室自动化是将临床实验室的各种操作行为实现自动化处理的过程。医学检验是一个连续的过程，包括标本的采集、标本的运送、标本的确认、标本的处理、分析检测、数据的处理、检验结果的审核、检验结果报告以及结果解释等过程。临床实验室自动化就是将此过程中的部分或者大部分自动化。目前临床上常见的类型包括模块式实验室自动化（modular laboratory automation，MLA）和全实验室自动化（total laboratory automation，TLA）。

模块式实验室自动化只对实验室影响分析质量和周转时间（turnaround time）的关键部分实现自动化，一般是提高设备的自动化水平。目前，可自动化的模块主要有临床实验室前处理系统、分析系统自动化、样本后处理系统等。

全实验室自动化是从检验标本处理开始到结果报告与传送的全过程实现自动化和网络化，包括标本检测和信息处理两个部分。其过程是，首先由条形码识别器对标本进行识别、分类，机器人自动混匀、开盖或离心分离血清，分配到不同的自动化分析系统（如生化系统、免疫系统等）进行检测、打印及储存结果，测试完毕后分析系统处于待命状态。信息处理过程包括计算机软件系统采集系统中各个部分的临床检验数据传送至临床实验室信息系统（LIS）并与其中的样品信息融合，按照一定的规则进行智能化审核，自动提示异常值或危急值，LIS连接到医院信息系统（HIS）上，所有检验信息可为整个医院共享。

二、分析过程自动化原理

分析过程自动化是指将临床实验室相同类别型号的仪器或互不相关的自动化仪器串联起来，构成流水线作业的组合，形成各类检测过程的自动化，并将各种分析仪器与分析前处理设备及分析后处理设备相连接，实现自动化分拣、输送、处理、分析和存储。

样本的输送系统是将送检的样本通过样本传送带从一个节点输送到另一个节点进行样本处理。样本输送系统主要采用的是 IDS 公司制造的可编程控制器（PLC）传送系统。可编程控制器是一种新型的通用自动化控制装置，是基于计算机技术和自动控制理论发展起来的最便捷、最有效的控制工具。随着微电子技术、大规模集成电路及微型计算机技术的发展，其产品逐渐引入新一代的微电子器件，使可编程控制器网络控制成为当前控制系统和可编程控制器技术发展的潮流。它将传统的继电器控制技术、计算机技术和通讯技术融为一体，具有控制功能强、可靠性高、使用灵活方便、易于扩展等优点，其应用越来越广泛。

前处理工作单元是指可进行样本标记和样本处理任务的工作单元。前处理自动化系统通常由以下七部分组成：样本信息条码输入器、前处理工作单元进行样本分检、样本质地识别、条码实别、离心、分样、贴标签和样本缓存。样本前处理系统任何一个单元的机械化处理程序都是一台可编程控制器设备，通过可编程控制器的机械手和检测传感器共同完成。

机器采用电子模块结构，从而消除了环境和电子干扰，可自诊断和自校正，从而缩短了故障处理时间。

仪器的导线都采用光纤,减少了电子干扰,其性能稳定、故障少、数据传输速度快。仪器可进行远程维修诊断,使服务和维修随时随地都可进行。数据处理系统采用多种操作方法,触摸屏设计及人工智能双向通信,可使操作简单明了。

样本后处理系统实际是一个大容量的带冷藏功能的具有自动记忆和检出管理功能的样本试管储物柜,当已经存于试管储物柜中的样本需要进行二次分析检验时,操作员只需在自动流水线系统的输入计算机系统中进行检索和设定,后处理系统会将该样本试管自动检出,并送往需要进行分析的模块。

三、自动生化分析仪的类型

各种生化自动分析仪和诊断试剂均有了很大发展:按自动生化分析仪的自动化程度可分为半自动生化分析仪和全自动生化分析仪;根据仪器的结构原理不同,可分为连续流动式(管道式)、分立式、离心式和干片式四类。新型的自动分析仪常装有样品识别、自动加样、自动检测、数据处理、打印报告和自动报警等装置。

(一) 管道式分析仪

管道式分析仪(图 2-15)的特点是测定项目相同的各待测样品与试剂混合后的化学反应是在同一管道中经流动过程完成的。这类仪器一般可分为空气分段系统式和非分段系统式。所谓空气分段系统是指在吸入管道的每一个样品、试剂以及混合后的反应液之间,均由一小段空气间隔开;而非分段系统是靠试剂空白或缓冲液来间隔每个样品的反应液。在管道式分析仪中,以空气分段系统式最多,且较典型,整套仪器由样品盘、比例泵、混合器、透析器、恒温器、比色计和记录器几个部件所组成。管道内的气泡可将样品及试剂分隔为许多液柱,并起一定的搅拌作用,但气泡影响比色,必须在比色前除去。

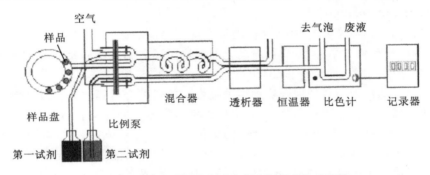

图 2-15 单通道管道式自动生化分析仪结构示意图

(二) 分立式分析仪

所谓分立式,是指按手工操作的方式编排程序,并以有节奏的机械操作代替手工,各环节用转送带连接起来,按顺序依次操作。分立式分析仪与管道式分析仪在结构上的主要区别:前者各个样品和试剂在各自的试管中起反应,而后者是在同一管道中起反应;前者采用由采样器和加液器组成的稀释器来取样和加试剂,而不用比例泵;前者一般没有透析器,如要除蛋白质等干扰,需另行处理。恒温器必须能容纳需保温的试管和试管架,所以比管道式分析仪的体积要大。除此以外,其他部件与管道式的基本相似。

(三) 离心式分析仪

离心式分析仪是 1969 年以后发展起来的一种分析仪,由 Anderson 设计,其特点是化学反应器装在离心机的转子位置,该圆形反应器称为转头,先将样品和试剂分别置于转头内,当离心机开动时,圆盘内的样品和试剂受离心力的作用而相互混合发生反应,最后流入圆盘外圈的比色槽内,通过比色计进行检测。

这类分析仪特点如下。①在整个分析过程中,各样品与试剂的混合、反应和检测等每一步骤几乎都是同时完成的,不同于管道式和分立式分析仪的"顺序分析",而是基于"同步分析"的原理而设计的。② 样品量和试剂量均为微量级(样品 1~50 μL,试剂 120~300 μL),快速分析(每小时可分析 600 个样品以上)。③ 转头是这类分析仪的特殊结构。早期的转头由转移盘、比色槽、上下玻璃卷和上下套壳六个部件组成,现已被一次成型的塑料制品代替。转头转动时,各比色槽被轮流连续监测,如转速为 960 r/min,转头上有 20 个比色槽,则每分钟可接受 19200 个电信号,配有计算机进行控制和数据处理。

离心式分析仪主要由两部分组成,一为加样部分,二为分析部分。加样部分包括样品盘、试剂盘、吸样臂(或管)、试剂臂(加液器)和电子控制部分(键盘和显示器等)。加样时,转头置于加样部分。加样完毕后,将转头移至离心机上。分析部分,除安装转头的离心机外,还有温控和光学检测系统,并有微机信息处理和显示系统。

(四)干片式分析仪

干片式分析仪是 20 世纪 80 年代问世的。Eastman Kodak 公司以其精湛的化学工艺造出了测定血清中血糖、尿素、蛋白质、胆固醇等的干式试剂片。当加上定量的血清后,在干片的前面产生颜色反应,用反射光度计检测即可进行定量。这类方法完全革除了液体试剂,故称干化学法。Boehringer Mannheim 公司推出了用于全血的干试剂,即将血细胞排除于滤膜之外,而血浆与试剂发生反应后显色检测。

干片不仅包括试剂,也可由电极构成,所以这类分析仪也可进行电解质的测定。这类干片均为一次性使用,故成本较贵。

四、自动生化分析仪的分析技术

(一)终点法

被测物质在反应过程中完全被转变为产物,即达到反应终点,根据终点吸光度的大小求出被测物浓度,称为终点法(end essay)。实际上被测物并没有完全被转变,而只是与产物达到一个动态的化学平衡,因此该法称为平衡法更为恰当。从时间-吸光度曲线来看,到达反应终点或平衡点时,吸光度将不再变化。分析仪通常在反应终点附近连续选择两个吸光度,求出其平均值计算结果,并可根据两点的吸光度差来判断反应是否到达反应终点。终点法参数设置简单,反应时间一般较长,精密度较好。

终点时间的确定方法如下。①根据时间-吸光度曲线来确定,如 Trinder 反应测定尿酸,反应曲线上 $3 \sim 5$ min 时其吸光度已趋向稳定,因而可将 5 min 作为反应终点。②根据被测物反应,结合干扰物的反应来确定终点,如在进行血清白蛋白的溴甲酚绿法测定时,白蛋白与溴甲酚绿在 10 s 内很快完成了反应,之后 α 球蛋白和 β 球蛋白与溴甲酚绿发生"慢反应",使反应曲线上吸光度在 10 s 后仍继续缓慢上升,持续约 10 min,因此终点时间应采用 $10 \sim 30$ s,而不应选择 10 min。

1. 一点终点法

在反应到达终点,即在时间-吸光度曲线上吸光度不再改变时选择一个终点吸光度测定值,这种方法称为一点终点法(one point end essay)。其检测结果的计算公式是

$$待测物浓度\ c_U = (待测吸光度\ A_U - 试剂空白吸光度\ A_B) \times K$$

式中,K 为校准系数。

2. 两点终点法

在被测物反应或指示反应尚未开始时,选择第一个吸光度,在反应到达终点或平衡时选择第二个吸光度,此两点吸光度之差用于计算结果,称为两点终点法(two point end essay)。计算公式为

$$c_U = (待测吸光度\ A_2 - 待测吸光度\ A_1) \times K$$

该法能有效地消除溶血(hemolysis)、黄疸(icterus)和脂浊(lipo-turbid)等样品本身的光吸收所造成的干扰。在单试剂分析加入试剂的初期,或双试剂分析时第二试剂加入之初,若指示反应吸光度尚未明显变化,则可在此时选择第一个吸光度,在指示反应终点时选择第二个吸光度,从而设置成两点终点法。但指示反应初期吸光度无明显变化的化学反应较少,如单试剂方式测定总蛋白质、白蛋白、钙、磷、镁等的终点法分析项目,及双试剂方式测定葡萄糖、总胆固醇、甘油三酯等的终点法分析项目,因反应初期吸光度已有明显变化,因而均难以用上述方式设置两点终点法。但在进行双试剂分析时,如果将第一吸光度选择在第二试剂加入前(此时指示反应一般尚未开始),则能较容易地设置两点终点法。此时要注意必须将两次读吸光度时不同比色液体积进行校正。目前全自动分析仪均具有此自动校正功能,不必手工进行校正。

(二)固定时间法

在时间-吸光度曲线上选择两个测光点,此两点既非反应初始吸光度亦非终点吸光度,这两点的吸光

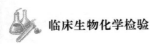

度差值用于结果计算,称为固定时间法(fixed-time essay)。其计算公式与两点终点法相同:$c_U = (A_2 - A_1) \times K$。有时也称此法为两点法。

该分析方法有助于解决某些反应的非特异性问题。例如:苦味酸法测定肌酐,反应的最初 30 s 内,血清中快反应干扰物(如微生物、丙酮酸、乙酰乙酸等)能与碱性苦味酸反应;在第二个 30 s 时碱性苦味酸主要与肌酐反应,且此段时间-吸光度曲线的线性较好(故也可用连续监测法测定肌酐);在 80~120 s 及其以后,碱性苦味可与蛋白质以及其他慢反应干扰物反应。这样选用反应的第二个 30 s 为测定时间,既避免了快反应物质的干扰,也避免了慢反应物质的影响,使肌酐浓度与吸光度变化呈良好的线性关系,从而有利于提高分析的特异性和准确度。

(三)连续监测法

连续监测法(continuous monitoring essay)又称速率法(rate essay),是在测定酶活性或用酶法测定代谢产物时,连续选取时间-吸光度曲线中线性期的吸光度,并以此线性期的单位吸光度变化值($\Delta A/t$)计算结果。所谓线性期就是各点吸光度差值相等,此线性期对底物来说属零级反应,期间的 $\Delta A/t$ 即为酶促反应的初速度,其大小与被测酶活性成正比。连续监测法的优点是可以确定线性期并计算 $\Delta A/t$,根据此值再准确地计算酶活性,因而使自动生化分析仪在酶活性测定方面显著地优于手工法。连续监测法也可用于测定呈线性反应的代谢物浓度,一般是某些基于酶法测定的代谢物。酶活性(U/L)$= \Delta A/t \times$ 理论(或校准)K,代谢物浓度 $c_U = \Delta A/t \times K$。关于理论校准系数和校准系数叙述如下。

1. 理论校准系数

理论校准系数多用于酶活性测定,因酶活性尚无公认的校准品可用,因而根据酶活性的国际单位定义得出酶活性的计算公式为,酶活性(U/L)$= \Delta A/t \times V \times 10^6/\varepsilon \times v \times L$。将此式中($V \times 10^6/\varepsilon \times v \times L$)以 K 来表示,此"K"可通过对已知值即指示物质的摩尔消光系数(ε)、反应液总容量(V)、样品容量(v)和比色杯光径(L)计算后得出,即为理论校准系数,它可作为分析参数输入到分析仪中。

采用理论校准系数的前提应当是样品和试剂的加量准确、比色杯光径准确、温度控制精确以及波长准确等。但事实上,各型分析仪的滤光片带宽等多方面存在差异,可造成样品和试剂加量以及吸光度检测的偏差。温度的影响有时也非常大,由于反应盘是半暴露的,因此随着较冷试剂的加入,反应盘中的温度会逐渐降低,尽管开始测定时反应盘温度已升到 37 ℃,但在某一项目测定过程的开始阶段,温度可能达不到 37 ℃,甚至仅 35 ℃左右,且反应过程中仍有可能上下波动,这对于酶学反应来说影响是很大的。如采用 37 ℃时的理论校正系数,将会使测定结果降低,温度的波动还会使得结果的重复性降低。当然,若试剂在加入反应杯前经试剂臂内加热装置预温,则基本不影响反应盘温度。

由于摩尔吸光系数受比色杯光径、波长、带宽以及加样系统的准确性等的影响,书本上或试剂厂家提供的理论摩尔吸光系数可能与实际所用分析仪所测的不同,因而有必要获得实际的摩尔吸光系数,然后用来计算的校正系数称为实测校正系数。

1)NADH(NADPH)摩尔吸光系数的测定

NADH(NADPH)没有标准纯制品,而且配成溶液后稳定性又较差,不能直接用 NADH 或 NADPH 标准液来校正仪器,必须通过有 NAD^+($NADP^+$)参与的反应途径。用己糖激酶(HK)或葡萄糖脱氢酶(GD)测定葡萄糖时,葡萄糖的消耗与 NADH 的生成呈等摩尔关系。葡萄糖有标准纯制品,又有国家批准文号的葡萄糖标准液。因此,根据公式 $A = \varepsilon bc$,已知比色杯光径 b 和葡萄糖标准液浓度,测得葡萄糖标准管的吸光度 A 后便可计算出 NADH(NADPH)的摩尔吸光系数 ε 为 A/bc。假设,葡萄糖标准液浓度为 10 mmol/L(0.01 mol/L),标准液加入量为 3.5 μL,酶试剂加入量为 335 μL,比色杯光径为 0.7 cm,在 340 nm 波长处测得吸光度为 0.465,则实测 NADH 摩尔吸光系数为 6424,即在此台分析仪上 340 nm 波长处测得 NADH(NADPH)的摩尔吸光系数为 6424,而理论上 NADH(NADPH)的 ε 为 6220。

2)"色素原"酶促产物在 405 nm 波长摩尔吸光系数的测定

有许多酶底物为人工合成的"色素原"底物,其本身无色,经酶作用后释放出有色的反应产物,在 405 nm 波长处具有吸收峰。最常用的色素原底物及其产物:ALP 测定以磷酸对硝基苯酚(4-Nitrophenyl phosphate,4-NPP)为底物,经酶作用后释放出黄色的对硝基苯酚(4-Nitrophenol,4-NP);GGT 测定以 γ-

L-谷氨酰对硝基苯胺(γ-L-Glutamyl-p-nitroanilide)或 γ-L-谷氨酰-3-羟基-对硝基苯胺(γ-L-Glutamyl-3-carboxyl-p-nitron)为底物,经酶作用后释放出黄色的对硝基苯胺(p-Nitroaniline,4-NA)或对硝基-5-氨基苯甲酸(2-amino-nitrobenzoicacid,ANBA)。对硝基苯酚的摩尔吸光系数为 18700(405 nm),对硝基苯胺的摩尔吸光系数为 9870(405 nm),对硝基-5-氨基苯甲酸的摩尔吸光系数为 9490(405 nm)。下面是对硝基苯酚的摩尔吸光系数测定方法。

试剂:①4-NP 标准储存液(10 mmol/L);②4-NP 标准应用液(2.5 mmol/L,用 0.84 mol/L AMP 缓冲液稀释而成);③底物缓冲液(15 mmol/L 4-NPP 配于 0.84 mol/L AMP-HCl 缓冲液中,37 ℃,pH 0.09±0.02)。

测定方法:4-NP 标准液加入量为 5 μL,底物缓冲液加入量为 350 μL,波长为 405 nm,光径 0.7 cm,温度 37 ℃,测定的吸光度为 A_1;另用蒸馏水代替 4-NP 标准液,按上述方法测定其吸光度为 A_2,4-NP 标准液吸光度 $\Delta A = A_1 - A_2$,若测得 ΔA 为 0.460,则实测 4-NP 摩尔吸光系数为 18662。

2. 校准系数

酶活性校准品经校准操作后由分析仪自动计算得出。在进行酶学测定时,如果分析条件的变化如温度、样品试剂加量和吸光度检测偏差可同等程度地影响校准物和待测样品,则使用校准品能进行补偿。一般来说以使用校准校正系数为好,但必须有两个先决条件:①必须使用配套的试剂;②必须使用配套的高质量的校准品,该校准品应具有溯源性。使用与该分析仪配套的酶活性校准品也可得到较好的酶活性测定结果。关于酶活性标准品,欧洲标准局(BCR)和美国国家标准技术研究院(NIST)均发表了人血清基质的酶活性标准物,但目前尚无公认的标准(校准)品问世。

五、实验室信息化

(一)实验室信息系统

实验室信息系统(laboratory information system,LIS)是一类用来处理实验室过程信息的软件。这套系统通常与其他信息系统比如医院信息系统(HIS)连接。实验室信息系统由多种实验室流程模块构成,这些模块可以依据客户的实际情况进行选择和配置,比如临床生化检验、临床血液学检验、临床免疫学检验、临床微生物检验血库、病理学等。

(二)实验室信息系统类型

实验室信息化管理的实现模式可以分为四种类型。①单机模式:指 1 台计算机与 1 台检验仪器相连,支持单项检验业务。这种方式具有实现简单的优点,但信息不能共享。②多机模式:1 台计算机与多台检验仪器相连,一般连接 2~3 台,支持多项检验业务,但各计算机之间不能相互通信,信息共享程度低。③实验室局域网模式:检验仪器与被称为检验工作站的计算机连接,而检验工作站通过检验实验室局域网与服务器连接。它实现了科室级别的信息共享,如共享基础数据字典、患者信息、检验统计等,能够实现室内质量控制(innerquality control,IQC),方便科主任对实验室的管理,它是当前的主流模式。④全医院联网模式:在临床检验实验室联网的局域网模式的基础上,通过医院的局域网接入医院信息系统(hospital information system,HIS),支持 LIS 与 HIS 无缝连接,实现检验申请、采样、核收、计费、检验、审核、发布和查询、质控等检验全过程的医院级别的信息共享。

(三)实验室信息系统的功能

实验室信息系统的基本功能包括定制检查项目、患者登录、接收样本、记录结果、生成报告、患者数量统计、医生数量统计。

此外,实验室信息系统还可以支持以下功能:①基于网络的定制检查项目、结果查询;②通过传真和电子邮件传送实验报告,生成客户报告;③与医院管理系统软件的交互,生成预报告、最终报告;④生成医学检验工作表,平衡工作量;⑤医疗保险必要性的检查,划价,生成公共卫生报告,制定管理规则。

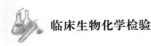

第十节　即时检验

一、即时检验的含义与特点

（一）即时检验

即时检验（point-of-care testing，POCT）是指在患者身边进行的临床检测。point-of-care testing 具有复杂的含义，其他许多词也从不同方面表达了它的内容，如 bedside testing（床旁检验）、near-patient testing（患者身边检验）、physician's office testing（医师诊所检验）、extralaboratory testing（检验科外的检验）、decentralized testing（分散检验）、off site testing（现场检验）、ancillary testing（辅助检验）、alternative site testing（替代现场检验）、home use testing（家用检验）等。POCT 通常不一定是由临床检验师来进行，而是在采样现场即刻进行分析，它省去了标本在实验室检验时的复杂处理程序，能快速得到检验结果。实际上"即时检验"的中文翻译也没有表达出 POCT 的完整含义。

（二）POCT 特点

POCT 具有以下几个特点：①快速，能更快地得到实验结果；②提高了诊治效率，例如对于急性心肌梗死的诊断，心肌损伤标志物 cTnI 的即时检验可使此类急性患者的诊断和治疗方案的确定变得更容易和更准确，整个过程只需要 15 min；③减少了诊治不及时的风险。

二、POCT 仪器分类

POCT 之所以得到迅速应用，重要的原因是 POCT 仪器得到了迅速发展。POCT 仪器具有小型化、操作方法简单化、结果报告即时化等特点。

（一）按照 POCT 仪器的大小和重量

根据 POCT 仪器的大小和重量可分为，桌面（benchtop）型、便携型、手提式及手提式一次性使用型。

（二）按照 POCT 仪器的装置

根据所用的一次性装置来分：单一或多垫试剂条、卡片式装置、生物传感器装置、微制造装置以及其他多孔材料等多种装置。

（三）按照仪器用途

按照仪器用途来分：血液分析仪、快速血糖检测仪、电解质分析仪、血气分析仪、药物应用监测仪、抗凝测定仪、心肌损伤标志物检测仪、甲状腺激素检测仪、酶联免疫检验仪、放射免疫分析仪等。

（四）按照 POCT 仪器检测项目

（1）用于疾病的一级预防的检测项目：葡萄糖、糖化血红蛋白、微量白蛋白尿、电解质、胆固醇、C-反应蛋白、尿分析、凝血标志物、沙眼衣原体、人类免疫缺陷病毒（HIV）、链球菌等。

（2）用于急诊室的检验项目：电解质、血气分析、葡萄糖、肌酐、淀粉酶、心脏标志物、脑损伤标志物、凝血标志物等。

（3）用于重症监护的检验项目：电解质、离子钙、离子镁、血气分析、葡萄糖、乳酸、渗透压、肌酐、血红蛋白、凝血酶原时间等。

三、POCT 检测原理

POCT 法的基本原理大致可分为四类。①把传统方法中的相关液体试剂浸润于滤纸和各种微孔膜的吸水材料内，成为整合的干燥试剂块，然后将其固定于硬质型基质上，成为各种形式的诊断试剂条。②把传统分析仪器微型化，操作方法简单化，使之成为便携式和手掌式的设备。③把上述二者整合为统一的系统。④应用生物感应技术，利用生物感应器检测待测物。

POCT 所采用的方法非常广泛:化学、酶、酶免疫、免疫层析、免疫标记、电极、色谱、光谱、生物传感器及光电分析等方法在 POCT 中均有应用。下面介绍几种有代表性的方法。

1. 胶体金免疫标记法

氯金酸在还原剂作用下,可聚合成一定大小的金颗粒,形成带负电的疏水胶溶液,由于静电作用而成为稳定的胶体状态,故称胶体金。免疫金标记技术类似酶免疫技术,它是用胶体金标记单克隆抗体,可用于快速检测蛋白质类和多肽类抗原。如激素、HCV、HIV 抗原和抗体测定。

2. 免疫层析法

将金标抗体吸附于下端的玻璃纤维纸上,浸入样品后,此金标单抗即被溶解,并随样品上行,若样品中含有相应抗原时,即形成 Ab-Ag-Ab-金复合物,当上行至中段醋酸纤维素薄膜,即与包被在膜上的抗原(抗体)结合并被固定呈现红色线条(阳性结果)。免疫层析技术问世已有十多年时间,可检测项目已达数十项。如心肌标志物、激素和各种蛋白质等,可用于测定肌钙蛋白 T 和肌红蛋白,以及 D-二聚体等。定量测定甲胎蛋白和人绒毛膜促性腺激素(HCG)的金标检测技术已在国内研制成功。

3. 免疫斑点渗滤法

免疫斑点渗滤法的原理与层析法相类同,将包被有特异性待测物抗原(抗体)的醋酸纤维素薄膜放置在吸水材料上,当样品滴加到膜上后,样品中的待测物质结合到膜上的抗原(抗体)上。洗去膜上的未结合成分后,再滴加金标抗体,若样品中含有目标物质,膜上则呈现 Ab-Ag-Ab-金复合物红色斑点。该法目前已被广泛应用于结核分枝杆菌等细菌的抗原或抗体检测,从而达到细菌的快速鉴定。

4. 干化学法

将一种或多种反应试剂干燥固定在固体载体上(纸片、胶片等),用被测样品中所存在的液体作反应介质,被测成分直接与固化于载体上的干试剂进行呈色反应。干化学法包括如下几种。①单层试纸法:包括单项检测试纸和多项检测试纸。单项试纸一次只能测 1 个项目,如目前被广泛应用的血糖检测试纸、血氨检测试纸、尿糖检测试纸等。而多项检测试纸一次在 1 条试纸上可同时检测几项、十几项甚至几十项。②多层涂敷法:由多层涂敷法制成干片,主要包括扩散层、试剂层和支持层三层。样品加入干片后首先通过扩散层,样品中的蛋白质、有色金属等干扰成分被扩散层中的吸附剂过滤后,液体成分渗入试剂层进行显色反应,光线通过支持层对反应产物进行比色,以此通过计算机计算样品中待测物质的含量。此技术目前已被广泛应用于血糖、血尿素氮、血脂、血氨,以及心脏、肝脏等酶学血生化指标的 POCT 检测。

5. 生物和化学传感器技术

生物及生化传感器是指能感应(或响应)生物和化学量,并按一定的规律将其转换成可用信号(包括电信号、光信号等)输出的器件或装置。它一般由两部分组成,一是生物或生化分子识别元件(或感受器),由具有对生物或化学分子识别能力的敏感材料(如由电活性物质、半导体材料等构成的化学敏感膜和由酶、微生物、DNA 等形成的生物敏感膜)组成;二是信号转换器(换能器),主要由电化学或光学检测元件(如电流、电位测量电极、离子敏场效应晶体管、压电晶体等)组成。

6. 生物芯片技术

生物芯片又称微阵列,是 20 世纪末在生命科学领域中迅速发展起来的一项高新技术,它主要是指通过微加工技术和微电子技术在固相载体芯片表面构建的微型生物化学分析系统,以实现对核酸、蛋白质、细胞、组织以及其他生物组分的准确、快速、大信息量的检测。其基本原理是在面积很小(可达几个平方毫米)的面相材料(玻片、硅片、金属片、尼龙膜等)芯片表面有序地点阵固定排列一定数量的可寻址分子(DNA、抗体或抗原等蛋白质及其他分子)。这些成分及相应的标记分子结合或反应,结果以荧光、化学发光或酶显色等指示,再用扫描仪或 CCD 摄像等技术记录,经计算机软件处理和分析,最后得到所需要的信息。而组织芯片的原理是将不同的组织样品点阵固定排列在一张芯片上,再通过免疫组化、原位杂交等手段对芯片上组织样品进行分析。由于生物芯片能够在短时间内分析大量的生物分子,快速准确地获取样品中的生物信息,效率是传统检测手段的成百上千倍,因此有人认为它将是继大规模集成电路之后的又一次具有深远意义的科学技术革命。由于生物芯片技术在疾病筛查和早期诊断上具有优势,已经成为检验医学发展的热点之一。目前,通过基因多态性芯片对不同个体的药物代谢能力进行分析、通过基因芯片进行细菌检测和细菌耐药性分析、通过生物芯片对肿瘤、糖尿病、高血压、传染性疾病进行筛查和检测的产品已日臻成熟。

本章小结

　　本章介绍了光谱技术、电泳技术、层析技术、离心技术、质谱技术、电化学和化学感受器、临床酶学技术、免疫化学技术、临床生物化学检验自动化和信息化、POCT 等临床生物化学检验技术的基本原理及临床应用。

（赵朝贤　张红艳）

第三章　临床生物化学检验方法和原理

随着科学技术的不断进步,临床生物化学检验方法不断发展、创新和完善,为临床生化检验实验室出具可靠、准确的检验结果奠定了技术基础。临床生化检验实验室中应用的检验方法依据其方法学性能(如准确度和精密度)的差异,计量学水平不同,适用范围也不尽相同。当实验室应用新的检测方法或对原有检测方法进行改进时,为了使实验方法的检验结果符合临床要求,实验室必须对方法进行严格、系统的性能评价或对厂家所提供的技术性能指标进行验证,判断它能否满足临床使用的要求,以便科学地选择和应用。

第一节　临床生物化学检验方法的选择和评价

临床实验室中使用的检验方法的性能直接影响检验结果的质量。因此,对检验方法的性能进行评价,是判断一个检验方法是否适合临床实验室应用的重要手段,也是临床实验室选择检验方法的必要依据。

一、方法的选择

(一)方法的分级

临床生物化学检验方法很多,国际临床化学和实验室医学联盟(International Federation of Clinical Chemistry and Laboratory Medicine,IFCC)根据检验方法准确度与精密度的不同,分为决定性方法、参考方法、常规方法三级。临床生化检验部分项目的决定性方法、参考方法及常规方法见表 3-1。

1. 决定性方法

决定性方法(definitive method)是准确度最高、系统误差最小,经过详细研究,没有发现产生误差的原因或在某些方面不够明确的方法。用于发展及评价参考方法和一级标准品。

2. 参考方法

参考方法(reference method)是准确度与精密度已经充分证实的分析方法,它的干扰因素少,系统误差与重复测定的随机误差相比可以忽略不计,它有适当的灵敏度、特异性及较宽的分析范围。用于评价常规方法和试剂盒,鉴定二级标准品。

3. 常规方法

常规方法(routine method)是性能指标符合临床或其他目的的需要,有足够的精密度、准确度、特异性和适当的分析范围,而且经济实用的方法。这类方法经有关学术组织认可后可作为推荐方法

(recommended method)，推荐方法应具有足够的实验证据。

表 3-1 临床生化检验部分项目的决定性方法、参考方法及常规方法

项　目	决定性方法	参　考　方　法	常　规　方　法
钾	ID-MS、中子活化法	火焰光度法	离子选择性电极法；火焰光度法
钠	中子活化法	火焰光度法	离子选择性电极法；火焰光度法
钙	ID-MS	原子吸收分光光度法	邻甲酚酞络合；MTB 法
氯	ID-MS；中子活化法	电量滴定法	硫氰酸汞法；离子选择性电极法
磷	ID-MS	—	米吐尔直接法；孔雀绿试剂法
镁	ID-MS	原子吸收分光光度法	MTB 法
总蛋白	—	凯氏定氮法	双缩脲法
白蛋白	—	免疫化学法	溴甲酚绿法
肌酐	ID-MS	离子交换层析法	苦味酸比色法；酶法
尿素	ID-MS	尿素酶法	二乙酰一肟法；脲酶法
尿酸	ID-MS	尿酸酶法（紫外法）	磷钨酸比色法
葡萄糖	ID-MS	己糖激酶法	葡萄糖氧化酶法
胆固醇	ID-MS	Abell-Kendall 法	胆固醇氧化酶法
甘油三酯	ID-MS	变色酸显色法	酶法
胆红素	—	重氮反应法	J-G 法；钒酸盐氧化法
AST(GOT)	—	MDH-NADH 法	赖氏法
ALT(GPT)	—	LDH-NADH 法	赖氏法
转肽酶(γ-GT)	—	动力学连续监测法	γ-L-谷氨酰-α-萘酚比色法
肌酸激酶	—	NAD⁺ 偶联法	比色法

注：ID-MS，同位素稀释质谱法；MDH，苹果酸脱氢酶；LDH，乳酸脱氢酶；MTB，甲基百里香酚蓝。

（二）参考物质的分级

参考物也称标准品或标准物质，国际标准化委员会将标准品（参考物）的定义暂定为，该物质的一种或几种物理或化学性质已经被充分确定，可用于校正仪器或用于评价一种测定方法。标准品（参考物）分为如下三级。

1. 一级参考物

一级参考物又称原级参考物，是一种稳定而均一的物质，它的数值已由决定性方法确定，或由高度准确的若干方法确定，它所含杂质也已经定量，且有证书；它可用于校正决定性方法、评价及校正参考方法，能为二级标准品定值。

2. 二级参考物

二级参考物又称次级参考物或校准品，包括用于常规分析的标准液。这类标准品可由实验室自己配制或为商品，它所含物质的量必须用一级标准品和参考方法并由训练有素的能熟练掌握参考方法的操作者确定，它主要用于常规方法的评价或为控制物定值。

3. 工作参考物（控制物）

工作参考物有冻干或溶液两种。所采用的参考方法用一级或二级标准品定值，它可用于实验室质量控制，一般不用标化。

（三）方法的选择

各级测定方法及标准品之间的相互关系如图 3-1 所示。

1. 方法选择的要求

国际临床化学和实验室医学联盟（IFCC）提出，常规方法应具有实用性和可靠性两方面的性能指标。

至于某一项具体分析方法所应具有的性能标准,可由临床化学家根据采用这一试验的目的决定。

（1）实用性：一般应具备微量快速、操作简便、易于实现自动化、便于急诊、费用低廉、应用安全的特点。

（2）可靠性：一般具有较高的精密度和准确度,以及较强的检测能力。精密度即变异系数,一般应小于5%。准确度是指测定值与"真值"的符合程度,偏差系数一般应小于5%。特异性是指只对待测物质起化学反应,不与其他结构类似的化合物发生反应。检测能力也就是"检测限度"或"检出限"。检出限通常是指能与适当的"空白"读数相区别的待测物的最小量。

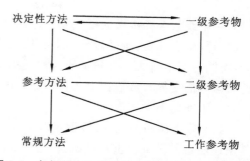

图 3-1 各级测定方法及标准品之间的相互关系

2. 常规方法的选择程序

（1）提出要求：为满足临床需要,实验室根据设备条件、人员技术水平等具体情况提出某项新的检测方法,或为提高实验诊断准确度和灵敏度而对实验室的方法性能进行改进,提出新检测方法的要求。

（2）收集资料：在本实验室工作基础上,查阅相关文献等资料,充分了解各种方法特点,根据方法选择的要求对已发表的各种检测方法进行比较与检验,确定哪些方法有充分的科学根据及真实的使用价值。

（3）确定候选方法：初步选定所采用的方法即候选方法。候选方法确定后,要熟悉该法的原理、性能指标及相应的条件等。

（4）进行初步试验：评价候选方法所具有的性能指标。通过初步试验使实验人员熟悉有关技术;掌握各分析步骤的特征,操作是否可以改进或简化,试验过程中得到的一切资料用于确定是否有必要作进一步的研究。如需要在技术上进行某些修改,应在评价实验前做好。

二、方法的评价

临床生化检验所用的方法均属于定量实验方法。因此,方法评价(evaluation of methodology)的基本内容是通过实验途径,测定并评价某种方法的精密度与准确度。方法的评价采用的各项实验是配合检测各种类型的分析误差而设计的,它与各项实验之间的关系见表3-2。

表 3-2 评价实验与分析误差类型之间的关系

分析误差类型	评价实验	
	初 步 试 验	最 后 试 验
偶然误差	重复性试验(批内或天内)	重复性试验(天间重复)
恒定误差	干扰试验	方法学比较试验(与比较方法对比)
比例误差	回收试验	方法学比较试验(与比较方法对比)

（一）方法评价实验

美国国家临床实验室标准委员会(National Committee for Clinical Laboratory Standards,NCCLS)制定了一套评价方案(evaluation protocols),能客观而正确地对方法的技术性能做出评价。它不仅可用来评价临床生化检验方法,而且还可用以评价试剂盒和分析仪器的性能。

1. 重复性试验

（1）试验的目的：在于考察候选方法的偶然误差(也称随机误差),方法是在重复性条件下对同一样本进行多次分析测定,各测定值间随机误差的大小,即结果的可重复程度就是精密度。一般测定次数为20次。反映精密度好坏的指标是标准差(standard deviation,s)或变异系数(coefficient of variation,CV),标准差或变异系数越小精密度越好,反之则越差,故有人把它称为不精密度。

（2）试验形式与方法：①批内重复性试验：相同条件下(同样方法、相同试剂、相同标准品、同一台仪器、同一人操作)对同一份标本,在尽可能短的时间内,按规定的操作方法做多次(一般为20次)重复性测定。计算其均值($\bar{x}$)、批内标准差和变异系数。一般要求变异系数小于5%。②天内重复性试验：在一天内对一个或数个标本做数批重复测定,其他条件和批内相同,计算其均值、标准差和变异系数。但因在一天内重复测定几批,所受影响因素要比批内多,所得的变异系数值可能比批内大一些。③天间重复性试验:将同一标本每天一次随机插入常规标本中测定,连续 20 个工作日,计算其均值、标准差和变异系数。这样得到的变异系数值比上述批内与天内大,能反映实际工作的情况。④总不精密度:总的不精密度包括天内和天间的不精密度。

(3) 分析样品的选择:做重复性试验的样品,使用标准液、控制物溶液、患者标本或混合血清均可,视其用途而定。做批内重复性试验,用标准液可以得到各种不同浓度,较简便,它代表了最好的重复性性能。若结果良好,说明方法操作是适宜的,再进一步用其他样品进行测定。在进行天间重复性试验时,用冻干质控血清较好,因其稳定、方便。

(4) 分析物浓度的选择:进行重复性试验时,被测物浓度宜选择在医学上具有决定性意义的浓度进行试验,因为这种浓度在临床分析实验结果时最有用处。

(5) 评价前的准备:①应熟悉评价对象和评价方案。②实验用试剂应是同批次配制,或同一批号的商品试剂盒和参考物,仪器也应处于良好的工作状态。③实验用标本一般选择两个(亦可更多),一个在正常范围或在医学决定水平附近,另一个为异常值,被测物在疾病时增高者用高值,降低者用低值;实验标本的介质应与临床标本一致,并妥善保存,保证在整个实验过程中稳定。④先做一个初步的批内精密度测定,即一个标本重复测定 20 次,计算均值、标准差和变异系数。

2. 回收试验

试验目的:测定比例系统误差,以衡量候选方法的准确度。

试验方法:将被分析的纯品标准液加入患者样品中成为分析样品,原患者样品加入相同量的无分析物溶液做基础样品,然后用实验方法分析,计算回收率。

以测定血清钙为例说明如下:

(1) 样品制备:

基础样品:血清 2 mL+蒸馏水 0.1 mL

分析样品Ⅰ:血清 2 mL+4 mmol/L 钙标准液 0.1 mL

分析样品Ⅱ:血清 2 mL+25 mmol/L 钙标准液 0.1 mL

(2) 计算公式及计算结果:

$$加入浓度=\frac{V_{血清}+V_{标准液}}{V_{总体积}}\times c_{标准液}$$

$$回收浓度=分析样品测得浓度-基础样品测得浓度$$

$$回收率=\frac{回收浓度}{加入浓度}\times100\%$$

将方法实验测得的数据整理于表 3-3。

表 3-3 血清钙回收试验结果

测定浓度/(mmol/L)	加入浓度/(mmol/L)	回收浓度/(mmol/L)	回收率/(%)
1.70	—	—	—
1.88	0.19	0.18	94.7
2.85	1.19	1.15	96.6
平均			95.7

理想的结果期望回收率达到 100%,现在平均回收率为 95.7%,有 4.3% 的比例误差,它表明一个含钙真值为 2.5 mmol/L 的标本,若用该方法测定,约为 2.39 mmol/L(2.5×95.7%),误差为 0.11 mmol/L(2.5×4.3%)。

(3) 注意事项:①准确吸量:因为被分析物的理论值是根据加入标准液体积及原样品的体积计算所得,吸量稍有不准,就会影响结果。因此,选择经过校准的吸管、严格清洗与干燥、按正规要求吸取很重要。②样品中加入标准液后,总的浓度必须在测定方法的分析范围内,一般须做加入高、中、低不同浓度的回收试验,计算平均回收率。③加入标准液后,最好使实验样品中的被测浓度达到医学上具有决定意义的浓度。④加入标准液的体积在整个样品中要少,一般在10%以内。若稀释过大,误差将发生改变,甚至消失。

3. 干扰试验

(1)试验的目的:干扰试验的目的也是用来衡量候选方法准确度的。在加入一定浓度干扰物的情况下,形成的是恒定系统误差。干扰物浓度不同,误差大小也不同。

(2)试验方法:基本上与回收试验一样,但是加入的是疑有干扰或非特异性反应的物质而不是标准液。

(3)可疑干扰物的浓度:确定使分析结果影响临床应用价值的最低可疑干扰物浓度。

(4)被试验的物质可根据该方法的反应原理,提出可能的干扰物。一般应考虑的是用胆红素、肌酐、溶血(血红蛋白)、脂血、防腐剂、抗凝剂等进行试验。但干扰试验有一定的局限性,因为人们只能试验某些物质的影响,还有许多药物和食物成分未经试验,亦不能认为无关。干扰试验也可用比较方法进行,比较方法若为常规方法更应如此,若两个方法具有相同干扰,则这种干扰不应作为否定试验方法的理由,试验方法应在其他性能方面较原常规方法好,从而对检验质量有所提高。

以肌酐对葡萄糖测定的干扰为例简述如下:

① 样品制备:

基础样品:0.9 mL 血清+0.1 mL 蒸馏水

分析样品Ⅰ:0.9 mL 血清+0.1 mL 442 μmol/L 肌酐溶液

分析样品Ⅱ:0.9 mL 血清+0.1 mL 884 μmol/L 肌酐溶液

② 计算结果:所有各样品均做双份葡萄糖测定,取平均值。加入肌酐浓度的计算同回收试验。分析样品与基础样品所测得的浓度之差为干扰浓度。结果见表3-4。

表 3-4 血清葡萄糖干扰试验结果

样 品	葡萄糖测得浓度/(mmol/L)	加入肌酐浓度/(μmol/L)	干扰浓度/(mmol/L)
基础样品	5.55	—	—
分析样品Ⅰ	5.77	442	0.22
分析样品Ⅱ	6.16	884	0.61

结果说明:每 88.4 μmol/L 肌酐约使葡萄糖测定增加 0.056 mmol/L。在正常人,肌酐约为 132 μmol/L,将使葡萄糖测定带入约 0.11 mmol/L 的误差,在临床上并无意义。但肌酐病理值可达 884~1786 μmol/L,对葡萄糖测定引入 0.61~1.11 mmol/L 的误差,就会影响临床应用。

(5)消除干扰的常用方法:①做空白(对照)试验:一是试剂空白可以校正标本读数中的试剂部分;二是标本空白可以消除标本中被测物以外的其他物质的影响。②采用各种物理、化学方法、分离除去干扰物。③近年来出现的由计算机控制的双波长或多波长检测仪器,在排除干扰因素方面既有效又简便。

4. 方法比较试验

(1)试验的目的:用于检测候选方法的系统分析误差,包括比例和恒定两种系统误差。如果对适当的数据进行分析,也可提供系统误差的性质究竟是恒定误差还是比例误差。

(2)试验的方法:对一组患者的标本用候选方法和对比方法同时进行分析测定,最后观察两者之间的差异。这是考验候选方法是否可被采用的重要措施。实验标本应收集新鲜的正常和异常的临床标本,应有足够宽的浓度范围,各浓度应有合适的比例。

(3)比较方法的选择:在临床生化常规方法评价时,最好选择参考方法作为对比方法。这样在解释结果时,就可把方法间的任何分析误差都可归于候选方法。

(4)方法比较实验的步骤:①样本数至少为40个标本,每个标本用两种方法分别做双份测定,因此样本应有足够的量,如临床标本的量太少可将两份含量相近的标本混合。②每天测定8个标本,双份测定时第一次按正顺序,第二次按反顺序,共测试5天。

(5)注意事项:①试验样品数:一般做40~100例,包括各种疾病的样品,即包括在常规工作中可能遇到的整个分析范围。②重复分析:一般每个样品用两种方法各测定一次,最好各测定两次,不是平行测定,而是分两批进行。两种方法及两批测定,须在同一天内,最好是在 4 h 内进行。③时间间隔:每天测定 2～5 个样品,约测定 20 天。④作图比较:根据实验结果作坐标图,比较方法所得数值为横坐标,候选方法所得数值为纵坐标,用以判断系统误差的性质和大小。进行双份测定时,候选方法的第一次结果与对比方法的第一次结果作图;第二次结果也如此。

(6)统计处理方法:比较试验所得的结果是配对资料,可进行配对资料的统计处理,包括配对 t 检验、相关和回归分析等。通常都选用相关回归分析方法,因为此法可以计算出所研究浓度范围内任一浓度的系统误差。从回归方程 $y = a + bx$ 中,可显示出候选方法有无系统误差。回归线的截距 a 代表恒定误差,回归系数(回归线的斜率)b 代表比例误差,相关系数 r 代表两种方法的相关性是否密切。

实际情况并不简单,x 与 y 的值都有偶然误差存在,b 与 a 只是估计值,需要确定其可信限。在评价一种候选方法时,如果 $a = 0$,b 的数值稍偏离 1.0,那么这种偏离程度是否小到可以忽略不计,因而使候选方法可以接受。这就需要参考 a 及 b 值的变动范围,根据经验判断是否可以适用于临床检验的目的。方法比较试验中的相关系数 r 可作为候选方法可否接受的一种指征,但 r 的值随患者标本测定范围的增加而增大,因此,在配对资料分析时,不应片面地根据相关系数 r 来判断两种方法分析结果的符合程度。

三、临床生物化学方法学性能分析

候选方法可否被接受是根据评价实验中的误差结果进行归纳作出判断的。Westgard 曾经对医学决定水平上的分析误差,采用统计学方法制定出一套判断指标,首先是制定"可允许误差的 95%限度",然后计算各项误差与其比较,任何一项指标大于可允许误差都不能被接受。

(一)方法学性能标准及其制定

1. 性能标准

性能标准(performance standards,PS)也称分析目标,它根据不同的应用目的(筛选、诊断、预后、监测)而异,由允许分析误差(allowable analytical error)和医学决定水平(medical decision level)这两项内容决定。①允许分析误差:用 E_A 表示,它被规定为 95%样品的允许误差限度。②医学决定水平:用 X_C 表示,是临床判断结果具有意义的被分析物浓度。

E_A 和 X_C 两项内容,就是一个测定方法的性能指标。但对于每一医学决定水平都应规定相应的性能标准,即在一定 X_C 的值下的 E_A 的值。以血清葡萄糖测定为例。在 $X_{C1} = 2.8$ mmol/L、$X_{C2} = 7.0$ mmol/L、$X_{C3} = 11.0$ mmol/L 时,相应的 E_A 均为 0.56 mmol/L,而在 $X_{C4} = 16.8$ mmol/L 时,E_A 为 1.4 mmol/L。这表示当葡萄糖浓度在 2.8 mmol/L、7.0 mmol/L 和 11.0 mmol/L 时,95%的样品具有的误差不得大于 0.56 mmol/L,而浓度在 16.8 mmol/L 时,95%的样品所具有的误差不得大于 1.4 mmol/L。这里指的是总误差。

2. 性能标准的制定

性能标准既应反映临床应用与解释结果的要求(称为医学效用限度),又应基本符合实验室所能达到的技能状态(state of art)。因此,需要由临床医学家和临床化学家共同研究制定。

(二)使用单值判断指标判断

单值判断指标(single-value criteria)较简单,在评价过程中用于初步估量。

1. 计算公式

单值判断指标的计算公式见表 3-5。

表 3-5 单值判断指标的计算公式

误差类别	判断指标	备注
随机误差(RE)	$1.96S_{TM} < E_A$	S_{TM}=重复试验的标准差
比例误差(PE)	$(\lvert \overline{R} - 100 \rvert)(X_c/100) < E_A$	$\overline{R}$=平均回收率
恒定误差(CE)	$\lvert$偏差$\rvert < E_A$	由干扰试验测出
系统误差(SE)	$\lvert(a + bX_c) - X_c\rvert < E_A$	对比试验回归方程
总误差(TE＝RE＋SE)	$1.96S_{TM} + \lvert(a + bX_c) - X_c\rvert < E_A$	包括偶然误差及系统误差

2. 结果判断

单值判断指标是可接受性能的估计指标。对前述各项实验结果经计算得到各项误差值后，分别与 E_A 的值比较，必须都比 E_A 小，该方法才初步判断为可接受，否则为不可接受，可改进分析方法减少误差或排除该方法。

［判断举例］ 用单值判断指标判断某法测定血肌酐的结果：

设 $X_c = 176.8\ \mu mol/L$ 时，$E_A = 35.4\ \mu mol/L$。

偶然误差（重复性误差）：$n = 20$，$X_c = 176.8\ \mu mol/L$，$S_{TM} = 3.536\ \mu mol/L$。

判断：$1.96 S_{TM} = 1.96 \times 3.536\ \mu mol/L = 6.93\ \mu mol/L$，因 $RE < E_A$，偶然误差可以接受。

系统误差：回归方程为，$n = 50$，$a = -0.98$，$b = 0.925$，$Y = -0.98 + 0.925 X$。

$SE = |(a + bX_c) - X_c| = |(-0.98 + 0.925 \times 176.8) - 176.8|\ \mu mol/L = 14.24\ \mu mol/L$。

判断：$|(a + bX_c) - X_c| < E_A$，系统误差可以接受。

总误差：$RE = 6.93\ \mu mol/L$，$SE = 14.24\ \mu mol/L$。

判断：$RE + SE = (6.93 + 14.24)\ \mu mol/L = 21.17\ \mu mol/L < E_A$，总误差可以接受，故该方法为可接受。

单值判断指标虽简单，但主要问题是各项试验的样品数都较小，使测定值极可能是分析误差的不可靠测量，最后使实验估计发生错误。因此，只有在假设所有实验结果是绝对正确的前提下，才能进行上述计算。为了在适当的样品数下，能以最小的代价取得实验误差测定的最大可靠性，可用可信区间判断指标。

候选方法可否被接受，必须根据评价方案中的误差结果进行归纳，作出判断。任何一项指标大于可允许误差，该方法都不能被接受。

（三）使用可信区间判断指标判断

可信区间判断指标比较复杂，但能对方法提供更客观的决定，起最后判断作用。

1. 90%可信区间可信上限及可信下限

统计学的规律说明，每种测定结果的可靠性与测定次数有关，次数愈多，结果反映真实性愈强；但实际上，不可能进行大量的测定。在统计学中为了估量分析误差的不确定性，对于每一误差可计算其可信区间，用可信上限与可信下限代替单值的估量，E_U 为误差的可信上限，E_L 为误差的可信下限。Westgard 推荐用 90% 的可信区间，这样，E_U 将是误差单侧的 95% 上限，用此判断候选方法的可接受性比较可靠。假如，$E_U < E_A$，则方法性能为可接受；假如 $E_L > E_A$，则方法必须改进，以减少误差，否则排除。假如 $E_U > E_A$，但 $E_L < E_A$，则说明仅有的数据不足以作出任何有关可接受性的结论，还需继续实验以收集更多的数据，以便对分析误差作出较好的估量。

2. 计算公式

可信区间判断指标见表 3-6。

表 3-6　可信区间判断指标

误差类别	实验	可接受指标 $E_U < E_A$	排除指标 $E_L > E_A$
随机误差（RE）	重复性	$1.96 S_{TMU} < E_A$	$1.96 S_{TML} > E_A$
比例误差（PE）	回收	$\|\overline{R}_{U或L} - 100\|_U X_c/100 < E_A$	$\|\overline{R}_{U或L} - 100\|_L X_c/100 > E_A$*
恒定误差（CE）	干扰	$\|d\| + t(sd)/\sqrt{N_U} < E_A$	$\|d\| + t(sd)/\sqrt{N_L} > E_A$**
系统误差（SE）	方法对比	$\|(a + bX_c \pm W) - X_c\|_U < E_A$	$\|(a + bX_c \pm W) - X_c\|_L > E_A$***
总误差 (TE=RE+SE)	重复性和方法对比	$\sqrt{(1.96 S_{TMU})^2 + W^2} + \|(a + bX_c) - X_c\| < E_A$	$\sqrt{(1.96 S_{TML})^2 + W^2} + \|(a + bX_c) - X_c\| > E_A^\triangle$

* 特例：当 $\overline{R}_U > 100 > \overline{R}_L$，$PE_L = 0$

** 特例：当 $t(sd)/\sqrt{N_L} > |偏差|$，$CE_L = 0$

*** 特例：当 $(a + bX_c + W) > X_c > (a + bX_c - W)$，$CE_L = 0$

$\triangle$ 特例：当 $SE_L = 0$，$TE_L = RE_L$

这些指标在形式上与表 3-5 的单值判断指标相似，最明显的差别是对每一类型误差用两个判断指标，其一是判断可接受性，其二是判断排除。对 RE、PE 及 CE 的判断指标，仅用了误差估量的上限和下限。

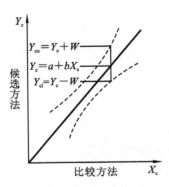

图 3-2 回归线的可信区间

SE 和 TE 的判断指标较为复杂,引入了一个新的术语"W"。

W 是回归线可信区间的宽度(与给定的 X_c 相对应的 Y_c 值范围),对于一个给定的 X_c,Y_c 的上下可信限由方程 $(a+bX_c)\pm W$ 计算得到。W 计算式如下:

$$W=t(S_{Y/X})[1/N+(X_c-\overline{X})^2/\sum(X_i-\overline{X})^2]^{1/2}$$

W 的大小取决于选择的百分区间(这里是 90%),即和选择的值有关(这里选双侧)。W 也和回归线标准差 $S_{Y/X}$ 成正比关系,$S_{Y/X}$ 直接反应方法对比数据的不确定性。中括号内的式子表明,在 N 很大,$X_c=\overline{X}$,W 很小,若 X_c 无论在哪一方向逐渐偏离 $\overline{X}$,则 $(X_c-\overline{X})$ 之差增大,W 也增大,如图 3-2 所示。图中实线为回归线,虚线为可信区间的宽度(W)。

如果候选方法经评价后可以接受,那么接着就要进行评价后实验,包括:参考值的制定,制定的参考值及其范围应符合以前公认的调查报告;质控观察,应符合室内质控的要求;临床病例的观察等。最后进入方法应用阶段。

第二节 生物参考区间的建立和应用

一、生物参考区间的建立

实验室应为检验项目提供可靠的参考区间(reference interval)才能使临床对健康普查者的检验结果作出判断,对患者检验结果有大致的了解,发挥检验报告的作用。因此,获得检验项目的可靠的参考区间是实验室的重要任务。

(一)几个基本概念

各术语之间的关系见图 3-3。

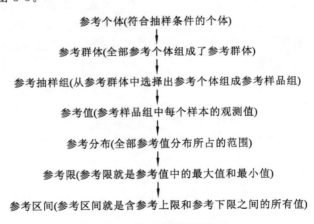

图 3-3 各术语之间的关系

1. 参考个体

参考个体(reference individual)是指一个被选择用来检测已经定义明确标准基础的人体。依据临床对某检验项目的使用要求确定选择原则,以此选择测定参考值的个体。所有参考个体的集合为参考群体。

2. 参考抽样组

参考抽样组(reference sample group)是被选择用来代表参考群体的一组含足够数量的人群。建立参考值时,是对参考抽样组作具体研究,在一定的可信限条件下,成为某项目的参考值和参考区间。

3. 参考值

参考值(reference value)是通过观测或者测量某种特殊类型的一定数量的参考个体而获得的值或测

量结果。所有参考抽样组的各个参考值的集合即为参考值范围。

4. 参考分布

参考分布即参考值的分布范围。

5. 参考区间和参考限

依据所有参考值的分布特性以及临床使用要求,选择合适的统计方法进行归纳分析后,确定参考值范围中的一部分为参考区间,区间的两端为参考区间的限值,分为低参考限和高参考限。

一般情况下,常选择95%分布范围的大小表示参考区间。例如,从2.5%位数到97.5%位数所在的区间。亦可从0~95%位数,或者选择99%的上限值。

6. 参考范围

很多地方用"参考范围"表示"参考区间"。"范围"常定作实际的最小和最大测定值的一组值。因此"参考范围"应是参考抽样组内所有参考值的集合,以最小和最大的参考值为界限。显然"参考区间"只是"参考范围"的一部分,而不是全体,两者不能混淆。

(二) 生物参考区间的建立

1. 生物参考区间建立的步骤

(1) 根据文献及实验研究,总结对该项目测定结果产生的生物变异和分析干扰的因素,供选择参考个体时使用。

(2) 确定参考个体的选择原则(或排除非参考个体的原则),编写与之对应的调查表。

(3) 依据调查表和其他有关记录,挑选候选的参考个体。应按照项目在临床使用的要求选择参考个体,选择时,要兼顾各年龄段,同时考虑是否有分组的必要(如年龄和性别分组)。

(4) 依据排除原则,剔去不符合要求的候选对象。

(5) 将采集标本前和采集时对受检查的要求详细告诉各个受检参考个体,做好准备。

(6) 规范采集标本,做好分析前的标本预处理。

(7) 在良好的控制条件下,用事先指定的分析方法对处理好的标本进行检测,获得参考值结果。

(8) 检查有无明显的误差或离群点。若有,按事先约定原则,剔去不符合要求的数据后,再补上必需的数据。

(9) 绘制分布图,了解数据的分布特性。选择合适的统计方法,估计参考限和参考区间。

(10) 将上述工作,详细叙述成文备查。

2. 参考个体的选择

生物参考区间的建立是为确定"相对健康"参考值的过程。健康的确是一种相对的状态,确定人处于什么状态才被视为是健康的,就成为所有研究的首要问题。而且在选择参考个体时的第一步,就是要建立一个标准将非健康者排除在纳入的参考个体之外。表明一个候选参考个体是健康良好的,需要考虑的健康因素可以通过排除不健康的标准来实现。

为了与患者群相似,选择健康参考个体时不要求一定是年轻人。许多情况下,与年龄相关的参考区间,可能更适用于临床诊断。

3. 参考个体的分组

选定参考人群时,如果存在年龄、性别、血型、种族、生理变异、月经周期、孕期等因素,这些因素会影响参考值的分布,必要时可考虑对参考个体进行分组。

4. 数据分析与处理

(1) 为确保参考范围数据的可靠性,应保证组中的参考个体有足够的数量,建议至少取120个参考值数据,若还需分组统计,则每个分组也应有120个数据。

(2) 检查有无明显的误差或离群点,数据中的疑似离群点的判断,建议将疑似离群点和其相邻点的差值(D)和数据全距(R)相除,当$D/R > 1/3$时考虑为离群点。如有离群点被剔除,则应立即将其他数据补上。

(3) 绘制分布图,了解数据的分布特征。若数据呈高斯正态分布,或数据经转换后呈高斯分布,可按

$\overline{X}\pm1.96S$ 表示 95%数据分布范围,或者按 $\overline{X}\pm2.58S$ 表示 99%数据分布范围以确定参考限和参考区间。若数据不呈高斯正态分布,则可用非参数法处理。最常见的是以百分位数法确定 2.5%和 97.5%位数的参考限,以此确定 95%参考区间。

二、生物参考区间的应用

生物参考区间是临床判断健康与否的标准,是解释检验结果、分析检验信息的一个基本尺度和依据。实验室给临床提供检验项目可靠的生物参考区间才能使临床对患者的诊断治疗有明确的指引。实验室必须保证给临床提供的生物参考区间正确适用,否则会导致误诊,甚至错误的治疗。

(一)参考区间的调用

确立一个可靠的参考区间是一项非常重要而花费昂贵的工作。通过采用一些更省钱和更方便的确认程序,把一个实验室的参考区间调用到另一个实验室将是非常有用的方法。随着愈来愈多新的检测项目和方法被实验室引进,要求每个实验室,无论其规模大小,都去研究自己的参考区间是不现实的做法。因此,临床实验室可以越来越多地依赖其他实验室或诊断试剂生产商的帮助,从而在确定参考区间时利用他们提供的适当而足够的参考数据。要把这些参考值数据转移到用户实验室必须满足某些必要条件方可接受,这些条件因不同的情况而定,主要包括两点:一是使用相同检测系统参考区间的数据;二是使用不同检测系统参考区间的数据。

参考区间的转移是一件复杂的事情,可在同一个实验室进行调用或从一个实验室调用到另一个实验室。其中又有两种情形:一是受试者来自相同地区和人口统计学意义上的群体;二是受试者来自不同地区和不同人口统计学意义上的群体。

(二)参考区间的验证

相同(或可比性可接受)的分析系统之间参考区间的调用,主要有三种方法来评估其可接受性。

1. 系统性评审

此种方法是通过认真审查原始参考值研究的有关因素来主观地评价参考区间调用的可接受性。因此,总体中所有参考个体的地区分布和人口统计学情况都必须有详尽的记述,并且资料可用于评审。分析前和分析中的程序细节、分析的执行过程、整套的原始参考数据以及评估参考区间采用的方法等等都必须有说明。如果实验室工作人员要参与某些因素的判断,要保证所有接受实验室实验的群体中的这些因素始终一致,那么除拥有描述这些考虑因素的文件外,无需要求接受参考区间的实验室做任何验证研究,参考区间即可调用。

2. 用 20 个参考值数据进行验证

实验室在检验服务的总体中抽出 20 个参考个体,应用比较小样本参考值来验证与被调用原始的相对较大样本群体参考值之间的可比性。参考个体的选择和参考值的获得必须和厂商或其他提供参考区间的实验室制定的方案保持一致。

若检测结果 95%(19 例)落在现用或假设参考区间以内,不超过 5%(1 例)结果落在现用或假设参考区间以外,则说明该参考区间有效。

3. 用 60 个参考值数据进行验证

对调用的参考区间的可接受性也可以选择 60 个参考个体进行评估和验证。实验室从检验服务对象的总体中抽出 60 个参考个体,按照上述 20 例参考个体验证参考区间的方法,探讨与原始参考值之间的可比性。

第三节　临床生物化学检验实验室全面质量管理

临床实验室是为诊断、预防、治疗人体疾病或评估人体健康提供信息为目的的。临床生物化学检验流程从医生填写检验报告申请单到报告单发出整个过程,经过了检验报告单申请、患者准备、标本采集、标本运输、标本检测、报告单发放、标本存储与复检、质量信息反馈等程序。标本送至实验室以前的工作由临床医护人员完成,称为分析前阶段;标本送至实验室至检验报告单发出以前的工作流程由检验人员完成,称为分析中阶段;报告单发放和报告单发放后的工作为分析后阶段。为确保检验结果准确可靠,必须对分析前、中、后各个阶段进行质量控制,临床上称为全面质量控制。临床生化检验全面质量控制(total quality control,TQC)是利用现代科学管理的方法和技术检测分析过程中的误差,控制与分析有关的各个环节,确保实验结果的准确可靠。

一、全面质量控制的原理

(一)质量控制的历史和进展

实验室的作用在于"生产"各种测定结果,这些结果与样本的真实值之间有误差,引起误差的原因和因素很多。对这些因素必须了解并努力加以纠正,以得到最接近真实的测定结果。从"生产"测定结果的条件来看,主要包括人员、测定方法、仪器和试剂四大方面,每一个方面不够优良均可产生测定误差。从测定的对象来看,也有许多影响因素,包括受试人员情况、样品采集和处理等。这些引起误差的原因可被各种方法进行管理和控制,其中一些方法已专业化,这些方法从 20 世纪 40 年代至今一直在建立和发展中。1947 年 Rclk 和 Sundeman 首先调查发现不同实验室对同一份标本的实验结果有惊人的误差,1950 年 Levey 和 Jennings 就将工业质控图移植到临床生化实验室。此后,质控图和数理统计一直成为临床生化检验质量控制(QC)的重要手段。1953 年世界上出现了商品性的质量控制血清,1954 年发展到国与国之间的质量调查。到 20 世纪 60 年代初已发展为全面质量控制(TQC)。1974 年在日本召开了第一次临床生化检验质量控制国际专题讨论会。随后 WHO 和国际临床生化学会都设有质控领导机构,向各国提供标准品和质控物,领导和管理国际性的质量控制工作。近年来,许多国家已实行了实验室许可制度;设立了能力比对分析(proficiency testing,PT),现已成为全球性室间质量保证系统(external quality assurance system,EQAS)的主要内容。计算机的广泛应用推动了质量控制技术的发展。现在几乎所有自动分析仪上都有计算机,它们在实施统计控制方法时进行必要的计算,绘制质控图,运用合适的质量控制规则自动作出判断,对确属失控的问题提出警告等;循证检验医学的兴起使人们更加注重试验方法的溯源性以及用正确方法进行试验方法的评价;全面的室内质控制度和以改善质量为目的的室间质评方案已日渐丰富和完善。

(二)全面质量控制的原理

统计质量控制是指应用统计学方法对生产过程中的各个阶段进行监控与诊断,从而达到保证与改进产品质量的目的。统计质量控制强调用科学的统计方法,对生产过程进行全方位、全要素、全过程的监控,预防质量缺陷的出现。

临床生物化学检验工作的最终产品是检验结果,临床生物化学检验结果的可靠性直接影响医疗质量。质量保证同样也是建立在统计学基础之上的。统计质量控制方法可以有效地提高检验结果的准确度和精密度,减少重复检测,避免错误报告的发出,为正确的临床诊疗提供保障。

临床生物化学检验实验室的全面质量控制是按照一定频率定量检测稳定样品中某种或某些成分,并将测定值标在符合一定统计学规律的质控图上,运用设定的判断限或质控规则对质控图上的测定值(也称控制值)进行评估,以此推测同批次患者标本的检测质量是否在控。在此过程中,成分稳定的被检测样品就是质控品,符合统计学规律的控制图就是质控图,在实验室内每天进行这种工作过程就是室内质量控制(internal quality control,IQC)。如果是多家实验室对同一检测样品进行分析,由外部独立机构收集和统计各个实验室的检测结果,以此评价实验室的操作过程是否满意,这一活动称为能力验证(proficiency test,PT)或外部质量评价(external quality assessment,EQA),国际上习惯称为室间质量评价。

全面质量控制的内容主要包括标本分析前的质量保证、分析中的质量控制和分析后的质量评估三个主要过程的质控。只有检测和控制这三个过程中各环节的误差,才能保证最后检测结果的可靠性。

二、分析过程及质量控制

(一)分析前质量保证

为了提高检验质量,应对分析前阶段的工作可能出现的误差予以充分重视。这是分析过程中的质量控制手段顾及不到的。要使检验结果符合临床要求,就必须强调分析前的质量保证。

分析前质量保证的主要内容:① 人员的素质和稳定性;② 实验室的设置和工作环境;③ 实验仪器的质量保证;④ 检测方法的选择和评价;⑤ 试剂盒的选择与评价;⑥ 患者准备;⑦ 标本的采集、处理和储存;⑧实验室用水等。为了使实验室结果有效地用于临床,应了解在收集标本前和收集标本时,所有影响实验室结果的非患者疾病因素。因此,下面将对患者准备和标本收集处理两个重要内容加以叙述。

1. 患者准备

采集标本前以及采集时对患者提出要求,采取各种措施,称为患者准备。以采集血液标本为例,患者准备包括以下内容。①血液标本采集前,患者必须空腹。②记录采集患者标本时间,若对同一患者作多次测定,最好每次在同一时间收集标本,便于比较,以减少人体内各分析物昼夜变化的影响。③固定采集血液标本的姿势,一般住院患者多采取卧姿,门诊患者多以正坐姿势采集。④采集血液标本时动作应迅速,扎脉带使用时间要有控制,不能过长。⑤采集血液标本前要限制患者进行体育锻炼,特别是激烈的体育活动。⑥要求患者在采集血液标本前停止饮用咖啡、浓茶类饮料,不准喝酒。⑦严格控制患者用药,几乎所有药品都对各种分析物的结果有影响,有的是分析干扰,有的是药物治疗作用。此外,尽早通知患者,做好解释工作,尤其是精神容易紧张的患者更是要耐心仔细地进行解释,以解除患者的担忧。

2. 标本收集和处理

临床生化检验主要用血液做标本,其他体液如尿液、脑脊液、胸水、腹水、精液和各种分泌液等也常用作标本。不恰当的标本收集与处理,不注意影响标本成分变化的有关事项,将导致实验结果的不可靠,且又不易被发现,因而必须加以重视。正确地收集与处理标本是临床生化检验的重要环节。

(1) 影响血液成分变化的因素:标本采集前影响血液成分变化的因素主要有生理、饮食、药物和采血时间等。①生理因素的影响:影响检验结果的生理因素可分为可控因素和不可控因素两种类型。可控因素主要有情绪、运动、体位改变等;不可控因素主要有年龄、性别、绝经期、体型等。受年龄影响的体内物质有胆固醇、尿酸、骨钙素、碱性磷酸酶等;受性别影响的体内物质有性腺激素、骨钙素、尿酸、血清铁等;受体型影响(除腹型肥胖者外)的体内物质有甘油三酯;受情绪影响的体内物质有皮质醇、催乳素、生长激素、儿茶酚胺、葡萄糖等。②饮食和药物的影响:许多血液成分容易受到饮食成分的干扰,例如,食物中的香料对测定儿茶酚胺代谢物有影响,糖类摄入的质和量可以影响患者的糖耐量试验等。有时还可受到近期食谱的影响,如葡萄糖、甘油三酯、碱性磷酸酶、磷酸盐等。药物的干扰也很大,如胆碱类药、激素类药、利尿剂等都可引起血清丙氨酸氨基转移酶(ALT)和天冬氨酸氨基转移酶(AST)活性的升高。因此应尽可能在试验前停药,不能停药者应加以注明。有些药物可能对某一种测定方法发生干扰,而对另一种方法却无影响,因此,检验人员加强与临床医生之间的密切联系很有必要。③采血时间的影响:无论从生理的可控因素,还是从饮食和药物对生理的影响来看,采血时间宜在早晨 8~12 时(空腹)进行,因为这时血浆组成物质的浓度相对比较稳定。

(2) 血标本采集前应注意的事项:①血标本采集的方法:临床生化检验的标本可从静脉、动脉和毛细血管采取,应用最多的是静脉采血。动脉采血主要用于血气分析。采血的器材和操作步骤均应严格遵守无菌程序,采血针头要锐利无倒钩,提倡使用一次性无菌真空采血器采血。静脉采血的部位,成人多用肘前静脉,肥胖者也可用腕背静脉,婴幼儿可用颈静脉。动脉采血操作者需要有相当好的技能,成人可从桡动脉、肱动脉或股动脉采血,大多用股动脉;新生儿一般通过插入脐动脉的导管采脐动脉血。在测定血液 pH 值及气体时,要求以密闭措施采血,尽量避免血液与空气接触,并尽快送检。②溶血的影响与防止:待测物在红细胞内的浓度高于血浆时,溶血可使测定结果偏高。有些物质如乳酸脱氢酶(LDH)、酸性磷酸酶(ACP)、AST、ALT、K^+ 等在红细胞内的浓度比血浆高 22~160 倍(表 3-7),只要轻微溶血都会对结果影响很大。另外,血红蛋白可干扰胆固醇的酶法测定,抑制胆红素的重氮反应等;溶血也干扰某些光谱分析。因此,应尽量避免溶血。

防止溶血的办法:①采血器和容器必须干燥、洁净,因为红细胞遇水即会溶血,应尽量使用一次性采血器;②不用或短时间使用止血带,忌长时间压迫血管;③采血后取下针头再将血液沿容器壁徐徐注入容器内,切勿用力过猛;④若需血浆可用抗凝管做容器,应轻轻倒转容器与抗凝剂混匀,切勿用力振摇。

表 3-7 某些物质在红细胞内、外液中的浓度　　　　单位:酶用 U/L;其他为 mmol/L

物　质	细胞内液	细胞外液	物　质	细胞内液	细胞外液
Na^+	16.0	140.0	Glu	4.1	5.0
K^+	100.0	4.4	P^{3+}	0.81	1.03
Cl^-	52.0	104.0	Mg^{2+}	5.5	2.2
Ca^{2+}	0.5	5.0	HCO_3^-	19.0	26.0
UA	0.19	0.35	ALT	160.0	24.0
BUN	2.3	2.8	AST	988.0	25.0
Cre	0.16	0.10	ACP	200	3.0
TCH	3.59	5.02	LDH	58000.0	360.0

(3) 血标本采集时应注意的事项:①严格执行患者、检验申请单及标本收集盛器的核对制度,保证无差错。②按照采集要求做好各项检查和记录,严格执行。③熟练掌握采样技术,保证采集标本符合要求。④及时做好标本预处理。⑤正确使用抗凝剂。

(4) 血标本采集后应注意的事项:采血后应尽快分离血清(浆),一般不应超过 2 h,并及时测定,必要时可置冰箱保存。血清中多数代谢物和酶在室温下存放 6 h 或在 4 ℃ 加塞存放 24 h 无明显变化。但要保存更久则应冰冻或冰冻干燥,冰冻半年后,一般代谢物变化较小,但酶的变化却较大,值得注意。血标本的成分变化可见于采集标本后、血浆或血清分离前,以及在标本分析以前的保存期间。①葡萄糖可由红细胞的酵解系统转化为乳酸,使血糖浓度降低。②有些物质可以通过红细胞膜,或由于红细胞的破坏(溶血)而进入血浆,如 K^+ 等。③在空气中 CO_2 的损失是由于大气的 PCO_2(二氧化碳分压)低于血液中的 PCO_2。④血浆中的无机磷可由于红细胞内有机磷酸酯的水解而增加。⑤有些不稳定的酶在放置后易失活,如由前列腺分泌的酸性磷酸酶等。

3. 实验室分析前的质量管理

在行政部门的协调和支持下,要使医院各部门都认识到,为了得到符合临床要求的实验报告,必须互相配合,共同努力。临床和实验室应确定一般门诊、急诊及住院患者在不同情况下的必须检测项目范围,便于实验室工作安排,既避免浪费财力、物力,又保证实验质量。采血取样前后,护士及检验工作人员应做好患者姓名、性别、住院号、门诊号、申请单受检项目、标本管等的核对工作,防止申请单、标本和实验结果的遗失,防止差错。做好每一环节的时间记录,记录随标本一起传送。明确在标本采集前对患者的要求,保证收集的标本符合要求。检验工作人员有权拒收不符合要求的标本。做好标本的分离和保存、分析前标本的核对和分类。建立差错登记制度和不合格标本登记制度,经常保持与临床的联系、交流和查询。

(二) 分析中的质量控制

1. 室内质量控制

临床生化实验室常规开展室内质控(internal quality control, IQC),旨在检测和控制常规工作的精密度和准确度,提高常规工作中天内和天间标本检测的一致性。能及时、准确地报告检验结果。

1) 控制物

控制物又称质控品,质控品是保证质控工作的重要物质基础,根据质控品的物理性状分冻干质控品、液体质控品和混合血清等,根据有无测定值可分为定值和非定值质控品。各实验室可根据各自的情况选用以上一种质控品作为室内质控品,血清中物质测定所用的质控品应具有的特征:①人血清基质,分布均匀;②无传染性;③添加剂和调制物的数量少;④瓶间变异小,酶类项目一般瓶间变异系数应小于 2%,其他分析物变异系数应小于 1%;⑤冻干质控品复溶后稳定,2~8 ℃ 时不少于 24 h,−20 ℃ 时不少于 20 天;某些不稳定成分(如胆红素、ALP 等)在复溶后 4 h 的变异应小于 2%;⑥在实验室的有效期应在一年以上;⑦合理的成本。

质控品的正确使用和保存:①严格按质控品说明书操作;②冻干质控品的复溶要确保所用溶剂的质量;③冻干质控品复溶时所加的量要准确,并尽量保持每次加入量的一致;④冻干质控品复溶时应轻轻摇

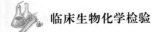

匀,使内容物完全溶解,切忌剧烈振摇;⑤质控品应严格按使用说明书规定的方法保存,不使用超过保质期的质控品;⑥质控品要在与患者标本同样测定条件下进行测定。

最佳变异和常规变异的设定:最佳变异(optimal conditions variance,OCV)表示实验室在最佳条件下测定项目所能达到的最好精密度水平,常规变异(routine conditions variance,RCV)表示实验室在常规条件下测定项目所能达到的精密度水平。二者是反映实验室工作水平的基础指标,也是开展室内质控工作的基础工作。

设定靶值:实验室应对新批号质控品的各个测定项目自行确定靶值,靶值必须在实验室使用自己现行的测定方法进行确定。定值质控品的标定值只能作为确定靶值的参考。

① 暂定靶值的设定:为了确定靶值,新批号的质控品应当与当前的质控品一起进行测定,根据 20 次或更多独立批次获得的至少 20 次质控测定的结果,计算出平均值,作为暂定靶值。以此暂定靶值作为下一个月室内质控图的靶值进行室内质控,一个月结束后,将该月的在控结果与前 20 个质控测定结果汇集在一起,计算累积的平均数作为下一个月的质控图靶值。重复上述操作,连续 3~5 个月。

② 常用靶值的设立:以最初 20 个数据和 3~5 个月在控数据汇集的所有数据的累积平均数作为质控品有效期内的常用靶值,并以此作为以后室内质控图的平均数,对个别在有效期内浓度水平不断变化的项目,则须不断调整靶值。

设定控制限:对新批号的质控品应确定控制限,控制限通常以多个标准差表示,即以标准差的倍数表示。不同项目(定量测定)的控制限要根据其采用的控制规则来决定。暂定标准差和常用标准差的设定方法同暂定靶值和常用靶值的设定。

2)室内质控的主要方法

①Levey-Jennings 质控图也称均数-标准差($\overline{X}-S$)质控图,是临床上最常用的质控图,以监测分析的精密度。

方法:用单一浓度未定的血清,在天内、天间反复测定 20 次,计算均值($\overline{X}$)、标准差(S)和变异系数(CV),绘制 $\overline{X}-S$ 质控图,得到均值线($\overline{X}$)、警告线($\overline{X}\pm 2S$)和失控线($\overline{X}\pm 3S$)。与质控图制作相同批号的质控血清,每天随患者标本分析,结果点在质控图上,直线连接。

结果分析:正常分布规律,95% 数据落在 $\overline{X}\pm 2S$ 内;不能有连续 5 次结果在同一侧;不能有 5 次结果渐升或渐降;不能连续 2 个点落在 $\overline{X}\pm 2S$ 以外;不应该有落在 $\overline{X}\pm 3S$ 以外的点。

异常表现:漂移,提示存在系统误差;趋势性变化,说明试剂或仪器的性能已发生变化;精密度变化,提示测定的偶然误差较大,如仪器、试剂不稳定等。

②Westgard 多规则质控法。

方法:要求在常规条件下,同时测定 2 份定值质控血清,并要求质控血清所含测定物浓度最好分别为医学决定水平的上限(高值)或下限(低值),或者是分析方法测定范围的上限和下限。将测定结果分别绘成 2 份不同浓度的 $\overline{X}-S$ 质控图,当有一份质控血清测定值处于质控图上 2S~3S 界限内,发出"警报"信号时,即应采用其余各条规则对质控图进行全面检查,若符合其中一条,就应把该批分析测定的结果判为"失控"。

判断规则:

1_{2s} 警告规则:当 2 份质控血清中的任意 1 份测定值处于($\overline{X}\pm 2S$)~($\overline{X}\pm 3S$)界限内,为"警报"信号。

1_{3s} 失控规则:若有一个质控结果超过 $\overline{X}\pm 3S$ 质控线,是失控的标志,提示随机误差过大,此规则对随机误差敏感。

2_{2s} 失控规则:2_{2s} 有两种表现,一是同一个水平的控制品的连续 2 次控制值同方向超出 $\overline{X}\pm 2S$ 限值,是失控的表现。二是在一批检测中,两个水平的控制值同方向超出 $\overline{X}\pm 2S$ 限值,是失控的表现,提示存在系统误差。

R_{4s} 规则:同一批中二个质控结果之差超出 4S 范围,一个质控品的质控值超出 $\overline{X}\pm 2S$ 限值,另一个质控品的质控值超出 $\overline{X}-2S$ 限值,为"失控",属随机误差过大。

4_{1s} 规则:当 1 份质控血清的测定结果连续 4 次超过 $\overline{X}\pm 1S$ 或 $\overline{X}-1S$ 界限,或 2 份质控血清的测定结果同时连续 2 次超过 $\overline{X}+1S$ 或 $\overline{X}-1S$ 界限时,为"失控",一般由系统误差所至。值得注意的是,如果一个测定值超过$+2S$,另一个超出$-2S$,较容易判断;而如果一个测定值超过$+2.5S$,则应仔细观察另一个是否超出$-1.5S$。

$10\overline{X}$失控规则:有连续10次质控值在均值的一侧,可判断为失控,是系统误差的表现。也有两种表现:一是一个水平的质控品连续10次质控值在均值的同一侧;另一种是两个水平的质控品同时连续各有5次质控值在均值的同一侧。

3)失控后的处理

操作者在测定质控品时,如发现质控数据违背了质控规则,应填写失控报告单,对失控结果要进行回顾、检查、重复测定,或另取质控品分析,或检查仪器、试剂和操作等,以纠正失控。

2. 室间质量评价

室间质量评价(external quality assessment,EQA)是指多家实验室分析同一标本,并由外部独立机构收集和反馈实验室上报的结果,以此评价实验室操作的过程。EQA也被称做能力验证(proficiency testing,PT),是为确定某个实验室进行某项特定校准、检测能力以及监控其持续能力而进行的一种实验室间的比对。

(1)室间质评的目的:①帮助参与实验室提高检验质量,改进工作,提高检验结果的准确性,避免潜在的医患纠纷和法律诉讼。②建立参与室间质量评价实验室间检测结果的可比性和一致性,为区域性检验结果互认奠定基础。③为实验室认证、认可、评审、注册和资质认定等提供依据。④对市场上同类分析检测系统(仪器、试剂等)的质量进行比较,协助生产单位改进质量等。

(2)室间质评的作用:①评价实验室的检测能力,识别实验室间检测结果的差异,通过对室间质量评价的报告,能帮助实验室管理人员和技术人员正确判断实验室的检测能力,了解其实验室检测结果在所有参评实验室检测结果中的位置,及时发现本实验室与总体检测水平的差异,客观反映本实验室的检测能力。②发现问题并采取相应的改进措施、提高检验质量是室间质量评价最重要的作用之一。③为实验室改进实验方法、提高分析能力提供参考,当实验室在选用新的试验方法或选购新仪器,以及拟改变实验方法时,可通过分析室间质评不同方法、仪器、试剂的统计资料,帮助实验室选择更适合于本实验室要求的实验方法和仪器。④确定重点投入和培训需求,室间质量评价报告可以帮助实验室确定哪部分检测项目或亚专业需要重点关注,加强培训和考核工作。⑤室间质量评价结果可作为实验室质量稳定与否的客观证据,是实验室质量保证的手段之一,通过获得满意的成绩证明实验室检测系统的准确性和可靠性。⑥支持实验室认可,室间质量评价及成绩是实验室认可活动中重要的参考依据。⑦增加医生和患者对实验室的信任度,满意的室间质量评价成绩可以使医生和患者更愿意充分利用实验室提供的检测信息帮助临床诊断和治疗。⑧实验室质量评价成绩可以作为卫生行政主管部门和医院管理者对实验室质量实施监督的重要工具。

(3)室间质量评价计划的类型:室间质量评价计划分为六种类型,即实验室间检测计划、测量比对计划、已知值计划、分割样品检测计划、定性计划和部分过程计划。在我国,目前是由各级临床检验中心组织的室间质量评价属于实验室间检测计划,已知值计划和分割样品检测计划也可以在临床实验室应用。

实验室间检测计划:由组织者选择质控品并分发给参加计划的各实验室,各实验室在规定时间内完成检测并将结果返回室间质量评价组织者,由室间质量评价组织者将该实验室检测结果与靶值或公议值比对,以确定该实验室该项检测与其他实验室的异同。

分割样品检测计划:通常在两个或两个以上的少量实验室中进行,也可在一个实验室中的两个同类检测系统间进行。在临床实验室中将样品分成两份或几份,每个检测系统分析其中的一份,用以识别不良的精密度、描述一致性偏移和验证纠正措施的有效性。

已知值计划:组织者通过参考实验室已知检测样品的被测量值,与参加质评的其他实验室测定结果进行比对,对参加质评的实验室检测能力进行验证。

(4)室间质量评价的评价方法

①样本数和样本检测频率:定量检测项目每次活动最好不少于5个样本,涵盖高、中、低不同的浓度水平,每年在相同的时间间隔内最好有三次活动。

②分析项目的成绩计算(定量项目)。

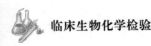

样品的定值:由参考实验室用参考方法对质评样品进行定值,以此作为靶值。

偏倚评分方法:通过评价各参与实验室测定结果的测定值($\overline{X}$)与靶值(T)的离散程度,确定每一分析项目的评价结果。

$$偏倚 = \frac{测定结果 - 靶值}{靶值} \times 100\%$$

对每一次 EQA 调查,针对某一项的得分计算公式为

$$S_1 = \frac{该项目的可接受结果数}{该项目的总测定样品数} \times 100\%$$

对评价的所有项目,其得分的计算公式为

$$S_2 = \frac{全部项目的可接受结果数}{全部项目的总测定样品数} \times 100\%$$

③室间质量评价计划的成绩要求:以偏倚评分方法计算成绩,每次活动每个分析项目在可接受范围内的检测结果应该大于或等于 80% 可接受成绩,否则称为本次活动该项目室间质评成绩不满意。每次室间质量评价所有评价项目未能达到 80% 可接受成绩,称为本次活动所有项目室间质评成绩不满意。

国际 CLIA'88 技术细则规定,针对某一项得分 S_1 和所有项目的得分 S_2 均应大于或等于 80%,否则判为不满意,且如果 S_1 或 S_2 连续两次或两次以上不满意,即为失败,对于某一个接受结果,不再进行优劣分级。美国 CLLA'88 能力比对检验对临床生化的分析值要求见表 3-8。

未参加室间质量评价活动,定为不满意的 EQA 成绩,该次得分为 0。

在规定的回报时间内,实验室未能将室间质评的结果回报给室间质评组织者,将定为不满意,室间质评成绩得分为 0。

对于不满意的 EQA 成绩,实验室必须及时查找原因,并采取纠正措施,必要时进行培训并保留文件记录。文件记录必须保存 2 年以上。

表 3-8 美国 CLIA'88 能力比对检验对临床化学的分析质量要求

项　　目	可接受范围	项　　目	可接受范围
丙氨酸氨基转移酶	靶值±20%	葡萄糖	靶值±0.33 mmol/L 或±10%(取大者)
清蛋白	靶值±10%	肌酐	靶值±0.265 μmol/L 或±15%(取大者)
总蛋白	靶值±10%	尿素	靶值±0.71 mmol/L 或±9%(取大者)
碱性磷酸酶	靶值±30%	尿酸	靶值±17%
淀粉酶	靶值±30%	铁	靶值±20%
天冬氨酸氨基转移酶	靶值±20%	胆红素	靶值±6.84 mmol/L 或±20%(取大者)
乳酸脱氢酶	靶值±20%	镁	靶值±25%
总钙	靶值±0.25 mmol/L	钾	靶值±0.5 mmol/L
氯	靶值±5%	钠	靶值±4 mmol/L
胆固醇	靶值±10%	血气 PCO_2	靶值±5 mmHg 或±8%(取大者)
甘油三酯	靶值±25%	血气 PO_2	靶值±3S
高密度脂蛋白胆固醇	靶值±30%	血气 pH 值	靶值±0.04
肌酸激酶	靶值±30%		

实验室应系统地评价检验过程的每一方面,有识别、理解和纠正已发现任何问题所需处理的特殊步骤的书面程序,以发现本实验室测定的不足,改进提高检测的准确性和可比性。室间质量评价的实施极大地促进了临床实验室学科的发展,包括人员素质的提高,质量控制和质量管理保证体系的日渐丰富和完善,以及高质量仪器、试剂等产品的推新和广泛应用。

（三）分析后的质量管理

分析后阶段是指患者标本分析后检验结果的发出直至临床应用这一阶段。为使检验结果准确、真实、

无误并转化为临床能直接采用的疾病诊疗信息而采取的措施和方法,称为分析后质量管理。分析后质量评估的内容主要有三个方面:①检验结果的审核与发放;②检验标本的保存及处理;③咨询服务及与临床沟通。

1. 检验结果的审核和发放

检验结果报告是临床实验室工作的最终产品,检验结果报告的正确与及时发出是分析后质量保证工作的核心。因此,必须严格审核发放检验报告单,以保证发出的检验结果"完整、准确、及时、有效"。对检验结果的正确判断是这一工作的前提。判断检验结果正确与否的重要依据是室内质量控制是否合格,即室内质控结果"在控",是检验结果可报告的必要条件;如果室内质控"失控",则检验报告不能发出,须认真寻找原因,待质控结果"在控"后对标本再进行检测,保证结果可靠后,由审核人对检验全过程每一环节进行质控分析审核,从而确认和保证检验结果的真实性和可靠性,方可发出检验报告。审核人应当具有临床检验资质,是主管检验师以上的工作人员、本专业实验室负责人、高年资的检验人员及临床实验室主任授权人员,他们熟悉检验管理的流程,有对检验结果的准确性和可靠性进行判断的能力。

2. 检验标本的保存及处理

检验后标本储存的主要目的是为了必要的复查,当对检验结果提出质疑时,只有对原始标本进行复检才能说明初次检验是否有误。而且,标本保存也有利于进行科研工作时开展回顾性调查。因此,要建立标本储存的规章制度,专人专管。

检验报告发出 48 h 后的标本至少应保留 48 h,以便复查或与重新采集的标本进行对比分析。临床医生对检验结果如有质疑,应在 48 h 内反馈给实验室。

标本保存时,必须考虑到不同检验项目、不同标本保存时间和条件是不同的,一些被测物质在保存期内会发生变异。通常血液标本应放在 4~8 ℃冰箱保存,一般临床生化检验项目的标本保存时间不应超过 1 周,必要时可冰冻保存,激素类 3 天为宜,尿液、脑脊液、胸、腹水等一般不作保存。保存的标本应按日期分别保存,到保存期后,标本、容器以及检验过程中接触标本的材料应按《医疗卫生机构医疗废物管理办法》和《医疗废物管理条例》的相关规定处理。

3. 咨询服务及与临床沟通

检验结果的解释与咨询服务是临床实验室工作的重要方面。临床检验工作者不仅为临床医生提供及时、准确的检验信息,还应全方位地面向临床医师和患者提供检验医学咨询服务,把有限的实验室数据转变为高效的诊断信息,更多、更直接地参与临床的诊断和治疗,充分发挥检验医学在疾病诊治中的作用。

与临床沟通主要是围绕检验项目的设置和选择,检验工作者应将实验室所开设项目的有关信息主动告知临床,包括检验项目的临床意义、检验方法的影响因素和不精密度、测得值的正常参考范围,以及需要的患者准备、样本采集、运输要求、注意事项等。总之,临床实验室工作,要以完整的质量控制体系为基础,将合格的标本由高素质的检验人员在正常运行的仪器上进行测定和严格的分析,认真严肃地审核后发出,这需要检验、临床、患者三方面共同努力协作才能保证检验结果的准确。

第四节 循证检验医学的原理

一、循证医学

(一)循证医学含义

循证医学(Evidence-based Medicine,EBM)即遵循证据的医学,是国际临床领域近年来迅速发展起来的一种新的医学模式。其核心思想:任何医疗决策的确定都应基于客观的临床科学研究依据;任何临床的诊治决策,必须建立在当前最好的研究证据与临床专业知识和患者的价值相结合的基础上。故循证医学强调的是对证据的重视和遵循。证据是循证医学的基础,是来源于设计合理、严谨的随机对照实验(randomized controlled trial,RCT)及对这些研究所进行的系统评价(systematic review,SR)或 Meta 分析,这些依据是通过严格筛选和评价方法从大量医学文献中概括出来的,因此它被认为是评价临床方案的"金标准"。同时循证医学强调不使用陈旧过时的证据,而是使用当前最好的证据。新的证据源源不断产生,用以填补证据的空白,或迅速更正、替代原有的旧证据。这正是开展循证医学的价值,循证医学将以巨大的动力推动现代医学不断发展和完善。

循证医学"三要素"包括:①参考当前所能得到的最好的临床研究证据;②参照医师自己的临床经验和在检查患者过程中所得到的第一手临床资料;③尊重患者的选择,将患者的意愿提到很高的程度上。

循证医学的兴起和发展固然是由它优于传统医学模式的特点决定的,但它的出现决不意味着取代传统医学模式,而是两种模式互相依存、互相补充、共同发展。循证医学不是、也不能否定和取代所有的经验医学,经验医学能解决的问题将不需要循证医学的研究;经验医学解决不了的问题,循证医学若能解决,则必定提供高质量证据予以证实,若解决不了,则还需经验医学和循证医学研究并行探索。因此,它们之间的区别是相对的,主要区别列于表3-9。

(1)临床证据的来源不同:传统模式用以动物实验为主要研究手段的病理生理学成果,解释疾病的发病机制和生化指标等,并用这些指标评价临床疗效。循证医学模式认为,掌握疾病发病机制和观察各种临床指标的变化是必要的,但更强调来自临床随机对照试验及 Meta 分析的最佳证据。经验医学的证据来源于教科书和零散的临床研究,而循证医学的证据则完全来源于临床研究,且多为前瞻性研究。

(2)评价结果的指标不同:即终点指标的不同。循证医学强调终点指标,即患者的生存能力、生活质量和工作能力,而非中间指标,因而更接近患者的需求。

(3)对临床医生的要求不同:传统模式主要是以医生的知识、技能和临床经验积累为临床实践基础。循证医学除此以外,还强调掌握临床科研方法,强调利用现代信息技术手段,不断学习和掌握医学证据,利用科学方法正确评价和使用证据。传统医学很难做到系统与全面,而循证医学则一定要求系统与全面,并有一套方法和一系列的伺服系统保证其系统与全面。

(4)临床决策依据不同:传统模式重视专业知识和个人临床经验,循证医学模式既重视临床经验,又特别强调利用最好的临床研究证据,认为"有权威的医学"是专业知识、临床经验和最佳证据的结合。传统医学不要求评价证据,而循证医学则要求对证据进行严格评价,而且有一套严格的评价方法。

(5)治疗方案的选择不同:传统模式以疾病和医生为中心,患者不参与治疗方案的选择。循证医学模式强调以患者为中心,考虑患者自己的愿望和选择。

(6)卫生资源配置和利用不同:传统模式很少考虑成本-效益问题,循证医学则将"成本-效益分析"作为临床决策的一个重要证据。

表 3-9   传统医学与循证医学的区别

比较类别	传统医学	循证医学
证据来源	实验室研究	临床试验
收集证据	不系统、不全面	系统、全面
评价证据	不重视	重视
判效指标	中间指标	终点指标
诊治依据	基础研究	最佳临床研究证据
医疗模式	以疾病和医生为中心	以患者为中心

(二)循证医学的实践方法

循证医学实践就是结合最佳证据及临床经验以及患者的选择和意愿与对患者进行诊疗处理的过程,包括提出问题、检索证据、评价证据、临床决策、实践效果评价和分析五个步骤。通过该实践过程,为患者提供最佳诊疗决策,并最终提高医疗质量和学术水平。

1. 提出问题

问题的提出是循证医学实践的起点。提出恰当的临床问题是实践循证医学非常重要的一步。临床问题分为两大类,即背景问题和前景问题。

背景问题是关于疾病的一般知识,主要涉及医学基础知识,这些问题往往从教科书或专著中就可以找到答案。前景问题是在特定患者的诊治中遇到的特殊问题,这类问题非常具体,需要在充分理解背景知识的基础上才能提出。对疾病背景知识掌握的多少,决定了临床医师提出恰当的前景问题的能力。通过不同阶段知识的获取及提出问题能力的训练与实践,会大大提高临床医师洞察前景性问题的能力,使循证临床实践更为有效。

提出原始问题后还要学会分解问题,将问题构建成一个可回答的临床问题,便于我们检索证据。

2. 检索证据

检索者根据提出的问题,选择适当的检索工具进行文献检索。只要较好地掌握了证据的计算机检索方法,就可以从互联网在线数据库如 PubMed、EMbase、公开发行的 CD、Cochrance 中心数据库和 Cochrance 图书馆等系统地检索到全面的证据。当然,循证医学的信息或研究证据的来源还包括杂志、指南和学术专著等,这些都为循证医学实践获取最佳证据奠定了坚实的基础。

3. 评价证据

临床医学文献的评价应采用循证医学或临床流行病学的原则和方法。临床研究证据包括病因学及危险因素研究证据、诊断性试验证据、治疗性研究证据、疾病预后研究证据、卫生经济学研究证据等。应根据不同类型的研究选择不同的具体评价原则和方法。医学文献一般从文献的真实性、临床重要性、适用性三个方面进行评价。

(1) 内在真实性(internal validity):该研究的方法是否合理,统计分析是否正确,结论是否可靠,研究结果是否支持作者的结论等。

(2) 文献的临床重要性:研究结果本身是否具有临床价值。评价研究结果的临床价值主要采用某些客观指标,不同类型的研究具有不同的结果指标。

(3) 研究结果的适用性:一篇具有真实性及临床重要性的文献,其结果能否被采用,即为适用性。应结合自己所在医院的医疗环境、硬件设施、患者的具体情况、经济承受能力和文献中的情况是否相似来判断能否将文献报道的研究结果应用到目前的患者身上。

4. 应用证据(临床决策)

根据国内外研究的最新进展,将提出的新方案与传统方案进行全面比较和系统评价,通过定量分析取其最优者应用于临床决策,同时还应该考虑所处环境的医疗条件、患者的具体情况和文献报道的情况是否相似、患者的选择和意愿、患者对医疗费用的承受能力、医疗保健系统的支付能力等,应用当前最好的证据,为患者制定诊断或治疗方案。

5. 后效评价

后效评价即实践效果评价和分析,是循证医学实践的最后步骤,指在为患者采用了循证诊治方案后,对患者的情况进行随访,作进一步的分析,并根据实际治疗效果对治疗方案进行修正,使患者获得最佳结局。

二、循证检验医学

循证医学是 21 世纪临床医学的发展趋势,将循证医学的原理运用到检验医学中,将会更好地促进检验医学的发展,循证检验医学的概念就反映了这种趋势,是循证医学的一个分支。循证检验医学是一种求证医学、实证医学,是寻求和应用最好证据的医学,包括证据的查询和新证据的探索。

(一)循证检验医学的定义

将循证医学的概念用于检验医学即为循证检验医学,不同作者对循证检验医学的定义不尽相同。按照循证医学的定义,循证检验医学(evidence-based laboratory medicine,EBLM)可定义为,明智、谨慎地运用当前检验医学的最佳证据,结合医生的专业知识及患者的意愿,为每一个患者做出最佳医疗决策。即医生获得当前可得的有关实验室检测的最佳证据,了解这些最佳证据的证据强度和临床意义,确保为每个患者做出最佳决策,以改善患者的最终结局。循证检验医学是将临床流行病学、统计学、社会科学与传统的分子和生化病理相结合,以评价诊断性试验在临床决策及患者结局中的效果。

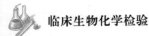

实践循证检验医学必须具备三个基本条件：一是具有较扎实的检验医学理论基础和专业技能；二是具有一定的临床流行病学基础，如诊断试验和病因学研究的设计、衡量和评价的知识等；三是具有现代化的信息收集手段，熟悉当前最佳的相关研究成果。

（二）研究范围

（1）按照循证医学的思想，进行诊断试验的设计、研究、评价及应用，包括进行诊断性试验的系统评价。

（2）对诊断试验的应用所带来的效果、效益、患者功能恢复及生活质量改善的研究，即证明检验医学的发展和进步能够改善患者的最终结局。

（3）开展卫生技术评估（health technology assessment，HTA），即对诊断实验和诊断技术的临床意义进行系统的评价，为决策者提供科学信息和决策依据。

（4）建立临床指南，指南代表建立临床路径的系统方法，临床指南是提高患者医疗质量的重要手段。

（三）实践方法

循证检验医学的研究和实践遵循循证医学同样的方法和路径，即：提出问题、检索证据、对证据进行严格评价、应用证据、进行后效评价。如果证据（可能出现在临床诊治的方案中）未正确应用，要适当修订方案，再次培训人员、应用证据、评价实施效果。

（四）循证检验医学的任务

（1）按临床流行病学科研方法学制定检验医学的各种类型研究的设计原则，使之做到规范化。以检验医学方法学研究为例，在已发表的论著中，符合临床流行病学诊断试验设计原则的研究为数并不多，因此，制定方法学研究设计方案规范是极为需要的。掌握了正确的研究方法，有利于提高自己的研究和文章水平；可供选择的高水平文章多了，则杂志、刊物的水平也将随之提高。

（2）按临床流行病学方法学制定检验医学文献的评价原则，并运用这些原则对各种检验医学研究结果和文献进行评价。在使用证据时，必须对他人的研究结果和文献进行严格的评价，以判断其是否为当前的最佳证据。循证检验医学的单个研究评价和系统评价主要包括两方面内容：①诊断试验的技术质量评价，主要从研究设计、方法的精确性、准确性、重复性、敏感性、特异性等方面进行评价；②诊断试验的诊断准确性评价，主要采用 Meta 分析，对目标疾病的敏感性、特异性进行评价，报告拟然比（likelihood ratio，LR）、比值比（odds ratio，OR）等。

（3）对检验医学技术，包括检验试剂进行评估。对检验技术和试剂进行评估，与药物评估具有同样重要的意义和作用。虽然，到目前为止，无论是 Cochrane 协作网（Cochrane collaboration，CC）还是中国循证医学中心，只建立了防治性研究的系统评价资料库，虽已有诊断试验方法学组，但尚未建立起诊断试验的系统评价资料库。作为诊断试验重要组成部分的检验医学，其方法技术数以千计，且新技术新试剂层出不穷，日新月异。检验医学的系统评价必将进入 CC 和中国循证医学中心的资料库。

（4）为临床医师提供真实可靠的诊断证据，这也是循证检验医学的根本目的。归根结底，检验医学的任务就是向临床医师提供最真实的诊断依据，循证检验医学就是制定和实施一系列科学性强的措施来保障证据的真实性。

（5）向临床医师提供最有利于患者的诊断方案，这是"以患者利益为核心"的循证医学基本思想的体现。临床医师在选择诊断方案时，要充分考虑患者的价值取向，尽量满足患者的需求。实验医学家为临床医师提供的诊断方案中，应该有各诊断试验的诊断效能、成本-效果分析等的信息，以供临床医师抉择，并使卫生资源得到合理使用，使患者真正享受到合理优质的服务。

本章小结

临床生物化学检验方法为临床实验室出具可靠、准确的检验结果奠定了技术基础。检验方法的选择与评价直接影响检验结果的质量。实验方法分为决定性方法、参考方法和常规方法。临床生物化学检验方法的评价实际上是对误差的评估。方法评价的主要内容包括准确度、精密度、干扰因素、分析测量范围和生物参考区间等。评价和了解检验方法的性能,有助于检验工作人员做好全面质量控制工作。全面质量控制的目的是检测分析过程中的误差,控制与分析有关的每个环节,确保检验结果的准确、可靠。主要通过标本分析前的质量保证、分析中的室内质控和室间质评以及分析后的质量评估来实现。

循证医学是临床医师根据自己的临床经验和知识技能,应用最佳、最新的科学证据对患者的诊治做出决策。循证医学包括临床经验、临床研究证据、患者诉求三大核心。其实践包括发现和提出问题、检索相关研究证据、证据真实性和重要性的评价、应用最佳证据指导临床实践四个步骤。将循证医学理论应用于检验医学即为循证检验医学。循证检验医学采用临床流行病学的原则和方法,对临床研究文献收集和分析,以获得较为可靠的结论。它要求检验人员对检验方法、检验结果及结果的实用性进行系统评价。这个要求也是循证检验医学的目标。

(廖国玲 李雅江)

第四章 氨基酸和蛋白质

学习目标

掌握：血浆中几种重要蛋白质的性质及其临床应用；血清总蛋白、清蛋白、蛋白电泳的检测方法。

熟悉：血浆蛋白质的种类及生理功能；原发性和继发性氨基酸代谢紊乱的概念；血清蛋白质电泳组分的临床分析。

了解：苯丙酮酸尿症、酪氨酸血症、含硫氨基酸代谢；免疫固定电泳的检测原理；氨基酸的检测方法。

蛋白质（protein）是人体生命活动中最重要的物质，很多疾病都会出现体液蛋白质代谢紊乱而导致血液、尿液、脑脊液及羊水蛋白质的种类与含量发生变化，因而可对其进行分析并用于诊断疾病和监测病情等。本章主要介绍血浆蛋白质的代谢紊乱及检验方法。氨基酸代谢紊乱则以遗传性为主，其发病率虽然很低，但种类多，对其诊断主要依赖于血、尿等体液的氨基酸检测。

第一节 氨基酸的测定

氨基酸（amino acid，AA）的主要生理功能是合成蛋白质，也可在体内转变为某些重要的含氮化合物（如核苷酸、神经递质等）。食物蛋白质经过消化吸收后，以氨基酸的形式通过血液循环运送到全身各组织，另外人体内组织蛋白质降解也可产生氨基酸，这两种来源的氨基酸共同构成氨基酸代谢池。机体各组织的蛋白质在组织酶的作用下，不断地分解成为氨基酸。氨基酸分解代谢的主要途径是脱氨基生成 NH_3 和相应的 α-酮酸，另一条分解途径是脱羧基生成 CO_2 和胺类。

氨基酸种类繁多，理化性质相似，并同时存在于各种生物样品中，因此检测氨基酸时必须先分离再检测。20 世纪 40 年代出现了离子交换树脂层析分离法，50 年代末又出现了自动分析装置，随着技术的进步，分析一个样品的时间从 1 周减少到 1 h 左右，同时样品用量也从毫摩尔级减少到纳摩尔级，使灵敏度提高上千甚至上万倍，如今全自动氨基酸分析仪已在临床医学中发挥重要作用。各种生理体液，如血浆、血清、尿液、脑脊液、羊水、精液，乃至细胞内液（如红细胞、白细胞等），只需数十至数百微升的用量注入全自动分析仪内，在 2～4 h 内，即可得出各种氨基酸的含量。此外，酶法测定氨基酸的进展很快，由于方法特异性强，灵敏度高，深受临床欢迎。非专用的高效液相色谱仪也可用于氨基酸测定。

一、氨基酸总组分测定

（一）氨基酸自动分析法

氨基酸全自动分析仪主要由五个部分组成，即色谱系统、检测系统、加样系统、控制系统和数据处理系统。20 世纪 70 年代以前设计的分析仪都是利用氨基酸与茚三酮加热产生紫色化合物的原理，该产物在 570 nm 处有特征吸收峰，亚氨基酸（脯氨酸和羟脯氨酸）与茚三酮反应生成黄色化合物，在 440 nm 处有特征吸收峰，所以多数全自动分析仪带有 570 nm 和 440 nm 两种波长的比色计。从色谱柱上被逐步洗脱的氨基酸,随即进入检测系统,检测系统包括反应器、比色计和记录器,样品与茚三酮试剂在反应器中反应并加热,茚三酮比色法只能检出纳摩尔水平的氨基酸。20 世纪 70 年代以后检测系统中的比色法有的被荧光法所取代,所用的荧光试剂是邻苯二醛,它可检出皮摩尔水平的氨基酸,但亚氨基酸不发生反应,必须加入某些氧化剂(如次氯酸钠)后才发生荧光反应,使仪器结构进一步复杂化。

(二)氨基酸的纸层析和薄层层析

由于氨基酸全自动分析仪价格昂贵,只能在一些测试中心应用。纸层析的优点是不需特殊设备,既经济又简单,而且采集在滤纸上的标本可以邮寄,其缺点是灵敏度低、分辨率差和费时。因此,近几年已逐渐由速度快、分离效率高的薄层层析代替。纸层析和薄层层析又分为单向和双向两种;单向层析一般适用于某一个或一组氨基酸增高时的筛选检测,如结果异常可进一步用双向层析分离,定量方法可用薄层扫描仪扫描计算(方法原理同电泳扫描仪)。

二、个别氨基酸测定

(一)苯丙氨酸测定

苯丙氨酸(phenylalanine)可采用酶法分析:一是用 L-苯丙氨酸氧化酶氧化 L-苯丙氨酸,产生的 H_2O_2 与 4-氨基安替比林和 N,N'-二甲苯胺生成醌亚胺,在 550 nm 测定吸光度。二是利用 L-苯丙氨酸脱氢酶催化 L-苯丙氨酸,同时 NAD^+ 被还原成 NADH,检测 340 nm 吸光度的增加速率可反映苯丙氨酸含量,利用同一个反应的逆反应,检测 340 nm 吸光度的下降速率,则能测定苯丙酮酸含量。

(二)酪氨酸测定

酪氨酸(tyrosine)在酪氨酸酶的作用下氧化生成多巴醌,用氧电极测定氧的消耗来对酪氨酸进行定量。

(三)同型半胱氨酸测定

同型半胱氨酸(homocysteine,HCY)是由甲硫氨酸去甲基生成的一种含硫氨基酸,它在体内主要通过再甲基化、转硫基作用两种途径进行代谢。血浆 Hcy 参考范围为 $5\sim15$ $\mu mol/L$(高效液相色谱法)。

(1)同位素法:通过 ^{14}C 标记的腺苷与 Hcy 缩合后,经色谱分离,液体闪烁计数放射强度来测定 Hcy 浓度。该法灵敏度高、特异性强,但由于操作繁琐且有放射污染,虽经改良也未能推广使用。

(2)高效液相色谱法(HPLC):目前比较成熟且可推广使用的方法,方法学包括柱前衍生-HPLC-荧光检测法,HPLC-柱后衍生-紫外检测法或荧光检测法以及 HPLC-电化学检测法。目前已有 Hcy 全自动 HPLC-荧光检测仪问世。

(3)荧光偏振免疫检测法:首先用二巯基苏糖醇将结合型 Hcy 还原出来,然后通过特异性的 S-腺苷 Hcy 合成酶催化 Hcy 转变为 S-腺苷 Hcy,与作为示踪物的荧光素标记 S-腺苷 Hcy 类似物一起与特异性单克隆抗体竞争性结合,引起示踪物偏光性改变,从而检测出 Hcy 浓度。方法灵敏度高,检测速度快,但价格昂贵,故短期内不易普及。

(4)酶免疫测定法:也需要将 Hcy 先转化为 S-腺苷 Hcy,然后加入辣根过氧化物酶标记的单克隆抗体,最后加入辣根过氧化物酶的底物,并在 450 nm 处检测。该法的检测结果与 HPLC 的相近。

(5)循环酶法:其原理是结合的 Hcy(氧化形式)被还原成游离的 Hcy,在胱硫醚-β-合成酶的催化下和丝氨酸反应生成 L-胱硫醚,后者被胱硫醚-β-裂解酶分解成 Hcy 和丙酮酸,丙酮酸参与 NADH 显色反应,生成的 Hcy 再次参与第一步反应,如此循环。该法是近年发展起来可用于自动生化分析仪的一种技术,它使 Hcy 检测更加快速、方便。该方法与 HPLC 法相关性良好,无需样本预处理,目前正被国内外广泛采用。

(四)芳香族氨基酸测定

目前,临床测定芳香族氨基酸的方法很多,包括 HPLC、毛细管电泳法、质谱法等。其中 HPLC 是分析芳香族氨基酸的常用方法。HPLC-邻苯二甲醛(OPA)衍生法为经典方法的代表,其灵敏度高并可以同时测定 20 余种氨基酸,但是样品处理复杂,需梯度洗脱,衍生产物不稳定。也有研究利用芳香族氨基酸能产生自然荧光的特性来测定,获得了较好的结果,但是由于 Phe、Tyr 和 Trp 的荧光特性不一致而不能在同一波长下同时进行 3 种氨基酸的测定,因此不能满足某些疾病的临床诊断与监测需要。

第二节　血浆蛋白质

蛋白质是人体中含量和种类最多的物质,约占人体干重的 45%,种类约有 10 万种之多。几乎在所有的生理过程中蛋白质都起着关键作用。血浆蛋白质是血浆固体成分中含量最多的一类物质,目前比较了解的血浆蛋白质约有 500 种。疾病时血浆蛋白质的结构、功能、代谢均有可能发生变化。随着技术的发展,许多微量血浆蛋白质的分析已变得比较容易,因而血浆蛋白质在临床诊断和病情监测等方面的应用日益广泛。

一、血浆蛋白质的生理功能和种类

(一)血浆蛋白质的生理功能

血浆蛋白质的功能可概括为如下几点:①修补组织蛋白,起营养作用;②维持血浆胶体渗透压;③作为激素、维生素、脂类、代谢产物、离子、药物等的载体;④作为血液酸碱度缓冲系统的一部分;⑤抑制组织蛋白酶;⑥作为酶在血浆中起催化作用;⑦代谢调节作用;⑧参与凝血与纤维蛋白溶解;⑨作为免疫球蛋白与补体等免疫分子,构成体液免疫防御系统。

以上功能中,营养修补作用、运输载体作用、维持血浆胶体渗透压和作为血液酸碱度缓冲成分是许多血浆蛋白质都具有的功能,如血浆清蛋白兼具这些功能。其他功能为某些血浆蛋白质的特殊功能,如蛋白酶抑制剂作用、凝血和纤维蛋白溶解作用、免疫和防御功能等。后两项将在血液学检验和免疫学检验中专门介绍。

(二)血浆蛋白质的种类

血浆蛋白质最简单的分类是将其分为清蛋白和球蛋白两大类,电泳分类可获得血浆蛋白质全貌的图谱,按功能分类比较复杂,但有利于对其进行研究。

(1)电泳分类法:利用醋酸纤维素薄膜或琼脂糖凝胶电泳一般可将血浆蛋白质分为清蛋白和 α_1 球蛋白、α_2 球蛋白、β 球蛋白、γ 球蛋白五个主要区带。如果采用聚丙烯酰胺凝胶电泳,在适当条件下可以分出三十多个区带。

(2)功能分类法:见表 4-1。

表 4-1　血浆蛋白质的功能分类

功能分类	蛋　白　质	功能特征
运输载体类	脂蛋白、清蛋白、转铁蛋白、铜蓝蛋白及各种结合蛋白等	运载、营养等
补体蛋白类	C1q、C1r、C1s、C2、C3、C4、C5、C6、C7、C8、C9、B因子、D因子、备解素等	参与机体的防御效应和自身稳定
免疫球蛋白类	IgG、IgA、IgM、IgD、IgE	排除外来抗原
凝血蛋白类	除Ⅳ因子(Ca^{2+})外的十三种凝血蛋白	血液凝固作用
蛋白酶抑制物	包括 α_1 抗胰蛋白酶、α_1 抗糜蛋白酶、α_2 巨球蛋白等 6 种以上	抑制蛋白酶作用
蛋白类激素	胰岛素、胰高血糖素、生长激素等	多种代谢调节作用

二、血浆总蛋白测定

血浆蛋白是血浆中最主要的固体成分,含量为 60～80 g/L,血浆蛋白质种类繁多,功能各异。蛋白质测定一般利用下列四种蛋白质特有的结构或性质:①重复的肽链结构;②酪氨酸和色氨酸残基对酚试剂反应或紫外光吸收;③与色素结合的能力;④沉淀后借浊度或光折射测定。以上这些原理不仅适合于生物样品总蛋白的测定,也可用于分离出的蛋白质组分的测定。

【测定方法】

血浆总蛋白测定方法很多,常用的有化学法、物理法和染料结合法。化学法包括凯氏定氮法、双缩脲法和酚试剂法。物理法包括紫外分光光度法、比浊法和折光测定法。

(1)凯氏定氮法:蛋白质经强酸高温消化后转化成铵盐,再加碱使铵盐成为氨经蒸馏分离出来,最后用酸滴定或纳氏试剂显色测定氮量。1883年Kjeldahl基于蛋白含氮量平均为16%,根据所测定的氮来换算成蛋白质的量,此即凯氏定氮法,该法是蛋白质测定公认的参考方法。

(2)双缩脲法:早在1914年就被用来测定血清总蛋白,目前仍是简单而准确的方法之一。血清中蛋白质的两个相邻肽键(—CO—NH—)在碱性溶液中能与二价铜离子作用产生稳定的紫色配合物。此反应和双缩脲(H_2N—OC—NH—CO—NH_2)在碱性溶液中与铜离子作用形成紫红色物质的反应类似,因此将蛋白质与碱性铜的反应称为双缩脲反应。生成的紫色配合物颜色的深浅与血清蛋白质含量成正比,故可用来测定蛋白质含量。双缩脲反应并非为蛋白质所特有,但在血清中,除蛋白质外仅有含量极少的可与双缩脲试剂显色的小分子肽,因此可认为双缩脲法测定血清蛋白质是具有特异性的。双缩脲法是临床测定血清总蛋白首选的常规方法。

(3)酚试剂法:1921年Folin首创酚试剂法,早期用于酪氨酸和色氨酸测定,后由吴宪将酚试剂法用于蛋白质定量。本法主要利用蛋白质中酪氨酸侧链的酚基可使磷钨酸-磷钼酸还原而显蓝色测定出酪氨酸的量,再根据酪氨酸在蛋白质中的含量,从而计算得到蛋白质的含量。1951年Lowry将该方法进行了改进,先用碱性铜溶液与蛋白质反应,再加入酚试剂,产生的蓝色化合物钨蓝和钼蓝在745～750 nm波长处有最大吸收峰。改良Lowry法提高了该方法的灵敏度,可用于脑脊液和尿液中微量蛋白质的测定。

(4)紫外分光光度法:该法根据芳香族氨基酸在280 nm处有一个吸收峰用于蛋白质定量。即使较纯的生物样品也常混有核酸,核酸最大吸收峰为260 nm,在280 nm也有较强的光吸收,因而测定蛋白质可采用双波长测定后予以校正,即蛋白质浓度(g/L)=$1.45A_{280}-0.74A_{260}$。此外,紫外区215～225 nm是肽键的强吸收峰,其吸收强度是280 nm处的10～30倍,将血清稀释1000～2000倍可以消除其他干扰物质的影响。

(5)比浊法:某些酸(如三氯醋酸、磺基水杨酸)能与生物碱结合而沉淀,称为生物碱试剂,它们也能与蛋白质结合产生沉淀。在血浆或血清中加入上述生物碱试剂,使之产生微细沉淀,然后测定悬浮液的浊度,与同样处理的蛋白质标准液比较,即可求得蛋白质的含量。

(6)折光测定法:溶解在溶液中的固体可以增加溶液的光折射率,利用此原理可测定血浆蛋白质含量。在固定的波长和温度下,光折射率和血浆中蛋白质含量成正比。目前许多折射计均刻有蛋白质浓度刻度,测定时可直接读出血浆蛋白质浓度。

(7)染料结合法:在酸性条件下,蛋白质分子解离出带正电荷的基团,可与带负电荷的染料特异性结合产生颜色反应。常用的染料有氨基黑、丽春红、考马斯亮蓝、邻苯三酚红钼等,该法是测定蛋白质较灵敏而特异的一类方法。

【参考区间】

正常成人参考区间为60～80 g/L。与正常成人相比,长久卧床者低3～5 g/L,60岁以上者约低2 g/L,新生儿总蛋白浓度较低,随后逐月缓慢上升,大约一年后达成人水平。

【临床意义】

(1)血浆总蛋白浓度增高:①蛋白质合成增加:常见于多发性骨髓瘤患者,主要是异常球蛋白增加,导致血浆总蛋白增加。②血浆浓缩:凡体内水分排出大于摄入时,均可引起血浆浓缩。如急性脱水(呕吐、腹泻、高烧等),外伤性休克(毛细血管通透性增大),慢性肾上腺皮质功能减退(尿排钠增多引起继发性失水)。

(2)血浆总蛋白浓度降低:①蛋白质合成障碍:当肝功能严重受损时,蛋白质合成减少,以清蛋白降低最为显著。②蛋白质丢失:严重烧伤,大量血浆渗出;大出血;肾病综合征尿中长期丢失蛋白质;溃疡性结肠炎可从粪便中长期丢失一定量的蛋白质。③营养不良或消耗增加:营养失调、长期低蛋白饮食、维生素缺乏症或慢性肠道疾病引起的吸收不良均可使体内缺乏合成蛋白质的原料;长期患消耗性疾病,如严重结核病、恶性肿瘤和甲状腺功能亢进症等,均可导致血浆总蛋白浓度降低。④血浆稀释:血浆中水分增加,血

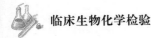

浆被稀释。如静脉注射过多低渗溶液或各种原因引起的水钠潴留。

【评价】

（1）凯氏定氮法结果准确性好，有良好的灵敏度和精密度，且适用于多种形态（固体和液体）的样品。但该法操作流程长，程序复杂，并且血清样品中各种蛋白质含氮量有少许差异，尤其是在疾病状态时差异可能更大，所以该法除用作血清蛋白质标准品定值及参考性工作外，不适合血清总蛋白的常规测定，现已很少在血清总蛋白常规测定中使用。

（2）双缩脲法对各种蛋白质的反应性相近，显色稳定性好，干扰物质少，试剂单一，方法简便，既适用于手工操作，也便于自动化分析。但本法灵敏度较低，检测限为每毫升样品 0.2～1.7 mg 蛋白质，不过已能满足常规血清蛋白质测定需要。双缩脲反应对肽键具有较高的专一性，所受的干扰因素小，最主要的干扰物质是右旋糖酐，血清中的右旋糖酐能与反应混合液中的铜和酒石酸结合形成沉淀，影响测定结果的准确度。其他干扰物质有胆红素、血红蛋白、脂浊、某些抗生素和铵盐等。

（3）酚试剂法呈色灵敏度较高，达到双缩脲法的 100 倍左右，有利于检出较微量的蛋白质；缺点是费时较长，试剂配制复杂，尤其特异性较差，显色程度随蛋白质的不同而有差异，且大部分具有还原性的物质对该法均有不同程度的干扰作用，测定时必须加以注意。由此可见，酚试剂法主要适用于单一蛋白质样品或微量蛋白质的测定。

（4）紫外吸收法在蛋白质定量上是一种很简便而常用的方法，该法测定的蛋白质未加任何试剂，未进行任何处理，可保留制剂的生物活性，且可回收全部蛋白质。但该法需要紫外分光光度计，且受其他对紫外光具有吸收能力的物质如尿酸、胆红素等的干扰，所以不适合检测血清等组成复杂的蛋白质溶液，多用于纯化蛋白质样品的测定，因而不能作为临床常规方法广泛应用。

（5）比浊法操作简便，试剂易得且不需特殊仪器。缺点是浊度的强弱受多种因素影响，如加入试剂的方法、混匀技术及反应温度等均可影响浊度的生成。并且，蛋白质沉淀容易形成絮状颗粒，难以获得稳定的悬浮液，影响浊度测定。此外，各种蛋白质形成的浊度亦有较大差别。因此该法一般不用于测定血浆蛋白，目前只在测定尿液或脑脊液等蛋白质浓度较低的样品时采用。

（6）折光测定法简便快速，易掌握，适用于基层单位用于蛋白质测定的体检筛选和胸水、腹水蛋白质的测定。缺点是准确性较差，病理情况下，易受血脂、胆红素及溶血等因素的影响。此外，清蛋白和球蛋白的折射率不同，当二者比例发生改变时也会产生误差。

（7）染料结合法中氨基黑、丽春红常作为血清蛋白醋酸纤维素薄膜电泳或琼脂糖凝胶电泳的染料。考马斯亮蓝常用于需更高呈色灵敏度的蛋白质电泳中，也可用于测定尿液、脑脊液中的蛋白质，其优点是简便、快速、灵敏，缺点是不同蛋白质与染料的结合力不一致，且试剂对比色杯有吸附作用。邻苯三酚红钼也可用于测定尿液、脑脊液中的蛋白质，该法克服了考马斯亮蓝法易吸附于比色杯的缺点，具有简便、稳定等优点，可用于自动化分析仪。当邻苯三酚红钼与蛋白质结合后，其最大吸收峰由染料的 467 nm 转移到染料蛋白质复合物的 594 nm；该法与球蛋白的结合力仅为清蛋白的 70%，试剂中加入十二烷基硫酸钠（SDS）可使其与两类蛋白质结合力的差别明显缩小。目前，用于自动生化分析仪测定尿液蛋白质的邻苯三酚红钼法商品试剂盒已得到广泛应用。

三、血浆蛋白质电泳

1948 年 Wieland 等建立了区带电泳后，各种电泳技术得到迅速发展，相继出现了滤纸、醋酸纤维素薄膜、淀粉凝胶、琼脂糖凝胶、聚丙烯酰胺凝胶等各种类型的电泳方法，并在临床生物化学检验中得到了广泛应用。1957 年 Kohn 开始将醋酸纤维素薄膜用于血浆蛋白电泳分析。随着全自动电泳分析仪的广泛使用，血浆蛋白电泳分析已成为目前临床的常规检测项目。醋酸纤维素薄膜或琼脂糖凝胶是应用最多的两类支持物，常用染色剂有丽春红 S、氨基黑 10B 等，半定量分析可通过光密度扫描仪对染色区带进行扫描，以确定样品中不同蛋白质区带的百分含量。

醋酸纤维素薄膜电泳具有电泳时间短，染料吸附少等优点，但电泳时水分容易蒸发，醋酸纤维素薄膜不透光，光密度扫描前需先进行透明处理。低浓度的琼脂糖凝胶电泳相当于自由界面电泳，蛋白质在电场中可自由移动，阻力小，不被凝胶吸附，从而使电泳图谱无拖尾现象，分辨效果好，介质透明度高，故电泳结束后无须进行透明处理。血清蛋白在醋酸纤维素薄膜电泳、琼脂糖凝胶电泳中能分离出 5～6 条区带,已能满足临床的一般要求。有关电泳原理、分析方法及注意事项详见第二章临床生物化学检验技术。

四、蛋白质免疫固定电泳

血清蛋白电泳中出现的 M 蛋白带主要存在于 β-球蛋白和 γ-球蛋白区域,通常疑为单克隆免疫球蛋白。为鉴别异常条带,可运用免疫固定电泳技术。

免疫固定电泳是 Alper 和 Johnson 在 1969 年推荐的一项有实用价值的琼脂糖凝胶蛋白电泳加免疫沉淀反应的技术,可用于各种免疫球蛋白的鉴定。先利用电泳技术将蛋白质分离,再加入已知相应单价抗血清,当抗体与其区带中的单克隆免疫球蛋白结合后,便形成抗原-抗体复合物而被固定,通过漂洗和染色,呈现狭窄但浓染的区带。其突出优点是特异性高,可进行单克隆免疫球蛋白及其轻链的鉴定,敏感性可达 50～150 mg/L,操作周期短,分辨率高,结果易于分析。对多发性骨髓瘤、Waldenstrom 巨球蛋白血症、分泌型骨髓瘤、轻链病、重链病等诊断和研究有较高价值。但其分辨率受多种因素的影响,如抗原抗体的比例、抗血清的抗体谱等。免疫固定电泳检测几种典型的 M 蛋白血症见图 4-1。

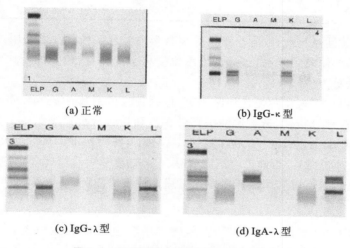

(a) 正常　　　　　　　　　　(b) IgG-κ 型

(c) IgG-λ 型　　　　　　　　(d) IgA-λ 型

图 4-1　免疫固定电泳检测 M 蛋白血症

五、血浆蛋白质组分测定

临床上已有较明确诊断意义的血浆蛋白质有清蛋白、α₁-酸性糖蛋白、α₁-抗胰蛋白酶、甲胎蛋白、α₂-巨球蛋白、铜蓝蛋白、C-反应蛋白、结合珠蛋白、转铁蛋白、前清蛋白、视黄醇结合蛋白、补体蛋白和免疫球蛋白等(后两类血浆蛋白质将在本书另外章节和免疫学检验中介绍)。这些蛋白质在临床上又称为特定蛋白或个别蛋白,它们在机体某些疾病中的诊断特异性和敏感性越来越受到人们的关注。各种血浆蛋白质的性质见表 4-2。

表 4-2　血浆蛋白质的性质与电泳区带的关系

电泳区带	蛋白质种类	半衰期/天	相对分子质量	等电点	含糖量/(%)	成人参考值/(g/L)
前清蛋白	前清蛋白	0.5	54000	—	—	0.2～0.4
清蛋白	清蛋白	15～19	66300	4.7	0	35～55
α₁-球蛋白	α₁-抗胰蛋白酶	4	51000	4.8	10～12	0.9～2.0
	α₁-酸性糖蛋白	5	40000	2.7～3.5	45	0.5～1.5
	甲胎蛋白	—	69000	—	—	3×10⁻⁵
	高密度脂蛋白	—	200000	—	—	1.7～3.25
	视黄醇结合蛋白	0.5	21000	4.4～4.8	—	0.037～0.061
α₂-球蛋白	结合珠蛋白	2	85000～400000	4.1	12	0.3～2.0
	α₂-巨球蛋白	5	725000	5.4	8	1.3～3.0

续表

电泳区带	蛋白质种类	半衰期/天	相对分子质量	等电点	含糖量/(%)	成人参考值/(g/L)
β-球蛋白	铜蓝蛋白	4.5	132000	4.4	8～9.5	0.1～0.4
	转铁蛋白	7	79500	5.5～5.9	6	2.0～3.6
	低密度脂蛋白	—	300000	—	—	0.6～1.55
	补体C4	—	206000	—	7	—
	β₂-微球蛋白	—	11800	—	—	0.001～0.002
	纤维蛋白原	2.5	340000	5.5	3	2.0～4.0
	补体C3	—	185000	—	2	0.9～1.8
γ-球蛋白	IgA	6	160000～170000	—	8	0.7～4.0
	IgG	24	160000	6～7.3	3	7.0～1.6
	IgM	5	900000	—	12	0.4～2.3
	C-反应蛋白	0.8	115000～140000	6.2	0	0.008

血清中的蛋白质多数性质相似,故除清蛋白等少数蛋白质有某种特性可利用,因而能使用染料结合法等方法测定外,其他都需要制备特异的抗血清,采用免疫化学法测定,包括免疫比浊法、免疫扩散法、化学发光免疫法、放射免疫法等方法。

目前临床上特定蛋白质多采用免疫比浊法测定,包括免疫散射比浊法和免疫透射比浊法。散射比浊法通常需要利用特定蛋白质分析仪,透射比浊法则可在自动生化分析仪中测定。目前免疫比浊法可以测定多种血清蛋白质,包括 Alb、PA、AAT、AAG、Hp、AMG、CER、TRF、CRP,以及免疫球蛋白 IgG、IgM、IgA 和补体 C³、C⁴ 共 14 种蛋白质,目前已有国际公认的标准参考物质。此外,免疫球蛋白轻链 κ 和 λ、甲胎蛋白(AFP)、β₂微球蛋白等血液和尿液蛋白质也可用上述方法测定。

(一)清蛋白

清蛋白(albumin,Alb)由肝实质细胞合成,是血浆中含量最多的蛋白质,占血浆总蛋白的 57%～68%,血中半衰期为 15～19 天。其合成率主要由血浆中 Alb 水平调节,并受食物中蛋白质含量的影响。各种细胞外液中均含微量的 Alb,正常情况下 Alb 在肾小球中的滤过量甚微,约为血浆中 Alb 的 0.04%,但即便如此,每天从肾小球滤过液中排出的 Alb 可达 3.6 g,为终尿中蛋白质排出量的 30～40 倍,由此可见滤过液中 95% 的 Alb 可在肾小管,主要在近曲小管被重吸收。清蛋白具有重要的生理功能,具体如下。①清蛋白是血浆中的主要载体蛋白质:清蛋白分子上有较多的极性基团,与某些化合物和金属离子有高度亲和力,许多水溶性差的物质,如胆红素、长链脂肪酸、胆汁酸盐、前列腺素、类固醇激素、金属离子(如 Cu^{2+}、Ni^{2+}、Ca^{2+})、多种药物(如磺胺类药物、青霉素 G)等均可通过与 Alb 的结合增加亲水性而便于运输。具有活性的激素或药物等与 Alb 结合时,可不表现为活性;因其结合具有可逆性,当 Alb 含量或血液 pH 值等因素发生变化时,这些激素和药物的游离型含量也随之变化,使其生理活性增强或减弱。②清蛋白维持血浆胶体渗透压:当某种原因(肾功能不全或肝硬化等)引起血浆 Alb 丢失或浓度过低时,可引起水肿、腹水等症状,临床上通过输入血浆或血浆 Alb 可缓解。③清蛋白维持血液酸碱平衡:蛋白质是两性电解质,分子中含有许多—NH₂ 和—COOH 基团,当血液酸性过强时,两个基团以—NH₃⁺ 和—COOH 形式存在(结合 H⁺ 的状态),当血液碱性过强时,则以—NH₂ 和—COO⁻ 形式存在(解离出 H⁺ 的状态),除此以外,部分蛋白质分子侧链中也具有多个可解离的基团,故蛋白质具有维持酸碱平衡的能力。④作为重要的营养蛋白质:清蛋白可在不同组织中被细胞内吞而摄取,其氨基酸用于组织修补。因疾病等原因造成食物摄入不足或手术后的患者,常给予静脉清蛋白注射液。

【测定方法】

目前测定血清清蛋白的方法有染料结合法、电泳法和免疫化学法等,以染料结合法最常用。

(1)染料结合法:常用的染料有溴甲酚绿(bromocresol green,BCG)和溴甲酚紫(bromocresol purple,BCP),其中 BCG 法是目前我国临床上测定清蛋白最常用的方法。

血清清蛋白具有与阴离子染料 BCG 结合的特性。在 pH 值为 4.2 的缓冲液中清蛋白带正电荷,在有非离子型表面活性剂存在时,可与带负电荷的染料 BCG 结合形成蓝绿色复合物,其颜色深浅与清蛋白浓度成正比。与同样处理的清蛋白标准比较,可求得血清中清蛋白含量。球蛋白也能与 BCG 结合,但结合时间较晚,故可在控制时间情况下直接测定血清清蛋白。

此外,BCG 也能与血清中多种蛋白质成分发生反应而呈色,但呈色程度远弱于清蛋白,由于在 30 s 内呈色对清蛋白特异,故 BCG 与血清混合后,在 30 s 内读取吸光度,可明显减少非特异性反应。非离子型表面活性剂可增强 BCG-清蛋白复合物的溶解度,消除 BCG 同清蛋白反应时可能产生的沉淀,但其浓度变化可导致灵敏度降低和直线性丧失,对测定结果有较大影响。

BCG 法灵敏度高、操作简便、重复性好,既可用作手工操作也可自动化分析,但要注意试剂标准化、标准品的选用、反应时间等,如不严格掌握,将会对测定结果造成严重影响。该法随着显色时间的延长,溶液色泽会加深,因为血清中除清蛋白以外,还有与 BCG 迟缓作用的蛋白质,Corcoran 将 BCG 反应时间定为 10 s(自动化法),就是为了防止非特异反应的干扰。BCG 是一种变色阈较窄的酸碱指示剂,受酸、碱影响较大,故所用的器材必须无酸、碱污染。胆红素等对测定无明显干扰,血红蛋白浓度在 1000 mg/L 以下无明显的干扰。药物中氨苄青霉素和安络血会产生明显的干扰反应。该法对血清清蛋白特异性不如 BCP 法。

BCP 法最适 pH 值为 5.2,接近大多数球蛋白的等电点,抑制了球蛋白与 BCP 的非特异性反应,故对清蛋白测定具有较高特异性。此外,BCP 与清蛋白的反应为即时完全反应,不受时间和温度变化的影响,反应精密度较好,回收率高,而且不易受溶血、黄疸等临床常见干扰因素的干扰。缺点是线性范围较窄,与牛、猪等动物血清清蛋白的反应性比与人的反应性低,而质控血清往往是动物血清,故其临床应用受限。

(2)盐析法:清蛋白测定早期曾采用盐析法。在生理 pH 值条件下,球蛋白所带电荷及水化膜均比清蛋白少,可被较低浓度的中性盐如硫酸铵、硫酸钠等沉淀,而清蛋白仍留在溶液中,分离后可用总蛋白测定方法来测定溶液中的清蛋白含量。该法因操作繁琐,又不易用于自动分析,目前基本不使用。

(3)电泳法:血清蛋白电泳可将血清清蛋白与其他几种蛋白质分开,染色后用光密度仪作吸光度扫描,得出各种蛋白质组分所占百分比,清蛋白的百分比乘以样品总蛋白浓度即得清蛋白浓度。电泳法特异性较好,曾一度考虑将其作为清蛋白测定的参考方法,但电泳技术繁琐耗时,不易自动化,且用于染色的各种染料对不同蛋白组分的亲和力不同,清蛋白对这些染料的亲和力比其他蛋白质强,故电泳法测得清蛋白浓度偏高。

(4)免疫化学法:有免疫扩散法、免疫比浊法和放射免疫法等。这类方法特异性好,灵敏度高,且清蛋白易纯化因而其抗血清容易制备,但成本较高,主要适用于尿液和脑脊液等微量清蛋白的测定。

【参考区间】

健康成人为 35～55 g/L;4～14 岁儿童为 34～48 g/L(BCG 法)。

【临床意义】

(1)清蛋白合成不足:常见于急性或慢性肝脏疾病,但由于 Alb 的半衰期较长,因此,在部分急性肝病患者,其浓度降低表现不明显;蛋白质营养不良或吸收不良也可造成 Alb 合成不足。

(2)清蛋白丢失过多:①肾病综合征、慢性肾小球肾炎、糖尿病肾病、系统性红斑狼疮等,Alb 由尿中丢失,每天排出达 5 g 以上,已超过肝脏的代偿能力;②肠道炎症性疾病时,可因肠黏膜炎症坏死而丢失一定量的蛋白质,致血浆 Alb 含量下降;③烧伤及渗出性皮炎时可从皮肤丢失大量蛋白质。

(3)清蛋白分解代谢增加:由组织损伤(外科手术或创伤)或炎症(感染性疾病)等引起。

(4)清蛋白分布异常:如肝硬化致门脉高压导致腹水时,一方面肝脏合成 Alb 减少,另一方面,门静脉高压可使大量蛋白质尤其是 Alb 从血管内渗漏入腹腔,致使血浆 Alb 显著下降。

(5)无清蛋白血症:极少见的一种遗传性缺陷,患者血浆 Alb 含量常低于 1 g/L,但可以没有水肿症状,部分原因可能是由于血液中球蛋白含量代偿性增高。

(6)血浆清蛋白增高:少见,可在严重失水时发生,对监测血液浓缩有诊断意义。

(7)清蛋白的遗传性变异:已发现有 20 多种以上 Alb 的遗传变异类型,这些个体可以没有临床症状,在血浆蛋白质电泳分析时可出现 2 条 Alb 区带或 1 条宽带,有人称为双清蛋白血症。另外,当某些药物大

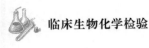

剂量应用(如青霉素)时,因药物与 Alb 结合,也可导致这部分 Alb 电泳迁移率加快而出现区带形状的改变。

(8)估计清蛋白配体的存在形式和作用:在血浆 Alb 浓度明显下降的情况下,内源性代谢物、激素和外源性药物等,与 Alb 结合的部分减少,而游离部分相对增加,虽总浓度未改变,但活性增强。

(9)评价个体营养状态:血浆 Alb 浓度受饮食蛋白质摄入量影响,是群体营养状态调查时常用的指标。评价标准:大于 35 g/L 为正常,28~34 g/L 为轻度缺乏,21~27 g/L 为中度缺乏,小于 21 g/L 为严重缺乏;小于 28 g/L 时,会出现水肿。

(二)α_1-酸性糖蛋白

α_1-酸性糖蛋白(α_1-acid glycoprotein,AAG)又称血清类黏蛋白,主要在肝脏合成,某些肿瘤组织亦可合成。AAG 相对分子质量接近 40000,含糖量较高,约占 45%,pI 为 2.7~3.5。AAG 分解代谢首先是其唾液酸的分子降解,随后蛋白质部分在肝中很快降解。

AAG 是一种典型的急性时相反应蛋白,在急性炎症时增高,显然与免疫防御功能有关。AAG 可以结合利多卡因和奎尼丁等弱碱性药物,在急性心肌梗死时,AAG 作为一种急性时相反应蛋白而升高,从而使药物结合状态增加而游离状态减少,血液中药物的有效浓度下降。

【测定方法】

最好采用免疫化学法测定,如免疫扩散法、免疫比浊法或酶联免疫吸附(ELISA)法,但抗血清来源较困难。目前临床上大多采用过氯酸和磷钨酸分级沉淀 AAG,测定蛋白质或含糖量间接计算其结果。

【参考区间】

健康成人为 0.5~1.5 g/L(免疫比浊法)。

【临床意义】

(1)AAG 作为主要的急性时相反应蛋白质,在风湿病、恶性肿瘤及心肌梗死等炎症或组织坏死时一般增加 3~4 倍,3~5 天时出现浓度高峰。此外,AAG 增高可作为活动性溃疡性结肠炎最可靠的指标之一。

(2)用内源性的库欣综合征和外源性激素类药物如强的松、地塞米松等治疗疾病时,可引起 AAG 增高。

(3)在营养不良、严重肝损害、肾病综合征以及胃肠道疾病致蛋白质严重丢失的情况下,AAG 可降低。

(4)雌激素可使 AAG 降低。

(三)α_1-抗胰蛋白酶

α_1-抗胰蛋白酶(α_1-antitrypsin,α_1-AT 或 AAT)是具有蛋白酶抑制作用的一种急性时相反应蛋白。其相对分子质量为 51000,pI 为 4.8,含糖 10%~12%,在醋酸纤维素薄膜电泳中位于 α_1 区带,且为该区带的主要成分,大约占 90%。

AAT 占血浆中抑制蛋白酶活力的 90% 左右,其抑制作用有明显的酸碱度依赖性,最大活力时处于中性和弱碱性,当 pH4.5 时活性基本丧失,这一特点具有重要的生理意义。AAT 的主要功能是抑制溶酶体蛋白水解酶的活性,即 AAT 不仅作用于胰蛋白酶,对糜蛋白酶、尿激酶、肾素、胶原酶、弹性蛋白酶、纤溶酶和凝血酶等也都具有抑制作用。此类酶由多形核白细胞起吞噬作用时释放,由于 AAT 的相对分子质量较小(比 α_2-巨球蛋白小),可透过毛细血管进入组织液与释放的蛋白水解酶结合而又回到血管内,AAT 结合的蛋白酶复合物有可能转移到 α_2-巨球蛋白分子上,经血液循环转运而在单核吞噬细胞系统中被降解。

AAT 具有多种遗传表型,迄今已分离鉴定的有 33 种等位基因,其中最多见的是 Pi^{MM} 型,占人群的 90% 以上;另外还有两种蛋白质称为 Z 型和 S 型,可表现为以下遗传分型:Pi^{ZZ}、Pi^{SS}、Pi^{SZ}、Pi^{MZ}、Pi^{MS}。S 型蛋白质与 M 型蛋白质虽仅有一个氨基酸残基的差异,但对蛋白酶的抑制作用却相差甚远,AAT 蛋白酶抑制作用主要与血液循环中 M 型蛋白质的浓度有关,如果以 MM 型的蛋白酶抑制能力作为 100%,则 ZZ 型的相对活力仅为 15%、SS 型的为 60%、MZ 型的为 57%、MS 型的为 80%,其他的则无活性。

【测定方法】

测定 AAT 的方法很多。对于 AAT 的遗传变异体可通过电泳法分离测定,如用酸性凝胶电泳或等点聚焦电泳可将 AAT 分为 5～8 条区带;也可利用 AAT 对蛋白酶的抑制能力进行测定;而免疫化学法是目前最常用的方法,可购买 M 蛋白质 AAT 商品试剂盒进行测定。

【参考区间】

新生儿血清 1450～2700 mg/L,成人血清 780～2000 mg/L(免疫化学法)。排除急性时相反应的存在,健康人血浆浓度小于 500 mg/L,提示可能存在遗传变异的表现型,可进一步采用上述电泳方法证实。

【临床意义】

(1) AAT 缺陷:ZZ 型、SS 型和 MS 型的常伴有早年(20～30 岁)出现的肺气肿。当吸入尘埃和细菌引起肺部多形核白细胞的吞噬活跃时,溶酶体弹性蛋白酶释放;如果 M 型蛋白质缺乏,溶酶体弹性蛋白酶可作用于肺泡壁的弹性纤维而导致肺气肿。低血浆 AAT 还可发现于胎儿呼吸窘迫综合征。ZZ 型的可引起肝细胞损害,ZZ 型蛋白质聚集在肝细胞,可导致肝硬化;ZZ 型的新生儿中 10%～20% 在出生数周后易患肝炎,最后因活动性肝硬化致死;ZZ 型的某些成人会发生肝损害。

(2) AAT 增加:急性时相反应时 AAT 增加,血浆 AAT 通常在炎症、手术后、组织坏死发生 24 h 后增高,3～4 天达到高峰。AAT 增高还见于长期接受可的松治疗、妊娠及服用雌激素类药物等。

(四)甲胎蛋白

甲胎蛋白(α_1-fetoprotein,AFP)相对分子质量为 65000～70000,pI 为 4.75,电泳位置在清蛋白与 α_1-球蛋白之间,是一种含糖量约为 4% 的糖蛋白。胚胎期主要在肝脏合成,其次是卵黄囊,胃肠道黏膜也可合成少量。AFP 是胎儿血浆中主要的蛋白质,尤其在 13～15 周龄达高峰,以后逐渐下降,出生时血浆 AFP 浓度为高峰期的 1% 左右,周岁时接近成人水平(达到 30 $\mu g/L$)。成人 AFP 由肝合成,血清含量极微。

胚胎期 AFP 的生物学功能尚不完全了解,已知它在雌激素的结合和灭活中起作用,并可抑制细胞和体液的免疫反应。

近年来对甲胎蛋白的异质体进行了深入研究。不同组织合成的 AFP,其糖链组成各异,根据与一些外源性凝集素如刀豆素、小扁豆凝集素的结合能力不同,可将甲胎蛋白分为结合型和非结合型两类异质体。甲胎蛋白异质体的测定有助于区别肝细胞癌和其他癌肿,并对肝脏良性和恶性疾病的鉴别诊断具有重要意义。

【测定方法】

测定血浆 AFP 的方法很多。火箭电泳放射自显影法和放射免疫分析法(RIA)敏感性高,但均有同位素污染问题且需使用专用药盒,前者耗时长而后者对仪器要求较高。国内多应用 ELISA 法,敏感性与 RIA 法接近,方法操作简便,便于推广。反向间接血凝法(RPHA)适用于大规模的人群筛查,常规工作虽有操作简便的优点,但定量不够精细。AFP 异质体的测定,目前多采用植物血凝素亲和交叉免疫电泳自显影法。以上方法同样适用于羊水中 AFP 的测定。

【参考区间】

妊娠 20 周羊水 AFP 为 5～25 mg/L;妊娠 20 周母体血清 AFP 为 20～100 $\mu g/L$;新生儿血清 AFP<5 mg/L;健康成人 AFP<30 $\mu g/L$。

【临床意义】

血清 AFP 含量测定对原发性肝癌的诊断有重要价值,约 80% 的肝癌患者血清 AFP 含量增高。但在卵巢癌、睾丸癌及卵巢畸胎瘤等生殖细胞肿瘤中,AFP 阳性率仅为 50%,如联合人绒毛膜促性腺激素(HCG)同时检测,可用于肿瘤的分类和分期;胰腺癌、肺癌、肝硬化等患者,AFP 亦可出现不同程度的升高,故 AFP 对肝癌的诊断不具备组织特异性。另外,AFP 正常也不能排除肝癌的可能性,因为还有 15%～20% 的肝癌患者血清 AFP 水平不升高。血清 AFP 的检测还可用于肝癌和其他肝脏疾病的鉴别,亦可协助判断肝癌的分化程度及肝癌患者病情及预后情况。

羊水中 AFP 含量测定可用于胎儿产前监测。当高于正常时提示胎儿可能会有开放性神经管缺损、无脑儿、脐膨出、肾病综合征、先天性食管或十二指肠闭锁等畸形。AFP亦可经羊水进入母体循环,85%脊柱裂及无脑儿的母体在妊娠16~18周可见AFP升高而有诊断价值,但必须结合其他检查方法以免出现假阳性。

（五）α₂-巨球蛋白

α₂巨球蛋白（α₂-macroglobulin,α₂-MG或AMG）相对分子质量为715000,含糖量约为8%,pH值为5.4,由4个相对分子质量相同的结构亚单位组成,是血浆中相对分子质量最大的糖蛋白,主要由肝细胞与单核吞噬细胞系统合成。AMG半衰期约为5天,但与蛋白水解酶结合后清除率加快。

过去认为AMG是激素的载体蛋白,但现在明确其作用主要是抑制蛋白水解酶,它对纤维蛋白溶酶、胃蛋白酶、糜蛋白酶、胰蛋白酶及组织蛋白酶D等蛋白功能酶活力均有抑制作用。其作用机制为:酶与AMG处于复合物状态时,酶的活性虽没有丧失,但能导致酶不易作用于大分子底物进而发挥其催化活性;若酶的底物属于相对分子质量小的蛋白质,则仍能被AMG-蛋白酶复合物催化水解。因此,AMG可起到选择性地保护某些蛋白酶活性的作用。

【测定方法】

多采用免疫化学法测定。

【参考区间】

AMG常为1.25~4.10 g/L。

【临床意义】

AMG不属于急性时相反应蛋白。低清蛋白血症,尤其是肾病综合征时,为了维持血浆胶体渗透压,AMG含量可代偿性显著增高。妊娠期及口服避孕药时,血浆AMG含量增高,机制不明。此外,婴幼儿及儿童血浆AMG含量为成人的2~3倍,这可能是因为婴幼儿肠道及儿童体内的细菌和血细胞中的蛋白酶含量较高,引起AMG代偿性增高,可针对升高的蛋白酶起抑制作用。AMG降低见于严重的急性胰腺炎和进展型前列腺癌治疗前。

（六）铜蓝蛋白

铜蓝蛋白（ceruloplasmin,Cp）是一种含铜的α₂球蛋白,每分子Cp结合6~8个铜原子,由于含铜而呈蓝色,故称为铜蓝蛋白。在感染、创伤和肿瘤时,血浆Cp增加,故Cp也属于一种急性时相反应蛋白。95%的血清铜存在于Cp中,另5%呈可扩散状态。在血液循环中,Cp可视为铜的无毒性代谢库。

Cp有以下三个主要功能:①具有亚铁氧化酶活性,能将Fe^{2+}氧化为Fe^{3+},调节铁的吸收和运输;②胺氧化酶活性,对多酚及多胺类底物有催化其氧化的能力;③抗氧化作用,可防止组织中脂质过氧化物和自由基的生成,特别是在炎症时具有重要意义。

【测定方法】

可根据其氧化酶活性进行测定。目前临床使用较多的是免疫化学法,包括免疫扩散法及免疫散射比浊法,此类方法特异性高,且抗血清已商品化,从而解决了不同实验室间的结果标化问题。

【参考区间】

健康成人0.2~0.5 g/L。新生儿血中Cp含量很低,出生后逐渐增高,2~3岁时达到最高水平,以后缓慢下降,至14岁时降到成人水平。

【临床意义】

Cp可协助Wilson病的诊断。Wilson病是一种常染色体隐性遗传病,即患者血浆Cp含量明显减少,血浆游离铜增加,铜沉积在肝可引起肝硬化,沉积在脑基底节的豆状核则导致豆状核变性,因此该病又称为肝豆状核变性。大部分Wilson病患者可有肝功能损害并伴有神经系统症状,有80%肝受损者中血清Cp低于100 mg/L,另外20%肝受损者Cp不低于300 mg/L,在参考范围内,但每分子Cp结合铜原子减少,血浆游离铜增加。此病是进行性的和致命的,应及时诊断,及时治疗,可用铜螯合剂-青霉胺。在营养不良、严重肝病及肾病综合征时Cp往往也会下降。

（七）C-反应蛋白

C-反应蛋白（C-reactive protein,CRP）是1941年在急性炎症患者血清中发现的能结合肺炎球菌细胞壁 C-多糖的蛋白质,也是第一个被认识的急性时相反应蛋白。主要由肝细胞合成,含 5 个相同的亚单位,非共价地结合为盘形多聚体。相对分子质量为 115000~140000,电泳分布在 γ 区带,有时可延伸至 β 区带。

CRP 的特征反应是能在钙离子存在的条件下特异性结合磷酸胆碱基团。CRP 通过与配体(凋亡与坏死的细胞或入侵的细菌、真菌、寄生虫等的磷酰胆碱)结合,激活补体和单核吞噬细胞系统,将载有配体的病理物质或病原体清除。抑制血小板Ⅲ因子的活化及内源性 ADP 与 5-羟色胺的释放,对血小板凝集和血块收缩有抑制作用。

【测定方法】

CRP 的测定主要采用免疫化学法,如单向免疫扩散法、火箭免疫电泳法、ELISA 法、放射免疫法等,已有多种商品试剂盒供应,可按试剂说明书操作。

【参考区间】

CRP 蛋白含量与年龄有关,新生儿为 0.1~0.6 mg/L,出生一周到一个月婴儿 CRP≤1.6 mg/L,健康成人和儿童 CRP 为 0.68~8.2 mg/L,孕妇 CRP 含量甚高,CRP≤47 mg/L 为正常(免疫透射比浊法)。

【临床意义】

CRP 为急性时相的一个极灵敏的指标:健康人体内 CRP 浓度很低(低于 5 mg/L),在急性心肌梗死、创伤、感染、炎症、外科手术、肿瘤浸润时迅速显著增高,可达正常水平的 2000 倍。CRP 为非特异性指标,在临床上主要用于以下几个方面:

(1) 鉴别细菌感染与病毒感染:当细菌感染引发炎症,在炎症进程开始 4~7 h 时 CRP 就可开始升高,且升高的幅度与细菌感染的严重程度相一致;病毒感染时 CRP 不增高,以此鉴别感染的性质,指导临床治疗,减少不必要的抗生素治疗,从而可有效防止抗生素的滥用。

(2) 结合临床病史监测疾病:如评估急性胰腺炎的严重程度,当 CRP 高于 250 mg/L 时则可提示为广泛坏死性胰腺炎。

(3) 监测系统性红斑狼疮、白血病和外科手术后并发的感染:有研究表明,术后 6 h 左右,CRP 开始升高,如无并发症应在术后 3 天下降直至正常,如术后出现感染,则 CRP 长时间不下降;术前 CRP 升高者,术后感染率也远高于术前 CRP 不高者。

(4) 抗生素疗效观察:经抗生素治疗有效,CRP 可于一天内下降 50%,所以连续监测 CRP 可用于判断抗生素的治疗效果。

(5) 预测心血管疾病危险:持续的轻度 CRP 升高,说明有持续的炎症存在,可用于预测动脉粥样硬化的发生。CRP 与总胆固醇等结合可预知发生心肌梗死的相对危险性。

(6) 恶性肿瘤患者 CRP 大都升高:CRP 与 AFP 的联合检测,可用于肝癌与肝脏良性疾病的鉴别诊断;CRP 测定用于肿瘤的治疗和预后有积极意义,手术前 CRP 上升,手术后则下降,且其反应不受放疗、化疗和皮质激素治疗的影响,有助于临床评估肿瘤的进程。

(八) 结合珠蛋白

结合珠蛋白(haptoglobin,Hp)又称触珠蛋白,是一种急性时相反应蛋白。在醋酸纤维素薄膜电泳中位于 α_2 区带。分子中有 α 与 β 链形成 $\alpha_2\beta_2$ 四聚体,α 链有 α^1 及 α^2 两种,而 α^1 又有 α^{1F} 及 α^{1S} 两种遗传变异体(F 表示电泳迁移率相对为 fast,S 表示 slow),两种变异体的多肽链中只有一个氨基酸残基不同。由于 α^{1F}、α^{1S}、α^2 三种等位基因编码形成 αβ 聚合体,因此个体之间可有多种遗传表型(表 4-3)。

表 4-3 结合珠蛋白的遗传表型

表型	亚单位的结构	组成
Hp1-1	$(\alpha^{1F})_2\beta_2, \alpha^{1F}\alpha^{1S}\beta_2, (\alpha^{1S})_2\beta_2$	相对分子质量约为 80000,α 链含氨基酸残基 83 个,β 链含氨基酸残基 245 个
Hp2-1	$(\alpha^{1S}\alpha^2\beta_2)n, (\alpha^{1F}\alpha^2\beta_2)n$	相对分子质量为 120000~200000 的聚合体,由于 n 不同,可以在电泳中出现多条区带
Hp2-2	$(\alpha^2\beta)n$	相对分子质量为 160000~400000,由于 n 不同,可在电泳中出现多条区带

注:n 为 3~8 的整数。

Hp 的主要功能是能与血浆中的游离血红蛋白结合,每分子 Hp 可结合两分子血红蛋白。结合后的复合物不可逆,在几分钟之内便转运到网状内皮系统分解,其中氨基酸和铁可被机体再利用。Hp 可以防止血红蛋白从肾丢失而为机体有效地保留铁,并能避免血红蛋白对肾脏的损伤。Hp 不能被重新利用,所以溶血后 Hp 大量消耗致含量急剧降低,血浆 Hp 浓度多在一周内恢复。

Hp-Hb 复合物是一种高效的过氧化物酶,能将多形核白细胞吞噬过程中生成的过氧化物水解而防止脂质的超氧化作用。Hp 还是需铁细菌如大肠杆菌的天然抑菌剂,其可能机制是阻止了这类生物对血红蛋白铁的利用。

【测定方法】

测定方法有如下几种。①免疫化学法:包括火箭电泳、酶免疫分析、激光浊度散射法和免疫扩散法等,由于这些方法快速且易于自动化,故临床使用较多。②测定 Hp-Hb 复合物的过氧化物酶活性。③在待测血浆中加入已知过量的血红蛋白,使其与血浆中的 Hp 结合形成复合物,将复合物分离后测定其中结合的血红蛋白的量来表示待测样品中 Hp 的含量。④电泳法。

【参考区间】

新生儿期血清 Hp 浓度仅为成人的 10%～20%,为 50～480 mg/L,6 个月后肝脏渐趋成熟,血浆 Hp 即达成人水平,为 300～2150 mg/L(免疫化学法)。

【临床意义】

(1) Hp 浓度增高:当烧伤等原因引起大量 Alb 丢失时,血浆 Hp 浓度常明显增高,此为急性时相反应导致的代偿性合成增加。

(2) Hp 浓度降低:①溶血性疾病如溶血性贫血、输血反应、疟疾时 Hp 浓度明显下降。Hp 参考范围较宽,因此一次测定的价值不大,需连续测定用于监测溶血是否处于进行状态。血管外溶血不会使 Hp 浓度发生变化。②严重肝病患者 Hp 合成降低。

(九)转铁蛋白

转铁蛋白(transferrin,TRF)为单链糖蛋白,含糖量约 6%,相对分子质量约 79500,pI 为 5.5～5.9,半衰期为 7 天,主要由肝细胞合成。电泳位置在 β 区带。TRF 在炎症等情况下含量往往降低,属于负性急性时相反应蛋白。

TRF 能可逆地结合多价阳离子,包括铁、铜、锌、钴等,每一分子 TRF 可结合两个三价铁原子。血浆 TRF 浓度受食物铁供应的影响,机体在缺铁状态时,血浆 TRF 浓度上升,经铁剂有效治疗后恢复到正常水平。从小肠进入血液的 Fe^{2+} 在血液中被铜蓝蛋白氧化为 Fe^{3+},再被 TRF 结合。每种细胞表面都有 TRF 受体,此受体对 TRF-Fe^{3+} 复合物的亲和力比对 TRF 的亲和力高得多,与受体结合后,TRF-Fe^{3+} 被摄入细胞。以 TRF-Fe^{3+} 复合物的形式运输到骨髓,参与血红蛋白的合成,小部分则运输到各组织细胞,用于形成铁蛋白,以及合成肌红蛋白、细胞色素等。

【测定方法】

可用免疫扩散法、放射免疫法和免疫散射比浊法测定,亦可通过测定血清总铁结合力,再根据 TRF 的相对分子质量及铁原子的相对质量(56×2)求得 TRF 的含量。

【参考区间】

新生儿为 1300～2750 mg/L,健康成人为 2200～4000 mg/L(散射比浊法)。

【临床意义】

(1)用于贫血的鉴别诊断:在缺铁性低血色素贫血中,TRF 代偿性合成增加,但因血浆铁含量低,结合铁的 TRF 少,所以铁饱和度很低(正常值在 30%～38%)。而再生障碍性贫血时,血浆中 TRF 正常或低下,由于红细胞对铁的利用障碍,使铁饱和度增高。在铁负荷过量时,TRF 水平正常,而饱和度可超过 50%,甚至达 90%。

(2)急性时相反应时含量降低:在炎症、恶性病变时 TRF 常随着清蛋白、前清蛋白同时下降。

(3)作为营养状态的评价指标之一:在营养不良及慢性肝脏疾病时下降。与清蛋白相比,体内转铁蛋白总量较少、半衰期较短,故能及时反映脏器蛋白的急剧变化。在高蛋白膳食治疗时,血浆中浓度上升较快,是判断疗效的良好指标。

（十）前清蛋白

前清蛋白(prealbumin,PA)是由肝细胞合成的一种糖蛋白,在电泳中迁移在清蛋白之前而得名。PA相对分子质量为54000,半衰期很短,仅约12 h。PA是负性急性时相反应蛋白,在急性炎症、恶性肿瘤、创伤等任何急需合成蛋白质的情况下,血清PA均迅速下降。

PA的主要生理功能是作为组织修补材料和运载蛋白。高分辨率的电泳技术可将PA进一步分成2~3条区带,其中一种可结合甲状腺素T_3和T_4,尤其对T_3的亲和力更大,称为转甲状腺素蛋白,它有调节甲状腺素代谢和甲状腺功能状态的作用,但其运输能力较甲状腺素结合球蛋白(TBG)弱。另一种可与视黄醇结合蛋白形成复合物,参与维生素A的运输。

【测定方法】

大多采用免疫学方法,其中以免疫比浊法应用最多,其次是免疫扩散法。

【参考区间】

健康成人为0.2~0.4 g/L(免疫比浊法)。

【临床意义】

①作为营养不良的指标,其评价标准是,PA 200~400 mg/L为正常,100~150 mg/L为轻度缺乏,50~100 mg/L为中度缺乏,50 mg/L以下为严重缺乏。②作为肝功能不全的指标,在反映肝功能的损害与恢复方面的敏感性优于清蛋白。

（十一）视黄醇结合蛋白

视黄醇结合蛋白(retinol binding protein,RBP)相对分子质量为21000,pH值为4.4~4.8,半衰期3~12 h。1961年Berggard在免疫电泳中发现在α_2-球蛋白区域能形成一条长沉淀线的蛋白质,曾称为长α_2-球蛋白。后来发现这种蛋白质广泛地分布于血清、脑脊液、尿液及其他体液中,属于α_1-球蛋白,此即RBP。RBP主要由肝细胞合成,当体内锌、铁缺乏及严重感染时疾病能降低RBP的生物合成。

在血液中,RBP与视黄醇(维生素A)、前清蛋白以1:1:1(mol)的复合物形式存在,其功能是从肝脏转运维生素A至上皮组织,并能特异性地与视网膜上皮细胞结合,为视网膜提供维生素A。当RBP与细胞表面的RBP受体结合时,视黄醇进入细胞内,复合物解体,游离的RBP从肾小球滤出,其中绝大部分被近端肾小管上皮细胞重吸收,并被分解,供组织利用,仅有少量从尿中排出。

【测定方法】

以免疫化学法为主。

【参考区间】

健康成人为37.6~61.4 mg/L(免疫透射比浊法)。

【临床意义】

近年来的深入研究表明,RBP含量改变能够敏感地反映近端肾小管功能、肝功能损害程度,是反映肾脏、肝脏及营养性疾病发展、转归的敏感指标。

(1) 与肝病的关系:肝病患者血清中RBP显著低于正常人,且在急性病毒性肝炎病程早期,血清RBP含量降低较晚期更明显。血清RBP水平能准确、灵敏地反映肝功能变化。

(2) 与肾脏病的关系:RBP稳定性好,是一个比β_2-MG更实用、可靠的肾功能指标,当肾小管功能受损时,尿中RBP可明显增高,较肌酐、尿素更准确灵敏。

(3) 与其他疾病的关系:RBP水平是反映营养性疾病疗效的灵敏、特异性指标。甲亢患者RBP水平较正常人低,甲减患者RBP水平高于正常人。此外,当血清RBP低于正常一半时,患者才出现暗适应能力降低,提示血清RBP含量能更灵敏地反映维生素A缺乏症。

六、急性时相反应蛋白

在发生急性炎症性疾病时,如感染、手术、创伤、心肌梗死、恶性肿瘤时,血浆AAT、AAG、Hp、Cp、CRP,以及α_1-抗糜蛋白酶、血红素结合蛋白、补体C3、补体C4、纤维蛋白原等浓度会显著升高或升高,而血浆PA、Alb、TRF浓度则相应下降。这些血浆蛋白质统称为急性时相反应蛋白(acute phase reaction proteins，APRP），这种现象称为急性时相反应（acute phase reaction，APR）。PA、Alb、TRF 常称为负性急性时相反应蛋白。急性时相反应是对炎症的一般反应，不是对某一疾病的特异性反应。炎症和损伤时释放的某些细胞因子，如白介素、肿瘤坏死因子 α 及 β、干扰素和血小板活化因子等可引发肝细胞中上述蛋白质合成量发生改变。在复杂的炎症防御过程中，尤其是在补体活动和酶活性调节控制中，以上血浆蛋白质起着一定的作用。这是机体防御机制的一个部分，其机制尚不清楚。各种 APRP 升高的速度不同，CRP 和 α_1-抗糜蛋白酶首先升高，在 12 h 内 AAG 也升高，然后 AAT、Hp、C4 和纤维蛋白原升高，最后是 C3 和 Cp 升高，这些 APRP 通常在 2～5 天内达到最高值。检测 APRP 有助于监测炎症进程和判断治疗效果，尤其是检测那些升高最早和最多的蛋白质。

第三节　氨基酸和蛋白质检测的临床应用

　　氨基酸代谢紊乱一般分为两类，一是由于参与氨基酸代谢的酶或其他蛋白因子缺乏而引起的遗传性疾病，二是与氨基酸代谢有关的器官如肝、肾出现严重病变导致的继发性氨基酸代谢紊乱。遗传性氨基酸代谢紊乱种类很多，为相关基因突变所致，至今已发现 70 余种，多数是由于缺乏某种酶，也有因缺乏某种载体蛋白而致肾脏或肠道吸收氨基酸障碍。当酶缺陷出现在代谢途径的起点时，它催化的氨基酸将在血液循环中增加，成为氨基酸血症（Aminoacidemia）。这种氨基酸会从尿中排出，称为氨基酸尿症（Aminoaciduria）。当酶的缺陷出现在代谢途径的中间时，则此酶催化反应前的中间代谢产物便在体内堆积，使其在血中的浓度增加，也会从尿中排出。由于正常降解途径受阻，氨基酸可通过另外的途径代谢，此时血和尿中可能出现这一途径的产物。在小肠黏膜上皮细胞和肾近曲小管上皮细胞上均有氨基酸的转运蛋白，现已阐明肾小管细胞膜上有四种与氨基酸吸收有关的载体转运蛋白，当肾小管细胞膜上某种载体缺乏时，尿中相应的氨基酸排出增加，血清中这些氨基酸浓度可在正常范围或偏低。表 4-4 列举了部分氨基酸遗传病的名称和体液的检测结果。

表 4-4　部分氨基酸遗传病的名称和体液的检测结果

疾病名称	缺乏的酶	血浆中增高的成分	尿液中增高的成分
苯丙酮酸尿症	苯丙氨酸羟化酶	苯丙氨酸、苯丙酮酸	苯丙氨酸、苯丙酮酸
Ⅰ型酪氨酸血症	延胡索酸乙酰乙酸水解酶	酪氨酸、甲硫氨酸	酪氨酸、对羟苯丙酮酸等
尿黑酸尿症	尿黑酸氧化酶	尿黑酸（轻度）	尿黑酸
同型胱氨酸尿症	胱硫醚合成酶	甲硫氨酸、同型胱氨酸	同型胱氨酸
组氨酸血症	组氨酸酶	组氨酸、丙氨酸、苏氨酸、丝氨酸等	—
甘氨酸血症	甘氨酸氧化酶	甘氨酸	甘氨酸
槭糖尿病（支链酮酸尿症）	支链酮酸氧化酶	缬氨酸、亮氨酸、异亮氨酸、相应的酮酸	
胱硫醚尿症	胱硫醚酶	胱硫醚	胱硫醚
Ⅰ型高脯氨酸血症	脯氨酸氧化酶	脯氨酸	脯氨酸、羟脯氨酸
精氨酸琥珀酸尿症	精氨酸琥珀酸酶	谷氨酰胺、脯氨酸、甘氨酸等	精氨酸琥珀酸
精氨酸血症	精氨酸酶	精氨酸	精氨酸、胱氨酸
胱氨酸尿症	（肾小管碱性氨基酸载体）	—	胱氨酸、精氨酸、赖氨酸、鸟氨酸
二羧基氨基酸尿症	（肾小管酸性氨基酸载体）	—	谷氨酸、天冬氨酸
亚氨基甘氨酸尿症	（肾小管亚氨基酸载体）	—	脯氨酸、羟脯氨酸、甘氨酸

一、原发性氨基酸代谢紊乱

（一）苯丙酮酸尿症

　　苯丙酮酸尿症（phenyl ketonuria，PKU）是由苯丙氨酸羟化酶（phenylalanine hydroxylase，PAH）活性下降或缺乏引起的常染色体隐性遗传病，因患儿尿液中排出大量的苯丙酮酸等代谢产物而得名。我国新生儿 PKU 发病率为 1/10000～1/16000，与国外报道的数字接近。

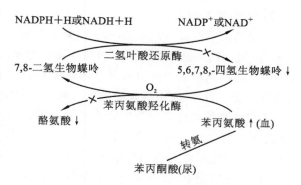

图 4-2　苯丙氨酸代谢及其代谢紊乱

1. 苯丙氨酸代谢紊乱

苯丙氨酸在体内主要通过羟化作用转变为酪氨酸，反应由苯丙氨酸羟化酶催化，辅酶是四氢生物蝶呤。当出现遗传性 PAH 不足或缺乏时，苯丙氨酸不能正常转变成酪氨酸，从而在体内蓄积，并可经转氨基作用生成苯丙酮酸等代谢产物。血中苯丙氨酸极度升高，可超过 1.2 mmol/L（正常仅为 0.12 mmol/L 以下），苯丙酮酸浓度可达 0.1～0.5 mmol/L。苯丙氨酸及其酮酸蓄积并从尿中大量排出，此外还有苯乳酸、苯乙酸和苯乙酰谷氨酰胺等物质（图 4-2）。少数 PKU 个体是由于苯丙氨酸羟化酶的辅酶四氢生物蝶呤生成不足（即二氢蝶呤还原酶缺陷）引起。

2. 临床表现

PKU 患儿出生时大多表现正常，新生儿期无明显特殊的临床症状。未经治疗的患儿 3～4 个月后逐渐表现出智力、运动发育落后，其严重程度与血中苯丙氨酸升高的水平和持续时间有关，可能是由于苯丙氨酸与其他氨基酸竞争载体，干扰了其他氨基酸通过血-脑屏障进入大脑，因脑组织氨基酸不平衡而影响了脑的正常功能和发育。PKU 患者还可表现为毛发和皮肤颜色较正常人略浅，这是因为苯丙氨酸竞争性抑制了酪氨酸酶的活性，使黑色素生成减少所致。此外，患儿尿液常有特殊鼠臭味，为尿中苯丙酮酸增多所致，因此该病也称为鼠尿症。

3. 实验室检查

PKU 的实验室检查包括如下内容。①血苯丙氨酸：由于苯丙酮尿症首先表现为血中苯丙氨酸浓度升高，所以检测血中苯丙氨酸浓度是诊断 PKU 的首选方法，一般血苯丙氨酸超过 0.12 mmol/L 判断为阳性。联合血酪氨酸测定可分析苯丙氨酸与酪氨酸的比值，比值超过 2 判断为阳性，目前串联质谱可快速检测苯丙氨酸与酪氨酸浓度，并自动计算其比值，可降低假阳性率或假阴性率。②血红细胞二氢生物蝶呤还原酶活性：10%～15%非典型 PKU 是由于二氢生物蝶呤还原酶缺陷引起的四氢生物蝶呤缺乏，故测定血红细胞二氢生物蝶呤还原酶活性有利于非典型 PKU 的诊断。③尿液蝶呤谱分析：由于四氢生物蝶呤缺乏可在尿液中的蝶呤谱反映出来，故检测尿液蝶呤谱有助于 PKU 分型。

4. 临床治疗原则和方法

本病治疗原则为早发现早治疗。出生后 1～3 个月内接受治疗者多数可以不出现智力损害，治疗越晚，对脑的损伤越明显。对于典型 PKU（PAH 缺乏引起）主要采取低苯丙氨酸饮食（如低苯丙氨酸的奶粉）治疗，严格控制饮食中苯丙氨酸的摄入量，可以改善症状，防止痴呆发生。这种治疗最少延续至 10 岁，甚至终生。随着科学技术的发展和对 PKU 的深入研究，出现了一些新的 PKU 治疗方法，如长链脂肪酸治疗、酶替代疗法和干细胞移植等。但与这些方法相比，饮食治疗仍然是最安全、有效、经济的治疗方法。非典型 PKU 需服用四氢生物蝶呤治疗，不需要给予特殊奶粉治疗。但由于四氢生物蝶呤缺乏同时可引起神经递质的缺乏，故需要同时给予 5-羟色胺及左旋多巴治疗。

（二）酪氨酸血症

酪氨酸是合成蛋白质的基本成分，并且是甲状腺激素和儿茶酚胺的前体。

1. 酪氨酸的正常分解代谢和转变

（1）酪氨酸的正常分解代谢：正常情况下酪氨酸在酪氨酸转氨酶的催化下，生成对羟苯丙酮酸，进一步氧化生成尿黑酸、最终转变为延胡索酸和乙酰乙酸，然后分别进入糖和脂肪酸的代谢途径。

（2）转变成儿茶酚胺激素和黑色素：酪氨酸先转变为多巴，然后生成肾上腺素和去甲肾上腺素；在皮肤黑色素细胞中多巴经氧化、脱羧等反应转变成吲哚-5,6-醌，吲哚醌可聚合生成黑色素。

酪氨酸酶（tyrosinase）是黑色素代谢中目前唯一已知的酶，如酪氨酸酶缺乏，酪氨酸则不能转变为黑色素，将导致白化病（albinism），发病率约为 1/13000，患者表现为白色头发、浅色皮肤和灰蓝色眼睛等。

2. Ⅰ型酪氨酸血症

Ⅰ型酪氨酸血症(tyrosinemia Ⅰ)是由于延胡索酰乙酰乙酸水解酶缺乏引起的酪氨酸代谢异常所致,另外,对-羟苯丙酮酸氧化酶活性也有下降。酪氨酸在血和尿中水平增加;血中甲硫氨酸浓度也增加,主要由于琥珀酰丙酮抑制甲硫氨酸腺苷转移酶的活性所致。马来酰乙酰乙酸或延胡索酰乙酰乙酸可还原生成琥珀酰乙酰乙酸,后者如再脱羧则成为琥珀酰丙酮,可导致肝肾功能严重受损。

Ⅰ型酪氨酸血症又称为肝肾型酪氨酸血症,急性患者有肝大、肝细胞脂肪浸润或坏死,如未治疗,常在1岁前死于肝功能衰竭。慢性患者可有肝纤维化、肝硬化,甚至发生肝癌,症状较轻者常在10岁前死亡。Fanconi综合征患者为近端肾小管复合性功能缺陷性疾病,临床上有肾性糖尿、磷酸盐尿、尿酸盐尿、碳酸盐尿、肾小管性酸中毒,以及全氨基酸尿;这种疾病有时会并发肝肾型酪氨酸血症的特异性氨基酸尿。Ⅰ型酪氨酸血症发病率约为1/10万,限制酪氨酸、苯丙氨酸和甲硫氨酸的摄入可减轻症状。

3. Ⅱ型酪氨酸血症

Ⅱ型酪氨酸血症(tyrosinemia Ⅱ)是由于肝脏细胞中酪氨酸转氨酶缺乏所致,血液和尿液中酪氨酸水平均增高。本病罕见,患者有流泪、惧光、角膜混浊、皮肤过度老化、智力发育不全等症状。

(三)含硫氨基酸代谢紊乱

含硫氨基酸包括甲硫氨酸、半胱氨酸和胱氨酸。同型半胱氨酸(homocysteine,HCY)比胱氨酸多一个次甲基(—CH$_2$),是甲硫氨酸(methionine)代谢的中间产物。同型半胱氨酸不稳定,很易氧化成为同型胱氨酸或HCY—Cys二硫化合物,只有少量以还原型HCY存在于血浆。这些含硫化合物在血浆中大部分与蛋白质结合,我们通常所指的同型半胱氨酸包括所有这些结合和游离的含HCY化合物。

1. 含硫氨基酸的正常代谢

甲硫氨酸分子含有S-甲基,需转变为S-腺苷甲硫氨酸(SAM),使其中甲基成为活性甲基,才能将其甲基转移至另一种物质,生成50多种含甲基的重要生理活性物质。甲硫氨酸和HCY的代谢循环过程见图4-3。

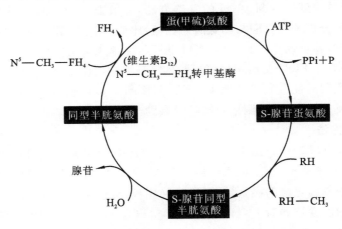

图4-3 甲硫氨酸循环

HCY还可与丝氨酸在胱硫醚-β-合成酶(cystathionine-β-synthase,CBS)作用下缩合成胱硫醚,后者进一步生成半胱氨酸和α-酮丁酸。

2. 同型半胱氨酸代谢紊乱

1)同型胱氨酸尿症

含硫氨基酸代谢紊乱最多见的是同型胱氨酸尿症,该症先是同型半胱氨酸增加,随之引起同型胱氨酸增加,因此同型半胱氨酸代谢紊乱与同型胱氨酸尿症密切相关。该症是一种先天性代谢障碍性疾病,根据生化缺陷的部分,主要由以下几种原因引起。①胱硫醚-β-合成酶缺乏:由于HCY转变为胱硫醚的途径受阻所致,发病率约为1/20,约有半数患者在其肝、脑、白细胞和培养的成纤维细胞中测不出此酶,其余一半患者的酶活性也只有正常人的1%~5%。患者血浆同型胱氨酸可达12.3 mmol/L,甲硫氨酸也明显增高,尿中排出同型胱氨酸。多数患者有智力发育不全、骨骼畸形、动脉粥样硬化等。②甲硫氨酸合成酶缺乏:甲硫氨酸合成酶即N^5-甲基四氢叶酸转甲基酶;患者血浆和尿中同型胱氨酸和胱硫醚升高,但血浆甲硫氨酸降低。③食物营养缺乏:维生素 B_6 是胱硫醚-β-合成酶的辅酶,维生素 B_{12} 是甲硫氨酸合成酶的辅酶,而 N^5-甲基四氢叶酸则是体内甲基的间接供体,因此维生素 B_6、B_{12} 和叶酸的缺乏也会导致同型胱氨酸尿症。

2)同型半胱氨酸与心血管疾病

高 HCY 水平能增加人体内自由基的生成,使动脉受到损伤,降低血管壁的光洁度,从而使血小板更易凝集,联合其他因素共同促进血凝块的形成,这是引发心血管疾病的危险因素。

目前,国内外逐渐把血浆 HCY 水平检测作为心脑血管病临床常规检查指标,特别是以下人群:血脂正常,胆固醇不高;有严重动脉粥样硬化(AS)和家族史;有早期(50 岁以下)冠状动脉性心脏病(CHD)、脑血管或外周血管病症状的人群,应进行血浆 HCY 检测。HCY 水平与神经管畸形、肾功能损害、甲状腺功能低下、糖尿病、妇女绝经期后血管并发症的发生、免疫性疾病、肿瘤(如肺癌、子宫癌、直肠癌等)及老年性痴呆等都有一定关联性。值得注意的是,服用了一些药物如甲氨蝶呤、氨茶碱、苯妥英钠等的人群中,HCY 升高的比例较高,有进一步引发血管疾病的可能,需要联合考虑。

二、继发性氨基酸代谢紊乱

继发性高氨基酸血症或氨基酸尿症主要发生在肝脏疾病、肾脏疾病以及烧伤患者等,氨基酸异常是该类患者机体物质代谢普遍异常的一部分。

(一)肝功能衰竭和氨基酸代谢失衡

大多数氨基酸如芳香族氨基酸(aromatic amino acids,AAA)、丙氨酸主要在肝脏降解,而支链氨基酸(branched chain amino acids,BCAA)主要在肌肉、肾及脑中降解。骨骼肌是身体最大的组织,约占体重的45%。因此,在蛋白质代谢中,肌肉氨基酸的代谢占相当重要的位置。在胰岛素的作用下,大多数氨基酸进入肌肉而使血浆中的浓度下降,其中以 BCAA 的下降最为明显。

肝功能衰竭时有明显的氨基酸代谢紊乱,AAA 在肝脏中的降解减少,引起血浆 AAA 浓度增高。而 BCAA 在肌肉等组织中的分解没有减少,相反因肝脏降解胰岛素减少致血浆胰岛素含量增高,促进 BCAA 进入肌肉而降解增多,导致血浆 BCAA 浓度降低。正常情况下,BCAA/AAA 为 3.0~3.5,慢性肝病时可降至 2 左右,若此比值降至 1 左右,则往往发生肝性脑病,肝性脑病时可降到 0.77~0.71。芳香族氨基酸如色氨酸、苯丙氨酸因其在血中的浓度增加而进入脑组织;另外,血浆 BCAA 下降,又会增加 AAA 进入脑细胞的比例,这些 AAA 在脑组织中可形成假神经递质,是引起肝性脑病和肝性脑病的重要原因之一。临床上给肝性脑病患者给予含高支链氨基酸的膳食或输液,可提高其血液中的 BCAA/AAA,从而能有效地解除症状。

(二)肾脏疾病

一般地说,继发性肾性氨基酸尿是肾小管损害、肾近曲小管功能障碍引起的。某些肾脏疾病仅有肾小管重吸收氨基酸障碍而导致氨基酸尿;另一些患者则肾近曲小管的所有重吸收功能均受影响,如 Fanconi 综合征患者,除出现氨基酸尿外,还可出现肾性糖尿和高钙尿症以及肾小管性蛋白尿等。

三、血清蛋白电泳与疾病

血清蛋白电泳图谱在某些疾病时可作为较好的辅助诊断指标。

(一)血清蛋白电泳的正常图谱

血清蛋白电泳(serum protein electrophoresis,SPE)正常图谱由正极到负极可依次分为清蛋白、α_1-球蛋白、α_2-球蛋白、β-球蛋白、γ-球蛋白五个区带(图 4-4),有时 β-球蛋白区带中可分出 β_1 和 β_2 区带,β_1 中主要是转铁蛋白,β_2 中主要是补体 C^3,各个区带中多个蛋白质组分可有重叠、覆盖,如铜蓝蛋白常被 α_2-巨球蛋白及结合珠蛋白所掩盖,两个区带之间也有少量蛋白质,如 IgA 存在于 β 和 γ 带之间,某些蛋白质组分

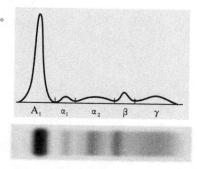

图 4-4 正常血清蛋白电泳图谱及其扫描曲线

染色很浅,如脂蛋白和 α_1-酸性糖蛋白,其中的脂类或糖类不能被蛋白染料着色。

血清蛋白电泳各组分的含量通常采用各区带的浓度百分比(%)来表示,也可将各区带百分浓度与血清总蛋白浓度相乘后,以绝对浓度(g/L)表示。

(二)血清蛋白电泳的异常图谱

1. 血清蛋白电泳异常图谱分型

在疾病情况下,血清蛋白质可以出现多种变化。根据它们在电泳图谱上的异常特征,可将它们进行如表 4-5 所示的分型。

表 4-5　异常血清蛋白质电泳图谱的分型及其特征

图 谱 类 型	TP	Alb	α_1	α_2	β	γ
低蛋白血症型	↓↓	↓↓	N↑	N*	↓	N↑
肾病型	↓↓	↓↓	N↑	↑↑	↑	↓N↑
肝硬化型	N↓↑	↓↓	N↓	N↓	β-γ↑(融合)	—
弥漫性肝损害型	N↓	↓↓	↑↓	—	—	↑
慢性炎症型	—	↓	↑	↑	—	↑
急性时相反应型	N	↓N				N
M 蛋白血症型			在 α-γ 区带中出现 M 蛋白区带			
高 α_2(β)-球蛋白血症型	—	↓	—	↑↑	↑	
妊娠型	↓N	↓	↑	—	↑	N
蛋白质缺陷型			个别区带出现特征性缺乏			

*注:N 代表正常

在某些蛋白质异常增多的情况下,还可出现异常区带。如高浓度的甲胎蛋白可以在清蛋白与 α_1-球蛋白区带间出现一条清晰的区带,C-反应蛋白异常增高可出现特殊界限的 γ 区带,单核细胞白血病可出现由于溶菌酶异常增多的 γ 后区带等。

2. 浆细胞病与 M 蛋白

血清蛋白电泳正常图谱上显示的 γ 区带,其主要成分为免疫球蛋白,由浆细胞产生并分泌入血。发生浆细胞病(plasma cell dyscrasia)时,异常浆细胞克隆增殖,产生大量单克隆免疫球蛋白或其轻链或重链片段,患者血清或尿液中可出现结构单一的 M 蛋白(monoclonal protein)。在蛋白电泳时呈现一条色泽深染的窄区带,此区带较多出现在 γ 或 β 区,偶见于 α 区。M 蛋白有三种类型:①免疫球蛋白型,即为 IgM、IgA、IgE 或 IgD 中的一种;②轻链型,由 κ 或 λ 轻链的合成超过重链,使轻链游离于血清中;③重链型,浆细胞只产生免疫球蛋白的重链或有缺陷的重链。几种典型浆细胞病电泳扫描曲线见图 4-5。

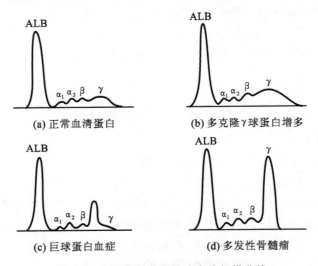

(a) 正常血清蛋白　　(b) 多克隆γ球蛋白增多

(c) 巨球蛋白血症　　(d) 多发性骨髓瘤

图 4-5　几种典型浆细胞病电泳扫描曲线

四、病例分析

【病史】某男,54 岁,建筑工人,在施工过程中突然发生一阵呕血,被送往医院。诉近年来体力下降较明显,易疲乏。查体:瘦削,脸色灰暗,肝掌征(+),腹部膨胀,足部轻度水肿,巩膜轻度黄染,肝肋下未及,脾左肋下 2 cm,移动性浊音(+)。有酗酒既往史。

【实验室检查】

ALT58 U/L,AST 128 U/L,Alb 28 g/L,TP 48 g/L,TB 56 μmol/L,DB 24 μmol/L,WBC 3.2×10^9/L,RBC 3.6×10^{12}/L,Hb 124 g/L,PLT 72×10^9/L,AFP 102 ng/L。

【诊断结论】

酒精性肝硬化。

【分析】

(1) 患者有肝病面容、黄疸、肝掌、蜘蛛痣、清蛋白减少、腹水、脾亢等肝硬化的表现。

(2) 食管静脉曲张通常与肝病有关,患者呕血可能是由于体力活动所致的血压升高,引起曲张的食管静脉破裂,且患者有酗酒既往史,提示有酒精性肝硬化的可能,要明确本病的诊断,需要进一步检测。

(3) 行 B 型超声波、腹部 CT、腹水穿刺常规及病理学检查以排除肝脏肿瘤。

本章小结

氨基酸种类繁多,理化性质相似,并同时存在于各种生物样品中,因此检测各个氨基酸时必须先将他们分离再分别检测。利用氨基酸自动分析仪或高效液相色谱仪可检测出血液中的各种氨基酸,另外,血液中的个别氨基酸如苯丙氨酸等可根据自身特性采用相应方法来测定。

血浆蛋白质种类和含量很多,其功能也多种多样。血浆蛋白质异常可反映出许多病理情况。某些疾病时血清蛋白电泳区带可出现特征性改变,其中肾病综合征、浆细胞病较多见,且具有特征性,在临床上诊断意义最大。一些血浆蛋白质在临床上已有较明确的诊断意义:PA 可作为营养不良和肝功能不全的指标;AAG 增高可作为活动性溃疡性结肠炎最可靠的指标之一;AAT 缺陷者可发生肺气肿(年轻者)、肝损害(新生儿或成人);血浆 Cp 含量可协助 Wilson 病的诊断;肝 TRF 主要用于贫血的鉴别诊断;CRP 可作为急性时相反应的灵敏指标。临床上血清总蛋白用双缩脲法测定,血清清蛋白多用 BCG 法,特定蛋白质目前临床上多采用免疫比浊法测定,包括免疫散射比浊法和免疫透射比浊法。

氨基酸代谢紊乱分为遗传性和继发性。遗传性种类多,多数是缺乏某种酶引起的,如苯丙酮酸尿症(PKU)是由苯丙氨酸羟化酶(PAH)活性下降或缺乏引起的。继发性氨基酸代谢紊乱主要发生在肝脏和肾脏疾病。血清蛋白琼脂糖凝胶电泳越来越多地应用于全自动电泳仪,随着一些新技术、新原理不断地应用到电泳技术中,使电泳技术朝着自动化程度高、检测速度快、检测项目全、灵敏度高的方向发展。

(郗娟)

第五章 酶和同工酶

掌握:血清酶的分类、去路及其病理生理变化机制;酶活性单位的定义;肌酸激酶、氨基转移酶、乳酸脱氢酶、谷氨酸脱氢酶的测定原理以及同工酶的定义。

熟悉:临床常用血清酶及同工酶的检测方法和临床意义;临床常用的酶谱组合。

了解:酶的组成、结构及其作用机制。临床酶学测定之前,标本的采集、处理与储存的注意事项。

酶(enzyme)是由活细胞合成的对特异底物起高效催化作用的蛋白质,是机体内催化各种生化反应的最主要的催化剂。机体内物质的代谢、能量传递、神经传导、免疫调节等各种生命活动都有赖于酶的参加。20世纪初,酶学就开始用于疾病的诊断,如 Wohlgemuth 早在1908年就通过测定尿液中的淀粉酶(AMY)来诊断急性胰腺炎。20世纪30年代临床开始测定碱性磷酸酶(ALP)用于诊断骨骼疾病,随后发现不少肝胆疾病特别在出现梗阻性黄疸时此酶常明显升高,因此它成为当时临床实验室的常规测定项目,直到20世纪60年代,ALP 仍是世界上测定次数最多的酶。1950年以后,建立了连续监测酶活性浓度的方法,陆续发现了乳酸脱氢酶(LD)、天冬氨酸氨基转移酶(AST)和 α-羟丁酸脱氢酶(HBDH)在诊断急性心肌梗死(AMI)上的灵敏度远远超过其他诊断方法。20世纪60年代又肯定了肌酸激酶(CK)诊断 AMI 比上面几种酶更灵敏、特异。从20世纪70年代开始,学者们逐步将注意力集中在同工酶研究上,发现了肌酸激酶同工酶 CK-MB 和乳酸脱氢酶同工酶 LD_1 诊断 AMI 的特异性比前述酶更高,甚至 CK-MB 成为当时诊断 AMI 的"金标准"。此后,随着科学理论和技术的不断发展应用,人们对酶学的研究越来越深入、具体,对于血清酶类在机体各组织器官发生病变时的变化规律有了较为详尽的了解。除血清酶外,国内外学者对其他体液如:脑脊液、尿液、浆膜腔积液、精液、羊水、唾液、泪液等所包含的酶的种类、活性、变化规律及其诊断价值进行了广泛的研究。至今,酶学检测结果已成为许多疾病诊断、鉴别诊断、疗效评价和预后判断的重要依据。另外,随着酶学的研究和进展,许多工具酶得以发现并提纯,已用于体液中各种成分的测定,如葡萄糖、尿素、尿酸、胆固醇、甘油三酯等,开辟了酶学分析法的新技术,取代了传统的化学分析法,使测定的灵敏度和准确度大大提高,有力地推动了临床生物化学检验的发展。

本章以血清酶为重点,介绍一些国内外应用较广、较有临床价值的酶(包括同工酶)测定的临床意义及其有关的一些基本理论知识。

第一节 血清酶学基础

酶是活细胞赖以生存的基础物质,对生物体内的化学反应具有高效、特异催化活性,且其催化作用具有可调节性。酶的本质:绝大部分酶是蛋白质;有些酶是核酸-酶蛋白复合体;极少数酶是核酸,即核酶(ribozyme)。核酶主要参与 RNA 的加工和成熟。

酶是大分子,根据组成成分不同酶可分为单纯酶和结合酶。单纯酶多为含100~10000个氨基酸残基的肽链。体内大多数酶是结合酶,含酶蛋白(Apo Enzyme)和辅因子(cofactor)。辅因子按照其与酶蛋白结合的紧密程度不同可分为两类。①辅酶(coenzyme),多为维生素或维生素衍生物。与酶蛋白结合疏松,在酶反应时作为底物接受质子或基团后离开酶蛋白,参与另一酶促反应并将所携带的质子或基团转移出去,或者相反。如尼克酰胺腺嘌呤二核苷酸(NAD^+)和尼克酰胺腺嘌呤二核苷酸磷酸($NADP^+$)。②辅基(prosthetic group),与酶蛋白结合紧密,并在酶促反应中发生复杂变化。如黄素腺嘌呤单核苷酸(FMN)和黄素腺嘌呤二核苷酸(FAD)等。金属离子是最多见的辅基,多种酶需要有金属离子的参与,如Ca^{2+}、Mg^{2+}、Zn^{2+}、Fe^{2+}等。另有一些酶则既需要有辅酶,又含有金属离子。

酶存在多种催化作用机制,主要是底物和酶诱导契合形成酶-底物复合物,通过邻近效应和定向排列、张力作用、多元催化及表面效应等作用方式使酶所催化的反应得以高速进行。酶主要通过与底物形成一种或多种中间复合物来降低反应的活化能(activation energy)。酶促反应中,底物首先和酶的活性中心结合,形成酶-底物中间复合物(ES),在构象上相互诱导,使活性中心与底物完全紧密结合。这一过程称为诱导契合学说(induced fit hypothesis)。

由酶所催化的反应称为酶促反应;酶催化化学反应的能力称为酶活性(activity);酶催化所作用的物质称为底物(substrate,S);酶促反应的生成物称为产物(product,P);能加速酶促反应的物质称为激活剂(activator);能减慢甚至终止酶促反应的物质称为酶的抑制剂(inhibitor)。

血清酶是指存在于血清中的酶,而不是血清产生的特定的酶。因为临床上多用血清而不是血浆标本进行酶学测定,所以习惯上称为血清酶。

一、血清酶的来源、分类和命名

(一) 血清酶的来源

1. 血浆特异酶

血浆特异酶指的是在组织器官合成分泌后,主要在血浆中发挥催化作用的酶类,如参与凝血及纤溶的部分凝血酶原(因子Ⅶ、Ⅸ、Ⅹ、Ⅺ、Ⅻ都属于蛋白酶)、纤溶酶原和血浆前激肽释放酶等,这些酶蛋白正常情况下多以酶原的形式存在,当机体需要凝血或纤溶时,酶原迅速激活后发挥其生理作用;血清铜蓝蛋白(Cp)也是一种氧化酶,与铁蛋白的动员密切相关;卵磷脂胆固醇酯酰转移酶(LCAT)在血浆中将高密度脂蛋白(HDL)中的卵磷脂 C_2 位不饱和脂肪酸转移给游离胆固醇,生成溶血卵磷脂和胆固醇酯,血浆胆固醇几乎 70%~80% 是胆固醇酯,均是 LCAT 催化生成的;脂蛋白脂肪酶(LPL)在肝素刺激下在血浆中活化,参与脂蛋白中脂肪的水解和储存;肾素参与血管紧张素的生成。以上这些酶,除后两种分别来自组织毛细血管内皮细胞及肾小球旁器外,其他酶或酶原均由肝脏合成后分泌入血,并在血浆中发挥作用。当肝脏受损、功能减退时,这些酶的活性是降低的。

2. 外分泌酶

外分泌酶指的是来源于外分泌腺体的酶,如唾液淀粉酶、胰淀粉酶、胰脂肪酶、胰蛋白酶、胃蛋白酶和前列腺酸性磷酸酶等。它们在血浆中的浓度很低,很少发挥催化作用。疾病时可以升高,其浓度与相应分泌腺体的功能活动有关。腺体中酶合成增加或腺体组织破坏使得大量外分泌酶的释出增加,进入血液的量也相应增加。如急性胰腺炎时,因胰腺组织炎症、变性、坏死而使淀粉酶大量释放入血,引起血、尿淀粉酶升高。

3. 细胞酶

细胞酶是指存在于各组织细胞中进行物质代谢的酶类。随着细胞的新陈代谢,此类酶少量释入血液,细胞内外浓度差异悬殊。病理情况下随组织细胞的破坏、损伤或增生,血液浓度极易升高。其中大部分无器官特异性,只有少部分来源于特定组织,常用于临床诊断。如丙氨酸氨基转移酶(ALT)、门冬氨酸氨基转移酶(AST)、乳酸脱氢酶(LD)、肌酸激酶(CK)等均属于此类。

(二) 分类

酶按所催化的化学反应类型分为六类。

(1) 氧化还原酶类(oxido-reductase):如脱氢酶类、葡萄糖氧化酶(GOD)、过氧化物酶(POD)、单胺氧化酶(MAO)、胆固醇氧化酶(CHOD)等属于此类。

(2) 转移酶类(transferase)：如 ALT、AST、CK、γ-谷氨酰基转移酶(GGT 或 γ-GT)、LCAT 等。

(3) 水解酶类(hydrolase)：如 LPL、胆碱酯酶(ChE)、碱性磷酸酶(ALP)、酸性磷酸酶(ACP)、α-淀粉酶(AMY)等。

(4) 裂合酶类(lyase)：如丙酮酸脱羧酶、醛缩酶、精氨酸代琥珀酸裂合酶等。

(5) 异构酶类(isomerase)：如消旋酶、顺反异构酶、表构酶类等。

(6) 合成酶类(synthetase 或 ligase)：如乙酰辅酶 A 羧化酶、糖原合成酶等。

(三) 酶的命名

1. 习惯命名法

根据酶所催化的反应的性质、作用的底物以及酶的来源进行命名,此法较简单、易记,但各国之间不统一,发表文章、查阅文献时易造成混乱。

2. 系统命名法

国际酶学委员会于 1961 年制定了酶的系统命名法(又称 EC 命名法)。规定每一酶均有一个系统名称,标明了酶的底物与反应性质,底物名称之间以":"分隔开。每一酶用 4 个数字加以系统编号,数字前面冠以 EC,数字之间用黑点隔开。第一个数字表示酶的类别,第二个表示亚类,第三个表示亚-亚类,第四个表示酶的编号序数。还规定凡是有关酶为主题的论文应该把酶的编号、系统命名和来源在第一次叙述时全部写出,后文可用习惯名称。表 5-1 列出了临床常用酶或工具酶的名称与编号。

表 5-1 临床常用酶或工具酶的名称与编号

习惯用名	英文缩写	系统名称	EC 编号
乳酸脱氢酶	LD(LDH)	L-乳酸：NAD$^+$ 氧化还原酶	1.1.1.27
苹果酸脱氢酶	MD(MDH)	L-苹果酸：NAD$^+$ 氧化还原酶	1.1.1.37
异柠檬酸脱氢酶	ICD(ICDH)	异柠檬酸：NADP$^+$ 氧化还原酶	1.1.1.42
6-磷酸葡萄糖脱氢酶	G-6-PD	葡萄糖-6-磷酸：NADP$^+$ 氧化还原酶	1.1.1.49
谷氨酸脱氢酶	GLD(GLDH)	L-谷氨酸：NAD$^+$ 氧化还原酶	1.4.1.3
单胺氧化酶	MAO	单胺：氧化还原酶	1.4.3.4
γ-谷氨酰基转移酶	γ-GT/GGT	γ-谷氨酰肽：氨基酸 γ-谷氨酰基转移酶	2.3.2.2
门冬氨酸氨基转移酶	AST/GOT	L-(天)门冬氨酸：α-酮戊二酸氨基转移酶	2.6.1.1
丙氨酸氨基转移酶	ALT/GPT	L-丙氨酸：α-酮戊二酸氨基转移酶	2.6.1.2
肌酸激酶	CK	三磷酸腺苷：肌酸转磷酸酶	2.7.3.2
脂肪酶	LPS	甘油三酯酰基水解酶	3.1.1.3
胆碱酯酶	ChE	酰基胆碱酰基水解酶	3.1.1.8
碱性磷酸酶	ALP(AKP)	正磷酸单酯磷酸水解酶(碱性条件)	3.1.3.1
酸性磷酸酶	ACP	正磷酸单酯磷酸水解酶(酸性条件)	3.1.3.2
5'-核苷酸酶	5'-NT	5'-核糖核苷酸磷酸水解酶	3.1.3.5
α-淀粉酶	AMY(AMS)	1,4-α-糖苷糖苷水解酶	3.2.1.1
醛缩酶	ALD	1,6-二磷酸果糖：3-磷酸甘油醛裂合酶	4.1.2.13

二、血清酶的去路

大部分酶是蛋白质,因此一般认为血清酶的清除方式与其他蛋白质类似,但是酶的生物半衰期又较一般血清蛋白质短,说明它还存在其他的清除机制,目前研究尚未明了。

(一) 血清酶的生物半衰期

酶失活至原来活性一半所需要的时间称为酶的生物半衰期($T_{1/2}$)。一般以 $T_{1/2}$ 来代表酶从血清中清除的快慢。表 5-2 所列是一些常用酶的生物半衰期,有助于了解同一疾病时不同酶升高或降低持续时间的差异。$T_{1/2}$ 长的酶,在血清中持续时间长,其测定的窗口期也相对较长。

表 5-2　血浆中常用酶的生物半衰期

酶	半 衰 期	酶	半 寿 期
AST	12～22 h	CK-BB	约 5 h
ALT	37～57 h	ALP	3～7 d
LD_1	53～173 h	GGT	3～4 d
LD_5	8～12 h	ChE	约 10 d
CK	约 15 h	AMY	3～6 h
CK-MM	13～21 h	LPS	3～6 h
CK-MB	8～16 h	—	—

（二）血清酶的清除途径

1. 血清酶在血管内的失活和分解

动物实验研究表明,酶主要是在血管内失活和分解的。有学者认为酶蛋白释放入血后被稀释,不能有效地与底物或辅酶结合,这种游离酶蛋白的稳定性较酶-辅酶或酶-底物复合物差,易受各种理化因素的影响而失活,或受蛋白酶分解。

2. 肝脏或网状内皮系统对血清酶的清除

少数以酶原形式存在的血清酶类,在活化后可迅速被肝脏清除,如凝血酶、纤溶酶及激肽释放酶等。另外,研究表明,网状内皮细胞是 LD、异柠檬酸脱氢酶(ICD)、苹果酸脱氢酶(MD)、AST、CK 和一部分 AMY 的主要清除场所。但有些血清酶并不受网状内皮系统的影响。

3. 血清酶的排泄

尿路是血清中低相对分子质量酶的主要排泄途径。少数相对分子质量低于 7 万～8 万的血清酶,如胃蛋白酶原和 AMY 等能通过肾小球的毛细滤过膜的物理屏障而随尿排出。肾功能正常时,尿中低相对分子质量酶的排出量在一定程度上可反映血清中该酶的浓度,如急性胰腺炎发作 2～12 h 内,可见血清 AMY 活性增高,而在 12～24 h 后,尿 AMY 活性增高,所以临床上对于急腹症怀疑急性胰腺炎的患者,往往同时检测血、尿 AMY,以避免单纯检测血 AMY 而造成漏诊。

4. 转入其他体液

一部分血清酶在转入细胞间液、淋巴液中后而失活,但机制未明。

三、血清酶的活性单位及其生理差异

（一）酶的活性单位

临床上多采用"单位"来表示酶的活力,但因同一种酶可有几种测定方法,而不同测定方法所规定的酶单位的含义是不一致的,所以该酶的正常参考区间有很大差异。

1. 惯用单位

20 世纪 50 年代之前,自动生化分析仪尚未普及应用,国际临床生物化学协会(IFCC)还没有针对酶测定的推荐方法,导致酶活性单位定义、命名混乱,一般常用该种酶测定方法的发明者的名字来命名其单位,如测定转氨酶的 Karmen 单位、King 单位,ALP 的 King 单位、Armstrong 单位,AMY 的 Somogyi 单位等。这样不仅每种酶不同,单位亦不同,即使同一种酶测定方法不同而有数种活性单位,参考范围差别很大,既易引起混乱,又不便于互相进行比较,从而给临床应用带来了诸多不便。

2. 国际单位

1957 年,世界上第一台自动生化分析仪问世后,国际临床实验室开始采用"连续监测法"测定酶反应的初速度,其结果远比传统的"固定时间法"所测平均速度准确,在高浓度标本时尤其明显。因此 1964 年国际生化协会推荐采用国际单位(IU)来统一表示酶活性的大小,即在特定条件下,每分钟催化 1 微摩尔(μmol)底物的酶量为 1 个国际单位。由于未规定酶反应温度,目前国内外大多数实验室常省略国际二

字,常将 IU 简写为 U。

3. Katal 单位

1979 年国际生化协会为了使酶活性单位与国际单位制(SI)的反应速率相一致,推荐用 Katal 单位,即在规定条件下,每秒钟催化 1 摩尔(mol)底物的酶量。显然的,1 Katal＝$60×10^6$ U,1 U＝16.67 nKatal。虽然我国现在规定 SI 制为计量的法定单位,但 Katal 单位不仅我国医务工作者不熟悉,国际上应用也不多。

（二）血清酶的生理差异

正常人群中的不同个体,其血清酶活力有较大差异。临床酶学测定,尤其在制定参考范围以及结果分析时,应该注意生理性差异造成的影响。

1. 性别

除 CK、ALD、GGT 等少数酶外,大多数血清酶男女性别差异不大。男子的肌肉组织较女子发达,含 CK、ALD 较多,释放到血液中也相应较多;γ-GT 的合成受雌激素抑制,所以男性高于女性。性别差异也可见于同工酶,年轻女性因含雌激素较多,血清 LD_1 含量明显比老年女性和各种年龄的男性高。

2. 年龄

血清中有些酶的活力常随年龄而变化。如儿童因为骨骼成骨细胞分泌较多的 ALP,血清中此酶活力明显高于成人,1～5 岁增至成人的 2～3 倍,然后逐渐下降,到 10～15 岁又明显升高,可达成人的 3～5 倍,20 岁后恢复至成人水平。ACP 也有类似的情况。而 LD 在出生时最高,为成人的 2 倍,以后逐步下降,至 14 岁时趋向恒定。GGT 也在婴儿期最高,1 岁左右降至正常儿童水平,少年期后随年龄而升高,至 40～49 岁达到高峰。CK 在出生后 24 h 内可达成人水平的 3 倍,以后略微升高。男子在 1～12 岁内保持较稳定的水平,15 岁左右随肌肉的发育成熟再次增高,之后逐渐降低,20 岁后趋于恒定。少数酶如 AMY 儿童期较成人低一些。

3. 进食

大多数血清酶不受进食的影响,但高脂、高糖餐后往往 ALP 活性会增高。GGT 易受酒精诱导,酗酒的人此酶较常人明显增高,且与饮酒量成正相关,如未累及肝脏,戒酒后可恢复正常。此外,禁食数天可致血清 AMY 降低。

4. 运动

剧烈运动后血清 CK、LDH、AST、ALT、ALD 等均有不同程度的升高,且升高幅度同运动量、运动时间、运动频率密切相关。运动员较常人普遍高一些,但剧烈运动后这些血清酶的变化幅度又较常人小。所以采血化验之前不宜过量运动,否则超过参考范围可能造成误诊或解释不清。

5. 妊娠

孕妇的胎盘组织可分泌一些酶如 ALP、LD、ALT、AST 等进入血液,引起血清中这些酶升高,妊娠后期尤为明显。因此孕妇产前检查时这些酶略高,大多属于正常情况。CK 在孕期往往降低,而分娩时因子宫收缩剧烈,常会使 CK 活力增高。

6. 其他

有的血清酶与同工酶具有种族差异,例如美国黑人葡萄糖 6-磷酸脱氢酶的缺陷和变异的发生率为 11%左右,中国广东人为 8.6%左右,而土耳其南部犹太人高达 60%。另外,一些酶活力还与体重、身体增长、体位改变、昼夜节律甚至家庭因素等有关。

四、血清酶变化的病理机制

正常情况下,人体内血清酶活性是相对恒定的,酶的来源与去路维持动态平衡。疾病时,影响血清酶活力改变的因素很多,其主要机制归纳如下。

（一）酶合成异常

1. 合成减少

肝损害时,来源于肝细胞的血浆特异酶如凝血酶原、纤溶酶原、血清 ChE、铜蓝蛋白以及 LCAT 等合成减少,使得血清中这些酶活力降低,并且降低的程度与肝细胞损伤程度成正相关。重症肝脏疾病晚期患者往往会发生弥散性血管内凝血(disseminated or diffuse intravascular coagulation,DIC),原因就是肝脏严重受损,既不能合成机体所需的足量的凝血酶原、纤溶酶原,也不能有效及时地清除这些酶,从而破坏了凝、溶血的动态平衡。

2. 合成增多

细胞对血清酶的合成增加或合成该酶的细胞增生是血清酶活力升高的主要原因。例如:骨骼疾病时,可因成骨细胞或软骨细胞增生而分泌较多的 ALP 而使血清中此酶活力增高;前列腺癌可产生大量的 ACP;癌细胞合成较多的糖酵解酶,可导致恶性肿瘤患者血清 LD 活力增高;合成增多也可由药物或毒物对酶的诱导所致,巴比妥类、对乙酰氨基酚类药物、杜冷丁、酒精等可诱导肝脏合成 GGT 异常增多,长期饮酒的人此酶往往较高。

(二) 酶从损伤细胞中释放增多

此为疾病时大多数血清酶增高的主要机制。

1. 缺氧和能量供应缺乏是细胞释放大分子酶蛋白的主要原因

细胞膜的代谢主要依靠 K^+-Na^+-ATP 酶来维持细胞内外 Na^+、K^+ 和 Ca^{2+} 浓度差,该过程需要消耗大量 ATP。当缺氧及能量供应障碍时,ATP 供应减少,造成离子泵功能障碍,无法维持正常离子的细胞内、外浓度差,从而改变了胞内渗透压,引起细胞肿胀,特别是 Ca^{2+} 进入细胞内会引起细胞膜的泡状突出,膜孔隙增大,酶开始从细胞内向外大量溢出。疾病早期,组织坏死损伤程度及范围和某些酶活力增高是成正比的,如肝病时 ALT、AST 活力越高,说明肝脏受损越严重。

2. 影响细胞酶释放量的因素

病变时血清酶升高的程度并不完全和细胞中该酶的含量成比例,因为细胞酶的释放还受多种因素的影响。

(1) 酶的相对分子质量:相对分子质量越小的酶从细胞中释出越快,反之则越慢,如急性心肌梗死时 CK(相对分子质量 85000)比 AST(相对分子质量 120000)和 LD(相对分子质量 125000)更早释放至血液中。

(2) 酶在胞内的定位及存在形式:存在于细胞质当中的酶比位于细胞器中的酶能更快地释出。肝细胞中 AST 比 ALT 绝对含量多,但急性肝炎时血清 ALT 高于 AST,因为 AST 大部分存在于线粒体上,而 ALT 主要存在于胞质中。而在慢性迁延性肝炎、重症肝炎或肝硬化时,亚细胞器也遭到了破坏,AST 会高于 ALT,说明肝细胞坏死严重,预后较差。另外,以游离状态存在的酶比多酶复合体或与结构蛋白结合的酶更易释出。

(3) 细胞内外酶的浓度差:非血浆特异酶细胞内、外浓度差可在千倍以上,因此只要有少量细胞病变、坏死,血中浓度可明显升高。有学者研究过,只要有 1/1000 肝细胞坏死,血中 ALT 即可升高一倍。

(4) 酶的组织分布:血流丰富的组织器官中酶的释放较快,而血供较少的组织中酶的释放较慢。

(三) 影响血清酶活性的其他因素

1. 酶从血清中清除的速率

肾功能减退时,由肾脏排泄的相对分子质量较小的酶蛋白排泄障碍,导致这些酶在血液中滞留,血清中酶活力增高。如肾衰患者虽然胰腺功能正常,但常见其血清 AMY 升高。

2. 药物、毒物的影响

某些药物或者毒物常可作为酶的抑制剂而影响血清酶的活力。如有机磷、有机氯农药是血清假胆碱酯酶和红细胞真胆碱酯酶的不可逆抑制剂,故临床上常应用胆碱酯酶来鉴别诊断患者为何种农药中毒,从而采取不同的治疗方案。

3. 胆道、胰管的导管堵塞

多种疾病其血清酶增高的机制是多方面的,如急性胰腺炎和腮腺炎时,除细胞受损 AMY 释出增多外,分泌导管因炎症或其他原因而阻塞也是一个因素;胆道梗阻时,血清 ALP 的升高主要是梗阻区附近肝细胞的合成增多,胆汁排泄障碍又促使增多的 ALP 进入肝血窦,反流入血加剧其增高;同样地,胆道梗阻时血中胆盐浓度升高,可因去垢效应而将位于细胞膜上的 GGT 洗脱下来,致使血清中该酶活力上升。

4. 同工酶

同工酶是指同一种属中由不同基因或等位基因所编码的多肽链单体、纯聚体或杂化体,具有相同的催化功能,但其分子组成、空间构象、理化性质、生物学性质以及器官分布和细胞内定位不同的一类酶。由于不同组织中同一种酶的各型同工酶含量分布不同,所以在机体发生病变时,进入血液中的同工酶类型也不一样,因此可以利用测定血清中某型同工酶活力来取代测定酶的总活力,从而能显著地提高血清酶测定在反映组织病变上的特异性。

结合不同类型血清酶的来源、去路及其病理生理变化机制,可用模式图 5-1 来概括。

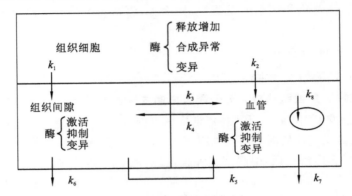

图 5-1 血清酶变化机制示意图

图 5-1 中 k_1 代表酶分子由组织细胞释出进入组织间隙的速率;k_2 表示酶分子由组织细胞释出直接进入血液的速率,因为某些种类细胞(如肝血窦)直接与血液接触,不需经过组织间隙就直接进入血液,则血中酶变化不仅出现早而且明显;k_3 和 k_4 代表酶在组织间隙与血管内相互渗透的速率;k_5 代表部分酶经过淋巴循环进入血液的速率常数,因为某些组织或器官中毛细血管壁很致密,导致一些酶需经由淋巴管才能进入血液;k_6、k_7 分别代表酶在组织间隙和血液中的清除速率;k_8 则代表酶被肝细胞或网状内皮系统细胞降解的速率常数。

由图 5-1 可知,不同组织、器官中酶进入血液的途径不一,清除机制也有差异,所以不同疾病时,血清酶的变化多种多样,即使同一种疾病,酶学检测结果也不一致。

五、标本的采集、运输和储存对酶学测定的影响

酶在血液中始终处于动态变化之中,在实验室测定酶活性之前,标本首先要经过采集、分离血清和储存等一系列处理过程,其中任何一个环节处理不当,都有可能引起测定误差。

1. 溶血

大部分酶细胞内、外浓度差异明显,且其活性远高于血清,少量血细胞的破坏就可能引起血清中酶显著增高。如红细胞内 LD、AST、ALT 分别比血清中高 150、15、7 倍左右,测定这些酶时,轻微的溶血就可见其增高。除 GGT 之外,大部分酶均受溶血的影响,故酶学测定应避免标本溶血。

静脉采血后,必须在 $1 \sim 2$ h 内及时离心分离血清,否则时间越久,血细胞中的酶通过细胞膜进入血清中的就越多,从而引起的测定误差就越大。血细胞被分离后,因血中 CO_2 丧失极快,可使 pH 值在 15 min 内由 7.4 升至 8.0,导致对碱性敏感的 ACP 迅速失活。采血不当或急于分离血清是造成体外溶血的主要原因。

2. 抗凝剂

枸橼酸盐、草酸盐、EDTA 等抗凝剂均可络合 Ca^{2+}、Mg^{2+}、Cu^{2+}、Zn^{2+} 等金属离子,用它们做抗凝剂会导致需 Ca^{2+} 的 AMY、需 Mg^{2+} 的 CK、$5'\text{-NT}$ 等活性受抑制;草酸盐既可与丙酮酸或乳酸发生竞争性抑制,又能与 LD、NADH(还原型辅酶 I)或 NAD^+(氧化型辅酶 I)形成复合物,从而抑制催化的氧化、还原反应;枸橼酸盐、草酸盐对 Cp、ChE 均有抑制作用;EDTA 能抑制 ALP;氟化物可抑制 ChE。因此,一般用血清,而不用上述抗凝剂的血浆来测定酶的活性。急诊标本可用肝素抗凝。

3．温度

血清蛋白对酶蛋白有稳定作用，如无细菌污染，某些酶（如 ALT、AST、GGT、ALP 等）可在室温保存 1～3 天，其活性不受影响。而有的酶极不稳定，如前列腺 ACP，在 37 ℃ 放置 1 h，活性丧失 50%。大部分酶在低温条件下比较稳定，如果标本采集后不能当天测定，应将分离的血清冷藏储存，如果较长时间后再测定，则应冰冻储存。但也有的酶属于"冷变性"酶，如 LD 及其同工酶（LD_4 和 LD_5）在低温时反而不如在室温状态下稳定。而 ALD 在冰冻状态下复融时会迅速失活。

六、血清酶的选择原则

根据循证检验医学的要求，诊断检验项目应与临床疾病密切相关。诊断酶学也不例外，它应遵循如下原则。

（1）测定方法简便易行，试剂价廉稳定，不含强酸、强碱、有毒或致癌物。

（2）灵敏度高。对于诊断酶学来说，要求高灵敏度时，所选择的血清酶应具有如下特点。①有较高的组织/血清酶活力比值，此值应在 10^3 数量级以上，这样，轻微的组织损伤就能引起血清酶活力的明显增高，如肝中 ALT 较血清高出 2000 倍以上，有人计算，只要千分之一的肝细胞损伤，血清 ALT 就可增高 2 倍多。②组织损伤后能较快地释放出来，以利于早期诊断。③生物半衰期较长，在血清中增高后至少能维持一段时间，否则不易捕捉。如线粒体异柠檬酸脱氢酶（ICDm）在心肌中的含量很高，但心肌梗死之后，此酶经淋巴一旦入血即很快失活，故它不能用于心肌梗死的诊断。

（3）特异性好。应首选具有组织特异性的血清酶或同工酶作为该组织受损的诊断指标。

七、临床常见血清酶的组合应用

临床上可根据酶浓度的变化来辅助诊断疾病，从上面的血清酶变化的病理生理机制可知：若酶浓度变化由组织细胞坏死或细胞膜通透性变化引起，表示脏器或组织损伤；若由细胞合成增加所致，提示组织再生、修复、成骨或异位分泌，或提示有恶性肿瘤的可能；若为酶排泄障碍引起增高者说明有梗阻存在。临床医师多从疾病出发，将酶测定结果和其他各种检查综合起来对病情进行判断。作为检验医师，有为临床提供咨询的义务，应该对常用血清酶及其临床应用价值有一个较为全面的了解。

由于酶广泛分布于全身各组织器官，在血清中升高的机制也多种多样，并且同一种酶增高可见于多种疾病，因此单凭某一酶的活性变化很难作出独立诊断。若同时测定一组性质不同的酶，比较各酶活性的变化，就能根据酶活力增高或降低的"谱型"作出诊断；此种同时检测一组酶，称为酶谱。目前临床常用的酶谱有如下几种。①肝酶谱：主要用来判断有无肝实质细胞损伤、是否存在肝内外胆汁淤积、肝脏合成能力有无异常等病变。临床常测血清酶有 ALT、AST、ChE、GGT、ALP、腺苷脱氨酶（ADA）、MAO、$5'$-NT 等。②心肌酶谱：传统的心肌酶谱由 CK、CK-MB、LD、α-羟丁酸脱氢酶（HBDH）和 AST 组成，我国大部分临床实验室沿用至今。近年来有学者建议将 LD、HBDH 和 AST 从心肌酶谱中去除，代之以 CK-MB 亚型和 CK-MM 亚型，因为应用寻证检验医学的原则对这三种酶进行评价，无论临床灵敏度、临床特异度、阳性预告值、阴性预告值还是符合率都不如 CK-MB 亚型和 CK-MM 亚型理想。尤其是 20 世纪 90 年代心肌肌钙蛋白、肌红蛋白开始作为心肌损伤标志物以来，传统的心肌酶谱对 AMI 的早期诊断价值面临巨大挑战。③胰酶谱：主要用于急性胰腺炎的诊断和鉴别诊断，以 AMY 和脂肪酶（LPS）临床应用最多。④肌酶谱：主要用于对骨骼肌疾病的诊断和病情判断，CK、LD 和 AST 最为常用，如果加上 CK-MM 则更为理想。⑤肿瘤酶谱等：α-L-岩藻糖苷酶（AFU）、AMY 及其同工酶、LPS、ALP 及其同工酶、GGT 及其同工酶、ACP 及其同工酶，相对具有器官特异性，可作为肿瘤酶谱来进行辅助诊断。

第二节　肌肉组织酶及同工酶

肌肉组织主要是由肌细胞构成的，可分为平滑肌、骨骼肌和心肌三种类型。肌细胞中富含各种酶类，参与并维持肌肉组织的物质代谢、能量传递、神经传导等各种功能。当肌肉组织病变时，多种酶释放入血，造成血清中酶活力的增高。临床上根据这些酶病理改变的特点、规律而对疾病进行诊断、鉴别诊断、疗效评估以及预后判断。目前,临床上应用最多的是心肌酶,主要包括肌酸激酶及其同工酶、乳酸脱氢酶及其同工酶和谷草转氨酶等。当然,这几种酶也可以作为骨骼肌损伤的辅助诊断指标,因为骨骼肌也富含这几种酶。

一、肌酸激酶及其同工酶

肌酸激酶(creatine kinase,CK)广泛分布于组织细胞的胞浆和线粒体,催化肌酸和 ATP 或磷酸肌酸和 ADP 之间的磷酸转移的可逆反应,此反应在 pH 值为中性的条件下,逆向反应约为正向反应的 6 倍,即以 ATP 的生成为主,所产生的磷酸肌酸含高能磷酸键,为肌肉收缩时能量的直接来源。CK 在三种肌组织和脑组织中含量最高,它是由两种不同亚基(M 和 B)组成的二聚体,正常人体组织细胞常含三种同工酶,按电泳速率快慢顺序分别为 CK-BB(CK_1)、CK-MB(CK_2)和 CK-MM(CK_3),这三种同工酶分别主要存在于脑、心肌和骨骼肌的细胞质中。另外,在细胞线粒体内还存在另一种同工酶,即线粒体 CK(CK-Mt),也称 CK_4。CK-MB 由于大量存在于心肌组织中,其他组织器官含量很少,所以其器官专一性比总 CK 好得多,是目前诊断 AMI 的一个极其可靠的生化指标,特异性可达 95% 以上。

同大多数激酶一样,Mg^{2+} 为 CK 的辅基,需二硫键维持酶的分子结构。测定酶活性时试剂中必须加入巯基化合物,N-乙酰半胱氨酸(NAC)是 CK 目前最常用的激活剂。

【测定方法】

CK 的测定方法有比色法、紫外分光光度法和荧光法等。由于以磷酸肌酸为底物的逆向反应速率快,约为正向反应速率的 6 倍,所以采用逆向反应进行测定较为普及。如肌酸显色法和酶偶联法,其中以后者最为常用,有两种工具酶及指示酶参与反应。IFCC 推荐测定 CK 的参考方法为酶偶联法,也是目前临床实验室广泛使用的方法。

$$磷酸肌酸 + ADP \xrightarrow{CK} 肌酸 + ATP$$

$$ATP + 葡萄糖 \xrightarrow{HK} ADP + 6\text{-}磷酸葡萄糖$$

$$6\text{-}磷酸葡萄糖 + NADP^+ \xrightarrow{G\text{-}6\text{-}PD} 6\text{-}磷酸葡萄糖酸盐 + NADPH + H^+$$

利用酶偶联反应连续监测 $NADP^+$ 还原生成 NADPH,后者引起 340 nm 吸光度的增高。在 340 nm 波长下测定 NADPH 的生成速率,可计算出 CK 的活性浓度。

【参考区间】

性别不同,参考区间有差别。37 ℃,健康成年男性,CK 为 38~174 U/L;健康成年女性,CK 为 26~140 U/L。

【临床意义】

CK 主要分布于骨骼肌,其次是心肌、大脑。CK 主要用于早期诊断 AMI(acute myocardial infarction)和判断溶栓治疗的疗效及预后,特别是在心电图无 Q 波型 AMI 时,需借助心肌酶的异常来诊断和鉴别。另外,还可用于肌病、心脑血管病的诊断和疗效观察。

(1) AMI 后 3~8 h 增高,10~24 h 达峰值(4~16 倍为正常上限),3~4 天恢复正常(治疗有效后),否则提示再次心肌梗死或病情加重。

(2) 肺梗死一般正常(据此可鉴别诊断心肌梗死)。

(3) 假性肥大性肌营养不良一般高 5 倍,最高可达 60 倍,其他肌营养不良略高,多肌炎可高 20 倍;进行性肌萎缩 CK 显著增高,但萎缩后多正常。

(4) 脑血管意外 2~3 天增高,1~2 周降至正常,否则预后不良。

(5) 各种手术,剧烈运动,反复打针、输液,跌打损伤均可导致 CK 不同程度最高。

【评价】

CK 及其同工酶作为心肌损伤标志物,既有其优点,也有其缺点。

优点:①CK 是快速、经济、有效、应用最广的心肌损伤标记物;②其浓度和 AMI 梗死面积有一定的相关,可大致判断梗死范围;③能检测心肌再梗死;④能用于判断心肌再灌注。

缺点：①特异性差，难以和骨骼肌损伤相鉴别；②在 AMI 发作 6 h 前和 36 h 后灵敏度较低；③对心肌微小损伤不敏感。

临床常规测定 CK 同工酶多用电泳和免疫抑制法，但二法均会受溶血和巨 CK 的干扰，免疫抑制法还会受到 CK-BB 的干扰。因此，现推荐用免疫化学方法直接测定 CK-MB 质量可不受溶血和巨 CK 的干扰。

近年来，国内实验室多采用免疫抑制法测定 CK-MB 质量，其原理为首先用抗 M 亚基的抗血清同 CK-MM 及 CK-MB 中的 M 亚基形成抗原-抗体复合物，从而抑制 M 亚基的活性，然后单独测定 B 亚基的活性，测定原理同 CK 的测定。由于血脑屏障的存在，正常人血清中几乎无 CK-BB，故将 B 亚基的活性单位乘以 2 即可以大致代表 CK-MB 的活性。此法简单快速，缺点是特异性差，如患者血清中存在 CK-BB 或者 CK 异常时，就会出现假阳性结果，甚至出现 CK-MB 比总 CK 还高的结果，此时应该用电泳法进行核实。

CK 同工酶亚型（CK-MM 亚型和 CK-MB 亚型）测定多用琼脂糖凝胶高压电泳和等电聚焦电泳等方法，可将 CK-MM 分离为 $CK-MM_1$、$CK-MM_2$ 和 $CK-MM_3$ 三种亚型。将 CK-MB 分离为 $CK-MB_1$ 和 $CK-MB_2$ 两种亚型。CK-MM 亚型测定对早期 AMI 的检出更为敏感，一般以 $CK-MM_3/CK-MM_1>1.0$ 作为诊断 AMI 的标准，但必须排除急性骨骼肌损伤。AMI 发病 2～4 h $CK-MM_3/CK-MM_1$ 即开始升高，8～12 h 达峰值。$CK-MB_2$ 亚型在 AMI 早期诊断和判断有无再灌注上有很高的灵敏度和特异性。一般以 $CK-MB_2>1.9$ U/L 或 $CK-MB_2/CK-MB_1>1.5$ 作为 AMI 的诊断标准。

二、乳酸脱氢酶及同工酶

乳酸脱氢酶（lactate dehydrogenase，LD）是一种含锌的糖酵解酶，催化的反应是无氧糖酵解的最终反应。除 L-乳酸外，LD 还能催化各种相关的 α-羟酸和 α-酮酸。它是由两种不同亚基（M 和 H）组成的四聚体，形成 5 种同工酶，根据其在电场中泳动的速率不同依次称为，$LD_1(H_4)$、$LD_2(H_3M)$、$LD_3(H_2M_2)$、$LD_4(HM_3)$、$LD_5(M_4)$。其中 LD_1 和 LD_2 在心肌、肾和红细胞中含量最多。LD_5 和 LD_4 主要存在于骨骼肌和肝脏中。脾、胰、肺富含 LD_3。血清中 LD 各同工酶含量的规律如下：正常成年人为 $LD_2>LD_1>LD_3>LD_4>LD_5$，AMI 患者为 $LD_1>LD_2>LD_3>LD_4>LD_5$，而肝病患者多以 LD_5 增高为主。图 5-2 所示为乳酸脱氢酶同工酶在不同疾病时的变化规律。

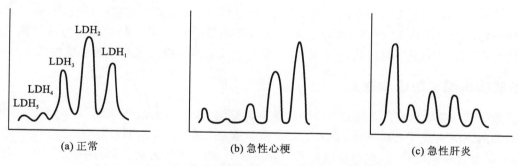

图 5-2　乳酸脱氢酶同工酶在不同疾病时的变化规律

【测定方法】

（1）比色测定法：LD 以 NAD^+ 作为氢的受体，催化乳酸脱氢生成丙酮酸，丙酮酸与 2,4-二硝基苯肼作用生成苯腙，在碱性条件下显红棕色。

$$L\text{-}乳酸 + NAD^+ \overset{LD}{\rightleftharpoons} 丙酮酸 + NADH + H^+$$

$$丙酮酸 + 2,4\text{-}二硝基苯肼 \xrightarrow{碱性条件下} 2,4\text{-}二硝基苯腙（红棕色，\lambda=505）$$

（2）连续监测法：目前国际临床化学和实验室医学联盟（IFCC）推荐的参考方法。

$$L\text{-}乳酸 + NAD^+ \underset{pH7.4\sim7.8}{\overset{pH8.8\sim9.8}{\rightleftharpoons}} 丙酮酸 + NADH + H^+$$

因反应在不同 pH 值条件下可逆，所以将 LD 的测定方法分为 LD（L→p）法（由乳酸生成丙酮酸）和 LD（p→L）法（由丙酮酸生成乳酸），两者底物不同，测定结果差异很大，正常参考范围也不同。目前国内用得较多的是 LD（L→p）法。测定的是产物 NADH 在 340 nm 处吸光度的增高速率，其变化速率同 LD

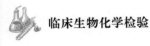

活力成正比。

（3）LD 同工酶测定：LD 同工酶分离和定量的方法有电泳法、层析法和免疫抑制法等。目前以琼脂糖电泳法最为常用。电泳后可用比色法和荧光法测定每种同工酶的相对含量。

LD 各种同工酶的一级结构和等电点不同，在一定电泳条件下，它会在支持介质上分离。然后利用酶的催化反应进行显色。以乳酸钠为底物，LD 催化乳酸脱氢生成丙酮酸，同时使 NAD^+ 还原为 NADH。吩嗪二甲酯硫酸盐（PMS）将 NADH 的氢传递给氯化碘代硝基四唑蓝，使其还原为紫红色的甲䐶化合物。有 LD 活性的区带显紫红色，且颜色的深浅与酶活性成正比，利用光密度仪或扫描仪可求出各同工酶的相对含量。

【参考区间】

比色法：195～437 金氏单位（金氏单位定义：100 mL 血清，37 ℃作用 15 min 产生 1 μmol 丙酮酸为一个金氏单位）。

连续监测法：114～240 IU/L。

【临床意义】

LD 广泛存在于各组织细胞的胞质中，主要用于心肌梗死、肝病、骨骼肌、恶性肿瘤的诊断和疗效观察。①AMI 时，8～18 h 后开始增高，2～6 天达峰值，7～12 天降至正常（治疗有效后）。②进行性肌营养不良显著增高。③心肌炎（病毒性、细菌性）、胸腹膜炎、胆道疾病均可见增高。④急性肝炎升高明显，慢性肝炎、肝硬化可正常。⑤各种白血病一般增高，卵巢癌增高显著，肝转移癌增高 10 倍左右。⑥缺铁性贫血一般是增高的，而其他贫血多正常。⑦肾病略高。⑧可用于鉴别胸、腹水的性质。胸水 LD/血清 LD>0.6，腹水 LD/血清 LD>0.4 为渗出液，反之为漏出液。

【评价】

（1）传统的心肌酶谱中还有 α-羟丁酸脱氢酶（HBDH），其实它并不是人体组织中一种独立存在的酶，而是用 α-羟丁酸作底物测得的 LD 之 H 亚基的活性。因 H 亚基可催化 α-羟丁酸脱 H，故称 α-羟丁酸脱氢酶。因所采用的底物不同，HBDH 活力并不等于以乳酸为底物时 LD_1 加 LD_2 活力的和。目前此酶在国外已较少应用。

（2）LD 和 HBDH 一度曾作为心肌酶谱中的血清酶在我国临床实验室被广泛应用，由于大多数器官的病变和损伤均可引起血清 LD 升高，所以它对疾病诊断的特异性较差。有学者认为，LD 同工酶 LD_1 诊断特异性仅次于 CK-MB，只要测定这两种同工酶，不需做其他酶学检查就可诊断心肌梗死。

三、心肌酶谱测定的临床意义

肌酸激酶（CK），肌酸激酶同工酶（CK-MB），谷草转氨酶（AST），乳酸脱氢酶（LDH）及 α-羟丁酸脱氢酶（HBDH）等酶共同构成了心肌酶谱，临床上主要用于急性心肌梗死（AMI）和其他心脏疾病的诊断与鉴别诊断，当出现急性心肌梗死时，在心脏缺血及坏死过程中，由于细胞肿胀，多种酶体蛋白质及其分解产物大量释放入血，血中有关酶的活力变化可反映心肌坏死的演变过程。基础医学研究提示，在心肌局部缺血4～6 h 时，心肌细胞即开始坏死，从而明确了心肌梗死的治疗的有效时间，即在临床症状发生 4～6 h 内重建冠脉血运，可挽救部分缺血心肌。对早期心肌梗死的患者进行静脉溶栓已成为常规的治疗手段，但其前提是早期诊断。目前一般实验室开展的 CK、CK-MB 等检测项目，要在梗死发生 3～8 h 才能出现有诊断意义的改变，相对而言出现太晚，灵敏度不尽人意。为此，近年来人们对心肌梗死的早期诊断做了大量研究，一些较敏感的检测项目推出，如肌红蛋白（Mb）、肌钙蛋白 I、肌钙蛋白 T、肌球蛋白轻链、CK-MM 及 CK-MB 亚型的测定，可明显提高心肌梗死早期诊断的灵敏度，目前这些检验项目逐渐得到普及。

心肌梗死时，由于心肌缺血，离子泵功能障碍，首先从心肌中释放出的是 K^+ 和磷酸根等无机离子，在 1 h 左右达高峰，以后迅速下降，继而是一些小分子物质，如缺氧后的代谢产物乳酸，腺嘌呤核苷等，它们在 2～3 h 达高峰后也很快下降。肌红蛋白约在心肌梗死后 2 h 开始升高，6～9 h 即达高峰，而酶蛋白等大分子物质即在 3～8 h 后才进入血液，并逐渐增至高峰。因此，血清中酶活力的增高通常有一个延缓期，即从发生心肌梗死到可以测出酶的活力变化开始的时间。其长短取决于梗死区面积的大小，酶从受损心肌释出的速度以及酶在血液中释放和破坏的程度等因素。CK-MB 的延缓期较短，为 3～8 h，CK 为 4～8 h，

AST 为 4～10 h,LD 及 HBDH 为 6～12 h,各种酶均在一定时间后达峰值,上升较快的酶其维持增高的时间较短,上升较慢的酶维持增高的时间较长。

在上述心肌酶谱中,以 CK 及 CK-MB 的脏器特异性较高。但一些非心肌梗死疾病,如肌肉疾病、中毒性休克、脑血管意外、急性酒精或一氧化碳中毒等疾病也可有 CK 及 CK-MB 的升高,其中除肌肉疾病酶活力升幅较高外,其他多为轻度升高,特别是 CK-MB 占总 CK 的百分比多低于 10%,而心肌梗死时,CK 总活力及 CK-MB 为中度和高度升高,CK-MB 占 CK 总活力的百分比多大于 10%(CK-MB 占总 CK 的百分比因方法不同而差别很大)。肌红蛋白的红肌(如腓肠肌)含有相当量的 CK-MB,在骨骼肌疾病时,CK 的同工酶谱可能发生变化,趋向胚胎型,使 CK-BB 型和 CK-MB 型相对增多,所以多发性肌炎等多数患者可有血清 CK 及 CK-MB 的明显升高,CK-MB 占总 CK 的百分比可达 20%,但在临床上心肌梗死与骨骼肌疾病并不难鉴别,骨骼肌疾病时 CK 的升高幅度与心电图异常改变无关。只有在缺乏临床症状的亚临床型骨骼肌疾病患者有心肌梗死发作时,才会对诊断带来一定困难。同时测定 CK 和 AST 的比值有助于肌肉疾病和心肌梗死的鉴别诊断。骨骼肌中 CK 较心肌高 4 倍,而 AST 较心肌低约 1 倍,所以在骨骼肌疾病时,血清 CK/AST 较高,而心肌梗死时则较低。

心肌梗死以外的心脏疾病,如心肌炎、心包炎、心绞痛、持续性心律不齐和充血性心力衰竭等,有时也可有 CK、CK-MB 等血清酶的轻度升高,但其阳性率及升幅均较低。其升高机制可能是因为心肌细胞膜通透性增加,而不一定伴有心肌坏死。在上述非心肌梗死的心脏疾病中以急性病毒性或风湿性心肌炎较为多见,患者血清酶变化的特点是 CK、AST 和 LDH 几乎同时升降,其升幅较心肌梗死小,而心肌梗死时,首先是 CK-MB 和 CK 升高,AST 和 LDH 活力落后于 CK 且下降也迟。此点可资鉴别。

心肌梗死时,患者血清 AST 呈轻度和中度升高,而 ALT 可正常或轻度升高,AST/ALT 明显增大。同时测定 AST 的同工酶 AST_m 对推测心肌梗死的预后有一定意义,其活力变化与心肌梗死并发心力衰竭的发生率和死亡率呈正比关系。

LD 同工酶中以 LDH_1 在心肌中含量最高,当心肌梗死时释放出大量 LDH_1,其量超过 LDH_2,从而使 LDH_1/LDH_2 升高。健康人 LDH_1/LDH_2 为 0.48～0.74,而心肌梗死时 95% 的病例 $LDH_1/LDH_2>1$,经心电图确诊的病例,$LDH_1/LDH_2>0.76$,阳性率为 100%,特异性为 90.5%。除恶性贫血和肾梗死外,其他疾病的 LDH 同工酶谱明显与心肌梗死不同,可用于鉴别诊断。如临床上肺梗死易与心肌梗死混淆,但肺梗死以 LDH_3 增高为主,其 $LDH_1/LDH_2<0.76$,且 CK-MB 一般不升高,如心肌梗死兼有 LDH_1 和 LDH_5 上升,多提示心源性休克或心力衰竭而引起继发性肝损害,是预后不良的指征。恶性贫血和肾梗死可通过临床症状和其他检查加以鉴别。

第三节 肝脏酶及同工酶

肝脏是人体内最大的实质性腺体,具有重要而复杂的功能。它具有肝动脉和门静脉双重血液供应,且由肝静脉和胆道系统出肝,加上丰富的血窦及精巧的肝小叶结构,尤其是肝细胞中富含线粒体、内质网、核蛋白体和大量酶类,因而能完成复杂多样的代谢功能。肝细胞的胞质中含有三羧酸循环、糖酵解、磷酸戊糖通路、氨基酸激活、脂肪酸和胆固醇合成的多种酶类,当肝脏发生病变时,必然会造成这些酶合成异常或从受损的肝细胞中释放增多,导致血清中酶活力的改变。目前临床应用较多的肝脏酶及其同工酶:①反映肝细胞损伤的 ALT、AST、GLDH 和 ChE 等;②反映胆道梗阻的 ALP、GGT 和 5′-核苷酸酶;③反映肝纤维化、肝硬化的 MAO、ADA 等。下面分别介绍这几种临床常用肝脏酶及其同工酶。

一、氨基转移酶及其同工酶

氨基转移酶是氨基酸代谢的重要催化剂,机体内存在着大约 60 种氨基转移酶,ALT 和 AST 是其中最重要的两种,也是临床上测定频率最多的酶。磷酸吡哆醛(维生素 B_6)为其辅基,不含磷酸吡哆醛的酶蛋白称为脱辅基酶蛋白,它丧失了催化活性。转氨酶从组织细胞释放到血液的过程中,一部分脱去辅基,所以测定时如果试剂成分中加入磷酸吡哆醛,所测结果明显高于无磷酸吡哆醛者。

（一）丙氨酸氨基转移酶

丙氨酸氨基转移酶（alanine aminotransferase，ALT）催化 L-丙氨酸与 α-酮戊二酸之间的氨基转移，生成丙酮酸和 L-谷氨酸，在人体内反应向右进行，丙酮酸进入三羧酸循环被利用，谷氨酸被脱氨为尿素循环提供氨源。ALT 在各组织的含量由高到低为肝脏＞肾脏＞心脏＞骨骼肌＞胰腺。健康情况下，血清中此酶活力很低。当这些组织病变、细胞坏死或通透性增强时，细胞内的酶即释放入血，使之不同程度地增高。

【测定方法】

ALT 的测定方法主要有手工分析的改良赖氏法以及用于自动生化分析仪的连续监测法。改良赖氏法曾经作为经典方法在 1990 年之前得到了广泛应用，但该方法属于定时法，测定的并非酶促反应的"零级反应期"，所测结果并非代表酶的真正活性，并且影响因素颇多，操作繁琐，自从自动生化分析仪在临床上普及以来，该方法逐渐被连续监测法取代了。但由于某些基层医院实验室还在应用，因此在此作一简单介绍。

（1）改良赖氏法：血清中的 ALT 催化基质中 L-丙氨酸和 α-酮戊二酸生成丙酮酸和 L-谷氨酸。丙酮酸与 2,4-二硝基苯肼作用生成苯腙，在碱性条件下显红棕色。

$$\text{L-丙氨酸} + \alpha\text{-酮戊二酸} \xrightarrow{\text{ALT}} \text{丙酮酸} + \text{L-谷氨酸}$$

$$\text{丙酮酸} + 2,4\text{-二硝基苯肼} \xrightarrow{\text{碱性条件下}} 2,4\text{-二硝基苯腙（红棕色，}\lambda=505\text{）}$$

（2）连续监测法：为目前 IFCC 推荐的参考方法。

$$\text{L-丙氨酸} + \alpha\text{-酮戊二酸} \xrightarrow{\text{ALT}} \text{丙酮酸} + \text{L-谷氨酸}$$

$$\text{丙酮酸} + \text{NADH} + \text{H}^+ \xrightarrow{\text{LD}} \text{L-乳酸} + \text{NAD}^+$$

上述偶联反应中，NADH 的氧化速率与标本中 ALT 活性成正比，可在 340 nm 波长处监测吸光度下降速率，计算出 ALT 的活力单位。

【参考区间】

改良赖氏法：5～25 卡门单位（卡门单位定义：1 mL 血清，反应液总体积 3 mL，波长 340 nm，光径 1 cm，25 ℃，1 min 内生成的丙酮酸，使 NADH 氧化成 NAD$^+$ 而引起吸光度每下降 0.001 为一个卡门单位）。

连续监测法：5～40 U/L（国际单位）。

【临床意义】

ALT 主要用于肝病的诊断。①急性肝炎增高明显，一般升高至正常浓度的 5～50 倍。80% 患者 ALT 升高 3～4 天后可降至正常，如果持续不降，提示转化为迁延性肝炎。②黄疸性肝炎 ALT 升高比胆红素早 20～30 天。③活动性肝硬化、慢性肝炎、中毒性肝炎（乙醇）甲亢、吸毒均可见 ALT 不同程度地升高。梗阻性黄疸、充血性心力衰竭、心肌炎、心肌梗死、肌病、白血病等 ALT 增高 5 倍左右。④肝病早期 ALT 高于 AST，如果 AST＞ALT，提示预后不良。⑤重症肝炎时大面积肝细胞坏死，血中 ALT 逐渐下降，而胆红素却进行性升高，出现所谓"胆酶分离"现象，常为肝坏死的征兆。⑥异烟肼、利福平、氯丙嗪、地吧唑等药物会损害肝细胞，造成 ALT 增高。

【评价】

ALT 为肝细胞损伤最敏感的指标之一，且血清 ALT 的增高程度同临床病情轻重相平行。检测 ALT 对于隐性感染及潜伏期肝炎患者的发现有重要意义，故为健康查体、疾病筛查等必然检测项目。缺点是对肝病诊断的特异性还不够理想。

（二）门冬氨酸氨基转移酶

门冬氨酸氨基转移酶（aspartate aminotransferase，AST）催化 L-门冬氨酸和 α-酮戊二酸之间的氨基转移，生成草酰乙酸和 L-谷氨酸，谷氨酸经脱氨供尿素循环和 α-酮戊二酸的再生。AST 在各组织的含量由高到低为心脏＞肝脏＞骨骼肌＞肾脏＞胰腺。健康人血清中此酶活力很低。AST 有两种受不同基因控制的同工酶 AST$_s$ 和 AST$_m$，它们分别存在于细胞质和线粒体中，并且 AST$_m$ 占 70% 左右。细胞轻度损伤时 AST$_s$ 升高显著，而严重损伤时，则 AST$_m$ 大量出现于血清中。正常血清所含 AST 的同工酶主要为

AST_s,但在病理状态下,如细胞坏死,则血清中以 AST_m 为主。血清 AST 活性升高,多来自心肌或肝脏损伤;肾脏或胰腺细胞损伤时,也可出现很高的 AST 活性。

【测定方法】

测定方法与 ALT 相同,AST 的测定方法主要有手工分析的改良赖氏法以及用于自动生化分析仪的连续监测法。

(1)改良赖氏法:血清中的 AST 催化基质中的 L-天冬氨酸和 α-酮戊二酸,生成草酰乙酸和谷氨酸,草酰乙酸脱羧生成丙酮酸,丙酮酸与 2,4-二硝基苯肼作用生成苯腙,在碱性条件下显红棕色。

$$\text{L-门冬氨酸} + \text{α-酮戊二酸} \xrightleftharpoons{AST} \text{草酰乙酸} + \text{L-谷氨酸}$$
$$\text{草酰乙酸脱羧生成丙酮酸}$$

$$\text{丙酮酸} + \text{2,4-二硝基苯肼} \xrightarrow{\text{碱性条件下}} \text{2,4-二硝基苯腙(红棕色,}\lambda=505)$$

(2)连续监测法:为目前 IFCC 推荐的参考方法。

$$\text{L-门冬氨酸} + \text{α-酮戊二酸} \xrightleftharpoons{AST} \text{草酰乙酸} + \text{L-谷氨酸}$$

$$\text{草酰乙酸} + NADH + H^+ \xrightleftharpoons{MDH} \text{L-苹果酸} + NAD^+$$

上述偶联反应中,NADH 的氧化速率与标本中 AST 活性成正比,可在 340 nm 波长处监测吸光度下降速率,计算出 AST 的活力单位。

【参考区间】

改良赖氏法:8~28 卡门单位。

连续监测法:5~40 U/L。

【临床意义】

AST 主要用于心、肝受损的诊断和疗效观察。①心肌梗死发病 6 h 后开始升高,48~60 h 达到峰值,一般高 4~6 倍,4~5 天降至正常,如不降说明再次出现心肌梗死或病情恶化。②急性心肌炎患者 AST 中度增高,慢性心肌炎可正常。③心力衰竭伴有肝出血时,AST、ALT 均明显升高。④对于肝病来说,其意义基本与 ALT 相似,但一般 ALT>AST,如 AST 显著高于 ALT,提示后果严重。⑤急性黄疸性肝炎、肝细胞性黄疸可高达正常 10 倍左右,梗阻性黄疸可高 5 倍左右。

【评价】

AST 组织特异性不如 ALT,对肝病的诊断特异性及灵敏度均不如 ALT,但对于疾病的预后判断、疗效观察等优于 ALT。AST/ALT 对急、慢性肝炎的诊断、鉴别诊断以及判断转归较有价值。急性肝炎,AST/ALT<1.0;肝硬化时,AST/ALT≥2.0;肝癌时,AST/ALT≥3.0。

由于 AST 在心肌梗死时升高比 CK 晚,恢复又比 LD 早,所以对心肌梗死的诊断价值不大,已有学者建议将 AST 从传统的心肌酶谱中去除。

二、γ-谷氨酰基转移酶及其同工酶

γ-谷氨酰基转移酶(gamma-glutamyltransferase,GGT)曾称为 γ-谷氨酰基转肽酶,是含巯基的线粒体酶,催化谷氨酰残基从谷胱甘肽(GSH)或其他肽链上转移至其他氨基酸或肽链上,γ-谷氨酰基的供体是 GSH,受体是 L-氨基酸。GGT 的主要生理功能是催化 GSH 的分解,调节 GSH 的含量,参与氨基酸的吸收、转移和利用。人体各组织均含有 GGT,组织分布以肾脏含量最多,其次为前列腺、胰、肝、脾、肠、脑等。红细胞中几乎没有 GGT,溶血对其测定影响不大。GGT 以分泌和吸收能力强的细胞膜最为丰富,如远端肾小管、胆管上皮细胞、肝毛细胆管、胰腺细胞和小肠刷状缘细胞等。胆汁、尿液及胸水中均含有此酶。健康人血清 GGT 活力很低,主要为肝源性的,并由肝清除,经胆道排出。此酶底物特异性不高,可作用于多种含谷氨酰基的化合物。GGT 是一种诱导酶,乙醇及多种药物如巴比妥类药物、苯妥英钠、解热镇痛类的对乙酰氨基酚、含雌激素的避孕药等都可诱导肝细胞线粒体,导致血清 GGT 增高。

用醋酸纤维素薄膜电泳可分离出四种同工酶:GGT_1、GGT_2、GGT_3 和 GGT_4。正常人往往只见 GGT_2 和 GGT_3。重症肝胆疾病和肝癌时常有 GGT_1 出现,乙醇性肝坏死、胆总管结石及胰腺炎时常见 GGT_2 增

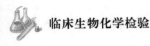

加。GGT$_4$与胆红素增高关系密切。

【测定方法】

GGT 测定方法有数种,主要在于所用底物、缓冲液和 pH 值的不同,如重氮反应比色法、对硝基苯胺比色法等,目前国内多采用连续监测法。

(1) 对硝基苯胺比色法:基质中 γ-谷氨酰对硝基苯胺在 GGT 的催化作用下,将谷氨酰基转移到受体双甘肽分子上,形成 γ-谷氨酰基双甘肽,同时释放出的对硝基苯胺在 405～420 nm 处有强吸收,对硝基苯胺的生成量与 GGT 的活力成正比。

(2) 连续监测法:IFCC 推荐的参考方法是以 L-γ-谷氨酰-3-羧基对硝基苯胺为底物,甘氨酰甘氨酸(双甘肽)作为 γ-谷氨酰基的受体,在 pH 值为 7.7 的条件下,GGT 催化底物生成 γ-谷氨酰双甘肽和黄色的 2-硝基-5-氨基苯甲酸,在 410 nm 波长处直接连续监测,吸光度的增高速率与 GGT 活性成正比关系。

$$\text{L-γ-谷氨酰-3-羧基对硝基苯胺 + 双甘肽} \xrightarrow{\text{GGT}} \text{γ-谷氨酰双甘肽+2-硝基-5-氨基苯甲酸}$$

【参考区间】

对硝基苯胺比色法:10～40 U/L(国际单位)。

连续监测法:健康成年男性为 11～50 U/L;健康成年女性为 7～32 U/L(国际单位)。

【临床意义】

血清 GGT 主要来源于肝胆系统,诊断肝胆疾病的敏感性很高。当肝胆肿瘤时,压迫胆管,胆汁排出受阻,肝细胞内 GGT 容量增多;癌细胞逆分化作用使 GGT 含量增多;癌细胞变性解体释放 GGT,而使血清 GGT 活力显著升高。胆汁中 GGT 含量是血清的 10 倍,当胆道梗阻时,胆汁逆流可使血 GGT 含量升高;逆流的胆汁成分及酒精和药物可诱导细胞微粒体 GGT 的合成增强;胆汁中的胆盐及酒精可溶解于与膜结合的 GGT 中;肝炎时坏死细胞邻近的肝细胞合成 GGT 增强;细菌感染后,在其生长繁殖中产生 GGT,同时使组织细胞肿胀、变性、解体、细胞内 GGT 释放。以上这些情况均可引起血清 GGT 活力不同程度的升高。

(1) 急性肝炎时中度增高,持续时间比 ALT 长,GGT 如持续为高水平,说明转为迁延性肝炎或慢性肝炎。

(2) GGT 在反映慢性肝细胞损伤及病变活动时较 ALT 敏感,慢性肝炎 ALT 即使正常,如 GGT 持续不降,在排除胆道疾病情况下,提示病变仍在活动。

(3) 各种梗阻性黄疸(肿瘤、胆石症、胆道炎症、肝外梗阻等)均显著增高,可达正常上限的 5～30 倍。

(4) 原发性肝癌患者,血清 GGT 显著升高,阳性率为 75％～100％;继发性肝癌 GGT 增高的阳性率为 50％～77％。肝癌术后 GGT 如再次升高,说明复发。亦可协助判断恶性肿瘤有无肝转移。因此,GGT 活力的高低是肝癌疗效观察的敏感指标。

(5) 如果 ALP 升高,而 GGT 正常,常可排除肝胆疾病。

(6) 酗酒者 GGT 增高程度与饮酒量呈正相关。

【评价】

GGT 是肝胆病中阳性率最高的酶之一,与 ALT、CHE 同时测定诊断肝病灵敏度高达 99％。但是,如果 GGT 作为肝癌标志物,其诊断的灵敏度虽高,但特异性较差。

三、碱性磷酸酶及其同工酶

碱性磷酸酶(alkaline phosphatase,ALP)是一种含锌的糖蛋白,底物特异性较低,在碱性环境中(最适 pH 值为 10.0 左右)能水解多种磷酸单酯化合物,且其相对分子质量随不同组织来源而不同。Mg^{2+}、Mn^{2+} 为 ALP 的激活剂,EDTA、草酸盐、磷酸盐、硼酸盐和氰化物对 ALP 有抑制作用。脂肪餐后和溶血标本均会干扰 ALP 的检测,使结果偏高。标本久置,ALP 会逐渐增高,升高可达 5％～10％。人体各组织 ALP 及其同工酶可分三大类,即胎盘 ALP,肠 ALP,肝、骨、肾 ALP 及其同工酶。病理情况下还可出现肝 ALP 和胆汁 ALP 等"高分子 ALP",以及一些与肿瘤有关的变异 ALP 等。

【测定方法】

（1）金氏比色法：在碱性条件下 ALP 分解磷酸苯二钠，生成苯酚和磷酸氢钠。苯酚与 4-氨基安替比林作用，经铁氰化钾氧化生成红色醌的衍生物。红色的深浅与 ALP 活力成正比。

$$磷酸苯二钠 + H_2O \xrightarrow{ALP} 苯酚 + 磷酸氢钠$$

$$苯酚 + 4\text{-}氨基安替比林 + 铁氰化钾 \longrightarrow 醌类化合物（红色，\lambda = 510）$$

（2）连续监测法：为目前广泛应用的测定方法。ALP 在 pH 值为 10.0 的条件下，以磷酸对硝基苯酚（4-NPP）为底物，2-氨基-2-甲基-1,3-丙醇（AMP）或二乙醇胺（DEA）为磷酸酰基的受体物质，增进酶促反应速率。4-NPP 在碱性溶液中为无色，在 ALP 催化下，4-NPP 分裂出磷酸酰基，生成游离的对硝基苯酚（4-NP）。4-NP 在碱性溶液中变成醌式结构，呈现较深的黄色。在波长 405 nm 处监测吸光度增高速率，计算 ALP 活性单位。

【参考区间】

金氏比色法：成人 3～13 金氏单位；儿童 5～28 金氏单位。

金氏单位定义：100 mL 血清，37 ℃，与底物作用 15 min，产生 1 mg 酚为 1 金氏单位。

连续监测法：所用单位为国际单位。

女性：1～12 岁，小于 500 U/L；15 岁以上，40～150 U/L。

男性：1～12 岁，小于 500 U/L；12～15 岁，小于 750 U/L；25 岁以上，40～150 U/L。

【临床意义】

组织分布广泛，含量由高到低为肝＞肾＞胎盘＞小肠＞骨骼。因为血清中 ALP 主要来自于肝脏和骨骼，故主要用于肝、胆、骨病的诊断。①变形性骨病可增高 30～50 倍；佝偻病、软骨病 ALP 升高而血钙、血磷降低。②甲状旁腺功能亢进时，ALP 往往增高，甲状旁腺功能减退则 ALP 降低多见。③急性肝炎增高 2～5 倍，慢性肝炎正常或略高，肝硬化时 ALP 变化不一，肝癌时，ALP 多数升高。④黄疸鉴别：梗阻性黄疸时，ALP、BIL 平行增高。溶血性黄疸时，ALP 多正常。肝细胞性黄疸时，以 BIL 升高为主，ALP 升高或正常。⑤腹腔恶性肿瘤，伴随 ALP 升高时应高度怀疑骨或肝转移。⑥妊娠、消化道溃疡、营养不良、重金属中毒、甲亢、维生素 D 缺乏症等，ALP 均有不同程度的升高。⑦甲状腺功能减退症、低镁血症、恶性贫血、维生素 C 缺乏症等，ALP 多降低。

四、5′-核苷酸酶

5′-核苷酸酶（5′-nucleotidase，5′-NT）是一种对底物特异性不高的水解酶，可作用于多种核苷酸。锰离子为其激活剂，镍离子为其抑制剂。此酶广泛存在于人体组织，如肝、胆、肠、脑、心、胰等，定位于细胞膜上。在肝内，此酶主要存在于胆小管和窦状隙膜内。5′-NT 从胆道清除，与肝病患者肝脏的损害相关，因此在肝炎、胆道梗阻时可见血清 5′-NT 的增高，而肝癌时显著增高。

【测定方法】

5′-NT 活性测定的常用底物为 AMP。AMP 是一种有机磷酸酯，同样会受到血清中 ALP 的水解，因此测定时必须采用一种方法校正 ALP 的干扰。反应式如下：

$$AMP + H_2O \xrightarrow{5'\text{-}NT} 腺苷 + Pi$$

$$腺苷 + H_2O \xrightarrow{ADA} 次黄苷 + NH_3$$

$$NH_3 + \alpha\text{-}酮戊二酸 + NADH + H^+ \xrightarrow{GLD} 谷氨酸 + NAD^+$$

在 340 nm 波长处监测 NADH 吸光度的下降速率，计算 5′-NT 活性。

【参考区间】

健康成年人血清 5′-NT 活力为 0～11 U/L。

【临床意义】

5′-NT 测定主要用于肝胆系统疾病的诊断和骨骼疾病的鉴别诊断。血清 5′-NT 活性升高主要见于肝胆系统疾病，如阻塞性黄疸、原发及继发性肝癌、肝炎等，其活性变化几乎与 ALP 相平行。但骨骼系统疾病,如肿瘤转移、畸形性骨炎、佝偻病、甲状旁腺功能亢进等,通常 ALP 活性升高,而 5′-NT 正常。因此 ALP 和 5′-NT 同时测定有助于肝胆和骨骼系统疾病的鉴别诊断。

【评价】

5′-NT 可作为原发或继发性肝癌的一种肿瘤标志物。在肝肿瘤病变时,5′-NT 是一项比较灵敏的指标,常在病变早期即可明显升高,其变化往往早于肝功能、肝扫描或其他有关肝病变的阳性发现。

五、胆碱酯酶

胆碱酯酶(cholinesterase,ChE)是一组催化酰基胆碱水解的酶类,底物特异性不强,根据对乙酰胆碱和丁酰胆碱水解专一性不同,可分为两类。一类是乙酰胆碱酯酶(AChE),又称真胆碱酯酶、红细胞胆碱酯酶、胆碱酯酶 Ⅰ,主要分布于红细胞、交感神经节、骨骼肌运动终板、肺、脾和脑灰质中。细胞内定位于细胞膜及微粒体和线粒体上,主要生理功能是水解乙酰胆碱。另一类是酰基胆碱酰基水解酶(PChE),又称拟(假)胆碱酯酶、丁酰胆碱酯酶、血清胆碱酯酶(SChE)或胆碱酯酶 Ⅱ,由肝脏合成,主要分布于肝、胰、心、脑白质及血浆中,其生理功能尚未明了。两类胆碱酯酶有相同的作用底物,但对底物的专一性和亲和力不同。AChE 对乙酰胆碱的催化活力高,PChE 对丁酰胆碱的催化活力高。过量的乙酰胆碱对 AChE 有强烈的抑制作用,而对 PChE 无影响。与胆碱结构类似的新斯的明、毒扁豆碱、吗啡、枸橼酸盐和氟化物是 PChE 的竞争性抑制剂。有机磷、有机氯毒剂是这两类胆碱酯酶的强烈抑制剂。

临床上测定 ChE 主要用于有机磷中毒的诊断和疗效观察,肝脏疾病的辅助诊断,检查先天性遗传变异体。羊水 ChE 测定可用于检查胎儿神经管缺陷等。

【测定方法】

目前测定 ChE 活性的方法大都采用酰基(如丙酰基、丁酰基)硫代胆碱的碘盐作为底物,在酶水解反应中生成硫代胆碱,后者用色源性二硫化合物试剂,如 DTNB(Ellman 试剂)或 4,4′-二硫双吡啶显色,进行比色法或连续监测法测定。

(1) 连续监测法:PChE 催化丁酰硫代胆碱水解,产生丁酸和硫代胆碱;硫代胆碱与无色的 5,5′-二硫代 2-硝基苯甲酸反应,形成黄色的 5-巯基-2-硝基苯甲酸(5-MNBA)。在 410 nm 处测定吸光度,每分钟吸光度变化率与 PChE 活力成正比。

$$丁酰硫代胆碱 + H_2O \xrightarrow{ChE} 硫代胆碱 + 丁酸$$
$$硫代胆碱 + 5,5′-二硫代 2-硝基苯甲酸 \longrightarrow 5-巯基-2-硝基苯甲酸(黄色)$$

(2) 比色法:血清中胆碱酯酶催化乙酰胆碱水解生成胆碱和乙酸。未被水解的剩余乙酰胆碱与碱性羟胺作用,生成乙酰羟胺。乙酰羟胺在酸性溶液中与三氯化铁形成棕色复合物。用比色法测定,计算剩余乙酰胆碱含量,从而推算出胆碱酯酶活力。

【参考区间】

连续监测法:5000~12000 U/L(此法采用国际单位)。

比色法:130~310 U(单位定义:1 mL 血清中 ChE 在 37 ℃水浴与底物作用 1 h。每水解 1 μmol 的乙酰胆碱所需的酶量为 1 个酶活力单位)。

【临床意义】

与其他酶活力增高反映病理改变的情况相反,血清胆碱酯酶测定的临床意义在于酶活力降低。

(1) 全血 AChE 80%来自于红细胞,20%来自于血清。测定 ChE 主要用于农药(有机磷、有机氯)中毒的诊断及疗效观察。急性有机磷中毒其活力降低 40%~90%,与中毒程度呈正相关,如果治疗有效,7 天内可恢复正常,但亦有"反跳现象"。

(2) 血清 BChE 因主要来自于肝脏,所以可用于肝功能的检查,反映肝实质细胞受损的情况,其临床意义基本同 Alb 类似,但比 Alb 变化得早、快、敏感。①急性肝炎、中毒性肝炎、活动性肝硬化一般降低 50%~70%;而慢性持续性肝炎可降低或正常,慢性活动型肝炎 50%是降低的。肝病病情越差,ChE 活力越低,持续降低无回升迹象者多预后不良。②良性梗阻性黄疸多正常,恶性梗阻性黄疸多降低。③肝、胆疾病时 ALT、GGT 均增高,测定 ChE 可加以鉴别:ChE 降低者多为肝脏疾病;而 ChE 正常者多为胆道疾病。④有机磷、有机氯中毒,各种严重的全身性疾病、严重的感染性疾病显著降低。⑤羊水中 ChE 为 5～70 U/L,主要为 PChE,其中 AChE 活性甚微。神经管缺陷胎儿的羊水 AChE 明显增高,同时测定羊水 AFP,对神经管缺损诊断的准确率为 99.4%。⑥ChE 增高常见于脂肪肝、甲亢、糖尿病、肾病综合征等。

【评价】

用连续监测法测定 ChE 时,虽然乙酰、丙酰、丁酰硫代胆碱的碘盐均可作为底物,但最好用丙酰,因为 PChE 对乙酰胆碱亲和力小;用丁酰作底物时空白比丙酰高而酶活力低。

六、谷氨酸脱氢酶

谷氨酸脱氢酶(glutamate dehydrogenase,GLD)是一种主要存在于细胞线粒体基质中的变构酶,由 6 个相同的亚基聚合而成,每个亚基的相对分子质量为 56000。ATP 与 GTP 是此酶的变构抑制剂,而 ADP 和 GDP 是其变构激活剂。因此,当体内的能量不足时能加速氨基酸的氧化,对机体的能量代谢起重要的调节作用。它属于一种不需氧脱氢酶,在其作用下,L-谷氨酸氧化脱氨生成 α-酮戊二酸和氨。GLD 是唯一既能利用 NAD^+ 又能利用 $NADP^+$ 接受还原当量的酶。

GLD 广泛存在于肝、肾、脑组织中,心肌和骨骼肌中 GLD 的活性很弱。肝内 GLD 的特异活性是其他器官如肾、脑、肺的 10 倍左右,比骨骼肌内多 80 倍,因此血清 GLD 升高主要源于肝脏。GLD 作为线粒体酶,是实质细胞坏死的指标。结合转氨酶,其活性是一种测定实质细胞坏死的方法,可判断肝细胞坏死的程度。在肝病诊断中,其意义在于此酶在小叶中心部位的浓度是门静脉周部位的 1.8 倍。肝窦状隙供给路线的末端是缺氧的高危地带,如果血流受阻,也是细胞损伤最先发生的部位。由于胆酸可导致肝细胞损伤,梗阻性黄疸时患者血清 GLD 也会增高。

【测定方法】

GLD 测定方法主要有比色法和分光光度法。比色法是以谷氨酸为底物,经 GLD 催化生成 α-酮戊二酸,该产物与重氮化磺酸或与 2,4-二硝基苯肼生成腙。分光光度法是利用其逆向反应,以 α-酮戊二酸为底物,在 340 nm 波长测定 NADH 的氧化速率,即单位时间内吸光度的下降值。后者灵敏度、特异性、准确性优于比色法。

$$NH_3 + \alpha\text{-酮戊二酸} + NADH + H^+ \xrightarrow{GLD} 谷氨酸 + NAD^+ + H_2O$$

NADH 被氧化成 NAD^+ 的速率与 GLD 的活力成正比。

【参考区间】

成年男子为 0～8 U/L;成年女子为 0～7 U/L。

【临床意义】

虽然 GLD 是一个肝特异酶,但作为肝胆疾病的筛选实验并不合适,因为它的诊断灵敏度只有 47%。GLD 连同转氨酶一起测定对肝病的鉴别诊断价值较大,这是由于 GLD 单独位于线粒体内,不像 ALT 主要位于细胞质,而 AST 位于细胞质和线粒体内。GLD 不会在一般性的肝脏炎症性疾病例如慢性病毒性肝炎时释放。在一些主要是肝细胞坏死的肝病中,大量的 GLD 释放是值得注意的现象,例如缺氧性肝病或中毒性肝损伤。

相对 ALT 而言,GLD 的另一鉴别诊断价值在于,它主要位于肝小叶中心的肝细胞内,当 GLD 显著增高时,提示肝小叶中心部位发生病变。连同转氨酶,GLD 具有鉴别诊断的重要性,评价标准是(ALT＋AST)/GLD 的值(表 5-3)。

表 5-3 (ALT＋AST)/GLD 的值及其鉴别诊断意义

(ALT＋AST)/GLD	评 价
<20	阻塞性黄疸,胆汁性肝硬化,转移性肝病,急性肝缺氧性损伤
20～50	慢性肝病急性发作,胆汁淤积性肝病
>50	急性病毒性肝炎(也是胆汁淤积的一种形式),急性酒精性肝炎

GLD 显著增高通常是细胞严重受损的标志。根据一项研究表明,引起 GLD 活性超过正常上限 25 倍之多的最常见疾病有急性右心衰竭、长期的脓毒及中毒性循环衰竭、阻塞性黄疸、严重的呼吸衰竭和肺栓

塞引起的肺源性心脏病等。

【评价】

在肝病患者中,GLD升高者几乎都伴有转氨酶的升高,而转氨酶升高者并不一定伴有GLD的升高。因此用GLD反映肝细胞损伤程度优于转氨酶,是一项比线粒体型AST更易检测的指标。

七、血清单胺氧化酶

单胺氧化酶(monoamine oxidase,MAO)是含Cu^{2+}、Fe^{2+}和磷脂的结合酶,主要作用于$—CH_2—NH_2$基团,可催化多种单胺类化合物氧化脱氨生成相应的醛、氨和过氧化氢,后者继续分解为氧和水。人体内MAO分布广泛。按辅酶的不同可分成两类:一类以FAD为辅酶,主要存在于肝、肾和胃等组织细胞的线粒体上,对伯、仲、叔胺均能氧化;另一类以磷酸吡哆醛为辅酶,主要存在于结缔组织,属细胞外酶。血清中MAO与结缔组织中的MAO相似。结缔组织MAO参与胶原纤维最后成熟阶段的架桥过程,与组织的纤维化密切相关。而肝纤维化是肝硬化形成过程中的主要病理变化之一。因此MAO测定对肝硬化等疾病的诊断和预后判断具有重要价值。MAO电泳可分成三条区带,从阴极到阳极分别为MAO-Ⅰ、MAO-Ⅱ和MAO-Ⅲ。

【测定方法】

(1)连续监测法:根据MAO催化反应的产物NH_3建立的谷氨酸脱氢酶偶联速率法。

$$C_6H_5\text{-}CH_2\text{-}NH_2 + O_2 + H_2O \xrightarrow{MAO} C_6H_5CHO + H_2O_2 + NH_3$$

$$NH_3 + \alpha\text{-酮戊二酸} + NADH + H^+ \xrightarrow{GLD} 谷氨酸 + NAD^+ + H_2O$$

在340 nm波长处监测NADH吸光度的下降速率,计算MAO活性。

(2)醛苯腙法:根据MAO催化反应的产物醛建立的醛苯腙显色法。

$$C_6H_5\text{-}CH_2\text{-}NH_2 + O_2 + H_2O \xrightarrow{MAO} C_6H_5CHO + H_2O_2 + NH_3$$

$$C_6H_5CHO + 2,4\text{-二硝基苯肼} \longrightarrow 2,4\text{-二硝基苯腙(碱性条件下红棕色},\lambda=470\text{ nm})$$

【参考区间】

连续监测法:健康人血清MAO<10 U/L(国际单位)。

醛苯腙法:健康人血清MAO<36 U/mL(单位定义:在37 ℃,1 mL血清中MAO每小时催化底物产生1 nmol苯醛为1 U)。

【临床意义】

(1)肝硬化时,结缔组织释放MAO增多;暴发型重症肝炎、肝细胞坏死、线粒体上MAO释放入血而使血清中MAO明显升高。

(2)慢性肝炎、亚急性肝炎、糖尿病合并脂肪肝、甲状腺功能亢进症或肢端肥大症患者,纤维组织代谢增强,而使血清MAO不同程度地升高。多数肝癌、胆汁性肝硬化、血吸虫性肝硬化患者血清MAO活性正常。

(3)烧伤、尿酸血症,应用MAO抑制剂后可见血清MAO活性降低。

【评价】

MAO测定用于推测肝纤维化的程度并非特异性指标,因为肝外疾病如糖尿病合并脂肪肝、甲状腺功能亢进症、肢端肥大症、进行性硬皮病、老年性动脉硬化等,均可见血清MAO活力增高。

八、腺苷脱氨酶

腺苷脱氨酶(adenosine deaminase,ADA)的系统名为腺苷氨基水解酶,主要催化腺苷和脱氧腺苷脱氨生成次黄嘌呤核苷和氨,是腺苷酸分解代谢的重要酶系之一。ADA广泛分布于全身各组织,以小肠黏膜和脾中的酶活力最高,肝、肾、骨、骨骼肌次之。血中白细胞中的ADA活力高于红细胞,ADA在细胞内主要定位于细胞浆,血清中ADA是由不同组织来源的同工酶共同组成的,其底物相对特异性及活化能亦不同于组织ADA,血清ADA的最适pH值为5.5~6.5,组织ADA为6.5~8.5。红细胞中ADA活力明显高于血浆,故溶血标本产生正干扰。

【测定方法】

ADA 测定的方法较多,有定氨比色法、分光光度法、酶偶联速率法、氨电极法、荧光测定法和同位素计量法等。后三者因需特殊仪器和试剂而不易推广。酶偶联速率法为目前广泛使用的方法。

(1)酶偶联速率法:根据 ADA 催化反应的产物 NH_3 建立的谷氨酸脱氢酶偶联速率法。

$$腺嘌呤核苷 + H_2O \xrightarrow{ADA} 次黄嘌呤核苷 + NH_3$$

$$NH_3 + \alpha-酮戊二酸 + NADH + H^+ \xrightarrow{GLD} 谷氨酸 + NAD^+ + H_2O$$

在 340 nm 波长处监测 NADH 吸光度的下降速率,计算 ADA 活力。

(2)定氨比色法:根据 ADA 催化反应的产物 NH_3 建立的波氏(Berthciot)显色法。此法干扰因素多,反应时间长,操作繁琐,不适合自动化分析,目前很少使用。

【参考区间】

健康成年人 ADA 活力<19.6 U/L。

【临床意义】

(1)血清 ADA 活力升高:见于各种肝胆疾病,其中以肝硬化时 ADA 升高阳性率(70%~89%)最高,幅度(2~2.6 倍)大。原发性肝癌伴肝硬化时 ADA 升高的阳性率为 60%~100%,而不伴肝硬化者为 16%。急性肝炎时阳性率为 56%~85%,慢性活动性肝炎阳性率为 65%~79%,而慢性迁延性肝炎患者血清 ADA 活力基本正常。胆囊炎、胆结石、胰腺癌等疾病时,多数患者 ADA 正常。

有人报道在伤寒发病的一周内,ADA 即可升高,达参考上限的 4~6 倍,较肥达氏反应敏感,阳性率高,升高持续时间长。

其他疾病如传染性单核细胞增多症,粟粒性肺结核、风湿热、溶血性贫血、白血病及部分肿瘤患者血清 ADA 可不同程度地升高。

(2)胸水 ADA 活力升高:结核性胸膜炎患者胸水中 ADA 活力明显高于癌性和非炎症性胸水中的 ADA 酶活力,而且胸水 ADA 与血清 ADA 的比值大于 1,同时测定血清和胸水的 ADA 酶活力及其比值,是诊断和鉴别胸水性质的有效方法。

(3)脑脊液 ADA 活力升高:结核性脑膜炎时脑脊液中 ADA 活力明显高于病毒性脑炎、脑肿瘤和中枢神经系统白血病,其他一些中枢神经系统疾病时如化脓性脑膜炎、脑出血、脑梗死、脑外伤等 ADA 也可升高,但以结脑升高最为显著。

九、肝胆酶谱测定的临床意义综合分析

肝脏是机体最主要的生物合成和解毒器官,肝病包括原发性实质细胞损害、梗阻性疾病及二者的并发病。在肝实质性病变中,检测血清酶的活力变化是反映肝细胞损伤的敏感指标,也是最常用的试验,除 ALT 和 AST 外,反映肝细胞损伤的酶还有异柠檬酸脱氢酶(ICD)、谷氨酸脱氢酶(GLD)、醇脱氢酶(ADH)、山梨醇脱氢酶(SDH)和精氨酸代琥珀酸裂合酶(ASAL)等。这些酶主要存在于肝的细胞液中,为组织专一酶,它在肝胆疾病诊断的特异性方面超过 ALT 和 AST,但在阳性率和灵敏度方面多数不如 ALT 和 AST,故目前临床广为使用的仍多为 ALT 和 AST。

ALT 等酶位于细胞液,易从细胞内释出,故有早期诊断价值;有些酶如 AST_m 等为线粒体酶和膜结合酶,酶的活力高低可反映细胞损伤的程度;有些酶或同工酶有组织特异性,酶活性的改变,提示相应脏器的病变存在。通过这些酶的测定和其他肝功能试验组合,可辅助临床对各种肝病及病程作出诊断和鉴别诊断。临床上对肝病的诊断有多种肝功能实验组合,常见的是 ALT、AST、ALP、GGT、总蛋白(TP)、白蛋白(ALB)和胆红素测定,在病变的早期可以观察到酶活力变化谱型的特征,随着病变的持续、肝细胞坏死增加,所有的酶谱逐渐趋向相似。观察疾病各个阶段酶活力的变化可以对疾病的发展变化及疗效预后作出正确的判断。

急性肝炎时,早期 AST 和 ALT 均明显升高,因肝 AST 含量大于 ALT 的 3 倍,但因 70%~80%的 AST 位于线粒体上,故 ALT 高于 AST,AST/ALT<1。如 AST 特别是 AST_m 持续升高,提示肝损害严重,预后不良。ALP 和 GGT 呈轻度和中度升高,升幅高低与胆汁淤积相关。GGT 是肝炎病程中最后恢

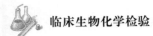

复的酶学指标,若 GGT 显著升高,且持续不降则提示向慢性肝炎发展。LD 总活力升高,主要是 LD₅ 明显升高,LD₄ 不升高,LD₅/LD₄>1,是急性肝炎的又一个特征。如 LD₅ 持续不降或下降后又升高,则提示向慢性肝炎发展。

黄疸型急性病毒性肝炎 ALT 在发病早期即迅速升高,可达参考区间上限的 50 倍以上,阳性率 100%,且发生于临床症状和黄疸出现之前,其总胆红素和直接胆红素可轻度或中度升高,其中直接胆红素占总胆红素的比例随病情的变化而改变。胆汁淤积病时总胆红素呈中度和高度升高,其中多以直接胆红素升高为主。同时 ALT 和 AST 一般仅轻度升高。

酒精性肝炎 ALT 和 AST 活力可低于急性肝炎,但高于其他肝病。酒精对肝细胞线粒体有特殊的损害作用,追踪测定 AST 及 ASTₘ 可判断肝细胞线粒体损伤的范围和类型。酒精可引起胆汁淤积,对肝合成 GGT 有诱导作用,还可损害富含 GGT 的微粒体,致使大量 GGT 释放入血,使血中 GGT 显著升高,监测 GGT 的活力变化也是观察酒精性肝损害的良好指标。

慢性肝炎各项酶活力的变化与其活动程度有关,一般将 ALT、AST 小于参考区间上限 3 倍时定为轻度活动,在 3~10 倍之间为中度活动,大于 10 倍为重度活动。多数病例 AST/ALT≤1。慢性肝炎活动期 ADA 和 GGT 均可升高,随病情好转而下降。如 GGT 持续升高,提示病情恶化,若同时伴有 MAO 活力升高,则提示已肝硬化。如有 LDH 活力明显升高时,应考虑并发原发性肝癌的可能。

肝硬化时 AST 和 ALT 可正常或轻度升高,AST/ALT>1。AST 和 ALT 升高的幅度反映肝细胞坏死的情况,ALP 和 GGT 升高提示为肝硬化活动期或有胆汁淤积。MAO 升高,反映胶原纤维合成增加。如 GGT 和 ADA 显著升高,常提示有癌变的可能。

原发性肝癌时 AST 和 ALT 可正常或轻度升高,AST/ALT>1。原发性肝癌和肝内胆汁淤积时,ALP 总活力升高,其中以 ALP₂ 为主,ALP₁ 甚微,而继发性肝癌和肝外阻塞性黄疸时,ALP₁ 阳性率很高,常伴有 ALP₂ 的增高。此点有助于鉴别诊断。原发性和继发性肝癌时 5′-NT 明显升高,而 GGT 常呈中度和高度升高,其活力的高低与病灶多少,范围大小,进展情况密切相关。有学者研究发现,同时测定 GGT、ALP 和 ALT 的活力,求出(GGT+ALP)/ALT 的值,发现原发性和继发性肝癌的值均大于 2,而良性的肝、胆、胰疾病的值均小于 1。此点有确切的鉴别价值。但是无论是 5′-NT 还是 GGT,若把它作为独立的肝癌标志物的话,则其特异性并不高。如果联合检测甲胎蛋白(AFP)或 α-L-岩藻糖苷酶(AFU),则其诊断的特异性高达 99% 以上。

🔬 第四节　胰腺酶及同工酶

胰腺泡分泌多种消化酶,正常情况下这些酶经胰管分泌至十二指肠,而在病理情况下则逸入血中,造成血清中这些外分泌酶的活力升高。反映胰腺病变的酶有 α-淀粉酶及同工酶、脂肪酶、胰蛋白酶、胰凝乳蛋白酶及弹性蛋白酶-1 等。其中 α-淀粉酶及脂肪酶临床上应用最多。

一、淀粉酶及其同工酶

淀粉酶(amylase,AMY)全称 1,4-α-D-葡聚糖-4-葡聚糖水解酶,分 α、β 两类,β-淀粉酶存在于植物和微生物中,人体内只含有 α-淀粉酶。其作用主要催化食物中的多糖化合物如淀粉、糖原等的消化,它可随机作用于多糖化合物内部 α-1,4 葡萄糖苷键,产生一系列不同的产物:糊精、麦芽四糖、麦芽三糖、麦芽糖和葡萄糖。α-淀粉酶相对分子质量为 40000~50000,可透过肾小球滤过膜随尿液排出。胰腺含 AMY 最多,由胰泡细胞合成后通过胰管分泌入小肠,唾液腺也分泌大量 AMY 入口腔帮助消化多糖化合物,此外 AMY 还见于卵巢、肺、睾丸、横纹肌和脂肪组织中,而肝中很少或缺如。AMY 的最适 pH 值为 6.5~7.5,卤素和其他阴离子对其有激活作用($Cl^- > Br^- > NO_3^- > I^-$)。AMY 生物半衰期很短,约为 2 h,所以病变时血清 AMY 增高持续时间较短,尿液 AMY 活性浓度常高于血清 AMY。

AMY 的测定不可用草酸盐、枸橼酸盐、EDTA 等抗凝血浆,因为 AMY 为需 Ca^{2+} 的金属酶,这些抗凝剂可络合 Ca^{2+} 而对其有抑制作用,但急诊测定用肝素抗凝尚可。

人体中 AMY 主要有两种同工酶:胰型 AMY(P-AMY)和唾液型 AMY(S-AMY)。两者用醋酸纤维素薄膜电泳进一步分成 P_1、P_2、P_3、S_1、S_2、S_3 等同工酶亚型;如果用聚丙烯酰胺凝胶电泳的方法又可将 AMY 分为 7 条区带,其中 1、2、4、6 四条区带属于 P-AMY,3、5、7 三条区带属于 S-AMY。第 1 与第 3 为两条主要区带,分别相当于 P_2 和 S_1。此外,血清中有时可出现巨淀粉酶,有学者认为该种形式的淀粉酶是由 S-AMY 与 IgG 或 IgA 等聚合而成的,电泳时位于 γ-球蛋白区带。由于巨淀粉酶不能通过肾小球滤过膜,导致巨淀粉酶血症患者的血淀粉酶升高,而尿淀粉酶正常。此种情况可见于健康人(发生率为 0～1%)、酒精中毒、糖尿病、恶性肿瘤和各种自身免疫性疾病,此时应与病理性 AMY 升高相区别。

【测定方法】

测定 AMY 的方法已超过 200 多种,这些方法大致可分为六大类:黏度测定法、比浊法、碘量法、糖化法、染料释放法和荧光法。其中黏度测定法和比浊法因精密度差、底物不稳定已被弃用。碘量法中的一种半定量法(温氏法)也早已被淘汰。碘量法中的碘比色法因底物难以标准化、反应不呈零级反应等缺点而被认为非理想方法,但因其简单、快速、灵敏和价廉而在国内应用较广。糖化法易受内源性葡萄糖的干扰,荧光法需特殊仪器,染料释放法中的染料淀粉法需离心分离,这几种方法均被认为非理想方法。染料释放法中的另一类以染料与可溶性限定底物结合的方法,近年来得到不断的发展,主要表现为人工合成的底物分子结构明确,稳定性好,有望成为推荐方法。

(1)碘比色法:样本中 AMY 催化淀粉水解,生成葡萄糖、麦芽糖和糊精,剩余的淀粉与碘结合成蓝色复合物,颜色的深浅与酶活力成反比。

(2)对-硝基苯麦芽七糖法:对-硝基苯麦芽七糖在 AMY 的催化下水解生成对-硝基苯麦芽三糖、对-硝基苯麦芽四糖、麦芽三糖和麦芽四糖。前者在 α-葡萄糖苷酶的作用下,继续水解为对-硝基苯酚(4NP)和葡萄糖(G),对-硝基苯酚在 405 nm 处有最大吸收,吸光度的增高速率与样本中 AMY 活力成正比。

$$4NP\text{-}G_7 + H_2O \xrightarrow{AMY} 4NP\text{-}G_{4,3,2} + G_{5,4,3}$$

$$4NP\text{-}G_7 + H_2O \xrightarrow{\alpha\text{-葡萄糖苷酶}} 4NP\text{-}G_4 + G + 4NP$$

【参考区间】

碘比色法:血清为 800～1800 U/L;尿液为 1000～12000 U/L。单位定义:100 mL 样本中的 AMY 在 37 ℃,15 分钟水解 5 mg 淀粉所需的酶量,为 1 单位。

对-硝基苯麦芽七糖法:血清,AMY≤220 U/L;尿液,AMY≤1200 U/L。

【临床意义】

长期以来,AMY 主要用于急性胰腺炎的诊断。

(1)急性胰腺炎发病后 2～3 h 开始升高,12～24 h 达峰值。如急腹症发病后 12 h 左右 AMY 仍正常,则急性胰腺炎的可能性不大。尿中 AMY 出现晚(12～24 h 开始升高)但持续时间长,如果急性胰腺炎发病超过 24 h 以上,应测定尿中 AMY,血、尿 AMY 可以表现出不同步的情况。

(2)慢性胰腺炎 AMY 一般正常,因此 AMY 正常不可排除慢性胰腺炎。

(3)腮腺炎、肾衰竭、尿毒症、胰腺癌、十二指肠溃疡、肠穿孔、急性胆囊炎等疾病均可引起血清 AMY 不同程度的升高。

(4)术后患者行腹腔穿刺液、引流液的 AMY 检测,可判断是否有胰漏。

【评价】

急性胰腺炎时,AMY 的升高程度与病情轻重不成正相关,病情轻者可能很高,病情重者如暴发性胰腺炎因腺泡组织严重破坏,AMY 生成减少,其测定结果可能不高。对于就医较晚(发病 1～2 天后)的患者或急性胰腺炎的后期,只测定血清 AMY 可能造成漏诊,因此要求结合尿液 AMY 的测定来明确诊断。此外,当肾功能严重障碍时,血清 AMY 升高,而尿液 AMY 正常或降低。

二、脂肪酶

脂肪酶(lipase,LPS)是一组特异性较低的脂肪水解酶类,属于外分泌酶,主要来源于胰腺,其次为胃和小肠,能水解多种含长链脂肪酸的甘油酯。LPS 应和另一组特异性很低的酯酶(esterase)相区别,酯酶

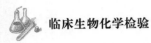

作用于能溶于水的含短链脂肪酸的酯类；而 LPS 仅作用于酯和水界面的脂肪，只有当底物呈乳剂状态时 LPS 才发挥作用。巯基化合物、胆汁酸、Ca^{2+} 及附脂肪酶（colipase）等是 LPS 的激活剂，而重金属、丝氨酸为其抑制剂。

【测定方法】

迄今测定 LPS 的方法可分为三类：①测定产物游离脂肪酸的有滴定法、比色法、分光光度法、荧光法和 pH 电极法等；②测定底物的有比浊法、扩散法等；③LPS 的质量测定，如双抗体夹心免疫分析法、乳胶凝集法等。目前我国临床实验室主要应用分光光度法、比浊法或滴定法。

（1）比浊法：甘油三酯与水制成的乳胶，因其胶束对入射光的吸收及散射而具有乳浊性状。胶束中的甘油三酯在 LPS 的作用下水解，使胶束分裂，浊度或光散射因而降低。降低的速率与 LPS 活力成正比。

（2）酶偶联法：1,2-甘油二酯在 LPS 作用下水解为 2-单酸甘油酯和脂肪酸；2-单酸甘油酯在单酸甘油酯脂肪酶作用下进一步水解为甘油和脂肪酸；产生的甘油在 ATP 和甘油激酶的参与下被磷酸化，生成 3-磷酸甘油和 ADP；3-磷酸甘油在磷酸甘油氧化酶作用下产生磷酸二羟丙酮和 H_2O_2；H_2O_2 在过氧化物酶作用下同 4-氨基安替比林和 TOOS（N-乙酰-N-磺酸丙基苯胺）反应产生红色的醌类化合物。在 546 nm 波长处比色测定，计算出 LPS 的活性单位。

$$1,2\text{-甘油二酯} + H_2O \xrightarrow{\text{LPS}} 2\text{-单酸甘油酯} + \text{脂肪酸}$$

$$2\text{-单酸甘油酯} + H_2O \xrightarrow{\text{单酸甘油酯脂肪酶}} \text{甘油} + \text{脂肪酸}$$

$$\text{甘油} + ATP \xrightarrow{\text{甘油激酶}} 3\text{-磷酸甘油} + ADP$$

$$3\text{-磷酸甘油} + O_2 \xrightarrow{\text{磷酸甘油氧化酶}} \text{磷酸二羟丙酮和 } H_2O_2$$

$$H_2O_2 + 4\text{-氨基安替比林} + TOOS \xrightarrow{\text{过氧化物酶}} \text{醌类化合物} + H_2O$$

（3）色原底物法：1,2-邻-二月桂基-消旋-甘油-3-戊二酸（6-甲基试卤灵）酯作底物，在碱性环境并有胆酸和附脂肪酶参与下，被 LPS 水解生成 1,2-邻-二月桂基-消旋-甘油和一个不稳定的中间体戊二酸（6-甲基试卤灵）酯；戊二酸酯在碱性条件下继续水解，产生戊二酸和甲基试卤灵。后者显示红色，颜色强度与 LPS 活力成正比。

【参考区间】

比浊法：呈正偏态分布，最低为 0 U，单侧 95％上限为 7.9 U。该单位定义：100 mL 血清，在 37 ℃ 水浴中，作用于底物 10 min，能水解 1 μmol 底物者为 1 个脂肪酶活力单位。

酶偶联法：健康成人参考区间为 1～54 U/L。

色原底物法：健康成人参考区间为 13～63 U/L。

【临床意义】

胰腺是 LPS 最主要的来源。血清 LPS 增高常见于急性胰腺炎及胰腺癌，偶见于慢性胰腺炎。

正常人血清 LPS 含量极少，但在急性胰腺炎时，2～12 h 血清 LPS 显著升高，24 h 达峰值，可达正常上限的 10 倍，甚至 50～60 倍，至 48～72 h 可能恢复正常，但随后又可持续升高 8～15 天。由于 LPS 与 AMY 相比在急性胰腺炎时升高的时间早、上升幅度大、持续时间长，故其诊断价值大于 AMY。临床观察发现，凡 AMY 增高的急性胰腺炎病例，其 LPS 均增高；而 LPS 增高的病例，其 AMY 一部分是正常的。腮腺炎的病例，其血清 AMY 多升高，而 LPS 多正常。此外，慢性胰腺炎、乙醇性胰腺炎、胰腺癌、胆总管结石或癌、肠梗阻等亦可见 LPS 不同程度地增高。

【评价】

血清 LPS 对急性胰腺炎的诊断有很大帮助。临床研究证实，其灵敏度为 80％～100％，特异性为 84％～96％。而 AMY 的灵敏度为 73％～79％，特异性为 82％～84％。其灵敏度和特异性均优于 AMY。

第五节　其他酶及同工酶

一、酸性磷酸酶

酸性磷酸酶(acid phosphatase,ACP)是一组最适 pH 值低于 7.0 的磷酸酶,在 pH 值为 5.0 时活力最强。ACP 对底物的特异性不高,在酸性条件下可催化各种磷酸单酯化合物,其作用类似于 ALP。ACP 存在于多种组织,如前列腺、红细胞、血小板、肾脏、骨髓、肝脏、脾脏、胃和肌肉等,以前列腺含量丰富,属一种溶酶体酶。健康男子血清 ACP 的 1/3~1/2 来源于前列腺,其余的来自红细胞、血小板以及破骨细胞的释放等。ACP 同工酶分前列腺 ACP(PAP)和非前列腺 ACP(包括红细胞 ACP、破骨细胞 ACP、溶酶体 ACP 等)两大类。血清 ACP 多来自前列腺,故检测 PAP 可反映前列腺疾病,尤其前列腺癌时显著增高。其测定原理、方法、底物与 ALP 相似,但反应条件为酸性。

【测定方法】

在 pH 值为 5.0 条件下,ACP 催化 α-萘酚磷酸盐水解,生成 α-萘酚和无机磷酸盐。α-萘酚与重氮盐反应生成有色偶氮化合物,在 405 nm 处有最大吸收。偶氮化合物生成的速率与血清中 ACP 的活力成正比。用含酒石酸与不含酒石酸的两种底物测定,二者之差为前列腺 ACP(PAP)的活力。

【参考区间】

总 ACP:2.4~5.0 U/L。PAP:0~1.2 U/L。

【临床意义】

血清 ACP 总活力升高主要见于前列腺癌及一些骨病和血液病。

(1) 前列腺疾病:前列腺癌主要是 PAP 升高,早期阳性率为 30%~50%,进展期阳性率为 70%~80%,随病情发展而逐渐升高,手术或药物治疗有效者可见酶活力下降,病情复发时会再度升高。前列腺肥大、急性前列腺炎血清 ACP 升高的阳性率只有 15% 左右。

(2) 骨病:骨肉瘤、软骨病、畸形性骨炎、成骨不全、多发性骨髓瘤及一些非前列腺恶性肿瘤的骨转移等,亦可见血清 ACP 升高。

(3) 血液病:高雪氏病、淋巴网状细胞瘤、急性或慢性粒细胞性白血病、慢性淋巴细胞性白血病、原发性血小板增多症、巨幼红细胞性贫血、甲状旁腺机能亢进和急性、慢性肾炎等。

【评价】

ACP 为常用酶中最不稳定的一种,尤其是在 37 ℃ 和偏碱性时灭活更快,此时室温放置 1 h,活力降低 50% 左右;pH<6.5 时比较稳定。故采血后测定前应用 2 mL 血清加 40 μL 10% 冰醋酸酸化后再行测定。但因为其测定条件要求较高,标本需酸化处理,目前已被其他肿瘤标志物如前列腺特异抗原(PSA)所取代。

二、红细胞葡萄糖-6-磷酸脱氢酶

葡萄糖-6-磷酸脱氢酶(glucose-6-phosphate dehydrogenase,G-6-PD)广泛分布于全身各组织的细胞核和细胞质中,尤以红细胞含量最为丰富。G-6-PD 以 NADP$^+$ 为辅酶,催化葡萄糖-6-磷酸脱氢生成葡萄糖-6-磷酸 δ-内酯和 NADPH,此反应为磷酸戊糖氧化途径的第一步,G-6-PD 为限速酶之一。由此途径可生成磷酸戊糖和 NADPH 等。NADPH 不仅是高铁血红蛋白还原为血红蛋白所必需,也是合成脂肪酸、胆固醇及类固醇激素等物质的重要原料。NADPH 有助于红细胞内还原型谷胱甘肽的恒定,维持膜蛋白的巯基处于还原型,以保证细胞膜的稳定及红细胞的完整。G-6-PD 缺乏时,NADPH 生成减少,机体就会出现一系列病理学改变,甚至导致严重溶血。目前国内测定 G-6-PD 活力的方法有高铁血红蛋白还原试验,抗坏血酸氰化试验及连续监测法等,这里主要介绍连续监测法测定红细胞中的 G-6-PD。

【测定方法】

G-6-PD 活力测定（连续监测法）：G-6-PD 催化葡萄糖-6-磷酸氧化成葡萄糖-6-磷酸 δ-内酯，同时使 NADP$^+$ 还原为 NADPH，在 340 nm 处有一个吸收峰，单位时间（min）内吸光度变化值与 G-6-PD 活力成正比。

$$葡萄糖\text{-}6\text{-}磷酸 + NADP^+ \xrightarrow{\text{G-6-PD}} 葡萄糖\text{-}6\text{-}磷酸 δ\text{-}内酯 + NADPH + H^+$$

【参考区间】

7.8～13.3 U/g 血红蛋白。单位定义：37 ℃和其他规定的条件下，1 g 血红蛋白每分钟催化产生 1 μmol NADPH 的酶量为 1 单位。

【临床意义】

红细胞 G-6-PD 及其变异体的测定主要用于某些溶血性疾病的诊断。目前已发现有 18 种红细胞酶的先天缺陷而导致红细胞代谢障碍，使其寿命缩短，造成溶血性贫血，其中最多见的就是 G-6-PD 缺陷，G-6-PD 缺陷基因位于 X 染色体上，通过女性遗传，男性患者居多。患者由红细胞中 NADPH 生成受阻而使 GSH 减少。当服用某些药物、蚕豆或某些病毒、细菌感染等原因使体内代谢产生 H_2O_2 时，H_2O_2 可使谷胱甘肽（GSH）氧化成氧化型谷胱甘肽（GSSG），由于 GSH 减少，血红蛋白的巯基失去 GSH 的保护被氧化形成 Heinz 小体，红细胞膜失去巯基的保护而功能受损，最终导致溶血。下列疾病常可见到 G-6-PD 活性降低。

（1）非球形红细胞性溶血性贫血：此病是由于红细胞缺乏一大类酶所引起的溶血，而 G-6-PD 缺陷是此类溶血最常见的原因。

（2）新生儿黄疸：18％左右的新生儿黄疸系 G-6-PD 缺陷所致，而 G-6-PD 缺陷的婴儿，其新生儿黄疸的发病率高达 70％以上。

（3）蚕豆病：食入蚕豆后使红细胞中 GSH 和血红蛋白（Hb）氧化，引起溶血。

（4）药物性溶血：服用某些止痛退热药、磺胺类药物、抗疟药、氯霉素等引起的溶血。

（5）感染性溶血：当患有急、慢性病毒性肝炎、流感、伤寒和肺炎等疾病时，在发热后数天出现的溶血。

【评价】

（1）白细胞 G-6-PD 活力比同体积红细胞的酶活力高 70～80 倍，故制备 Hb 溶液时必须将白细胞彻底地去除。

（2）G-6-PD 不稳定，Hb 溶液制备后，最好在 6 h 内测定，冰箱冷藏不能超过 3 天。

（3）Hg^{2+} 和对氯汞苯甲酸为其不可逆抑制剂，Cu^{2+}、Zn^{2+} 对其有轻度抑制作用，而 Mg^{2+} 是其激活剂。草酸盐、EDTA 和肝素对此酶活力无影响。

三、病例分析

【病史】

男性，49 岁，因"反复身目黄染 2 年，加重伴腹胀 1 个月"入院。患者 2 年前无明显诱因逐渐出现身目黄染，伴纳差，恶心及腹部胀满不适，无伴发热，腰痛，腹痛，肩背部放射痛及白陶土样大便。当地医院就诊，发现 HbsAg（＋）及肝功能异常，按慢性乙型病毒性肝炎治疗后，黄疸有所减轻。之后症状虽时有反复，但患者未再定期复诊及治疗。1 个月前患者劳累及饮酒后出现身目黄染加重，尿呈浓茶样，伴纳差，进食后上腹饱胀不适，厌油，恶心，间有呕吐胃内容物。腹胀明显，且逐渐加重，自觉腹围显著增加，一周前出现双下肢浮肿。近 1 个月来患者常自觉低热（未探热），乏力，精神不振，时有牙龈出血，双侧乳房轻微胀痛。小便量少，大便 3～4 次/日，大便稀溏。起病以来体重共下降 5 kg。无其他特殊病史。

【体格检查】

体温 37.8 ℃，呼吸 20 次/分，血压 135/70 mmHg，脉搏 92 次/分。发育正常，营养不良，面色黝暗，神清，查体合作，皮肤、巩膜中度黄染；面部、颈部、双上肢见多个蜘蛛痣，肝掌。头颅五官无畸形，耳、鼻无异常分泌物；双扁桃体不大。颈无抵抗，气管居中，双甲状腺不大。胸廓对称无畸形，双肺呼吸音清，无干湿罗音；双侧乳房轻度隆起及压痛。心界不大，心率 92 次/分，律整，各瓣膜听诊区未闻及病理性杂音。腹部膨隆呈蛙腹，全腹软，无压痛及反跳痛；肝、脾触诊不满意；移动性浊音阳性；肠鸣音略有亢进。脊柱四肢无畸形；双下肢呈中度凹陷性浮肿。生理反射存在，病理反射未引出。

【实验室检查】

血常规：红细胞 2.0×10^{12}/L；白细胞 1.9×10^{12}/L；中性杆状核粒细胞 3%；中性分叶核粒细胞 60%；淋巴细胞 30%；血小板 60×10^9/L。尿常规：尿胆红素（＋）。大便常规：阴性。肝功能：ALT 240 U/L；AST 380 U/L；γ-GT 78 U/L；LDH 450 U/L；白蛋白 25 g/L；球蛋白 38 g/L；A/G＝0.67；胆固醇 1.85 mmol/L(2.7-5.7 mmol/L)；凝血酶原时间 18 s。血清病毒学检查：HBsAg（＋）；HBeAg（＋）；HBcAb（＋）。

【问题】

（1）患者的诊断结果是什么？

（2）本病主要的临床表现及常见的并发症有哪些？

（3）要完善诊断还可进行哪些实验室检查？检查的目的是什么？

本章小结

酶是能催化生物体内化学反应的一类特殊蛋白质。酶可分为氧化还原酶类、转移酶类、水解酶类、裂解酶类、异构酶类和合成酶类等六大类。酶促反应具有高效、高度特异性和可调节性等特点。酶的命名方法有习惯命名法和系统命名法，每一酶均有一个系统名称。

血浆酶可分成血浆特异酶、外分泌酶和细胞酶三大类。血清酶的清除有多种途径。正常情况下血清中酶活性相对恒定，但一些病理情况常导致血清中酶活性的改变。性别、年龄、运动、妊娠、人种及环境因素等可引起人血清中某些酶的生理性变化，这就需要临床上注意区别血清酶的异常改变是源于病理情况还是属于生理性的差异。酶的不同测定方法所用单位是不一致的，每种方法的正常参考区间也存在很大差异。目前血清酶所用单位多是国际单位。酶在血液中始终处于动态变化之中，在实验室测定酶之前，标本首先要经过采集、分离血清和储存等一系列处理过程，其中任何一个环节处理不当，都有可能引起测定误差。

由于酶广泛分布于全身各组织器官，在血清中升高的机制也多种多样，并且同一酶增高可见于多种疾病，因此单凭某一酶的活性变化很难作出独立诊断。因此，临床上往往用同时测定一组性质不同的酶，即"酶谱"来作出诊断。临床上常用的酶谱有肝酶谱、心肌酶谱、肌肉酶谱、胰酶谱、肿瘤酶谱等。

临床常用酶有 CK、LD、ALT、AST、GGT、ALP、AMY、LPS、ChE、MAO、ADA、GLD、ACP、G-6-PD、$5'$-NT等，目前均有连续监测法的测定方法，适合自动化分析，已成为主流。

同工酶是具有相同的催化功能，但其分子组成、空间构象、理化性质、生物学性质以及器官分布和细胞内定位不同的一类酶。同工酶的分析常用方法有电泳法、层析法、免疫分析法、动力学分析法和蛋白酶水解法等。临床常规中以电泳法最常用。

临床上以检测血清酶和同工酶应用最广，根据需要也可测定其他各种体液（如尿液、胸水、腹水、脑脊液等）中的酶和同工酶或亚型。

（宫心鹏）

第六章　脂类和脂蛋白

学习目标

掌握：血脂、脂蛋白、载脂蛋白相关概念、血脂及脂蛋白的组成和分类、主要载脂蛋白的特征与功能、脂质测定方法及方法学评价、血脂质检测的临床意义。

熟悉：脂蛋白的特征、脂代谢有关酶类的特点和生理功能、高脂蛋白血症分型及其特征。

了解：血浆脂蛋白及 Apo 基因结构多态性、脂质代谢紊乱性疾病的发病机制、脂蛋白受体及相关受体代谢途径。

脂类(lipid)是脂肪(fat)和类脂(lipoid)的统称，是一类不溶于水而溶于有机溶剂的化合物，包括甘油三酯(triglyceride，TG)、磷脂(phospholipid，PL)、糖脂(glycolipid，GL)、胆固醇酯(cholesteryl ester，CE)和胆固醇(cholesterol，Ch)。脂蛋白是脂类在血液中存在、转运及代谢的形式，检查血液中的脂类和脂蛋白不仅可以了解机体脂类的代谢情况，也能对临床与脂类代谢异常相关疾病的诊断和治疗提供有力的实验依据。

第一节　血脂和血浆脂蛋白

一、血脂

血浆脂类简称血脂，血脂包括游离胆固醇(free cholesterol，FC)、胆固醇酯、磷脂、甘油三酯、糖脂、游离脂肪酸(free fatty acid，FFA)等。血脂总量为 $4.0\sim7.0\ g/L$。

血脂的代谢非常活跃，无论是肠道吸收的外源性食物脂类，还是肝合成的内源性脂类以及脂肪组织储存的脂肪经脂肪动员后都必须先经血液再到其他组织，因此，血脂水平可反映全身脂类代谢的状态。机体在健康状态下，由于血脂的不断降解和重新合成始终保持动态平衡，血脂含量的变动也就稳定在一定的范围内。

测定血浆脂类可及时反映体内脂类代谢状况。就测定方法而言，从历史上看，测定血浆胆固醇是最古老的先行方法，其后陆续进行 PL、TG 和 FFA 的定量测定以及脂蛋白及其载脂蛋白的测定，上述项目目前已是临床上用于了解人体脂类代谢状况的常规指标。血脂分析可用于高脂血症的诊断与分型，还可用于高血压、糖尿病、肾病及绝经期后妇女内分泌代谢改变等相关疾病的研究、调脂药疗效观察和流行病学研究等。

二、血浆脂蛋白

血脂不溶于水，通常以脂蛋白的形式运输。脂蛋白(lipoprotein)是与蛋白质结合在一起形成的脂质-蛋白质复合物。脂蛋白中脂质与蛋白质之间没有共价键结合，多数是通过脂质的非极性部分与蛋白质组分之间以疏水性相互作用而结合在一起的。人体脂蛋白经过超高速离心，根据密度不同将脂蛋白大体上分为以下四类：乳糜微粒、极低密度脂蛋白、低密度脂蛋白和高密度脂蛋白。

用电泳法可以将脂蛋白分为乳糜微粒、前 β 脂蛋白、β-脂蛋白和 α-脂蛋白。除了新生的 HDL（圆盘状）外，其他形式的脂蛋白均呈球状。在颗粒表面是极性分子，如蛋白质、磷脂，故具有亲水性；非极性分子如甘油三酯、胆固醇酯则藏于其内部。磷脂和胆固醇的极性部分可与蛋白质结合，非极性部分可与其他脂类结合，作为连接蛋白质和脂类的桥梁，使非水溶性的脂类固定在脂蛋白中，对维系脂蛋白的构型具有重要作用。

（一）乳糜微粒

乳糜微粒（chylomicron，CM）颗粒最大，约为 500 nm 大小，脂类含量高达 98%，蛋白质含量少于 2%，因此密度极低。CM 又分为三种：新生 CM、成熟 CM 与 CM 残粒，各类 CM 含有的脂类和蛋白质不尽相同。CM 由小肠黏膜细胞在吸收食物脂类（主要是 TG）时合成，经乳糜导管、胸导管到血液。主要功能为运输外源性甘油三酯。

（二）极低密度脂蛋白

极低密度脂蛋白（very low density lipoprotein，VLDL）中 TG 主要是肝脏利用脂肪酸和葡萄糖合成的。若食物摄取过量糖或体内脂肪动员过多，均可导致血液 VLDL 增高。VLDL 中脂类占 85%～90%，其中 TG 占 55%，故其密度也很低。VLDL 是运输内源性 TG 的主要形式。

（三）低密度脂蛋白

低密度脂蛋白（low density lipoprotein，LDL）的结构大致可分为三层：内层，占 15% 的蛋白质构成核心，被一圈磷脂分子包围；中层，非极性脂类居中，并插入内外层，与非极性部分结合；外层，85% 的蛋白质构成框架，磷脂的非极性部分镶嵌在框架中，其极性部分与蛋白质的亲水基团突入周围水相，使其脂蛋白稳定地分散于水溶液中；游离胆固醇分布于三层之中。LDL 是运输内源性胆固醇的主要形式。

（四）高密度脂蛋白

高密度脂蛋白（high density lipoprotein，HDL）是一组不均一的脂蛋白，主要由肝合成，小肠也可合成。经超速离心和等电聚焦电泳，可把 HDL 分成若干亚族。各亚族具有不同的密度，颗粒大小及相对分子质量也不尽相同，脂质和载脂蛋白比例有差异，按密度大小可分为 HDL1、HDL2 和 HDL3。HDL1 又称为 HDL-C，仅在摄取高胆固醇膳食后才在血中出现，健康人血浆中主要含 HDL2 和 HDL3。HDL 的主要功能是将胆固醇从肝外组织转运到肝中进行代谢。

（五）脂蛋白（a）

脂蛋白（a）[lipoprotein(a)，Lp(a)] 是 1963 年挪威遗传学家 Berg 在研究低密度脂蛋白的遗传变异时发现的一种特殊独立的血浆脂蛋白。Berg 在血浆脂蛋白电泳时发现 β-脂蛋白部分有一种新的抗原成分，并与 LDL 结合，将此抗原成分命名为 Lp(a)。其后证实，Lp(a) 核心部分由 TG、PL、Ch、CE 等脂质和 Apo B100 组成，结构类似 LDL，并含有 LDL 中没有的载脂蛋白（a）[apolipoprotein(a)，Apo(a)]。Apo(a) 与纤溶酶原具有高度同源性，在纤溶系统多个环节中发挥作用，从而影响动脉粥样硬化性疾病的发生和发展。Lp(a) 含有两类载脂蛋白，即 Apo B100 和 Apo(a)，两者通过 1～2 个二硫键共价相连，若用还原剂巯基乙醇处理 Lp(a) 时，Apo(a) 可从 Lp(a) 的分子上脱落下来，成为不含脂质的一类糖蛋白。剩下不含 Apo(a) 仅含 Apo B100 的颗粒，称为 Lp(a-)。Lp(a) 是动脉粥样硬化性疾病的一项独立危险因子。

三、载脂蛋白

血浆脂蛋白中的蛋白质部分称为载脂蛋白（apolipoprotein，Apo），迄今发现 20 余种。主要在肝（部分在小肠）合成，按 ABC 系统命名，各类又可细分为几个亚类，以罗马数字表示。不同脂蛋白含不同 Apo，如 HDL 主要含 Apo AⅠ、Apo AⅡ，LDL 几乎只含 Apo B100，VLDL 除含 Apo B100 外，还含 Apo CⅠ、Apo CⅡ、Apo CⅢ 和 Apo E，CM 含 Apo B48 而不含 Apo B100。载脂蛋白不仅在结合和转运脂质及稳定脂蛋白的结构中发挥主要作用，而且还参与调节脂蛋白代谢关键酶的活性，如脂蛋白脂肪酶（LPL）、卵磷脂胆固醇酰基转移酶（LCAT）、肝脂酶（HL）活性，参与脂蛋白受体如 HDL 受体、LDL 受体（LDLR）、清道夫受体、Apo E 受体的识别，在脂蛋白代谢上发挥重要作用，对动脉粥样硬化的发生和发展亦有很大的影响。

目前已报道的 20 余种载脂蛋白中,临床意义较为重要且认识比较清楚的有 Apo A I、Apo A II、Apo IV、Apo B100、Apo B48、Apo C II、Apo C III、Apo E、Apo H、Apo J 和 Apo(a)。此外,还有一种蛋白质称为胆固醇酯转运蛋白(cholesteryl ester transfer protein,CETP),与血浆脂蛋白代谢的关系非常密切,亦属于载脂蛋白之列(表 6-1)。

表 6-1　人类载脂蛋白

编号	Apo	血浆浓度/(g/L)	相对分子质量/1000	氨基酸残基数/个	等电点(pI)	分　　布
1	A I	1.00~1.50	28.3	243	5.40~6.50	HDL、CM
2	A II	0.35~0.50	17	154	5.05	HDL
3	A IV	0.13~0.16	46	371	5.57~5.73	CM、HDL
4	B100	0.80~1.00	512.7	4536	—	LDL、VLDL
5	B48	0.03~0.05	264	2152	—	CM
6	C I	0.04~0.06	6.5	57	7.5	VLDL、HDL、CM
7	C II	0.03~0.05	8.8	79	4.69~4.86	VLDL、HDL、CM
8	C III	0.12~0.14	8.7	79	4.62~5.02	VLDL
9	D	—	22	167	4.83	HDL
10	E	0.03~0.05	34	249	5.7~6.0	VLDL、HDL、CM
11	(a)	0~120	500	4529	—	Lp(a)
11	CETP	0.01	64	493	4.8	HDL
12	PTP	—	69	476	5.0	HDL

(一)载脂蛋白 A I

成熟的人 Apo A I 相对分子质量为 28300,人类 Apo A I 基因位于第 11 号染色体长臂末端区域内(11q~13q ter)。载脂蛋白 A I(Apo A I)主要分布于血浆 CM、HDL2 和 HDL3 中,约占这三类脂蛋白中蛋白质含量的 33%、65% 和 62%。等电聚焦双向电泳发现 Apo A I 有 6 种相对分子质量大致相等而等电点各异的异构体。分别命名为 Apo A I 1 至 Apo A I 6,其等电点依次为 6.50、5.85、5.74、5.64、5.52 及 5.40。Apo A I 主要由小肠和肝脏合成。小肠合成的 Apo A I 随 CM 进入血液,经 LPL 水解,Apo A I 被迅速转入肝脏。肝细胞合成的 Apo A I 随新生的圆盘状 HDL 进入血液后,被血浆蛋白酶切去 N-端 6 个氨基酸。HDL 中的 Apo A I 不断地与血浆中游离的 Apo A I 或其他脂蛋白中的 Apo A I 或其他载脂蛋白进行交换。这种交换与 HDL 的代谢及功能密切相关。人类 Apo A I 的生物半衰期为 5.8 天,平均分解速率为 0.113 天。

Apo A I 的生理功能:①是 CM、HDL 的结构蛋白。②作为一种辅助因子,参与激活卵磷脂胆固醇酰基转移酶(LCAT),使游离胆固醇酯化。③参与胆固醇的逆转运过程。

Apo A I 的基因缺陷可引起 Tangier 病,该病的特点是血浆中 Apo A I 缺乏或明显减少,常伴有严重的低 HDL 血症。

(二)载脂蛋白 A II

载脂蛋白 A II(Apo A II)由两条各含 77 个氨基酸的肽链组成,相对分子质量为 17000,人 Apo A II 的 cDNA 序列已经确定。人 Apo A II mRNA 长 473 个碱基,它含有一个 58 碱基的 5' 不翻译区。人类和鼠的 Apo A II 基因定位于 1 号染色体上(1p21-qter),是人 HDL 颗粒中第二种主要的载脂蛋白,约占 HDL 中蛋白质总量的 20%;在 HDL2 中占 15%,而在 HDL3 中占 25%。在乳糜微粒中它的含量可达总载脂蛋白的 7%~10%。在 VLDL 中也有少量 Apo A II 存在。除了作为 HDL 的结构成分外,可能还具有抑制 LCAT 活性的作用。Scott 等用人 Apo II 基因 3'-端 Alu 重复序列的一个 MspI 基因多态性可以区分两个不同的等位基因。这种罕见的等位基因的纯合子 Apo A II 在血浆中的含量显著增加。Apo A II 的 MspI 基因多态性和 IV、V 型高脂蛋白血症密切相关。

（三）载脂蛋白 AⅣ

人 Apo AⅣ 基因与 Apo AⅠ 及 Apo CⅢ 基因连锁，位于第 11 号染色体上。人类的 Apo AⅣ 由 376 个氨基酸组成，是一种酸性糖蛋白，相对分子质量 46000，含有 6％的糖，其中甘露醇占 1.88％、半乳糖占 1.55％、N-乙酰葡糖胺占 1.55％及唾液酸占 1.1％。Apo AⅣ 是 CM、VLDL 和 HDL 的组成成分。Apo AⅣ 中有一半以上的氨基酸残基参与构成多个重复 α-螺旋结构，这种结构具有与脂质结合的能力，而且和脂质的结合又增加 α-双螺旋结构的稳定性。但是，另一方面，Apo AⅣ 与脂质结合并不十分稳定，而且对环境因素的影响特别敏感。

Apo AⅣ 由小肠和肝脏合成，其中小肠占有非常重要的地位，并受血浆中甘油三酯和胆固醇浓度的调节。一般是通过检测组织（主要是小肠和肝脏）中 mRNA 的含量以观察 Apo AⅣ 在这些组织中合成分布的情况，而人类肝脏几乎没有 Apo AⅣ mRNA。所以，肝脏分泌的 Apo AⅣ 十分有限。血浆中 Apo AⅣ 至少以三种方式存在：①与 Apo AⅠ 和少量的 Apo E 一起组成 HDL；②作为单一的载脂蛋白构成 HDL；③与少量的胆固醇和磷脂结合，以游离状态存在于脂蛋白缺乏的血浆中。人类血浆 Apo AⅣ 半衰期是 18～27.5 h。

人类最常见的 Apo AⅣ 多态性是由于编码第 360 位氨基酸的位点发生突变，引起谷氨酰胺被组氨酸所置换。在美拉尼西亚人群中有一种特殊的 Apo AⅣ 多态性。这种多态性也是由于第 360 位的突变所致，但不是单个的氨基酸的置换，而是由于位于 3′末端的 12 个核苷酸缺失引起 4 个氨基酸残基缺失，缺失者容易使血浆中 Apo AⅠ、Apo AⅡ 和 HDL-C 水平降低，而甘油三酯水平升高。

（四）载脂蛋白 B

Apo B 是一类在相对分子质量、免疫性和代谢上具有多态性的蛋白质，依其相对分子质量及所占百分比可分为 B100、B48、B74、B26 及少量 B50。在正常情况下，以 Apo B100 和 Apo B48 较为重要。

成熟的 Apo B100 含糖 4％～9％，相对分子质量约 550000，由 4536 个氨基酸残基组成的单一多肽链。Apo B100 主要分布于血浆 VLDL、IDL 和 LDL 中，占这三类脂蛋白中蛋白质含量的 25％、60％、95％。而 Apo B48 则分布于 CM 中，占其蛋白质含量的 5％。Apo B 的生理功能：①Apo B100 参与 VLDL 的合成、装配和分泌；②Apo B100 是 VLDL、IDL 和 LDL 的结构蛋白，参与脂质转运；③70％的 LDL 经受体途径清除，Apo B100 是介导 LDL 与相应受体结合必不可少的配体；④Apo B48 为 CM 合成和分泌所必需，参与外源性脂质的消化吸收和运输。

Apo B100 基因具有明显的多态性。Apo B100 基因上共有 75 处核苷酸序列有差异，其中 54 处引起氨基酸变异。应用 RFLP 原理，现已发现 Apo B 基因上有 10 余个多态性酶切点，其中研究较多的有 5′(TG)n、SP、Apo LⅠ、HincⅡ、PvuⅡ、AluⅠ、XbcⅠ、MspⅠ、EcoRⅠ和 3′HVE 等。Apo B 基因的 RFLP 与血脂水平以及动脉粥样硬化的易患性之间有着较为密切的关系。Apo B 基因突变可引起多种血浆脂蛋白代谢异常。例如，家族性低 β-脂蛋白血症（familial hypobetalipoprotienemia，FHL）由单碱基替换引起无意义的突变和缺失进而引起移码突变所致，两者均使终止密码子提前出现，从而生成不同长度的短型 Apo B 分子。缩短型 Apo B 对脂蛋白代谢影响与其缩短的程度有关。B25 和 B29 突变型中未检出它们的存在，可能的原因是肽链太短，低于装配和分泌脂蛋白所需的长度阈值。B31-B67 型突变，由于其合成和分泌障碍使它们的血浆含量有不同程度的下降。B75-B67 突变型因清除速度加快而使其血浆浓度降低。

（五）载脂蛋白 C

Apo C 是 VLDL 的主要载脂蛋白，也存在于 HDL 和 LDL 中，有四种不同的载脂蛋白 C，即 Apo CⅠ、Apo CⅡ、Apo CⅢ、Apo CⅣ。Apo C 主要由肝脏合成，小肠也合成少量。

人 Apo CⅠ 由 57 个氨基酸残基组成的单一多肽链，不含半胱氨酸、组氨酸和酪氨酸，相对分子质量为 6600。其二级结构中有 55％的 α 螺旋结构，极易与磷脂结合，是 LCAT 的激活剂。Apo CⅡ 由 79 个氨基酸残基组成的单一多肽链，相对分子质量为 9100，有两种多态型，等电点分别为 4.86 和 4.69。Apo CⅡ 可激活多种来源的脂蛋白脂肪酶（LPL），其结构中第 55～78 位氨基酸残基是维持其对 LPL 激活作用的最短必需区域，羧基端 43～50 位氨基酸残基为 α-螺旋结构的脂质结合部位。Apo CⅢ 基因长约 3.1 kb，定位于人第 11 号染色体长臂 q23 区,与 Apo A I 和 Apo A IV 共同形成一个基因家族,表达的蛋白质是由 79 个氨基酸残基组成的单一多肽链,相对分子质量为 8700,由于第 74 位苏氨酸残基所带唾液酸个数不同,又可分成 Apo C III 0、Apo C III 1、Apo C III 2 三个亚类,等电点分别为 5.02、4.82 和 4.62,不同亚类其二级结构在不同状况下,α-螺旋占 22%～54%,Apo C III 的 α-螺旋结构极易与磷脂结合。Apo C III 主要存在于 VLDL、HDL 及 CM 中。它有抑制 LPL 及肝细胞膜 Apo E 受体的功能,在调节 VLDL 及 CM 的分解代谢中起重要作用。严重的高甘油三酯血症(HTG)常伴有 Apo C III 含量的明显升高,故测定血清 Apo C III 含量对探讨 HTG 的动脉粥样硬化发病机制有重要意义。

Apo C 的生理功能如下。①同磷脂相互作用,维持脂蛋白结构。由于在溶液中呈特殊的立体双性离子,带负电荷的酸性氨基酸与带正电荷的磷脂基团作用,具有很强的磷脂结合活性。由于与磷脂交互作用,Apo C 族的 α-螺旋结构增加,而磷脂的单个酯酰链的运动则受到限制,从而影响磷脂从凝胶态到液晶态的转变,两者作用结果达到稳定脂蛋白结构功能。②对酯酶的激活作用。有人认为 HDL 的磷脂流动性增加时,Apo C I 通过 HDL 脂层表面后促进 LCAT 的催化作用。③Apo C II 可以激活 LPL,其激活机制可能是,LPL 通常存在于外周循环与肝素样分子结合并附着于血管内皮上,当 LPL 接触 CM 或 VLDL 时,LPL 便同脂蛋白颗粒表面的磷脂发生作用,进而结合于脂蛋白颗粒上,其内的 Apo C II 与 LPL 发生作用,改变 LPL 的空间结构,进而催化水解甘油三酯。

(六)载脂蛋白 E

Apo E 是一种富含精氨酸的碱性蛋白质,人 Apo E 由 299 个氨基酸残基组成,相对分子质量为 34145,含 32 个 Arg 和 12 个 Lys,存在于血浆的 CM、VLDL 及其残粒和 β-VLDL 中,一部分 Apo E 在血液中与 Apo A II 形成复合体。人类 Apo E 主要在肝脏和脑组织合成,在其他组织包括单核细胞(含巨噬细胞)也有合成能力。人的肾上腺、卵巢颗粒细胞也能合成 Apo E。脑中 Apo E 的 mRNA 表达总量是肝脏的 1/3,星形细胞是其主要合成部位。脑中生成的 Apo E 的作用可能是使细胞内的脂类重新分配而保持脑环境中的胆固醇平衡。脑肿瘤中发现有高浓度的 Apo E,推断它可能作为神经胶质细胞瘤的标记。

Apo E 的生理功能如下:①是 LDL 受体的配体,也是肝细胞 CM 残粒受体的配体,它与脂蛋白代谢密切相关;②Apo E 具有多态性,多态性和个体血脂水平与动脉粥样硬化发生发展密切相关;③参与激活水解脂肪的酶类,参与免疫调节及神经组织的再生。

Zannis 于 1981 年根据 Apo E 表型提出 Apo E 基因模型,认为 Apo E 的合成是由位于一个基因位点上的三个等位基因所控制,即 E2、E3 和 E4,每一个等位基因对应于一个主要异构体,从而产生三种纯合子(E2/2、E3/3、E4/4)和三种杂合子(E2/3、E2/4、E3/4)共六种常见表型,另外还有其他极少见的异构体。一般认为,次要异构体是由主要异构体翻译后,经唾液酸糖化修饰后转变而来。Apo E3/3 型又称野生型。Apo E 各种主要异构体的差别在于多肽链中第 112 位和第 158 位氨基酸的不同。Apo E4 在这两个位置上都是 Arg,E2 都是 Cys,而 E3 在 112 位和 158 位依次为 Cys 和 Arg,自然人群中,基因频率 ε3 分布最高,Apo E3/3 表型分布约 70%。人群中 Apo E 多态性存在种族变异,不同人群中 Apo E 基因型高度不同(图 6-1)。

```
        NH₂·············112············································158············COOH
ε2   5′·····················TGC································TGC·················3′
E2   NH₂·····················Cys································Cys·················COOH
ε3   5′·····················TGC································CGC·················3′
E3   NH₂·····················Cys································Arg·················COOH
ε4   5′·····················CGC································CGC·················3′
E4   NH₂·····················Arg································Arg·················COOH
```

图 6-1 人 Apo E 三种主要异构体的氨基酸残基及基因密码的位置改变

早期观察发现,Apo E2/2 表型的 III 型高脂蛋白血症患者未成年即患冠心病,由此对 Apo E 多态性进行了广泛研究,Apo E 多态性是动脉粥样硬化早期及发展过程中个体差异的主要原因。大量人群调查发现 ε4 等位基因的一般作用是可以显著地升高健康人的总胆固醇浓度,使之易患动脉粥样硬化;相反,ε2 等位基因的作用是降低胆固醇浓度,其降低效应是 ε4 升高胆固醇的 2～3 倍。Apo E 等位基因变异还与血浆 Apo B 浓度、甘油三酯及血管收缩压有关。Menzel 等认为 ε2 等位基因对冠状动脉硬化的发展有防护作用,经临床研究发现,患心血管疾病如心肌梗死幸存者,或血管造影证明有动脉粥样硬化者,比其对照组的 ε4 等位基因频率高。Apo E4/3 杂合子比 E3/2 和 E3/3 基因型者发生心肌梗死年龄早。Apo E 多态性变异还与肾病综合征、糖尿病有关,与老年性痴呆病(AD)也密切相关。其中晚发性家族型 AD 患者 ε4 频率增多。AD 患者中携带 ε4 等位基因者占 46.2%,携带两个 ε4 等位基因的研究对象比携带一个 ε4 的研究对象发生 AD 年龄早,比不携带 ε4 等位基因的研究对象发生 AD 年龄更早,后来研究报道百岁老人普遍携带 ε2 基因,长寿的老年人携带 ε2 等位基因数量是年青人的 2 倍。因此 ε2 等位基因似乎不仅可以保护人们免患 AD,而且还与长寿有关。

四、脂蛋白代谢

(一)乳糜微粒的代谢

正常人空腹 12 h 后采血,血浆中无 CM。餐后以及某些病理状态下,血浆中含有大量的 CM,因其颗粒大,能使光发生散射,从而血浆外观混浊。将含有 CM 的血浆放在 4 ℃静置过夜,CM 会自动漂浮到血浆表面,形成一层"奶酪",这是检查有无 CM 存在最简单而又实用的方法。CM 中的载脂蛋白主要是 Apo A I 和 Apo C,其次是含有少量的 Apo A II、Apo A IV、Apo B48 和 Apo E。

CM 是在十二指肠和空肠的黏膜细胞内合成。小肠黏膜吸收部分水解的食物中所含甘油三酯、磷脂、脂肪酸和胆固醇后,肠壁细胞能将这些脂质再酯化,合成自身的甘油三酯和胆固醇酯;此外,肠壁细胞还能合成 Apo B48 和 Apo A I;在高尔基体内脂质和载脂蛋白组装成乳糜微粒,然后分泌入肠淋巴液。新生的 CM 不含有 Apo C,由 Apo B48、Apo A I 和 Apo A II 与极性游离胆固醇、磷脂组成单分子层外壳,包住非极性脂质核心。在淋巴液中新生的 CM 接受来自于 HDL 的 Apo E 和 Apo C 后逐渐变为成熟,然后经由胸导管进入血液循环。因为 Apo C II 是 LPL 的激活剂,CM 获得 Apo C 后,则可使 LPL 激活。CM 的分解代谢是发生在肝外组织的毛细血管床,在此 LPL 水解 CM 中的甘油三酯,释放出游离脂肪酸。从 CM 中水解所产生的脂肪酸被细胞利用,产生能量或以能量的形式储存。在脂解的过程中,CM 所含 Apo A I 和 Apo C 大量地转移到 HDL,其残余颗粒即 CM 残粒则存留在血液中,其颗粒明显变小,甘油三酯含量显著减少,而胆固醇酯则相对丰富。CM 残粒是由肝脏中的 Apo E 受体分解代谢。CM 在血液循环中很快被清除,半衰期小于 1 h。由于 Apo B48 始终存在于 CM 中,所以 Apo B48 可视为 CM 及其残粒的标志,以便与肝脏来源的 VLDL(含 Apo B100)相区别。

CM 的生理功能是将食物来源的甘油三酯从小肠运输到肝外组织中被利用,在代谢途径中,CM 表面的某些成分如载脂蛋白、磷脂等则转移到 HDL。CM 残粒运载食物中的胆固醇和脂溶性维生素到肝脏。食物来源的胆固醇不直接影响血浆中其他种类的脂蛋白中胆固醇含量。因此,在食物脂肪的主动吸收过程中,血浆甘油三酯浓度会暂时性升高,而血浆胆固醇含量则几乎无变化,外源性胆固醇全部进入肝脏。

(二)极低密度脂蛋白代谢

无论是血液运输到肝细胞的脂肪酸,还是糖代谢转变而形成的脂肪酸,在肝细胞中均可合成甘油三酯。在肝细胞内,甘油三酯与 Apo B100、Apo A I 和 Apo E 等加上少量磷脂和胆固醇及其酯等结合,形成 VLDL 并释放入血。在低脂饮食时,肠黏膜也可分泌一些 VLDL 入血。VLDL 入血后的代谢,接受来自 HDL 的 Apo C 和 Apo E,Apo C II 激活 LPL,催化甘油三酯水解,产物被肝外组织利用。同时 VLDL 与 HDL 之间进行物质交换,一方面是将 Apo C 和 Apo E 等在两者之间转移,另一方面是在胆固醇酯转移蛋白(CEPT)协助下,将 VLDL 的磷脂、胆固醇等转移至 HDL,将 HDL 的胆固醇酯转至 VLDL,Apo B100 保留在 VLDL 颗粒中,这样 VLDL 转变为 VLDL 残粒(亦有人称之为中间密度脂蛋白 IDL)。VLDL 残粒(IDL)有两条去路:一是可通过肝细胞膜上的 Apo E 受体而被吞噬利用,另外还可进一步被水解,大部分变成 LDL。由于 VLDL 在血中代谢较慢,半衰期为 6～12 h,故空腹血中仍有一定含量的 VLDL。VLDL 由于携带的胆固醇相对较少,颗粒相对较大,不易透过动脉内膜,因此,正常的 VLDL 一般没有致动脉粥样硬化的作用。但是,由于 VLDL 中甘油三酯占 50%～70%,胆固醇占 8%～12%,所以一旦 VLDL 水平明显增高时,血浆中除甘油三酯升高外,胆固醇水平也随之增高。

VLDL 的生理功能在于运输内源性甘油三酯。肝脏合成的甘油三酯以 VLDL 形式进入血液后,被 LPL 水解成游离脂肪酸,后者进入脂肪细胞重新酯化成甘油三酯而被储存。在肾、骨骼肌等部位游离脂肪酸则用以供能。同时 VLDL 也向周围组织提供胆固醇,并在肝脏的胆固醇向肝外组织运输过程中起一定的作用。这是通过两方面的作用来达到的:一是 VLDL 有一半转变为 LDL,LDL 通过 LDL 受体途径向周围组织提供胆固醇;二是 VLDL 还可能直接被肝外组织所摄取。

（三）低密度脂蛋白代谢

LDL 是富含胆固醇的脂蛋白,主要作用是将胆固醇运送到外周血液。LDL 被认为是致动脉粥样硬化的危险因素之一。

LDL 一部分(约 50％)由 VLDL 转变而来,一部分由肝脏合成。LDL 中主要脂类是胆固醇及其酯,载脂蛋白为 Apo B100。LDL 在血中可被肝及肝外组织细胞表面存在的 Apo B100 受体识别,通过此受体介导吞入细胞内,与溶酶体融合,胆固醇酯水解为胆固醇及脂肪酸。这种胆固醇除可参与细胞生物膜的生成之外,还对细胞内胆固醇的代谢具有重要的调节作用:①通过抑制 HMG-CoA 还原酶(HMG-CoA reductase)活性,减少细胞内胆固醇的合成;②激活脂酰-CoA 胆固醇酯酰转移酶(acyl CoA：cholesterol acyltransferase,ACAT)使胆固醇生成胆固醇酯而储存;③抑制 LDL 受体蛋白基因的转录,减少 LDL 受体蛋白的合成,降低细胞对 LDL 的摄取。

除有受体介导的 LDL 代谢途径外,体内内皮网状系统的吞噬细胞也可摄取 LDL(多为经过化学修饰的 LDL),此途径生成的胆固醇不具有上述调节作用。因此过量地摄取 LDL 可导致吞噬细胞空泡化。

从此可以看出,LDL 代谢的功能是将肝脏合成的内源性胆固醇运到肝外组织,保证组织细胞对胆固醇的需求。

（四）高密度脂蛋白代谢

HDL 是血清中密度最大的一组脂蛋白,亦称为 Apo A I 脂蛋白,富含磷脂,在血清中的含量约为 300 mg/dL。HDL 的代谢是相当复杂的,它涉及许多代谢通路。其蛋白质部分,Apo A I 约为 75％,Apo A II 约为 20％。其他的还有 Apo C、Apo D 和 Apo E 等。HDL 的主要作用是将肝外组织中的胆固醇转运到肝脏进行分解代谢。肝脏是合成和分泌 HDL 的主要部位,其次是小肠。肝合成的新生 HDL 以磷脂和 Apo A I 为主。HDL 分泌入血后,新生的 HDL 一方面可作为载脂蛋白供体将 Apo C 和 Apo E 等转移到新生的 CM 和 VLDL 上,同时在 CM 和 VLDL 代谢过程中再将载脂蛋白运回到 HDL 上,不断与 CM 和 VLDL 进行载脂蛋白的变换;另一方面,HDL 可摄取血中肝外细胞释放的游离胆固醇,经卵磷脂胆固醇酯酰转移酶(LCAT)催化,生成胆固醇酯。LCAT 通过转酯化反应完成新生盘状 HDL 向成熟球形 HDL3、HDL2 的转化,构成胆固醇从细胞膜流向血浆脂蛋白的浓度梯度,将蓄积于末梢组织的游离胆固醇与血液循环中脂蛋白或与某些大分子结合而运送到各组织细胞,主要是运送到肝脏,从而降低组织胆固醇的沉积。LCAT 在肝脏中合成,分泌入血后发挥活性,可被 HDL 中 Apo A I 激活,生成的胆固醇酯一部分可转移到 VLDL。通过上述过程,HDL 密度降低转变为 HDL2,HDL2 最终被肝脏摄取而降解。

HDL 将胆固醇从周围组织细胞转运到肝脏的重要意义显而易见。因为肝脏是将体内过多的胆固醇排出体外的重要脏器,并调节体内血浆胆固醇水平。虽然 HDL 能将肝外组织细胞中的胆固醇转移到肝脏,但需要其他载脂蛋白和血浆脂蛋白的参与。HDL 并不能将肝外胆固醇全部转送至肝脏,其中大部分胆固醇酯是先被转移给 VLDL 和 LDL,后者进入肝脏被分解。HDL 将自身的胆固醇转移给 VLDL 和 LDL 时,还需要一种血浆蛋白质即 CETP 的参与。Apo D 也参与了胆固醇酯在各类脂蛋白间的交换转移过程。

HDL 除了参与胆固醇的逆转运外,还为其他脂蛋白提供多种必需成分。例如,HDL 将 Apo E 和 Apo C 提供给 CM 和 VLDL,以促进 CM 和 VLDL 的分解。此外,HDL 还是 Apo A I 的储存库。

HDL 的半衰期约为 5 天,主要降解场所是肝脏。HDL 被认为是抗动脉粥样硬化因子。实际上是胆固醇逆向转运(RCT),RCT 促进组织细胞内胆固醇的清除,维持细胞内胆固醇量的相对恒定,从而限制动脉粥样硬化的发生、发展,起到抗动脉粥样硬化作用。

（五）脂蛋白(a)代谢

Lp(a)的生理功能和致血栓性疾病的机理还不十分清楚,已知 Lp(a)是心脏病的一项独立危险因素,患者血脂水平正常而脂蛋白(a)升高,仍视为具有发生心脏病的风险。

Lp(a)是一种富含胆固醇的脂蛋白,核心部分为中性脂质和 Apo B100 分子,其外围包绕着亲水性的 Apo(a),二者以二硫键共价连接;其中 Apo(a)是 Lp(a)的特征性糖蛋白成分,主要由一种称为 Kringle 的特征性结构构成,Kringle 由 80～114 个氨基酸残基组成,依靠三个内部二硫键稳定。

肝脏是 Apo(a)合成的主要场所。血浆中大多数 Apo(a)与含 Apo B LDL 样颗粒结合存在,Apo B-Apo(a)复合物不仅是富含胆固醇酯的 LDL 样 Lp(a)的蛋白质成分,也是富含甘油三酯的脂蛋白颗粒的蛋白质成分,还有极少量的 Apo B-Apo(a)以无脂或少脂的形式存在。Lp(a)与 LDL 不一样,并不是由极低密度脂蛋白(VLDL)转化而来的,也不能转化为其他脂蛋白,而是一类独立的脂蛋白。Lp(a)和 LDL 能竞争地与 LDL 受体结合,使 LDL 分解降低。

人群中血浆 Lp(a)浓度呈高度偏态分布,无性别和年龄的差异,但黑种人群除外。在一般人群中,个体的血浆 Lp(a)浓度与 Apo(a)表型相关,后者受其基因位点的等位基因控制。人类 Lp(a)代谢的突出特征是个体间 Lp(a)水平可相差 100 倍,体内 LDL 受体缺陷可影响 Lp(a)浓度,可能与体内 Lp(a)合成增加有关。

五、脂蛋白代谢紊乱

由于脂肪代谢或转运异常使血浆中一种或几种脂质高于正常称为高脂血症(hyperlipidemia),可表现为高胆固醇血症(hypercholesterolemia)、高甘油三酯血症(hypertriglyceridemia)或两者兼有(混合型高脂血症)。由于血脂在血中以脂蛋白形式运输,因此,高脂血症也可认为是高脂蛋白血症(hyperlipoproteinemia)。近年来逐渐认识到,血浆中高密度脂蛋白降低也是一种血脂代谢紊乱,因而把它称为异常脂蛋白血症更能全面、准确地反映血脂代谢紊乱状态。临床上可分为两类:①原发性,属遗传性基因缺陷所致的脂代谢紊乱疾病;②继发性,常见于控制不良的糖尿病、饮酒、甲状腺功能减退症、肾病综合征、透析、肾移植、胆道阻塞、口服避孕药等。血脂异常与心血管病,尤其与冠心病的发生和发展密切相关,是代谢综合征的发病机制之一。

1967 年 Fredrickson 等用改进的纸上电泳法分离血浆脂蛋白,将高脂蛋白血症分为五型,即 Ⅰ、Ⅱ、Ⅲ、Ⅳ和Ⅴ型。1970 年世界卫生组织(WHO)以临床检验表现型为基础分为六型,将原来的 Ⅱ 型又分为 Ⅱa和Ⅱb 两型,如表 6-2 所示。此种分型简单明确,操作性强,但没考虑病因,未包括血清 HDL-C 异常,也没有涉及低脂蛋白血症,更没有提及载脂蛋白和脂代谢中酶异常的一些疾病,如家族性 Apo-A Ⅰ (Targier 病)和 Apo-CⅢ缺乏症、家族性 LACT 缺乏症、家族性 LPL 缺乏症、家族性 Apo-CⅡ缺乏症、家族性高胆固醇血症、家族性混合型高脂血症、β-脂蛋白缺乏症(Apo B 变异,表现为脂肪吸收障碍)等。

表 6-2　人血浆高脂蛋白血症分型及其特征

分　型	脂蛋白变化	血脂变化
Ⅰ	CM 增高	TG ↑↑↑ Ch↑
Ⅱa	LDL 增加	Ch↑↑
Ⅱb	VLDL 和 LDL 同时增加	TG↑↑ Ch↑↑
Ⅲ	IDL 增加(电泳宽 β 带)	TG↑↑ Ch↑↑
Ⅳ	VLDL 增加	TG↑↑
Ⅴ	VLDL 和 CM 同时增加	TG↑↑↑ Ch↑

为指导治疗,临床上常采用简易分型法。可将高脂血症简单分为四类(表 6-3)。

表 6-3　高脂血症简单分类

分　型	TC	TG	相当于 WHO 分型
高胆固醇血症	↑↑		Ⅱa
高甘油三酯血症		↑↑	Ⅳ(Ⅰ)
混合型高脂血症	↑↑	↑↑	Ⅱb(Ⅲ、Ⅳ、Ⅴ)
低 HDL 血症		(血浆 HDL-C 水平降低)	

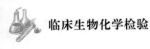

（一）Ⅰ型高脂蛋白血症

Ⅰ型极罕见，患者由于脂蛋白脂肪酶缺陷或缺乏，或者 Apo CⅡ的遗传性缺陷，使 LPL 不能激活，CM 中 TG 不能水解转变成 CM 残粒，无法被 LDL 受体识别进行代谢，从而造成 CM 在血浆中堆积而导致 CM 水平的升高。CM 升高伴随着甘油三酯水平升高和胆固醇水平的轻度升高。有 2/3 的患者在 10 岁前发病。本症为常染色体隐性遗传，家族遗传性纯合子型患者除血脂改变外，临床症状明显，而杂合子除 TG 升高外，其症状不明显。Ⅰ型高脂血症又称为家族性高 CM 血症。

Ⅰ型高脂血症在临床上见于小儿或非肥胖、非糖尿病青年及严重高甘油三酯血症患者，可反复发生胰腺炎、肝脾肿大、脂血性视网膜炎及发疹性黄色瘤。患者新鲜血清外观呈乳白色混浊，4 ℃过夜，血浆上层出现"奶油样"上层。大部分患者伴有视网膜脂血症、急性胰腺炎及肝脾肿大。

（二）Ⅱ型高脂蛋白血症

Ⅱ型高脂蛋白血症最常见，也是与动脉粥样硬化最密切相关的一型。Ⅱ型的主要问题在于 LDL 的增高。LDL 以正常速度产生，但由于细胞表面 LDL 受体数量减少，引起 LDL 的血浆清除率下降，导致其在血液中堆积。而 LDL 是胆固醇的主要载体，所以Ⅱ型高脂蛋白血症患者的血浆胆固醇水平升高。Ⅱ型又分成为Ⅱa 型和Ⅱb 型，它们的主要区别在于Ⅱb 型的 LDL 和 VLDL 水平都升高，因此Ⅱb 型患者甘油三酯随胆固醇水平一起升高，而Ⅱa 型只有 LDL 的升高，故只引起胆固醇水平的升高，甘油三酯水平正常。

1. Ⅱa 型高脂蛋白血症

Ⅱa 型高脂蛋白血症又称为家族性高胆固醇血症，血浆 LDL 和 Ch 明显升高。血清脂蛋白电泳呈现浓染的 β-脂蛋白带，提示 β-脂蛋白含量升高，故又称为高 β-脂蛋白血症。纯合子患者在青春期即因动脉粥样硬化（AS）而死亡，这类患者除冠状动脉硬化外，还会出现黄色瘤和角膜弓状云等。

Ⅱa 型有明显家族史，由 LDL 受体缺陷引起。纯合子型患者 LDL 受体完全缺陷，杂合子型 LDL 受体只为正常的 1/2。细胞不能通过膜上 LDL 受体从血中摄取 LDL，使血浆中 LDL 升高。LDL 受体缺陷有三种不同的细胞表型：①无 LDL 受体型；②LDL 受体缺陷型，细胞表面受体活性为正常的 5%～20%；③入胞缺陷（内吞缺陷）型，即 LDL 受体可以与 LDL 结合，但是不能以正常速度内吞，从而导致 LDL 堆积于血浆中。

2. Ⅱb 型高脂蛋白血症

Ⅱb 型高脂蛋白血症又称为高 β-脂蛋白及高前 β-脂蛋白血症。血浆电泳图谱中，除 β-脂蛋白增高外，前 β-脂蛋白含量也升高，但二者并不融合。血浆中 LDL 和 VLDL 均升高，故甘油三酯（TG）和胆固醇（Ch）同时升高，所以又称为混合型高脂蛋白血症。Ⅱb 型与Ⅱa 型的主要区别是前者 LDL 受体活性正常，患者多合并肥胖或糖代谢紊乱，易伴发黄色瘤及 AS。

Ⅱb 型为显性遗传性疾患，体内 VLDL 合成量过多，Apo B100 合成量比正常高两倍，LDL 也增高。另外 VLDL 合成增加的同时，VLDL 代谢分解速度并未增强，从而使过量合成的 VLDL 不能加速分解，造成血浆中 VLDL 蓄积，同时 LDL 代谢速度也减慢。

（三）Ⅲ型高脂蛋白血症

Ⅲ型属于家族遗传性高脂蛋白血症，也不常见，见于家族性或未控制的糖尿病，易并发冠心病。它是一种因 VLDL 向 LDL 的不完全转化而产生的一种异常脂蛋白疾病。这种异常升高的脂蛋白称为异常的 LDL，它的成分与一般的 LDL 不同。异常的 LDL 含甘油三酯比正常型 LDL 的高得多。血清电泳图谱上 β-脂蛋白带与前 β-脂蛋白带融合，呈现一个宽而浓染的色带，称为阔 β 带，因而出现 β-移动度的 VLDL，故也称为高 β-VLDL 血症。其病因是 Apo E 异常，属显性遗传。正常人 Apo E 占 65%～75%，为 E3/E3 型，患者多见 Apo E4/E4 型，后者与受体结合力仅为前者的 20%～40%，临床上常见冠状动脉粥样硬化、外周血管病和黄色瘤等。

Ⅲ型患者代谢性改变如下：①β-VLDL 经肝的 Apo E 受体清除受阻；②肝从 CM 残粒获得的外源性胆固醇减少，自身合成 Ch 并分泌 VLDL 增多，使 VLDL 过度生成而堆积于血浆中；③LPL 活性降低，VLDL 在肝外不能转变成 LDL。Ⅲ型患者除 β-VLDL 出现外，Ch 和 TG 均升高。

（四）Ⅳ型高脂蛋白血症

Ⅳ型高脂蛋白血症属于常染色体显性遗传疾病。其发生率低于Ⅱ型，但仍很常见。常伴有肥胖、糖尿病或高尿酸血症，但无黄色瘤。Ⅳ型又称为家族性高甘油三酯血症或高 VLDL 血症，最主要特征是VLDL 升高，由于 VLDL 是肝内合成的甘油三酯和胆固醇的主要载体，因此引起甘油三酯的升高，有时也可引起胆固醇水平的升高。LDL 正常，HDL 降低。Ⅳ型发生 AS 的危险性不如Ⅱ型、Ⅲ型严重。

（五）Ⅴ型高脂蛋白血症

Ⅴ型高脂蛋白血症多见于成人、肥胖、高尿酸血症及糖尿病患者，饮酒、服用外源性雌激素及肾功能不全可加重本病。Ⅴ型患者的 CM 和 VLDL 都升高，由于这种脂蛋白运载体内绝大多数为甘油三酯，所以在Ⅴ型高脂蛋白血症中，血浆甘油三酯水平显著升高，胆固醇只轻微升高。Ⅴ型患者血清脂蛋白电泳图谱呈现 CM 及前 β-脂蛋白深染，属于高 CM 和高前 β-脂蛋白血症都存在的混合型高脂蛋白血症，故又称为高 CM 与高前 β-脂蛋白血症。将该型血浆置于 4 ℃冷藏 10 h，可见上层为"奶油样"，下层为混浊状，属于罕见的血清外观。血清 TG 远远超出正常，LDC-C 和 HDL-C 低于正常值，Ch 在正常范围，VLDL-C 超出正常范围，若给予患者注入肝素后，血清 CM 消失。与Ⅲ型不同的是，Ⅴ型患者血清 VLDL-C/VLDL-TG为 0.3 以上。若仅是 LPL 活性降低属显性遗传；如既有 LPL 活性降低，又有 Apo CⅡ减少，则属于隐性遗传，常于 20 岁前发病。

家族史明显的Ⅴ型者，丘疹状黄色瘤的发病率可高达 30%～50%，并伴有急性胰腺炎及肝脾肿大。可能与以下原因有关：①患者多伴有 Apo B 合成过多，因而体内 VLDL 的合成增加；②脂蛋白的结构异常，表现在 LDL 颗粒中含 Apo B 相对较多，因而产生小颗粒致密的 LDL；③体内脂酶活性异常和脂质交换障碍；④载脂蛋白 AⅠ-CⅢ-AⅣ基因异常；⑤脂肪细胞中脂解障碍等。

高脂蛋白血症分为六型，在临床诊治疾病过程中有一定的意义。从临床实验室诊断方法学考虑，作脂蛋白检测有一定难度，电泳分离法欠准确，按超速离心法，操作时间过长，难以快速定量。另外，高脂蛋白血症多数与遗传有关，采用载脂蛋白基因分型可弥补按脂蛋白进行分型的不足之处。

（六）高脂蛋白血症的载脂蛋白基因分型

常见类型如下。①Apo AⅠ基因异常，Apo AⅠ与 Apo CⅢ缺陷者表现为血 HDL 水平降低，易出现早期动脉粥样硬化。②Apo B 基因异常将出现无 β-脂蛋白血症或低 β-脂蛋白血症。③Apo CⅡ基因异常，Apo CⅡ缺陷导致 LPL 活性降低，出现高 TG 血症，高 CM 血症。④Apo E 基因异常，Apo E4 等位基因能升高 TC、LDL-C 水平。⑤LDL 受体基因异常导致显性遗传的家族性高胆固醇血症发生，杂合子的高 LDL 血症易导致动脉粥样硬化。⑥LPL 与 HTGL 基因异常，LPL 与 Apo CⅡ基因异常类似，都是出现高 CM 血症，而血中 VLDL 并不升高，常伴有胰腺炎产生。HTGL 缺乏，有与Ⅲ型高脂血症类似的症状，CM 残粒滞留。⑦LCAT 基因异常，LCAT 缺乏者，HDL 中 CE 比例增加，使 HDL 处于新生未成熟圆盘状态，相反 LDL 的 CE 减少，TG 增多。⑧CETP 基因异常或 CETP 活性受到强烈抑制则呈现高 HDL 血症，血浆 LDL 浓度降低，同时可能出现动脉粥样硬化症。

（七）高 HDL 血症

正常人血清 HDL-C 水平波动于 1.1～1.6 mmol/L。当 HDL-C 水平高于 1.6 mmol/L 时称为高HDL-C 血症。高 HDL-胆固醇血症往往导致血清总胆固醇水平的轻度升高，由于血清总胆固醇水平是HDL-C、LDL-C 和 VLDL-C 的总和，此时其他脂蛋白-C 均是正常的。由于正常的 HDL 有清除组织内胆固醇的功能，所以 HDL-C 水平升高能够防预冠心病的发生。在美国，一些科学家发现有些家族，其家族成员血中 HDL-C 含量明显增高，并且可遗传两三代，他们很少发生冠心病，而且寿命比较长，故又将高HDL-C 血症称为"长寿综合征"。

血浆 HDL 含量过高可导致高 HDL 血症，属于病理状态。HDL 具有抗 AS 作用，是人们公认的。研究表明，高 HDL 血症是因为 CETP 和肝脂酶（hepatic lipase，HL）等活性异常所致。高 HDL 血症分为原发性和继发性。原发性高 HDL 血症的病因有以下几种可能：①CETP 缺损；②HL 活性降低；③其他不明原因。继发性高 HDL 血症病因：①运动失调；②饮酒过量；③原发性胆汁性肝硬化；④治疗高脂血症的药物引起；⑤其他原因。总之，CETP 及 HL 活性降低是引起高 HDL 血症的主要原因。若 CETP 缺陷，

HDL 上的 CE 蓄积,可使 HDL 增多;若 HL 活性降低,HL 与 HDL 被肝细胞摄取减少并使 HDL2→HDL3 转换过程减慢而停留在血液中,并使其浓度增加,可出现高 HDL 血症。血清中总胆固醇轻度或中度升高,HDL-C 高达正常人 3~5 倍,血清 Apo A I、Apo C III、Apo E 明显增加,Apo B 呈低值。因为 CETP 活性低,从 HDL 转运到含 Apo B 的脂蛋白的 CE 减少,即运输障碍使 CE 增加。高 HDL 血症多见于 CETP 缺乏者,易出现多分散 LDL,从而使 HDL 颗粒变大。有实验表明,CETP 活性低的动物做胆固醇负荷实验很容易形成 AS,对人而言,高 HDL 血症与 AS 的关系有待进一步研究。

HDL 按超速离心法可分为 HDL2 和 HDL3。用聚丙烯酰胺梯度凝胶电泳可将 HDL 分为 HDL1、2a、2b、3a、3b、3c 六种亚组分颗粒。冠心病患者大型颗粒 HDL2b 减少,小颗粒 HDL3b 增加。人们认为 HDL2b 的上升有抗动脉粥样硬化的作用,HDL3b 颗粒的增加则可以引起脂质代谢障碍,动脉粥样硬化形成。

第二节　血脂测定

正常人体内血脂的产生、消耗或转化等维持动态平衡,所以血脂含量基本上恒定不变。血脂测定可及时地反映体内脂类代谢状况,也是临床常规分析的重要指标。血脂测定除了可作为脂质代谢紊乱的协助诊断外,还可用于血脂增加的原发性胆汁酸肝硬化、肾病综合征或急慢性肝炎的辅助诊断,也可用于严重肝实质性损害、恶液质、甲状腺功能亢进症和吸收不良综合征等疾病的辅助诊断。

目前国内外专家建议下列成年人最需要进行血脂检查:①已有冠心病、脑血管病或周围动脉粥样硬化病者;②有高血压、糖尿病、肥胖、吸烟者;③有冠心病或动脉粥样硬化家族史者,尤其是直系亲属中有早发病或早病死者;④有黄瘤或黄疣者;⑤有家族性高脂血症者;⑥40 岁以上男性及绝经期后女性。

血脂一般随年龄增加而升高,40 岁以上者显著增加,65~70 岁者反而降低。一般正常人每隔 2~5 年检查一次血脂就可以了,40 岁以上人群最好每年至少检查一次。因肥胖所致的继发性高脂血症也是一个日趋严重的、全球关注的公共卫生问题。

冠心病的部分危险因素在儿童期即可存在,并且加剧儿童动脉粥样硬化发展的病理过程。美国把冠心病高危因素的 2 岁儿童作为血脂检查对象:父母或祖父母在 55 岁前经冠脉造影诊断为冠心病;父母有高脂血症。如从个体考虑,可从 10 岁开始监测;若血清 TC<4.4 mmol/L,仅需从饮食和减少危险因素等方面进行预防,5 年后再测定 TC;若血清 TC 在 4.5~5.1 mmol/L 范围,应间隔一周,于同一实验室再测定 TC,两次结果的均值小于 4.4 mmol/L 即为正常;若 TC≥4.4 mmol/L,应再加测 HDL-C、LDL-C、TG 等;TC≥5.2 mmol/L 更应检测上述项目。

血脂测定一般包括总脂质、TC、TG、PL 和 FFA 等,脂蛋白测定包括 HDL-C、LDL-C 和 Lp(a),载脂蛋白测定包括 Apo A I、Apo A II、Apo B100、Apo C I、Apo C II、Apo C III 和 Apo E 等,与血浆脂蛋白代谢相关的蛋白质和酶类包括 LPL、CETP 和 LCAT 等。近年来,一些实验室还开展了载脂蛋白、脂蛋白受体、脂质相关蛋白等基因突变分析或基因多态性(gene polymorphism)分析。临床上应根据医院和患者的实际情况,选择临床意义明了、操作方法可靠、比较成熟的测定项目。测定方法不同,其参考值有一定的差异。血脂测定标准化并非要求统一测定方法,而是要求实验室测定结果达到所制定的技术目标。对于 TC、TG、HDL-C 和 LDL-C 四项,目前国内外要求不精密度(用变异系数 CV 表示)应分别不大于 3%、5%、4% 和 4%,不准确度(用偏差表示)应尽量分别不大于 ±3%、±5%、±5% 和 ±4%,总误差应分别不大于 9%、15%、13% 和 12%。总误差=偏差+1.96CV(与参考血清的靶值比较)。

血脂测定方法分两大类:一类是抽提法,将血清脂质通过脂质抽提剂提入某一介质中,再进行定量;另一类是直接测定法,即无需抽提。

脂质抽提法:脂质存在于血清脂蛋白中,利用甲醇或乙醇使其与蛋白质结合的脂质分离,再利用甲醇或乙醇的非极性有机溶媒使脂质溶于其中。Bloor 溶剂(醚与醇的体积比为 1:3)或 FovCh 溶剂(氯仿与甲醇的体积比为 2:1)的醚氯仿等非极性溶剂的混合液,可提高切断脂质与蛋白质结合的能力,达到抽提的目的。血清脂质抽提入有机溶液后,蒸发干固,除去有机溶液,通过加热氧化,再显色定量。

脂质直接测定法：如 Sulfo-phospho-Vanillin 法是加浓硫酸入血清加热,冷却后,加试剂显色(即 SPV 反应)直接测定出血清总脂质。

影响血脂准确测定的因素很多,临床实验室进行测定之前的因素对实验结果的影响往往被忽视,应特别引起关注。①生物学因素：个体差异、性别、年龄和种族等。研究发现,TC、TG、HDL-C、LDL-C、Apo A Ⅰ、Apo B 和 LP(a)的平均生物学变异分别为 6.1%～11%、23%～40%、7%～12%、9.5%、7%～8%、6.5%～10% 和 8.6%。②行为因素：饮食、肥胖、吸烟、紧张、饮酒、饮咖啡和锻炼等。③临床因素：疾病继发,如内分泌或代谢性疾病、肾脏疾病、肝胆疾病等;药物诱导,如抗高血压药、免疫抑制剂及雌激素等。④标本收集与处理：如禁食状态、血液浓缩、抗凝剂与防腐剂、毛细血管与静脉血、标本储存等。

因此,在血脂分析前,建议采取以下措施。①血脂分析前受试者应处于稳定代谢状态,至少 2 周内保持一般饮食习惯和体重稳定。②测定前 24 h 内不应进行剧烈体育运动。③如血脂检测异常,在进一步处理前,应在两月内进行再次或多次测定,但至少要相隔一周,因为血脂检查受许多因素的影响,如果一次检验结果接近或超过血脂异常判断值,应间隔 1～2 周,在同一家医院的实验室再次禁食 12～14 h 抽血复查,尽量减少或避免由于实验室误差或个体生理变异造成的假象。如果两次检测的结果都不正常,而且所得数值相差不超过 10%(以血总胆固醇为例),就可以据此判断是否存在高脂血症或决定防治措施。④虽然有人认为 TC 测定可不用禁食,但应注意饱餐后 TC 会有所下降;对于 TG 和其他脂蛋白检测则需至少禁食 12 h 后采血。具体做法：在采血前一天晚 8 点钟开始禁食(包括零食),可少量饮水。于次日早上 8 至 10 点采取静脉血,也就是空腹 12～14 h 晨间取血。⑤除卧床不起者外,采血时一般取坐位,抽血前受试者至少应坐位休息 5 min。⑥静脉穿刺过程中止血带使用不应超过 1 min。⑦血清或血浆标本均适用于血脂、脂蛋白测定,但现在主张一律用血清。如用 EDTA 作抗凝剂,分离血浆后应马上放在 2～8 ℃保存,以防组分改变,测定结果需乘以 1.03。⑧血清标本应及时测定,如 24 h 内不能完成测定,可密封置于 4 ℃保存 1 周,－20 ℃可保存数月,－70 ℃至少可保存半年;应避免标本反复冻融。

此外,抽血前最好停用影响血脂的药物(如血脂调节药、避孕药、某些降压药、激素等)数天或数周,否则应记录用药情况。妊娠后期各项血脂都会增高,在产后或终止哺乳后 3 个月检查才能反映其基本血脂水平。急性冠状动脉性心脏病发生后,应在 24 h 内抽血检查,否则因脂蛋白的结构或浓度改变可影响结果的准确性。

对于原发性高脂蛋白血症可做一简单试验进行区别：血清(浆)静置试验。将患者空腹 12 h 后采集静脉血分离出血清置 4 ℃冰箱中过夜,然后观察其分层现象及清澈度。正常空腹血清应清澈透明。空腹血清混浊,表示 TG 升高,可放在 4 ℃冰箱过夜后进一步观察,如果上层出现奶油样且下层清澈,表明 CM 升高,VLDL 正常,可能为Ⅰ型高脂蛋白血症。如果上层出现奶油样且下层混浊,表明 CM 及 VLDL 均升高,可能是Ⅴ型。空腹血清混浊,4 ℃冰箱中过夜后仍为均匀混浊,表明 VLDL 升高,此时应进一步测定 TC,TC 升高者可能是Ⅲ型或Ⅱb型,而 TC 正常者则可能为Ⅳ型。Ⅱa 型高脂蛋白血症的血清也清澈透明。

一、胆固醇测定

血清中胆固醇(cholesterol)包括 CE 和 FC,其中 CE 占 70%,FC 占 30%。CE 是由 FC 中的 C3 位的—OH 在 LACT 作用下,分别与亚油酸(43%)、油酸(24%)、软脂酸(10%)、亚麻油酸(6%)、花生四烯酸(65)、硬脂酸(3%)等脂肪酸结合而成。血清中胆固醇在 LDL 中最多,其次是 HDL 和 VLDL,CM 最少。

【测定方法】

血清总胆固醇(total cholesterol,TC)测定一般可分为化学法和酶法两大类。化学法包括抽提、皂化、毛地黄皂苷沉淀纯化和显色比色四个阶段。其中省去毛地黄皂苷沉淀纯化步骤的化学抽提法-ALBK 法为目前国际上通用的参考方法。化学法曾在很长一段时间在临床上常规使用,但由于操作复杂,干扰因素多,现基本不用,而由酶法代替。国内建议酶法如胆固醇氧化酶-过氧化物酶-4-氨基安替比林和酚法(COD-PAP 法)作为临床实验室测定血清 TC 的常规方法,该法快速准确,标本用量少,便于用自动生化分析器进行批量测定。

(1) COD-PAP 法：血清中的胆固醇酯用胆固醇酯酶水解，游离胆固醇被胆固醇氧化酶氧化，所产生的 H_2O_2 用 Trinder 反应显色，颜色深浅与血清 TC 成正比。

(2) TC 测定的标准化：在国际上，尤其在美国，TC 测定是参考系统最完整、标准化工作开展最早、成效最显著的临床检验指标。美国 TC 参考系统包括国家标准与技术研究所（NIST）的决定性方法［采用核素稀释/质谱技术（ID/MS）原理］和一级参考物质（SRM 911b）及疾病控制与预防中心（CDC）的 Abell-Kendall（AK）参考方法和多种二级参考物质。其中国际影响较大的是 CDC 的 AK 参考方法，因它一直是已有几十年历史的国际血脂标准化计划中的胆固醇参考方法。此法精密度达到 CV 小于 1%，具有较高的特异性，但受血清中其他甾醇的干扰，测定结果比决定性方法结果高约 1.6%。此法除了用于 TC 测定外，也用于 HDL-C 和 LDL-C 参考方法中的各项胆固醇测定。欧洲部分国家使用 AK 法作胆固醇参考方法，部分国家使用同位素稀释质谱（ID/MS）法。我国也已建立较完整的胆固醇参考系统，由胆固醇纯度标准物质（GBW0920a 和 GBW09203b）（一级参考物质）（卫生部北京老年医学研究所和国家标准物质研究中心）、高效液相色谱法（HPLC）参考方法及血清标准物质（GBW09138）（二级参考物质）（卫生部北京老年医学研究所）组成。

(3) AK 法：血清加入醇溶性氢氧化钾，使胆固醇从脂蛋白中分离出来，同时使胆固醇酯加水分解成游离胆固醇，加石油醚振摇、抽提，使胆固醇移入石油醚层，分离并取一定量的石油醚层，蒸发至干，再进行 Liebermann-Burchard 显色反应，620 nm 比色定量。

(4) ID/MS 法：血清样品中加入［3,4-$^{13}C_2$］-胆固醇作内标，用氢氧化钠水解血清胆固醇酯为胆固醇，用三氧化铬-硫酸氧化胆固醇为胆甾-4-烯-3,6-二酮，用 LC/MS/MS 分析胆固醇氧化产物，采用大气压化学电离源，用多反应监测（MRM）模式和选择离子监测（SIR）模式检测，用修正标准曲线法对血清样品进行定量。

(5) HPLC 法：血清样品用氢氧化钾醇溶液皂化，将其中的胆固醇提取到正己烷中并衍生为苯甲酸酯，以高效液相色谱仪测定胆固醇的峰面积，用标准曲线法定量。由于使用了有效的色谱分离，能有效地消除血清中其他甾醇的干扰。

【参考区间】
总胆固醇（TC）：2.85～5.69 mmol/L。

【临床意义】
(1) TC 增高见于以下病症。①家族性高 TC 血症（低密度脂蛋白受体缺乏），家族性载脂蛋白 B 缺乏症、混合性高脂蛋白血症。②肾病结合征、慢性肾衰竭、甲状腺功能减退、梗阻性黄疸、妊娠、糖尿病等。此外，吸烟、饮酒、紧张、血液浓缩等也可使 TC 升高。

(2) TC 降低见于以下疾病。①各种脂蛋白缺陷状态如家族性无 β 或低 β 脂蛋白血症。②甲状腺功能亢进症、肝硬化、恶性肿瘤、营养不良、巨细胞性贫血、慢性消耗性疾病等。

二、甘油三酯测定

甘油三酯（triglyceride，TG）又称中性脂肪，由于其甘油骨架上分别结合了 3 分子脂肪酸、2 分子脂肪酸或 1 分子脂肪酸，所以分别存在有甘油三酯（TG）、甘油二酯（DG）和甘油一酯（MG）。血清中 90%～95% 是 TG，TG 中结合的脂肪酸分别为油酸（44%）、软脂酸（26%）、亚油酸（16%）和棕榈油酸（7%）。

【测定方法】
血清 TG 测定方法一般可分为化学法、酶法和色谱法三大类。血清中 TG 的化学组成并不单一，准确求其相对分子质量较为困难，故化学法测定结果存在差异。化学法多采用三棕榈精（软脂精）（相对分子质量 807.3）、三油精（相对分子质量 895.4），按物质的量浓度计算。酶法测定以三油精为标准物进行换算。

(1) 化学法：包括 TG 的抽提分离、皂化、甘油糖的氧化、氧化生成甲腊显色定量等四个阶段。操作较为繁杂，影响测定的因素太多，方法准确性差，一般很少使用。

(2) 酶法：包括 TG 的抽提与皂化、加水分解生成甘油糖定量两个阶段。目前常规检测应用的方法有甘油激酶（glycerolkinase，GK）法和甘油氧化酶（glyceroloxidase，glyod，GOD）法。操作简便，快速准确，并能在自动化生化分析仪上进行批量测定。

目前尚无公认的 TG 测定的参考方法,三氯甲烷-硅酸-变色酸法(Van Handel-Caslson 法)是美国疾病预防与控制中心(CDC)测定 TG 采用的参考方法,也为美国胆固醇教育计划(NCEP)所推荐。该法用三氯甲烷抽提 TG,同时以硅酸处理去除磷脂、游离甘油、甘油一酯和部分甘油二酯,然后经过皂化、氧化、变色酸显色等步骤测定。此法抽提完全,能去除磷脂及甘油干扰,变色酸显色灵敏度高,显色稳定,但因操作步骤多、技术要求高而不适于常规工作应用。由卫生部北京老年医学研究所生化室建立的 HPLC 测定总甘油和游离甘油的方法推荐作为我国 TG 测定的参考方法。

酶法测定血清 TG 的主要优点是操作简便,适合自动分析,线性范围较宽,并且灵敏度、精密度、相对特异性亦较好,因而目前几乎所有临床实验室均采用酶法作为 TG 测定的常规方法。国内建议甘油磷酸氧化酶-过氧化物酶-4-氨基安替比林和酚法(GPO-PAP 法)作为临床实验室测定血清 TG 的常规方法。此法具有简便快速、微量、精密度高的优点,且特异性强,易于达到终点,线性范围宽。一般临床实验室可采用一步 GPO-PAP 法,有条件的实验室(如三级以上医院)可开展游离甘油(FG)的测定或采用两步酶法。用一步法测定的是血清总甘油酯(定义为 TG 和 FG 及少量甘油二酯、甘油一酯之和,习惯上统称为 TG)。为了消除 FG 的干扰,中华医学会检验分会推荐 GPO-PAP 法的两步酶法作为血清 TG 常规测定方法,该法不增加试剂成本和工作量,适合自动化分析,由于试剂分成两部分加入,对正确设置分析测定参数有较高要求。

在应用自动生化分析仪进行临床常规 TG 测定时,还要特别注意交叉污染和基质效应。最易对 TG 测定产生交叉污染的是总蛋白和铁试剂,因其还原物质浓度可影响 Trinder 反应。如果接着 TG 测定直接胆红素,也会因表面活性剂的导入产生误差。铁测定对 TG 的影响与亚铁氰化钾的量有关。此外,还要注意常规酶法测定 TG 对制备物的基质效应。目前临床上使用的各种 TG 检测试剂盒、不同的测定与校准系统、质控血清之间存在明显的基质效应,因此对于不同方法、试剂的选择,如选用两步酶法试剂和质控物时要注意其反应的通用性与适用性。

(1) 一步 GPO-PAP 法原理:用脂蛋白脂肪酶(LPL)使血清中 TG 水解成甘油与脂肪酸,将生成的甘油用甘油激酶(GK)进行磷酸化,以磷酸甘油氧化酶(GPO)氧化 3-磷酸甘油(G-3-P),然后以过氧化物酶(POD)、4-氨基比林(4-AAP)与 4-氯酚(三者合称 PAP)显色,测定所生成的 H_2O_2。故本法简称 GPO-PAP 法,反应如下:

$$TG + 3H_2O \xrightarrow{LPL} 甘油 + 3\ 脂肪酸$$

$$甘油 + ATP \xrightarrow{GK + Mg^{2+}} G\text{-}3\text{-}P + ADP$$

$$G\text{-}3\text{-}P + O_2 \xrightarrow{GPO} 磷酸二羟丙酮 + H_2O_2$$

$$H_2O_2 + 4\text{-}AAP + 4\text{-}氯酚 \xrightarrow{POD} 苯醌亚胺非那腙 + 2H_2O + HCl$$

(2) 两步 GPO-PAP 法原理:两步法又称双试剂法(即试剂分两步加入的预孵育法),将一步法中的 GPO-PAP 试剂分成两部分,其中 LPL 和 4-AAP 组成试剂Ⅱ,其余部分组成试剂Ⅰ。血清加试剂Ⅰ,37℃孵育后,因无 LPL 存在,TG 不被水解,FG 在 GK 和 GPO 作用下反应生成 H_2O_2,但因反应体系中不含 4-AAP,不能完成显色反应,由此除去 FG 的干扰,再加入试剂Ⅱ,测出 TG 水解生成的甘油。

【参考区间】

甘油三酯(TG)<1.7 mmol/L。

【临床意义】

(1) TG 升高可见于以下疾病。①家族性高 TG 血病,家族性混合型高脂血症。②继发性疾病常见于:糖尿病、糖原累积症、甲状腺功能不足、肾病综合征、妊娠等。③急性胰腺炎高危状态时,TG>11.3 mmol/L。高血压、脑血管病、冠心病、糖尿病、肥胖与高脂蛋白血症常有家庭性聚集现象。单纯的高 TG 血症不是冠心病的独立危险因子,只有伴以高 TC、高 LDL-C、低 HDL-C 时才有病理意义。

(2) TG 降低见于以下疾病:甲状腺功能亢进症,肾上腺皮质机能减退,肝功能严重低下。

三、HDL-C 测定

HDL-C 水平与动脉粥样硬化(AS)呈负相关。研究显示,HDL-C 每减少 0.026 mmol/L(1 mg/dL),

冠心病(CHD)发生的风险将增加 2%～3%。目前临床上已广泛采用 HDL-C 下降作为 CHD 危险因素指标。低 HDL-C[HDL-C≤0.91 mmol/L(35 mg/dL)]是 CHD 的主要危险因素,而高 HDL-C[HDL-C≥1.55 mmol/L(60 mg/dL)]被认为是负危险因素,对心血管具有保护作用。

【测定方法】

由于所有脂蛋白都含有 Ch,因此必须从其他脂蛋白中分离出 HDL 后再行测定。分离 HDL 的方法有超速离心法、凝胶过滤法、免疫化学法、电泳法及化学沉淀法等。临床化学实验室应用最广泛的是化学沉淀法。

(1) 化学沉淀法:常用的沉淀剂为多价阴离子,如磷钨酸(PTA)、硫酸葡聚糖(DS)、肝素(Hep)或非离子多聚体如聚乙二醇(PEG)与某些两价阳离子(如 Mg^{2+}、Ca^{2+}、Mn^{2+})联合能使除 HDL 外含 Apo B 的脂蛋白都沉淀。Hep-Mn^{2+}法易受高 TG 干扰,使沉淀后的上清液呈浑浊状,且 Mn^{2+}干扰酶法测定 Ch,目前已基本上不用;PEG6000-Mg^{2+}法沉淀效率高,与疾病控制与预防中心(CDC)参考方法有较好的一致性,但精密度较差,美国现已很少采用;DS50-Mg^{2+}法对分离 HDL 有较好特异性,但因国内试剂缺乏而限制了其应用;现在,美国 ReferenceDiagnostics 公司推出新一代磁化 DS 沉淀法检测试剂盒。其原理是单一沉淀剂与血清标本 1:5 混合在一标本杯中,然后将标本杯放进磁盘,非 HDL 脂蛋白颗粒因被磁化,能很快被磁盘吸至杯底(沉淀),而与 HDL 颗粒分离(倒出上清液),此过程简单迅速,不需离心,无 HDL 共沉淀,无含 Apo B 颗粒沉淀不完全现象,结果准确,不受高 TG 干扰,比传统 DS50-Mg^{2+}法测定时间大大缩短,有一定应用价值;PTA-Mg^{2+}法不干扰酶法测定 Ch,且试剂易得,对高 TG 血清也能完全沉淀,是目前临床实验室应用最多的方法,美国有 50% 以上的商品试剂用此法。PTA-Mg^{2+}法总误差为 10.6%,结果可靠,费用合理,适合常规应用。中华医学会检验学会也在国内推荐此法。HDL 中 Ch 多用酶法(CHOD-PAP)测定。此类方法操作简单,不需昂贵设备且费用较低,适用于普通实验室。被 NCEP 推荐为常规方法。

(2) 电泳法:在一定电场条件下,由于各种脂蛋白的分子大小及其在缓冲溶液中所带电荷数的不同,故在支持介质上迁移率亦不同。较小的 HDL 分子向阳极有较高的迁移率,可将 HDL 与 VLDL、LDL 区分开。美国 Helena 公司已开发可供 REP 快速全自动电泳仪使用的 HDL-C 检测试剂盒,其原理是,血清(1 μL)经琼脂糖凝胶电泳(400 V,15 min)后,将 Ch 基质试剂均匀铺在凝胶表面,孵育一段时间(10 min)后用 10% 冰醋酸固定,然后将凝胶烤干。570 nm 波长处自动扫描即可确定 HDL-C 百分含量。同时将血清 TC 测定值(浓度)输入,则可求得血清 HDL-C 的浓度。此法与 PTA-Mg^{2+}法有较好的相关性,可用于高 TG 标本检测,也常用于评价各种化学沉淀法沉淀是否完全等,目前多用于临床研究。

(3) 直接测定法:分述如下。

PEG 与抗体包裹法:测定过程包括四种试剂。①低浓度的 PEG4000,包裹 CM、VLDL、LDL。②特异性抗 Apo B、Apo CⅢ抗体,使 CM、VLDL 和 LDL 复合物凝聚。③酶试剂,用于检测上述复合物以外脂蛋白胆固醇(即 HDL-C)。④盐酸胍试剂,终止酶促反应和溶解含 Apo B 脂蛋白复合物,以免其干扰吸光度测定。该法与 PTA-Mg^{2+}法有较好的相关性($r=0.970$),总 CV 为 2.4%～8.4%,线性范围可达 1500 mg/L,最小可信限为 30 mg/L。该法抗 TG 干扰能力强,TG 为 20 g/L 仅使结果增高 2%。溶血使结果显著增高而黄疸使结果偏低。此法不需沉淀分离,易于操作,检测过程全自动,但由于试剂中需特异性抗体而使成本较高(约为 PTA-Mg^{2+}法的 20 倍),且需要可加 4 种试剂的生化分析仪分步加入 4 种试剂,因而限制了其临床应用。

选择性抑制法:应用两种不同的表面活性剂及多阴离子,根据脂蛋白的酶反应选择性,直接测定 HDL-C。第一反应中,加入多阴离子和分散型表面活性剂(亦称为反应抑制剂),LDL、VLDL 和 CM 先在多阴离子下聚集,由于反应抑制剂与 LDL、VLDL 和 CM 的疏水性基因具有高度亲和力,故其吸附在聚集的脂蛋白颗粒表面形成遮蔽圈。同时在 HDL 表面也吸附有少量反应抑制剂,但由于亲和力较弱,其结合是可逆的。第二反应中,与胆固醇酶试剂一起加入具有对 HDL 颗粒中亲水性基团具有亲和力的可溶性表面活性剂(亦称为反应促进剂),由于反应促进剂对 HDL 可溶性的强特异性作用可置换其表面吸附的少量反应抑制剂,从而与酶试剂反应,达到无需沉淀分离直接测定 HDL-C 的目的。此法所需标本量少(3 μL 血清),精密度高(批内、批间 CV<10%),与 PTA-Mg^{2+}法的相关性好($r=0.987$),线性范围可达

1500 mg/L,回收率为 90%～110%。血红蛋白、维生素 C 对测定无影响。但是,选择性抑制法检测 HDL-C 特异性稍差,可能是由于第一步反应中非 HDL 的不完全包裹遮蔽,使酶试剂与其中的 CM、VLDL 和 LDL 中胆固醇发生反应,进而使结果假性增高。因此,在应用此法前,必须对校准系统重新标准化以提高其特异性。

PEG 修饰法:应用 PEG 修饰酶对不同脂蛋白中胆固醇反应的选择性,在 α-环糊精硫酸盐和 Mg^{2+} 及少量 DS 作用下,不需预先分离沉淀直接测定血清 HDL-C 的方法。由于 PEG6000 能引起胆固醇酯酶(CEH)和胆固醇氧化酶(CHOD)的变构,变构酶 PEG-CEH 和 PEG-CHOD 对脂蛋白的催化作用有选择性,而 α-环糊精硫酸盐能限制 CM、VLDL 颗粒进入环状的环糊状结构,从而避免酶的催化作用。因此,在 Mg^{2+} 及少量 DS 存在的前提下,可直接检测 HDL-C。此法所需血清量少(4 μL),线性范围宽(达 1500 mg/L),精密度高(批内、批间 CV 均小于 10%),回收率为 99%～103%,黄疸、溶血对检测结果影响较小,不受维生素 C、肝素等干扰,与 $PTA-Mg^{2+}$ 法具有良好相关性($r=0.975$)。

(4) 参考方法:美国疾病控制与预防中心(CDC)测定 HDL-C 的参考方法为超速离心法,也为 NCEP 所推荐。该法分三步进行:①超速离心(40000r/min,18.5 h)除去密度小于 1.006 kg/L 富含 TG 的脂蛋白(CM、VLDL);②下层悬浮液用肝素-$MnCl_2$法(Hep-Mn^{2+} 法)离心沉淀(1500×g,30 min),以除去富含 Apo B 的脂蛋白[LDL、Lp(a)];③测定上清液中 Ch 含量,方法用 CDC 参考方法(ALBK 法)。此法主要用于靶值的确定及各种 HDL-C 检测方法学评价,也是国际间人群调查研究准确性的基础。由于需超速离心机,操作复杂,所需标本量大(5 mL 血浆),离心时间长,一般实验室难以开展,不适于大规模标本比较研究。CDC 胆固醇参考方法实验室网络(Cholesterolreference Method Laboratory Network,CRMLN)选用了一种"指定性比较方法"作为转移 CDC 参考方法准确性的适用方法。此法首先用硫酸葡聚糖(DS50,相对分子质量 5 万)作沉淀剂(DS50-Mg^{2+}),离心沉淀,除去含 Apo B 的脂蛋白[CM、VLDL、IDL、LDL 和 Lp(a)];然后上清液 HDL 中胆固醇采用 ALBK 法测定。这种方法已在网络的每个实验室被仔细评价及成功地进行标准化,相对 CDC 参考方法而言,已大为简化。发展与 CDC 参考方法结果具有可比性的改良简单化参考方法将会促进 HDL-C 标准化在常规实验室中的开展。

【参考区间】

我国成年男性 HDL-C 多在 1.16～1.42 mmol/L,女性较高,多在 1.29～1.55 mmol/L。

我国《血脂异常防治建议》提出的判断标准如下。

理想范围:HDL-C>1.04 mmol/L。

HDL-C<1.03 mmol/L 为降低,冠状动脉性心脏病危险增高。

HDL-C≥1.55 mmol/L 为负危险因素。

【临床意义】

(1) HDL-C 增高:可见于原发性高 HDL 血症(家族性高 α-脂蛋白血症),并发现此群家族中长寿者多。接受雌激素、胰岛素或某些药物(如烟酸、维生素 E、肝素等)治疗者,亦可增高。

(2) HDL-C 降低常见于肥胖、吸烟、缺乏运动的人。吸烟愈多,HDL-C 水平愈低。也可见于某些疾病,如脑血管病、冠心病、高甘油三酯血症、肝功能损害(如急慢性肝炎、肝硬化、肝癌)、糖尿病、肾病综合征和胰腺炎等;其降低与冠心病发病呈负相关,HDL-C 低于 0.9 mmol/L 是冠心病危险因素。高 TG 血症往往伴以低 HDL-C。此外,长期素食者血清总胆固醇含量不高,但有时可伴有 HDL-C 水平降低。

【评价】

HDL-C 是血脂分析的常规项目,HDL-C 测定误差可引起 LDL-C 计算误差,其结果小的误差可引起 CHD 风险估计的严重错误。因此,必须开展检测的标准化工作以保证测定结果的准确可靠性。HDL-C 检测的标准化主要在于方法的合理选择、标准品和质控材料的制备及标准化方案的制定与实施等。

(1) 标准化目标:CDC-NHLBI 的标准化程序对 HDL-C 检测的可接受限的目标进行了规定。要求检测准确度在 CDC 参考值(RV)的±10%以内,在小于 1.03 mmol/L、1.03 mmol/L～1.55 mmol/L、大于 1.55 mmol/L 浓度范围内,HDL-C 检测的最大不精密度分别为 0.065 mmol/L、0.078 mmol/L、0.090 mmol/L。NCEP 目前目标为总误差不超过 13%;精密度要求 HDL-C≥1.09 mmol/L,CV≤4%;HDL-C<1.09 mmol/L 时,s≤0.044 mmol/L。准确度要求偏差在±5%以内。

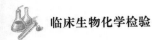

（2）标准物和质控材料：HDL-C 标准化工作首先需要建立一套完整方案，评价和制备合适的参考材料和标准物。标准物和质控材料应不受基质效应影响或影响最小，适于 HDL-C 测定方法校准、标准化和质量控制，能用于检测准确度与精密度，而且能用于国际和国内室间调查与评价。由于 HDL 颗粒不稳定，脂蛋白各组分中 Apo B 经常变化，使得制备合适 HDL-C 标准物较为困难。CDC 一直采用冰冻混合血清作为参考物质用于 HDL-C 标准化。

（3）方法学问题：由于没有 HDL-C 测定的决定性方法及一级参考材料，使 HDL-C 标准化工作难度更大。NCEP 推荐 HDL-C 的整个测定方案：推荐 CDC 采用的超速离心法为参考方法，沉淀法为常规方法。对标准化目标，如何减少分析前误差（包括受试者的准备、标本采集、处理和储存等），检测过程中应注意的问题（包括如何减小基质效应影响、提高沉淀特异性和进行质控）及室间质评等提出了一些具体要求与建议。

四、LDL-C 测定

LDL-C 浓度同总胆固醇、高密度脂蛋白和甘油三酯一起作为检查的一部分。这项检查可作为常规体检中健康人群的筛查指标。有一项或多项心血管疾病主要危险因素的人群应经常进行空腹血脂检测。有些胆固醇筛查，LDL-C 浓度高的患者可进行此项检测，以分辨总胆固醇的升高是否是由于过多的低密度脂蛋白胆固醇所造成的。血清中 LDL-C 与冠状动脉粥样硬化有密切的正相关，LDL-C 浓度越高，动脉粥样硬化损伤的程度越大，LDL-C 的测定结果直接影响到疾病分类和治疗。

【测定方法】

超速离心结合 ALBK 法为 LDL-C 测定的参考方法。国外 LDL-C 测定常采用 Friedewald 公式计算，即 LDL-C=TC−HDL-C−TG/2.2(mmol/L)或 LDL-C=TC−HDL-C−TG/5(mg/dL)。当血清中存在 CM，或血清 TG>4.52 mmol/L，或血清中存在Ⅲ型高脂蛋白血症时，不应采用该公式计算。我国建议用匀相测定法作为临床实验室测定血清 LDL-C 的常规方法。可供选择的方法主要有表面活性剂清除法(surfactant LDL-C assay，SUR 法)、过氧化氢酶清除法(catalase LDL-C assay，CAT 法)、可溶性反应法(solubilization LDL-C assay，SOL 法)、保护性试剂法(protecting reagent LDL-C assay，PRO 法)和杯芳烃法(calixarene LDL-C assay，CAL 法)。

国内外对 LDL-C 测定方法进行了广泛的研究并不断改善，常用的方法如下。

（1）等密度和密度梯度超速离心法：血清中的各种脂蛋白的分离是 LDL-C 测定的一个重要环节。由于各种脂蛋白的大小、密度、组成及功能都有很大的不同。超速离心技术利用脂蛋白各种成分的密度不同而将它们分离，是脂蛋白分离的主要方法。1950 年 Delalla 和 Gofman 首次报道采用等密度超速离心法。在实验室中一般采用 β-Quantification(βQ)法，它利用 1.006 的临界分离液，在离心力为 10900 g 时离心 18 h，将血浆分成上下两部分，上清液为 VLDL 和乳糜颗粒，下面为 IDL、LDL 和 HDL。用试管切开技术将上下液体分开。下面部分再采用化学沉淀法将 HDL 和 LDL 及 IDL 分开，分别用酶法测定胆固醇。该方法已被临床实验室作为参考方法。而且还可以根据需要改变分离液密度，当密度提高为 1.019 时，可以将 IDL 与 LDL 和 HDL 分开，也可提高到 1.21，分离出 HDL 等。其中，选择脂蛋白分离切点是指它们与缓冲液混合物的密度，而不是脂蛋白自身的密度。另外，用密度梯度超速离心法是将血清加入到已有不同密度梯度的分离液中，进行超速离心后，血清中脂蛋白的各种成分可以转移到各自相等密度的相等的区域。这种方法可以一次将脂蛋白中的各种成分分离，而不足之处是要求离心时间很严格，分开各种组分较困难。根据离心转子的不同，可以分为水平转子、垂直转子以及固定角度转子。水平转子已被证明分离效果最好，但要求离心时间长(17～66 h)；垂直转子可以缩短时间(45 min～3 h)，由于转动距离小，会有微量丢失；在等密度超速离心时首选固定角度转子，如进行密度梯度超速离心，离心时间要比垂直转子稍长。

等密度和密度梯度超速离心法对实验室要求条件高，一般实验室都难以应用。虽然现在有很多改良方法，克服了传统方法的部分缺点，但分离的效果仍不能同传统方法比。所有的超速离心法都有它们的局限性，它们所测得的结果仍是 NCEP 作为分类和治疗的指标。

（2）色谱法：该法根据脂蛋白分子的大小和亲和性的不同，利用层析技术对脂蛋白进行分离。目前有多种色谱仪和分离柱被用于脂蛋白的分离，其中琼脂糖层析技术和 Toya soda 的高压凝胶层析技术使用最普遍。这种方法是非破坏性的,可以回收各种成分,LDL-C 的回收率可以达到 $80\% \sim 98\%$,但稳定性较差。目前这种技术也在不断完善中,但实验条件要求高,操作繁琐,时间长,仪器昂贵,难以在临床实验室应用。

(3)电泳法:和 HDL-C 一样,LDL-C 也可以根据分子所带的电荷和相对分子质量大小不同进行电泳分离,早期这种技术在临床实验室普遍用于定性分析,直接观察血清脂蛋白谱。大量实验证明电泳法所得的结果不能令人满意,并且发现与常规实验测得的结果有误差。如肝硬化胆道阻塞患者的血清脂蛋白谱显示正常,而血清胆固醇浓度却大于 25.9 mmol/L。因此还需进行 TC 测定。电泳法与超速离心法或化学沉淀法联合使用,经分离后,可进行某一组分的纯度分析。免疫与电泳技术结合,可以大大提高准确度。全自动电泳分析仪出现,在常规实验室进行脂蛋白定量分析将成为可能。

(4)化学沉淀法:与 HDL-C 类似。

(5)Friedewald 公式计算法:1972 年 Friedewald 和 Levy 等首次提出用公式计算:LDL-C = TC - (HDL-C + VLDL-C),而 VLDL-C = TG×0.45(mmol/L)或 VLDL-C = TG×0.20(mg/L)。此公式是基于 TG 和比率恒定的情况与其他方法有很好的相关性,并要求空腹血清。如Ⅲ型血浆脂蛋白增高症的患者血清 VLDL-C/TG 变化很大,且 TC、TG、HDL-C 测定结果的准确性直接影响到 LDL-C 结果。例如,血清中 TG 升高时,则 LDL-C 结果偏低。因此,在临床上运用此公式要求血清 TG 的浓度小于 4.52 mmol/L,否则会提供错误结果,从而对疾病分类和治疗作出误导。

(6)免疫结合分离法:这种方法是根据血清脂蛋白中所含载脂蛋白的种类和数量的差异,制备有关载脂蛋白的抗体,通过免疫结合达到相应物质的沉淀。由于 LDL 含绝大部分 Apo B-100,达到 98%,而 Apo A I 和 Apo E 却很微量。1993 年 Leary 等提出采用羊的多克隆抗 Apo A I 抗体、抗 Apo E 抗体分别与乳胶颗粒结合,形成致敏剂,然后与脂蛋白的 VLDL、HDL、IDL、CM 等结合进行沉淀,分离出 LDL 并用酶法测定胆固醇。与 βQ 法比较,空腹和非空腹血都有很好的一致性,相关系数分别为 $r=0.96$ 和 $r=0.98$,日内变异系数小于 3%,日间变异系数小于 4%;当 TG 高于 4.29 mmol/L 和 HDL-C ≥ 2.55 mmol/L 时不影响 LDL-C 结果。本方法不要求用空腹血清,而且对高乳糜微粒血症、高 TG 血症和Ⅲ型血浆脂蛋白增高症患者血清一样可以精确测定。这种方法被美国 NCEP 专家们推荐为常规实验室测定的方法。

【参考区间】

LDL-C 水平随年龄上升,中、老年人平均为 2.7~3.1 mmol/L。

我国《血脂异常防治建议》提出的判断标准如下。

理想范围:<3.12 mmol/L

边缘水平:3.15~3.61 mmol/L

升高:>3.64 mmol/L

NCEP,ATPⅢ提出的医学决定水平如下。

理想水平:<2.58 mmol/L

接近理想:2.58~3.33 mmol/L

边缘增高:3.64~4.11 mmol/L

增高:4.13~4.88 mmol/L

很高:≥4.91 mmol/L

美国的 NCEP 专家组以 LDL-C 浓度将成人、小孩、青少年各分为:成人在 3.37 mmol/L 以下为合适水平,在 3.37~4.12 mmol/L 为中危水平,高于 4.14 mmol/L 为高危水平;小孩和青少年在 2.85 mmol/L 以下为合适水平,在 2.85~3.34 mmol/L 为中危水平,高于 3.37 mmol/L 为高危水平。

【临床意义】

LDL 是动脉粥样硬化发生发展的主要脂类危险因素,也是血脂异常防治的首要靶标。过去只测定 TC 代表 LDL-C 水平,但 HDL-C 升高也会使 TC 偏高,我国男子 HDL-C 比美国男子高,则在同一 TC 水平下,我国男子 LDL-C 就会比美国人低一些,所以应采用 LDL-C 这项指标代替 TC。体内调控 LDL 水平的诸多因素中,尤其重要的是各种细胞表面广泛存在的 LDL 受体功能(或称 Apo B、Apo E 受体),此种受体的遗传缺陷可使 LDL-C 明显升高,即所谓家族性高胆固醇血症,这种患者 LDL-C 极高,而 HDL-C 往往偏低,在高脂蛋白血症中属于Ⅱ型(多为Ⅱa型)。Ⅱ型高脂蛋白血症的诊断必须具有LDL-C升高这一特点。Ⅳ型患者VLDL很高时,TC也会高于正常,但LDL-C不增高,在诊断时不应误为TG、TC都高的Ⅱb型。由于LDL颗粒中也含有少量TG,LDL-C极高时TG也会高于正常,而VLDL并不增高,故应诊断为Ⅱa型而非Ⅱb型。

对于低风险的儿童和青少年,血脂不是常规检测项目。但是,对于心脏病危险性增加的儿童和青少年,建议像成年人一样进行血脂的筛查。其危险因素与成人相似,包括心脏病家族史及其他疾病如糖尿病、高血压或肥胖。根据美国儿科学会的建议,高风险的儿童应在2~10岁时进行血脂检测。

LDL-C水平可评估类似饮食、体育锻炼等降脂生活方式是否有效,定期检测可评价他汀类药物的疗效。LDL-C增高常见于高脂蛋白血症、冠心病、肾病综合征、慢性肾功能衰竭、肝病、甲状腺功能低下、梗阻性黄疸和糖尿病等,也可见于神经性厌食及怀孕妇女。LDL-C降低主要见于营养不良、慢性贫血、急性心肌梗死、创伤、肝硬化、骨髓瘤等恶性肿瘤和严重肝病等。

【评价】

LDL-C是血脂分析的常规项目,高LDL-C与临床心血管病事件发生率密切相关。和HDL-C一样,LDL-C检测的标准化也主要在于标准化方案的制定与实施、标准物质和质控材料的制备及方法的合理选择与测定标准化。

(1)标准化目标:LDL-C测定的变异主要来源于生理变异(CVb)和分析变异(CVa),研究表明,LDL-C的CVb为6%~11%(平均8.2%),CVa为3%~7%(平均4%)。NCEP对LDL-C测定的分析目标进行了规定,要求总误差≤12%;不精密度要求CV≤4%,不准确度要求偏差≤4%(与β-定量法测定参考值比较)。

(2)标准物质和质控材料:LDL-C标准化的主要难点是缺乏不受基质效应影响或影响甚小,且能长期用于监测LDL-C测定的参考物质与质控材料。NCEP推荐CDC的β-定量法为参考方法,Ⅱ级参考材料为CDC冰冻血清(NIST SRM 1951a,CAP RM 026)。CDC研究证明,LDL-C对血清冰冻比其他血脂指标敏感,血清冰冻后LDL-C下降(约1.6%),但LDL-C下降发生在冰冻初期,在以后的储存中不再下降,说明冰冻血清用于LDL-C参考方法的标准化是可行的。上述几种测定方法中,以免疫沉淀法对冰冻血清最为敏感,血清冰冻后再复溶,LDL-C测定值会明显下降。LDL-C的测定推荐使用新鲜血清。

(3)检测的标准化:NCEP推荐CDC的β-定量法为参考方法,Friedewald公式法为常规方法。我国推荐化学沉淀法(如PVS法)可直接测定LDL-C。

测定LDL-C的各种方法中,密度梯度超速离心法是目前认定的参考方法,国外有的把等密度超速离心法和化学沉淀法相互结合的βQ法作为金标准。化学沉淀法设备简单,较易开展。但不同方法都具有共同的特点,即结果的准确度与TG的水平有关,而且分离不够完全。Friedewald公式计算法,要求空腹血清,且血清的TG、乳糜微粒浓度低时结果才能可靠。

第三节 脂蛋白测定

一、血浆脂蛋白

血浆脂蛋白测定是临床上常规检测项目,是代谢障碍性疾病、动脉粥样硬化和心、脑血管疾病诊断、治疗和预防的重要指标;对高脂蛋白血症与异常脂蛋白的诊断具有重要价值。血液中的脂蛋白不是单一的分子形式,其脂类和蛋白质的组成有很大的差异,因此血液中的脂蛋白存在多种形式。根据它们各自的特性采用不同的分类方法,可将它们进行多种分类,以下是常用的分类方法。

(1)超速离心分离纯化法:超速离心法是根据血清中各脂蛋白的比重(密度)的差异,在强大离心力作用下进行分离纯化的一种方法。

血浆在不同密度盐溶液中经过超速离心,各种脂蛋白可按密度大小漂浮于不同盐溶液介质中。脂蛋白漂浮的衡量单位是漂浮率(Sf)。Gofman等于1950年确定,血浆脂蛋白在比重为1.063的NaCl溶液中(26 ℃),每秒每达因(1 达因＝10^{-5}N)离心力的作用下的漂浮速度,称为 1 个 Svedbery 单位(10^{-13} s)。Sf 越大,脂蛋白密度越低。

一般操作方法是将血浆置于已准备好的不同密度梯度的盐溶媒介质中,在强大离心作用下,各脂蛋白依其自身的 Sf 不同,分散于离心管中的密度梯度溶媒层,达到分离纯化的目的。超速离心法是分离纯化脂蛋白的有效技术,目前广泛应用于脂蛋白、载脂蛋白代谢的研究中。

（2）电泳分离法:不同脂蛋白因蛋白质含量不同,其电荷量不同,故可用电泳方法进行分离,并根据血浆脂蛋白电泳迁移率的不同予以判断确认。电泳支持物一般常用醋酸纤维素薄膜、琼脂糖凝胶或聚丙酰胺凝胶。由于醋酸纤维素薄膜要预处理,很繁杂,外加电泳时间过长,目前已很少使用。临床上主要采用琼脂糖凝胶电泳进行分离,此法快且较为准确,仪器设备要求不高,被广泛采用。聚丙烯酰胺凝胶作为支持物分离脂蛋白,分别率高,值得推荐给临床使用。

电泳分离法不论用何种支持物,血浆脂蛋白需用亲脂染料如苏丹黑 B 等进行预染再电泳,电泳完毕,脂蛋白根据电荷量不同,移动在不同的位置,再置于光密度计内进行扫描,计算出各种脂蛋白的百分比,该数值乘以血浆总脂量,即可求出 α-脂蛋白、β-脂蛋白和前 β-脂蛋白含量,乳糜微粒停留在原点,无法测出其含量,正常空腹 12 h 后,血浆中无乳糜微粒存在。也可将电泳完毕的琼脂糖凝胶脂蛋白区带切割置于试管中,加水溶解,进行比色,测出各自百分比。

（3）沉淀分离法:由于脂蛋白的组成及理化性质不同,在不同的聚阴离子和 2 价不同金属离子(Mn^{2+}、Mg^{2+}、Ca^{2+}、Ni^{2+}、Co^{2+})以及不同 pH 值条件下,使脂蛋白与聚阴离子结合形成复合物沉淀,以达到分离定量各种脂蛋白的目的。如肝素锰沉淀血清中 VLDL 和 LDL,离心沉淀,HDL 则留在上清液,再对 HDL 进行定量,即为血浆 HDL 的量。也可采用聚乙烯硫酸盐沉淀 LDL,离心后弃上清液留沉淀,再定量沉淀其中的 LDL,即为血浆的 LDL 的量。脂蛋白是一种既有蛋白质又有胆固醇,还有磷脂的复合体,如何定量尚无一种较为理想的方法。目前仅以测定脂蛋白中胆固醇总量的方法作为脂蛋白的定量依据,即测定 HDL、LDL 或 VLDL 中的胆固醇,这类测定方法是目前临床上广泛使用的方法,快速并较为准确。

（4）遮蔽直接测定法:应用两种不同的表面活性剂及多聚阴离子,根据脂蛋白的酶反应选择性,直接测定 HDL-C。试剂中含多聚阴离子和分散型表面活性剂(亦称反应抑制剂),CM、VLDL、LDL 在多聚阴离子环境下发生凝聚;由于反应抑制剂与 CM、VLDL、LDL 的疏水性基团具有高度亲和力,故其吸附在凝聚的脂蛋白颗粒表面形成遮蔽圈,抑制其表面的游离胆固醇反应。同时在游离的 HDL 表面也吸附有少量反应抑制剂,但由于亲和力较弱,其结合是可逆的。试剂中有对 HDL 颗粒中亲水性基团具有高亲和力的可溶性表面活性剂(亦称反应促进剂),它对 HDL 表面的吸附不仅置换出第一反应中 HDL 表面吸附的反应抑制剂,而且使 HDL 形成可溶性复合体,从而使 HDL-C 可直接与酶试剂含胆固醇酯酶(CHER)、胆固醇氧化酶(CHOD)等发生反应。主要反应式如下。

①CM、VLDL、LDL＋多聚阴离子＋反应抑制剂→CM、VLDL、LDL 表面被遮蔽

②HDL＋CHE＋CHOD＋反应促进剂→$\triangle^4$-胆甾烯酮＋H_2O_2

③H_2O_2＋4-AAP＋POD→显色

此方法不需离心分离即可测出 HDL 的胆固醇含量,准确快速,值得推广应用。

二、脂蛋白亚型

（一）乳糜微粒

正常人空腹 12 h 后,血浆中 CM 已完全被清空,但Ⅰ型和Ⅴ型高脂蛋白血症患者,空腹血浆中出现高浓度 CM。由于 CM 颗粒大,不能进入动脉壁内,一般不致动脉粥样硬化,但易诱发胰腺炎。近年来的研究表明,餐后高脂血症(主要是 CM 浓度升高)亦是冠心病的危险因素。CM 的代谢残粒可被巨噬细胞表面受体所识别而摄取,因而与动脉粥样硬化有关。

【测定方法】

常用的检测 CM 的方法如下。

（1）免疫透射比浊法:血清 CM 与试剂中的特异性抗人 CM 抗体相结合,形成不溶性免疫复合物,使反应液产生混浊,以光度计在波长 340 nm 处测定吸光度,代表混浊程度,浊度高低反映血清标本中 CM

的含量,后者可由校准血清所作校准曲线读出。本法批间 CV<5%。本法线性范围:0.4~2.5 g/L。

(2) 火箭电泳法:火箭免疫电泳法是单向免疫扩散法的一种改进,通过应用直流电(稳压稳流)使抗原(CM 和 Apo B)在含有特异性抗体的琼脂糖凝胶中扩散,pH 8.6 时抗原向阳极移动,在泳动途中与凝胶中的抗体反应,逐渐形成类似火箭的沉淀峰。其峰高(或峰面积)与抗原浓度成正比,故可作抗原定量。

不同种类来源的抗血清(如兔与羊)在等效价的情况下进行试验,结果会有差异。Apo A Ⅰ测定以兔抗血清为好。用兔血清时峰形尖细,而羊血清所产生的峰粗,峰尖圆钝,有时在峰顶前出现虚影。校准血清所作校准曲线斜率也不同。但不论用何种抗血清,定量结果差别不大。在一定条件下电泳,不同稀释度校准血清的峰高不会有明显变动,校准曲线斜率基本一致。标本峰高超出校准曲线范围时,应调整标本稀释倍数后重测。板间 CV 通常小于 5%。

火箭电泳结果可以用染色法或直接肉眼观察可见的火箭峰。前者用标本少,节省抗血清,但如适当增加标本及抗血清用量,不染色更为方便。所用琼脂糖应为标准电渗或低电渗的,凝胶中加入适量葡聚糖或聚乙二醇可使火箭峰更清晰。火箭峰的测量可以计算面积或峰高,面积是峰高乘以峰宽(峰半高处的宽度)。测量精度最好能达 0.1 mm。须用机械或电子放大设备。标准曲线范围内峰高以 1~4 cm 为宜。

本法适用于少量标本分析。也适用于 Apo A Ⅱ、Apo C Ⅰ、Apo C Ⅱ、Apo C Ⅲ、Apo D、Apo E 及 Lp(a)的测定。

【参考区间】

阴性。

【临床意义】

阳性:高脂蛋白血症Ⅰ型、高脂蛋白血症Ⅴ型。

(二) 极低密度脂蛋白

以往认为正常的 VLDL 不具有导致动脉粥样硬化的作用,因为它们携带胆固醇相对较少的量,另外 VLDL 颗粒相对较大,不易透过动脉内膜。目前多数学者认为,血浆 VLDL 水平升高是冠心病的危险因子。其理论依据如下。①当血浆 VLDL 浓度升高时,其结构也发生了变化,颗粒变小,胆固醇的含量相对增加,因而具有致动脉粥样硬化作用。如 β-VLDL 是唯一的不必经化学修饰就可在体外试验中引起细胞内胆固醇聚积的脂蛋白。②VLDL 浓度升高,可影响其他种类脂蛋白的浓度和结构。如高 VLDL 血症常伴有小颗粒 LDL 增加,而小颗粒 LDL 易被氧化,氧化后的 LDL(Ox-LDL)具有很强的致动脉粥样硬化作用。③VLDL 浓度升高伴有血浆 HDL 水平降低,因而使体内抗动脉粥样硬化的因素减弱。④VLDL 增高常与其他的冠心病危险因素相伴随,如胰岛素抵抗、肥胖、糖尿病等。

【测定方法】

直接测定 VLDL-C 的经典方法是超速离心分离 VLDL、超离心(去除 LDL)结合沉淀、琼脂糖电泳法和 Friedwald 计算法等。临床上所用测定 VLDL 的方法常为免疫学方法,主要为免疫透射比浊法(ITA)和免疫散射比浊法(INA),它们都是利用 VLDL-C 的抗原性来测定 VLDL,由于 VLDL 具有多态性,测定值缺乏可比性。采用改良的琼脂糖电泳法测定 VLDL-C,操作方便、快速(大批标本并不比全自动生化分析仪慢),且结果准确、可靠、试剂价廉、成本低。随着全自动生化分析仪的问世,临床上用得最多的是 Friedwald 公式法来计算 VLDL-C。

【参考区间】

电泳法:0.08~0.41 mmol/L。

直接法:0.21~0.78 mmol/L。

【临床意义】

(1) VLDL 主要在肝脏中合成,是体内运输内源性三酰甘油的脂蛋白。它代谢后可以经中间密度脂蛋白转变为低密度脂蛋白。糖是合成 VLDL 的主要原料之一,因而过量地进食糖类可以使其合成增加。高水平的 VLDL 血症有易患急性胰腺炎的倾向,如同时伴有高血压、糖尿病等动脉粥样硬化危险因素,也有增加冠心病的危险性。临床上检测 VLDL 的浓度,主要用于高脂蛋白血症评价和高三酰甘油血症的原因鉴别。

(2) 血清 VLDL 增高主要是三酰甘油的增多,表现为Ⅳ、Ⅴ或Ⅱb型高脂蛋白血症,可见于:①糖尿病、低甲状腺素血症、肾病综合征、尿毒症、胰腺炎和系统性红斑狼疮等；②肥胖、酗酒及妊娠等。

（3）血清 VLDL-C 减少可见于：①高甲状腺素血症、骨髓瘤、创伤、肝脏疾病及 Reye 综合征等；②营养不良及慢性贫血等。

（三）低密度脂蛋白

LDL 是所有血浆脂蛋白中首要的致动脉粥样硬化性脂蛋白。已经证明粥样硬化斑块中的胆固醇来自血液循环中的 LDL。LDL 的致动脉粥样硬化作用与其本身的一些特点有关，即 LDL 相对较小，能很快穿过动脉内膜层。近来的研究发现，经过氧化或其他化学修饰后的 LDL 具有更强的致动脉粥样硬化作用。由于小颗粒 LDL 易被氧化，所以较大颗粒 LDL 更具有致动脉粥样硬化作用。检测和临床意义同 LDL-C。

【参考区间】

LDL$\leqslant$3.12 mmol/L。

（四）高密度脂蛋白

高密度脂蛋白被认为是一种抗动脉粥样硬化的血浆脂蛋白，是冠心病的保护因子。流行病学调查表明，人群中 HDL-C$<$0.907 mmol/L 者，冠心病发病的危险性为 HDL-C$>$1.68 mmol/L 者的 8 倍。HDL-C 水平每增加 0.026 mmol/L，患冠心病的危险性则下降 2%～3%。HDL 的抗动脉粥样硬化作用可能与它能将周围组织包括动脉壁内的胆固醇转运到肝脏进行代谢有关。最近有人发现，HDL 还具有抗 LDL 氧化的作用，并能促进损伤内皮细胞的修复，还能稳定前列环素的活性。曾认为在临床上测定 HDL2 亚组分浓度对预测冠心病的价值较大，其敏感性约比总 HDL-C 高 1.5 倍。但新近的研究表明，测定 HDL3 亚组分浓度对预测冠心病具有同样的价值，并可能更大。

【参考区间】

HDL 为 1.03～2.07 mmol/L。

三、中间密度脂蛋白

中间密度脂蛋白（intermediate density lipoprotein，IDL）主要是极低密度脂蛋白（VLDL）的中间代谢产物，所以也称为 VLDL 残粒（remnant）。IDL 也可直接由肝脏分泌，但其量微小。IDL 的比重为 1.006～1.019 g/L，直径为 26～30 nm。组成如下：TG 24%、FC 9%、CE 29%、磷脂 19%、Apo B100 19%。IDL 一直被认为具有致动脉粥样硬化作用。但是，由于 IDL 的分离技术相对复杂，有关血浆 IDL 水平与冠心病的关系临床研究报道不多。血浆 IDL 浓度升高常易伴发周围动脉粥样硬化。

四、氧化型低密度脂蛋白

LDL 常见化学修饰形式，包括氧化修饰、糖化修饰和免疫修饰。天然的 LDL 经氧化修饰形成的脂蛋白，称为氧化低密度脂蛋白（oxidized low density lipoprotein，Ox-LDL）。LDL 核心的脂肪酸中含有大量不饱和脂肪酸（polyunsaturated fatty acids，PUFAs），约占 LDL 总脂肪酸含量的 35%～70%，所以容易发生自身氧化。

LDL 中的 PUFAs 在吸烟、药物、高血压、糖尿病等因素诱发下产生大量氧自由基，很容易被氧化修饰成 Ox-LDL，LDL 的氧化过程是一种自由基的链式连锁反应，一般可划分为三个阶段：①迟滞阶段，氧自由基消耗 LDL 中的内源性氧化物，导致 LDL 抗氧化的能力丧失；②进展阶段，氧自由基攻击 LDL 中不饱和脂肪酸上的双键，经多种途径后生成大量的过氧化脂质；③分解阶段，过氧化脂质进一步分解成丙二醛、4-羟烯酸等。丙二醛和 4-羟烯酸可以和 Apo B 的赖氨酸残基的 ε 氨基结合，使 LDL 失去一些正电荷，带上多量负电荷，此时 Apo B 中原来由赖氨酸、精氨酸、组氨酸共同构成的与 LDL 受体结合的正电荷区转变为负电荷区，产生了新的抗原决定簇，即所谓"修饰"。经过"修饰"后的 LDL 完全丧失了与 LDL 受体的结合作用，不能再被 LDL 受体识别，转而被清道夫受体识别结合。清道夫受体是多种受体的总称。除乙酰化 LDL 的受体外，Fc 受体和 CD36 受体也能介导 Ox-LDL 的摄取和降解。清道夫受体配体谱广泛：①乙酰化或氧化等修饰的 LDL；②多聚次黄嘌呤核苷酸，多聚鸟嘌呤核苷酸；③多糖如硫酸右旋糖酐；

④某些磷脂,如丝氨酸磷脂,但卵磷脂不是配体;⑤细菌脂多糖,如内毒素等。这些物质的共同特点为多阴离子化合物。Ox-LDL 摄入速度是天然 LDL 的 3～10 倍,数量大,并且不受细胞内胆固醇含量的应答。动脉粥样硬化损伤灶存在 Ox-LDL,血浆中存在脂质过氧化物和硫代巴比妥酸反应物(thiobarbituric acid reactive substances,TBARS),它们是氧化 LDL 的裂解片段,它们的含量可以用脂质 TBARS 荧光微量测定法测量。

【测定方法】

血浆中 Ox-LDL 含量甚微,应用常规生化分析方法难以直接检出。检测 Ox-LDL 方法很多,现临床上常用酶联免疫吸附试验双抗夹心法,其法重复性好,线性范围 0～400 mmol/L。荧光法是用聚乙烯硫酸(PVS)沉淀法分离血清中的 Ox-LDL,再用硫代巴比妥酸(TBA)荧光法测定 Ox-LDL 中的丙二醛(MDA)含量。此法在 MDA 10 μmol/L 以下线性良好,平均回收率 106.7%,批内和批间变异系数分别为 4.61% 和 6.52%,方法具有较好的精密度和准确性,基本符合临床常规检验的要求。而 Ox-LDL 共轭双烯(conjugated dienes,CD)检测法,首先分离血清中 LDL 后,用氧化剂氧化使其生成 CD,此 CD 在 234 nm 有最大吸收峰,此峰出现分三个阶段:延滞阶段,以延滞时间(rAⅠn)表示(反映 LDL 抗氧化能力的大小);增殖阶段,以最大斜率表示 CD 最大生成率;降解阶段,生成的产物用总 CD 浓度表示(反映 LDL 氧化程度)。CD 法重复性好,批内的延滞时间变异系数为 5.6%,批间的延滞时间变异系数为 9.5%。

检测时必须注意,血糖增高时血浆 Ox-LDL 生成相应增加,胆红素可减少 Ox-LDL 的细胞毒性作用、趋化作用,铁、铜可促进 Ox-LDL 的形成,锌、硒可抑制 Ox-LDL 的形成;标本可置－4 ℃冰冻保存,应避免反复冻融。

【参考区间】

Ox-LDL 正常值参考范围:Ox-LDL≤45.20 U/mL。可疑值范围:Ox-LDL 36.90～47.80 U/mL。诊断临界点:Ox-LDL≥47.70 U/mL。

【临床意义】

Ox-LDL 与动脉粥样硬化关系密切,Ox-LDL 增高见于糖尿病、各种肾病、冠心病、高血压、动脉粥样硬化、肝硬化和甲亢等。

五、脂蛋白(a)

脂蛋白(a)作为一项常规检测项目,用于冠心病和脑血管疾病危险因素的筛查。当患者有严重的早发冠心病家族史时,医师会同时申请检测脂蛋白(a)和其他一些新的心脏危险标志物(如载脂蛋白 B、超敏 C-反应蛋白、同型半胱氨酸)。目前认为脂蛋白(a)水平升高可能加快心血管疾病的进程。

【测定方法】

目前尚无公认的血清 Lp(a)测定的参考方法。临床实验室测定血清 Lp(a)的方法多为免疫学方法,主要有酶联免疫吸附试验(ELISA)和免疫浊度法包括免疫散射比浊法(INA)和免疫透射比浊法(ITA)等。国内建议把免疫浊度法作为临床实验室测定血清 Lp(a)的常规方法。试剂所用抗体应为多克隆抗体或混合数株识别 Apo(a)上不同抗原位点的单克隆抗体。首选 ITA 法,其次为 INA 法。此外,设法测定血浆 Lp(a)中胆固醇［Lp(a)-c］的方法,可避免或减少因为 Apo(a)多态性不同所造成的 Lp(a)定量的不准确性。测定方法有超速离心法、麦胚血凝素法和琼脂糖凝胶电泳法,后两种方法在临床上应用较多。

抽血时的体位对血浆 Lp(a)(包括其他血脂)浓度有影响。由站位改为仰卧位或座位时,可使血浆 Lp(a)浓度下降 7%～8%,但恢复站立位 20 min 分后,血浆 Lp(a)水平又可恢复原来水平,产生这种改变的机理尚不清楚。

【参考区间】

血浆 Lp(a):10～140 mmol/L。

【临床意义】

增高:见于动脉粥样硬化性心脑血管病、急性心肌梗死、家族性高胆固醇血症、糖尿病、大动脉瘤及某些癌症等。

减低:见于肝脏疾病、酗酒、摄入新霉素等药物后。

🔬 第四节　载脂蛋白测定

血清 Apo 包括 Apo A I、Apo A II、Apo B100、Apo C II、Apo C III、Apo E 和 Apo(a)，已属常规检测项目。血清中载脂蛋白均结合于脂蛋白中，测定时要加用解链剂，使脂蛋白中 Apo 暴露再进行测定。

一、载脂蛋白 A I

Apo A 有 Apo A I、Apo A II、Apo A IV。Apo A I 和 Apo A II，主要分布在 HDL 中，是 HDL 的主要载脂蛋白。Apo A I 由肝和小肠合成，是组织液中浓度最高的载脂蛋白，在血浆中半衰期为 45 天。

【测定方法】

目前尚无公认的血清 Apo A I 和 Apo B 测定的参考方法。临床实验室早期多采用火箭电泳测定血清中 Apo A I、Apo B 的含量，以后相继出现酶联免疫吸附测定(enzyme-linked immunosorbentassay，ELISA)及免疫浊度法，国内建议把免疫浊度法作为临床实验室测定血清 Apo A I、Apo B 的常规方法，其中以免疫透射比浊法(immunoturbidimetry，ITA)最为常用，其次为免疫散射比浊法(immunonephelometry，INA)。对于测定标准化要求实验室测定结果达到所制定的技术目标，目前国际上对 Apo A I、Apo B 和 Lp(a)三项还没有明确的要求，国内建议不精密度应分别不大于 3%、3% 和 4%，不准确度应分别不超过±5%、±5% 和 ±10%。

测定血清中 Apo 的含量的方法是利用相应特异抗体试剂进行测定。目前有羊抗人 Apo A I、Apo A II、Apo B100、Apo C II、Apo C III、Apo E 和 Apo(a)等抗体试剂。测定原理是将某一特异抗体加到待测人血清中，即与血清中相应抗原形成抗原-抗体复合物，根据复合物的量，即可测出血清中某一 Apo 含量。例如在人血清中加入抗人 Apo A I 抗体，即与血清中 Apo A I(抗原)结合形成复合物，再定量即可测出血清中 Apo A I 含量。

(1)免疫扩散法：先制备含 Apo 抗体的琼脂糖凝胶，间隔等距离打孔，加入待测人血清，水平置于温箱(37 ℃)保温 24 h 或 48 h，抗原从孔中间向周围扩散，因凝胶板中有相应抗体，经一定时间扩散后，最后在凝胶孔周围形成一个圆形沉淀圈，测量其直径，以圆圈的面积大小计算血清中 Apo 含量。该法要求在测量圆周大小时，一定要精确到 0.1 mm。这一测定方法适用于以抗体为试剂的所有微量蛋白质的测定，但测定结果易受多种因素的影响，难以测准。

(2)免疫火箭电泳：先制备含某一 Apo 抗体的琼脂糖凝胶，靠近阴极端打孔，加入待测血清，进行电泳。血清中 Apo 抗原往正极移动，一定时间(约 3 h)后，即可形成类似火箭的沉淀峰，根据火箭峰高度或面积的大小计算血清中 Apo 含量。在严格掌握电泳条件下，本法是一种较为简便、试剂用量少的好方法。

(3)免疫比浊法：免疫比浊法分为免疫透射比浊法和免疫散射比浊法。

Apo 的特异抗体与血清中相应的抗原结合形成抗原抗体免疫复合物，并形成微细颗粒，混悬于溶液介质中，光线通过这种浑浊介质溶液时被吸收一部分，吸收的多少与混浊颗粒的量成正比。在抗体量一定的条件下，抗原越多，抗原-抗体复合物越多，溶液越浑浊，吸收光越多，以此对抗原进行定量，这种通过测定光吸收量的方法称为透射比浊法。该法是目前使用最为广泛的方法，快速准确，可在自动生化分析仪上作批量检测。

当光线通过含抗原-抗体复合物的浑浊介质溶液的混悬颗粒时，出现光散射作用，散射光强度与溶液中混悬颗粒的量成正比，这种测定光散射强度的方法称为免疫散射比浊法。该法需要有具备测定散射光的仪器如散射比浊仪等。

免疫比浊时，由于在抗原与抗体结合的过程中，吸光度与浓度之间不呈线性关系，而是三次方程曲线关系。若要将抗原与抗体两个变量之间的变动特征恰当地反映出来，需要经过三次方程拟合成近似直线化的曲线方程，再进行运算。免疫比浊的实际操作过程中，可采用终点法或速率法，用五点或七点不同浓度进行定标，经三次曲线方程拟合求出一条能反映真实情况的浓度与吸光度的关系曲线方程，作为定量的工作曲线。如果以单一标准浓度定标，以一次方程直线回归运算，所测结果仅在标准浓度上下波动，真正的过低和过高值无法测准。

免疫比浊法所用抗体应是单价、特异并且高效价的,尤其是抗体若非单一而混有少量其他蛋白抗体,在血清中形成的复合物将是一种大杂烩,非单一蛋白的复合物,测出结果偏高而不准确。

【参考区间】

正常情况下血浆中 Apo A I 浓度为 1.20～1.60 g/L。

【临床意义】

血清 Apo A I 可以代表 HDL 水平,与 HDL-C 呈明显正相关。实际上 HDL-C 反映 HDL 运载脂质的代谢状态,而 Apo A I 则反映 HDL 颗粒的合成与分解代谢。病理状态下 HDL 亚类与组成往往发生变化,则 Apo A I 的含量不一定与 HDL-C 成比例,同时测定 Apo A I 与 HDL-C 对病理发生状态的分析更有帮助。冠心病患者、脑血管患者 Apo A I 偏低。家族性高 TG 血症患者 HDL-C 往往偏低,但 Apo A I 不一定低,不增加冠心病危险;但家族性混合型高脂血症患者 Apo A I 与 HDL-C 却会轻度下降,冠心病危险性高。Apo A I 缺乏症(如 Tangier 病是罕见的遗传性疾病)、鱼眼病等血清中 Apo A I 与 HDL-C 极低。此外,未控制的糖尿病、慢性肝病、肾病综合征、慢性肾功能衰竭等都可以引起 Apo A I 降低。

二、载脂蛋白 B100

Apo B100 主要在肝脏合成,是 LDL 的主要结构蛋白,并作为 LDL 受体的配体,可调节 LDL 从血浆中的清除速率。血液中 Apo B 的测定值可直接反映 LDL 的含量,并与冠状动脉病变程度呈正相关,Apo B 的上升较 LDL-C 和 Ch 上升对冠心病风险度的预测更有意义。因而临床检测 Apo B 的浓度主要也是用于心脑血管疾病危险性的预测。

【测定方法】

见"载脂蛋白 A I"。

【参考区间】

正常情况下 Apo B100 浓度为 0.80～1.00 g/L。

【临床意义】

Apo B100 升高水平与 LDL-C 升高水平相当,与冠状动脉疾病危险性升高相关。升高可能是由于高脂饮食和(或)LDL 从血液的清除率降低。Apo B100 水平升高见于高脂血症和有以下情况的患者:服用药物如雄激素、阻断剂、利尿剂和孕激素类(合成的孕酮)、糖尿病、家族性联合高脂血症(引起血 Ch 和 TG 水平升高的遗传功能紊乱)、甲状腺功能减退症、肾病综合征、怀孕(临时升高,分娩后下降)。

任何影响脂蛋白产生或者影响其合成和在肝脏装配的疾病,都可能会使载脂蛋白 B-100 水平下降。水平降低见于以下情况:服用药物如洛伐他汀、辛伐他汀、烟酸和甲状腺素等;甲状腺功能亢进症、肝硬化、营养不良、Reye 综合征(一种脑病合并脂肪变性)、减肥、手术和其他严重疾病;无 β 脂蛋白血症(也称为 Apo B 缺乏或 Bassen-Kornzweig 综合征,一种非常少见的遗传性疾病)。

三、载脂蛋白 E

Apo E 主要存在于 CM、VLDL 和 HDL 中。Apo E3 是人群中最常出现的形式,常被称为"野生型"(Wild-type),其多肽链 112 位是半胱氨酸 Cys,158 位是精氨酸 Arg。Apo E 多态性主要由其基因多态性所决定,同时也受到翻译后化学修饰的影响。

【测定方法】

许多临床及研究实验室对 Apo E 表型进行了广泛的研究,依据被检查患者的类型,以 VLDL 为样品,或直接以血清(或血浆)为样品,已建立了 IEF 电泳分析、双向 PAGE 或结合免疫印迹法等几种快速准确测定 Apo E 表型的方法。

(1)等电聚焦(IEF):由于三种主要 Apo E 异构体 E2、E3 和 E4 的等电点(pI)分别为 5.89、6.02 和 6.68,E4 比 E3 多一个正电荷,而 E2 比 E3 少一个正电荷。因此,可应用 IEF 电泳分析法检测这些异构体间电荷差异而确定不同 Apo E 表型。传统 Apo E 表型检测方法多采用超速离心法或化学沉淀法分离 VLDL,脱脂后进行 IEF 电泳分析,然后进行染色分析。这种方法需要血清量较多,昂贵、费时,又需要大型设备,不适合大规模研究。Apo E 异构体之间染色程度之间差异及电泳过程中泳动距离的变异性也造成结果的不稳定性。

（2）免疫印迹法（immunoblotting）:血清脱脂后,经 IEF 电泳将 Apo E 与其他蛋白质分离,然后将凝胶中蛋白质转移到硝酸纤维素（NC）膜上,用抗 Apo E 抗体作为一抗进行免疫印迹反应或采用直接的免疫固定法,即可灵敏而特异地显示出 Apo E 区带的位置,从而确定 Apo E 表型。此方法利用抗原-抗体的特异反应,排除了血清其他蛋白质的干扰,不需超速离心分离 VLDL,血清用量少,是国内外实验室检测 Apo E 表型常用的方法之一。但此类方法亦存在一些缺点,如对于存在与普遍异构体具有相同电荷的罕见异构体标本,或在糖尿病等病理状态时,由于转录后修饰引起蛋白质变化的标本检测时,会给出错误的结果。

（3）双相电泳（two-dimensional electrophoresis）法:第一相应用 IEF 电泳将等电点不同的蛋白质分离;第二相根据蛋白质相对分子质量不同及浓度的差异,应用 SDS-PAGE 进行分离,由此确定 Apo E 表型。此技术能解决 IEF 遇到的一些转录后修饰的问题,临床标本用量也很少,并且可以同时进行定性和定量分析,但由于成本昂贵而且费时,有时也难以清晰地分辨表型,故临床上应用较少。

【参考区间】

正常参考值 Apo E:27～49 g/L。

【临床意义】

（1）载脂蛋白 E 是一种富含精氨酸的碱性蛋白质,存在于血浆 CM、VLDL 及其残粒中,β-VLDL 中含 Apo E 的量高于 VLDL,一部分 Apo E 在血液中可与 Apo AⅡ形成复合体。Apo E 可在多种组织中合成,主要是在肝脏,其次是在脑组织和肾脏中。Apo E 的基因位点具有遗传多态性,多态性与个体血脂水平及动脉粥样硬化的发生发展密切相关。同时 Apo E 是 LDL 受体的配体,也是肝细胞 CM 残粒受体的配体,它与脂蛋白代谢密切相关。

（2）血液中的 Apo E 存在三种异构体（Apo Eε2、Apo Eε3 和 Apo Eε4）。携带 Apo Eε2 等位基因者,其血液中 Apo E 浓度高,Apo B 浓度低,胆固醇含量也低,对动脉粥样硬化有防护作用;而携带 Apo Eε4 等位基因者,则血液中 Apo E 浓度低,Apo B 浓度高,胆固醇及三酰甘油含量也高,是动脉粥样硬化的潜在危险因素。

第五节　心血管疾病其他危险因子

一般认为高血脂、高血压、高血糖、高凝状态是心脑血管病最重要、最直接的危险因子,Hopkins and Williams 曾提出冠心病有超过 200 个危险标记,近年来人们发现,非对称性二甲基精氨酸（asymmetric dimethylarginine,ADMA）为内源性一氧化氮合酶（endogenous nitric oxide synthase,eNOS）竞争性抑制剂,可抑制 NOS 的活性,减少一氧化氮（nitric oxide,NO）的合成,致使内皮功能障碍;脂联素（adiponectin）具有抗动脉粥样硬化、抗高血糖及抗炎症等作用,参与动脉粥样硬化、胰岛素抵抗及糖脂代谢的进程,低脂联素血症是预测心血管病变新的危险因子;空气污染,亦是心血管病发病和死亡最重要的危险因子之一,它不仅可以引起血管内皮和血管损伤,促进血栓形成,还可以诱发动脉粥样硬化、心律失常、心肌肥厚、心肌梗死等多种心血管病,而且还是诱发心脏猝死和急性冠状综合征最重要的原因之一;其他如糖耐量受损、贫血、C-反应蛋白、感染因素、脂蛋白（a）、高同型半胱氨酸血症、致血栓形成因子和微蛋白尿等危险因子在心血管疾病（CVD）的发生和发展中也起到重要作用。

一、高敏 C-反应蛋白

C-反应蛋白（c-reactive protein,CRP）于 1930 年由 Tillet 和 Fnancis 首先发现,作为肺类双球菌性肺炎的标志物,在钙离子存在下,此蛋白质能与球菌荚膜 C 多糖物质形成复合物,当时命名为 C-反应素。1941 年 Abernethy 等正式将其命名为 C-反应蛋白。CRP 是急性反应时相蛋白之一。CRP 由肝细胞合成,相对分子质量为 118000,由 5 个相同的亚单位以非共价键聚集而成环状对称五聚体,在血清、脑脊液、关节滑膜液、羊水、胸腹水和水疱液内均可被检测。CRP不能穿过胎盘,在正常人血清中CRP含量极微。

临床上常规测定普通CRP的方法检测线性一般为3～200 mg/L,因缺乏较高的灵敏性已不足以预测心血管事件的危险。近年相继采用胶乳增强的免疫比浊法等技术大大提高了分析的灵敏度(检测低限为0.005～0.10 mg/L),在低浓度CRP(如0.15～10 mg/L)测定范围内有很高的准确度。用这些方法所进行测定的CRP称为高敏感(high-sensitivity)或超敏感(ultrasensitive)CRP,国内一般简称为超敏或高敏C反应蛋白(hypersensitive C-reactive protein,hs-CRP)。

我国健康人群hs-CRP水平的中位数范围为0.58～1.13 mg/L。多数研究认为hs-CRP在3 mg/L以下,冠状动脉事件发生危险较低。根据hs-CRP水平可对患者进行心血管病危险分类:一般认为,hs-CRP<1.0 mg/L为低危险性;hs-CRP 1.0～3.0 mg/L为中度危险性;hs-CRP>3.0 mg/L为高度危险性。

高脂血症的发病与动脉硬化性疾病有非常明显的因果关系。以往常用胆固醇来鉴别以后发生冠状动脉事件的高危人群,虽然该方法有效,但在美国有130万人发展成为心肌梗死,将近一半的人群用Ch未能鉴别出来,这些人血清Ch浓度正常或仅仅中度升高。hs-CRP是一项表现健康人发生冠心病事件危险性的独立预测指标,即使血脂水平正常或者低水平升高,hs-CRP仍有独立的预测价值。

hs-CRP在健康者未来发生心血管事件的风险评估上是有力的独立(不受高血压、糖尿病、高胆固醇及家族疾病史影响)预测指标。更大的临床价值:研究证实hs-CRP是将来发生首次冠状动脉疾病的强有力预测指标,可帮助医生和患者提前6年或更早地预知可能发生心脑血管疾病的意外,即预示第一次。hs-CRP在最高浓度组的患者将来疾病发作的危险性是2倍,将来首次发生心肌梗死和中风的危险性是3倍,将来发生外周动脉疾病的危险性是4倍;高水平hs-CRP妇女与低水平hs-CRP的妇女相比,患任何血管性疾病的危险度增加5倍,发生心肌梗死或中风的危险度增加8倍。hs-CRP比其他生化指标对冠心病危险性的预测价值明显高得多。在多变量分析过程中,记录了其他危险因素如肥胖、高血压、糖尿病、家族史,只有hs-CRP和TC/HDL-C比率有单独的预测价值。hs-CRP能鉴别出将来发生冠状动脉疾病危险性增加的人群,如果仅仅使用脂类检测指标,这些人将被漏诊。hs-CRP和TC/HDL-C联合检测预警性明显高于单独的hs-CRP检测,可预测发生心肌梗死的相对危险度。无论在入院或出院时测定hs-CRP,对于急性冠状动脉综合征(acute coronary syndrome,ACS)患者也有预测价值,可以单独使用或和心肌肌钙蛋白结合,对患者作危险分类;对不稳定冠脉综合征患者进行随访,发现cTn和CRP是死亡的独立预示因子,二者的联合可提供最强的预示价值。

hs-CRP的测定应注意以下几点。①应在无炎症或感染条件下(代谢稳定)进行测定,以减少个体差异。②hs-CRP结果一般以mg/L表示。③可使用新鲜、储存和冷冻的样品,如血清或血浆。④试剂灵敏度要高(通常不大于0.3 mg/L,如用于研究应低至0.15 mg/L),在可测定范围内有较高精密度(变异系数CV不应超过10%)。⑤对检测系统进行定期多点校准,采用4参数logit-log等模式制备校准曲线。⑥试剂应采用符合世界卫生组织(WHO)的CRP标准品85/506或国际临床化学联合会(IFCC)/欧洲标准物质局(BCR)/美国病理家学会(CAP)用国际有证参考材料(CRM)470标准。⑦建议用禁食与非禁食两种方法,间隔两个星期测定,可得这种标志物水平更加稳定的评估。如果证实hs-CRP>10 mg/L,应查找明显感染或炎症的来源,两个星期后再测定。⑧hS-CRP方法的标准化尚未解决,不同厂商生产的试剂盒测定结果有差异,各实验室应建立hS-CRP的参考范围。作为判断健康人未来发生心血管事件或ACS预后的临界值应是多少,还有待更多、更深入的研究才能确定。

二、同型半胱氨酸

同型半胱氨酸(homocysteine,HCY)是一种含硫氨基酸,不属于组成蛋白质的20种氨基酸,体内不能合成,只能来源于甲硫氨酸的分解代谢。同型半胱氨酸是一个总称,它包括同型半胱氨酸、双硫同型半胱氨酸(disulfide homocysteine)和混合同型半胱氨酸-半胱氨酸(mixed disulfide homocysteine cysteine)三种形式,正常人体内游离同型半胱氨酸很少,一般是以蛋白结合形式存在,前者占20%,后者与清蛋白结合,占70%～80%。有人发现不同情况下游离形式和蛋白结合体可重新分布,较高的温度或储存时间较长,同型半胱氨酸迅速与蛋白质结合,而游离体含量很少。血液离体后红细胞仍可不断地释放同型半胱氨酸到细胞外液中,因此一般研究均以测定血浆标本为主,并且采血后应及时分离测定或冰冻。

同型半胱氨酸是甲硫氨酸的中间代谢产物,在体内由甲硫氨酸转甲基后生成,有两种去路,一是 Hcy 可在胱硫醚缩合酶(CBS)和胱硫醚酶的催化下生成半胱氨酸,需要维生素 B_6 的参与,或经巯基氧化结合生成高胱氨酸,另外 Hcy 还可在叶酸和维生素 B_{12} 的辅助作用下再甲基化重新合成甲硫氨酸,此过程需甲硫氨酸合成酶(MS)的催化,并且必须有 N^5-甲基四氢叶酸作为甲基的供体,后者是四氢叶酸经 N^5,N^{10}-甲烯四氢叶酸还原酶(MTHFR)催化而产生。因此 CBS 和 MS 的缺乏或活性丧失可导致代谢通道受阻,血中同型半胱氨酸累积;根据维生素 B_6 反应性,可将 CBS 和 MS 缺乏的同型半胱氨酸血症分为两类,即维生素 B_6 反应型和维生素 B_6 非反应型,二者相比,后者发病早、病情重,较难控制;其他引起同型半胱氨酸血症的原因还包括 MTHFR 的缺乏,维生素 B_6、维生素 B_{12} 或叶酸的缺乏。我国人群的饮食结构及烹饪手段常导致 B 族维生素摄入不足,易导致高同型半胱氨酸血症的发生。

【测定方法】

最早检测同型半胱氨酸是用氨基酸分析法,近年来采用了高效液相荧光检测和电化学检测方法,因其灵敏度高,可重复性强而被广泛应用。而荧光偏振免疫分析方法的应用使 HCY 的测定更为方便、灵敏和准确。常用方法包括以下几种。

(1)同位素法:由 Refsum 等于 1985 年建立。该方法通过 ^{14}C 标记的腺苷与 HCY 缩合后,经色谱分离,液体闪烁计数放射强度来测定 HCY 浓度。该方法灵敏度高,特异性强,但操作繁琐且有放射污染,未能推广使用。

(2)色谱法:1987 年 Stabler 首先报道了气相色谱-质谱法测定同型半胱氨酸。该法可同时测定半胱氨酸、蛋氨酸、胱硫醚和甲基甘氨酸等多种物质。虽然灵敏度、特异性好,但仪器价格昂贵而不能推广。高效液相色谱法(HPLC)是目前比较成熟且推广使用的方法,不足之处是样品处理、层析条件、样品检测及定量的诸多变异,使其难以标准化。Fiskertrand 等首先于 1993 年用全自动高效液相色谱法对血浆和尿液的 HCY 和硫醇物进行测定。HPLC 根据衍生方式(柱前或柱后衍生)、检测方法(荧光、电化学)可分为多种方法。应用 HPLC 准确测定同型半胱氨酸需要优良的设备、高超的技术经验和应用 HPLC 方法适当的时间,另外选择和制备内部质控也相当重要。

(3)免疫学法:该法应用特异性的抗 S-腺苷同型半胱氨酸单克隆技术,采用荧光偏振法或免疫法测定 HCY。美国雅培公司采用全自动荧光偏振免疫技术,用 AXSYM 仪器检测 HCY,反应原理为,正常人血浆中 HCY 约 1% 以还原型存在,70% 与白蛋白结合,30% 形成小分子二硫化物。血浆标本在含二硫苏糖醇的预处理液作用下,HCY、混合的二硫化物及蛋白结合型等均被还原成游离 HCY 形式(tHCY);tHCY 在 S-腺苷-L-同型半胱氨酸(SAH)水解酶和过量腺苷存在下,被转换成 SAH;预稀释的 SAH 混合物、抗-SAH 单克隆抗体及标记的荧光 S-腺苷-L-半胱氨酸示踪物一同孵育,仪器自动检测偏振光的改变,即可测出标本总 HCY 水平。此方法快捷、操作简单、自动化程度高,可减少人为误差,具有良好的准确度与精密度,适合大多数临床实验室应用。

【参考区间】

正常人体内同型半胱氨酸含量少,由于测定方法不同,正常人血浆 HCY 的范围存在一定差异。目前普遍接受的标准为正常人 5~15.9 μmol/L。

【临床意义】

诊断轻、中、重度高血浆同型半胱氨酸血症的标准分别为 16~30 μmol/L、30~100 μmol/L 和大于 100 μmol/L。新鲜血浆中 HCY 约有 70% 以二硫键与白蛋白结合形式存在。仅约 20% 左右为游离状态。储存血浆会引起此两部分的重新分布,出现结合部分增加,游离部分降低的变化,故测定时以测定总 HCY 为佳。此外,全血样本在搁置后会使血浆 HCY 水平升高,室温下停留 1 h、4 h 和 24 h,HCY 水平可分别增加 10%、35% 和 75%。因此进行测定时需及时分离血浆,尽可能减少上述原因造成的误差。

同型半胱氨酸的升高见于遗传性高胱氨酸尿症和缺乏亚甲基四氢叶酸还原酶。后者较普遍而不常发现,而同型半胱氨酸较高的人会容易患上血栓症及心血管疾病。体内同型半胱氨酸代谢紊乱,浓度升高,就会形成同型半胱氨酸巯基内酯,可与低密度脂蛋白形成复合体,随后被巨噬细胞吞噬,形成堆积动脉粥样硬化斑块上的泡沫细胞。同型半胱氨酸还改变凝血因子水平,造成血小板聚集在血管壁的粥样硬化处。同型半胱氨酸还可自发氧化,形成超氧化物和过氧化氢,这些产物会导致内皮细胞的损伤和低密度脂蛋白的氧化,并可造成血管平滑肌持续性收缩,引起缺氧,从而加速动脉粥样硬化的过程等。同型半胱氨酸测定的临床应用研究表明,增加 5 μmol/L 同型半胱氨酸浓度与胆固醇升高 0.5 mmol/L 一样,对冠状动脉疾病发生具有相同的危险性,中年男性局部缺血性心脏疾病机会增加 1/3,血清同型半胱氨酸水平测定敏感性及可信度均高于其他血脂检查项目。Alzheimer 老年痴呆病(AD)患者脑脊液中维生素 B₁₂ 浓度较其他类型的痴呆患者低,HCY 水平和甲基丙二酸(维生素 B₁₂ 减乏的标志)较非痴呆患者高。因此,高同型半胱氨酸血症是继 Apo E4 之后的另一个增加血管疾病和 AD 危险性的生物因子。

同型半胱氨酸除与血管疾病有关外,还与神经管畸形、先兆子痫、帕金森病、胎儿生长缓慢、慢性肾功能衰竭等多种疾病及某些药物、肿瘤的影响有关。

第六节　血脂检测指标的临床应用

目前就一般实验室而言,首先应保证 TC、TG、HDL-C 和 LDL-C 四项血脂项目测定的准确可靠,有条件的实验室也可开展 Apo AⅠ、Apo B、Lp(a)、HCY 和 hs-CRP 的常规检查,对于近来发展的一些基因检测项目可根据实验室条件适当选用。临床上对脂质代谢紊乱的认识与血浆脂质及脂蛋白、载脂蛋白测定方法的发展密不可分。20 世纪 50 年代只能测定血浆胆固醇的含量以确诊高胆固醇血症,到 60 年代初期血浆甘油三酯测定方法的应用,使研究者把高脂血症分为三种:高胆固醇血症、高甘油三酯血症、高胆固醇血症合并高甘油三酯血症。60 年代纸上电泳技术得到改进,提高了对血浆脂蛋白的分辨力和检出率。可将血浆脂蛋白分为 α-脂蛋白、前 β-脂蛋白、β-脂蛋白及乳糜微粒四种,并通过密度梯度离心,明确了血浆脂质是以脂蛋白的形式存在,临床上逐渐用高脂蛋白血症代替高脂血症。这些标志着对脂类代谢与动脉粥样硬化关系的研究已从血浆脂质水平发展到血浆脂蛋白水平。

高脂血症(hyperlipidemia)是一类较常见的疾病,除少数是由于全身性疾病所致的外(继发性高脂血症),绝大多数是因遗传基因缺陷(或与环境因素相互作用)引起的(原发性高脂血症)。

一、原发性脂蛋白代谢异常

原发性脂蛋白代谢异常是指由于先天遗传基因缺陷或后天的饮食习惯及生活方式和其他环境因素等所引起的血脂异常。

(1)高胆固醇血症:临床上最常见的一种,它反映多个基因和膳食以及其他环境因素之间的相互作用的结果。仅有血清 TC 升高(达到 6.48 mmol/L)及 LDL-C 升高(达到 4.14 mmol/L)。患者可无皮肤黄色瘤。

(2)家族性高胆固醇血症:以血清的 LDL-C 升高、皮肤黄色瘤、早发 CHD 等为特征的常染色体显性遗传疾病。患者细胞膜上的 LDL 受体数量不足或功能低下,使血液中 LDL 清除受阻所致。杂合子者成年人血清 TC>7.77 mmol/L 或 16 岁以前血清 TC>6.73 mmol/L 或 LDL-C>4.92 mmol/L 可考虑为家族性高胆固醇血症,再结合病史中亲属有高胆固醇血症或患者皮肤出现黄色瘤可以确诊,国外报告患病率约 1/500 人。纯合子者患病率约 1/200 万人,血清 TC 为 15.54～25.9 mmol/L,皮肤出现扁平或结节样黄色瘤及腱黄瘤,在青少年时期即可患严重的或致死的冠心病(CHD)及冠状动脉粥样硬化(AS)。

(3)家族性高甘油三酯血症:家族中有血清 TG 升高的患者,有的可达 25.9 mmol/L 以上。此病患者体内脂蛋白脂肪酶(LPL)的活性基本正常。

(4)家族性混合型高脂血症:诊断条件是有明确的 CHD 家族史,每一代人都有人患高脂血症,表型呈多样化,但家族中至少有一人血清 TC,TG 同时升高。

(5)Ⅲ型高脂蛋白血症:此病较罕见,美国报告患病率为 1/5000。由于血浆内 VLDL 中的 Apo E2 增多而 Apo E3 和 Apo E4 缺乏,使富含胆固醇的 β-VLDL 不能与 LDL 受体结合,因而血中 CM 和 VLDL 残基不能清除而堆积,致使血清 TC、TG 均升高。可早发 CHD 和周围血管病,掌纹和肘上部皮肤黄色瘤多见。诊断可用脂蛋白电泳法显示在 β 与前 β 带出现一阔的电泳带,但此法可出现假阳性,必须采用特殊技术获得富含胆固醇的 β-VLDL 或经基因分析,证实血中 Apo E2 升高,Apo E3 和 Apo E4 减少才能确诊。

（6）乳糜微粒血症：由于 LPL 或 Apo CⅡ 缺乏，血中 CM 清除减少致使血清 CM 和 TG 升高。临床可出现原因不明的腹痛，反复发作胰腺炎，偶有暴发性皮肤黄色瘤。测血清 TG 升高，4 ℃过夜血清上层呈"奶油层"，脂蛋白电泳见原点处 CM 带深染，注射肝素后 LPL 活性降低，用特殊电泳技术测定 Apo CⅡ 含量明显减少。

（7）高 HDL-C 血症：血清 HDL-C 浓度升高。可见于家族性长寿者，也可见于绝经后妇女服用雌激素者，服用易诱发微粒体酶活性的药物如苯妥英钠、苯巴比妥等也可有血清 HDL-C 升高。

（8）其他：尚有因清 HDL-C 过低、Apo B 及 LP(a)水平过高等都与 CHD 发病有肯定的关系。

二、继发性高脂蛋白血症

继发性高脂蛋白血症是指由某些疾病引起的血脂代谢异常，治疗和控制这些疾病后使异常的血脂可得到纠正。常见的疾病有甲减、糖尿病、痛风、慢性肾病和肾病综合征、阻塞性肝胆疾病、肝糖原储存病、胰腺炎、酒精中毒、特发性高钙血症、多发性骨髓瘤、巨球蛋白血症、系统性红斑狼疮、神经性厌食及某些药物等。

三、动脉粥样硬化

动脉硬化是动脉的一种非炎症性、退行性和增生性的病变，可引起动脉的增厚、变硬、失去弹性，最终可导致管腔狭窄，多见于老年人。大、中、小动脉均可受累。根据病理变化的不同，可分三种类型：动脉粥样硬化、动脉中层硬化和小动脉硬化。AS 是动脉硬化中最重要的一个类型，基本损害是动脉内膜局部呈斑块状增厚，故又称动脉粥样硬化性斑块或简称斑块，病变主要累及主动脉、冠状动脉、脑动脉、肾动脉、大型和中型肌弹力型动脉，最终导致它们的管腔狭窄以至完全堵塞，使这些重要器官缺血缺氧、功能障碍甚至死亡。多见于 40 岁以上男性及绝经期女性。病因不明，可能与增龄、高血压、高脂血症、糖尿病、吸烟、肥胖等因素有关。

（1）高血脂：高胆固醇血症是动脉粥样硬化（AS）一个独立的重要的危险因素。胆固醇由三种脂蛋白携带，VLDL、LDL 及 HDL，其中 LDL-C 含量最多约占血浆 TC 的 70%，一般认为，血 TC 和 LDL-C 水平与 CHD 发生率呈正相关，是一种致 AS 因素。研究表明，胆固醇降低的程度与 CHD 发生率之间存在着量效关系：血浆 TC 下降 1%，CHD 发生率约降低 2%。HDL-C 水平的意义则正相反，其血浆浓度与 CHD 的发生率呈负相关。

（2）高血压：高血压是 AS 发生的重要因素，高血压引起 AS 主要通过血流力学作用对血管内皮造成损害，促进脂蛋白进入血管壁外，还有刺激血管平滑肌细胞增殖作用以及使胶原、弹力纤维等细胞间质合成增加的作用，促进 AS 的发展。

（3）吸烟：大量流行病学资料表明，吸烟者的冠心病发生率较不吸烟者高，吸烟引起动脉粥样硬化的机理，一般认为与一氧化碳、尼古丁及镉等有害物质有关，吸烟者高密度脂蛋白（HDL）明显下降且有量效关系。

有研究表明，上述三因素中有一项为阳性的人，他发生 CHD 的危险比正常人增加 2~4 倍，具有二项者增加 5~9 倍，具有三项者将猛增到 16 倍。

（4）糖尿病：糖尿病患者的动脉粥样硬化性疾病发生率比糖尿病患者高 2~3 倍，其机理如下。①脂蛋白代谢紊乱：糖尿病患者高脂蛋白血症的发生率高达 20%~90%，以 VLDL 增高为常见。②糖尿病患者的血小板功能异常：糖尿病患者的血小板黏附性增高，可能与血小板中血栓素 A2（TXA2）的增多有关。TXA2 还有促使血管痉挛的作用，易导致心绞痛和心肌梗死突然发作。③动脉壁代谢障碍，糖尿病患者血管壁中前列环素（PGI2）减少，失去了对抗 TXA2 的作用，血糖浓度升高及胰岛素又均有刺激平滑肌细胞增殖的作用。

（5）其他：冠心病随年龄的增长，其发病率和死亡率增加；女性绝经期后发病率逐渐增多，有资料显示肥胖者，冠脉粥样硬化比不肥胖者增加 1 倍以上；体力活动少量，精神紧张者以及有高血压、冠心病、糖尿病家族史患者冠心病的发生率都高。

四、代谢综合征

20 世纪 60 年代有人将糖耐量异常和高血压称为"富裕综合征"。1988 年 Reaven 注意到脂质异常、高血压、高甘油三酯血症常同时出现,故提出了"X-综合征(X-Syndrome)"的概念,并把胰岛素抗性作为 X-综合征的主要特点。1989 年有人又将以高胰岛素血症为基础的内脏性肥胖、糖耐量异常、高甘油三酯血症、高血压作为冠心病的危险因素,概括为"死亡四重奏"。1991 年又有人将这组代谢性心血管疾病症候群命名为"胰岛素抵抗综合征"。另外,也有人称这种现象为"四高一低"(即高血压、高血糖、高胰岛素血症、高甘油三脂血症、高密度脂蛋白胆固醇水平降低)等。1997 年 Zimmet 等主张将其命名为代谢综合征。

1999 年世界卫生组织(WHO)首次对代谢综合征进行工作定义,随后美国国家胆固醇教育计划成人治疗指南Ⅲ(NCEP ATP Ⅲ)、欧洲胰岛素抵抗工作组(EGIR)和美国临床内分泌医师学会(AACE)等也对代谢综合征进行了定义,这些定义因不同的出发点和适用目的而不同。2004 年中华医学会糖尿病学会也提出了中国人的工作定义即 CDS 标准。这些定义各有特点及其实际意义,如 WHO 的定义精确,诊断率高,但是需测定胰岛素抵抗指数(IR)及确定背景人群,临床应用中有一定难度,ATP Ⅲ定义简单易行、经济实用。WHO 和 EGIR 的定义偏重于基础研究,NCEP ATP Ⅲ和 AACE 的定义偏重于临床应用。这些定义的差别造成了学术交流和临床研究的混淆(特别是在比较不同研究资料时),因此有必要建立统一的代谢综合征定义。

基于上述原因,2005 年,国际糖尿病联盟(IDF)在综合了来自世界五大洲糖尿病学、心血管病学、血脂学、公共卫生、流行病学、遗传学、营养和代谢病学专家意见的基础上,颁布了新的代谢综合征工作定义,这是国际学术界第一个关于代谢综合征的全球统一定义。

(一)代谢综合征的诊断标准

2005 年国际糖尿病联盟(IDF)对代谢综合征的诊断标准:中心性肥胖(欧洲男性腰围≥94 cm,女性腰围≥80 cm,不同种族腰围有各自的参考值(表 6-4);合并以下四项指标中的任意两项。

①甘油三酯(TG)水平升高:TG≥1.7 mmol/L,或已接受相应治疗。

②高密度脂蛋白-胆固醇(HDL-C)水平降低:男性 HDL-C<1.03 mmol/L,女性 HDL-C<1.29 mmol/L,或已接受相应治疗。

③血压升高:收缩压≥130 mmHg 或舒张压≥85 mmHg,或已接受相应治疗或此前已诊断高血压。

④空腹血糖(FPG)升高:FPG≥5.6 mmol/L,或此前已诊断为 2 型糖尿病或已接受相应治疗。如果 FPG≥5.6 mmol/L,强烈推荐进行口服葡萄糖耐量试验(OGTT),但是 OGTT 在诊断代谢综合征时并非必要。

表 6-4 不同国家腰围标准

国家/人种	腰 围
欧洲人	男,≥94 cm
	女,≥80 cm
南亚人	男,≥90 cm
	女,≥80 cm
中国人	男,≥90 cm
	女,≥80 cm
日本人	男,≥85 cm
	女,≥90 cm

(二)青少年代谢综合征诊断标准

国际糖尿病联盟(IDF)制定了对青少年代谢综合征的诊断标准。

1. 6 岁≤年龄<10 岁

肥胖:腰围≥第 90 百分位,不诊断为代谢综合征,但腹型肥胖者建议减肥。有下列家族史者建议进一步检查:代谢综合征、2 型糖尿病、血脂紊乱、心血管疾病、高血压、肥胖。

2. 10 岁≤年龄<16 岁

肥胖:腰围≥第 90 百分位。若成人界点较低则取成人界点,同时至少有下列 2 项:

①FPG≥5.6 mmol/L(建议葡萄糖耐量试验)或已是 2 型糖尿病;

②收缩压≥130 mmHg(17.3 kPa)或舒张压≥85 mmHg(11.3 kPa);

③HDL-C<1.03 mmol/L;

④TG≥1.70 mmol/L。

3. 年龄≥16 岁

肥胖:腰围值因人种、性别不同,同时至少有下列 2 项。

①FPG≥5.6 mmol/L 或已是 2 型糖尿病;

②收缩压≥130 mmHg(17.3 kPa)或舒张压≥85 mmHg(11.3 kPa)或已确认为高血压并治疗者;

③HDL-C<1.03 mmol/L(男),HDL-C<1.29(女)或已调脂治疗者;

④TG≥1.70 mmol/L 或已调脂治疗者。

(三)中国人代谢综合征诊断标准

中国人代谢综合征诊断标准对在临床上建立代谢综合征包括发病机制胰岛素抵抗在内的综合治疗理念,从而有效控制中国人的心脑血管疾病发生率和死亡率具有重要的意义。中华医学会糖尿病分会(CDS)在 2004 年制定了适合中国人群的代谢综合征诊断标准建议。符合以下 4 个组成成分中的 3 个或全部者。

①超重或肥胖体质指数≥25.0 kg/m²(体重/身高的平方)。

②高血糖:空腹血糖≥6.1 mmol/L,及(或)糖负荷后血糖≥7.8 mmol/L,及(或)已确诊为糖尿病并治疗者。

③高血压:收缩压/舒张压≥ 140/90 mm Hg,及(或)已确诊为高血压并治疗者。

④血脂紊乱:空腹总胆固醇≥ 1.70 mmol/L,及(或)空腹 HDL-C<0.9 mmol/L(男)、HDL-C<1.0 mmol/L(女)。

代谢综合征为心血管疾病的危险因素,好发于现代文明社会,诊断为此综合征者约占中老年人口的 20%~40%。我国北方居民的患病率高于南方,分别为 23.3%和 11.5%,城市居民高于农村居民,分别为 23.5%和 14.7%。随着年龄的增长,代谢综合征的患病率逐渐增加,由于长期超负荷工作,心情焦虑不安,机体处于神经兴奋状态(通常是交感神经为主),致使心率加快、周围血管收缩和血压上升;另一方面,体力活动少,能量消耗不足,加之生活水平提高,应酬过多,大吃大喝,糖、脂肪摄入过量,导致体重增加或肥胖(特别是腹型肥胖)。在这一系列代谢紊乱中,高胰岛素血症及糖耐量异常尤为引人注目。久坐不动的办公室生活方式及摄入热量过多的饮食习惯,使机体周围组织尤其使肌肉组织对糖的利用率降退,胰岛只能分泌更多的胰岛素来代偿性地促进糖的利用,但这常常不能奏效,最终血糖会相对高于正常水平,即所谓的胰岛素抵抗状态。升高的胰岛素及血糖对血管壁及交感神经都是一种不良刺激,会引起大小动脉的收缩和硬化,产生高血压,并且还会发展成糖尿病。血脂升高,尤其是高胆固醇或高甘油三酯血症,会在高血压引起血管壁受损的基础上形成脂肪沉积,导致动脉粥样硬化。

本章小结

血浆中脂类包括 FC、CE、TG、PL、FFA,由于不溶于水或微溶于水,均以脂蛋白形式存在。常用超速离心法及电泳法进行分类。CM 主要运输外源性 TG 和 TC,VLDL 主要转运内源性 TG,LDL 主要将肝脏合成的内源性胆固醇运转至肝外组织,而 HDL 则参与胆固醇的逆向转运。

血清胆固醇测定的决定性方法是同位素稀释气相色谱-质谱法,国际上公认的参考方法是化学抽提法-ALBK 法。卫生部北京老年医学研究所生化室建立的高效液相色谱法(HPLC)也推荐为我国 TC 测定的参考方法,酶法(如胆固醇氧化酶-过氧化物酶-4-氨基安替比林和酚法(COD-PAP 法))为临床实验室测

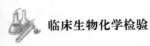

定血清 TC 的常规方法。

目前尚无公认的 TG 测定的参考方法,三氯甲烷-硅酸-变色酸法(Van Handel-Caslson 法)是美国疾病预防与控制中心(CDC)测定 TG 采用的参考方法,HPLC 测定总甘油和游离甘油的方法为我国 TG 测定的参考方法。酶法测定血清 TG(甘油磷酸氧化酶-过氧化物酶-4-氨基安替比林和酚法,GPO-PAP 法)为临床实验室 TG 测定的常规方法。

血浆脂蛋白测定是临床上常规检测项目,常用超速离心、电泳、沉淀、遮蔽等方法进行分离检测。载脂蛋白是构成和稳定脂蛋白结构、修饰并与脂蛋白代谢有关的活性,作为脂蛋白的受体的配体参与脂蛋白代谢。血清 Apo 包括 Apo AⅠ、Apo AⅡ、Apo B100、Apo CⅡ、Apo CⅢ、Apo E 和 Apo(a),已属常规检测项目,用载脂蛋白基因分型检测可以弥补 WHO 六型脂蛋白测定的不足。

脂蛋白代谢紊乱与心血管疾病密切相关,其他一些心血管疾病的危险因子如 C-反应蛋白、同型半胱氨酸等在心血管疾病(CVD)的发生和发展中起到重要的作用。

高脂血症除少数是继发性高脂血症外,绝大多数是原发性高脂血症。在动脉粥样硬化和代谢综合征等疾病中,血脂增高是一个重要的观测指标。

(侯敢)

第七章 体液和酸碱平衡的临床生物化学检验

学习目标

掌握:体液的基本概况,常用电解质的测定方法、原理、注意事项及临床意义,血气分析的基本原理、常用指标、检测方法和临床意义,血气标本的采集、运输和保存方法,酸碱平衡紊乱的判断方法。

熟悉:体内水和电解质的分布,血液生理缓冲系统在调节血液 pH 值中的作用,标本采集、存放等对电解质测定的影响。

了解:体内液体的分布状态及体液间水和离子交换的机制,体内水的来源和去路,水、电解质平衡紊乱的原因及类型,酸碱平衡紊乱的原因及类型、发生机制及判断方法,血气分析仪的基本结构。

体液(body fluid)是指机体内存在的液体,包括水和溶解于其中的物质。正常情况下,人体通过精细的调控系统,使内环境与外环境之间以及内环境各部分之间不断地进行物质交换,以保持体液容量、电解质、渗透压和酸碱度的相对稳定,为细胞、组织及器官维持正常的生理状态及发挥正常的生理功能提供了重要条件。在病理情况下,当各种致病因素的作用超过机体的调控能力时,将引起体液容量、组成和酸碱度发生改变,造成水、电解质和酸碱平衡紊乱,从而影响组织器官的正常生理功能,甚至危及患者生命。因此,水、电解质和酸碱平衡的生物化学检验已成为临床许多疾病诊断、治疗评估和预后判断的重要依据。

第一节 体液平衡

体液的主要成分是水、电解质。水、电解质是维持生命活动的重要物质,生命活动中,水、电解质和酸碱度的动态平衡总会因外部因素或内部因素而受到干扰。正常情况下,机体通过缓冲体系、肺、肾脏的代偿功能维持人体的水、电解质和酸碱度的动态平衡。平衡出现紊乱,可导致疾病的产生,甚至危及生命。人体内体液以细胞膜为界,分为细胞内液(intracellular fluid,ICF)和细胞外液(extracellular fluid,ECF),内、外液之间具有相对稳定的酸碱度,其稳定状态为人体正常新陈代谢所必需。细胞外液又分为组织液(约占细胞外液的 3/4)、血管内液和其他体液,组织液和血管内液之间通过血管内皮分开,其他体液有脑脊液、胸水、腹水和尿液等。

一、水平衡

水是维持生命的重要物质之一,婴儿出生时水约占总体重的 70%,一岁以后至中年逐渐降至 60%,其后男性降至 50%,同样年龄的女性脂肪比男性高,所以体内含水量比男性少 5%。人体细胞内、外的各种生命活动均是在水溶液中进行的,包括运输、排泄、交换、体温调节和各种生物化学反应等新陈代谢过程。

(一)水在体内的分布

人体总体水(total body water,TBW)的分布,主要是指细胞内液和细胞外液的分布状况。根据正常人体液的分析,水的含量介于总体重的 45%~75%,该比值在很大程度上取决于个体的脂肪组织,女性及

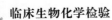

肥胖者含水量较少。人体内的总水量有 2/3 分布在细胞内液,1/3 存在于细胞外液,细胞外液又被毛细血管内皮分隔为 3/4 的组织液和 1/4 的血管内液。不同性别和年龄,这些间隙的相对容量有一定的差别(表7-1)。

表 7-1　体内水的分布情况(占体重的百分比)

人 群 组	体内总水量	细胞内液	细胞外液	
			血　浆	组　织　液
婴儿	75	45	4	25
成年男性	60	40	3	15
成年女性	50	35	4	11

(二)水的来源与排出

人体内的水主要来源于饮食和组织代谢等,主要通过肺部、皮肤蒸发及出汗、大小便等途径排出体外,正常人非工作条件下每天水的出入量见表7-2。

表 7-2　正常人非工作条件下每天水的出入量

	出水量/mL			入水量/mL
	尿	粪	非显性失水	
婴儿	200～500	20～40	75～300	330～1000
儿童	500～800	40～100	300～600	1000～1800
成人(60 kg)	800～1000	100～150	600～1000	1800～2500

(三)水的交换

体内水的交换包括血浆与组织液、细胞外液与细胞内液之间的交换。前者交换的动力是血浆胶体渗透压与静水压(血压)之差,其中胶体渗透压不仅在血浆与细胞间液之间起主要作用,同时还可以影响细胞外液的总量。细胞外液与细胞内液之间的交换主要靠渗透压,水总是向渗透压高的一侧移动。正常体液的分布、组成及容量在神经体液等因素的调节下保持动态平衡,以保证机体各生理活动的正常进行。

(四)水的生理作用

水有调节体温、促进和参与物质代谢、参与物质运输以及润滑作用。

二、电解质平衡

电解质(electrolyte)是指体液中的离子、无机物和部分以离子形式存在的有机物。其中主要阳离子有钠(Na^+)、钾(K^+)、钙(Ca^{2+})和镁(Mg^{2+}),主要阴离子包括氯离子(Cl^-)、碳酸氢根(HCO_3^-)、磷酸根(HPO_4^{2-},$H_2PO_4^-$)、硫酸根(SO_4^{2-})等,各部分体液中阳离子总数和阴离子总数相当,保持电中性,电解质在人体内主要参与体内酸碱平衡的调节、维持神经肌肉的应激性、保持细胞内外渗透压的平衡和维持心肌细胞正常功能等。正常人不同体液中的离子浓度与分布情况见表7-3。

表 7-3　体液中各种电解质的浓度均值　　　　　　　　　单位:mmol/L

电　解　质	细胞内液	组　织　液	血　浆
阳离子			
Na^+	15	147	142
K^+	150	4	5
Ca^{2+}	2	2.5	2.5
Mg^{2+}	27	2.0	2
微量元素	—	—	1.0
阳离子总量	—	—	155.0

续表

电 解 质	细 胞 内 液	组 织 液	血 浆
阴离子			
Cl^-	1	114	103
HCO_3^-	10	30	27
$H_2PO_4^-$	100	2.0	2.0
HPO_4^{2-}	—	—	2.0
SO_4^{2-}	20	1.0	1.0
阴离子蛋白	55	—	16
有机酸	—	—	5.0
阴离子总量	—	—	156.0

（一）钾的生理功能

钾在不同组织、器官中的含量不一，它的生理功能主要是维持细胞的新陈代谢、调节渗透压、维持酸碱平衡和保持细胞的应激功能等。

影响血钾浓度的主要因素：①某种原因引起细胞内、外钾的移动；②细胞外液稀释时血钾降低，浓缩时血钾增高；③体内钾总量过多，往往血钾过高，钾总量缺乏则常伴有低血钾；④体液酸碱平衡紊乱时，影响钾在细胞内、外液的分布及肾排钾量的变化。

（二）钠的生理功能

钠的主要功能在于保持细胞外液的容量，维持渗透压及酸碱平衡，并具有维持肌肉、神经正常应激性的作用。

第二节 水、电解质平衡紊乱

水、电解质代谢紊乱既可引起疾病，又是疾病的一种并发症。机体任何疾病均可并发水和电解质代谢紊乱，及时诊断和防治并发症的发生，是临床疾病治疗的重要措施。

一、水平衡紊乱

（一）脱水

机体总体水量减少称为脱水，包括水来源减少或水排出过多两种主要机制。临床上常见的失水原因如下。①消化道丢失，如呕吐、腹泻等丢失大量体液。②肾脏丢失，如尿崩症、肾小管疾病、糖尿病等增加尿液排出量。③肺脏丢失，如呼吸道、神经系统疾病造成的呼吸加快、加深，从而排出水分增多。④皮肤丢失，如高热、剧烈运动时大量出汗，排出水分增加，烧伤、烫伤、电击伤等造成大范围皮肤受损，使水分从创面渗出丢失。⑤各种原因造成的水摄入不足。

脱水（dehydration）是指体液容量的明显减少。脱水按细胞外液的渗透压不同可分为三种类型：以失水为主，称为高渗（原发）性脱水；以失钠为主，称为低渗（继发）性脱水；水、钠各按其在血浆中的含量成比例丢失则称为等渗性脱水。三者的比较见表7-4。

表7-4 三种脱水类型的比较

脱 水 类 型	高渗性脱水	低渗性脱水	等渗性脱水
发病原理	水摄入不足，丧失过多	体液丧失而单纯补水	水和钠等比例丧失而未补充
发病原因	细胞外液高渗，以细胞内液丧失为主	细胞外液低渗，以细胞外液丧失为主	细胞外液等渗，以后高渗，细胞内、外液均有丧失

续表

脱水类型	高渗性脱水	低渗性脱水	等渗性脱水
临床表现	口渴、尿少、脑细胞水肿	脱水体征、休克、脑细胞水肿	口渴、尿少、脱水体征、休克
血清钠浓度/(mmol/L)	150 以上	130 以下	130～150

（二）水中毒

正常人摄入较多的水时,由于神经-内分泌系统和肾脏的调节作用,可将体内多余的水很快经由肾脏排出,故不致发生水潴留,更不会发生水中毒(water intoxication)。但给 ADH 分泌过多或肾脏排水功能低下的患者输入过多的水分时,则可引起水在体内潴留,并伴有包括低钠血症在内的一系列症状和体征,即出现所谓的水中毒。原因主要有 ADH 分泌过多、肾功能不全以及在低渗性脱水晚期细胞外液向细胞内转移。

二、电解质平衡紊乱

（一）钾平衡紊乱

钾是人类细胞内液中最重要的阳离子,其浓度为 140～160 mmol/L,细胞内液中的钾离子占总钾量的 90%。其余的钾分别分布在骨骼、细胞质以及细胞外液中。在血浆中,钾的浓度为 3.5～5.5 mmol/L。由于在血液凝固过程中,血小板和一些血细胞可以释放一定量的钾,故血清钾比血浆中要高 0.5 mmol/L 左右。

1. 高钾血症

实验室检查血清钾高于 5.5 mmol/L 时为高钾血症,主要由以下原因引起。

(1) 钾的摄入过多:一般情况下见于静脉输钾过快或浓度过高,而高钾食物则通常不会造成高钾血症。

(2) 钾的排泄障碍:因为钾的排泄 90% 集中在肾脏,故在某些肾脏疾病(如急性肾衰竭的少尿期、慢性肾衰竭的末期)以及某些情况导致机体血压下降时,肾小球滤过率降低,阻碍钾的排出,使血钾升高。

(3) 钾的跨细胞分布异常:在酸中毒时,尤其是高氯性代酸时,H^+ 往细胞内转移,使钾向细胞外移增多;胰岛素降低时可导致钾离子外移,使血钾升高。另外,某些药物(如洋地黄类、肌肉松弛剂等)也可造成高钾血症。

高钾血症的症状主要体现在神经肌肉方面,主要是各种心律失常,导致心肌的兴奋性升高、传导性下降、自律性降低等,严重者还可导致心脏停搏、心室纤颤甚至危及生命。同时,高钾血症还可导致骨骼肌麻痹,诱发代谢性酸中毒等症,故临床应给予高度重视。

2. 低钾血症

实验室检查血清钾低于 3.5 mmol/L 时为低钾血症,主要由以下原因引起。

(1) 钾的摄入不足:常见于神经性厌食患者、患有慢性消耗性疾病患者,也可见于节食减肥的正常人,这些人群因为进食不足导致低钾血症。

(2) 钾的排泄增加:可分为肾性过度丢失和肾外过度丢失,通常利尿剂的应用、肾小管性酸中毒、盐皮质激素过多和镁的缺失可导致肾排钾增多,引起低钾血症,而腹泻、呕吐、胃肠减压、肠瘘、大量出汗等也可导致不同程度的钾丢失。

(3) 钾的跨细胞分布异常:碱中毒、静脉输入葡萄糖和胰岛素、应用肾上腺素等药物和钡等食物中毒时,可使血钾降低,造成低钾血症。低钾血症在临床上常引起心肌的兴奋性降低、传导性下降、收缩性降低等,并且可以导致机体对洋地黄类药物毒性的敏感性增加。同时,它还可以损伤肌细胞,破坏肾髓质集合小管。低钾血症还可诱发代谢性碱中毒。

（二）钠平衡紊乱

钠是细胞外液中主要的阳离子,机体中的钠有 50% 集中在细胞外液中,10% 集中在细胞内液,其余的钠结合于骨骼的基质。钠对维持细胞内外液容量、调节酸碱平衡、维持正常渗透压和细胞生理功能有重要意义。水、钠的代谢障碍往往同时发生,并且相互影响,故临床上通常将它们同时考虑。

1. 高钠血症

血清钠高于 150 mmol/L 称为高钠血症。根据细胞外液量的变化可将高钠血症分为低容量性、高容量性和等容量性高钠血症。其原因如下。

(1)在某些情况下,水摄入减少或者因呕吐、尿崩症、出汗过多等疾病而导致水丢失过多等可引起低容量性高钠血症。

(2)在医源性盐摄入过多或因某种疾病导致醛固酮分泌过多时可引起血容量和血钠同时增加,导致高容量性高钠血症。

2. 低钠血症

临床上血清钠低于 130 mmol/L 称为低钠血症,可分为低容量性低钠血症、高容量性低钠血症、等容量性低钠血症,其原因如下。

(1)肾性丢失:通常见于肾实质性疾病,肾髓质正常间质的破坏,从而使肾功能受损,导致排钠增多。另外,肾小管酸中毒、肾上腺皮质功能不全、长期连续使用利尿剂等可造成钠排出过多,引起低钠血症。

(2)非肾性丢失:因呕吐、腹泻、大量胸腹水等可导致钠的丢失。另外,大量出汗、大面积烧伤均能导致钠和水的丢失。如果机体水分摄入过多,则会引起高容量性低钠血症,ADH 分泌异常也可导致血钠降低。

(三)氯平衡紊乱

氯(chlorine,Cl)主要来源于食物中的 NaCl,而肾脏是氯的主要排出途径。氯在体内的变化基本与钠一致,但血清氯水平多与碳酸氢盐水平呈相反关系,Cl^- 是 ECF 中最多的阴离子。在酸碱平衡正常的情况下,总的来说血浆中 Cl^- 的浓度和 Na^+ 的浓度有密切关系。然而,血浆中 Cl^- 浓度的水平对于酸碱平衡紊乱的区别诊断是很有帮助的,并且它是计算阴离子间隙所必需的。血清或血浆中的 Cl^- 浓度波动基本上没有临床意义,但是却是潜在的水、酸碱平衡紊乱的重要标志,并且有助于区分紊乱的原因。

正常血清氯为 96~108 mmol/L。血清氯增高见于高钠血症、高氯性代谢性酸中毒、过量注射生理盐水等;而血清氯降低在临床上较为多见,常见原因为氯化钠摄入不足或丢失增加。

第三节 体液电解质的测定

电解质的检测方法有多种,离子选择电极法(ion selective electrode,ISE)、原子吸收分光光度法(atomic absorption spectrophotometry,AAS)、火焰发射分光光度法(flame emission spectrophotometry,FES)、分光光度法、汞滴定法、库仑电量分析法等,其中离子选择电极法是最常用的方法,可用于血清钾、钠、氯离子的测定。此外,血清钾、钠离子还可以用火焰光度法测定,氯离子还可用汞滴定法、库仑电量分析法测定,其他铁、镁、钙、磷等离子常用分光光度法测定。目前血清(血浆)钾、钠、氯测定是临床常见的组合检测项目之一,有助于水、电解质平衡和酸碱平衡紊乱的判断,但血清与血浆之间,动脉血与静脉血之间的参考区间有一定差异。

一、血清钠测定

机体内的钠主要来源于食物中的食盐,经肠道吸收进入血液,其中 47% 存在于骨骼中。约 10% 的钠存在于细胞内液,44% 存在于细胞外液。钠是细胞外液中含量最多的阳离子,多以氯化钠的形式存在,机体内 95% 的钠盐经肾排出体外。钠的主要功能在于保持细胞外液容量,维持渗透压及酸碱平衡,并具有维持肌肉、神经正常应激性的作用。

【测定方法】

血清钠测定的方法主要有离子选择电极法、火焰发射分光光度法、酶动力学法、原子吸收分光光度法

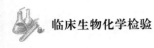

和紫外可见分光光度法等,但临床实验室常用的是 ISE 法。

离子选择电极法的基本原理:利用电极电位和离子活度的关系来测定离子活度的一种电化学技术,其核心是采用对被测离子选择性响应的敏感膜,通过检测电极表面电位的改变,比较测定选择电极与参比电极表面电位变化的差值大小来估计样本中被测定物质的含量。钠电极离子交换膜的主要成分是硅酸锂,对 Na^+ 选择性比 K^+ 高数千倍。

【参考区间】

离子选择电极法:135.0~145.0 mmol/L。

【临床意义】

(1)增高见于以下原因。①摄入过多:食物、输液等。②水分摄入不足。③水分丢失过多:大量出汗、尿崩症、水样便等。④内分泌疾病:如垂体瘤,抗利尿剂激素分泌增加,排钠减少,醛固酮增多症,肾小管排钾保钠等。

(2)降低见于以下原因。①丢失过多:呕吐、腹泻、烧伤、出汗(离子多于水)。②摄入不足:饥饿、营养不良。③细胞外液稀释:慢性肾功能不全、肝硬化失代偿等。

二、血清钾测定

人体内的钾主要来源于食物,食物中的钾 90% 以上短时间内在肠道被吸收,吸收入血液的钾在 4 h 内即有 90% 从肾排出体外。钾离子大部分(98%)存在于细胞内液,少量存在于细胞外液,且浓度恒定。组织细胞中平均含 K^+ 150 mmol/L,红细胞内含 K^+ 约 105 mmol/L,血清中含 K^+ 4~5 mmol/L。体内的钾离子经常不断地在细胞内与体液之间相互交换,以保持动态平衡。钾是维持细胞生理活动的主要阳离子,在保持机体的正常渗透压及酸碱平衡、参与糖及蛋白质代谢、保证神经肌肉的正常功能等方面具有重要作用。

【测定方法】

与血清钠测定方法相同。

【参考区间】

离子选择电极法:3.5~5.5 mmol/L。

【临床意义】

(1)增高见于以下原因。①摄入过多:高钾食物;静脉输入钾盐、库存血。②排出减少:见于肾脏疾病尤其肾衰较为明显。③内钾外移现象增强(溶血)。④家族性高钾性周期性麻痹。⑤细胞和组织的损伤和破坏:见于血管内溶血、组织挤压综合征等。

(2)降低见于以下原因。①摄入不足:低钾食物、禁食、厌食、饥饿、营养不良、吸收障碍。②丢失过多:呕吐、腹泻,使用排钾利尿剂,肾上腺皮质功能亢进、醛固酮增多症钾随尿丢失等。

三、血清氯测定

氯是人体细胞外液中主要的阴离子,在调节人体酸碱平衡、渗透压和水分布方面起重要作用。血清氯的主要生理功能与钠相同,维持体内的电解质、酸碱平衡和渗透压平衡。

【测定方法】

血清氯测定的主要方法有 ISE 法、硫氰酸汞比色法、硝酸汞滴定法、电量分析法、同位素稀释质谱法等。其中同位素稀释质谱法是氯测定的决定性方法,但临床常用的检测方法为 ISE 法。

【参考区间】

离子选择电极法:96~108 mmol/L。

【临床意义】

血氯增高或减少的原因分析见第二节中的"氯平衡紊乱"。

四、阴离子间隙

阴离子间隙(anion gap,AG)是指细胞外液中所测定的阳离子总数和阴离子总数之差,计算式为:AG

$=([Na^+]+[K^+])-([Cl^-]+[HCO_3^-])$。AG 可增高或减低,但是增高的临床意义较大。在疾病过程中,酸性代谢物增多导致的酸中毒表现为 AG 增加。

【临床意义】

AG 升高多见于:①肾功能不全导致的氮质血症或尿毒症时引起的磷酸盐和硫酸盐的潴留;②严重低氧血症、休克、组织缺氧等引起的乳酸堆积;③饥饿时或糖尿病患者,由于脂肪动员分解增加、酮体堆积,形成酮血症或酮尿症。

【电解质测定评价】

(1)电解质测定的方法有多种,目前临床上常用的是 ISE 法。

(2)血清、血浆和其他体液均可作为钠、钾、氯测定的标本。但血浆钾比血清低 $0.2\sim0.5$ mmol/L,因为血液凝固时,血小板破裂会释放出一部分 K^+。脂血标本采用离子选择电极方法测定,将造成假性低钠血症,可高速离心分离后测定。

(3)测定血钾标本在采血和处理过程中应避免溶血,溶血后红细胞内 K^+ 释放造成测定结果假性增高。同时血清或血浆标本应及时分离,因全血标本放置时间过长,体外红细胞能量代谢受到抑制,能量不足导致红细胞膜上 Na^+-K^+-ATP 酶不能正常运转,从而不能将红细胞内逸出的钾转运到胞内,造成血清钾升高,使测定结果出现假性增高。

(4)测定血钠时,血清、血浆标本可以在 $2\sim4$ ℃或冰冻存放,红细胞中钠的含量仅为血浆中的 1/10,即使溶血,它对钠浓度测定影响也不会太大。

(5)离子选择电极只对水相中活化离子产生选择性响应,与标本中脂肪、蛋白质所占体积无关。血浆中固体物质部分(血脂和蛋白质)约占总体血浆的 7%,而水相占 93%,电解质都存在于水相中。间接 ISE 法需要稀释液来稀释样本,对于高脂样本,由于脂蛋白占有大量体积,从而使测定结果出现假性降低。直接 ISE 法不需要样本稀释,因而测定结果不受高脂样本的影响,临床实际工作中以间接 ISE 法为主。

(6)离子选择电极法测定电解质,具有简便、快速、准确等优点,临床上常将 K^+、Na^+、Cl^-、pH 值、CO_2 等电极组合在一起,研制出不同档次的电解质分析仪,或将所有电极组合在生化分析仪上,使电解质与常规化学项目一起测定,操作更为方便。

(7)实验室应与临床一起严格制定钾、钠的危急值浓度、报告制度和报告程序。

第四节 血液气体分析

一、血液中的气体

血液中的气体主要是指血液中的 O_2 和 CO_2。有机体与外界环境进行气体交换的过程称为呼吸,在呼吸过程中有机体从外界环境摄取氧气,并将代谢过程中产生的 CO_2 排出体外。血液的功能是将肺吸入的 O_2 运至组织,同时将代谢过程中产生的 CO_2 运至肺部而排出体外。

(一)血液中氧气的存在形式及其运输

1. 血液中氧气的存在形式及其运输

氧(O_2)以物理溶解和化学结合两种形式存在于血液中。正常情况下,血液中 98.5% 的 O_2 与红细胞内的血红蛋白(hemoglobin,Hb)结合形成氧合血红蛋白(HbO_2),称为化学结合;仅 1.5% 的 O_2 是直接溶解于血浆中的,称为物理溶解。因此,O_2 运输的主要形式是氧合血红蛋白。但物理溶解状态的 O_2 是 O_2 进出红细胞的必经形式,血浆中氧分压(PO_2)也是由物理溶解的 O_2 形成的。

2. 氧解离曲线

氧解离曲线又称氧合血红蛋白解离曲线(oxygendissociation curve),是表示血液 PO_2 与血红蛋白氧饱和度关系的曲线(图 7-1)。该曲线既表示在不同 PO_2 下 O_2 与血红蛋白的解离情况,同样也反映在不同 PO_2 时 O_2 与血红蛋白的结合情况。

1）氧合血红蛋白解离曲线的特点

氧合血红蛋白解离曲线的上段相当于 PO_2 在 8～13.3 kPa（60～100 mmHg）之间时血红蛋白的氧饱和度，可以认为是反映血红蛋白与 O_2 结合的部分。这段曲线的特点是比较平坦，表明在这个范围内 PO_2 的变化对血红蛋白氧饱和度影响不大。氧合血红蛋白解离曲线的中段较陡，相当于 PO_2 在 5.3～8 kPa（40～60 mmHg）之间的血红蛋白氧饱和度，是反映氧合血红蛋白释放 O_2 的部分。氧合血红蛋白解离曲线的下段相当于 PO_2 在 2～5.3 kPa（15～40 mmHg）之间时血红蛋白的氧饱和度，可以认为是反映氧合血红蛋白与 O_2 解离的部分。该段曲线也可反映血液中 O_2 的储备。

2）影响氧解离曲线的因素

血红蛋白与 O_2 的结合或解离可受多种因素影响，使氧解离曲线的位置发生偏移，使血红蛋白对 O_2 的亲和力发生变化。通常用 P_{50} 表示血红蛋白对 O_2 的亲和力。P_{50} 是使血红蛋白氧饱和度达 50% 时的 PO_2，正常为 3.53 kPa（26.5 mmHg）。P_{50} 增大，表明血红蛋白对 O_2 的亲和力降低，需更高的 PO_2 才能使血红蛋白氧饱和度达 50%，曲线右移；P_{50} 降低，表示血红蛋白对 O_2 的亲和力增加，血红蛋白氧饱和度达 50% 所需 PO_2 降低，曲线左移。影响血红蛋白与 O_2 的亲和力或 P_{50} 的因素有血液的酸碱度、PCO_2、温度和有机磷化合物等（图 7-2）。

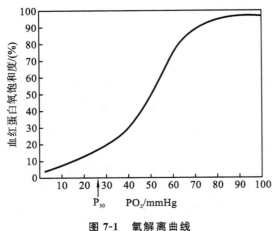

图 7-1 氧解离曲线

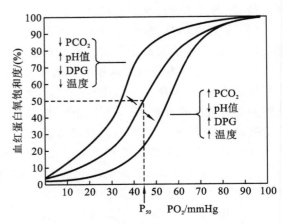

图 7-2 影响氧解离曲线的主要因素

（1）酸碱度和 PCO_2 的影响：pH 值降低或 PCO_2 升高时，血红蛋白对 O_2 的亲和力降低，P_{50} 增大，曲线右移；pH 值升高或 PCO_2 降低时，血红蛋白对 O_2 的亲和力增加，P_{50} 降低，曲线左移。酸度对血红蛋白氧亲和力的这种影响称为波尔效应（Bohr effect）。波尔效应的发生机制主要与 pH 改变时血红蛋白的构型变化有关。

（2）温度的影响：温度升高时，氧解离曲线右移，促进 O_2 的释放；温度降低时，曲线左移，不利于 O_2 的释放。温度对氧解离曲线的影响可能与温度变化时会影响 H^+ 的活度有关。温度升高时，H^+ 的活度增加，可降低血红蛋白对 O_2 的亲和力。

（3）2,3-二磷酸甘油酸（2,3-diphosphoglycerate，2,3-DPG）：红细胞中含有很多有机磷化物，特别是 2,3-DPG 在调节血红蛋白与 O_2 的亲和力中起着重要的作用。2,3-DPG 浓度升高时，血红蛋白对 O_2 的亲和力降低，氧解离曲线右移；2,3-DPG 浓度降低时，血红蛋白对 O_2 的亲和力增加，氧解离曲线左移。

（4）其他因素：血红蛋白与 O_2 的结合还受其自身性质的影响。如果血红蛋白分子中的 Fe^{2+} 氧化成 Fe^{3+}，血红蛋白便失去运 O_2 的能力；胎儿的血红蛋白与 O_2 的亲和力较高，有助于胎儿血液流经胎盘时从母体摄取 O_2；异常血红蛋白运输 O_2 功能也降低。CO 可与血红蛋白结合，占据了血红蛋白分子中 O_2 的结合位点，因此使血液中氧合血红蛋白的含量减少。CO 与血红蛋白的亲和力是 O_2 的 250 倍，这就意味着在极低的 PCO_2 条件下，CO 也能从氧合血红蛋白中取代 O_2。此外，CO 还有一个极为有害的效应，即当 CO 与血红蛋白分子中一个血红素结合后，将增加其余三个血红素对 O_2 的亲和力，使氧解离曲线左移，妨碍 O_2 的解离。所以 CO 中毒既妨碍血红蛋白与 O_2 的结合，又妨碍 O_2 的解离，其危害极大。

（二）血液中 CO_2 的存在形式及其运输

血液中的二氧化碳（CO_2）也以物理溶解和化学结合两种形式运输。血液中物理溶解的 CO_2 约占 CO_2

总运输量的 5%，化学结合的占 95%。化学结合的形式又有两种，即碳酸氢盐和氨基甲酰血红蛋白（carbaminohemoglobin，HHbNH-COOH），碳酸氢盐形式占 CO_2 总运输量的 88%，氨基甲酰血红蛋白形式占 7%。CO_2 从组织进入血液后的变化过程：从组织扩散进入血液的 CO_2，大部分进入红细胞内与水反应生成 H_2CO_3，H_2CO_3 解离成 HCO_3^- 和 H^+，反应极为迅速并且可逆。红细胞内含有较高浓度的碳酸酐酶（carbonic anhydrase），在其催化下，上述反应可加快 5000 倍，不到一秒即达到平衡。在此反应过程中，红细胞内 HCO_3^- 的浓度不断增加，HCO_3^- 便顺着浓度梯度通过红细胞膜扩散进入血浆。红细胞内负离子的减少须伴有相应量的正离子向外扩散，才能维持电荷平衡。但是，正离子不能自由通过红细胞膜，小的负离子则可以通过，于是 Cl^- 便由血浆扩散进入红细胞，这一现象称为氯转移（chloride shift）。在红细胞膜上有特异的 HCO^{3-}-Cl^- 交换载体，运载这两种离子进行跨膜交换。这样，HCO_3^- 便不会在红细胞内堆积，从而有利于 CO_2 的运输。

二、Henderson-Hasselbalch 方程

Henderson-Hasselbalch 方程简称 H-H 公式，在血液气体分析中的应用主要是利用某些参数来计算血液中的 pH 值。

（一）化学反应基础

$$CO_2 + H_2O \underset{K_1}{\rightleftharpoons} H_2CO_3 \underset{K_2}{\rightleftharpoons} HCO_3^- + H^+$$

水合反应常数 $K_1 = 2.29 \times 10^{-3}$，$pK_1 = 2.64$。
电离常数 $K_2 = 2.04 \times 10^{-4}$，$pK_2 = 3.69$。
$K_a = K_1 \times K_2 = 4.68 \times 10^{-7}$，$pK_a = pK_1 + pK_2 = 6.33$。

（二）H-H 公式

$$pH = pK_a + \lg \frac{[HCO_3^-]}{\alpha \cdot PCO_2}$$

人体生理状态下血液中相关指标的均值：$PCO_2 = 41$ mmHg，$\alpha = 0.0306$ mmol/(L·mmHg)，$[HCO_3^-] = 25$ mmol/L，$pK_a = 6.1$，$[HCO_3^-]/[H_2CO_3] = 20/1$。
代入上述公式计算，得 pH = 7.40。

（三）H-H 公式临床意义

人体对 pH 的变化非常敏感，pH 范围正常调节控制在 7.35～7.45 范围内。这种调节机制使 $\frac{[HCO_3^-]}{\alpha \cdot PCO_2}$ 恒定为 20 : 1，这样 pH 值也就恒定了。任何原因引起的 $[HCO_3^-]$ 或 PCO_2 的变化，都可导致 $\lg \frac{[HCO_3^-]}{\alpha \cdot PCO_2}$ 的变化、pH 的改变，当达到一定程度时，酸碱中毒（图 7-3）。

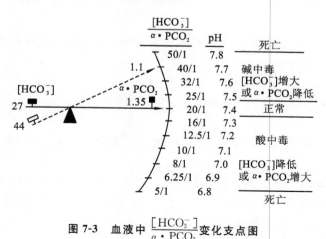

图 7-3 血液中 $\frac{[HCO_3^-]}{\alpha \cdot PCO_2}$ 变化支点图

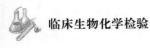

三、血液气体分析

血液气体分析(analysis of blood gas)简称血气分析,是临床急救和监护患者的一组重要生化指标,对呼吸衰竭和酸碱平衡紊乱患者的诊断和治疗起着关键的作用。利用血气分析仪可测定血液氧分压(PO_2)、二氧化碳分压(PCO_2)和 pH 值三个主要指标,并由这三个指标计算其他酸碱平衡的相关诊断指标。

(一)标本采集、运送

(1)采血部位:血气分析的最佳标本是动脉血,它能真实地反映体内的氧化代谢和酸碱平衡状态,常取部位是肱动脉、股动脉、前臂动脉等,也可用动脉化毛细血管血,只是 PO_2 低于动脉血;静脉血也可供作血气测定,但与动脉血差别较大。

(2)抗凝剂的选择:因需测定全血血气,所以必须抗凝,一般用肝素抗凝(最适用肝素锂,浓度为 500~1000 U/mL)。

(3)注意防止血标本与空气接触,应处于隔绝空气的状态。与空气接触后可使 PO_2 升高,PCO_2 降低,并污染血标本。

(4)标本放置时间:宜在 30 min 之内检测,否则,会因为全血中有活性的红细胞代谢,不断地消耗 O_2,并产生 CO_2,而影响结果的准确性。如 30 min 内不能检测,应将标本置于冰水中保存,最多不超过 2 h。

(5)采血前应让患者处于安静状态,采集后应尽快送检。

(二)血液 pH 值、PCO_2 和 PO_2 测定

血液和细胞外液的氢离子浓度约为 40 mmol/L,与之对应的 pH 值为 7.40。血液 pH 值主要取决于 $[HCO_3^-]/[H_2CO_3]$ 缓冲对,据 H-H 公式:

$$pH = pK_a + \lg \frac{[HCO_3^-]}{\alpha \cdot PCO_2}$$

式中:pK_a 为 6.1(37 ℃),α(CO_2溶解常数)为 0.03 mmol/(L·mmHg)(37 ℃)。

反映机体酸碱平衡紊乱的指标很多,其中酸度、PCO_2 和 PO_2 为测定指标,测定方法为电极法,其他指标均为计算结果,反映机体酸碱度最基本的检测指标是血液 pH 值。

1. 血液 pH 值的检测

测定方法:采用电位法。

参考区间:动脉血 pH 值 7.35~7.45,相当于 $[H^+]$ 为 35~45 mmol/L。

临床意义:

(1)pH 值在参考区间:①正常酸碱平衡;②有酸碱平衡紊乱,完全代偿;③同时存在强度相等的酸中毒和碱中毒(pH 值正常不代表机体没有发生酸碱平衡紊乱)。

(2)血液 pH 值超出参考区间:①pH<7.35 为酸中毒;②pH>7.45 为碱中毒。

2. 二氧化碳分压

二氧化碳分压(partial pressure of carbon dioxide,PCO_2)是指物理溶解在血液中的 CO_2 所产生的压力。PCO_2 是反映呼吸性酸、碱中毒的重要指标。

测定方法:采用电位法。

参考区间:动脉血 PCO_2,35~45 mmHg(4.66~5.99 kPa)。

临床意义:

(1)PCO_2<35 mmHg 时为低碳酸血症,提示肺通气过度,发生在呼吸性碱中毒或代谢性酸中毒的代偿期。

(2)PCO_2>45 mmHg 时为高碳酸血症,提示肺通气不足,见于呼吸性酸中毒或代谢性碱中毒代偿期。新生儿常由于胎儿宫内窘迫或新生儿窒息造成一过性高碳酸血症,脐动脉 PCO_2 可高达 58 mmHg,一般数小时即可恢复,但早产儿恢复较慢。

3. 氧分压

氧分压(partial pressure of oxygen,PO_2)是指血浆中物理溶解的 O_2 所产生的压力。PO_2 是判断机体

是否缺氧的重要指标。

测定方法：采用电位法。

参考区间：动脉血 PO_2 为 75～100 mmHg(9.98～13.3 kPa)。

临床意义：PO_2 可判断缺氧程度及呼吸功能，$PO_2 < 55$ mmHg 时，提示呼吸功能衰竭；$PO_2 < 30$ mmHg 可危及生命。

（三）其他参数的计算及其意义

1. 氧饱和度

氧饱和度(oxygen saturation, SO_2)是指血液在一定的 PO_2 下，氧合血红蛋白(HbO_2)占全部血红蛋白的百分比。

参考区间：95%～98%。

临床意义：判断 Hb 与 O_2 的亲和力，氧饱和度降低时表明 Hb 与 O_2 亲和力下降。PO_2、PCO_2 和 2,3-DPG 对 SO_2 有影响。

2. 实际碳酸氢盐和标准碳酸氢盐

（1）实际碳酸氢盐(actual bicarbonate, AB)：血浆中 HCO_3^- 的实际浓度。动脉血 AB 虽为代谢性酸、碱中毒的指标，但也受呼吸因素影响而发生继发性改变。

参考区间：22～27 mmol/L。

（2）标准碳酸氢盐(standard bicarbonate, SB)：在标准条件下(37 ℃，经 PCO_2 为 40 mmHg，PO_2 为 100 mmHg 的混合气体平衡后)测得的血浆 HCO_3^- 的浓度。

参考区间：22～27 mmol/L。

临床意义：AB>SB 为呼吸性酸中毒；AB<SB 为呼吸性碱中毒；AB 增高和 SB 增高为代偿性碱中毒；AB 降低和 SB 降低为代偿性酸中毒。

3. 缓冲碱

缓冲碱(buffer base, BB)是指全血中具有缓冲作用的阴离子的总和，包括 HCO_3^-、Hb、血浆蛋白及少量的有机酸盐和无机磷酸盐。由于 BB 受 Hb、血浆蛋白、电解质及呼吸因素的影响，因此，一般认为它不能确切地反映代谢性酸碱平衡状态。BB 有全血缓冲碱(BBb)和血浆缓冲碱(BBp)两种。

参考区间：全血缓冲碱为 45～54 mmol/L，血浆缓冲碱为 41～43 mmol/L。

临床意义：BB 增高为代谢性碱中毒或呼吸性酸中毒，BB 降低为代谢性酸中毒或呼吸性碱中毒。

4. 碱剩余

碱剩余(base excess, BE)是指在 37 ℃和 PCO_2 为 40 mmHg 时，将 1 L 全血的 pH 值调整到 7.4 时所需加入的酸量或碱量。当需要加入酸时，BE 为正值，表示碱过量；若需要加入碱时，BE 为负值，表示酸过量。BE 是诊断代谢性酸、碱中毒平衡紊乱的指标。

参考区间：−3～+3 mmol/L。

临床意义：BE 为正值表示代谢性碱中毒；BE 为负值表示代谢性酸中毒。

5. 阴离子间隙

阴离子间隙(anion gap, AG)是指细胞外液中所测定的阳离子总数和阴离子总数之差。

参考区间：8～16 mmol/L。

临床意义：AG 可增高或减低，增高的临床意义较大。在疾病过程中，酸性代谢物增多导致的酸中毒表现为 AG 增加。AG 升高多见于：①肾功能不全导致的氮质血症或尿毒症时引起的磷酸盐和硫酸盐潴留；②严重低氧血症、休克、组织缺氧等引起的乳酸堆积；③饥饿时或糖尿病患者，由于脂肪动员分解增加、酮体堆积而形成的酮血症或酮尿症。

6. 肺泡-动脉氧分压差

肺泡-动脉氧分压差(alveolar-arterial PO_2 difference, A-aDO_2/$P_{A-a}O_2$)是指肺泡气氧分压与动脉血氧分压之间的差值，是判断肺换气功能的一个指标。在心肺复苏中，又是反映预后的一项重要指标。A-aDO_2 不是直接测定的数据，而是依据测得的 PO_2、PCO_2 及吸入氧浓度(FiO_2)计算而来的。

参考区间:儿童期为 5 mmHg(0.66 kPa),青年期为 8 mmHg(1.06 kPa),60 岁以上人群为 24 mmHg(3.2 kPa)。

临床意义:A-aDO$_2$升高表明存在肺换气障碍。

7. 二氧化碳总量

二氧化碳总量(total carbon dioxide,TCO$_2$)是指血浆中各种形式存在的 CO$_2$总量。它包括三部分,即 HCO$_3^-$、物理溶解的 CO$_2$ 及 H$_2$CO$_3$。TCO$_2$ 是代谢性酸碱中毒的指标之一,但受体内呼吸及代谢两方面因素的影响。

参考区间:23~28 mmol/L。

临床意义:TCO$_2$增高见于代谢性碱中毒或呼吸性酸中毒;TCO$_2$降低见于代谢性酸中毒或呼吸性碱中毒。

8. 渗透压

渗透压(osmotic pressure)是指高浓度溶液所具有的吸引和保留水分子的能力,其大小与溶液中所含溶质颗粒数目成正比,与溶质的相对分子质量等特性无关。血浆渗透压约为 313 mmol/L。血浆的渗透压主要来自溶解于其中的晶体物质,特别是电解质,另一部分来自蛋白质。由晶体物质所形成的渗透压称为晶体渗透压,晶体渗透压的 80% 来自于 Na$^+$ 和 Cl$^-$,与组织液中的晶体渗透压基本相等。由蛋白质所形成的渗透压称为胶体渗透压,血浆胶体渗透压主要来自于清蛋白。血浆胶体渗透压对于维持血管内外的水平衡极为重要。

参考区间:血浆渗透压参考区间为 275~300 mOsm/kg(水)。

临床意义:根据血浆渗透压的变化,结合患者的病史和临床资料,可判断患者是否有电解质及水平衡紊乱,并能分析其紊乱的性质。

(四)血气分析总体评价

(1)血气分析标本的采集及处理:血气分析标本为全血,采血部位可选用桡动脉、肱动脉、股动脉和足背动脉,以桡动脉最常用,静脉血一般在动脉血采集困难时才使用。血气分析时,动脉血与静脉血的 PO$_2$ 有明显的差异。静脉血因 O$_2$ 已被组织所利用,PO$_2$ 较低,PCO$_2$ 要高 2~8 mmHg,pH 值要低 0.02~0.05。

(2)采集血气标本时,患者应处于安静状态 30 min 后采血。

(3)血气标本收集采用无菌的含肝素的 1~5 mL 注射器,推荐使用玻璃注射器,避免塑料注射器通过管壁进行气体互换。要保证抗凝剂的量(每毫升血 0.05 mg 肝素),可以用足够的液体肝素(500 U/mL 或 5 mg/mL)吸入注射器,尽可能湿润注射器整个内表面,然后排出液体肝素,只留下注射器死角区的肝素(约 0.1 mL)即可。

(4)收集标本时应避免血液与大气接触:大气中的 PCO$_2$ 大约为 0.25 mmHg,比血液中(40 mmHg)少得多,血液暴露在空气中会降低 CO$_2$ 含量和 PCO$_2$,pH 值会升高。大气中的 PO$_2$(155 mmHg)要比动脉血高 60 mmHg,比静脉血高 120 mmHg。标本暴露到空气中,PO$_2$ 会升高,而当患者以氧治疗时,可能会使实际 PO$_2$ 降低。

(5)全血采集后,因血细胞继续进行代谢,O$_2$ 不断被消耗,CO$_2$ 不断产生,故应尽可能在短时间内测定,不宜存放。如果血标本采集后 30 min 内不能检测,应将标本放入冰水中保存,使其温度降至 0~4 ℃,但最多不能超过 2 h。

四、血气分析仪

(一)血气分析仪的发展概况

测定血气的仪器主要由专门的气敏电极分别测出 O$_2$、CO$_2$ 和酸度三个数据,再推算出一系列参数,其结构组成基本一致,一般包括电极(酸度、PO$_2$、PCO$_2$)、进样室、CO$_2$ 空气混合器、气路系统、溶液系统、泵体、放大器元件、数字运算显示器和打印机等部件。20 世纪 50 年代末丹麦的 Poul Astrup 研制出第一台血气分析仪,如今,血气分析技术一直在急性呼吸衰竭诊疗、外科手术、抢救与监护过程中发挥着至关重要的作用。随着科学技术的迅猛发展,血气分析仪的各项性能也得到极大的提高。根据血气分析的时代特点,大致可将其分为三个发展阶段。

（1）20世纪五六十年代:这一时期血气分析仪发展和应用起步不久,仪器结构笨重（100 kg）,所需样品量大（约为2 mL）,可测定项目仅有pH值、PCO_2、PO_2。以丹麦Radiometer公司生产的AME-1型为代表。

（2）20世纪七八十年代:计算机和电子技术的应用导致血气分析仪进入全自动时代,由于采用了集成电路,仪器结构得到重要改进,重量降至30 kg左右。传感器探头小型化使得所需样品量降至几十微升,工作菜单日趋简单,操作可在提示下进行,可测量和计算的参数也不断增多。各公司生产的仪器均实现了自动定标、自动进样、自动清洗、自动检测仪器故障和电极状态,并自动报警,电极的使用寿命和稳定性不断提高,仪器的预热和测量时间也逐步缩短。丹麦Radiometer公司的ABL系列、美国IL公司的1300系列、瑞士AVL公司的AVL系列、美国CORING的16和17系列都属于该类产品。

（3）20世纪九十年代以来:计算机技术进一步渗透到血气分析领域,先进的界面帮助模式、图标模式使操作更为直观,许多厂家把血气和电解质等分析结合在一起,生产出了血气电解质分析仪。软件和硬件的进步使现代血气分析仪具有超级数据处理、维护、储存和专家诊断功能。为满足日益增长的即时检验（POCT）的需要,血气分析仪正朝着便携式、免维护、易操作的方向发展。

（二）血气分析仪的临床应用

POCT代表的是当今医院在患者护理和成本管理方面的一种富有成效的方法,它的运用使得一部分原来由中心实验室承担的检测项目转移到需要的临床科室、患者床边进行。对于血气分析技术,POCT更显示出极大的优越性。由于检测参数的特殊性,血气分析要求样本在采出的最短时间内得到测定,以保证获得的数据有较高的可信度,从而帮助临床医生进行快速准确的诊断。血气分析仪的应用越来越受到临床的关注。

1. 心血管外科

心血管外科围手术期间,患者呼吸受呼吸机控制,体外循环期间心肺功能被人工心肺机所代替,血气酸碱稳态人为调控,加之低温的使用也深刻影响血气和酸碱稳态。因此,血气和酸碱稳态管理对保证心血管手术的安全有特殊意义。应用POCT血气分析仪进行动态监护血气和酸碱稳态,可准确、综合地反映机体心肺功能和组织代谢状况,对手术方案的制定、实施和修正有重要意义。

2. 麻醉患者

麻醉患者由于疾病、麻醉、手术以及术中出血和输血、输液的影响,很容易出现血气变化和酸碱失衡,而发生在麻醉中和麻醉恢复期间的心跳骤停约有60%与低氧血症和高碳酸血症有关,这期间POCT血气分析仪的应用能全面了解患者的呼吸功能,及时发现和准确诊断低氧血症与高碳酸血症,为正确处理麻醉患者所出现的血气变化和酸碱失衡提供依据,从而可以避免由此造成的麻醉意外的发生,保证患者在麻醉和手术中的安全,降低手术风险,减少术中和术后并发症的发生。

3. ICU

ICU中的危重患者因机体内环境紊乱,常伴有多脏器功能损害,特别是肺和肾功能障碍,极易并发动脉血气异常和酸碱平衡紊乱,严重的酸碱平衡紊乱又可影响重要脏器的功能,有时往往成为患者致死的直接原因,因此正确地识别病因是挽救危重患者生命的关键因素之一。抢救危重患者时不但应争分夺秒,而且在救治过程中动态监测动脉血气变化更是具有重要指导作用。

第五节　酸碱平衡及紊乱

细胞发挥正常生理功能有赖于适宜的内在环境,如pH值、渗透压、电解质等条件必须相对稳定,以保证不同酶系发挥催化作用和物质代谢的正常进行。机体通过各种调节机制将体液酸碱度维持在一定范围内,称为酸碱平衡。pH值超出正常范围,就是酸碱平衡处于紊乱状态,这时会出现酸中毒（acidosis）或碱中毒（alkalosis）。

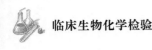

一、酸碱平衡的调节机制

人体摄人的糖、脂肪和蛋白质经机体利用、代谢后,最终产生二氧化碳。二氧化碳与水结合生成碳酸,碳酸可释放出 H^+,这是体内产生最多的酸性物质,称为挥发酸。而蛋白质分解过程中产生的尿酸、硫酸、磷酸,糖酵解生成的乳酸、甘油酸、丙酮酸,脂肪代谢产生的乙酰乙酸等构成了固定酸,也是体内酸性物质的重要来源。人体内碱性物质的来源主要是氨基酸脱氨基产生的氨。在正常情况下,人体血浆 pH 值平均为 7.4,变动范围很小(pH 7.35~7.45),而机体每日代谢产酸量很大,如非挥发酸可达 50~100 mmol,CO_2 可达 400 L,这些酸性物质必须及时处理,否则血浆 pH 值就不能保持正常,这主要靠机体的调节机制来完成。

(一) 血液的缓冲作用

(1) 血浆碳酸氢盐缓冲系统:$[NaHCO_3]/[H_2CO_3]=20/1$。由于 H_2CO_3 的血浆浓度受肺的呼吸运动控制,二氧化碳分压(PCO_2)与肺泡通气量呈负相关,因此把 $PCO_2(H_2CO_3)$ 称为酸碱平衡的呼吸性因素;肾脏在排出非挥发性酸中的 H^+ 的同时必须回收 HCO_3^-,由于血浆 HCO_3^- 浓度主要受固定酸生成和排出的影响,故称它为酸碱平衡的代谢性因素。

(2) 磷酸盐缓冲对:$HPO_4^{2-}/H_2PO_4^-$。存在于细胞内、外,主要在细胞内发挥作用,在血浆中的缓冲作用较碳酸氢盐系统要小得多。

(3) 血浆蛋白系统缓冲对:Pr^-/HPr。主要在血液中起缓冲作用,占全血缓冲能力的 7%。

(4) 血红蛋白缓冲对:由 Hb^-/HHb、$HbO_2^-/HHbO_2$ 组成,为红细胞独有的缓冲对,在缓冲挥发酸中发挥主要作用。

(二) 肺的调节作用

在代谢过程中产生的大量 CO_2 必须由肺排出以维持体内的酸碱平衡。肺通过呼吸运动的频率和幅度来改变 CO_2 的排出量,通过调节血浆 H_2CO_3 的浓度以维持血浆 pH 值的相对恒定。呼吸运动受到中枢和外周化学感受器的调节。当 pH 值下降、PCO_2 上升、PO_2 降低时,通过颈动脉窦、主动脉弓等感受器刺激呼吸中枢,促使呼吸加深、加快,排出更多的 CO_2,降低血液中酸的含量。当 pH 值上升、PCO_2 下降时,减少 CO_2 排出可升高血液中酸的含量。

(三) 肾的调节作用

肾脏主要通过排出过多的酸或碱来调节血浆中的 $NaHCO_3$ 含量维持血中正常的 pH 值。在正常膳食条件下,随尿排出的固定酸量比较多,尿液的 pH 值为 6.0 左右。根据体内酸碱平衡的实际情况,尿液的 pH 值可降至 4.4 或升至 8.2。肾脏调节体内酸碱平衡主要是通过如下三方面的机制进行的。①H^+ 主动分泌和碳酸氢盐重吸收:近端和远端肾小管具有泌氢和重吸收 $NaHCO_3$ 的功能。②磷酸盐的酸化:正常人血浆中 Na_2HPO_4 与 NaH_2PO_4 的比值为 4:1,近曲小管管腔中的比值与此相同。随着 H^+ 的排泌,Na_2HPO_4 转变为酸性较强的 NaH_2PO_4 使这一缓冲系统的比值发生变化,甚至可变为 1:99,尿液 pH 值可降至 4.8 左右,管腔中 H^+ 浓度比管壁细胞中大 1000 倍,这是肾脏排泌 H^+ 的一个重要方式。③近曲肾小管上皮细胞的泌 NH_3 作用。此外,细胞内、外的离子交换(如 H^+-K^+、H^+-Na^+ 交换)对酸碱平衡的调节也有较大的推动作用。

二、单纯性酸碱平衡紊乱

单纯性酸碱平衡紊乱分为四种:代谢性酸中毒、代谢性碱中毒、呼吸性酸中毒及呼吸性碱中毒。其主要生化指标变化的共同特征是 pH 值与酸中毒或碱中毒一致,PCO_2 和 $[HCO_3^-]$ 呈同向变化,原发指标改变更明显。

1. 代谢性酸中毒

原发性 $[HCO_3^-]$ 降低,$[HCO_3^-]/[H_2CO_3]$ 降低,血液 pH 值下降。

(1) 病因:① 固定酸的产生或摄入增加,超过了肾脏排泄酸的能力。如糖尿病酮症酸中毒、乳酸性酸中毒、缺氧、休克、摄入过多的酸性物质或药物等。②酸性物质产生正常,但排泌减少,如肾功能衰竭、醛固酮缺乏等。③体内碱丢失过多，使$[HCO_3^-]/[H_2CO_3]$降低，如腹泻丢失过多的HCO_3^-等。

（2）相关指标变化：①血液pH值可正常（完全代偿）或降低（代偿不全或失代偿）；②HCO_3^-浓度原发性下降；③PCO_2代偿性下降；④K^+由细胞内转移至细胞外而增高，当固定酸增多时，阴离子间隙增高；如HCO_3^-丢失过多时，AG正常，K^+浓度下降（由于K^+丢失）而Cl^-浓度增高。

（3）代偿机制：①呼吸调节：H^+浓度增加刺激呼吸中枢，加大通气量，通过深而快的呼吸使CO_2排出，维持$[HCO_3^-]/[H_2CO_3]$接近正常，使pH值恢复到正常范围。②肾脏的调节：在非肾病所致的酸中毒时，肾才能发挥调节作用。肾可通过H^+-Na^+交换，分泌有机酸以及排泄NH_4^+，调节和恢复血浆HCO_3^-浓度及pH值，同时使尿液酸化。肾代偿调节较慢，需数小时到几天。

2. 代谢性碱中毒

原发性$[HCO_3^-]$升高，$[HCO_3^-]/[H_2CO_3]$升高，血液pH值升高。

（1）病因：①酸性物质大量丢失，如呕吐、胃肠减压等胃液的大量丢失，肠液HCO_3^-因未被胃酸中和而吸收增加，导致$[HCO_3^-]/[H_2CO_3]$升高。②摄入过多的碱，如治疗溃疡时碱性药物服用过多。③胃液丢失，Cl^-大量丢失，肾小管细胞的Cl^-减少，导致肾近曲小管对HCO_3^-重吸收增加；排钾性利尿剂也可使排Cl^-多于排钠，均造成低氯性碱中毒。④低钾患者由于肾小管K^+-Na^+交换减弱，H^+-Na^+交换增强，使$NaHCO_3$重吸收增多，导致碱中毒。

（2）相关指标变化：①血液pH值可正常（完全代偿）或升高（代偿不全或失代偿）；②$[HCO_3^-]$原发性升高；③PCO_2代偿性上升。

（3）代偿机制：①缓冲作用：血液中增加的HCO_3^-由来自磷酸盐、细胞内液及蛋白质中的H^+中和（$HCO_3^- + H^+ \rightarrow CO_2 + H_2O$），维持pH值在正常的范围。②呼吸调节：pH值增加将抑制呼吸中枢，使CO_2潴留，PCO_2升高，$[HCO_3^-]/[H_2CO_3]$趋向正常，pH值趋向稳定。③肾脏调节：肾脏通过使尿中HCO_3^-排出增多，改善碱中毒的程度。

3. 呼吸性酸中毒

原发性CO_2潴留增多，使H_2CO_3水平增高，$[HCO_3^-]/[H_2CO_3]$降低，血液pH值下降。

（1）病因：①呼吸中枢抑制，如中枢神经系统（CNS）药物损伤（麻醉药和巴比妥类药等）、创伤、肿瘤、感染等。②肺和胸廓疾病，如肺部感染、异物阻塞、气胸、肿瘤压迫、慢性梗阻性肺病、肺纤维化、哮喘（严重）、呼吸窘迫综合征等。

（2）相关指标变化：①血液pH值可正常（完全代偿）或下降（代偿不全或失代偿）。②血浆PCO_2原发性升高。③HCO_3^-浓度代偿性升高。

（3）代偿机制：①血液缓冲作用：急性期在$10\sim15$ min内即出现血浆HCO_3^-浓度明显升高，维持pH值在正常的范围内。②呼吸调节：高碳酸血症可以刺激呼吸中枢，使呼吸加快加深，加速CO_2排出。③肾脏调节：主要表现为肾小管加强排H^+保Na^+作用，增加HCO_3^-的重吸收，使血浆中HCO_3^-增多。

4. 呼吸性碱中毒

原发性CO_2排出增多，使H_2CO_3水平降低，$[HCO_3^-]/[H_2CO_3]$增高，血液pH值升高。

（1）病因：①非肺部性因素刺激呼吸中枢致呼吸加深、加快，如代谢性脑病（如由肝脏疾病引起）、中枢神经系统感染（如脑膜炎、脑炎）、脑血管意外、颅内手术、缺氧（如严重贫血、高原反应）、甲状腺功能亢进、精神紧张、水杨酸中毒等。②肺部功能紊乱致呼吸过度，如肺炎、哮喘、肺栓塞等。③其他，如呼吸设备引起通气过度、癔症等。

（2）相关指标变化：①血液pH值可正常（完全代偿）或升高（代偿不全或失代偿）。②PCO_2原发性下降。③HCO_3^-浓度代偿性下降。

（3）代偿机制：①血液缓冲作用：在急性期由红细胞内Hb和组织中缓冲对提供H^+，消耗HCO_3^-，使HCO_3^-浓度降低。②肾脏调节：主要由肾小管减少H^+的分泌，使H^+-Na^+交换减少，肾小管对HCO_3^-的重吸收减少，从而增加HCO_3^-排出。

三、混合性酸碱平衡紊乱

当机体同时存在$2\sim3$种单纯性酸碱平衡紊乱时，称为混合性酸碱平衡紊乱。

1. 加重型二重酸碱平衡紊乱

本类型是指两种性质的酸中毒或碱中毒同时存在,pH 值变化明显,PCO_2 和 $[HCO_3^-]$ 呈反向变化。

(1) 代谢性酸中毒合并呼吸性酸中毒:此型有明显的 pH 值降低,可见于严重肺水肿、甲醇中毒、心搏骤停和严重肺心病等。由于代谢性酸中毒为 $[HCO_3^-]$ 原发性降低,PCO_2 代偿减少;呼吸性酸中毒为 PCO_2 原发增高,$[HCO_3^-]$ 经代偿升高,因此两者可能相互抵消而增、减不明显。一般情况下,原发变化比继发变化显著,AG 可增高,血浆 K^+ 多增高,若有低 K^+ 则表示严重 K^+ 缺乏。

(2) 代谢性碱中毒合并呼吸性碱中毒:此型 pH 值明显升高,常见于临终前的患者,也可见于严重肝病伴呕吐或利尿失钾者,或见于败血症、中枢神经系统疾病伴呕吐或明显利尿者。由于代谢性碱中毒为原发性 $[HCO_3^-]$ 增高,经代偿可出现 PCO_2 增高,而呼吸性碱中毒则为原发性 PCO_2 降低,代偿使 $[HCO_3^-]$ 减少,所以两型碱中毒合并存在时,$[HCO_3^-]$ 与 PCO_2 的变化因相互抵消而出现反向变化,即 $[HCO_3^-]$ 升高,而 PCO_2 降低,或者 $[HCO_3^-]$ 下降,而 PCO_2 升高。

2. 相反型二重酸碱平衡紊乱

本类型是指某型酸中毒伴有某型碱中毒,包括以下三种情况。

(1) 代谢性酸中毒伴呼吸性碱中毒:常见于水杨酸中毒、肾功能衰竭或糖尿病酮症伴有离热呼吸过度、严重肝病或败血症者。该型紊乱的 pH 值可高可低或正常,这取决于两种紊乱的不同程度,而 $[HCO_3^-]$ 与 PCO_2 都明显降低,表现为同向显著降低。

(2) 呼吸性酸中毒伴代谢性碱中毒:常见于慢性肺功能不全患者及呕吐、利尿剂使用患者。呼吸性酸中毒由于 CO_2 潴留而 $[HCO_3^-]$ 代偿升高,代谢性碱中毒通过呼吸抑制使 PCO_2 继发增高,结果 $[HCO_3^-]$ 与 PCO_2 增高,表现为同向明显升高,而 pH 变化不明显。

(3) 代谢性酸中毒伴代谢性碱中毒:见于肾功能衰竭或糖尿病酮症酸中毒或乳酸性酸中毒患者发生呕吐、胃液引流时。患者的血液生化特征为 pH 值变化不明显,$[HCO_3^-]$ 与 PCO_2 呈相反变化。高 AG 对该型紊乱的诊断有重要意义,当患者 AG 增高但 $[HCO_3^-]$ 增高或正常或 $[HCO_3^-]$ 降低小于 AG 增高时,可能为混合性代谢性酸、碱中毒。

3. 三重性酸碱平衡紊乱

三重性酸碱平衡紊乱是在呼吸性酸碱平衡紊乱基础上合并代谢性酸中毒伴代谢性碱中毒,可见于:肺功能不全致 CO_2 潴留,同时使用强利尿剂使 K^+ 排出过多,出现呼吸性酸中毒合并代谢性酸中毒伴代谢性碱中毒;严重肝病所致的呼吸性碱中毒,伴乳酸与酮症性酸中毒,同时由于呕吐所致代谢性碱中毒,表现为呼吸性碱中毒合并代谢性酸中毒伴代谢性碱中毒。

四、酸碱平衡紊乱的判断原则

酸碱平衡紊乱的判断必须结合病史,从病史中了解诱发酸碱平衡紊乱的原因。酸碱平衡紊乱实验诊断指标主要是 pH 值、PCO_2、HCO_3^- 三项。pH 值是判断酸碱度的指标,pH<7.35 为酸中毒,pH>7.45 为碱中毒,但 pH 值在正常参考区间也可能存在代偿性或混合性酸碱失衡。

根据 HCO_3^- 和 PCO_2 的变化,结合 pH 值和病史可确定是呼吸性还是代谢性酸碱失衡。

(一) 分析病史

分析患者的病史对酸碱平衡紊乱的判断最为重要,对病史分析,可大致了解患者是呼吸因素还是代谢因素引起的酸碱平衡紊乱;根据患者用药情况、肾功能、肺功能状态的综合分析等,对于正确判断酸碱平衡紊乱的性质及种类发挥重要作用。

(二) 测定指标分析

酸碱平衡紊乱主要看 pH 值、PCO_2、HCO_3^-(或 BE)三项指标。

(1) pH 值异常如 pH<7.35 为酸中毒,pH>7.45 为碱中毒。根据 HCO_3^- 与 PCO_2 指标变化方向并结合病史来确定酸碱平衡紊乱属于代谢性还是呼吸性。

(2) pH 值正常时需要考虑以下两种情况:①酸碱平衡紊乱发生后机体完全代偿;②可能存在混合型的酸碱平衡紊乱。具体的判断需要结合病史和其他血气分析指标及代偿情况进行综合分析。

（三）代偿预估值计算及分析

代谢性酸碱紊乱时，原发性变化指标为$[HCO_3^-]$，PCO_2出现代偿性变化。呼吸性酸碱紊乱时，原发性变化指标为PCO_2，$[HCO_3^-]$出现代偿性变化。一般来说，代谢性酸中毒的呼吸代偿数分钟内开始，24 h内就可达到最大代偿；代谢性碱中毒呼吸代偿需1天开始，3～5天可达到最大代偿；呼吸性酸中毒的肾代偿1天后开始，5～7天达到最大代偿；呼吸性碱中毒的呼吸代偿于6～18 h开始，3天可达到最大代偿。通过发病时间和代偿性指标预估值计算，可进一步判断酸碱紊乱类型。单纯性酸碱紊乱时的代偿预计值计算公式见表7-5。

原发呼吸性酸中毒和呼吸性碱中毒分别以大于72 h和大于48 h作为选择慢性代偿公式的依据。对于代偿时间不到而达到或超过代偿范围，或代偿时间已超过而未达到或超过代偿范围的，在分析时应注意是混合性酸碱失衡的表现。此时通过代偿预估值能判断是否为合并其他酸碱平衡紊乱。

表 7-5 单纯性酸碱紊乱时的代偿预计值

紊乱类型	原发变化	代偿变化	代偿时限	预计值公式	代偿极限
代谢性酸中毒	$[HCO_3^-]\downarrow$	$PCO_2\downarrow$	12～24 h	$PCO_2=40-(24-[HCO_3^-])\times1.2\pm2$	10 mmHg
代谢性碱中毒	$[HCO_3^-]\uparrow$	$PCO_2\uparrow$	3～5天	$PCO_2=40+([HCO_3^-]-24)\times0.9\pm5$	55 mmHg
急性呼吸性酸中毒	$PCO_2\uparrow$	$[HCO_3^-]\uparrow$	几分钟	$[HCO_3^-]=24+(PCO_2-40)\times0.07\pm1.5$	30 mmol/L
慢性呼吸性酸中毒	$PCO_2\uparrow$	$[HCO_3^-]\uparrow$	5～7天	$[HCO_3^-]=24+(PCO_2-40)\times0.4\pm3$	42～45 mmol/L
急性呼吸性碱中毒	$PCO_2\downarrow$	$[HCO_3^-]\downarrow$	几分钟	$[HCO_3^-]=24-(40-PCO_2)\times0.2\pm2.5$	18 mmol/L
慢性呼吸性碱中毒	$PCO_2\downarrow$	$[HCO_3^-]\downarrow$	2～3天	$[HCO_3^-]=24-(40-PCO_2)\times0.5\pm2.5$	12～15 mmol/L

注：表中PCO_2单位为mmHg；$[HCO_3^-]$单位为mmol/L。

1. 测定值在代偿预估值范围内

（1）单纯性酸碱紊乱：原发变化指标改变后病程已达到或超过代偿器官代偿所需要的时间，可诊断为单纯性酸碱紊乱。

（2）混合性的酸碱紊乱：由于病程时间不够而尚未代偿或代偿不充分，则可认为是混合性酸碱紊乱。例如，代谢性酸中毒在$[HCO_3^-]$下降后病程不到12 h，但PCO_2已下降到代偿预估值范围内，说明合并呼吸性碱中毒。

2. 测定值在代偿预估值范围外

（1）病程时间短未达到代偿时限：①测定值（在代偿变化方向上）未能达到代偿预估值，可诊断为单纯性酸碱紊乱，部分代偿。②测定值（在代偿变化方向上）超过代偿预估值可诊断为混合性的酸碱紊乱。例如，代谢性酸中毒在$[HCO_3^-]$下降后病程不到12 h，若PCO_2未能达到代偿预估值范围（即大于代偿预估值范围），说明是单纯性酸碱紊乱；若PCO_2已下降并超过代偿预估值范围（即小于代偿预估值范围），说明合并呼吸性碱中毒。

（2）病程达到或超过代偿所需要的时间：原发指标改变后病程已达到或超过代偿器官代偿所需要的时间，则可认为是混合性的酸碱紊乱。例如：代谢性酸中毒在$[HCO_3^-]$下降后病程超过24 h，如PCO_2大于代偿预估值范围内，说明合并呼吸性酸中毒；如PCO_2小于代偿预估值范围内，说明合并呼吸性碱中毒。

（四）三重性酸碱平衡紊乱的判断

三重性酸碱平衡紊乱的判断需根据pH值、PCO_2、HCO_3^-以及AG值、代偿预估值、潜在$[HCO_3^-]$、电解质和病史综合判断。由于呼吸性酸中毒和呼吸性碱中毒不可能同时存在，故判断三重性酸碱平衡紊乱的关键是代谢性酸中毒与代谢性碱中毒共存时的鉴别。判断参考方法如下。①按照前述第1步和第2步确定呼吸性酸碱平衡紊乱的类型，并计算其代偿预估值。②根据高AG值确定代谢性酸中毒的存在。③计算潜在$[HCO_3^-]$，如潜在$[HCO_3^-]$大于代偿预估值，则说明同时有代谢性碱中毒存在。

三重性酸碱平衡紊乱的代谢性酸中毒既可以是高AG代谢性酸中毒，也可以是高氯（正常AG）性代

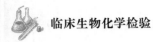

谢性酸中毒。高 AG 代谢性酸中毒与呼吸性酸中毒、呼吸性碱中毒及代谢性碱中毒并存时,其增高的 AG 值不变,因而可作为判断高 AG 代谢性酸中毒的理论依据。但高氯性代谢性酸中毒与其他单纯的酸碱失衡并存时,其肌酐浓度[Cr]可受它们的影响而改变,即 AG 与[HCO_3^-]呈等量单向变化的关系,而[Cl^-]与[HCO_3^-]呈等量多向变化的关系,故用[Cr]增高来诊断高氯性三重性酸碱平衡紊乱不可靠。目前临床上仅能对高 AG 代谢性酸中毒作出判断,而对高氯性代谢性酸中毒尚缺乏有效的判断手段。

五、病例分析

(一) 病例 7-1

【病史】女性,56 岁,因恶心、头痛 42 h,昏迷 1 h 就诊。患者意识模糊,皮肤干燥弹性差,面色潮红,四肢冷,呼吸急促。血压 110/70 mmHg,心率 98 次/分。有糖尿病史多年,1 周前自觉口干、多尿,饥饿感明显加重。

【实验室检查】

尿糖(++),酮体(++),血糖 23.4 mmol/L,动脉血气分析结果:pH 7.12,PCO_2 17 mmHg,PO_2 110 mmHg,[HCO_3^-]5.8 mmol/L,AG 30.1 mmol/L。

【临床诊断】

1 型糖尿病,可能为糖尿病酮症酸中毒。

【诊断依据】

(1) 根据病史及查体,昏迷原因考虑为糖尿病酮症酸中毒可能性大。

(2) pH<7.35,[HCO_3^-]明显下降,可初步判断为代谢性酸中毒。

(3) 代偿计算 $PCO_2 = (40-(24-5.8)\times1.2\pm2)$ mmHg$=(18.16\pm2)$mmHg。糖尿病为慢性疾病有足够的代偿时间,而测得的 PCO_2 在此范围内,故 PCO_2 降低是代偿变化。

(二) 病例 7-2

【病史】男性,16 岁,因支气管哮喘突然发作 5 h 入院。体检发现:呼吸困难,呼气明显延长,口唇发绀不明显,两肺满布哮鸣音,不能平卧,血压正常。

【实验室检查】

pH 7.56,PCO_2 25.6 mmHg,PO_2 71 mmHg,[HCO_3^-] 22.5 mmol/L,剩余碱[BE^-]2 mmol/L,血浆缓冲碱[BBp^-]38.4 mmol/L。

【临床诊断】

可能为急性呼吸性碱中毒。

【诊断依据】

(1) 根据病史及查体,患儿有哮喘表现,考虑为呼吸性酸碱平衡紊乱。

(2) pH 值升高且超过 7.45,PCO_2 为 25.6 mmHg,表现为降低,结合病史,初步判断为呼吸性碱中毒。

(3) 代偿预计值 $HCO_3^- = [24-(40-PCO_2)\times0.2]$ mmol/L±2.5 mmol/L$=[24-(40-25.6)\times0.2]$ mmol/L±2.5 mmol/L$=18.62\sim23.62$ mmol/L。实际 HCO_3^- 为 22.5 mmol/L 在此范围内,所以是代偿变化。

本章小结

体液以细胞膜为界分为细胞内液和细胞外液,而血液的晶体渗透压决定了水在细胞内液和细胞外液的分布:当血液晶体渗透压升高,细胞内液中水逸出时,表现为细胞内脱水;而当血液中晶体渗透压降低,水流入细胞,表现为细胞水肿。体液中电解质阴阳离子价数相等处于电中性时,钠是细胞外液主要的阳离子,钾是细胞内液主要的阳离子。水平衡紊乱可表现为总体水过少或过多,根据血浆[Na^+]的变化分为高渗性、等渗性和低渗性三种。根据血浆中钾、钠的变化,临床上电解质平衡紊乱可出现高钾血症、低钾血症、高钠血症、低钠血症,水平衡紊乱和电解质平衡紊乱常常共同发生,需要结合这两种情况进行分析。

　　细胞发挥正常生理功能常常需要稳定的内环境,特别是相对恒定的酸碱度。在生命过程中,机体因内外环境的改变使酸碱度发生变化,而机体可通过精细调节酸碱物质含量及其比例,维持血液 pH 值在正常范围内。血液气体主要指血液中的 O_2 和 CO_2。氧在血液中运输主要以 Hb 化学结合的方式进行,物理溶解的量很少。血液中 CO_2 有三种存在形式:①物理溶解;②HCO_3^- 结合;③与 Hb 结合成氨基甲酸血红蛋白。临床工作中,常常通过血气分析来评价机体是否有酸碱平衡紊乱发生以及酸碱平衡紊乱发生的类型。血气分析仪直接测定血液的三项指标:pH 值、PCO_2、PO_2,利用公式推算出其他指标,从而可对酸碱平衡及呼吸功能进行判断。酸碱平衡紊乱分为单纯性和混合性两种。酸碱平衡紊乱的诊断一定要结合病史、血气分析、电解质测定和临床资料综合进行。

(陶华林)

第八章　维生素和微量元素

学 习 目 标

掌握:常用维生素和微量元素检测的方法、原理、临床意义、参考区间和评价。
熟悉:维生素样品和微量元素样品常用的处理方法。
了解:维生素和微量元素的分类、维生素和微量元素的代谢及生化功能。

　　从1913年将维生素A确定为第一种维生素开始,学者们相继发现了人类所必需的13种维生素,并经分离纯化确定了它们的结构,且有些已人工合成,有关维生素的生化功能研究已取得了很多重要的成果。人类最早发现碘是1812年,至1825年人们开始用碘预防地方性甲状腺肿及克汀病,如今很多微量元素的作用慢慢被人们所认识。有关维生素和微量元素的研究至今已有百年的历史,它们在机体中许多重要的生理作用逐渐被人们揭示出来,它们与疾病之间的关系,也日益引起人们的重视。

　　在正常情况下,维生素和微量元素各自发挥着生理作用,并能相互协调、相互作用,使机体保持动态平衡,从而保证了机体组织、细胞能够执行正常的生理功能。但如果摄入过量、不足或缺乏,则可导致疾病,严重者可危及生命。因此,对维生素和微量元素的检测至关重要,它对临床疾病的诊断、治疗及预后有重要的指导意义。

第一节　维生素的生物化学检验

　　维生素(vitamin)是维持人体正常生理功能所必需的一类低分子有机化合物,在人体正常的生长、发育及代谢过程中发挥着重要的功能。尽管其需要量很少,但它在人体内合成量很少或不能合成,必须由食物供给。虽然它们不供应机体能量,也不构成组织原料,但在各种物质代谢的过程起着重要作用,缺乏与过量都会引起相应的疾病。习惯上人们按溶解性将维生素分为脂溶性维生素(lipid-soluble vitamin)和水溶性维生素(water-soluble vitamin)。

　　由于脂溶性维生素和水溶性维生素性质不同,样品的处理方法也各不相同。水溶性维生素虽溶于水,但因自身形式多样,化学性质不够稳定,故易受酸、碱、光、热和氧化作用的影响,因此要根据样品来源不同、自身存在的形式不同而采取不同的处理方式。样品处理基本上包括溶剂提取、酶处理、酸提取等步骤,以便从样品里最大量地提取,并消除干扰物质,便于测定。脂溶性维生素由于其溶于脂肪,一般按照以下四个步骤处理样品:一是萃取,如热苯回流法、乙醚提取法;二是皂化,即将维生素和脂类分开,得到非皂化物和皂化物;三是提取,即用水、苯、乙醚萃取得到非皂化物;最后是初纯化,即用柱层析分离干扰物质。

　　维生素测定的主要方法有分光光度法、荧光分光光度法、HPLC及微生物定量法等。分光光度法是测定被测物质在特定波长处或一定波长范围内的吸光度,然后对该物质进行定性和定量分析,如维生素E的测定。荧光分光光度法是利用物质吸收较短波长的光能后发射较长波长特征光谱的性质,对物质进行定量或定性分析,此法选择性好、灵敏度高,如维生素B_2的测定。高效液相色谱法是用高压输液泵将具有不同极性的不同比例的混合溶剂或单一溶剂、缓冲液等流动相泵入装有固定相的色谱柱,经进样阀注入待测样品,由流动相带入柱内,在柱内经分离后,对依次进入检测器的各成分进行检测。此法简单,快捷,重现性好,如维生素 C 的测定。微生物定量法是在规定条件下选用适当微生物测定某物质含量的方法,如维生素 B_{12} 的测定。此外,用于维生素分析的方法还有气相色谱法(GC)、薄层色谱法(TLC)、流动注射分析法(FIA)、毛细管电泳分析(CE)等。每种测定方法各有优缺点,针对不同的维生素各自的特性,可选择不同的测定方法。血液维生素常用的测定方法、参考区间及临床常见缺乏症见表 8-1。

表 8-1 血中维生素的常用测定方法、参考范围及临床常见缺乏症

种　类	测定方法	参考区间	临床常见缺乏症
脂溶性维生素			
维生素 A	HPLC、分光光度法　荧光法	$1.05 \sim 2.80$ μmol/L	夜盲症、干眼病
维生素 D	HPLC、竞争性蛋白结合法		佝偻病、骨软化症
	$1,25\text{-}(OH)_2$-维生素 D_3	$40 \sim 160$ pmol/L	
	$1,25\text{-}OH$-维生素 D_3	$35 \sim 150$ pmol/L	
维生素 E	荧光法、HPLC	$21.15 \sim 31.45$ μmol/L	骨骼萎缩、凝血时间延长
维生素 K	HPLC、分光光度法	$0.29 \sim 2.64$ nmol/L	出血倾向
水溶性维生素			
维生素 B_1	HPLC、硫色素法	$5 \sim 28$ nmol/L	脚气病
维生素 B_2	HPLC、荧光法	$1.0 \sim 1.4$ μmol/L	口角炎
维生素 B_6	HPLC、酶法、微生物学法	$20 \sim 120$ nmol/L	高同型半胱氨酸血症
维生素 B_{12}	放射免疫法、化学发光免疫分析法、微生物学法	$148 \sim 660$ pmol/L	恶性贫血
叶酸	放射免疫法、化学发光免疫分析法	成年男性 $8.61 \sim 23.8$ nmol/L 成年女性 $7.93 \sim 20.4$ nmol/L	巨幼红细胞性贫血
维生素 C	分光光度法、HPLC、直接碘量法	$28.4 \sim 79.5$ μmol/L	坏血症

一、维生素 A 的测定

维生素 A 是由 1 个 β-白芷酮环和 2 分子异戊二烯构成的多烯化合物,包括视黄醇(retino1)、3-脱氢视黄醇。在小肠黏膜细胞内,动物来源的视黄醇酯生成游离的视黄醇,植物来源的 β-胡萝卜素加氧可分解生成 2 分子视黄醇。视黄醇被吸收后在小肠黏膜细胞内重新与脂肪酸结合,通过淋巴液转运,以维生素 A 酯形式在肝脏的储脂细胞内储存。当机体需要时,视黄醇从维生素 A 酯游离出来。血液中的非酯化型维生素 A 与视黄醇结合蛋白(retin binding protein,RBP)结合,再与前清蛋白(prealbumin,PA)结合,形成维生素 A-RBP-PA 复合物而被转运到靶细胞发挥生理作用。视黄醇在体内可氧化为视黄醛(retinal),视黄醛可氧化为视黄酸(retinoic acid)。以上三者是维生素 A 在体内的主要活性形式。

维生素 A 可构成视觉细胞内的感光物质,可维持人体上皮细胞的完整与健全,可提高机体免疫功能,可在特异的糖蛋白合成中发挥作用,可促进机体生长发育,具有抗癌等生化功能。

【检测方法】

测定方法有分光光度法(比色法)、高效液相法(HPLC)、荧光法。

比色法的原理是应用维生素 A 在三氯甲烷中与三氯化锑发生化学作用,产生蓝色化学物质,于 620 nm 波长处测定其吸光度,其颜色深浅与维生素 A 的含量成正比。

【参考区间】

血清 $1.05 \sim 2.80$ μmol/L。

【临床意义】

(1)降低:见于维生素 A 缺乏症。表现为干眼病,眼睛泪腺上皮角质化,以致角膜干燥泪液不能分泌,眼睛干涩、痒、酸、灼痛及视力减退;夜盲症,缺乏维生素 A 使暗光下合成视紫红质减少,不能感受弱光,在

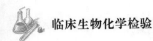

暗环境下或夜晚视力很差,看不清物体;儿童发育不良,机体抵抗力降低,机体抗癌能力下降等。

(2)增高:见于维生素 A 中毒,表现为急性中毒,恶心、呕吐及颅内高压的症状;慢性中毒,皮肤、黏膜的改变,如皮肤干燥、瘙痒、手掌及脚掌脱皮、脱发等,还可造成对骨骼的影响,如骨质疏松症。

【评价】

比色法:简便、准确、快捷,最低检出量 0.8 ng。

二、维生素 E 的测定

维生素 E 是苯骈二氢吡喃的衍生物,包括生育酚和生育三烯酚两类。天然的生育酚共有 8 种,以 α-生育酚生理活性最高。吸收后与血中 β-脂蛋白结合而转运,储存于脂肪组织中,在肝内代谢,经胆汁和肾排泄。

维生素 E 是动物和人体中最有效的抗氧化剂,可预防衰老;提高血红素合成酶的活性,促进血红素代谢;与生殖功能有关;具有调节基因表达,促进蛋白质合成等生化功能。

【检测方法】

最常用的方法是荧光测定法和高效液相色谱法。荧光测定法原理是维生素 E 含有共轭双键体系,在一定波长下能激发维生素 E 产生荧光,其荧光强度与维生素 E 浓度成正比。

【参考区间】

成人血清维生素 E 为 21.15 ～31.45 $\mu mol/L$。

【临床意义】

(1)降低:见于维生素 E 缺乏症,表现为神经肌肉出现外周神经病变,共济失调;血液系统出现红血球被破坏、贫血症;生殖机能障碍,不孕及流产等。

(2)增高:见于维生素 E 中毒,表现为高浓度中毒的头痛、复视及胃肠道症状;骨质钙化被破坏;血液凝固出现障碍。

【评价】

当维生素 E 与其他维生素共存于样品中时,不用分离,可直接用荧光法测定混合物中的维生素 E。该法操作简便、结果准确、灵敏度高。维生素 E 含量在 46.44 mol/L 以下时,γ＝0.9999,平均回收率约 103.6%,批内 CV 为 2.22%,批间 CV 为 4.38%。

三、维生素 D 及代谢物的测定(见第十五章)

四、维生素 C 的测定

维生素 C(抗坏血酸)从小肠吸收入血,然后进入组织细胞发挥生理功能。在血液与组织细胞中的主要存在形式是还原型抗坏血酸。血液中抗坏血酸水平受肾清除率的影响,主要从尿中排泄。

维生素 C 的生化功能是它可提高脯氨酸羟化酶的活性,促进羟脯氨酸的生成,进而促进胶原蛋白生成,对毛细血管、结缔组织及骨的构建具有重要作用,丰富的胶原蛋白还有助于防止癌细胞的扩散;使三价铁还原成易被机体吸收的二价铁,促进铁的吸收;维生素 C 作为胆固醇 7-α 羟化酶的辅酶,可以促进胆固醇的转化与排泄,防止动脉硬化;还参与体内氧化还原反应,可抗氧化并防止自由基的产生,有保护细胞和抗衰老作用,还可提高人体的免疫力;另外,可促进肾上腺皮质激素生物合成,并提高机体的应激能力。

【检测方法】

最常用的方法是分光光度法、高效液相色谱法和直接碘量法。

直接碘量法原理:维生素 C 属水溶性维生素,分子式 $C_6H_8O_6$。分子中的烯醇式结构具有还原性,能被 I_2 定量地氧化成酮式结构,根据 I_2 标准溶液的浓度和消耗的体积,可计算出样品中维生素 C 的含量。化学反应式简写为

$$C_6H_8O_6 + I_2 = C_6H_6O_6 + 2HI$$

由于维生素 C 易被氧化,特别是在碱性介质中更易被氧化,故在测定时加入少量稀醋酸,并在 pH 3～4 的弱酸性溶液中进行滴定。

【参考区间】

血清维生素 C 正常范围 $28.4 \sim 79.5\ \mu mol/L$，小于 $11.4\ \mu mol/L$ 可出现症状。

尿中维生素 C：24 h 含量小于 20 mg，为维生素 C 缺乏。

【临床意义】

（1）降低：见于维生素 C 缺乏症，表现为坏血病。由于胶原蛋白合成障碍，可出现牙龈肿胀、出血，皮肤淤点、淤斑，进而发展到骨关节肌肉疼痛。维生素 C 缺乏长久可表现为患者倦怠、乏力，抵抗力降低等复杂症状。

（2）增高：见于维生素 C 中毒，过量服用维生素 C，公认的危害是胃肠道功能紊乱及腹泻，也有报道说可增加草酸的生成，容易产生肾结石。

【评价】

碘量法应用范围广，既可测定氧化性物质，又可测定还原性物质。碘量法测定维生素 C 具有操作简便，结果准确、精密度好等优点。由于碘具有挥发性，碘离子易被空气所氧化而使滴定产生误差，又由于碘的挥发性和腐蚀性，使碘标准滴定溶液的配制及标定比较麻烦。

五、维生素 B₂ 的测定

维生素 B_2 是核醇与 7,8-二甲基异咯嗪的缩合物。对酸相当稳定，但对光和碱都不稳定，在碱液中经光作用产生光咯嗪(lumi chrome)。维生素 B_2 低浓度表现为主动吸收，高浓度以扩散方式进行。它被吸收后在小肠黏膜的黄素激酶的作用下转变成黄素单核苷酸(flavinmononucleotide，FMN)，在机体体细胞内可在焦磷酸化酶的作用下生成黄素腺嘌呤二核苷酸(flavin adenine dinucleotide，FAD)。FMN 和 FAD 是维生素 B_2 的活性形式。

维生素 B_2 的生化功能：参与机体生物氧化与能量代谢，作为黄素酶这类氧化还原酶类的辅酶促进代谢(糖、脂和氨基酸的代谢)；参与细胞的生长代谢，为动物发育和许多微生物生长的必需因素；参与机体组织代谢和修复；参与机体铁的吸收、储存和动员。

【检测方法】

最常用的方法是荧光光谱法。其原理是维生素 B_2、FMN 和 FAD 都可以发生绿黄色荧光。维生素 B_2（即核黄素）在 $430 \sim 440$ nm 蓝光照射下，维生素 B_2 会发出绿色荧光，荧光峰值波长为 535 nm。在 pH $6 \sim 7$ 的溶液中荧光最强，且在稀溶液中，其荧光强度与维生素 B_2 溶液浓度呈线性关系，因此可以用荧光光谱法测定维生素 B_2 的含量。

【参考区间】

血清维生素 B_2：$1.0 \sim 1.4\ \mu mol/L$。

【临床意义】

（1）降低：见于维生素 B_2 缺乏症。主要临床表现为眼、口腔和皮肤的炎性反应。眼部可有视力模糊、视力疲劳、角膜充血及血管增生等症状；口角部糜烂、表皮剥脱，形成溃疡；在舌炎早期舌乳头肥厚，后萎缩并出现裂隙；皮肤可出现脂溢性皮炎，阴囊瘙痒等症状。

（2）增高：见于维生素 B_2 中毒，大量注射维生素 B_2 导致肾小管发生堵塞，发展为肾功能障碍等。

六、叶酸的测定

食物叶酸在小肠被水解为单谷氨酸盐的形式吸收。在小肠黏膜上皮细胞二氢叶酸还原酶的作用下，生成活性形式四氢叶酸。在血液中以甲基四氢叶酸形式与血浆中白蛋白松散结合，通过叶酸受体被摄取进入细胞内，到肝脏和其他组织发挥作用，叶酸主要通过胆汁和尿排出。

叶酸的生化功能是以四氢叶酸的形式作为一碳单位转移酶的辅酶，参加嘌呤、胸腺嘧啶核苷酸等物质的合成过程；四氢叶酸能促进蛋白质的生物合成。

【检测方法】

常用放射免疫法(RIA)，其原理为，核素与叶酸结合产生 γ 放射碘叶酸化合物，其放射活性与血清或红细胞的叶酸含量成比例，通过检测其放射活性，再与已知标准对照，继而计算出叶酸含量。

【参考区间】

血清叶酸：成年男性 8.61～23.8 nmol/L，女性 7.93～20.4 nmol/L。

红细胞叶酸：成人 340～1020 nmol/L。

【临床意义】

(1) 降低：见于叶酸缺乏症，如巨幼红细胞贫血、溶血性贫血，骨髓增生性疾病引起的红细胞过度增生、叶酸利用增加。叶酸缺乏与胎儿宫内生长迟缓有关，可引起胎儿神经管畸形，还可导致心血管疾病。

(2) 增高：见于叶酸中毒，常见于治疗巨幼细胞性贫血时，叶酸过量，这会掩盖其某些症状，进而导致神经系统严重损害。动物实验研究表明，过量叶酸可加重锌缺乏的致畸作用。

七、维生素 B_{12} 的测定

维生素 B_{12} 又名钴胺素(cobalamin)，是维生素中唯一含有金属元素的维生素。食物中维生素 B_{12} 在胃中消化、酶解，在小肠维生素 B_{12} 是以与胃分泌的内因子(intrinsic factor，IF)结合的形式被吸收的，进入肠黏膜上皮细胞后，维生素 B_{12} 与内因子分离，继而与转钴胺素Ⅱ(transcobalaminⅡ)的蛋白质结合进入血液中。然后再在细胞表面受体作用下，进入细胞并发挥生理作用。维生素 B_{12} 在体内的主要活性形式是甲基钴胺素和 $5'$-脱氧腺苷钴胺素。

维生素 B_{12} 的生化功能是促进甲基转移作用，甲基钴胺素作为甲基载体参与同型半胱氨酸甲基化生成甲硫氨酸，参与胸腺嘧啶和胆碱的生物合成，间接参与了蛋白质、核酸和磷脂的生物合成；维生素 B_{12} 的活性形式 $5'$-脱氧腺苷钴胺素可作为甲基丙二酰辅酶 A 变位酶的辅酶，催化甲基丙二酰辅酶 A 转变为琥珀酰辅酶，参与三羧酸循环，其中琥珀酰辅酶 A 与血红素的合成有关；还可维持 SH 基的还原型状态，还原型谷胱甘肽是红细胞和肝脏正常代谢所必需的物质。

【检测方法】

常用放射免疫法(RIA)，其原理如下。在碱性环境下(pH＞12)，用抗氧化剂和氰化钾将血清中的维生素 B_{12} 从载体蛋白中释放出来。加入用 ^{57}Co 标记的维生素 B_{12}，与固定在微晶纤维颗粒上的纯化的维生素 B_{12} 竞争物竞争结合，然后检测放射活性，其含量与受检血清的维生素 B_{12} 含量成反比，用标准管做对照，计算出血清维生素 B_{12} 的含量。

【参考区间】

成人血清维生素 B_{12}：148～660 pmol/L。

【临床意义】

(1) 降低：见于维生素 B_{12} 缺乏症，如巨幼红细胞性贫血。维生素 B_{12} 缺乏可影响叶酸的利用，还可出现精神系统症状。

(2) 增高：白血病患者，血清维生素 B_{12} 明显增高。真性红细胞增多症、某些恶性肿瘤、肝细胞损伤时也可见增高。

八、病例分析

【病史】患儿，男，12 个月，因睡眠不足 2 个月就诊。患儿约 2 个月前起出现睡眠不安，经常夜间哭闹、爱出汗。既往史无特殊。个人史：第 1 胎足月顺产(3月份出生)，生后母乳喂养，按时添加辅食，但未补充维生素 D 和钙剂。

查体：体温 36.9 ℃，脉搏 118 次/分，呼吸 36 次/分，血压 82/50 mmHg，体重 9.4 kg，身长 75 cm。双肺呼吸音清，心率 133 次/分，律齐，有肋膈沟，腹膨隆呈蛙腹，肝脾未及。下肢轻度"O"形腿。

【实验室检查】血磷降低，血清钙稍低，碱性磷酸酶增高。

【临床诊断】维生素 D 缺乏性佝偻病。

【诊断依据】

(1) 病史中有烦躁、多汗及睡眠不安，查体可见肋膈沟、蛙腹及轻度"O"形腿，均符合营养性维生素 D 缺乏性佝偻病的临床表现。

(2) 患儿为 3 月份出生，在生后 8 个月后即进入冬季，日照时间短，且未补充维生素 D，有维生素 D 摄

入不足或日照缺乏史。

（3）患儿血清钙稍低，血磷降低，碱性磷酸酶增高符合维生素 D 缺乏性佝偻病的实验室检查。

（4）患儿病程已 2 个月，且已出现骨骼改变，为维生素 D 缺乏性佝偻病。

第二节　微量元素的生物化学检验

微量元素（trace element）是指占人体总重量 1/10000 以下，每人每日需要量在 100 mg 以内的元素。根据机体对微量元素的需要与否，分为必需微量元素和非必需微量元素。必需微量元素指缺乏该元素将引起机体生理结构及功能异常、引起各种病变的微量元素。它们是铁（Fe）、碘（I）、锌（Zn）、硒（Se）、铜（Cu）、锰（Mn）、钴（Co）、钼（Mo）、铬（Cr）、镍（Ni）、钒（V）硅（Si）、锡（Sn）、氟（F）。非必需微量元素，又分为无害微量元素：无营养又无明显毒害作用的元素，如钡（Ba）、钛（Ti）、铌（Nb）、锆（Zr）等；有害微量元素：无营养作用但在体内具有蓄积倾向和明显毒害作用的微量元素，如铅（Pb）、铝（Al）、镉（Cd）、汞（Hg）、砷（As）等。其中，必需或非必需、有害或无害只是相对而言的。

微量元素临床检验样品来源于人体组织，如血液、尿液、唾液、头发、指甲等，样品要具有代表性、针对性和适时性。血液样品为清晨空腹静脉血，使用专用检测管，杜绝污染并及时检测；尿样可分为晨尿、随机尿等，将尿液加热使沉淀溶解，然后取样；头发采样时，取距头皮 2～3 mm 以上 1 cm 的头发作样品，要用不锈的剪刀，然后将发样洗净烘干再测定；唾液采样在清晨空腹时进行，口腔要清洁；指甲每周采集 1 次，将 1 个月的累积样品洗净、干燥后测定。

微量元素检测的方法主要有原子吸收光谱法、紫外可见吸收光谱法等。原子吸收光谱法（AAS）是基于气态的基态原子外层电子对紫外光和可见光范围的相对应原子共振辐射线的吸收强度来定量被测元素含量为基础的分析方法，是一种测量特定气态原子对光辐射的吸收的方法，根据样品中待测元素原子化的方法不同，分为火焰原子吸收光谱法、化学原子吸收光谱法和石墨炉原子吸收光谱法，原子吸收光谱法简便、准确、灵敏；紫外可见吸收光谱法是基于待测元素与某些试剂在一定条件下可形成化合物，该化合物对可见光、紫外光具有选择性地吸收，进而可定量分析的一种吸收光谱法，该法操作简便。另外，还有中子活化分析法、电化学分析法、电感耦合等离子体发射光谱法等，根据样品的来源及被测的元素不同而选择不同的方法。常见微量元素的测定方法及参考区间见表 8-2。

表 8-2　微量元素的测定方法及参考区间

元　素	测定方法	参考区间
铁		血清铁：成年男性 11～30 μmol/L（化学法）
		成年女性 9～27 μmol/L
	分光光度法	血清总铁结合力：成年男性 50～77 μmol/L
		成年女性 54～77 μmol/L
铜	分光光度法	血清铜：成年男性 10.99～21.98 μmol/L
		成年女性 12.56～23.55 μmol/L
锌	分光光度法	血清锌：成人 9.0～20.7 μmol/L
碘	电化学法（以血浆 I⁻ 计）	血清碘：<250 μg/L
硒	原子吸收法	血清硒：0.58～1.8 μmol/L
	比色法	尿硒均值：24.27 μg/L
钴	原子吸收法	血清钴：<8.5 nmol/L
铬	原子吸收法	血清铬：<2.5 nmol/L
锰	原子吸收法	血清锰：<14.6 nmol/L
铅	石墨炉原子吸收法	全血铅：成人：<0.97 μmmol/L（200 μg/L）
		儿童：< 0.48 μmmol/L（100 μg/L）

元　素	测定方法	参考区间
汞	冷原子吸收法	尿汞：<0.01 mg/L
砷	比色法	尿砷含量达到 0.09 mg/L 以上为中毒 发砷含量达到 0.06 μg/g 以上为中毒

一、铁和总铁结合力测定

人体内有储存铁，以铁蛋白和含铁血黄素形式储存于单核、吞噬细胞系统中（骨髓、肝、脾等）；还有功能状态铁，以血红蛋白铁、肌红蛋白铁、转铁蛋白铁等形式存在于机体内。铁在十二指肠及空肠上段吸收，铁主要是以 Fe^{2+} 被吸收，吸收的 Fe^{2+} 在小肠黏膜上皮细胞中氧化为 Fe^{3+}，并与脱铁蛋白结合成铁蛋白储存。铁（Fe^{3+}）在血液中与运铁蛋白结合而运输至骨髓用于血红蛋白合成，或运送至其他需铁的组织、细胞中。体内多余的铁以铁蛋白的形式主要储存于肝、脾、骨髓、小肠黏膜、胰等器官。影响铁吸收的因素很多，胃肠道功能、药物等可影响铁的吸收。铁主要通过肾脏、粪便排泄，女性的月经期易失铁。

铁的生化功能为铁参加血红蛋白、肌红蛋白合成；构成细胞色素、细胞色素氧化酶、过氧化物酶；参与机体的免疫功能；参与电子的传递、氧化还原等能量代谢过程。

【检测方法】

铁的测定主要用比色法。血清中的铁是以三价形式与运铁蛋白结合，在酸性条件下铁离子与运铁蛋白可发生分离，然后加入强还原剂使高铁离子还原成亚铁离子，然后再加入另一能与亚铁离子形成有色配合物的试剂亚铁嗪（类似的试剂还有红菲绕嗪、三吡啶基三嗪等），呈色后与同样处理的铁标准液比较，在562 nm 处进行比色测定，即可测得血清铁含量。总铁结合力（total iron binding capacity，TIBC）是指血清中运铁铁蛋白能与铁结合的总量。在血清样品中加足量的铁标准液使运铁铁蛋白被铁饱和，过量的铁用碳酸镁粉吸附除出，按测血清铁的方法求出铁的含量，即为总铁结合力。

【参考区间】

血清铁：成年男性 11～30 μmol/L；成年女性 9～27 μmol/L。

血清总铁结合力：成年男性 50～77 μmol/L；成年女性 54～77 μmol/L。

【临床意义】

（1）血清铁增高：①常见于红细胞破坏增多时，如溶血性贫血。②红细胞的再生或成熟障碍，如再生障碍性贫血、巨幼红细胞性贫血。

（2）血清铁降低：常见于慢性长期失血、缺铁性贫血、恶性肿瘤等。

（3）血清总铁结合力增高：见于缺铁性贫血、急性肝炎等。

（4）血清总铁结合力降低：见于肾病、尿毒症、肝硬化和血色素沉着症等。

二、锌的测定

动物中的锌易吸收，植物中的锌不易吸收，锌主要在小肠吸收。锌在血中与白蛋白结合而运输至肝及全身各组织器官，以视网膜、胰腺及前列腺含量较高。锌主要随胰液、胆汁入肠，由粪便排出，部分锌可从尿及汗排出。

锌的生化功能：锌可作为多种酶的功能成分或激活剂，如碱性磷酸酯酶、碳酸酐酶、羧肽酶等，它们在蛋白质、脂肪、糖和核酸代谢以及组织呼吸中都起重要作用；锌可促进机体的生长发育和组织再生；锌通过构成一种含锌蛋白-唾液蛋白而对味觉及食欲起促进作用；锌还可增强机体免疫功能。

【检测方法】

血清锌的主要测定方法有吡啶偶氮酚比色法、原子吸收分光光度法和中子活化法。

吡啶偶氮酚比色法原理：用维生素 C 将血清中的高价铁和铜还原成低价，使二者同其他金属离子一起被氰化物络合而掩蔽。但水合氯醛能选择性地释放暴露出锌，暴露的锌则与 2-[(5-溴-2-吡啶)-偶氮]-5-二乙基氨基苯酚（5-Br-PADAP）反应生成红色复合物，与同样处理的标准品比较，在 555 nm 处进行比色测定,即可求得血清锌含量。注意控制 pH 值以防止钙镁等金属离子的干扰。

【参考区间】

血清锌:成人 $9.0 \sim 20.7$ $\mu mol/L$。

【临床意义】

(1) 血清锌增高:见于工业污染引起的急性锌中毒。主要表现为腹痛、呕吐、腹泻,里急后重,厌食等。如因吸入锌雾引起,多表现为低热、感冒样症状,食欲不振等。还可见于慢性中毒,表现为食欲不振、顽固性贫血等。

(2) 血清锌降低:见于胃肠吸收障碍、营养不良、酒精中毒性肝硬化、恶性贫血、慢性感染、肺癌、心肌梗死、肾病综合征及部分慢性肾衰竭患者。其临床表现为食欲减退、消化功能减退、免疫力降低、生长发育迟缓、厌食、异食癖(嗜土)等。男性性腺发育不全和皮肤改变。儿童缺锌可出现嗜睡、生长迟缓(即缺锌性侏儒症)。

三、硒的测定

硒主要经十二指肠吸收,入血后大部分与 α 和 β 球蛋白结合,少部分也可与白蛋白、极低密度脂蛋白相结合而运输。主要分布在肝、胰、肾。大部分从尿排出,也经汗液、粪便,毛发等排泄。

硒的生化功能:硒可作为谷胱甘肽过氧化物酶的重要组成成分,减少过氧化物,保护细胞膜,消除自由基的毒害作用,抑制脂质的过氧化反应,从而保护心肌的正常结构和功能;硒参与辅酶 A 和辅酶 Q 的合成;硒可作为金属的解毒剂,它对汞、镉、铅、砷都有解毒作用;增强机体免疫力;加强维生素 E 抗氧化作用;硒可干扰致癌物的代谢,对皮肤癌、乳癌等有显著的抑制作用。

【检测方法】

常用的方法有荧光比色法、石墨炉原子吸收光谱法等。

荧光比色法原理:尿液样品用混合酸消化,使硒化物氧化为无机 Se^{4+},在酸性条件下,Se^{4+} 可与 2,3-二氨基萘(DAN)反应生成具有强荧光的 4,5-苯并苯硒脑配合物,用环己烷萃取后,在激发光波长 376 nm、发射光波长 520 nm 下测定荧光强度即可进行定量。

【参考区间】

尿硒均值为 24.27 $\mu g/L$。

【临床意义】

(1) 增高:见于硒中毒。①急性硒中毒症状:呼吸困难、呕吐、神经过敏、痉挛、嗜睡、汗液有蒜臭味等。②慢性硒中毒症状:胃肠障碍、乏力、眩晕、腹水、贫血、指甲变形、肝肾损伤等。

(2) 减低:见于硒缺乏疾病。①克山病,主要病变是心肌实质变性,心脏扩张,附壁血栓,光镜下可见心肌变性坏死。电镜下可见线粒体肿胀,嵴分离和断裂。临床表现为心力衰竭或心源性休克、心律失常、心功能失代偿。②大骨节病,是一种地方性、多发性、变形性骨关节病,表现为骨关节粗大、身材矮小、劳动力丧失。③硒缺乏可引起高血压、冠心病、心脏病、心肾型心脏病和乳腺癌等。

四、铜的测定

铜主要在十二指肠、小肠上部吸收,吸收后送至肝脏,在肝脏中参与铜蓝蛋白的组成。血浆中的铜大部分为与铜蓝蛋白的结合物,少数是与清蛋白或与氨基酸形成的复合物。铜可经胆汁排出,极少部分由尿排出。

铜的生化功能:铜参与造血过程及铁的代谢,主要是影响铁的吸收、运送与利用,能促进铁进入骨髓,加速血红蛋白和卟啉的合成;铜与人体的抗氧化作用有关,体内含铜蛋白如铜锌超氧化物歧化酶(SOD)具有较强的抗氧化作用,能够清除氧自由基;铜酶如赖氨酰氧化酶、酪氨酸酶等对人体的生理功能也有较大的作用。

【检测方法】

血清铜的主要测定方法有分光光度法(比色法)、原子吸收分光光度法、阳极溶出伏安法。

比色法测定血清铜原理:加稀盐酸于血清中,使之与白蛋白结合的铜释放出来,然后用三氯醋酸沉淀蛋白质,加双环己酮草酰二腙于滤液中,使其与铜离子反应生成稳定的蓝色化合物,与同样处理的标准液比较,在 620 nm 波长处进行比色测定,即可求得血清铜的含量。

【参考区间】

血清铜:成年男性 10.99～21.98 μmol/L;成年女性 12.56～23.55 μmol/L。

【临床意义】

(1) 血清铜增高:见于重症感染如肝炎。恶性肿瘤如白血病、霍奇金淋巴瘤。贫血如巨幼红细胞贫血、再生障碍性贫血、重型及轻型地中海贫血。口服避孕药、雌激素治疗、甲亢、风湿热、创伤及胶原性疾病以及铜中毒等。

(2) 血清铜降低:见于威尔逊病(肝豆状核变性)、丝卷综合征、蛋白质营养不良及慢性局部缺血性心脏病等。

五、铅的测定

铅主要是通过肠道、呼吸道、皮肤吸收。胃肠道吸收是非职业性铅暴露的主要途径,以儿童的吸收率较高,呼吸道以成人的吸收率较高。铅进入消化道后首先要在肠腔内成为游离铅离子才能被小肠吸收,铅入血液后随血流分布到全身各器官和组织,主要储存于软组织和骨骼中。血液中 95% 的铅存在于红细胞中,其浓度与机体铅吸收、分布和排出处于平衡状态。铅主要经肾脏随小便排出;少部分通过胆汁分泌随大便排出;另有极少量的铅通过头发及指甲脱落排出体外。

铅主要引起造血系统、神经系统的损害。对于造血系统,铅通过抑制三磷酸腺苷酶而导致红细胞膜内外的钾、钠离子和水分的分布失衡产生溶血,铅可干扰血红素的合成引起贫血;铅对神经系统的损害是引起末梢神经炎,出现运动和感觉障碍。铅还可干扰脑组织代谢活动而出现神经意识障碍。

【检测方法】

铅的测定方法主要有石墨炉原子吸收法、火焰原子吸收光谱法、等离子发射光谱法、阳极溶出伏安法等。石墨炉原子吸收光谱法测定血清铅,首先血样用 Triton X-100 作为基体改进剂,溶血后用硝酸处理,然后用石墨炉原子吸收光谱法在 283.3 nm 处测定铅的含量。

【参考区间】

全血铅测定:成人血铅< 0.97 μmmol/L(200 μg/L);儿童血铅< 0.48 μmmol/L(100 μg/L)。

【临床意义】

血铅增高见于铅中毒。①急性铅中毒:主要引起消化、神经和造血系统的损害。临床表现为腹痛、腹泻、呕吐、大便呈黑色;头痛、头晕、失眠,甚至烦躁、昏迷;贫血、溶血、血管痉挛等。②慢性铅中毒:长期可致畸、致突变、致癌。幼儿对铅污染更敏感,它不仅影响儿童的智力发育和行为,还对儿童骨骼的生长发育造成损害。

六、汞的测定

汞可分为金属汞、无机汞和有机汞三种,它们通过呼吸道、消化道和皮肤被吸收。呼吸道主要吸入蒸气汞或汞化合物的气溶胶。消化道不易吸收金属汞和无机汞,易吸收有机汞,比起金属汞和无机汞,有机汞较稳定,且易蓄积。汞被吸收后随血液分布到各组织器官,主要是脑、肾和肝脏。汞主要由尿和粪便排出,也可由肺呼出,汗液、唾液也可排出少量。汞主要通过与含巯基(—SH)的酶结合,使酶丧失活性,从而导致机体代谢紊乱,出现一系列中毒症状。

【检测方法】

检测方法主要有原子吸收分光光谱(AAS)法:冷原子蒸气吸收分光光谱法(CVAAS)、石墨炉原子吸收光谱法(GFAAS)。冷原子蒸气吸收分光光谱法(碱性氯化亚锡法)原理:氯化亚锡在强碱(pH 14)条件下转变生成强还原剂亚锡酸钠,在镉离子的催化下,亚锡酸钠可直接将尿中汞(无机汞和有机汞)还原成元素汞,以惰性气体或干燥空气作为载体,将元素汞吹入测汞仪,进行冷原子吸收测定,在一定浓度范围其吸光度与汞含量成正比,与标准品比较定量(蒸气对波长 253.7 nm 的共振线具有强烈的吸收作用)。

【参考区间】

正常上限值:尿汞为 0.01 mg/L。

【临床意义】

增高见于汞中毒。①急性汞中毒:吸入高浓度汞蒸气起病急剧,最初有头痛、头昏等神经系统及全身症状,表现为口内金属味,牙龈红肿、恶心、腹痛、腹泻等口腔炎及胃肠道症状;继而出现红色斑疹、血疹等皮炎症状。由消化道吸收的汞可引起急性腐蚀性胃肠炎、汞毒性肾炎、急性口腔炎及心脏受损。②慢性汞中毒:主要是有机汞中的甲基汞(CH_3Hg)对脑组织的损害,影响部位为大脑皮层、小脑和末梢神经,进而导致神经系统症状。表现为疲乏、头痛,口周围和手、足感觉障碍,进而运动失调。还可出现语言障碍、听力障碍、视野缩小等。

七、砷的测定

砷化合物经消化道、呼吸道及皮肤等被吸收。有机砷化合物以简单扩散方式进行吸收,吸收速率与其浓度呈正相关。无机砷化合物进入消化道后,以可溶性砷化物的形式在胃肠道中被迅速吸收。砷吸收入血后与血红蛋白结合,随血液分布到肝、肾、肺、骨骼、肌肉等组织、器官。砷在体内易蓄积,三价砷很容易蓄积在角蛋白含量较高的组织中,如毛发和指(趾)甲等。五价砷时主要蓄积在骨骼中。砷主要通过尿液排泄,小部分经毛发、皮肤、粪便排出。

砷主要的毒性作用是对含巯基的酶有很大的亲和力,进入机体的砷可与参与机体代谢的许多含巯基酶结合,如与丙酮酸氧化酶结合,使酶丧失活性,丙酮酸不能氧化,进而影响细胞的正常代谢。

【检测方法】

常用的方法为比色法、氢化物发生原子吸收光谱法。

比色法[二乙氨基二硫代甲酸银(DDC-Ag)比色法]原理:尿样经过混合酸消化后,使尿中有机物破坏、砷被氧化成五价砷,在碘化钾和氯化亚锡存在下,五价砷还原为三价砷,然后再与新生态氢(锌与酸作用产生新生态氢)反应生成砷化氢气体,通过乙酸铅浸过的棉花除去硫化氢等干扰物,将其通入 DDC-Ag 三乙醇胺氯仿溶液中,生成棕红色的胶态银配合物,进行比色定量。

【参考区间】

尿砷含量达到 0.09 mg/L 以上为中毒。头发中的砷含量达到 0.06 μg/g 以上为中毒。

【临床意义】

增高见于砷中毒:元素砷本身毒性不大,但其化合物如三氧化二砷(As_2O_3,砒霜)毒性很大。急性砷中毒常称砒霜中毒,早期见消化道症状,如恶心、呕吐、腹痛和腹泻等。发展为重症后症状极似霍乱。同时可伴有中毒性心肌炎、多发性神经炎等,还可造成脏器的脂肪变性及皮肤病。严重者可发生呼吸、循环衰竭以及肝、肾衰竭。少数患者可在中毒后很快出现休克,甚至死亡。

八、病例分析

【病史】患者,女,40 岁,面色苍白、头晕、气短、嗜睡、头发及指甲脆。主诉易倦怠乏力,运动时心悸。

【实验室检查】铁饱和度 8%,血清铁 4.0 μmol/L,铁蛋白小于 5 μg/L,血红蛋白 78 g/L。

【临床诊断】缺铁性贫血。

【诊断依据】

(1) 根据病状和指征,考虑为贫血。

(2) 血清铁、铁饱和度以及铁蛋白均明显降低,证明患者的贫血是缺铁性贫血。

本章小结

维生素是维持人体正常生理功能所必需的一类低分子有机化合物,根据其溶解性可分为脂溶性和水溶性两大类。脂溶性维生素有维生素 A、D、E 和 K;水溶性维生素有 B 族维生素和维生素 C。如果摄入过量、不足或缺乏,则可导致疾病,因此对维生素的检测很重要,它对临床疾病的发生、诊断、治疗及预后都具

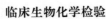

有重要的指导意义。由于脂溶性维生素和水溶性维生素性质不同,所以其样品的处理方法也各不相同。维生素测定的主要方法有分光光度法、荧光分光光度法、HPLC 及微生物定量法等。本章节主要讲解了维生素 A、E、C、B₂、叶酸、B₁₂的测定,包括这几种维生素的代谢、功能、测定方法及临床意义。

微量元素是指占人体总重量 1/10000 以下,每人每日需要量在 100 mg 以内的元素,可分为必需微量元素和非必需微量元素。必需微量元素是铁(Fe)、铜(Cu)、锌(Zn)、锰(Mn)、钴(Co)、钼(Mo)、硒(Se)、碘(I)、铬(Cr)、镍(Ni)、钒(V)、硅(Si)、锡(Sn)、氟(F)。非必需微量元素有钡、钛、铌、锆等;有害微量元素有铅、铝、镉、汞、砷、铊等。如果必需微量元素缺乏或有害元素过量,则可导致疾病,严重影响机体健康,甚至危及生命,因此微量元素的检测很重要,它可帮助我们诊断和治疗疾病。微量元素临床检验样品来源于人体组织,如血液、尿液、唾液、头发、指甲等,样品要具有代表性、针对性和适时性。微量元素检测的方法主要有原子吸收光谱法、紫外可见吸收光谱法等。本章节主要介绍了铁、锌、硒、铜、铅、汞、砷的测定,并介绍了这几种元素的代谢、作用及临床意义。

(李毅)

第九章　临床毒物

学习目标

掌握:常见的临床毒物检验指标,尤其是常见的重金属、乙醇、致细胞低氧物、镇痛剂、抗胆碱药等检测方法和临床意义。

熟悉:滥用药物和毒品的检测方法和临床意义。

了解:临床毒物中毒机制。

随着社会的发展和科技的进步,人民的生活水平日益提高,人们接触和使用有毒有害物质增多,各种中毒事件时有发生。各种人工制造的化学品无处不在,如鼠药中毒、农药中毒、化妆品中的砷中毒,还有罕见的铊中毒等。滥用西药、中药出现药源性中毒也时有所闻。

我国临床毒物分析的重点药物集中于镇静催眠药物、抗精神病药物、抗抑郁药及农药,其中安定等苯二氮平类药物更是重中之重。毒物种类繁多、结构相近,仅用一种分析方法往往无法达到分析确证的目标,这需要应用多种方法互相配合、补充、验证。

目前分析临床毒物的方法主要有高效液相色谱法(HPLC)、气相色谱法(GC)、薄层色谱法(TLC)、高效毛细管电泳(HPCE)等色谱法,原子吸收分光光度法、紫外分光光度法(UV)、红外分光光度法(IR)等光谱法,荧光偏振光免疫分析、放射免疫法(RIA)、微粒子法免疫分析、电化学法和化学点滴法等。其中HPLC 和 GC 是目前最常用、具有较强分析、分离能力的方法。在 HPLC 中,梯度洗脱技术的应用能同时分离多类极性接近的药物;毛细管气相色谱法(cGC)由于具有柱效高、吸附性小、柱流失少、分析速度快等优势,已广泛地得到应用。液相色谱-质谱联用技术(LC-MS)集高效液相色谱的高分离性能与质谱的高灵敏度、高专属性的优点于一体,已迅速成为临床毒理学研究中采用的主要分析方法。但是,临床中毒患者常常处于昏迷或神志模糊状态,而其他人又无法提供准确服毒情况,往往延误抢救工作。因此,应用干化学法制备的各种试纸条(胶体金法),可快速定性,在临床上具有独特的意义。

第一节　有毒金属

金属中毒是指人体因某种金属的含量过多而引起的慢性或急性中毒。金属过量摄入的途径有从呼吸道吸入、从口腔进入消化道吸收等。

化学上根据金属的密度把金属分成重金属和轻金属,常把密度大于 $4.5 \mathrm{~g/cm^3}$ 的金属称为重金属,如金、银、铜、铅、锌、镍、钴、铬、汞、镉等大约 45 种。对人体毒害最大的有铅、汞、砷等,这些重金属在水中不能被分解,人饮用后毒性放大,与水中的其他物质结合生成毒性更大的有机物。大量毒物于短时间(24 h)内经皮肤、黏膜、呼吸道、消化道等途径进入人体,使机体受损并发生功能障碍,称为急性中毒。急性中毒是临床常见的急症,其病情急骤,变化迅速,必须尽快作出诊断,在尽可能短的时间内找出中毒原因并进行控制。在无机化学毒物的分析检测中,常需同时测定全血中的多种痕量有毒金属,目前,经典的检测方法有化学法、分光光度法、原子荧光法和原子吸收法,这些方法的缺点如下:①只能进行单个元素的分析测定;②干扰较严重,可靠性和准确性较差;③如需测定多种有毒元素,时效性难以满足中毒事件处理的要

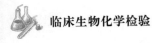

求。电感耦合等离子体质谱（ICP-MS）法以其快速且能进行多元素同时测定、线性范围宽、精密度高、准确性好、检出限低等优点广泛应用于各种样品中多种元素的同时测定，但 ICP-MS 价格昂贵，不能得到普遍的使用。

一、铝中毒

铝是地表含量最多的金属，也是仅次于氧、硅，含量居第三位的元素。铝多数以化合物的形态存在，玻璃用品、塑料制品、金属制品，甚至食物及饮水中都含有铝。铝锅经过多次使用以后，就会出现斑驳的黑点，这是食物中的碱、盐、酸等矿物质经高温或长时间置放所产生的溶解现象。铝制罐头未食用完，又未置于玻璃瓶内或陶制容器内就连罐放进冰箱，想吃的时候，随时再取出进食，不知不觉中会造成慢性铝中毒（aluminum poisoning）。人体内铝的总含量在 30～50 mg，甚至更少，肾脏是排除铝的重要器官，肾功能不好者，容易铝中毒。

铝在人体无任何明确的生物功能，一旦过量会对人体造成伤害。铝进入人体的主要途径是消化道，通过食物、饮水及药物进入。在消化道中的铝有 0.1%～1% 被吸收到血液中，酸性条件下吸收率增高。影响铝吸收率的因素有 pH 值、硅酸、尿毒症、糖尿病、食入铝化物的种类、甲状旁腺素、维生素 D、维生素 C、氟化物等。

铝在红细胞中的浓度比在血浆中略高，以全血测出的铝浓度较血浆或血清高出约 8%，而组织中的铝浓度比血液少得多，以肝、肺、骨骼较多。血液中的铝 70%～90% 和铁共同结合在运铁蛋白上，少部分和清蛋白结合，这有助于减少它对身体的伤害。铝主要由粪便及尿液排出体外，粪便中包含未被肠道吸收的铝及胆汁排出的铝。而吸收进入体内的铝，主要靠肾脏来排泄。通常低铝饮食的健康人，肾脏对铝的排泄率为 2.7～8.1 μg/d。

铝中毒是因为过多的铝无法排出体外，或因为消化道对铝的吸收率过高。脑组织对铝浓度较为敏感，而肝脏组织则能忍受较高浓度的铝而无中毒的现象。铝中毒是一个缓慢的过程，像神经组织损伤的症状可能需要若干年才能表现出来，一旦发生铝中毒，就不容易被清除。

【检测方法】

铝的检测方法有石墨炉原子吸收法、荧光分析法、中子活化法、电化学法及分光光度法。原子吸收分光光度法为测定血清铝的推荐方法，但该法测定时需要较高的原子化温度，仪器易受损伤；应用比色法测定中、微量铝时，血清用量大、操作步骤繁，临床上难以开展。通过对实验方法进行改进，人们得到了一系列临床上可行的测定血清铝含量的方法。

（1）铝试剂分光光度法：在 pH6.2 的醋酸-醋酸铵缓冲液中，用维生素 C 消除铁干扰，铝与铝试剂生成红色配合物，用于血清、消化液中铝的测定，变异系数均小于 5%，回收率为 99.6%。此方法简便，灵敏度和准确度较高。

（2）干法灰化-铬天青 S 光度法：血清标本经灰化处理后，在表面活性剂氯化十六烷基吡啶（CPC）存在下，用铬天青 S（CAS）作为显色剂测定血清铝，线性范围 0～7.4 μmol/L，平均回收率为 100.6%，批内变异系数（CV）和批间变异系数分别为 2.8% 和 3.7%，健康人血清铝含量为 0.92～4.16 μmol/L。此法测定血清铝方法简便、灵敏可靠，适合临床应用。

（3）羊毛铬花青 R-异丙醇体系分光光度法：在 pH 6.0 的异丙醇、乙酸-乙酸盐缓冲液中，铝与羊毛铬花青 R 作用，形成桃红色配合物，比色定量。变异系数为 2.30%，回收率为 99.4%。

【参考区间】

血清铝：<0.18 μmol/L。

尿铝：<0.50 μmol/L（13.5 μg/L）。

【临床意义】

升高：透析患者（血液透析、腹膜透析），肝脏疾病伴黄疸（阻塞性、肝细胞性），锌、锰缺乏的多动症和智商低下儿童。

二、砷中毒

在自然界中，砷（arsenic，As）主要以硫化物的形式存在，如雄黄（As_2S）、雌黄（As_2S_3）等，并常以混合物的形式分布于各种金属矿石中。冶炼和焙烧雄黄矿石或其他夹杂砷化物的金属矿石（如钨、锑、铅、锌、铜等矿石）时，可接触到所生成的三氧化二砷。在这些冶炼炉的烟道灰或矿渣中，也存在一定量的三氧化二砷粉尘。三氧化二砷曾用作外用中药、消毒防腐剂。在生成和使用过程中，均有与之接触的机会。其他砷化合物包括：杀鼠药、杀虫剂如砷酸钙、砷酸铅、亚砷酸铅；除草剂如亚砷酸钠、亚砷酸钙；杀菌剂如五氧化二砷；木材防腐剂如砷酸；有机砷农药如甲基砷酸锌（稻脚青）、甲基砷酸钙（稻宁）、甲基砷酸铁胺（田安）、退菌特（有机硫砷复合杀菌剂）等；含砷颜料如 Scheele 绿（含焦亚砷酸铜和亚砷酸氢铜）；半导体原材料如高纯砷、砷化镓；化工原料如三氯化砷，砷与铜、铅制成的合金；含砷药物如抗癌药、抗梅毒药、枯痔散等。在生产或使用这些砷化合物特别是三氧化二砷时，如防护不周，或意外污染食品、饮水时，常有发生急、慢性砷中毒的可能。土壤或水源中含砷量过高（达到 0.1 mg/L），可使居民发生地方性砷中毒。砷对农作物产生毒害作用最低浓度为 3 mg/L，对水生生物的毒性亦很大。砷和砷化物一般可通过水、大气和食物等途径进入人体造成危害。

砷中毒（arsenic poisoning）常称砒霜中毒。三氧化二砷（砒霜）为我国北方农村常用的拌种、杀灭害虫药，毒性很大，其纯品外观和食盐、糖、面粉、石膏等相似，可因误食、误用引起中毒。亦有因误食含砷的毒鼠、灭螺、杀虫药，以及被此类杀虫药刚喷洒过的瓜果和蔬菜，毒死的禽、畜肉类等而中毒，还可因饮食被三氧化二砷污染的井水和食物而发生中毒者。母亲中毒可导致胎儿及乳儿中毒。生产加工过程中吸入其粉末、烟雾或透入皮肤而中毒也常见，三氧化二砷经口服 $5\sim50$ mg 即可中毒，$60\sim100$ mg 即可致死；在含砷化氢为 1 mg/L 的空气中，呼吸 $5\sim10$ min 可发生致命性中毒。长期密切接触砷化物，可经消化道、皮肤、呼吸道等不同途径吸收。职业中毒主要通过呼吸道吸收，砷化物经皮吸收较慢。非职业中毒则多为经口中毒，肠道吸收进入体内的砷，$95\%\sim97\%$ 即迅速与细胞内血红蛋白的珠蛋白结合，于 24 h 内分布至肝、肾、肺、胃肠道壁及脾脏中。五价砷与骨组织结合，可在骨中储存数年之久，但其大部分在体内被还原为三价砷。有机砷在体内也转变为三价砷。三价砷极易与巯基结合，可长期蓄积于富含巯基的毛发及指甲的角蛋白中，可出现皮炎、皮肤过度角化、皮肤色素沉着及消化系统、神经系统为主的临床表现。一次摄入砷化合物，于 10 天内即可排出 90%。砷主要通过肾脏排泄，尿中四种代谢物为砷酸盐、亚砷酸盐，以及三价砷在肝内经甲基化解毒后生成的甲基砷酸和二甲基胂酸。其中二甲基砷酸占排出代谢物的 75%，尚有小量进入胆汁由粪中排出。经口中毒者，粪中排砷较多。

【检测方法】

测定血砷、尿砷的方法多采用石墨炉原子吸收法、氢化物发生-原子吸收法和氢化物发生-原子荧光法。石墨炉原子吸收法灵敏度虽高，但存在严重的基体干扰、易挥发损失，需要加入基体改进剂以提高砷的灰化温度，消除基体干扰，对基体比较简单的水样测定还是可行的。氢化物发生-原子吸收法线性范围较窄，而采用氢化物发生-原子荧光法测定血砷、尿砷含量具有操作简单、快速、灵敏度高、干扰少及线性范围宽等优点。

氢化物发生-原子荧光光谱法（HG-AFS）：头发或全血经 HNO_3-$HClO_4$-H_2SO_4 混合酸消化、电热板加热处理后，可在 5% 盐酸下应用氢化物发生-原子荧光光谱法（HG-AFS）测定头发中砷含量。

【参考区间】

尿砷：美国政府工业卫生学家会议（ACGIH）1997 年建议的尿砷生物阈限值为 50 $\mu g/g$（尿砷/尿肌酐）；德国建议尿砷 51 $\mu g/L$ 为生物阈限值。急性砷中毒患者的尿砷于接触数小时至 12 h 起即明显增高，与吸收量的多少有关。尿砷排出速度较快，停止接触 2 天，尿砷即可下降 $19\%\sim42\%$；停止接触 2 周，尿砷即可下降 75%。一次摄入砷化物，尿砷可持续增高 $7\sim14$ 天。

头发砷：我国正常人群头发砷均值为 0.686 $\mu g/g$，高于 1 $\mu g/g$ 应视为异常。在口服砷化物 30 h 或 2 周后，砷中毒患者发根中已可测出较多的砷。

血砷：$0.13\sim8.54$ $\mu mol/L$（$0.001\sim0.064$ mg/100 g）。

【临床意义】

血砷的生物半衰期为 60 h，血砷只反映近期砷的接触量。由于砷主要是从尿中排出的，排泄速度相当缓慢，并且容易蓄积在头发中，所以尿砷和发砷均比血砷更能反映砷含量和人体摄入水平。接触二甲砷酸的人，其血及尿砷均立即明显升高，但血砷至第 5 周就降低至正常水平，而尿砷一直升高到脱离接触为止。因此,24 h尿砷比血砷更为灵敏,更能指明砷的接触程度。

【评价】

砷中毒时,除了检测血液、尿液中的砷含量外,还可通过其他检查辅助诊断。如急性期多数病例白细胞总数增高,中性粒细胞胞浆中可出现中毒性颗粒和空泡;少数患者白细胞或血小板减少,亦可表现为全血细胞减少。可出现蛋白尿、糖尿或血尿;血巯基含量降低。脑脊液检查一般正常,出现迟发的神经病并累及神经根时,可见蛋白细胞分离现象,蛋白增高可达 500 mg/L~2500 mg/L,数月后方降至正常范围,脑脊液中含砷量亦可增高。多数病例可有肝功能异常,血清 ALT 和 AST 活性增高。

三、铅中毒

铅中毒(lead poisoning)多由于误服醋酸铅、碳酸铅、铬酸铅,或服用含铅中药,如樟丹、黑锡丹,以及吸入以下途径的铅而引起的中毒:铅矿开采、铅冶炼、铸件、浇板、焊接、喷涂、蓄电池制造、油彩(职业性铅中毒的主要侵入途径)。过量使用含铅化妆品等也可引起中毒。婴儿中毒常因舔食母亲面部含有铅质的粉类、吮吸涂拭于母亲乳头的含铅软膏以及吮吸含铅的乳汁所致。小儿乳牙萌出时常喜啮物,可因啃食床架玩具等含铅的漆层而中毒。有异嗜癖的儿童可因吞食大量油漆地板或墙壁等的脱落物引起铅中毒。食入含铅器皿煮放的酸性食物或饮食被铅污染的水和食物等亦可发生铅中毒。将剩余的罐头食物留在马口铁罐头中储存于冰箱内也是引起铅中毒的一个原因。

长期饮含铅锡壶中的酒,可导致铅中毒。四乙基铅(tetraethyl lead)是铅的有机化合物,是一种无色油状液体,挥发性强,主要用做汽油抗爆剂。它可经呼吸道、皮肤、消化道吸收而引起中毒。铅进入土壤后,会产生明显的生物效应,高浓度的铅不仅使植物生长受阻、花期延迟、抽穗期和成熟期推迟、籽实畸形、产量降低等,而且还严重地影响作物的质量,使其含铅量超标,然后通过食物链进入人体,即通过土壤-农作物-人或土壤-植物-动物-人等食物链形式进入人体,对人体健康产生影响。

铅吸收后进入血液循环,主要以磷酸氢铅($PbHPO_4$)、甘油磷酸化合物、蛋白复合物或铅离子状态分布于全身各组织,但主要在细胞核和浆的可溶性部分以及线粒体、溶酶体、微粒体中。最后约有 95% 的铅以不溶性的正磷酸铅[$Pb_3(PO_4)_2$]稳定地沉积于骨骼系统,其中以长骨小梁为最多。仅 5% 左右的铅存留于肝、肾、脑、心、脾、基底核、皮质灰白质等器官和血液中。血液中的铅约 95% 分布在红细胞内,主要在红细胞膜。骨铅与血铅之间处于动态平衡,当血铅达到一定程度时,可引起急性中毒症状。吸收的铅主要通过肾脏排出,部分经粪便、乳汁、胆汁、月经、汗液、唾液、头发、指甲等排出。沉积在骨骼中的铅的半衰期可达 20 余年。人口服铅的最小致死量为 5 mg/kg。铅在体内可与含硫、氮、氧的基团(作为电子供应者)的物质相结合。与—OH、—H_2PO_3、—SH 和—NH_2 等基团在体内形成较稳定的配合物;与细胞膜、线粒体及线物体膜上的蛋白质的—SH 结合,表现最突出的是抑制血红素和细胞色素的生成,通过抑制线粒体的氧化磷酸化而影响能量的产生;此外,铅还抑制细胞膜上的 Na^+,K^+-ATP 酶,影响细胞膜的运输功能。即使每天摄入很少的铅,也会在人体内储存积累而导致慢性中毒,甚至致癌。与成人相比,儿童是铅污染的敏感人群,儿童消化道对铅的吸收能力是成人的 5 倍,同时儿童单位体积呼吸的空气和摄取的食物也比成人多。儿童血铅超标后,就会出现精神行为缺陷和电生理改变,血色素合成受抑制,生长发育缓慢。

铅对全身各系统和器官均有毒性作用,主要作用于神经、造血、消化、肾脏、肝脏及心血管系统,引起急性和慢性中毒。

【实验室检查】

(1)周围血常规:中度以上铅中毒患儿可有红细胞和血红蛋白减少,点彩红细胞增加,网织红细胞及多染性红细胞异常增多,但其特异性均较差。检查荧光红细胞是铅中毒早期诊断有价值的方法之一,其常用标准如下:1% 以下为正常,2%~10% 为轻度增加,超过 10% 为过高。但此方法不是铅中毒的特异诊断方法。

(2)驱铅试验:对有铅接触史而无明显症状的患儿,尿铅测定正常,可做驱铅试验。一般用依地酸二钠钙(Na₂CaEDTA)500 mg/mL 单次肌注,收集后 8 h 的尿检测铅含量,若对于所注入的每 1 mg 依地酸二钠钙的尿铅排出量大于 4.83μmol,则提示患者血铅浓度超过 2.64 μmol/L。

(3)卟啉测定:尿粪卟啉检查可用定性法筛检(随意尿);也可收集 24 h 尿做定量检查,方法有分光光度法或荧光测定法、薄层层析法、高效液相层析法等。其正常上限为 0.15 mg/L。Benson 和 Chisolm 氏设计的尿粪卟啉定性测定试验比较简便,可检出血铅量超过 4.83 μmol/L 的患儿。红细胞原卟啉明显增加(正常值小于 0.72 μmol/L 红细胞或小于 0.144 μmol/gHb)。定性法筛检时收集尿标本应取新鲜尿液,避免阳光照射。由于敏感性较差,可出现假阳性。有些内科疾病如血卟啉病、恶性贫血、溶血性贫血、肝硬化,药物中毒如酒精、巴比妥中毒,职业中毒如汞、砷等中毒也可出现阳性,但不如铅中毒明显。

(4) 尿液 δ-氨基-γ-酮戊酸测定:由于 δ-氨基-γ-酮戊酸(ALA)脱氢酶对铅有特殊的敏感性,所以它只可作为研究大气中铅污染情况的指标,不适合作为铅中毒的诊断指标。我国规定尿 ALA 的正常值上限为 6 mg/L,排出增加与铅中毒程度明显相关,它对铅中毒的诊断价值与尿粪卟啉大致相似。尿中的 ALA 可用分光光度法测定,最低检测浓度为 0.3 mg/L。本法测定敏感性较差,对早期诊断不够理想。但与其他指标联合应用,仍为一项常用指标。

(5) 血铅测定:正常血铅水平为 0～0.482 μmol/L。等于或大于 0.483 μmol/L 为铅中毒。血铅测定值一般达 1.44～2.4 μmol/L 即有诊断意义。但因铅离开血液较快,故此项检查仅在急性中毒时诊断价值较大。一般儿童血铅超过 0.288 μmol/L,可出现明显的神经系统损害症状和体征;若血铅水平持续高于 1.92 μmol/L,则可有不同程度的神经系统损害。尿铅测定可作诊断参考,其正常上限值为 0.39 μmol/L。

(6) 原卟啉与锌原卟啉测定:铅中毒或缺铁性贫血时,红细胞内增加的原卟啉不是游离的,主要是以锌原卟啉形式存在。用乙酸乙酯和冰醋酸混合液破坏血中的红细胞,可使锌原卟啉转变为原卟啉,再以稀盐酸萃取原卟啉,然后进行荧光强度测定。

【临床意义】

1) 铅中毒的诊断及分级标准

轻度中毒:血铅≥2.9 μmol/L 或尿铅≥0.58 μmol/L,且具有下列一项表现者,可诊断为轻度中毒:①尿 δ-氨基-γ-酮戊酸≥61.0 μmol/L;②血红细胞游离原卟啉≥3.56 μmol/L;③红细胞锌原卟啉(ZPP)≥2.91 μmol/L;④有腹部隐痛、腹胀、便秘等症状。诊断性驱铅试验,尿铅≥3.86 μmol/L 或 4.82 μmol/24 h 尿者,可诊断为轻度铅中毒。

中度中毒:在轻度中毒的基础上,具有下列一项表现者:①腹绞痛;②贫血;③轻度中毒性周围神经病。

重度中毒:具有下列一项表现者:①铅麻痹;②中毒性脑病。

2) 儿童铅中毒的诊断标准

儿童铅中毒的诊断和分级主要依照血铅水平:①血铅＜0.483 μmol/L,相对安全;②血铅 0.484～0.917 μmol/L,血红素代谢受影响,神经传导速度下降;③血铅 0.965～2.32 μmol/L,铁、锌、钙代谢受影响,出现缺钙、缺锌、血红蛋白合成障碍,可有免疫力低下、学习困难、注意力不集中、智商水平下降或体格生长迟缓等症状;④血铅 2.364～3.330 μmol/L,可出现性格多变、易激怒、多动症、攻击性行为、运动失调、视力和听力下降、不明原因腹痛、贫血和心律失常等中毒症状;⑤血铅≥3.378 μmol/L,可导致肾功能损害、铅性脑病(头痛、惊厥、昏迷等)甚至死亡。

世界发达国家儿童血铅＜0.288 μmol/L 为相对安全,国际血铅诊断标准为血铅≥0.483 μmol/L 为铅中毒。2011 年最新研究表明:血液中的铅浓度 0.6 μmol/L 就可以导致儿童数学和阅读成绩下降。美国疾病预防控制中心明确指出,0.483 μmol/L 不应被视为造成有害影响的下限。世界卫生组织认为,血液中铅浓度达到 2.4 μmol/L 有可能引起智商下降,因而呼吁,儿童血液中铅浓度达到 0.96 μmol/L 时应采取行动,尽早为孩子排铅,以避免对孩子生长发育及智力发育造成损害。

3) 职业性慢性铅中毒的诊断原则

根据确切的职业史及以神经、消化、造血系统为主的临床表现与有关实验室检查,参考作业环境调查,进行综合分析,排除其他原因引起的类似疾病,方可诊断。有密切铅接触史,无铅中毒的临床表现,具有下列表现之一者:①尿铅≥0.34 μmol/L 或尿铅≥0.48 μmol/24 h 尿;②血铅≥1.9 μmol/L;诊断性驱铅试验后尿铅≥1.45 μmol/L 且尿铅＜3.86 μmol/L 者。

【评价】

(1) 血铅含量能显示铅在体内吸收、停留、释放、排泄的动态,代表骨骼以外软组织的含铅量。在稳定低水平的铅暴露状态下是反映儿童近期 1～3 个月内铅接触的最佳指标。了解儿童血铅水平是评价儿童

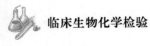

铅接触与铅含量的有效方法。

（2）AAS 具有检出限低、准确度高、选择性好（即干扰少）和分析速度快等优点。血铅高时,红细胞锌卟啉往往增高,通过红细胞锌卟啉测定可以间接反映血铅水平,但测定的影响因素较多,不精确。血铅标本采集较简单、测定也较容易,但易受污染影响,在采样、运输和检测过程中防止污染极为重要。

四、镉中毒

镉是一种较稀少的金属,镉不是人体的必需元素,它在人体内的理想含量为零。在新生儿的体内几乎检不到镉。人体内的镉都是通过工业接触、饮食、吸烟等途径经消化道和呼吸道吸收的。长期暴露会造成嗅觉丧失症、牙龈黄斑或渐成黄圈。镉化合物不易被肠道吸收,但可经呼吸被体内吸收,积存于肝或肾脏造成危害,尤以对肾脏损害最为明显。它还可导致骨质疏松和软化,甚至还有致癌作用,对人的听力、生殖等各方面生理功能都会造成一定程度的破坏。在未污染的大气、土壤和天然淡水中,镉的含量很低。镉污染几乎都是人为因素造成的。在镉污染地区,大气中镉含量高达 1254 ng/m^3（正常为 150 ng/m^3）,另外,吸烟者体内的镉含量是不吸烟人群的 4 倍,每日吸 20 支香烟,可吸入镉 2～4 μg。

吸收入血液的镉迅速与金属硫蛋白（metallothionein,MT）结合形成镉金属硫蛋白（MTCd）,约 70%在红细胞中,30%在血浆中。肝脏和肾脏是体内储存镉的两大器官,其余分布于肺、胰、甲状腺、睾丸、毛发等处。进入体内的镉主要通过肾脏经尿排出,但也有相当数量由肝脏经胆汁随粪便排出的。镉的排出速度很慢,人肾皮质镉的生物学半衰期是 10～30 年。镉对组织的毒害作用是通过镉和钙竞争地与钙调素（calmolulin,CaM）结合,干扰 CaM 及其所调控的信号通路,使 Ca^{2+}-ATP 酶和磷酸二酯酶活性抑制、细胞质中微管解聚而影响细胞骨架、刺激动脉血管平滑肌细胞导致血压升高造成的。镉还刺激儿茶酚胺合成酶活性可使多巴胺水平增高而抑制 Na^+,K^+-ATP 酶、含锌的酶、氨基酸脱羧酶、组氨酸酶、淀粉酶、过氧化酶等的活性,特别是抑制亮氨酰基氨肽酶的活性,造成蛋白质分解而致病。

食入性急性镉中毒（cadmium poisoning）多因食入镀镉容器内的酸性食物所致,经数分钟至数小时出现症状,酷似急性胃肠炎:恶心、呕吐、腹痛、腹泻、全身乏力、肌肉酸痛,并有头痛、肌肉疼痛,可因失水而发生虚脱,甚至急性肾功能衰竭而死亡。成人口服镉盐的致死剂量为 300 mg。而吸入性急性中毒是吸入高浓度镉烟所致,先有上呼吸道黏膜刺激症状,脱离接触后上述症状减轻。经 4～10 h 的潜伏期,出现咳嗽、胸闷、呼吸困难,伴寒战、背部和四肢肌肉和关节酸痛,胸部 X 线检查有片状阴影和肺纹理增粗。严重患者出现迟发性肺水肿,可因呼吸及循环衰竭死亡。少数合并有肝、肾损害。少数病例急性期后发生肺纤维化,遗留有肺通气功能障碍。

【检测方法】

常用的方法有双硫腙比色法、火焰原子吸收光谱法、石墨炉原子吸收光谱法、氢化物原子荧光法等。

【参考区间】

血清镉（Cd）正常值为 0～5.9 $\mu g/L$,中毒量为 10～300 $\mu g/L$。

尿镉正常值为 0～25 $\mu g/L$。

【临床意义】

血镉反映近期接触情况,是评价镉近期接触和急性中毒的指标,不能反映镉的蓄积情况。机体吸收的镉主要由尿排出,因此尿镉是评价机体接触镉的常用生物监测指标。

血镉、尿镉增高见于高血压、支气管炎、肺气肿、肺癌、肾功能衰竭以及急性镉中毒等。

【评价】

镉的含量很低,用一般的化学方法很难测出。常用的方法有双硫腙比色法、火焰原子吸收光谱法、石墨炉原子吸收光谱法、氢化物原子荧光法等,但基于快速、简便、灵敏度高、测定结果准确等因素的考虑,通常采用石墨炉原子吸收光谱法。

五、汞中毒

汞为银白色的液态金属,常温中即有蒸发。汞属剧毒物质, 空气中汞浓度为 1.2～8.5 mg/m^2时即可引起急性中毒,超过 0.1 mg/m² 则可引起慢性中毒。汞中毒(mercury poisoning)以慢性中毒多见,主要发生在生产活动中,因长期吸入汞蒸气和汞化合物粉尘所致。汞的急性毒性靶器官主要是肾、消化道、肺等;慢性毒性靶器官则主要是脑、消化道及肾,尤其在肾脏蓄积量最高。汞及无机汞进入体内后,皆被转化为二价汞离子(Hg^{2+}),且以此种化学状态发挥毒性作用。汞蒸气较易透过肺泡壁含脂质的细胞膜,与血液中的脂质结合,很快分布到全身各组织。汞常攻击红细胞和其他组织膜结构蛋白中主要基团和膜结构最表层多种受体结构的重要成分巯基,造成功能和结构损伤;汞与蛋白质结合可蓄积,很难再被释放。汞离子易与蛋白质巯基结合,使与巯基有关的细胞色素氧化酶、丙酮酸激酶、琥珀酸脱氢酶等失去活性。汞还与氨基、羧基、磷酰基结合而影响功能基团的活性。由于这些酶和功能基团的活性受影响,阻碍了细胞生物活性和正常代谢,最终导致细胞变性和坏死。汞离子可导致细胞外液 Ca^{2+} 大量进入细胞内,引起钙超载,激活细胞内的磷脂酶 A,分解细胞内的磷脂,生成花生四烯酸与氧自由基等损伤细胞功能。汞对肾脏损害,以肾近曲小管上皮细胞为主。汞还可引起免疫功能紊乱,产生自身抗体,发生肾病综合征或肾小球肾炎。汞可减少卵巢激素分泌,致月经紊乱和异常妊娠。汞还与口腔内食物残渣分解产生的硫化氢结合生成硫化汞,对口腔黏膜有强烈刺激作用。

金属汞在胃肠道几乎不吸收,吸收量仅约为摄食量的万分之一,汞盐在消化道的吸收量约为 10%。汞主要由尿和粪中排出,唾液、乳汁、汗液亦有少量排泄,肺部呼出甚微。体内汞元素半衰期为 60 天,汞盐约 40 天,在最初 4 天内排泄量较多。

【检测方法】

常用的血汞、尿汞检测方法主要有双硫腙分光光度法、蛋白沉淀法、冷原子吸收法等。

双硫腙分光光度法的原理:在 95 ℃用高锰酸钾和过硫酸钾消解样品,将所含的汞全部转化为二价汞,用盐酸羟胺还原过剩的氧化剂,在酸性条件下,汞离子与加入的双硫腙溶液反应生成橙色螯合物,用有机溶剂萃取,再用碱溶液洗去过量的双硫腙,于 485 nm 波长处测定吸光度,用标准曲线法计算样品中的汞含量。作为萃取剂的有机溶剂可采用氯仿或四氯化碳,前者由于毒性较小,使用较为广泛。

蛋白沉淀法原理:蛋白质在碱性溶液中带负电荷,能与金属离子形成沉淀。蛋白质与金属离子复合物的溶解度对溶液的介电常数非常敏感,调整水溶液的介电常数(如加入有机溶剂),即可沉淀多种蛋白质。根据蛋白质沉淀情况即求出样品中汞的含量。

冷原子吸收法原理:汞原子蒸气对波长 253.7 nm 的紫外光具有强烈的吸收作用,汞蒸气浓度与吸光度成正比。在硫酸-硝酸介质及加热条件下,用高锰酸钾和过硫酸钾将样品消解;或用溴酸钾和溴化钾混合试剂,在 20 ℃以上室温和 0.6～2 mol/L 的酸性介质中产生溴,将试样消解,使所含汞全部转化为二价汞。用盐酸羟胺将过剩的氧化剂还原,再用氯化亚锡把二价汞还原成金属汞。在室温通入空气或氮气流,将金属汞汽化,载入冷原子吸收测汞仪,测量吸光度,即可求出样品中汞的含量。

有机汞中毒的诊断在我国尚无国家标准,主要根据明确的接触史及典型的临床表现综合分析。血汞对烷基汞中毒的诊断有重要提示意义,但血汞或尿汞对其他有机汞化合物中毒的诊断价值不大,仅能反映近期接触水平。

【参考区间】

尿汞:不同的试验方法和不同地区尿汞的正常参考值可有不同,双硫腙法为 0.25 μmol/L(50 μg/L),蛋白沉淀法为 0.05 μmol/L(10 μg/L),原子吸收光谱法为 0.1 μmol/L(20 μg/L)。由于尿汞为一次点采样标本时易受尿液稀释度的影响,国际上多推荐用尿肌酐校正,并确定尿汞正常值为 0.25 μmol/g Cr(0.05 mg/g Cr)。

血汞:血汞与尿汞一样,其高低与汞中毒的临床症状并不平行。因血汞快速下降的半衰期为 2～4 天,故血汞可作为近期汞吸收的内剂量标志物。正常参考值上限为 0.05 μmol/L(10 μg/L)。

此外,唾液汞正常参考值上限为 0.25 μmol/L(0.05 mg/L),头发汞的正常参考上限为 4 mg/100 g,均可供参考。

【临床意义】

汞中毒时可见血汞、尿汞增高。尿汞的测定可在一定程度上反映体内汞的吸收量,但常与汞中毒的临床症状和严重程度无平行关系。

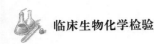

【评价】

双硫腙法试验条件要求苛刻、选择性差、灵敏度不够高,而且需要氯仿等有机溶剂萃取,应用十分不便,但方法稳定,易掌握,并能适合多种有机物质中汞的测定。

用冷原子吸收法和冷原子荧光法进行测定,方法回收率为 96.3%~98.6%。实验操作繁琐、仪器昂贵。但该方法有抗干扰能力强、分析速度快、样品用量少、进样量小、选择性及稳定性好、检出限低、精密度高、仪器设备相对比较简单、操作简便等优点。

蛋白沉淀法所需尿量大,回收率差,干扰因素较多。

六、铊中毒

铊(thallium)为银白色金属,室温下易氧化,易溶于水、硝酸和硫酸。其水溶液无色、无味、无臭,属高毒类,为强烈的神经毒物,具有蓄积性。铊蒸气及烟尘可经呼吸道吸收,可溶性铊盐易经消化道和皮肤吸收。人体摄入后约 2 h 血铊浓度达最高值,24~48 h 血铊浓度明显降低。吸收入血的铊不与血清蛋白结合,以离子状态存在,大部分蓄积在细胞内。铊对不同的组织器官亲和力有所不同,浓度具有明显差异,以肾脏含量最多,其次为肌肉、骨骼、心、肝、胃肠、神经组织、皮肤和毛发。铊排泄缓慢,主要通过肾脏和肠道排泄,少量经汗液、乳汁和唾液排出。常见的铊化合物有醋酸铊、硫酸铊、硝酸铊、溴化铊和碘化铊。硫酸铊是一种烈性的灭鼠药成分之一。它和淀粉、糖、甘油与水混合即能制造一种灭鼠剂。铊盐还曾经被治疗多汗症的药物所采用,但不久即发现其毒副作用剧烈而停用。

放射性同位素^{201}铊(^{201}Tl)半衰期为 72.9 h,目前常用于各种疾病的诊断。^{201}Tl 衰变时会发出穿透性极强的 γ 射线,在人体之外可以探测到。^{201}Tl 作为诊查心肌梗死患者心肌细胞活性的放射性医药品之一,已经被广泛应用于临床。此外,因为^{201}Tl 能够被癌吸收,也用于癌的图像诊断。

铊的理化性质与钾相似,进入细胞后不易排出。一价铊盐的毒性大于三价铊盐。它能与钾离子有关受体部位结合,竞争性地抑制钾的生理生化作用,可较大地影响体内与钾离子有关的酶系。由于铊离子能干扰细胞内钾富集的泵机制,因此当铊浓度明显增高时,可激活膜上的 Na^+,K^+-ATP 酶而影响细胞的正常功能。已发现,铊对神经组织和肌肉中的 Na^+,K^+-ATP 酶、微粒体磷酸酶的亲和力比钾大 10 倍。这种较大的亲和力,可引起毒害作用。

铊与酶分子或蛋白疏基结合,可抑制许多酶的活性,尤其是与线粒体膜的疏基结合,可抑制氧化磷酸化失偶联,干扰机体的能量代谢;干扰含硫氨基酸代谢,抑制细胞有丝分裂。铊与半胱氨酸上的疏基结合,影响半胱氨酸加入角蛋白的合成,导致毛发、指甲生长障碍、脱发和米氏线的产生等。

铊在体内与核黄素牢固结合,干扰其代谢,使黄素蛋白合成减少和黄素二腺苷代谢紊乱,导致丙酮酸代谢和其他有关的能量代谢发生障碍,引起外周神经炎。所以,铊中毒出现的一些神经系统表现与核黄素缺乏症十分相似。

铊可通过血脑屏障在脑内蓄积从而产生明显的神经毒作用,使脑组织中琥珀酸脱氢酶和鸟嘌呤脱氢酶活性明显减弱。铊使脑组织脂质过氧化速率增加,导致儿茶酚胺代谢紊乱。铊还可以穿过胎盘对胎儿造成损害。

铊对甲状腺具有明显的细胞毒作用。动物实验显示硫酸铊可致甲状腺功能明显低下,甲状腺组织内 T_3、T_4 含量明显减少,从而影响骨骼系统的生长发育与脑的发育成熟。此外,铊与多核糖体结合、干扰蛋白质合成,拮抗 Ca^{2+} 对肌肉的激活效应。

铊致死剂量因给药途径、动物种类、毒物类别而异,一般为 10~30 mg/kg。铊对成人的致死剂量约为 12 mg/kg,儿童致死量为 5~7.5 mg/kg。急性铊中毒(thallium poisoning)在临床上较为罕见,但近年来屡有报道,多为误服和谋杀投毒等原因所致。由于铊及其化合物溶解后无色无味,铊盐投毒案件隐匿性较强,已引起了医学界、刑侦部门及社会的广泛关注。

急性铊中毒有一定潜伏期,与接触剂量相关,多在接触后 12~24 h 发病。消化道症状出现较早,神经系统症状一般在中毒后第 2~5 天开始出现,表现为双下肢酸麻、蚁走感等感觉异常,铊中毒累及颅神经时表现为视力下降、球后视神经炎、视神经萎缩、上睑下垂、周围性面瘫、构音障碍及咽下困难等。自主神经功能紊乱表现为心动过速、心律失常、血压升高、多汗及尿潴留等。脱发为铊中毒的特异性表现,一般在中毒后 1~3 周出现。头发呈一束束脱落,表现为斑秃或全秃。还可伴眉毛、胡须、腋毛、阴毛脱落。一般情况下,脱发是可逆的,大约在 4 周后头发开始再生,至 3 个月左右完全恢复。严重铊中毒可致永久性脱发。

【检测方法】

血液中的铊和尿液中的铊均可用石墨炉原子吸收光谱法测定。中毒者呕吐物、胃清洗液和大便可分析出铊盐存在。

【参考区间】

正常人血液中不含有铊;尿铊应小于 0.25 μmmol/L,如尿铊大于 0.015 mmol/L 即有诊断意义。

【临床意义】

血铊、尿铊、粪铊检测可作为接触铊化物的指标之一,对中毒诊断有重要意义。

【评价】

中毒样品的送检要求,对于尿样,需用清洁具盖聚乙烯塑料瓶收集晨尿或比重在 1.010~1.030 之间的随机尿不少于 100 mL 送检。对于血样,采集静脉血,置于预先加入肝素钠溶液(1 mL 血液加 20~40 μL)的具塞聚乙烯塑料管或真空肝素抗凝采血管中不少于 2 mL,充分混匀后送检。

七、铋中毒

金属铋由矿物经煅烧后成三氧化二铋,再与碳共热还原而获得,可用火法精炼和电解精炼制得高纯铋。铋在自然界中以游离金属和矿物的形式存在。铋主要用于制造易熔合金,最常用的是铋同铅、锡、锑、铟等金属组成的合金,用于消防装置、自动喷水器、锅炉的安全塞,一旦发生火灾时,一些水管的活塞会"自动"熔化,喷出水来。在消防和电气工业上,用作自动灭火系统和电器保险丝、焊锡。

不溶性铋盐(如次碳酸铋等)常为治疗胃肠道疾病的内服药物或外用制剂,虽然被吸收的量很少,但若大量或长期应用可导致铋中毒(bismuth poisoning),中毒时可引起高铁和碳氧血红蛋白血症、急性血小板减少,可致便秘并使粪便呈灰色或黑色。哺乳期妇女由于乳头破裂而多次涂拭鱼肝油铋剂,婴儿可因吮入多量引起中毒。医治腹泻时使用了过量的次硝酸铋,肠道细菌作用于次硝酸铋可氧化为亚硝酸盐,从而可出现铋和亚硝酸盐双重中毒症状。小儿口服次硝酸铋的致死量为 3~5 g。静脉或肌注可溶性铋盐过量可以导致急性中毒或肾衰。

【检测方法】

血液标本可采用简易测定碳氧血红蛋白的方法,如加碱法:取患者血液 1~2 滴,用蒸馏水 3~4 mL 稀释后,加 10% 氢氧化钠溶液 1~2 滴,混匀,血液中 Hb-CO 增多时,加碱后血液仍保持淡红色不变,正常血液则呈绿色,本试验在浓度高达 50% 时才呈阳性反应。分光光度法:取血数滴,加入蒸馏水 10 mL,用分光光度计检测可见特殊的吸收带,其吸收谱在 579~564 nm、548~530 nm 处小于正常血液标本,并可见特殊吸收带。

用原子荧光光谱法、电感耦合等离子体质谱、氢化物原子荧光法、碳糊电极示波极谱阳极溶出法等可测定血清、腹透液和尿液中痕量铋浓度。

【参考区间】

血液含铋量一般小于 0.01 μg/mL。

【临床意义】

口服铋制剂造成慢性中毒可出现口炎(主要为色素沉着,好发于前牙游离龈缘和龈乳头,口腔卫生状况较差的患者,常表现为沿游离龈下约 1 mm 宽,连续的蓝黑色线状损害,随龈缘与龈乳头边缘线起伏为波浪状,称为"铋线")、皮疹,畏食、体重减轻、腹泻及黄疸。局部用铋,儿童可发生皮肤溃疡,而周身性中毒则见有铋沉着在骨骼上,对儿童,它可干扰膜性软骨骨化,而对成年人,可伴有单侧或双侧肱骨头骨关节病,在患者长骨端的 X 线片上可见白色带,与铅中毒病例所见相仿。没食子酸铋、碳酸铋、硅酸铋等中毒所引起的脑病,其前驱症状有头痛、失眠、精神异常;稍后,可突然发生明显的脑病症状,如精神错乱、肌肉强直、运动失调、构音障碍、幻觉、惊厥等。对铋盐过敏者,肌注后可出现发热、皮疹、急性溶血,偶见剥脱性皮炎。

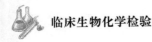

【评价】

碳氧血红蛋白的测定方法简单、快速,可间接反映铋中毒的情况;带碰撞反应池的电感耦合等离子体质谱仪(inductively coupled plasma-mass spectrometry,ICP-MS)作为血铋浓度检测的方法可以快速、简便、准确地测定人体血液中铋含量;原子吸收分光光度法测定血浆铋的浓度,方法简单、准确和快速。用氢化物原子荧光法省时、灵敏度高;碳糊电极示波极谱阳极溶出法可以避免汞污染。

第二节 酒 精

酒精(alcohol)的化学名是乙醇(ethanol)。日常饮用的各类酒,都含有不同量的酒精,饮酒后,乙醇在消化道中被吸收入血,空腹饮酒则吸收更快。血中的乙醇由肝脏来解毒,先是在醇脱氢酶作用下转化为乙醛,又在醛脱氢酶作用下转化为乙酸,乙酸再进一步分解为水和二氧化碳。全过程需 $2\sim4$ h。大量饮酒,超过机体的解毒极限时会引起中毒。成人的乙醇中毒量为每次 $75\sim80$ mL,致死量为每次 $250\sim500$ mL,幼儿每次 25 mL 亦有可能致死。

酒精中毒(alcoholism)几乎可影响所有的器官系统,除神经系统外,最常见的还有肝硬化和心肌病。此外,胃炎、胰腺炎、低钠血症、低钙血症、低镁血症等水电解质代谢紊乱以及免疫功能低下,感染易感性增加,愈合障碍等亦常有发生。酒精中毒的这些合并症,有些是酒精毒性作用直接造成的,主要与酒精中毒继发营养缺乏有关。每克酒精产热 30 kJ,其中所含维生素、金属离子及其他营养素等大多微不足道。饮酒起初的若干年内,尚可保持营养状态良好的虚假外表,而脑组织、周围神经、肝、心脏等组织器官则已趋变性,终至不能逆转的境地。

一、乙醇

乙醇的结构简式为 C_2H_5OH,俗称酒精,它在常温、常压下是一种易燃、易挥发的无色透明液体,它的水溶液具有特殊的令人愉快的香味,并略带刺激性。乙醇是酒的主要成分(含量和酒的种类有关)。白酒的度数表示酒中含乙醇的体积百分比,通常是以 20 ℃时的体积比表示的,如 50 度的酒,表示在 100 mL 的酒中,含有乙醇 50 mL(20 ℃)。摄入体内的乙醇除少量未被代谢而通过呼吸和尿液直接排出外,大部分乙醇都被氧化分解。乙醇代谢的速率主要取决于体内酶的含量,它具有较大的个体差异,与遗传有关。在人体中存在乙醇脱氢酶,而且其含量无个体差异,但缺少乙醛脱氢酶的人较多。乙醛脱氢酶的缺少,可使酒精不能被完全分解为水和二氧化碳,而是以乙醛继续留在体内。乙醛具有让毛细血管扩张的功能,会引起脸色泛红甚至身上皮肤潮红等现象(也就是我们平时所说的“上脸”)。

乙醇在肝内代谢会生成大量 NADH,它使细胞内还原氧化比(NADH/NAD$^+$)增高,甚至可高达正常水平的 $2\sim3$ 倍。酒精中毒时,依赖于 NADH/NAD$^+$ 比正常的代谢可发生异常,如乳酸增高、酮体蓄积导致代谢性酸中毒,糖异生受阻可出现低血糖。

进入人体的乙醇如果不能被及时代谢,会随着血液进入大脑。在大脑中,乙醇会破坏神经元细胞膜,并会不加区别地同许多神经元受体结合,从而会削弱中枢神经系统,并通过激活抑制性神经递质(γ-氨基丁酸)和抑制兴奋性神经递质(谷氨酸盐)造成大脑活动迟缓。γ-氨基丁酸神经元的紊乱和体内的阿片物质(抗焦虑、抗病痛)的分泌会导致多巴胺的急剧分泌。体内阿片物质同时还与多巴胺分泌的自动调节有关。酒精会对记忆、决断和身体反射产生影响,并能导致酒醉和昏睡,有时还会出现恶心。饮酒过量可导致酒精中毒性昏迷。酒精是日常生活中常见的致畸剂之一,慢性酒精中毒时,可使精子或卵子的活力减弱或者发育异常,从而影响受精卵和胚胎的发育。

致癌物质普遍溶于乙醇,乙醇可促进癌细胞转移,通过刺激上皮细胞间的传递性,使癌症细胞变得更具有攻击性,从而扩散到人体全身各处。

(一)血液乙醇

饮酒后,乙醇很快通过胃和小肠的毛细血管进入血液。一般情况下,饮酒者血液中乙醇的浓度(blood

alcohol concentration,BAC)在 30～45 min 内将达到最大值,随后逐渐降低。当 BAC 超过 1000 mg/L 时,将可能引起明显的酒精中毒(即乙醇中毒)。当人饮酒后,乙醇会渗透到体内血液中。通过肺部呼吸交换,血液中的乙醇蒸气会随着废气而呼出体外。血液中乙醇含量越高,呼出气体中的乙醇蒸气的浓度越大。通常认为呼出气体中所含乙醇的量是血液中所含乙醇的量的 1/2200。换言之,0.1% BAC=0.1 g/dL 血液乙醇=0.1 g/220 L 呼出酒气=0.46 mg/L 呼出酒气。血液中乙醇浓度的测定对急性酒精中毒的诊断和病情的判断有帮助(表 9-1)。

表 9-1 不同程度的 BAC 对人影响的典型效果

BAC/(%)	BAC/(mg/dL)	呼气浓度/(mg/L)	酒醉程度	症　　状
0.05～0.1	50～100	0.23～0.46	微醉	颜面色红、轻度血压上升、亦有人无症状
0.1～0.15	100～150	0.46～0.69	轻醉	轻度酩酊、解除抑制、多辩、决断快
0.15～0.2	150～200	0.69～0.92	茫醉	中度酩酊、兴奋状、合并麻痹症状、语言略不清楚、运动失调、平衡障碍、判断力迟钝
0.25～0.35	250～350	1.15～1.61	深醉	强度酩酊、恶心、呕吐、意识混乱、步行困难、言语不清、易进入睡眠状态
0.35～0.45	350～450	1.61～2.07	泥醉	昏睡期、意识完全消失、时有呼吸困难、弃之不顾可能导致死亡
0.45 以上	450 以上	2.07 以上	死亡	呼吸麻痹或心脏机能不全而死

【检测方法】

常用血乙醇测定方法有气相色谱法、酶速率终点法、化学发光法、干化学法等。中华人民共和国公共安全行业标准 GA/T842—2009 血液乙醇含量的检验方法:顶空气相色谱检验法。利用乙醇的易挥发性,以叔丁醇为内标,用顶空气相色谱火焰离子化检测器进行检测;经与平行操作的乙醇标准品比较,以保留时间或相对保留时间定性,用内标法以乙醇对内标物的峰面积比进行定量分析。

【参考区间】

阴性。

【临床意义】

急性酒精中毒时呼气中乙醇浓度与血清乙醇浓度相当。对于尚未形成乙醇依赖的个体而言,其中毒症状轻重与血中乙醇浓度有一定相关性,即血乙醇浓度越高,中毒症状越严重。根据临床症状和血中乙醇浓度可以判断中毒程度,并有助于估计预后。

【评价】

(1)气相色谱法虽然检测结果准确可靠,也是当今国际上检测乙醇含量的"金标准",但存在操作复杂、价格昂贵的缺点,难以推广应用;速率法因受方法学限制,试剂稳定性差,标本的开放暴露时间较长、各种干扰因素较多(如脂血、黄疸、试剂的交叉污染、酸碱等)直接影响检测结果的准确性和稳定性;化学发光法是一种简便、快速、灵敏的痕量分析方法,在进行复杂样品分析时,由于发光体系的选择性很差,不能对待测组分很好地定性,使其在实际应用中受到了很大的限制。干化学法操作简单、成本低、时间短、标本量少,结果准确,适用于临床推广应用。

(2)温度、取样的时间对结果有一定的影响,应引起重视。测试时室温应保持在 25 ℃ 左右,加标本至上机时间应保持在 10 s 以内,采血时禁忌用乙醇消毒,以防止干扰。从采血到测试应在 2 h 内完成。因乙醇易挥发,标本置放时间太长对检测结果的影响较大,采血试管密封要严密,测试前血液要混匀。

(3)酒精中毒时,除了检测乙醇外,还可检测其他指标,具体如下。①动脉血气分析:急性酒精中毒时可见轻度代谢性酸中毒。②血清电解质:重度酒精中毒患者可发生电解质平衡紊乱,而呕吐等可致电解质丢失造成低血钾、低血磷、低血镁等。③血清葡萄糖:乙醇可抑制糖原异生,并使肝糖原明显下降,引起低血糖,加重昏迷。急、慢性酒精中毒时可见低血糖症,故需检测血糖。④血尿素氮(酶偶联连续监测法):血液尿素浓度随饮食中的蛋白质含量成比例地改变,且组织分解时蛋白代谢率增加,血尿素增高。重度酒精

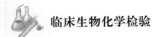

中毒患者可发生肾功能不全,血尿素测定有助于病情严重程度的估计。⑤血肌酐(两点法、Jaffé法、反应连续监测法):重度酒精中毒患者可发生肾功能不全,血肌酐测定有助于病情严重程度的估计。⑥血肌红蛋白(ELISA法、免疫层析法、发光免疫分析):乙醇可使血肌红蛋白升高。⑦尿常规:对病史不详的患者,检测血糖及尿糖和尿酮体有助于排除糖尿病引起的昏迷。

(二)呼吸乙醇

交通安全法规定国家质量监督检验检疫总局发布的中华人民共和国《车辆驾驶人员血液、呼气乙醇含量阈值与检验》国家标准(GB19522—2004)规定:在机动车驾驶人的每100 mL血液中,乙醇含量达到20 mg为饮酒驾车,每100 mL血液中乙醇含量达到和超过80 mg可以认定为醉酒驾车。除了上述检测血液乙醇浓度来观察饮酒程度外,还可以通过呼气测定法快速检测体内乙醇的含量,经过换算可以得到血液的乙醇含量。呼气乙醇含量与血液乙醇含量按1:2200的比例关系换算,即呼气乙醇含量的测定值乘以2200等于血液的乙醇含量。

【检测方法】

呼吸式乙醇测试仪工作原理:运用氧化反应原理,在测试仪内置一种橙色的重铬酸钠(钾)氧化剂。该氧化剂会与被测者呼出的乙醇气体发生反应,产生绿色的乙酸戊酯。这种颜色转变会被转化为电子信号,显示成数字信号。

【参考区间】

呼气测定法的浓度单位为mg/L,即每升吐气中所含的乙醇质量(按毫克计)。例如某人酒后吐气浓度为每升0.45毫克,则以0.45 mg/L表示。若某人血液乙醇浓度为100 mg/dL,则呼气浓度为血液的1/2200,故1000×1/2200 mg/L=0.46 mg/L;反之,若由呼气乙醇浓度为0.50 mg/L,换算回血液乙醇浓度为109 mg/dL。

【评价】

呼气检测仪器携带方便,随时随地皆可进行测定。昏迷、意识模糊及死亡者,因其无法呼气而采用血液测定。血液检测比呼气检测来得精确。

(三)唾液乙醇

人体唾液中乙醇含量与血液中乙醇含量具有相关性,且时间、体重、性别、年龄、饮酒量等因素对唾液、血液中乙醇浓度无显著影响。通过测试唾液中乙醇的浓度,推算出血液中乙醇的浓度。唾液乙醇检测属于无创伤(非入侵性)检测方法,人体在饮酒1~6 h内,唾液和血液乙醇浓度的相关系数为$r=0.962(p<0.001)$,即人体在饮酒后唾液和血液中的乙醇含量几乎相等,唾液、血液中乙醇的比值大约为1.07,通过检测唾液中的乙醇含量可以反映血液中乙醇的浓度。但由于口腔易受外界干扰,国际上这种方法都只作为是否饮酒的定性判断,即只用于判断是否酒驾的初步检测。

唾液乙醇检测通常是利用酶学原理,将一定量乙醇氧化酶(ALO)和过氧化物酶以及底物四甲基联苯胺(TMB)固定于试剂条上,当样品中含有乙醇时,酶学反应使底物TMB显色,通过比较反应的不同颜色,对样本中乙醇质量浓度进行半定量。本检测过程仅需2 min,其检测的阈值为0.1 mg/mL,灵敏度为96.5%,特异性为91%,准确性为94.7%。这种试纸条快速简便、准确可靠,适合现场使用。

(四)尿液乙醇

检测方法与血液乙醇检测相同。

二、甲醇

甲醇(methanol)又称木醇或木酒精(wood alcohol),为无色透明液体,可与水、乙醇、铜、醚、酯、卤代烃和苯混溶,甲醇易挥发,易燃。摄入甲醇5~10 mL就可引起中毒,30 mL可致死。

甲醇易经呼吸道、胃肠道和皮肤吸收。人经呼吸道吸入的甲醇蒸气约有60%被吸收,进入胃肠道的吸收高峰时间在30~60 min,吸收后的甲醇迅速分布到机体器官和组织内,分布量与器官和组织中含水量有关。以肝、肾和胃肠道中的含量最高,眼玻璃体和视神经的含量也较高,脑、肌肉和脂肪组织中较低。甲醇在人体中主要经肝脏代谢。肝内醇脱氢酶将甲醇氧化为甲醛,然后在甲醛脱氢酶作用下很快氧化成甲酸,甲酸经依赖叶酸盐的途径氧化成二氧化碳和水。甲醇在体内的氧化比乙醇慢,排泄也较慢。

甲醇中毒大多数为饮用掺有甲醇的酒或饮料所致的中毒。最低口服纯甲醇的中毒剂量约为 100 mg/kg,经口摄入 0.3～1 g/kg 甲醇可致死。在通风不良的环境或发生意外事故中短期内吸入高浓度甲醇蒸气或容器破裂泄漏经皮吸收大量甲醇溶液亦可引起急性或亚急性中毒。人吸入甲醇浓度达 32.75 g/m³ 时,可危及生命。无论何种接触途径引起的中毒,通常有 12～24 h 的潜伏期,少数长达 2～3 天。口服纯甲醇中毒症状出现较快,最短者仅 40 min。如同时饮酒或摄入乙醇,潜伏期可延长。

甲醇的毒性与其原形及其代谢产物的蓄积量有关。甲醇本身具有麻醉作用,可使中枢神经系统受到抑制。轻者表现为头痛、眩晕、乏力、嗜睡和意识混浊等,但很少产生乙醇中毒时的欣快感。重者出现昏迷和癫痫样抽搐。少数严重中毒者在急性期或恢复期可有锥体外系损害或帕金森综合征的表现,有的有发音和吞咽困难及锥体束症状。而甲醇中毒引起的代谢性酸中毒和眼部损害主要与甲酸含量有关。甲酸盐可通过抑制细胞色素氧化酶引起轴浆运输障碍,导致中毒性视神经病。由甲酸盐诱导的线粒体呼吸抑制和组织缺氧,可产生乳酸盐。此外,甲醇氧化可使细胞内 $NAD^+/NADH+H^+$ 比例下降,促进厌氧微生物的糖酵解,并产生乳酸。甲酸和乳酸及其他有机酸的堆积,可引起酸中毒。甲醇对不同种系动物的毒性作用差异较大,动物中猴对甲醇最为敏感。因乙醇与醇脱氢酶的结合力大于甲醇,同时接触乙醇可使甲醇中毒的潜伏期延长、初始症状不明显。但中毒前长期接触乙醇(如嗜酒者),可造成体内叶酸盐缺乏,影响甲酸代谢。目前认为,甲醇的毒性除与接触量有关外,还与是否同时接触乙醇及体内叶酸盐含量有关。后两个因素可部分解释甲醇毒性的个体差异。

【实验室检查】

严重甲醇中毒的实验室检查一般包括:血液甲醇和甲酸测定;血气分析;血清电解质和淀粉酶测定,血、尿常规;肝、肾功能及心电图、脑 CT 检查等。

(1)血液甲醇和甲酸测定:可帮助明确诊断和指导治疗,有条件时应多次测定。测定方法同乙醇。非职业接触者血液中甲醇浓度为 0.015 mmol/L,甲酸浓度为 0.07～0.4 mmol/L。血液甲醇浓度大于 6.20 mmol/L 时,可出现中枢神经系统症状;甲醇浓度大于 31.0 mmol/L 时,可出现眼部症状。未经治疗死亡患者血液中甲醇浓度多达 46.5～62.0 mmol/L。当血液中甲酸浓度大于 4.34 mmol/L 时,多有眼损害和酸中毒。由于采血时间不同、个体差异以及受同时摄入乙醇的影响,上述剂量-效应关系仅供诊断时参考。

(2)尿甲醇和甲酸测定:主要用于职业接触工人的生物监测,亦可作为中毒诊断的参考指标。

(3)血气分析或二氧化碳结合力测定:用于监测酸中毒和判断病情严重程度。在有条件单位最好测定动脉血 pH 值和进行血气分析。

(4)其他检验:严重中毒时,白细胞和红细胞平均容积增高,后者系中毒引起红细胞增大所致;口服中毒者血清淀粉酶可增高,少数患者肝、肾功能异常,个别患者出现肌红蛋白尿。

【临床意义】

甲醇升高主要见于大量吸入甲醇蒸气或误作乙醇饮入所致。急性中毒可并发急性胰腺炎、心律失常、转氨酶升高和肾功能减退等。

三、异丙醇

异丙醇是透明的无色液体,易燃,其性质非常不稳定。它可以发出类似混合乙醇和丙酮的轻微气味。它不能溶解于盐溶液,但可以和水、丙酮、苯、乙醚、氯仿以及其他酒精混合。异丙醇能凝固蛋白质,导致微生物死亡,可杀灭细菌繁殖体,破坏多数亲脂性病毒。主要用于浸泡、擦拭消毒;异丙醇还是重要的化工产品和原料,主要用于制药、化妆品、塑料、香料、涂料等。其蒸气的毒性为乙醇的 2 倍,内服时的毒性则相反。口服后大多数在 30 min 内吸收,2 h 完全吸收,吸收到体内后 80% 经代谢转化成丙酮,经呼吸道和肾脏排出,20% 以原形从呼出气和尿中排出,一部分代谢产物丙酮进一步转化成乙酰乙酸而参加三羧酸循环。异丙醇的毒性和麻醉作用比乙醇大一倍,在体内几乎无蓄积。空气中最高容许浓度为 980 mg/m³。操作人员应戴防毒面具。浓度高时应戴气密式防护眼镜密闭设备及管路,实行局部或全面通风。人在 980 mg/m³ 浓度下,3～5 min 可引起眼、鼻和喉轻度刺激。一次经口摄入 16.6 mL 可致死。儿童在不通风室内使用异丙醇擦身降体温,可引起性急性中毒。个别病例用 70% 异丙醇消毒皮肤,可引起接触性皮炎。

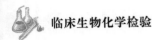

实验室检查可有血液丙酮增高、血液异丙醇增高、尿液丙酮增高、尿液异丙醇增高、血糖降低。

【检测方法】

同乙醇的测定。

【参考区间】

异丙醇正常参考区间:阴性。

【临床意义】

升高见于异丙醇中毒者。

第三节 致细胞低氧物

低氧是特殊环境生理、临床等领域经常涉及的病理生理现象。作为一种应激因素,低氧可导致呼吸系统、心血管系统等机体多功能损伤。临床上引起细胞低氧的物质很多,本节仅介绍一氧化碳和氰化物。

一、一氧化碳

一氧化碳(carbon monoxide,CO)是无色、无臭、无味的气体,密度为 1.291,空气中一氧化碳浓度达到 12.5%~74%,有爆炸的危险。一氧化碳中毒是含碳物质燃烧不完全时的产物经呼吸道吸入引起的中毒。一氧化碳与血红蛋白的亲和力比氧与血红蛋白的亲和力高 200~300 倍,极易与血红蛋白结合,形成碳氧血红蛋白,使血红蛋白丧失携氧的能力和作用,高浓度的一氧化碳还能与细胞色素氧化酶中的二价铁离子相结合,直接抑制细胞内呼吸,造成组织窒息。而解离又比氧合血红蛋白慢 3600 倍。对全身的组织细胞均有毒性作用,中枢神经系统和心肌对缺氧特别敏感,在受一氧化碳损害时也表现得最严重,一氧化碳中毒时,脑内小血管迅速麻痹、扩张。脑内 ATP 在无氧情况下迅速耗尽,钠泵运转不灵,钠离子蓄积于细胞内而诱发脑细胞内水肿。缺氧使血管内皮细胞发生肿胀而造成脑血管循环障碍。脑血循环障碍可造成血栓形成、缺血性坏死以及广泛的脱髓鞘病变,神经系统损害发病率几乎达 100%。当人们意识到已发生一氧化碳中毒时,往往为时已晚。因为支配人体运动的大脑皮质最先受到麻痹损害,使人无法实现有目的的自主运动,手脚已不听使唤。所以,一氧化碳中毒者往往无法进行有效的自救。急性一氧化碳中毒在 24 h 内死亡者,血呈樱桃红色。实验室诊断项目主要有血液中碳氧血红蛋白(HbCO)测定及其他辅助检查。

【检测方法】

(1) 血中 HbCO 快速简易测定法(加碱法):采血 1~2 滴,置于 4 mL 蒸馏水试管内,加入 10%氢氧化钠溶液 2 滴,混匀后血液呈淡粉红色,约经 15、30、50、80 s 后(相当于 HbCO 饱和度 10%、25%、50%、75%),再变为草黄色。正常 HbCO 立即变为草黄色。

(2) 连二亚硫酸钠还原法测定血中 HbCO:血液中含有四种血红蛋白成分,即还原血红蛋白(Hb)、氧合血红蛋白(HbO_2)、碳氧血红蛋白(HbCO)及微量的高铁血红蛋白(methemoglobin,MetHb),用连二亚硫酸钠将 HbO_2 和 MetHb 还原成 Hb,则血液中只存在 HbCO 和 Hb 两种成分。HbCO 的最大吸收波长在 420 nm,Hb 的最大吸收波长在 430 nm。测出被检血样在两个波长的吸光度,再利用 HbCO 和 Hb 在两个波长下的摩尔吸光系数计算 HbCO 的百分浓度。

【参考区间】

正常人血液中 HbCO 含量可达 5%~10%,其中有少量来自内源性一氧化碳,其含量为 0.4%~0.7%,轻度一氧化碳中毒者血中 HbCO 可高于 10%,中度中毒者可高于 30%,严重中毒时可高于 50%。

【临床意义】

HbCO 测定方法快速简单,阳性结果表示患者已吸入较多的一氧化碳(煤气),应立即进行抢救。如确有一氧化碳中毒症状出现,而一氧化碳定性为阴性,可能患者中毒症状较轻,或已吸入了较多的新鲜空气,症状已经缓解,或已经开始进行了吸氧治疗。

【评价】

目前应用的检测方法有测压法、扩散法、气相色谱法、红外分析法等,这些方法需要贵重的设备,无法在基层普及。连二亚硫酸钠还原法测定血中 HbCO,快速简单,检测测定范围为血中含 HbCO 在 2%～70.5%,批间变异系数为 1.9%～5.6%,平均回收率为 95.8%。

二、氰化物

氰化物(cyanide)特指带有氰基(CN)的化合物,其中的碳原子和氮原子通过叁键相连接。该叁键使氰基具有相当高的稳定性,使之在通常的化学反应中都以一个整体存在。通常人们所了解的氰化物都是无机氰化物,俗称山柰(来自英语音译"cyanide"),是指包含有氰根离子(CN^-)的无机盐,可认为是氢氰酸(HCN)的盐,常见的有氰化钾和氰化钠。它们多有剧毒,另外,有机氰化物是由氰基通过单键与另外的碳原子结合而成的。视结合方式的不同,有机氰化物可分类为腈(C—CN)和异腈(C—NC),相应的,氰基可被称为腈基(—CN)或异腈基(—NC)。氰化物可分为无机氰化物,如氢氰酸、氰化钾(钠)、氯化氰等;有机氰化物,如乙腈、丙烯腈、正丁腈等均能在体内很快析出离子,均属高毒类。氰化物中凡是能释放出氰化氢或氰离子的都具有与氰化氢同样的剧毒作用。

氰化氢(HCN)是一种无色气体,带有淡淡的苦杏仁味。氰化钾和氰化钠都是无色晶体,在潮湿的空气中,水解产生氢氰酸而具有苦杏仁味。一些植物果实如苦杏仁、桃仁、李子仁、枇杷仁、樱桃仁及木薯中含有氰苷,氰苷分解后可产生氢氰酸。

虽然 HCN 在生物体内的存在并不多,但它在机体中能分解出具有毒性的氰离子(CN^-),氰离子能抑制组织细胞内多种酶的活性,如细胞色素氧化酶、过氧化物酶、脱羧酶、琥珀酸脱氢酶及乳酸脱氢酶等。氰离子能迅速与氧化型细胞色素氧化酶中的三价铁结合,阻止其还原成二价铁,使传递电子的氧化过程中断,组织细胞不能利用血液中的氧而造成内窒息。中枢神经系统对缺氧最敏感,故大脑首先受损,导致中枢性呼吸衰竭而死亡。吸入高浓度氰化氢或吞服大量氰化物者,可在 2～3 min 内呼吸停止,呈电击样死亡。在高浓度时,CN^- 与磷酸吡哆醛等的羰基结合,发生以磷酸吡哆醛为辅酶的酶抑制。某些腈类化合物的分子可直接对中枢神经系统产生抑制作用。

口服氢氰酸致死量为 0.7～3.5 mg/kg;吸入空气中的氢氰酸浓度达 0.5 mg/L 即可致死;口服氰化钠、氰化钾的致死量为 1～2 mg/kg。成人一次服用苦杏仁 40～60 粒、小儿 10～20 粒可发生中毒乃至死亡。未经处理的木薯致死量为 150～300 g。此外,很多含氰化物(电镀、照相染料所用药物常含氰化物)的物质都可引起急性中毒。

氰化物中毒的实验室检查主要是在血液、尿液或呕吐物中查出氰基。

【检测方法】

氰化物可以用比色法或滴定法测定。在分光光度计比色法中,当溶液 pH<8 时,氰化物与氯胺-T(chloramine-T)反应生成氯化氰(CNCl),当反应完成后,添加吡啶-巴比妥酸剂(pyridine-barbituric acid reagent)显色后的配合物在波长 578 nm 处测定其吸光度来判断其浓度。

更精确的检测可用气相色谱分析仪加上氮磷侦测器(nitrogen phosphrous detection,NPD)或电子捕捉侦测器(electron-capture detection,ECD)进行。

【参考区间】

正常人血液中的氰化物含量通常是纳摩尔水平。中毒的血液中氰化物含量为 40 μmol/L,中毒存活者血液中氰化物含量可高达 231 μmol/L,而中毒死亡者可达 400 μmol/L。

【临床意义】

氰化物属于烈性毒物。在食品中的来源有污染和人为投毒等,是食物中毒后重点筛查项目。

第四节 镇 痛 剂

镇痛剂种类繁多,如对乙酰氨基酚、乙酰水杨酸、贝诺酯、安乃近、保泰松、吲哚美辛、双氯芬酸钠、异丁苯丙酸、芬必得、吡罗昔康、牛磺酸等。各种镇痛剂的作用各有侧重,既有解热镇痛作用,又有消炎、抗风湿功能。轻度和中度的疼痛,如头痛、神经痛与肌肉痛、关节痛及月经痛等,服镇痛药后均能奏效。本节仅介

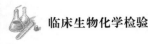

绍对乙酰氨基酚和乙酰水杨酸在临床上应用过量的检验方法。

一、对乙酰氨基酚

对乙酰氨基酚(paracetamol 或 acetaminophen)也称为对羟基乙酰苯胺、醋氨酚或扑热息痛,是一种常用的退热和止痛药物,常用于发热、头痛和其他轻微疼痛。它是许多感冒药和止痛药的主要成分。由于它在不同类型药物中均有存在,所以偶然的过量服用较为常见。在许多非处方药中都有对乙酰氨基酚成分,种类超过 200 种,主要包括泰诺、必理通、感冒清、白加黑、酚麻美敏胶囊、双扑伪麻片、复方对乙酰氨基酚片、三九感冒颗粒等。

虽然在建议剂量下对人体是安全的(成人每次 1000 mg 或每天不超过 4000 mg,饮酒时每天不超过 2000 mg),严重的药物过量会导致永久性肝衰竭,在少数例子中,即使是正常剂量也会导致相同的严重结果。特别是这种危险会随饮用含酒精的饮料而升高。在许多西方国家,此种药物中毒是导致严重肝衰竭最主要的原因。对乙酰氨基酚在胃肠道中吸收迅速,口服(治疗量)后 30~120 min,血浆浓度达最高峰。90%药物在肝脏内与葡萄糖醛酸和硫酸结合,自尿中排出;仅 2%~4%经肝内细胞色素 P-450 混合功能氧化酶系统代谢,成为有毒的中间代谢产物 N-乙酰对苯醌亚胺(N-acetyl-p-benzoquinonimine,NAPQI)而与谷胱甘肽结合。后者消耗殆尽后,未结合的代谢物与肝细胞蛋白质结合,而导致肝细胞坏死;并可发生粒细胞减少、高铁血红蛋白减少、血小板减少、过敏性皮炎、肝炎等,长期、大量服用对乙酰氨基酚可出现排尿疼痛、少尿、血尿等急性肾衰竭症状,在肾功能低下者尤甚。成年人每日推荐用量为每次 500 mg 至 1000 mg,服用超过 7.5 g/d 或 150 mg/kg 体重可能导致肝中毒。

【检测方法】

薄层扫描检测法检测血中对乙酰氨基酚具有操作简便快速、定性准确的特点,可用于对乙酰氨基酚的体内浓度监测和对乙酰氨基酚中毒的快速诊断。2010 版中国药典修订增订内容中对乙酰氨基酚片的检测参照高效液相色谱法进行,该法专属性强、灵敏度高、操作方便。

高铁血红蛋白如果超过总血红蛋白的 2%以上,血液便呈暗褐色,肉眼可进行简单判断。

【参考区间】

正常人血液和尿液中对乙酰氨基酚为阴性。血浆浓度达到 990 μmol/L 则为中毒。

儿童口服对乙酰氨基酚达到 150 mg/kg 则被认为是中毒。成人对乙酰氨基酚用量达到 150 mg/kg 或总量达到 7.5 g(不按体重计),均被认为是中毒。长期日摄入量高于 4 g/d 也可导致中毒,日摄入剂量稍高于 6 g/d 可导致死亡。正常剂量的血浆半衰期为 2.5 h,而肝细胞损伤时则高达 4 h 以上。

高铁血红蛋白的评估:将一滴血放在滤纸上,当高铁血红蛋白达到 15%时,血看上去是棕色的。正常情况高铁血红蛋白小于 1%。

【临床意义】

对乙酰氨基酚中毒主要表现为"药物性肝炎"或"暴发性肝衰"的改变。药物血浆浓度测定可发现潜在中毒,间隔几小时后反复测定,有助于中毒诊断。

二、水杨酸盐

水杨酸(salicylate),化学名为邻羟基苯甲酸,也称柳酸,柳树及水杨树中含有该物质。水杨酸对胃刺激较大,故仅限于局部应用,常在皮肤疾病中作为角质溶解剂,为许多软膏制剂的成分之一。水杨酸的衍生物较多,具体如下。①盐类,如钠盐(如水杨酸钠)、铵盐、锂盐、锶盐及钙等。②酯类,主要有乙酰水杨酸(阿司匹林)、水杨酸甲酯和乙酯,水杨酸苯酯等。口服水杨酸类药物后,很快由胃及小肠上部吸收。2 h 后,血浆内浓度达到高峰。水杨酸盐主要由肾脏排泄,肾功能正常者内服后,几分钟即可见于尿中,约24 h 可排出中毒量的一半;如尿为碱性(pH7.5 以上),则排泄加快 3 倍,6 h 就可把血中水杨酸盐下降一半。小儿摄入阿司匹林或水杨酸钠等治疗量的 2~4 倍可以出现中毒症状。阿司匹林的最小致死量为 0.3~0.4 g/kg。水杨酸钠的最小致死量约为 0.15 g/kg,小儿内服冬绿油(水杨酸甲酯)的致死量约为 4 mL。

水杨酸类药物中毒多为一次用量过大或长期大量应用所致,在婴儿时期更易发生误服而中毒的意外事故。外用水杨酸油膏或粉类制剂于皮肤大面积破损处,可经皮肤吸收中毒。水杨酸对中枢神经系统的作用,开始为兴奋(呼吸增强、恐怖、烦躁不安、震颤、惊厥等),然后由兴奋转为抑制,甚至可发生水肿。由于呼吸增强,换气过度,可引起呼吸性碱中毒,后因碱的排出以及水杨酸盐类所引起的代谢受到改变(水杨酸盐对氨基转移酶和脱氢酶的抑制可使乙酰辅酶 A 经由三羧酸循环的代谢受到阻碍而致酮体增加),引起代谢性酸中毒。水杨酸可直接作用于血管平滑肌,使周围血管张力降低,血管中枢麻痹可引发循环衰竭。

【检测方法】

(1)三氯化铁定性试验:将胃洗出液或尿放在试管内煮沸,冷却后加酸,然后加入数滴 5%～10%三氯化铁溶液,出现紫色转为紫红色,证明有水杨酸盐。

(2)检测血中水杨酸盐水平:主要用高效液相色谱法及其衍生技术。在服用水杨酸盐 30 min 后,即可测定其浓度,轻度中毒为 2.16～2.88 mmol/L(30～40 mg/dL);中度中毒为 2.88～4.32 mmol/L(40～60 mg/dL);严重中毒为 4.32 mmol/L(60 mg/dL)以上。

【参考区间】

正常人血液和尿液中水杨酸类药物为阴性。

【临床意义】

长期使用水杨酸类药物可引起机体出现水杨酸反应,导致水杨酸中毒。在婴儿时期更易发生误服过量的意外事故。外用水杨酸油膏或粉类于皮肤大面积破损处,可经皮肤吸收中毒。有脱水,肝、肾功能不全,低凝血酶原血症的患者更易发生严重毒性反应。水杨酸盐可以透过胎盘屏障,孕妇服用过量,常致胎儿或新生儿中毒。小儿摄入阿司匹林或水杨酸钠等治疗量的 2～4 倍可以出现中毒症状。

第五节 抗胆碱药

抗胆碱药是具有阻滞胆碱受体,使递质乙酰胆碱不能与受体结合而呈现与拟胆碱药相反作用的药物。常用的抗胆碱药物有硫酸阿托品、东莨菪碱、氢溴酸山莨菪碱、三环抗抑郁药、抗精神病药物吩噻嗪类以及一些抗组胺类药。这些药物用于治疗,误食或有意服用都可以引起中毒。

一、三环抗抑郁药

三环类抗抑郁药(tricyclic antidepressant,TCA)由两个苯环和一个杂环构成,咪唑类杂环上含氮;这类抗抑郁药主要有阿米替林(amitriptyline)、丙咪嗪(imipramine)、多虑平(doxepin)等,用以对抗情绪低落、忧郁消极及解除抑制。抗忧郁药主要作用于间脑(特别是下丘脑)及边缘系统,在这个被称为"情绪中枢"的部位发挥调节作用。三环类抗抑郁药能阻止单胺递质(主要为肾上腺素和 5-HT)再摄取,使突触间隙单胺递质含量升高而产生抗抑郁作用。本类药物的毒性较小,但有若干不良反应,如可引发躁狂状态、锥体外系及自主神经失调症状。这类药物具有抗胆碱能作用,在中毒陷入昏迷前常见兴奋激动、体温升高、肌阵挛或癫痫发作、血压先升高然后降低中毒可引起心肌损害、心律失常、突然虚脱甚至心搏停止,严重者可致死。

这类药物的急性中毒,其危险性比抗精神病药中毒严重得多,以丙咪嗪和阿米替林为例,一次吞服 1.2～2 g 即会出现严重中毒,或可危及生命,一次吞服 2～2.5 g 则可致死。三环类药物从消化道吸收,与蛋白质结合,中毒后分布全身,以肝、肺、肾、心脏最多。因此,可对肝脏和心脏造成严重损害,也是本类药物常见的致死原因。

【检测方法】

三环类抗忧郁药中毒时,患者的呕吐物、胃液、血液,均可测出三环类抗抑郁药浓度。应用气相色谱法可精确测定三环类抗忧郁药血浆水平;毛细管电泳、电化学发光法、液相色谱-质谱法等对三环类抗抑郁药物的检测在一定浓度范围内线性良好,日内、日间精密度均不超过 12%,专属性强、灵敏、准确。采用胶体金免疫层析技术,可进行快速筛查。

【参考区间】

正常人血液和尿液中三环类抗忧郁药为阴性。胶体金法检测限为 1000 ng/mL。

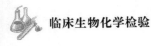

【临床意义】

严重中毒时,血液药物浓度可高达 10 g/L。药物过量可致中枢神经系统紊乱和外周抗胆碱能综合征,如心动过速、高血压、发热、瞳孔散大、皮肤干而红、肠鸣音减低、尿潴留、呼吸抑制等。

二、吩噻嗪类

吩噻嗪类药物按侧链结构不同,又可分为三类,即脂肪族(如氯丙嗪)、哌啶类(如甲硫达嗪)、哌嗪类(如奋乃静、氟奋乃静、三氟拉嗪)。本类药物临床用途较多,以氯丙嗪使用最为广泛。本组药物口服后肠道吸收很不稳定,有抑制肠蠕动作用,肠内常可滞留很长时间,吸收后分布于全身组织,以脑及肺组织中含量最多,主要经肝脏代谢,大部分以葡萄糖醛酸盐或硫氧化合物形式排泄。药物排泄时间较长,半衰期为 10~2 h,作用可持续几天。

吩噻嗪药物主要作用于网状结构,以减轻焦虑紧张、幻觉妄想和病理性思维等精神症状。这类作用被认为是药物抑制中枢神经系统多巴胺受体,减少邻苯二酚氨的生成所致。本组药物又能抑制脑干血管运动和呕吐反射,以及阻断 α 肾上腺素能受体,抗组胺及抗胆碱能等作用。过量服用吩噻嗪类抗精神病药物可导致中毒。

【检测方法】

患者呕吐物、洗胃液和尿的毒物分析及血液药物浓度测定,都有助于诊断和预后判断。

(1)非水溶液滴定法:吩噻嗪类药物母核上 10 位取代基的烃胺—NR$_2$、哌嗪基及哌啶基具有碱性,可在非水介质中以高氯酸-冰醋酸液滴定。吩噻嗪类原料药国内外药典多采用非水碱量法测定,所用溶剂除酸性溶剂如醋酸、醋酐外,也有的采用了中性或近中性溶剂,如丙酮、二氧六环、乙腈等。

(2)紫外分光光度法:由于药物辅料有干扰,如不能采用非水溶液滴定法滴定,可用紫外分光光度法。吩噻嗪类药物基于母核三环 π 系统产生紫外特征吸收光谱,在其最大吸收波长处测定吸光度。

盐酸氯丙嗪和盐酸异丙嗪的注射剂均加有维生素 C 作为抗氧化剂,维生素 C 在 243 nm 处有最大吸收,若在 249 nm 处测定,则维生素 C 有干扰。所以盐酸氯丙嗪和盐酸异丙嗪注射液分别在第三个吸收峰,即 306 nm 和 299 nm 的波长处测定,虽然吸收系数略低,但避开了抗氧化剂维生素 C 的干扰。

(3)氧化铝干柱层析固相萃取:采用氧化铝干柱层析固相萃取技术分离血中吩噻嗪类药物,紫外二阶导数光谱图测定萃取物中吩噻嗪类药物浓度,方法操作简便,试剂价廉,萃取率和回收率较高,测试重现性好,批量测试更省时间,对于含吩噻嗪类药物 mg/L 级的血样,测定结果可靠。

(4)钯离子比色法:吩噻嗪类药物可与一些金属离子(如 Pd^{2+})在适当 pH 值的溶液中形成有色配位化合物,借以进行比色测定。如丙嗪、氯丙嗪和异丙嗪在 pH2 的缓冲液中,可与 Pd^{2+} 形成红色配位化合物,在 500 nm 波长附近有最大吸收,10 min 后呈色完全,呈色可稳定 2 h 左右。

(5)高效液相色谱-质谱法:吩噻嗪类药物的高效液相色谱-质谱法测定多采用电喷雾电离 ESI 和大气压化学电离 APCI,线性范围宽,平均回收率高,相对标准偏差小,简便、快速、准确。

胶束电动毛细管电泳法、胶束液相色谱法、高效毛细管电泳法、酶联免疫法等在吩噻嗪类药物分析中均有应用。

【参考区间】

正常血尿吩噻嗪类药物参考值为阴性。

【临床意义】

吩噻嗪类抗精神病药物中毒可以导致心血管系统紊乱,主要表现为心动过速等心律失常、低血压甚至休克等;神经系统可表现为抽搐、昏迷和反射消失,锥体外系兴奋症状如震颤麻痹综合征、静坐不能及强直反应等。

三、抗组胺药物

抗组胺类抗过敏药物分为第一代、第二代和第三代抗组胺药物,以苯海拉明、扑尔敏和异丙嗪等为代表的第一代抗组胺药物因具有较强的中枢神经抑制作用而逐渐被无镇静作用或镇静作用轻微的第二代抗组胺药物所取代。而部分第二代抗组胺药物由于发现有较明显的心脏毒性而逐渐减少使用(如特非那丁、阿司米唑等),非索非那丁、左旋西替利嗪等是第三代抗组胺药物。

抗组胺类药物内服或注射后,吸收均很迅速。口服 15～30 min 以内发挥作用,一次量的作用大都能维持 4 h,也有维持 8～12 h 者。大部分在肝脏破坏,少量以原形从肾脏排出。其毒理主要是对中枢神经系统产生抑制作用与兴奋作用,常为先抑制,后兴奋,最后产生衰竭性抑制。

【检测方法】

高效液相色谱法分析抗组胺药物具有分离效率高、选择性好、分析速度快、灵敏度高等特点。

【参考区间】

正常血尿抗组胺类药物参考值为阴性。

【临床意义】

抗组胺药物长期应用可出现成瘾性、耐药性,并可能会中毒。

第六节 药物滥用

药物滥用(drug abuse)与我们平时所说的"滥用抗生素""滥用激素"等滥用药物中的"滥用"概念截然不同。它是指长期使用过的具有依赖性潜力的药物,这种用药与公认医疗实践的需要无关,它导致使用者成瘾并出现精神错乱和其他异常行为。在全世界有超过 5000 万人经常吸食海洛因、可卡因和合成药物。药物滥用的范围包括如下几种。①麻醉药品,如阿片类、可卡因类、大麻类等。②精神药品,包括中枢抑制剂,如镇静催眠药;中枢兴奋剂,如咖啡因;致幻剂,如麦司卡林、麦角酸酰二乙胺(LSD)等。③挥发性有机溶剂,如汽油、打火机燃料和涂料溶剂(有抑制和致幻作用,具有耐受性甚至精神依赖性)等。④烟草,其主要成分尼古丁长期使用也可致瘾。⑤酒精,长期酗酒也会产生生理依赖和心理依赖性。

药物滥用的检材种类多种多样,如尿液、血浆、毛发、指甲、肝、肾、脑等。与体外药物分析相比,体内滥用药物分析在方法的灵敏度和选择性等方面都有更高的要求。检材中滥用药物的含量往往非常低,血药浓度一般可按每毫升纳克计算,而且药物原体、体内代谢产物与大量内源性干扰物质并存,这给体内滥用药物的分离、分析带来了很大的困难。在众多检材中,因尿液中样品含量相对较高、易获得,所以常被首选为检材试样。对于吸食毒品人员应在控制吸毒嫌疑人员 6 h 内提取尿液,提取量一般为 300 mL 左右,并应当将其分为 A、B 两份,收集于干净的专用瓶中封固,做好样品编号和登记。毛发具有易获取、易保存、稳定、不易做假的特点,常用作生物检材的准确鉴定。对体液(尿、血清等)检材限度一般为 1～3 天,适用于短期体内滥用药物的检测;毛发的药检时限长,分段检测可以推断出较长时间药物滥用情况。用尿液分析代谢物时,有时需要酸水解或葡萄糖醛酸苷酶水解结合物,使代谢物游离,然后才测定。毒品在人体内的代谢周期有所不同,吸毒者一次口服冰毒 5 mg,能够在 29 h 内的尿液检测中检测出来,而摇头丸则只能在服用后的 23 h 内检测出来。但是,在不同人身上可能会出现代谢差异导致有效检测时间的差异,有些人在两天内也能检测出来。可卡因的有效检测时间为 48 h。大麻如果是单独使用一次的话,其相关的代谢物在吸食大麻 3 h 直至以后的数周内逐渐排除,但浓度会逐渐下降。所以经常吸食大麻的人,在连续 3 周甚至更长时间内能检测出来。刚刚吸食过大麻不到 2 h,很有可能在尿液中检测不到有效的代谢成分。苯二氮平类(三唑仑、十字架)等毒品代谢的速度相对较慢,代谢的半衰期较长,在服药数周或数月之后都能通过尿液检测出来。LSD(一种强烈的致幻剂)的尿液检测有一定的难度,LSD 能够在人体内迅速分解经尿液排出,12 h 之内的浓度就能够降至每毫升尿液不超过几纳克,20 h 能够降至 0.1 ng/mL 尿液。

样品预处理是整个系统分析过程中耗时较多而又至关重要的一步,常用的方法有液液萃取法、超临界流体提取法、固相萃取法、柱切换法(CS)及固相微萃取法。对样品中毒品的分析方法主要包括免疫分析法、光谱法、色谱法和各种联用技术。在实际工作中,为了能够方便、快速地检测,常常采用胶体金免疫层析技术(简称胶体金法),利用免疫竞争抑制法原理,将毒品抗原包被在硝酸纤维薄膜上,在玻璃纤维上包被胶体金标记的特异性抗体。检测时,如样本中没有目标毒品靶物或其代谢产物存在,胶体金标记的特异性抗体与膜区抗原结合形成两条红线(一条反应线 T,一条质控线 C),表明检测结果为阴性;如样本中存在目标毒品靶物或其代谢产物,而且浓度高于检测水平(各检测项目各不相同)时,毒品分子就与胶体金标记的抗体竞争结合,从而阻止胶体金标记的抗体与膜区抗原结合,使其对应的红色反应线消失,仅出现一条红色的质控线,表明检测结果为阳性。这种方法非常适用于戒毒所、医院、军队征兵、高危人群普查、特种行业和招工体检工作中的筛检以及卫生防疫部门对食品的检查等。

一、安非他明、甲基安非他明及拟交感胺类药物

安非他明(苯丙胺,amphetamine)(图 9-1(a)),是一类能刺激中枢神经的化学物质,包括安非他明及其衍生物,如甲基苯丙胺(methamphetamine,MET,俗称冰毒)(图 9-1(b))和硫酸右旋苯异丙胺(dextroamphetamine sulfate)。安非他明是一种被过度使用的药物,许多人为了追求"很爽"的感觉(神经系统的刺激)而滥用它。在英语国家,安非他明的街头别称有"奔呢(bennie)"、"活力丸(pep pills)"、"飙(speed)"、"神力(crank)"或"冰(ice)"。"摇头丸"是安非他明类衍生物(亚甲二氧基甲基苯丙胺(图 9-1(c))。甲基安非他明又称甲基苯丙胺、去氧麻黄素,为罂粟胶质中的提取物或衍生物,是亚洲国家流行最广的毒品之一。作为药物,安非他明类药物一般都是口服。滥用者也会通过注射、呼吸道吸入以及抽烟的方式来服用安非他明。安非他明曾是体育界滥用最严重的一种中枢神经兴奋剂,在体内主要经肝脏代谢,约 20% 经 N-去甲基化反应生成苯丙胺和麻黄碱(图 9-1(d))的衍生物。苯丙胺代谢稳定,35%～45% 以原形从尿中排出。

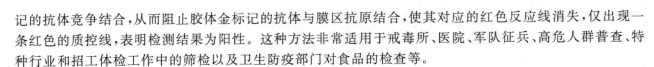

(a) 安非他明　　(b) 甲基安非他明　　(c) 亚甲二氧基甲基苯丙胺　　(d) 麻黄碱

图 9-1　各种安非他明的结构式

【检测方法】

在尿样中有 35%～45% 的安非他明类药物以不变的形式被排泄出来,通常可以在服用后数天内仍可在尿样中检测出来。因此,尿液作为检测样品常用于安非他明类药物的检查。胶体金免疫层析技术常用于禁毒系统、戒毒中心、兵站筛查、出入境检疫等快速筛查。

定性检测尿液中的甲基安非他明,在硝酸纤维素膜上检测区(T 线)和质控区(C 线)处分别包被 MET-BSA 结合物和羊抗鼠 IgG 多抗,在结合垫上含有 MET 抗体金标记物,应用竞争抑制法原理,定性检测尿液中的甲基安非他明。检测时,如果尿样中甲基安非他明浓度低于 1000 ng/mL,MET 抗体金标记物不能全部与甲基安非他明结合,未结合的金标记物在层析过程中与固定在硝酸纤维素膜上的 MET-BSA 结合物结合,从而在检测线(T 线)处出现一条紫红色条带;如果尿样中甲基安非他明浓度高于 1000 ng/mL,MET 抗体金标记物全部被甲基安非他明结合,因此在检测线(T 线)处不会出现紫红色条带。无论甲基安非他明是否存在于尿样中,一条紫红色条带都会出现在质控区(C 线)处,紫红色条带是判定是否有足够尿样,层析过程是否符合正常的标准,同时也作为试剂的内控标准。

【参考区间】

用胶体金免疫层析技术检测安非他命类药物的最低检出量为 1000 ng/mL;达到 1000 ng/mL 为阳性;小于 1000 ng/mL 为阴性。

【临床意义】

正常人血液和尿液安非他明浓度为阴性,阳性代表该类毒品在尿中含量超标。

【评价】

胶体金标记技术由于标记物的制备简便,方法敏感、特异,除应用于光镜或电镜的免疫组化法外,已广泛地应用于各种液相免疫测定和固相免疫分析以及流式细胞术等。

【注意事项】

(1) 胶体金检测方法适用于尿样检测,检测时应使用新鲜尿液,尿液不需做任何处理。尿样冷藏于 2～8 ℃可保存 2 天,冷冻于 -20 ℃可延长保存 1～2 月。冷藏的样品在测试前需平衡到室温,冷冻保存的

样品需完全溶解,并充分混合后方可检测,否则将可能影响检测结果。

(2)只有质控线(C线)出现一条色带,检测线(T线)未出现表示样品中有甲基安非他明存在。C线未出现表明检测结果不确定,应重试。检测线(T线)出现一条非常淡的色带,表明尿液中的甲基安非他明浓度接近试剂盒的检测阈值,在做出阳性结论之前应使用更精确、更特异的方法确证,如用色谱或色谱-质谱联用技术检测血液中的安非他命类药物。

二、巴比妥盐类

巴比妥类中毒(barbital poisoning)是由于误服或过量服用巴比妥类药物引起的。巴比妥类药物分为四类:①长效类,包括巴比妥和苯巴比妥(鲁米那),其作用时间6~8 h;②中效类,包括异戊巴比妥(阿米妥),作用时间3~6 h;③短效类,包括司可巴比妥(速可眠),作用时间2~3 h;④超短效类,主要为硫喷妥钠,作用时间在2 h以内。一般来说,侧链愈长,在体内愈易被破坏,作用时间愈短;含硫巴比妥类因不稳定,更易破坏,故其作用时间更短。巴比妥盐主要由肝脏代谢,亲脂性的巴比妥盐需先经过代谢才能由尿液排出;而亲水性的巴比妥盐则有部分可以直接排出。若肝脏有病变,则可能会导致巴比妥盐代谢困难,造成中毒现象。通常,代谢与排出的速度与年龄成反比,年纪越大,越不易排出巴比妥盐。

摄入巴比妥类催眠量的5~6倍可中毒。此类药物可直接抑制延髓呼吸中枢及血管运动中枢,导致呼吸衰竭及循环衰竭,损害毛细血管,使毛细血管扩张,毛细血管通透性增加,血压下降,导致休克及长时间昏迷(可引起肺炎)。巴比妥类作用于下丘脑-垂体系统,可促使抗利尿素分泌,从而使尿的形成减少或受抑制。巴比妥类吸收后,长效类在肝、肾,短效类在脑中含量较高。其代谢和排泄以肝、肾为主,中毒者可有肝、肾损害,严重者发生变性改变。巴比妥类肾脏排泄较慢,故用此类药物及肝肾功能不全者,易蓄积中毒。

【检测方法】

采集患者血液、尿、胃内容物,用GC、GC-MS、HPLC、HPLC-MS等检测方法测定巴比妥盐有助于确诊。也可使用胶体金试纸快速检测样品中的巴比妥类药。

【参考区间】

正常人血液和尿液巴比妥类浓度为阴性,阳性代表该类药物含量超标。

三、苯二氮平类

苯二氮平类(benzodiazepine)药物的基本结构是5-芳香基-1,4-苯二氮平,5位上的芳香基常为苯基,或为卤代苯基。其中生理活性最强的1,4-苯二氮平类包括地西泮、去甲西泮、替马西泮和奥沙西泮。碳7位上带有硝基的硝基苯二氮平类有氯硝西泮、氟硝西泮、硝西泮和硝甲西泮苯,是一类中枢神经抑制剂,具有使用安全、起效快、耐受性良好的特点。临床上常作为镇静催眠药使用,亦用于癫痫、焦虑等症的治疗。

苯二氮平类药物作用于体内抑制性神经递质γ-氨基丁酸(GABA)的一种受体"GABA受体复合物"(复合物包含GABA受体,苯二氮平类药物受体和一个与GABA受体偶联的氯离子通道),而药物与受体的这种作用诱导GABA受体偶联的氯离子通道加强开放,这样会增加氯离子流入胞内的数量,产生超极化而抑制突触后电位,减少中枢某些重要神经元放电,引起中枢抑制。由苯二氮平类药物的作用机理可知,这类药物的效应是和脑内GABA水平密切相关的,如果脑内GABA水平较高,则此类药物的效应会更加明显。

催眠剂量的此类药物可引起眩晕、困倦、乏力、精细运动不协调等不良反应,大剂量应用会造成共济失调、运动能力障碍、皮疹、白细胞减少,久服会引起耐受和依赖。这类药物过度滥用会导致身体耐受性越来越高,必须服用更多药物才能达到原来的效果。重度使用者不能贸然停药,否则身体突然失去药物供给,可出现意识不清、看见幻影等症状,甚至引发药物中毒或戒断症状。

【检测方法】

非色谱法常用于分析尿液、全血或血浆中的苯二氮平,它们用于此类药物的初筛,其中免疫分析法最为常用。免疫分析法包括酶免疫分析法(ELA)、酶联免疫分析法(ELISA)、荧光免疫反应法(FPIA)、克隆酶供体免疫分析法(CEDIA)和放射免疫分析法(RIA)。这些方法主要用于测定非结合的苯二氮平类药物,例如去甲羟安定和去甲安定。

色谱法既可用于检测全血、血浆、血清和尿中是否存在苯二氮平类药物,也可以对用免疫法或其他方法初筛后样品中的药物进行确认和定量。目前,常用的方法包括 HPLC、GC、GC-MS、LC-MS 和 TLC。

【参考区间】

正常人血液和尿液中苯二氮平类药物浓度为阴性,阳性代表该类药物含量超标。

【评价】

(1) HPLC 检测限通常在 10～20 ng/mL 之间,苯二氮平类药物的种类、提取样品的体积和检测波长对测定结果有影响,该法具有良好的准确度、精密度和重现性。

(2) GC 法通常采用熔融的硅胶柱,温度稳定性好,可以与质谱很好地联结。由于苯二氮平类药物及其代谢物的极性差异比较大,检测时必须程序升温。对于 1 mL 血浆样品,NPD 检测器(氮磷检测器)能提供 5～25 ng/mL 的检测限,但是,ECD(电子捕获)却能达到 1 ng/mL。

(3) GC-MS 和 LC-MS 法:GC-MS 是最早出现的色谱-质谱联用技术,必须进行复杂的前处理和衍生化,而 LC-MS 法操作简单快速,分析范围广,结果准确,现已越来越多地应用于药物分析研究中。如用 LC-MS 法可同时在头发中检测三唑仑和它的羟基化代谢物和在尿液中艾司唑仑、阿普唑仑和三唑仑的含量。

四、大麻素

大麻(cannabis sativa)是地球上大部分温带和热带地区都能生长的一种强韧、耐寒的一年生草本植物,是当今世界最廉价、最普及的毒品。大麻在医药上已经应用了数千年,它也是当今西方社会滥用最多

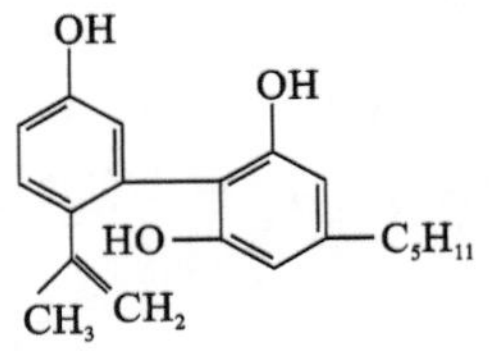

图 9-2　大麻酚的分子结构

的成瘾性药物。大麻的活性化合物是大麻素,目前,已鉴定了 60 多种大麻素类似成分,其中以 Δ9-四氢大麻酚(Δ9-tetrahydrocannabinol,Δ9-THC)为主。自 20 世纪 90 年代初期发现了内源性的大麻素类系统(endocannabinoid system,ECS)以来,人们对其进行了大量的研究,从大麻的树脂中提取了 400 多种化合物,包括大麻酚(图 9-2)、大麻二酚和四氢大麻酚等数种生物碱。四氢大麻酚是服用大麻后产生致幻作用的主要成分。

【检测方法】

尿液中 Δ9-四氢大麻酸的测定常用如下方法。

(1) 免疫筛选法:采用高度特异性的抗原-抗体反应的免疫胶体金层析技术,通过单克隆抗体竞争结合 Δ9-四氢大麻酸偶联物和尿液中可能含有的 Δ9-四氢大麻酸。

(2) 液相色谱-串联质谱法:利用 Δ9-四氢大麻酸在体内形成葡萄糖醛酸结合物的特点,在碱性条件下尿液水解,然后在酸性条件下用有机溶剂提取,采用液相色谱-串联质谱仪(LC-MS/MS)的多反应监测模式进行定性分析。

(3) 大麻毒品尿检试纸:应用胶体金技术,一步法定性检测人体尿液中大麻代谢产物,检出阈值为 50 ng/mL。该方法操作简便、快速,可通过肉眼直接观察结果。结果仅提供初步的检测依据,未经培训的非专业人员容易误判。结果的确定必须用精确的化学分析方法获得。美国国家药物滥用研究院推荐的首选确认方法为气相质谱检测(GC-MS)。当初筛结果阳性时,必须用该方法加以确定,并结合临床症状由专业医师作出判断。有条件的可用液相色谱-串联质谱法加以确认。

(4) 超高压液相色谱质谱联用仪(UHPLC-MS):可以从一些复杂样品如烘烤食物中检出大麻素。

(5) 毛细管电泳法:可以快速检测人是否在 96 h 内滥用大麻制品(包括大麻叶、大麻树脂、大麻油等)。

【参考区间】

正常人血液和尿液中大麻素浓度为阴性,阳性代表该类药物含量超标。

【评价】

尿检和毛发检查会出现不一样的结果,尿检只能检查出两周内的毒品吸食,但毛发检查可以检查出两年的,可以检验出微量的毒品吸食。尿样检测时应注意样品完全无污染,每一尿样均应使用新的收集容器

和加样吸管以避免尿样相互污染。用过的样品及试剂盒应按感染性物品处理,操作时要戴手套、穿工作服等。

五、可卡因

可卡因(cocaine)是 1860 年从南美洲古柯(COCA)叶中提取出来的生物碱,其化学名称为苯甲基芽子碱。原产秘鲁,在南美洲及斯里兰卡、印度尼西亚均广为栽培。我国广东、广西有栽培。由于古柯叶中含热量较高(每百克约 1250 J),自远古以来,南美洲的秘鲁人确信咀嚼古柯叶能明显减轻饥饿感和疲劳感,并有增进健康的感觉,于是便形成了咀嚼古柯叶的习惯,或把古柯叶制成古柯茶饮用。

可卡因(图 9-3)是天然物中最强的中枢神经系统兴奋剂,19 世 80 年代,法国化学家 Angelo Mariani 生产了一种药酒叫做 Vin Mariani(Coca wine),每盎司中含有 11% 的酒精和 6.5 mg 的可卡因。从 1886 年起美国人 John Pemberton 开发的可口可乐(Coca Cola)里就含有可卡因,直到 1906 年,可卡因才被停止添加到可口可乐中。

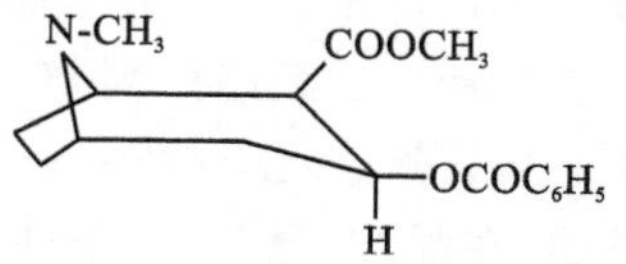

图 9-3 可卡因的分子结构

可卡因能刺激人的中枢神经系统,使吸食者产生欣快舒适感。兴奋过后,便出现抑制作用。吸食者为了恢复初期的体验,往往反复使用并逐渐加大剂量。小剂量的可卡因导致心率减慢,剂量增大后则心率增快,呼吸急促,可出现呕吐、震颤、痉挛、惊厥等现象,70 mg 的纯可卡因,可以使体重 70 kg 的人立即丧命。

【检测方法】

可使用薄层色谱法、气相色谱法、高效液相色谱法和气相色谱-质谱法对中毒患者的尿液、血液或毛发进行定性、定量检测。

【参考区间】

正常人血液和尿液可卡因浓度为阴性,阳性代表该类药物含量超标。

六、右美沙芬

右美沙芬(dextromethorphan)又名右甲吗喃、美沙芬,主要通过抑制延髓咳嗽中枢而发挥中枢性镇咳作用,其镇咳强度与可待因相等或略强。无镇痛作用,长期应用未见耐受性和成瘾性,大剂量服用可产生迷幻效果。治疗剂量不抑制呼吸。口服吸收好,15～30 min 起效,作用可维持 3～6 h,血浆中原型药物浓度很低,其主要活性代谢产物 3-甲氧吗啡烷在血浆中浓度高,半衰期为 5 h。主要用于干咳,适用于感冒、急性或慢性支气管炎、支气管哮喘、咽喉炎、肺结核以及其他上呼吸道感染时的咳嗽。大剂量服用含有该成分的药物,可能对患者产生大脑损伤、意识丧失及心律不齐等副作用,如一次服用剂量超过 120 mg 或者 2 mg/kg(治疗剂量的 5～10 倍),可产生幻觉。

美国境内销售的 100 多种非处方药中均含有右美沙芬。欧美国家的右美沙芬滥用较为严重。在我国,丽珠刻乐、帕尔克、健儿婴童咳水等止咳药含有不同剂量的右美沙芬。用药人群从儿童到老人,范围广泛。

【检测方法】

可使用高效液相色谱法、毛细管电泳-电致化学发光法、液相色谱-质谱-质谱联用法和反相高效液相色谱法对中毒患者的尿液、血液或毛发进行右美沙芬及其代谢物定性、定量检测。

【参考区间】

正常人血液和尿液中右美沙芬浓度为阴性,阳性代表该类药物含量超标。

七、γ-羟丁酸

γ-羟丁酸(γ-hydroxybutyricacid,GHB)又称 4-羟丁酸,是一种在中枢神经系统中发现的天然中枢抑制性物质,亦存在于葡萄酒、牛肉、柑橘属水果中,少量存在于几乎所有动物体内。GHB 可在哺乳动物的大脑中产生,内生的 GHB 产生于大脑中神经递质 γ-氨基丁酸(GABA)的代谢。内生的 GHB 的浓度一般在尿中为小于 10 mg/L;全血和血浆中小于 4 mg/L,这样低的浓度对人体没有显著的作用和影响。GHB

也可由外部摄取进入体内,并很容易通过血脑屏障进入神经系统。对于 GHB 服用者来说,相应的生物体液的浓度可以增加 10~1000 倍。但是,由于 GHB 在体内的快速代谢和排泄,在服用 GHB 8~12 h 内,服用者的尿液、血液及血浆中的 GHB 浓度可降至内生的浓度水平。

γ-羟丁酸曾被用作常用镇静剂,用于治疗失眠、抑郁症、发作性嗜睡病和酗酒,也被用于提高运动员成绩。在法国、意大利和其他欧洲国家,γ-羟丁酸作为一个安眠药和分娩时的麻醉剂一直被大量使用。现在,γ-羟丁酸一般只被用于治疗嗜睡症,同时也越来越少地被用于酗酒的治疗。

【检测方法及评价】

GHB 检测的样品包括尿液、血液或血浆、毛发、唾液,还有食品及饮料等。检测方法有气相色谱法、高效液相色谱法、毛细管电泳法、核磁共振光谱法、傅立叶红外光谱法等,此外,颜色反应检验、结晶实验可简单快速地给出粗略的判断。

(1) 颜色反应:羟肟酸铁(Ferric Hydroxamate)试验。尿液中 GHB 的结构具有羟基和羧基两个极性基团,在强酸(硫酸)性条件下会发生内酯化反应,生成 γ-丁内酯(GBL),有机酯与羟胺作用后形成羟肟酸,羟肟酸与三氯化铁在弱酸性溶液中形成有颜色的可溶性羟肟酸铁。此颜色反应不受乙醇、酚类化合物及其他生物杂质的干扰,不受由 GHB 生理浓度导致的假阳性的干扰。反应在酸性条件下将 GHB 转变为 GBL 是非常重要的,三价铁与 GBL 进行选择性反应,如果不用酸处理的话,与 GHB 的反应则很不灵敏。

(2) 显微结晶反应:将 GHB 与 1% 硝酸银、硝酸铜和镧系元素的硝酸盐溶液反应,表明 GHB 可以与硝酸银和镧系硝酸盐生成特征分别为矩形和平行四边形的结晶,而与硝酸铜则不产生特殊的结晶。结晶形成的时间为 10 min,并且在结晶试剂液滴的周围形成,液滴干燥后依然保持这种结晶状态,说明对观察的时间要求不是很严格。检测灵敏度为 2.0 mg/mL,与 GBL 的反应没有结晶生成。

(3) 离子迁移质谱(IMS):离子迁移质谱作为毒品和炸药检测的一种筛选方法已经应用了多年。IMS 的优势是在常压下操作、几乎不需要样品的制备、分析速度快、灵敏度高以及操作简单等,其不足在于缺少特征性,线性范围窄。在迁移质谱中,用常压下的 β 放射源 ^{63}Ni 产生的 β 粒子作为软离子化方法使样品离子化。经过化学电离后形成的离子分子束进入漂移区,通过反向的干燥空气流阻力进入检测器,反向的空气流使漂移区中未离子化的分子从形成的离子流中除去。用此方法对尿液进行测试,GHB 的最小检测限为 3 μg/mL。

【参考区间】

尿中 GHB 浓度:男性平均为 0.93 mg/L(0.22~2.33 mg/L),女性平均为 0.72 mg/L(0.31~1.51 mg/L)。

【评价】

GHB 服用者,尿液中的 GHB 浓度可能超过 1000 mg/L,对应血浆中 GHB 的浓度大于 100 mg/L。但是,由于 GHB(和 GBL)代谢极快,服用几小时后就有可能达到检测不出的浓度。尿液中内生 GHB 浓度最高可达到 7 mg/L,因此以尿液中 GHB 为 10 mg/L 为测定的阈值,低于这个数值,就无法确定 GHB 是内生的还是由于服用后快速代谢的结果。

八、麦角酸酰二乙胺

麦角酰二乙胺(lysergic acid diethylamide,LSD)、裸盖菇素(psilocybin)、毒蕈碱(mescaline)、二甲氧甲苯丙胺(DOMSTP)、亚甲二氧基甲基苯丙胺(MDMA,俗称摇头丸)以及其他苯丙胺代用品均为致幻作用的物质。大麻、冰毒、阿托品、东莨菪碱也有一定的致幻作用。致幻物质的代表是 LSD(口语中被称作 acid),它是麦角酸的一种衍生物,是天然麦角生物碱的一种化学成分,可以人工合成,在液态时对氧气、紫外线与氯很敏感,LSD 纯品无色、无气味,味道是苦的。1935 年瑞士生化学家从麦角菌中提取了麦角酸,他把麦角酸与另一种物质二乙酸胺混合后得到了 LSD,当时并未发现它的拟精神作用,同年一位化学家 Albert Hofmann 在研究其中枢刺激性能时,他亲自体验了一种不同寻常的精神作用,而这些作用与精神病表现有些类似,并作了具体的描述。LSD 被认为是当代最惊奇、最强烈的迷幻药,LSD 极微量(20~25 μg)便足以产生幻觉。吸毒者通常服用的剂量为 50~300 μg。目前流行的 LSD 迷幻剂均被制成了无色无味的粉剂、片剂、胶囊、溶液。其使用方法,一般为口服,也有洒在烟草上以抽吸方式吸入,或用静脉、皮下注射的。现在在国外市场上出现了一种特别适合小孩玩赏且可用于集邮的五颜六色的卡通片,这些卡通片大小与铅笔擦差不多,上面的图案十分吸引人,如超人、迪尼斯人物、勇敢的西普生、蝴蝶等,因而它极受小学生们的青睐。实际上这是一种浸有 LSD 的小纸片,他们美其名曰"蓝色之星(blue star)"。经过处理的这种含 LSD 的小纸片主要经皮肤吸收,可使人在不知不觉中吸毒。

LSD 致死剂量约为 200 mg/kg,经肠道及鼻黏膜吸收,30~60 min 达到血药浓度高峰,主要在肝脏转化,LSD 在肝脏代谢成 Phenol 后,结合葡萄糖醛酸由胆汁排泄。只有少量的 LSD 经尿液排泄,尿中的 LSD 可在吸食或口服后 34~120 h 内测得。LSD 的半衰期约为 36 h。

【检测方法】

LSD 检测常用 TLC、GC、HPLC、IC 和荧光检测法等。

【参考区间】

正常人血液和尿液中 LSD 浓度为阴性,阳性代表该类药物含量超标。

九、阿片类药物

阿片(opium)是由天然罂粟科植物罂粟的蒴果,经刀剖而流出的白色液体,再经日光照晒,12~24 h 变为黑色膏状物。其中含有 25 种以上的生物碱,统称为阿片生物碱类。吗啡(morphine)为其中最重要的菲类生物碱,含量平均为 10%,其次为可待因(codeine),含量为 0.5%,罂粟碱(papaverine)含量为 1%。人工合成的有哌替啶(pethidine,别名度冷丁 dolantin)、芬太尼(fentanyl)、美沙酮(methadone)、喷他佐辛(pentazocine,别名镇痛新、戊唑星)、罗通定(rotundin,别名颅通定)、二氢埃托啡(dihydrodorphine)、布桂嗪(bucinnazine,别名强痛定)、海洛因(heroin,别名二醋吗啡 diamorphine)、二乙酰吗啡等。吗啡大部分在肝内代谢,于 24 h 内经肾排出,48 h 后尿中仅有微量。

阿片类药物具有强烈镇静、镇痛、止咳、止泻、解痉、麻醉等作用。这类生物碱主要作用是抑制中枢神经系统和兴奋胃肠道平滑肌器官,吗啡对中枢神经系统的作用为先兴奋,后抑制,以抑制为主,首先抑制大脑皮层的高级中枢,继而影响延脑,抑制呼吸中枢和兴奋催吐化学感受区。吗啡能兴奋脊髓,提高平滑肌及其括约肌张力,降低肠蠕动。大剂量吗啡可抑制延脑血管运动中枢和释放组胺,使周围血管扩张,导致低血压和心动过缓。吗啡在镇痛的同时还可引起欣快感觉,患者感到精神愉快、舒适、痛苦、烦恼等都被暂时消除,从而使使用者有重复使用此药的心理需求,因而易形成病态嗜好,招致成瘾。吗啡可通过体内泌液和乳汁排出,并可透过胎盘进入胎儿体内。一次误用大量或频繁应用吗啡可致中毒。吗啡中毒量,成人为 0.06 g,致死量为 0.25 g;干阿片的致死量为吗啡的 10 倍,其口服致死量为 2~5 g。可待因毒性为吗啡的 1/4,其中毒剂量为 0.2 g,致死量 0.8 g。海洛因(heroin)是罂粟类植物碱半合成的阿片类毒品,由于非法滥用,危害极大,被称"硬性毒品之王"、"王牌毒品之精品",是吗啡经乙酰氯和醋酐处理的两个乙基乙酰化的半合成衍生物。镇痛作用是吗啡的 4~8 倍,其毒性与成瘾性是吗啡的 5~10 倍。乙酰化结构的海洛因,迅速通过血脑屏障进入中枢神经系统,先分解成单乙酰吗啡,然后再代谢为吗啡,不但使吗啡在血液中的浓度增高,而且还使持续时间延长了 4~5 h,其尿中 50%~60% 以吗啡-葡萄糖醛酸结合物形式排出体外。海洛因的中毒机制同吗啡。其中毒量为每次 50~100 mg,致死量为每次 750~1200 mg。原有慢性病如肝病、肺气肿、支气管哮喘、贫血、甲状腺或慢性肾上腺皮质功能减退症等患者均更易发生中毒。与酒精饮料同服,即使治疗剂量的吗啡,也有发生中毒的可能。巴比妥类及其他催眠药物与本类药物均有协同作用,合用时要谨慎。

【检测方法】

血液中阿片类毒品的检测方法主要有高效液相色谱法(HPLC)、高效液相色谱-质谱联用法(HPLC-MS)以及气相色谱-质谱联用法(GC-MS)。其中使用 GC-MS 联用法进行毒物和药物的鉴定已经成为国际上公认的标准方法。

快速毒品尿液检测试剂盒采用抗体-抗原特异结合反应及免疫膜层析技术,可对尿液样品定性检测,主要特点是快速(尿液滴入 5 min 后,肉眼即可判读结果)、方便(不用任何设备及附加检测,操作简单)、准确率高(参照国际药物滥用监测标准,设计了符合国内情况的检测阈值)等。

【参考区间】

正常人血液和尿液阿片类毒物成分浓度为阴性,阳性代表该类毒物成分含量超标。

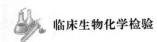

血、尿阿片类毒物血药浓度定量检出：

治疗量血药浓度为 0.01～0.07 mg/L；

中毒量血药浓度为 0.1～1.0 mg/L；

致死量血药浓度大于 4.0 mg/L。

十、丙氧酚

丙氧酚(propoxyphene)又叫右丙氧酚(dextropropoxyphene)，是常用的阿片类止痛药之一，用于治疗轻度至中度疼痛，与其他镇痛药相比，右丙氧酚有起效快的特点。右丙氧酚的镇痛效果非常强，32.5 mg 的右丙氧酚相当于 3 mg 的吗啡(中国的吗啡片规格多为 10 mg、20 mg、30 mg)。右丙氧酚的代谢产物为去甲基丙氧酚，这种代谢产物对心脏毒性较右丙氧酚更强，最多可为右丙氧酚的 3 倍，这可能就是导致服用过量而死亡的主要原因。丙氧酚的治疗安全范围较窄，稍微过量就会引起明显的呼吸抑制和心血管功能降低，特别是中枢神经系统受抑制可导致死亡。此外，右丙氧酚不可与酒类混合服用，否则会造成程度不同的不良反应，如对乙酰氨基酚和阿司匹林混合服用，则会造成中毒等症状，主要体现为昏迷、呼吸抑制、血压下降等。

2010 年 12 月，美国食品药物管理局(FDA)宣布，建议停止使用丙氧酚类止痛药，要求生产商自觉将该类药物撤出市场。

十一、苯环利定和氯胺酮

苯环利定(phencycliding，PCP)是一种对中枢神经系统有抑制、兴奋、镇痛和致幻作用的精神活性药物。常导致由定向障碍、激越和谵妄构成的急性综合征。可产生相似效应的制剂有右苯恶啶和氯胺酮。非法使用 PCP 时一般是烟雾吸入(也可口服、静脉注射)，5 min 内开始起效，约 30 min 达到顶峰。感觉欣快、温暖、刺痛、漂浮感及与外界隔绝的宁静，也可出现视、听幻觉，以及体象改变、时空知觉扭曲、妄想和思维形式障碍。伴随的神经和生理症状与剂量有关，包括高血压、眼球震颤、共济失调、构音障碍、做怪相、动作奇怪、出大汗、反射亢进、疼痛反应减退、肌肉强直、高热、听觉过敏和癫痫发作。作用一般持续 4～6 h，但残余效应可能需要几天或更长的时间才能消失。在作用消退初期可有自伤或暴力行为。服药后引起的死亡人数要远比这种毒品本身的毒性所造成的死亡人数多，而且很多死亡原因在常人看来是完全可以避免的。如服用者因思维混乱、自控力太差而溺死在浅水滩中；因感觉迟钝、痛感消失又无力辨别方向而在完全可以逃生的火灾事件中被活活烧死等。

氯胺酮(ketamine)俗称 K 粉，又叫"High 药"和"强奸粉"，全名为 2-邻-氯苯基-2-甲氨基环己酮，是苯环利定的衍生物。因为其物理形状通常呈白色粉末，英文的第一个字母是 K，故俗称"K"粉。我国国家药品监督局将氯胺酮列入一类精神药品管理。

氯胺酮于 1962 年被美国药剂师 Calvin Stevens 首次成功人工合成，最初发现为一种有效的麻醉药，属于静脉麻醉药。近年来氯胺酮的滥用在我国有愈演愈烈之势。吸食 K 粉的危害表现在，吸食氯胺酮后能够抑制颅内兴奋性递质谷氨酸受体，导致神经精神中毒反应、幻觉和精神分裂症状。氯胺酮可增加主动脉压，提升心率和心脏指数，还可增加脑血流和颅内压以及眼压。呼吸系统主要表现为呼吸抑制、呼吸暂停、喉痉挛、支气管痉挛、哮喘等。氯胺酮吸食后容易出现急性胃扩张、胃黏膜出血，并出现恶心呕吐、腹胀、胃出血，眼睛复视、暂时失明，急性荨麻疹、眼结膜水肿、喉水肿、休克等，有药物过敏史者易发生过敏性休克。氯胺酮主要经肝脏代谢，仅有 5% 以原形从尿液排出。

【检测方法】

检测样品有尿液、血液和毛发等。方法有气相色谱法(GC)、液相色谱法(LC)、气相色谱-质谱联用法(GC-MS/GC-MS-MS)、液相色谱-质谱联用法(LC-MS/LC-MS-MS)、毛细管电泳(CE)和薄层层析(TLC)等理化分析方法，也有胶体金免疫层析(GICA)和酶联免疫吸附(ELISA)等免疫学检测方法。

胶体金免疫层析法(GICA)是样品与胶体金标记的单克隆抗体相互作用，继而与硝酸纤维素膜检测线上的标准抗原作用，以检测线是否出现金色条带判读阴阳性样品。目前国内外市售的苯环利定和氯胺酮胶体金免疫层析试纸条，检测限分别为 25 ng/mL 和 1000 ng/mL。该类试纸条只需在样品孔中滴加几滴待测尿液,3～5 min内就可判断结果,准确度一般在95%以上。该类试纸条克服了传统的仪器检测方法检测速度慢和不能进行高通量检测的弱点,具有灵敏度高,特异性强,重复性好,精确度高,操作简单,检测快速、准确的特点,无须复杂的设备,无须专业人员操作,是目前进行高通量或进行现场检测的最佳选择。

【参考区间】

正常人血液和尿液苯环利定和氯胺酮浓度为阴性,阳性代表该类毒物成分含量超标。

本章小结

临床毒物的中毒主要由有毒金属(如铝、砷、铅、镉、汞、铊、铋)、醉酒、致细胞低氧物(如一氧化碳、氰化物)、镇痛剂(如对乙酰氨基酚和水杨酸盐等)、抗胆碱药(如三环抗抑郁药、吩噻嗪类、抗组胺药物等)以及其他严重的药物滥用(如安非他明、甲基安非他明及拟交感胺类药物、巴比妥盐类、苯二氮平类、Cannabinoids大麻素、可卡因、右美沙芬、γ-羟丁酸、麦角酸酰二乙氨、阿片类药物、丙氧酚、苯环利定和氯胺酮等)而引起,分析临床毒物的方法主要有高效液相色谱法(HPLC)、气相色谱法(GC)、薄层色谱法(TLC)、高效毛细管电泳(HPCE)等色谱法,原子吸收分光光度法、紫外分光光度法(UV)、红外分光光度法(IR)等光谱法,荧光偏振光免疫分析、放射免疫法(RIA)、微粒子法免疫分析、电化学法和化学点滴法等。其中HPLC和GC是目前最常用、具有较强分析、分离能力的方法。干化学法制备的各种试纸条(胶体金法),可为处于昏迷或神志模糊状态的临床中毒患者快速定性,从而为临床诊断指明方向,在临床上具有独特的意义。

(侯敢)

第十章 治疗药物监测

学习目标

掌握：治疗药物监测的定义；治疗药物监测依据；治疗药物监测的常用技术和方法。

熟悉：治疗药物监测标本及预处理；需测定药物浓度进行监测的主要药物。

了解：药物在体内的基本代谢过程。

药物治疗是临床治疗疾病的主要方法之一，但药物的靶位浓度过低或过高可导致治疗效果低下或加重毒性反应，严重时甚至可导致药源性疾病的发生。因此，为使药物达到最佳疗效，减少毒副作用，必须根据不同个体对药物的反应情况制定安全、有效的个体化药物治疗方案。治疗药物监测是近代药物治疗学划时代的重大进展之一，已成为临床药物治疗方案设计与个体化给药不可缺少的重要手段，是提高医疗服务质量、进行科研与临床相结合的有效途径。

第一节 概　　述

一、概念

治疗药物监测（therapeutic drug monitoring，TDM）是应用现代先进的体内药物分析技术，定量测定血液或其他体液中药物或其代谢产物的浓度，再依据药代动力学原理制定合理的给药方案，实现临床给药方案个体化，以达到提高疗效、避免或减少毒副反应的目的。

传统的药物治疗方法是参照药品说明书上推荐的平均剂量给药，其结果是仅部分患者得到有效治疗，而其他患者未能达到预期的疗效，或者出现了毒性反应。不同的患者对剂量的需求不同，医生可以通过 TDM 来制定个体化的给药方案，相对于经验性用药，TDM 有以下优点。①实现给药方案个体化：通过 TDM 能够尽快为患者制定合理的给药方案，即对单一患者确定最佳的给药方式与治疗剂量，尤其是为具有特殊药代动力学的患者如婴幼儿、老年人和肝肾功能不全者制定符合其自身特点的给药方案。这是 TDM 最主要的用途。②避免药物毒性：监测血药浓度不仅能够及时发现药物过量所致的中毒反应，还能为判断中毒程度、调整用药方案提供科学依据。同时可进行药物过量时的临床药理学研究，例如扑热息痛的氧化代谢的中间产物有肝毒性，可致急性重型肝炎甚至死亡，但服用中毒剂量的扑热息痛的初期中毒症状并不明显，一般在用药 3 天后才出现，此时已延误了治疗机会，进行血药浓度测定可达到早期诊断与治疗的目的。③确定患者是否按医嘱服药，提高用药的依从性：部分患者担心药物不良反应较大，不遵从医嘱，私自减小剂量，导致血药浓度低于有效浓度范围，病情不能得到有效控制。医生可以通过监测血药浓度这一客观数值，了解患者的用药依从性。④用于医疗鉴定：当涉及某些医学法律问题时，TDM 可提供客观依据，如氨基苷类抗生素治疗泌尿系统感染出现肾衰竭时，借助 TDM 可明确肾衰竭是本身疾病所致还是用药过量所致。

二、药物在体内的基本过程

药物进入体内包括吸收、分布、生物转化和排泄四个过程。

（一）吸收

药物吸收（drug absorption）是指药物由给药部位进入血液循环的过程。血管内直接给药（如静脉注射）因直接进入血液，无吸收过程。血管外注射给药时，药物主要经毛细血管内皮细胞间隙，以滤过方式迅速进入血液，其吸收速度主要受注射部位血管丰富程度和药物分子大小的影响。口服药物的吸收大多经胃肠道黏膜以被动扩散方式进行，其主要吸收部位在小肠。

许多因素都可以影响药物的吸收，其中给药途径对吸收的影响最为重要，不同的给药途径，药物吸收的快慢依次为，吸入＞肌内注射＞皮下注射＞口服＞直肠＞皮肤。影响口服药物吸收的因素主要有以下几种。①药物理化性质包括药物本身的脂溶性、分子大小等。②药物制剂的性质包括药物制剂的崩解速度及溶解度。如治疗糖尿病的胰岛素，有短效、中效、长效之分，因为制剂不同，吸收速度也不同。③胃肠道功能与胃肠血流动力学状态包括胃排空速度、肠蠕动等胃肠道功能状态以及胃肠血流动力学状况等。如腹泻可造成药物吸收不完全；休克患者微循环出现障碍，药物吸收速度就必然减慢或停滞。

有些口服药物在通过胃肠道黏膜首次随肝门静脉血流经肝脏时，可有部分药物被肝细胞和胃肠黏膜中的酶代谢失活，使进入体循环的药量减少，该过程称为"首过消除"（first pass elimination）或"第一关卡效应"。由于不同个体对同一药物代谢能力存在较大差异，所以首过消除强的药物可对口服药物吸收度产生明显影响。口腔黏膜给药及直肠给药能避开首过消除。

（二）分布

药物分布（drug distribution）是指药物吸收后随血液循环到各组织间液和细胞内液的过程。药物在体内的分布可达到动态平衡，但往往并非均匀（浓度相等）的。只有分布到靶器官、组织或细胞的药物才能产生药理效应，而以被动转运方式分布的药物，其靶位浓度与血药浓度往往成比例。影响药物在体内分布的主要因素如下。

1. 药物的理化性质

药物的理化性质包括药物的分子大小、pK_a、脂溶性等。水溶液大分子药物或离子型药物则难以透过血管壁进入组织。如右旋糖酐由于其分子体积较大，不宜透出血管壁，故静脉注射后，一方面可补充血容量，另一方面通过其胶体参透压作用，吸收血管外的水分而扩充血容量；脂溶性药物或水溶液小分子药物均易透过毛细血管进入组织。

2. 体液的 pH 值

体液 pH 值能影响药物的分布，生理情况下细胞内液 pH 值约为 7.0，细胞外液约为 7.4。弱酸性药物在酸性环境下解离较少，易透过细胞膜，因此在细胞内的浓度略低于细胞外液；弱碱性药物则相反。升高血液 pH 值可使弱碱性药物向细胞内转移，弱碱性药物向细胞外转移，如弱酸性药物苯巴比妥中毒时，用碳酸氢钠碱化血液及尿液不仅可使脑细胞中的药物迅速向血浆转移，还可减少药物在肾小管中的重吸收，加速其排泄，使患者迅速脱离危险。

3. 药物与血浆蛋白的结合

绝大多数药物吸收后，都可不同程度地和血浆蛋白形成可逆性结合，并按质量作用定律处于动态平衡。通常弱酸性药物主要和白蛋白结合，弱碱性药物和 α_1 酸性糖蛋白或脂蛋白结合。只有游离的药物才能进行被动转运分布而发挥作用。药物与血浆蛋白结合有以下特点。①差异性：不同药物结合率差异很大。②可逆性：药物与血浆蛋白的结合是疏松的、可逆的，而且结合型和非结合型药物在血管中始终处于一种动态变化的过程中，当血液中游离药物减少时，结合型药物又可转化为游离型，透出血管，恢复其药理活性。③暂时失活和暂时储存：一旦药物与血浆蛋白结合后，分子增大，不能再透出血管到达靶器官，故暂时失活；同时，也不能到达代谢和排泄器官被消除，故可视作药物在体内的一种重要的暂时储存与调节方式。④ 饱和性及竞争性：由于血浆蛋白总量和结合能力有限，所以当一个药物结合达到饱和以后，此时再加大药物剂量将会导致游离药物浓度不成比例升高，甚至中毒。另外，药物与血浆蛋白的结合是非特异性的,与血浆蛋白同一位点结合的药物之间存在竞争性抑制,当同时使用两种或两种以上的药物时,相互间可发生竞争性结合,导致其中某些药物因非结合型成分增加而使药物效应及不良反应明显增强。例如抗凝血药双香豆素的血浆蛋白结合率高达 99%,若同时服用竞争同一蛋白结合位点的消炎药保泰松,当双香豆素血浆蛋白结合率降为 98% 时,可发挥作用的游离药物浓度就会增加 1 倍,从而就会出现抗凝过度,发生出血倾向。再者,药物还可以和内源性代谢产物竞争与血浆蛋白的结合,例如磺胺药可置换血液中胆红素与血浆蛋白的结合,而导致新生儿核黄疸症。但在一般情况下,药物在被置换时,游离型药物的消除也会加速,故血浆中游离型药物浓度仍难以长久持续增高。此外,血浆蛋白含量的变化也将影响药物的血浆蛋白结合率。基于此,理想的 TDM 应直接测定血中游离药物浓度。

4. 特殊的膜屏障

影响药物分布的人体屏障主要有两种。①血脑屏障(blood-brain barrier,BBB):血管壁与神经胶质细胞形成的血浆与脑细胞外液间,以及由脉络膜丛形成的血浆与脑脊液间的屏障。它对药物的通过具有重要的屏障作用。由于脑内的毛细血管内皮细胞间连接紧密、间隙较小,加之基底膜外还有一层内脂质的星状细胞包围,使许多分子大、极性高的药物不能透过 BBB 进入脑组织,从而就形成了一种保护脑组织的生理屏障。只有脂溶性高的药物才能以被动扩散的方式进入脑脊液、脑组织和房水。例如,抗菌药磺胺嘧啶(SD)的血浆蛋白结合率低,易通过血脑屏障,可治疗细菌性脑脊髓膜炎。但应注意新生儿的血脑屏障发育尚不成熟,或当脑膜有炎症时血脑屏障的通透性会明显增加,如青霉素一般难以进入脑脊液,但在脑膜炎患者的脑脊液中可达有效浓度。②胎盘屏障(placental barrier):胎盘绒毛与子宫血窦间的屏障。它能将母体与胎儿的血液分开。但对药物而言,胎盘屏障的通透性与一般毛细血管没有明显的区别,所以大多数药物都能穿过胎盘屏障进入胎儿体内。有些药物对胎儿有毒性或者易导致畸形,故孕妇用药应慎重。其他生理屏障还有血眼屏障、血关节囊液屏障等,这些屏障可使药物在眼和关节囊中难以达到有效浓度,为了克服屏障达到有效采用局部直接注射的给药方式。

5. 药物与组织的亲和力

有些药物与某组织细胞有特殊的亲和力,可使药物在其中的浓度较高,这就是药物分布的选择性。如碘在甲状腺中的浓度比血浆中浓度高约 25 倍。

6. 再分布

再分布(redistribution)是指少数药物可首先向血流量大的器官分布,然后再向血流量少、但脂溶性更强的组织转移的现象。如静脉注射硫喷妥钠后,可先在血流量丰富的脑中迅速发挥麻醉效应,然后迅速向体内血流较少,但脂溶性更强的脂肪组织转移,使其麻醉作用在数分钟内迅速消失。

(三)生物转化

药物生物转化(drug biotransformation)是指药物在体内多种药物代谢酶(尤其是肝药酶)作用下,化学结构发生改变的过程。肝脏微粒体的细胞色素 P-450 酶系统,是肝内促进药物代谢的主要酶系统,简称肝药酶。肝药酶具有活性有限、个体差异大、易受药物的诱导和抑制的特点。药物生物转化具有双向性。有些药物经生物转化失去药理活性,称为药物灭活。有些药物必须经生物转化才能生成具有药理活性的代谢物,称为药理活化。如可待因需在肝脏脱甲基代谢为吗啡,才能发挥镇咳止痛作用。药物经生物转化无论是灭活还是活化,总的效果是使药物极性升高,有利于从肾脏和胆管排泄。

药物生物转化在个体间存在较大差异,某些药物能增加肝药酶的活性,增加药物的生物转化,称为肝药酶诱导剂,反之则称为肝药酶的抑制剂。至少有 200 余种常用药物为肝药酶的诱导剂或抑制剂。较长时间使用这些药物可影响自身及与其同时使用的其他药物的生物转化能力。如服用肝药酶的抑制剂氯霉素 2 天,可使降血糖药甲苯磺丁脲稳态血药浓度上升近 1 倍。肝药酶存在饱和性,当血药浓度超过其最大生物转化能力时,将会出现药物消除动力学方式的转化。

(四)药物排泄

药物排泄(drug excretion)是指吸收进入体内的药物及其代谢物从体内排出体外的过程。药物排泄方式和途径如下。

1. 经肾脏排泄

药物及代谢产物主要经肾脏排泄。肾脏排泄药物方式有三种。①肾小球滤过：肾小球毛细血管的基底膜通透性较强，除大分子物质以及与血浆蛋白结合的药物外，绝大多数非结合型的药物及其代谢产物均可经肾小球滤过而进入肾小管管腔内。②肾小管被动重吸收：进入肾小管管腔内的药物，脂溶性高、非解离型的药物及其代谢产物可经肾小管上皮细胞以脂溶性扩散的方式被动重吸收进入血液。此时，改变尿液 pH 值，可因影响药物的解离度而改变药物的重吸收程度。这也是弱酸或弱碱性药物中毒时，可通过碱化或酸化尿液，促进药物排泄的原因。如苯巴比妥、水杨酸等弱酸性药物中毒时，碱化尿液可使药物的重吸收减少，排泄增加而解毒。③肾小管主动分泌：在肾小管上皮细胞内有有机酸和有机碱两类主动分泌的转运系统，分别转运弱酸性药物和弱碱性药物。只有极少数药物可经肾小管主动分泌排泄。分泌机制相同的两类药物经同一载体转运时，可发生竞争性抑制，如丙磺舒可抑制青霉素的主动分泌等。

2. 经胆汁排泄

部分药物及其经肝细胞生物转化而成的代谢物，可随胆汁经胆道系统排入十二指肠，然后随粪便排出体外。如红霉素、利福平等可大量从胆道排泌，并在胆汁中浓缩，在胆道内形成较高的药物浓度，从而有利于肝胆系统感染的治疗。

有一些药物及其葡萄糖醛酸或硫酸酯代谢物经肠道细菌水解后，可重新被肠道吸收进入体循环，形成肝肠循环（hepato-enteral circulation）。一些肝肠循环明显的药物（如强心药洋地黄毒苷在体内有约 20% 处于肠肝循环中），其血浆半衰期将会明显延长；反之，切断肝肠循环可加速药物的排泄。

3. 其他排泄途径

许多药物还可随唾液、乳汁、汗液、泪液等排泄到体外，有些挥发性气体药物还可由肺排泄。乳汁的 pH 值略低于血浆的，某些药物特别是弱碱性药物（如吗啡、阿托品等）可有相当一部分自偏酸性的乳汁中排泄，使哺乳婴儿因此受累；胃液中酸度较高，某些生物碱（如吗啡等）即便是注射给药，也可向胃液扩散，故洗胃是该类药物中毒的治疗措施及诊断依据之一。

药物的生物转化和排泄可使原形药在体内减少，这两个过程统称为药物消除（drug elimination）。

三、治疗性药物监测依据

在临床上，并不是所有的药物或在所有的情况下都需要进行 TDM。大部分药物毒性小且有效治疗浓度范围大，不需要开展 TDM，如青霉素、多数维生素等。此外，当药物本身具有快速而简便的效应指标时就可不必进行血药浓度测定。例如，抗高血压药，血压值是快速而简便的药效指标，测定血压下降的程度即可知道药物作用强弱并能对剂量进行调整。治疗性药物监测依据主要包括药效学和药动学两方面的原因。

（一）因药效学原因需进行 TDM 的药物

多数药物的血药浓度与药物效应之间存在着良好的相关性。根据血药浓度与药效的关系，可将血药浓度划分为三个范围：无效范围、治疗范围与中毒范围。治疗范围，又称有效血药浓度范围，是指最小有效浓度（minimum effect concentration，MEC）与最大耐受浓度（maximum tolerated concentration，MTC）之间的范围。通过治疗药物监测可了解所用剂量的治疗水平，从而指导临床对用药剂量进行反馈调整，使血药浓度处在有效范围之内，以避免药物中毒或治疗无效。因药效学原因需进行 TDM 的药物包括以下几个方面。

1. 安全范围窄、治疗指数低的药物

此类药物的量效关系密切，治疗浓度和最小中毒浓度十分接近甚至重叠，极易中毒。只有根据 TDM 检测结果设计和调整给药方案，才能获得安全而有效的治疗效果，如强心苷、苯妥英钠、抗躁狂症药锂盐等都存在这种情况。特别是苯妥英钠，其治疗剂量和中毒剂量接近，剂量低不能控制发作，剂量高则易中毒，所以在最初服药时和每次调整剂量前应测定其血药浓度。

2. 长期用于治疗和预防且不易快速判断疗效的药物

长期用药的患者，依从性差，不按医嘱用药；或某些药物长期使用后产生耐药性；或能诱导或抑制肝药酶活性引起药效降低或升高等药效变化,但又缺乏及时、明显、易观察的治疗终点或能预知疗效的临床指标,不易快速判断疗效的药物,如环孢素用于器官移植术后抑制排斥反应发生,长期用药时定期进行 TDM,既可避免因剂量不足而延误病情,或过量产生慢性毒性,也可及时发现体内血药浓度的改变。

3. 中毒症状与其治疗的疾病症状相似的药物

这些药物的中毒症状与剂量不足的症状类似,而临床上又不能明确辨别是因给药剂量不足,还是因过量中毒。如:地高辛可用于控制心律失常,但药物过量也可引起心律失常;普鲁卡因胺治疗心律失常时,过量也会引起心律失常;苯妥因钠治疗癫痫,过量中毒时亦可致抽搐。若仅凭临床表现判断为剂量不足而加大剂量,就会产生严重后果。

4. 因治疗目的不同需选择不同血药浓度的药物

部分药物因不同的治疗目的需要不同的血药浓度。如地高辛对慢性充血性心力衰竭的治疗血药浓度为 0.8~1.6 ng/mL。治疗心房纤颤或心房扑动所需血药浓度为 2 ng/mL 左右甚至更高,该浓度在治疗慢性充血性心力衰竭时,不少患者会出现心律失常等严重毒性反应。故借助 TDM 将血药浓度控制在治疗目的所需范围内是非常必要的。

(二)因药动学原因需进行 TDM 的药物

1. 具有非线性药动学特征的药物

这些药物在用到某一剂量时,体内药物代谢酶或转运载体处于饱和状态,此时剂量稍有增加,血药浓度便急剧上升,极易产生中毒症状。如苯妥英钠、氨茶碱和水杨酸等。

2. 药动学个体差异大的药物

药物的体内过程由于受遗传、环境及病理因素影响,药物体内过程中生物转化能力个体差异巨大。这种差异主要影响药物的生物利用度,进而影响血药浓度。同一剂量不同患者可出现无效、有效、中毒等不同反应,血药浓度水平相差很大。如服用相同剂型及剂量的普萘洛尔后,不同个体间的血药浓度差异可达 25 倍。当药物剂量已达到常规剂量仍不能控制发作时,首先应测定血药浓度是否达到有效血药浓度。

3. 存在影响药物体内过程的病理情况

很多病理情况如心、肝、肾和胃肠道等脏器疾病可明显影响药物的吸收、分布、代谢和排泄的体内过程,导致血药浓度波动大,故需进行监测。如:患有肝病时使用在肝脏代谢的利多卡因、茶碱等药物;肾功能受损患者,使用由肾脏排泄的氨基糖苷类抗生素药物。

4. 长期用药及可能产生药动学相互作用的联合用药

不少药物是肝药酶的诱导剂或抑制剂,能对自身或合并使用的药物的生物转化将产生促进或抑制作用。此外,不少药物在与血浆蛋白结合及肾小管分泌排泄上存在竞争性抑制。故联合用药时,测定血药浓度有助于了解药物之间相互作用的性质和程度,从而判断各药的治疗效果。

除上述介绍的药效学和药动学原因外,当涉及药物剂量等医学法律问题时,TDM 可为用药过量中毒以及医疗事故提供法律依据等。

(三)给药方案个体化的实施

人体对药物的反应存在着相当大的个体差异,在使用教科书或药品说明书推荐的平均剂量后,并非所有患者均能得到有效的治疗,不同的患者对药物反应存在个体差异,只有针对不同患者的具体情况制定给药方案,才能使药物治疗安全有效。因此,治疗用药必须遵循"个体化"原则。而 TDM 最主要的用途是为单个患者设计给药方案,以达到最佳的治疗效果和最小的副作用。

给药方案个体化实施的具体程序如下。①明确诊断:患者经检查明确诊断后,确定所用的药物。②确定给药方案:临床医师与实验室人员一起拟定药物的试验剂量和给药时间间隔。初始给药方案的设计是试探性的,以平均剂量为依据。有时根据患者的某些生理、病理特性,按照简单经验公式估算剂量。如地高辛维持剂量的估算,需将患者的性别、年龄、体重、身高、血清肌酐清除率等代入公式计算剂量。③给药后测定不同时间血药浓度:根据所用的药代动力学参数计算程序要求,给药后按一定时间采集适当次数的血标本,测定血药浓度。④计算药代动力学参数,同时观察临床效果:根据公式求出个体药代动力学参数,并结合临床实际效果,判断上述给药方案合理与否。⑤调整用药剂量,确定适合个体的用药剂量:当发现上述初始给药方案不能得到合适的血药浓度,并不能保证获得最佳疗效时,需根据上述个体药动学参数及患者的实际情况,再次调整给药方案,直到获得合理的个体化给药方案。

四、治疗性药物监测过程

准确、可靠的 TDM 测定结果是保证患者个体化治疗的必要条件。在 TDM 工作中常用的标本是血浆、血清及唾液。除采取正确的标本处理过程之外,应根据测定药物的有效血药浓度水平所决定的灵敏度要求,是否需同时检测多种药物或活性代谢物,可供选用的仪器设备及检测经济成本等,综合考虑,确定能满足临床要求的可行方法。

(一)标本处理过程

在 TDM 工作中可检测的标本有血浆、血清、唾液、尿液和脑脊液等,常用的标本是血浆、血清及唾液。由于生物样品成分复杂,存在各种直接或间接干扰药物测定结果的物质,因此,常需根据不同的测定方法,进行相应的样品预处理,除去干扰物质。

1. 常用标本与收集

血浆与血清是 TDM 最常用的样品,两者的主要差别在于前者含有血浆纤维蛋白原。药物在血液中与血浆蛋白可逆结合,即血液中药物的存在有两种形式:游离型和结合型。游离药物浓度与药理效应的关系更密切,测定游离型的药物浓度更有利于用药的调整,但因游离药物浓度的测定较复杂、难以实施。在 TDM 工作中通常测定的药物浓度是血液中药物的总浓度(游离型和结合型两部分)。

(1)血浆:血样采集后应及时离心分离,将采集的血样置于含有肝素或柠檬酸盐抗凝剂处理过的试管中,缓慢转动试管使其充分混合,然后以 3000~4000 r/min 离心 10~20 min,上清液即为血浆,血浆是无色澄清液体,若呈微红色或红色则表明有溶血现象发生,不能供测定用。样品短期可置于 4 ℃冰箱中保存,长期保存则需置于 -20 ℃冰箱中冷冻。

(2)血清:采集的血样于室温下放置 30~60 min,或将抽取的血样置于促凝管中,待血液凝固后,以 3000~4000 r/min 离心 10~20 min,分离出血清。保存方法同血浆。

(3)唾液:唾液采样时应尽可能在刺激少、安静状态下进行,一般在漱口后 15 min 收集口内自然流出或经舌在口内搅动后的混合液,经 3000~4000 r/min 离心 10~15 min 后取上清液作为测定药物浓度的样品。

唾液中的药物几乎均以游离态存在,与血中的游离药物浓度成一定的比值,用以反映作用部位药物浓度较总血药浓度更适合。但唾液分泌量及其成分受机体功能状态的影响,高分泌状态时,产生大量稀薄唾液,造成药物浓度变化较大。故仅下列情况适用于用唾液作 TDM 的标本。①已知唾液药物浓度与血浆药物浓度(总浓度或游离药物浓度)比值较恒定的药物。②在唾液与血浆间能较快达到分布平衡的药物,多数弱碱性、中性及在体内分布属单房室模型的药物都属于该类。③本身或同时服用的药物无抑制唾液分泌的 M 胆碱受体阻断作用。可用唾液作为 TDM 的药物有对乙酰氨基酚、水杨酸类、苯巴比妥、苯妥英钠、氨茶碱、锂盐等。

(4)尿液:尿液 pH 值随饮食成分、水电解质和酸碱平衡状态的改变而变化,在 TDM 的实际工作中以尿为标本甚少。但对用作治疗泌尿道感染的药物,及可产生肾小管损害的药物,检测尿药浓度则有其特殊意义。

(5)脑脊液:直接测定脑脊液中的药物浓度可排除血脑屏障对药物分布的影响,且脑脊液中蛋白质少,对作用于中枢神经系统的药物,更接近于靶位浓度。但因取样特别,多次取样难以实现,而有关脑脊液中药物的药动学资料少而不完全,故在 TDM 工作中不易推广。

2. 取样时间

取样时间对测定结果的临床价值影响大,是开展 TDM 必须考虑的基本环节。由于各种药物的药物代谢动力学(简称药动学)性质及用药后达到稳态血药浓度及稳态后出现峰、谷浓度的时间均不相同,故须根据各种被监测药物的药动学性质、体内代谢过程,选择其取样时间,使测出的血药浓度能真实反映药物的峰、谷浓度,并能作为给药方案调整的可靠依据。

 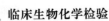

　　（1）监测、调整用药方案：应在达到稳态血药浓度后再取样。恒速静脉滴注时，稳态血药浓度维持在恒定的水平，达稳态后任何时间均可取样；多剂量间隔用药时，稳态血药浓度在一定时间范围内波动，应根据实际需要来确定何时取样。对巩固疗效或控制症状发作的长期用药，观察药物浓度波动是否低于有效血药浓度，应在给药前（谷浓度）取样测定；对于已达疗效，但需了解长期用药是否可能产生慢性毒性的患者，需观察药物浓度的波动是否达到中毒浓度，这时应测定峰值浓度，宜在峰值时间取样，若未知个体的峰值时间，可参考群体的峰值时间取样测定。

　　（2）急性药物中毒的诊断和治疗效果监测：前者应立即取样测定，后者则可根据实际需要确定取样时间，监测抢救效果。

　　（3）计算个体药代动力学参数：①在血药浓度-时间曲线中每个时相取样不少于3～4点。此外，在曲线有关时相转折点附近至少有2个点，以便较准确地确定转折点。②消除时相取样时间尽量长，一般时间跨度为3～5个生物半衰期。

3. 样品预处理

　　TDM工作中，由于生物样品的成分复杂，干扰杂质多，大多不能直接使用收集的标本，而是在测定标本前，需根据所采用的分析方法不同对相应的样品进行必要的预处理，以除去干扰，提高检测灵敏度和特异性，并降低对仪器的污染和损害。

　　（1）去蛋白：血浆中含有大量的蛋白质，在测定时会形成泡沫、浑浊或沉淀而干扰测定，因而在测定前需进行去蛋白处理。除去样本中蛋白质的方法主要有沉淀离心法、层析法、超滤法和超速离心法，其中沉淀离心法因简便快捷而最常被选用。沉淀离心法常用的有机溶剂包括甲醇、乙腈、丙酮及乙醇等，它既可使蛋白质脱去水化层，又可同时降低溶液的介电常数，影响基团的离解，使表面电荷减少，导致蛋白质分子变性聚集而沉淀。当蛋白质发生变性沉淀时，药物和血浆蛋白的结合（氢键、离子键、范德华力等弱作用力）被破坏，从而药物被释放出来。因此，用沉淀离心法去蛋白处理的标本，测得的药物浓度包括游离的和与蛋白质结合的两部分。若需单独测定游离药物浓度，只能用温和的层析法、超滤法和超速离心法，此法既可除去蛋白质，又不会使与蛋白质结合的药物释出。但这些方法繁杂而耗时，难以在临床常规检测中推广应用。

　　（2）提取：尽可能选择性地浓集待测组分，以提高检测的灵敏度或减少样品中杂质的干扰。临床上常用的提取方法包括液-液提取和液-固提取。①液-液提取：因样品和提取介质均为液相而得名。大多药物属有机化合物，并有不少为弱酸、弱碱，在不同pH值的溶液中将发生不同程度的解离。故通过调节溶液的pH值，可使被提取的药物以高脂溶性的分子态存在，选用对待测组分分配比高、与样本不混溶且不发生乳化的有机溶剂，可使脂溶性高的分子态化合物转移到有机溶剂中，达到与极性高的干扰组分分离的目的。离心分离有机相和水相，即可达到提取的目的。②液-固提取：又称为固相柱提取。根据待测组分的理化性质，选用合适的常压提取短色谱柱，将除去蛋白质的样品通过该柱子，再用适当的溶剂洗脱，选择性收集含待测组分的洗脱液供进一步测定。选用不同极性的色谱柱，可提取低极性、高极性的化合物，也可用于两性化合物的提取。本方法选择溶剂的原则是以能从样品中有效提取所需化合物的溶剂为准。提取柱经处理后可重复使用。与液-液提取法比较，液-固提取法较复杂，但回收率及提取特异性更高。

　　（3）化学衍生物化学反应：光谱法和色谱法监测药物，常需根据待测药物的化学结构和监测方法的要求，通过化学反应，特异地引入显色、发光基团，达到提高灵敏度的目的。气相色谱常需将待测组分烷化、硅烷化、卤化或酰化，以提高热稳定性和挥发性，改善分离效果并满足检测的需要。高效液相色谱法有时也要求对待测物进行必要的衍生物化学处理，以提高分离效果。

（二）治疗药物浓度测定的常用方法

　　在TDM中常用的分析方法主要有光谱法、色谱法和免疫化学法。一方面，体液中药物浓度较低，多数以每升体液毫克或微克水平存在，且其检测易受结构相似的内源性物质和与原型药仅有微小差别的代谢物的干扰，因而对检测方法的专一性、灵敏度、准确度都有较高的要求；另一方面，药物的有效浓度范围和中毒水平，是结合大量的临床观察确定的，要求各实验室建立的测定方法具有高度的可比性。

1. 光谱法

　　多数药物或代谢物本身在紫外光区即存在吸收峰；一些药物或代谢物受激发后，也可发射荧光；一些药物还可通过特异的显色反应用可见光分光光度法检测。但常用的可见光分光光度法、紫外光度法和荧光光度法,用于体液中药物检测时,都存在如下缺点:灵敏度低,特异性差,易受内源性物质、代谢产物、联用药物的干扰。荧光光度法与紫外光度法比较具有较高的选择性与灵敏度,但多数药物不能发射荧光,样品需经衍生处理后才能测定。但光谱法检测成本低,所需仪器一般临床实验室都具备,操作简便,便于推广。因此,对血药浓度水平较高,安全范围相对较宽的药物,如阿司匹林、对乙酰氨基酚、氨茶碱、苯妥英钠、苯巴比妥钠等,仍不失为一种可供选择的方法。此外,火焰发射光谱法和原子吸收光谱法特异性及灵敏度均高,操作也较简便,但仅能用于某些微量金属离子药物如碳酸锂和顺铂等的检测。

2. 色谱法

色谱法又称为层析法。它是一种依据样本中各组分理化性质的不同,通过层析作用达到分离,并以适当的方法进行定量检测的方法。色谱法主要包括高效液相色谱法(high performance liquid chromatography,HPLC)、气相色谱法(gas chromatography,GC)、液相色谱-质谱联用(HPLC-MC)法等,其主要特点是各组分经分离后测定,专一性好,分辨率、准确性、灵敏度高,且可同时测定多种药物。

HPLC是最常用的方法,为TDM的推荐方法,且常作为评价其他方法的参考方法。HPLC具有以下优点。①样品处理简单:多数样品只需经简单的去蛋白质处理就可进样测定。②应用范围广:由于HPLC常配备有紫外与荧光检测器,而多数有机化合物药物在紫外光范围内有较强的吸收,或可衍生为具有荧光吸收的化合物。因此,在常需进行TDM的药物中,除地高辛、锂盐以外的药物几乎都可以应用该方法。③重复性好,若采用内标法定量,可消除样品处理过程中的误差,方法精密度的变异系数一般小于5%。

气相色谱法与HPLC相比较,其应用范围窄、样品处理复杂,在TDM中应用不广泛。因其检测对象必须是低沸点、易气化、热稳定性好的化合物,体液样品常需经过提取、浓缩、衍生化等预处理过程才能进样测定。

HPLC-MC是利用液相色谱分离,质谱检测,比高效液相色谱中的紫外、荧光检测器定量专一性更好、准确性更高,结果更可靠;但仪器昂贵,样品检测成本高,一般的临床实验室难以配置该类仪器,在TDM中应用受限。

3. 免疫化学法

免疫化学法根据标记物性质不同,可分为放射免疫法(radioimmunoassay,RIA)、荧光免疫法和酶免疫法(enzyme immunoassay,EIA)三类,其优点是灵敏度极高,大多可达纳克(ng)甚至皮克(pg)水平,可满足所有药物TDM的要求。免疫化学法所需标本量少,样本一般不需预处理,操作简便,有商品化试剂盒供应,另外,它还可利用一般生化、荧光自动分析仪进行自动化操作。但在TDM中,免疫化学法存在的主要问题是特异性易受干扰。干扰因素除来自内源性物质外,还有抗原性未发生改变的待测药物代谢产物或具有相同相似抗原性的其他药物及代谢物的影响等,常出现检测结果假性偏高。如强心药地高辛、洋地黄毒苷、地高辛代谢物二氢地高辛,均可与地高辛抗体结合。只有具备完全或半抗原性的药物,并能制备特异性抗体,才能用免疫化学法进行TDM。但总的来说,由于免疫化学法的前述优点,它仍是TDM检测技术发展的主要方法。其中放射免疫法虽灵敏度高,检测成本低,但因重复性较差,且有放射性污染,目前在TDM中已很少应用。与放射免疫法相比,荧光免疫法无放射性污染,并且大多数操作简便,便于推广。国外生产的TDM用试剂盒,有相当一部分即属于此类,并且还有专供TDM荧光偏振免疫分析用的自动分析仪生产。荧光偏振免疫分析法(fluorescence polarization immunoassay,FPIA)在TDM中被广泛应用,其灵敏度高、重现性好、速度快,特别适合于急救和常规监测。酶免疫分析法是目前国外TDM免疫分析中最常用的方法,特别是均相酶免疫分析法。该法除具有荧光免疫法的优点外,还可通过选用合适的标记酶,借助多种自动化分析仪实现自动化操作。

4. 其他技术

(1)毛细管电泳技术:毛细管电泳技术(capillary electrophoresis,CE)采用高电场强度的电泳方式,具有微量、高效、灵敏并可进行自动化检测等特点。CE和HPLC虽然分离原理不同,但都是液相分离技术,且均可一次同时完成对样本中多组分的分离和检测。但CE分离效率和灵敏度更高,几乎不消耗溶剂,并且通过改变缓冲液、检测器及其他电泳条件,应用范围更广。随着毛细管电泳技术的迅速发展,应用毛细

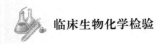

管电泳分离药物、药物对映体等越来越引起人们的重视。

（2）抑菌试验：曾用于测定体液中的抗菌药物浓度。该方法简便易行，利用临床细菌室即可开展。但其特异性、灵敏度、重复性均差，并易受同时使用的其他抗菌药物的干扰，已较少使用。

第二节　进行药物浓度监测的主要药物

治疗药物监测的临床应用包括以下几个方面：①有效监督临床用药，制定合理的给药方案，确定最佳的治疗剂量，以提高疗效和减少不良反应；②明确在常用剂量情况下，不产生疗效或出现意外毒性反应的原因；③确定患者是否按照医嘱服药。目前临床上可监测药物的品种约为常用药物的1/10，实际工作中较常测定的药物有庆大霉素、环孢素、万古霉素、苯妥英钠、卡马西平、苯巴比妥、丙戊酸、锂盐、地高辛、洋地黄毒苷、利多卡因、甲氨蝶呤、茶碱等。

一、抗癫痫药

抗癫痫药（antiepilepsy drugs）是一类控制及预防癫痫发作的药物。由于该类药物有效浓度范围窄，又需预防性长期使用，因此需进行 TDM。目前应用于临床上的主要有苯妥英钠、苯巴比妥、卡马西平、乙琥胺、丙戊酸钠、氯硝西泮等，其中苯妥英钠是最常用，也是最需要进行 TDM 的药物。

【药理作用】

苯妥英钠（phenytoin）是抗癫痫的首选药物。苯妥英钠通过阻滞神经细胞膜上的 Na^+ 通道和 Ca^{2+} 通道，稳定大脑神经元细胞膜，以及增强中枢抑制性递质 γ-氨基丁酸的作用等，阻止大脑异常高频放电的发生和扩散。苯妥英钠为控制和预防癫痫大发作的首选药物，单纯性发作或复杂部分性发作也可选用，还用于治疗外周神经痛，对三叉神经痛疗效较好，对坐骨神经痛也有一定的疗效，可用于治疗强心苷中毒所致的心律失常。

【体内过程】

苯妥英钠口服后，以被动扩散方式经小肠缓慢吸收，达峰时间为 3～12 h，吸收过程可持续至 48 h。吸收后可迅速分布于全身，平均分布容积为 0.7 L/kg，与血浆蛋白结合率高达 88%～92%。脑组织中的药物浓度与血浆中的浓度相近，脑脊液及唾液中的药物浓度约为血浆浓度的 10%，相当于血浆中的游离药物浓度。苯妥英钠主要在肝脏代谢成无活性的代谢物，最终由尿排出。它属于非线性动力学药物，剂量与稳态血药浓度只在一定的范围内呈线性关系，在低剂量时以一级动力学消除；当剂量超过肝药酶的代谢能力时（血药浓度在 5～10 μg/mL 范围内）转变为零级动力学消除，此时只要增加很小的剂量就可能导致血药浓度出现意想不到的升高并出现中毒。因此，其 TDM 必须按非线性动力学方式处理。苯妥英钠没有相对恒定清除率、半衰期及达稳态时间，这些参数存在很大的个体差异，并随着血药浓度的变化而变化。在有效血药浓度范围内，苯妥英钠的消除半衰期，成人为 18～30 h，达稳态时间 5～14 天。

【测定方法】

苯妥英钠的 TDM 一般用血清标本。常用的测定方法有高效液相色谱法、紫外分光光度法、均相酶免疫分析法及荧光偏振免疫分析法。高效液相色谱法最主要的特点是可同时完成多种组分的测定，在常常联合用药的抗癫痫药的 TDM 中尤为重要，可同时检测苯妥英钠、苯巴比妥、卡马西平、扑米酮、乙琥胺五种常用抗癫痫药物。该法以反相 C_{18} 为固定相，流动相由乙腈、甲醇、水按体积比 9：37：54 组成，5-乙基-5-甲基-巴比妥酸为内标物，检测波长 254 nm。五种药物的线性范围可覆盖治疗与中毒血清浓度水平，灵敏度均小于 2 μg/mL，完全可满足上述药物的 TDM 要求。紫外分光光度法是将标本 pH 值调节至 6.8 后，用二氯甲烷提取与沉淀蛋白，再转提至 NaOH 溶液中，加入 $KMnO_4$ 再加热，使苯妥英钠氧化为吸光度大的二苯酮衍生物，用环己烷提取后在 247 nm 波长处进行测定。该法虽然操作繁琐，不能完全排除代谢物干扰，但灵敏度及线性范围均可满足要求，且成本低，仪器较普及。均相酶免疫分析法、荧光偏振免疫分析法、高效液相色谱法均有良好的相关性，可根据条件选用。

【参考区间】

苯妥英钠的有效血药浓度参考区间为 $10\sim20\ \mu g/mL$，90％患者在此范围内控制癫痫发作效果满意。在 $20\sim30\ \mu g/mL$ 时，出现毒副作用者占15％；高于 $30\ \mu g/mL$，部分中毒患者会出现共济失调、眩晕；高于 $40\ \mu g/mL$ 时，可出现语言障碍、昏睡，甚至可能发生抽搐等反应。中毒反应与癫痫发作有时难以区别。

【评价】

苯妥英钠的动力学参数个体差异大，在制定给药方案时，要根据患者的具体情况如合并用药、肝功能等加以调整，有时甚至需要多次调整才能达到理想效果。应注意以下几点。

（1）血浆蛋白的影响：苯妥英钠血浆蛋白结合率高，在血浆的游离药物浓度仅为10％。因此，苯妥英钠游离药物浓度易受血浆蛋白量及血浆中与苯妥英钠竞争蛋白结合位点物质的影响。患者存在肝纤维化、肾病综合征等血浆清蛋白减少的情况时可致游离药物浓度升高；同时服用了竞争蛋白结合的药物如保泰松等时，也可使苯妥英钠蛋白结合率下降，游离药物浓度升高而总浓度无变化。解释结果时必须注意有无上述情况。

（2）药物的相互作用：苯妥英钠为肝药酶诱导剂，与苯巴比妥、卡马西平、利福平等肝药酶诱导剂同时服用时，可导致苯妥英钠代谢加快，血药浓度降低；相反，与异烟肼、胺碘酮等肝药酶抑制剂同时服用时，可使苯妥英钠血药浓度升高。

（3）肝功能状况：由于苯妥英钠大部分在肝脏代谢，因此，肝功能状况明显影响苯妥英钠消除及血药浓度。如肝炎、年龄增大，会导致苯妥英钠的最大代谢速率下降，血药浓度增高，故老年人用药剂量往往要比年轻人低。

二、强心苷类药

强心苷（cardiac glucoside）是一类从植物中提取的选择性作用于心脏，加强心肌收缩力的药物。临床上常用的有洋地黄苷、地高辛、去乙酰毛花苷丙和毒毛花苷K，它们具有相似的药效学特征，但药物代谢动力学和作用强度有差别，主要用于治疗慢性心功能不全。其中，地高辛（digoxin）的治疗药物浓度范围窄，个体差异大，治疗剂量接近中毒剂量，其用量不足与剂量偏高的临床表现又很相似，是国内外公认的常规监测药物。

【药理作用】

治疗浓度的地高辛可轻度抑制心肌细胞膜上的 Na^+-K^+-ATP 酶活性，使细胞内钠离子浓度升高，胞内的 Na^+ 更多地通过细胞膜上的 Na^+-Ca^{2+} 交换转运，使胞内 Ca^{2+} 浓度升高并触发兴奋-收缩偶联，产生正性肌力、心输出量增加、窦性节律降低、房室传导减慢等作用。

地高辛主要用于治疗各种伴有心力衰竭的心脏病，对有水肿的充血性心力衰竭、室上性心动过速、早搏及心房纤颤等更为有效。主要毒性反应为各种心律失常、中枢神经系统及消化道症状。其治疗作用及毒性反应均呈血药浓度依赖性。

【体内过程】

地高辛以片剂和酊剂供口服，在胃肠道以被动扩散方式吸收。片剂的生物利用度为 60％～80％，酊剂可达80％～100％。影响地高辛生物利用度的主要因素是片剂颗粒大小和溶出度。片剂生物利用度差异很大，同一剂型不同厂家、不同批号，甚至同一厂家不同批号的片剂，其生物利用度可能不同。长期服用时，应尽量用同一厂家同一批号的产品。地高辛的血浆蛋白结合率为20％～25％，主要分布于肾、心、肝等脏器中，心肌浓度约为血清浓度的15倍；地高辛的分布属二房室模型，8～12 h转入消除相，只有在消除相，心肌等组织与血药浓度的比值才较恒定。故 TDM 的取样时间应选在消除相内（服药后12 h以上）。地高辛表观分布容积为6～10 L/kg，消除半衰期，成人为36 h。地高辛在体内代谢少，60％～90％以原形由肾排泄，仅10％左右在肝经水解、还原及结合反应代谢，7％处于肠肝循环。肾功能不全的患者服用地高辛易中毒。长期口服给药后，5～7天达到稳态血药浓度。

【测定方法】

地高辛 TDM 标本一般均用血清。目前地高辛多采用每天一剂的给药法，故多在连续用药10天以上达到稳态后某次用药前取样。若达稳态前已出现毒性作用，则应立即采血。由于地高辛血药浓度水平低，

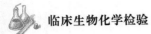

常规的光谱法与色谱法的检测灵敏度不能满足其要求,故临床常采用免疫法测定,放射免疫法、荧光偏振免疫法等均有供地高辛测定的试剂盒,但仍存在特异性易受干扰的问题,主要是由于地高辛与二氢地高辛、洋地黄毒苷、糖皮质激素等有交叉抗原性,当患者同时使用这些药物时,易发生交叉反应,出现假阳性升高。

【参考区间】

地高辛的有效血药浓度参考区间,成人为 0.8～2.0 ng/mL,安全范围极小,当血清浓度超过 1.5 ng/mL 便有部分患者出现毒性反应,而超过 2.0 ng/mL 后,毒性反应的发生率呈指数式急剧增加。

【评价】

(1) 药物相互作用:同时使用奎尼丁、钙拮抗剂、普罗帕酮、胺碘酮等心血管系统药,可致地高辛血药浓度升高。特别是奎尼丁可通过抑制地高辛的肾小管排泌,使 90% 以上患者的地高辛血药浓度升高 1 倍以上。故两者在治疗心房纤颤时联合使用是极其危险的。此外,广谱抗生素、环孢素、螺内酯和呋塞米等亦可致地高辛血药浓度升高。而同时使用苯妥英钠等肝药酶诱导剂,则可使地高辛血药浓度下降。

(2) 病理状态:低钾、低镁血症和高钙血症时,心肌对强心苷的敏感性高,在治疗浓度范围内即可发生严重心脏毒性。肾功能受损患者地高辛清除率下降,血药浓度升高;甲亢患者地高辛吸收减少,血药浓度降低;相反,甲减患者血药浓度升高,并因心肌敏感性增高,极易中毒。

三、抗生素类

氨基糖苷类抗生素(aminoglycosides)是由氨基糖与氨基环醇通过氧桥连接而成的强极性苷类抗生素,包括链霉素、庆大霉素、妥布霉素、阿米卡星等。其药效学及药动学具有共同性,故一并介绍。

【药理作用】

该类药物通过抑制敏感病原蛋白质合成,以及改变菌膜通透性,发挥杀菌作用,且具有杀菌速度和杀菌持续时间与浓度呈正相关、仅对需氧菌有效和在碱性环境中抗菌活性增强等特点。主要用于各种需氧革兰氏阴性杆菌、部分阳性球菌、结核杆菌感染的治疗。该类药物的副作用为损害分管听觉的第 8 对脑神经、损害肾脏、阻断神经-肌肉接点。其治疗作用及毒性反应均与血药浓度密切相关。

【体内过程】

该类药极性较大,口服很难吸收,全身给药多采用肌内注射,吸收迅速而完全。因极性强,与血浆蛋白结合率较低,多在 10% 以内,主要分布在细胞外液,在大多数组织中浓度都较低,在脑脊液中浓度不到 1%(脑膜发炎时也达不到有效浓度),而在肾皮质和内耳内、外淋巴液中浓度较高,这是其产生肾脏毒性和耳毒性的原因。该类药物消除几乎全部以原形从肾小球滤过排泄,消除半衰期为 2～3 h,肾衰竭患者可延长 20～30 倍以上,从而导致药物蓄积中毒。

【测定方法】

由于氨基糖苷类抗生素可与肝素形成复合物而干扰测定,故一般均用血清。若用血浆则不能用肝素作抗凝剂。由于该类药物在体内几乎不发生代谢转化,故无代谢物的干扰,尤其适用于免疫学方法的检测。现有多种免疫学方法试剂盒可供选用。该类药 TDM 多检测稳态谷浓度,亦有主张测定稳态峰浓度的。氨基糖苷类抗生素间存在交叉免疫性,若治疗中换用了不同氨基糖苷类抗生素后进行 TDM,应注意这类干扰。

【参考区间】

治疗血清稳态谷浓度参考区间:庆大霉素、妥布霉素为 0.5～2.0 μg/mL,阿米卡星为 4.0～8.0 μg/mL。最小中毒稳态谷浓度:庆大霉素、妥布霉素为 2.0 μg/mL,阿米卡星为 8.0 μg/mL。

【评价】

心、肾功能状态是影响血药浓度的主要因素。肾功能减少 10% 即可显著延长该类药的消除半衰期,肾功能衰竭患者半衰期可延长数十倍,而该类药物又有肾毒性,将加重肾功能衰竭,形成恶性循环,尤应重视。此外,由于该类药物主要分布在细胞外液中,任何生理性或病理性细胞外液量变化,都会导致血药浓度的改变。血透析可降低该类药的血药浓度。

四、抗精神病药

（一）抗抑郁药

三环类抗抑郁药是目前治疗抑郁症的主要药物，包括丙米嗪、去甲替林、地昔帕明、阿米替林、多塞平等。

【药理作用】

该类药物通过抑制中枢神经突触前膜对 5-羟色胺和（或）去甲肾上腺素等单胺类递质再摄取，增加突触间隙内上述单胺递质的浓度而发挥抗抑郁症作用。其治疗作用和毒性反应均与血药浓度密切相关。

【体内过程】

该类药物脂溶性高，口服后吸收快而完全，但因首过消除强且差异大，故生物利用度不一。丙米嗪为 $26\%\sim68\%$，地昔帕明 $33\%\sim68\%$，去甲替林为 $46\%\sim56\%$，阿米替林为 $56\%\sim70\%$，多塞平为 $17\%\sim37\%$。血液中的三环类抗抑郁药 90% 左右与血浆白蛋白、脂蛋白、α_1 酸性糖蛋白结合，游离药物能迅速分布至各组织。该类药物绝大部分需在肝脏经去甲基、羟化及结合反应后由肾脏排泄。其中丙米嗪、阿米替林、多塞平的去甲基化代谢物都有和原药同样的药理活性。在常用剂量下，该类药物均属一级消除动力学。但对代谢物仍有药理活性者，判断药效持续时间不能仅凭原形药的消除半衰期。

【测定方法】

由于三环类抗抑郁药中不少需同时测定其活性代谢物浓度，故以 HPLC 及 GC 最为适合，以前者多用。共同测定步骤为碱化血清后，用含有一定浓度内标物的适宜有机溶剂提取并沉淀蛋白质。移取有机相并挥发干，用流动相重溶残留物，取样上柱行色谱分析。色谱系统多采用反相，但也可用正相离子对吸附色谱法，一般采用紫外检测器。由于丙米嗪及地昔帕明本身有较强的荧光活性，单独测定这两种药可用荧光检测器，提高灵敏度及特异性。该类抗抑郁药化学结构相似，建立的检测方法大多可通用于该类药物的各种药品分别或同时分析。

市场上现有多种针对本类药物的免疫化学法检测试剂盒供应，操作简便、灵敏度高，并与高效液相色谱法有较好的相关性。主要不足之处是同时服用的三环类抗抑郁药之间，以及 N-去甲基化等代谢物与原形药之间存在交叉免疫反应，干扰测定结果。更不适合于需同时检测去甲基代谢物者。

【参考区间】

常用三环类抗抑郁药的血药浓度参考区间：丙米嗪为 $150\sim300~\mu g/mL$（指原型药和有活性的去甲基代谢物总浓度），地昔帕明 $150\sim300~\mu g/mL$，去甲替林为 $50\sim200~\mu g/mL$，阿米替林为 $150\sim250~\mu g/mL$（指原型药和有活性的去甲基代谢物总浓度），多塞平为 $30\sim150~\mu g/mL$（指原型药和有活性的去甲基代谢物总浓度）。需要指出的是，本类药中多数血药浓度存在特殊的"治疗窗"（therapeutic window）现象，即低于"治疗窗"范围无效，高出"治疗窗"范围不但毒副作用增强，治疗作用反而下降。

【评价】

一般以血清为检测标本。抗凝剂、塑料试管及橡胶塞中的增塑剂可改变该类药物在红细胞和血浆中的分配比，应避免使用。玻璃器皿可吸附此类药物，采用同一批号玻璃器皿并置于正己烷：正丙烷的混合液（99：1）中超声处理，可减少吸附及吸附差异产生的干扰。聚丙烯制作的器皿吸附性最小，可考虑选用。

（二）抗躁狂药

抗躁狂药（antimanic drugs）为用于治疗躁狂症的药物。最常用的抗躁狂药为碳酸锂。有些药物虽然也可用于治疗躁狂症，但并非首选药物，而且习惯上归属于其他类别，如氯丙嗪、氟哌啶醇属于抗精神病药，卡马西平、丙戊酸钠则属于抗癫痫药。

【药理作用】

碳酸锂通过抑制脑内去甲肾上腺素（noradrenaline，NA）释放并促进其再摄取，降低突触间隙的 NA 浓度以及抑制 α_1 肾上腺素受体激动后的胞内信使物质生成而产生抗躁狂症作用。过量碳酸锂易产生肌颤、共济失调、抽搐、意识障碍及多种心律失常，严重者可致死，其毒性反应呈血 Li^+ 浓度依赖性。锂的安全范围较窄，有效量接近中毒量，用药不当易于中毒，中毒症状是精神萎靡、神志模糊、步态不稳、共济失调,其至癫痫发作、昏迷直到死亡。因此,必须严密进行临床观察,严格进行血锂浓度监测,及时调整剂量。

【体内过程】

口服吸收完全。Li^+不与血浆蛋白结合,几乎全部从肾脏分泌排出,消除动力学呈二相,先出现半衰期 24 h 的快消除相,继之因分布到胞内的 Li^+ 转运至胞外而出现半衰期 48~72 h 的慢消除相。

【测定方法】

Li^+ 为体内微量存在的金属离子,可用火焰发射光谱法、原子吸收光谱法及离子选择性电极法检测。一般都在达到稳态后末次服药后 12 h 的次晨采血。由于 Li^+ 以主动转运方式进入唾液,唾液中 Li^+ 浓度为血中的 2~3 倍,由于唾液中 Li^+ 浓度相对稳定,可用唾液作为样品进行分析。

【参考区间】

TDM 规定在达到稳态后的某次用药后 12 h 取血测定血清 Li^+ 浓度,称 12 h 标准血清锂浓度(12 hour standard serum concentration of lithium,12 h-stS Li^+)。12 h-stS Li^+ 参考区间为 0.8~1.2 mmol/L,最小参考值为 1.3 mmol/L。

【评价】

各种原因致肾功能损伤时,血 Li^+ 浓度明显升高。此外,同时使用噻嗪类、呋塞米等中强效利尿药,可升高血 Li^+;而螺内酯等保钾利尿药、碳酸氢钠、茶碱及大剂量各种含钠药物,均促进 Li^+ 的肾排泄,降低血 Li^+ 浓度。

五、免疫抑制剂

免疫抑制剂(immunosuppressant)是对机体的免疫反应具有抑制作用的药物,能抑制与免疫反应有关的细胞(T 细胞和 B 细胞等巨噬细胞)的增殖和功能,能降低抗体免疫反应。免疫抑制剂根据其作用机制可分为如下几种。①细胞因子合成抑制剂:如环孢素类、FK506。②细胞因子作用抑制剂:西罗莫司,来氟米特。③DNA 或 RNA 合成抑制剂:咪唑立宾、吗替麦考酚酯。④细胞成熟抑制剂:脱氧精胍素。⑤非特异性抑制细胞生长诱导剂:SKF105685。目前血药浓度监测主要用于环孢素、FK506 和西罗莫司。现以环孢素为例进行介绍。

【药理作用】

环孢素(cyclosporin)是以控制疾病发作或复发为目的的药物,是目前临床上的抗免疫排斥治疗的预防性药物。它是环孢菌培养基中提取的高脂溶性含 11 个氨基酸的环状多肽,通过下调 IL_2 及其受体的表达,选择性地抑制辅助性 T 淋巴细胞(T_H)的增殖及功能,以及减少干扰素产生等而产生免疫调节作用。它主要用于器官移植后的抗排斥及多种自身免疫性疾病的治疗。与其他免疫抑制剂相比,虽然该药毒性较小,但仍存在肝肾损害、震颤、高血压等不良反应。环孢素的治疗作用和毒性反应与血药浓度密切相关,安全范围窄。本药为长期预防性用药,所用剂量大,其治疗作用和毒性反应都与血药浓度相关,而且,在最常见的肾、肝移植时,其肾、肝毒性难以和早期排斥反应相区别。如果不进行 TDM,临床只能根据病症是否出现或复发、毒性反应是否发生为调整剂量的依据,而一旦发生上述情况再调整剂量,将导致不必要的经济损失或病情延误,甚至出现无法补救的后果,因此应进行 TDM。

【体内过程】

环孢素的药动学有独特之处,并随移植物的种类及功能恢复而变化。口服及肌内注射均吸收慢、不完全且不规则,约 4 h 达到峰浓度,剂量与血药浓度间无可靠相关性。生物利用度随移植物不同而有差异,大多为 30%,不同器官移植患者生物利用度不同,如成人肾移植患者为 5%~89%;肝移植患者为 8%~60%。该药在全血中与红细胞和血浆蛋白的结合率大于 90%,约 66% 与血红蛋白结合,35% 与脂蛋白和白蛋白结合。其分布呈多室模型,易分布至细胞内。表观分布容积个体差异大,平均约 4 L/kg。消除需先经代谢转化为 30 余种代谢物,再由肾、胆道排泄。其消除呈双相,首先是半衰期约 5 h 的快消除相,继之因细胞中药物转运至胞外,出现半衰期约 16 h 的慢消除相。儿童比成人有更大的血浆清除率,用药剂量宜加大;肝功能损害者和老年人清除速度较慢,亦应适当调整剂量。移植肾清除率为每分钟(7.2 ± 4.2) mL/kg;移植肝清除率为每分钟(5.8 ± 1.5) mL/kg。

【测定方法】

供该药测定的方法主要有高效液相色谱法及免疫法。高效液相色谱法选择性好,结果可靠,但样品需经较复杂的预处理,耗时较长。免疫法简便,但受多种无活性的环孢素代谢物干扰,可产生30%以上的交叉免疫反应。此外,环孢素与红细胞及血浆蛋白都有很高的结合率,全血与血浆环孢素浓度之比约为2：1,说明它与红细胞的结合更多,且其结合率受温度、血细胞比容等多种因素的影响,因此一般认为,测定全血环孢素的浓度比测定血浆或血清的环孢素浓度容易得到稳定的结果。

【参考区间】

免疫法测得环孢素的全血有效血药浓度参考区间为 0.1～0.4 μg/mL,最小中毒浓度参考区间为 0.6 μg/mL。

【评价】

(1) 肝、肾、心功能状况:肝、肾、心移植前后不同功能恢复期,以及在长期用药过程中影响体内过程的任一环节发生改变,都将导致血药浓度变化。

(2) 药物相互作用:同时使用苯妥英钠、利福平等肝药酶诱导剂降低环孢素的血药浓度。而大环内酯类、氨基糖苷类、磺胺类、酮康唑等化疗药,则可干扰环孢素的消除,升高血药浓度。

六、病例分析

【病史】患者,女性,83岁。主诉:纳差、呕吐2周。2周前无明显原因出现纳差,进食后感恶心、呕吐,呕吐物为胃内容物,并感全身乏力,活动后气促,轻微咳嗽,前往当地医院就诊,考虑"肺部感染、冠心病、高血压",给予抗感染、强心、利尿、改善循环治疗,咳嗽症状缓解明显,但仍存在纳差、呕吐,进食后呕吐明显。查体:血压 120/63 mmHg。

【实验室检查】

血常规:白细胞 5.98×10^9/L,血红蛋白 106 g/L,血小板 93×10^9/L,中性粒细胞 84.7%;

尿常规检查:尿蛋白(＋－),红细胞(－)。尿常规:尿蛋白 0.7g/L、白细胞 0 个/HP、红细胞 0 个/HP,颗粒管型 0～2 个,透明管型 0～1 个。

血液生化检查:

(1) 肾功能:K 4.33 mmol/L,Na 139.0 mmol/L,Cl 102.2 mmol/L;血肌酐 164.0 μmol/L,血尿酸 690 μmol/L,血尿素(UN)9.8 mmol/L,光抑素 C 1.7 mg/L,TG 1.63 mmol/L、TC 3.19 mmol/L;

(2) 肝功能:ALT 19 IU/L,AST 22 IU/L,TP 65.1 g/L、Alb 39.4 g/L、Glb 25.7 g/L、A/G 1.53,TBIL 17.8 μmol/L,DBIL 5 μmol/L;

(3) 心脏功能:超敏 C-反应蛋白 3.36 mg/L。凝血:FIB 2.29 g/L。B 型利尿肽 8247.0pg/mL;

(4) 血药浓度监测:地高辛血药浓度 3.3 ng/mL。

辅助检查如下。

(1) 胸部及腹部 CT:①冠心病,双肺上叶尖段增殖灶,双肺下叶钙化灶;②镰状韧带旁稍低密度结节影;③双肾多发囊肿;④下腹、盆腔 CT 平扫未见明显异常。

(2) 腹部超声:①胆囊壁毛糙;②双肾囊肿;③肝、胰、脾超声未见明显异常。

(3) 心脏超声:①左房、右房、右室增大;②升主动脉内径稍增宽;③肺动脉内径增宽,肺动脉收缩压中度增高,肺动脉瓣中度反流;④三尖瓣重度反流;⑤主动脉瓣轻-中度反流;⑥二尖瓣轻度反流。

【临床诊断】地高辛中毒。

【诊断依据】

(1) 临床特点:患者,老年女性,起病急,以纳差、呕吐为主要症状,以进食后呕吐为主。

(2) 血药浓度监测:曾在外院使用洋地黄类强心药物,但患者肾功不全,其药物排泄可能异常,地高辛血药浓度 3.3 ng/mL。

地高辛血清治疗浓度参考值:成人为 0.8～2.0 ng/mL,安全范围极小,当血清浓度超过 1.5 ng/mL 便有部分患者出现毒性反应,而超过 2.01 ng/mL 后,毒性反应的发生率呈指数式急剧增加。

本章小结

治疗药物监测(TDM)在药物剂量个体化,确保药物治疗的有效性和安全性,以及涉及药物剂量的医疗纠纷中发挥着重要作用。药物进入体内包括吸收(血管内给药除外)、分布、生物转化和排泄四个过程。TDM 的依据主要包括药效学和药动学两个方面的因素。药效学的因素包括:安全范围窄、治疗指数低的药物;长期用于治疗和预防且不易快速判断疗效的药物;中毒症状与其治疗的疾病症状相似的药物;因治疗目的不同需选择不同血药浓度的药物。药动学因素包括:具有非线性药动学特征的药物、药动学个体差异大的药物、存在影响药物体内过程的病理情况和联合用药。TDM 最主要的用途是为单个患者设计给药方案,以达到最佳的治疗效果和最小的副作用。

TDM 常用的标本是血浆、血清及唾液。取样时间是开展 TDM 必须考虑的基本环节,须根据各种被监测药物的药动学性质、体内过程,选择其取样时间。此外,需根据所采用的分析方法不同对相应的样品进行必要的预处理,如去除蛋白质、提取待测成分和进行化学衍生物化学反应等,以除去干扰,提高检测灵敏度和特异性。

TDM 常用的分析方法有光谱法、色谱法和免疫化学法。光谱法存在灵敏度低、特异性差,易受内源性物质、代谢产物、联用药物的干扰的缺点。但其检测成本低,所需仪器一般临床实验室都具备,操作简便,便于推广。色谱法主要包括高效液相色谱法、气相色谱法、液相色谱-质谱联用法等,其主要特点是各组分经分离后测定,专一性好,分辨率、准确性、灵敏度高,且可同时测定多种药物。免疫化学法分为放射免疫法、荧光免疫法和酶免疫法三类,其优点是灵敏度极高、操作简便。需进行药物浓度监测的主要药物抗癫痫类药物、强心苷类药、抗生素类、抗抑郁药和抗躁狂药、免疫抑制剂等。

(李淑慧)

第十一章　心脏疾病的临床生物化学检验

心血管疾病是威胁人类健康的最常见疾病，是美国等发达国家的第一位死因，在我国是城市人口的前三位死因，而且其死亡率逐年上升，20 世纪初期全球心血管疾病死亡率占总死亡率的 10% 以下，21 世纪初期已占发达国家总死亡率的 50%，发展中国家的 25%。心脏疾病的诊断技术除常用的心电图外，还有 X-线片、超声心动图、电子计算机断层扫描（CT）、磁共振显像（MRI）、正电子体层摄影（PET）、心导管术、心血管造影术等。这些检查对心脏病的诊断具有重要意义，但有的价格昂贵不适合动态监测，有的检查手段对于严重的心脏病患者可能发生危险，如心导管术及造影术导致脑卒中、心肌梗死或死亡等并发症的几率大约为 1/1000。近年来发展起来的临床生物化学指标为心脏疾病特别是缺血性心脏疾病的诊断提供了重要依据，而且能通过动态监测进一步评估病情严重程度，判断患者预后，甚至用于指导治疗。

心血管疾病种类繁多，病因复杂，但其主要的病理组织学基础都是动脉硬化。急性缺血性心脏病和心力衰竭是两种最常见的心脏病变，目前临床实验室所采用的生化标志物主要跟它们相关。因此，本章主要讲述这两种心脏病变的临床生物化学检验。

第一节　概　述

一、心脏的解剖与生理

（一）心脏解剖

心脏是人体最重要的器官之一，是由心肌构成的中空圆锥体器官。心脏壁有三层结构，即最外层的心外膜、中间层的心肌和最里层的心内膜。心脏有四腔，分别是心脏上部的左右心房和下部的左右心室。心脏和血管组成人体的血液循环系统（体循环和肺循环）。在心脏外壁有供心脏能量和氧的血管，称为冠状动脉。由于冠状动脉血液灌注的特点是从心外膜开始到心内膜，心内膜是最晚得到血液供应的部分，因此其对缺血的刺激最敏感。

心肌主要由心肌纤维细胞构成，心肌纤维又由许多蛋白微丝组成。在电镜下，肌原纤维呈明暗交替的图案，分为 I 带和 A 带，有 M 线和 Z 线。两条 Z 线之间为一个肌小节，即一个收缩单位。每一个肌小节由粗细肌丝、肌联蛋白（titin）和星云状小体（nebulette）组成，这些肌丝按一定规律排列，其模式如图 11-1所示。其中粗肌丝由肌球蛋白（myosin）分子组成，细肌丝包含了肌动蛋白（actin）、原肌球蛋白

（tropomyosin）两种收缩蛋白和调节心肌纤维收缩的肌钙蛋白（troponin）。

构成肌原纤维的蛋白按其作用又可分为功能性蛋白与结构性蛋白，功能性蛋白又进一步分为主导功能蛋白（如肌球蛋白）、调节蛋白（如肌钙蛋白）、附着性功能蛋白（如磷酸肌酸激酶）等，结构性蛋白可分成细胞骨架蛋白如 α-辅肌动蛋白（α-actinin）、肌联蛋白和间质蛋白等。心肌富含的这些蛋白质以及与能量代谢有关的酶都可作为心肌损伤的标志物。心肌肌钙蛋白（cardiac troponin，cTn）的两种亚基心肌肌钙蛋白 I（cardiac troponin I，cTnI）和心肌肌钙蛋白 T（cardiac troponin T，cTnT）已经成为心肌受损的决定性生化标志物。

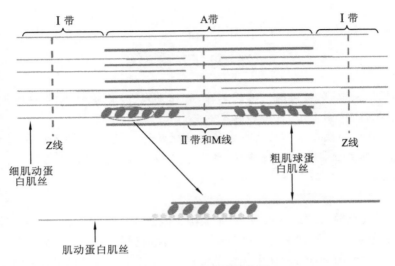

图 11-1 心肌纤维结构图

（二）心脏生理

心脏有节律地收缩和舒张，推动血液在心脏和血管中单向循环流动，通过毛细血管与组织进行物质交换。心脏的一次收缩和舒张，构成心脏的心动周期。心动周期是由心脏的传导系统严格控制的，它发出的电冲动通过特殊的传导系统到达心肌层。心电图（ECG）是记录由心肌兴奋产生的电位变化，并描记这种电位变化的图形。临床上，心电图常用来确定心肌组织的（解剖学的）、代谢的、离子的和血液动力学的变化。

心脏除循环功能外，还具有内分泌功能。利钠肽是哺乳动物心脏分泌的激素，利钠肽家族包括由心房分泌的心房利钠肽（artrial natriuretic peptide，ANP），由心室肌和脑分泌的脑钠肽（brain natriuretic peptide，BNP），由内皮细胞分泌的 C 型利钠肽（C-type natriuretic peptide，CNP），还有 D 型利钠肽。利钠肽的主要生理功能是利尿排钠、抑制肾素-血管紧张素-醛固酮系统、扩张血管和抑制血管平滑肌细胞增殖等。除利钠肽外，从哺乳动物的心肌组织中还分离出某些生物活性多肽，如肾素-血管紧张素、抗心律失常肽和内源性洋地黄素等。

二、心脏病理

心脏疾病非常复杂，涉及心内膜、心肌、心外膜和心脏血管的广泛病理改变，与临床实验室关系密切的疾病主要是缺血性心脏病、心力衰竭和心肌疾病。

（一）缺血性心脏病

由于冠脉循环改变引起冠脉血流和心肌需求之间不平衡导致的心肌缺血、缺氧或坏死而引起的心脏疾病称为缺血性心脏病（ischemic heart disease，IHD）。IHD 最主要、最常见的病因是冠状动脉粥样硬化引起的管腔狭窄或闭塞，因此 IHD 以冠状动脉性心脏病（coronary artery heart disease，CHD）为主，约占 90%。

IHD 主要症状为发作性胸痛，典型表现为阵发性胸骨后或左前胸强烈压榨或绞痛感，可放射至左肩，持续数分钟。发作时的其他可能症状有眩晕、气促、出汗、寒战、恶心及昏厥，严重患者可能发生心力衰竭而死亡。IHD 的病理基础是冠状动脉粥样硬化,其致病因素是多方面的,目前认为主要与血脂异常、高血压、糖尿病、肥胖、吸烟、缺少活动、遗传因素等有关。流行病学调查显示,IHD 多发生于 40 岁以上人群,男性多于女性,脑力劳动者多于体力劳动者,欧美国家发病率高于我国。在美国尽管 IHD 死亡率较 30 年前有所下降,但仍居死因之首。与发达国家相比,我国属 IHD 低发国家,但 20 世纪 80 年代以来,该病在我国的发病率和死亡率呈逐年上升趋势。

世界卫生组织将 IHD 分为五类:无症状性心肌缺血、心绞痛(又分为稳定型心绞痛和不稳定型心绞痛)、心肌梗死、缺血性心力衰竭和猝死。近年来临床医学家倾向于将本病分为急性冠脉综合征(acute coronary syndrome,ACS)和慢性缺血综合征(chronic ischemic syndrome,CIS)。ACS 包括从没有细胞坏死的不稳定型心绞痛(unstable angina,UA)到有细胞坏死的心肌梗死(myocardial infarction,MI)。CIS 包括稳定型心绞痛(stable angina,SA)、无症状性心肌缺血和缺血性心力衰竭。IHD 最严重的一种形式是急性心肌梗死(acute myocardial infarction,AMI),即冠状动脉急性狭窄或闭塞,供血持续减少或终止,所产生的心肌严重缺血和坏死。

心肌细胞坏死时释放到循环中的心肌肌钙蛋白、肌酸激酶及其同工酶、肌红蛋白等蛋白质在血中的浓度升高,是临床实验室诊断心肌损伤的物质基础。反过来,这些蛋白质持续的正常浓度也为临床医生提供了患者的症状与心脏损伤无关的有力证据。因此,这些敏感标志物的生物化学检验在 IHD 的诊断中具有重要作用。

（二）心力衰竭

心力衰竭(heart failure,HF)是指各种心脏结构或功能性疾病导致心室充盈及(或)射血能力受损而引起的临床综合征。临床上以心排血量不足、组织的血液灌注减少以及肺循环或体循环静脉系统淤血为特征。患者出现典型临床症状和体征,如体液潴留、呼吸困难、乏力(特别是运动时)等。绝大多数 HF 的发生都是由于心肌收缩性能的原发性或继发性减弱所致。心肌收缩性能减弱的机制之一是心肌细胞和收缩蛋白的丧失。各种原因如心肌缺血、缺氧、感染和中毒等导致大量心肌细胞和收缩蛋白变性、坏死时,由于破坏了心肌收缩的物质基础,结果必然使心肌收缩性能降低,从而导致心排血量减少,出现 HF。

从病理生理的角度看,HF 大致上可分为由原发性心肌损伤(缺血性心肌损伤、心肌炎和心肌病、心肌代谢障碍性疾病)和心脏长期容量/压力负荷过重,导致心脏功能由代偿最终发展为失代偿,是缺血性心脏病、高血压、心肌肥厚、特发性扩张性心肌病、慢性心脏瓣膜病或先天性心脏病等心脏疾病的终末阶段。HF 的发病机制复杂,包括机体神经激素的激活、心脏重构(cardiac remodeling)、氧化应激和自由基的产生、细胞因子的激活、细胞凋亡和细胞内信号转导通路的异常等,其中最重要的是机体神经激素的激活和心脏重构。持续的心脏重构最终将导致 HF,并且是临床上患者心律失常和猝死的重要原因。

按 HF 发生部位分为左心衰、右心衰、全心衰,通常先发生左心衰,其后并发继发性右心衰,从而发展成为全心衰。临床上常见的多数为全心衰。按 HF 发生速度分类如下。①急性心力衰竭:所谓"急性"并无严格的时间期限,主要指 HF 发病急骤,心输出量骤然降低,机体往往来不及进行有效代偿就迅速出现肺水肿和心源性休克。急性心力衰竭绝大多数为左心衰,常见于 AMI、急性肺栓塞、高血压危象、急性心脏排血或充盈受限等。②慢性心力衰竭:发生缓慢、病程长,往往有代偿性改变出现,如心腔扩张、心肌肥厚、循环血量增多等。这些代偿机制可使心输出量恢复或接近正常,故休克表现不明显,但淤血症状则表现极为显著。常见于高血压、冠状动脉疾病和心肌梗死患者。HF 按症状有无可分为无症状性(asymptomatic)心力衰竭和充血性心力衰竭(congestive heart failure,CHF)。

HF 的患病率和死亡率有明显的种族、性别、地域差异。据美国国家心脏、肺和血液协会(NHLBI)估计,在美国每年有约 40 万新增 HF 病例,HF 是 65 岁以上患者住院的首要原因。慢性心力衰竭患病率随着人群年龄的增长显著上升:在男性,50～59 岁的发病率为 3‰,而 80～89 岁的发病率则上升到 27‰;在女性,50～59 岁的发病率为 2‰,而 80～89 岁的发病率为 22‰。由中国医学科学院心血管病研究所主持的中国心血管健康多中心合作研究显示,中国慢性 HF 患病率为 9‰,其中:北方为 14‰,南方为 5‰;城市为 11‰,农村为 8‰。HF 预后很差,早期 HF 患者 5 年死亡率约 10%,中期 HF 5 年死亡率为 20%～30%,到疾病的最后阶段则上升到 80%。

临床生物化学检验对 HF 的诊断非常重要,关键的实验是测定心肌释放出来的 B 型利钠肽(即脑钠肽,BNP)或者利钠肽前体的降解产物 B 型利钠肽原 N-端肽(N-terminal pro-BNP,NT-proBNP)。与心肌肌钙蛋白不同,心肌肌钙蛋白是一类细胞内蛋白,它只有在细胞死亡或严重损害时才能释放出来,而 BNP 是在心肌壁受到牵张、刺激后分泌入血的一种神经激素,其血清水平与心室扩张和压力负荷成正比。血浆中 BNP 和 NT-proBNP 的检测已经作为 HF 最敏感和特异的客观指标被欧洲心脏协会(ESC)和美国心脏学会(ACC)纳入 HF 的诊断标准。

(三)心肌疾病

心肌疾病是指以心肌病变为主要表现的一组疾病,除缺血性心肌疾病外,还包括心肌的感染性炎性病变(由细菌、病毒等病原体所致)和非感染性炎性病变(过敏、变态反应、药物等因素所致)、原发性或特发性心肌病(扩张型心肌病、肥厚型心肌病)和继发性或特异性心肌病(酒精性心肌病、围产期心肌病、药物性心肌病、克山病)。心肌功能障碍是这组疾病共同和重要的病理生理特点。其中病毒性心肌炎近年来发病率显著增高,生化标志物对其诊断价值很大,除能采用免疫学方法检测病原体的抗原和抗体外,血中心肌肌钙蛋白、肌酸激酶、肌红蛋白和高敏 CRP 等浓度的升高也有助于诊断。

第二节　心脏疾病的常用临床生物化学检验

自 1954 年将天冬氨酸氨基转移酶(aspartic transaminase,AST)作为首个心脏标志物应用于临床以来,不断有新的标志物被发现和应用。心脏标志物为临床提供了方便快捷、非创伤性的诊断依据,还可用于评估病情严重程度、危险分层、指导治疗,在某些情况下还能作为治疗靶标。目前在临床应用的心脏标志物有三类:第一类是反映心肌损伤的标志物,第二类是评估心脏功能的标志物,第三类是心血管疾病的炎症标志物。

一、心肌损伤的生物化学标志物

心肌损伤的生物化学标志物大多数是心肌酶和心肌蛋白,当心肌细胞受损时释放到血液中,最后从血循环中清除,但它们在心肌细胞中的定位、损伤后释放的动力学及经血循环清除的方式和速率等方面却不尽相同。心肌损伤的生物化学标志物可分为酶类标志物和蛋白质类标志物。酶类标志物是早期建立起来的心肌损伤(主要是 AMI)标志物。最早应用 AST 诊断 AMI,但 AST 在肝脏、骨骼肌、肾脏、心肌中含量丰富,缺乏组织特异性,故其诊断心肌坏死的价值低,目前已趋于淘汰。1955 年发现了乳酸脱氢酶(lactate dehydrogenase,LDH),LDH 是无氧酵解中调节丙酮酸转化为乳酸的重要酶,广泛分布于肝脏、心脏、骨骼肌等组织细胞的胞浆和线粒体中,其相对分子质量较大(135000),在组织中有五种同工酶,按电泳速度的快慢命名为 LDH1(H4)、LDH2(MH3)、LDH3(M2H2)、LDH4(M3H)和 LDH5(M4),心肌细胞中主要为 LDH1,电泳分析 LDH1 可提高诊断心肌损伤的特异性。1963 年又发现肌酸激酶(creatine kinase,CK)在 AMI 患者血中升高早于前两种酶,且特异性更高。20 世纪 70 年代,发现肌酸激酶同工酶 MB(CK-MB)诊断 AMI 的特异性比相应的总酶活性更高,因此 CK-MB 在很长一段时间内成为公认的诊断 AMI 的"金标准"。近年来发展起来的蛋白类标志物,主要包括心肌肌钙蛋白、肌酸激酶同工酶质量(CK-MB mass)和肌红蛋白(myoglobin,Mb)。在与临床的相关性研究中发现,除了 CK-MB,其他酶类标志物的特异性较差,而蛋白类标志物不但特异性和灵敏度高,而且由于相对分子质量小可较早出现在血中,具有早期诊断价值。

(一)心肌肌钙蛋白

肌钙蛋白(troponin,Tn)是肌肉组织收缩的调节蛋白,主要存在于骨骼肌和心肌中,参与由 Ca^{2+} 介导的肌肉收缩活动的调节。肌钙蛋白复合体由钙结合亚单位(calcium binding component,C)、原肌球蛋白结合亚单位(tropomyosin binding component,T)和抑制亚单位(inhibitory component,I)组成,在 Ca^{2+} 作用下,肌钙蛋白通过构型变化调节肌动蛋白和肌球蛋白之间的活动。当运动神经冲动到达末梢,肌浆内 Ca^{2+} 释放,TnC 与 Ca^{2+} 结合,使肌钙蛋白分子构型改变,TnI 与肌动蛋白和原肌球蛋白之间的结合被解除,原肌球蛋白与 TnT 结合从而发生位置改变,原来被掩盖的肌动蛋白位点暴露,迅速与构成粗肌丝的肌球蛋白接触,粗、细肌丝相对滑动,肌肉收缩。当肌浆中 Ca²⁺ 浓度降低时,Ca²⁺ 与 TnC 分离,TnI 与肌动蛋白及原肌球蛋白上的位点结合,阻止肌动蛋白与肌球蛋白结合,于是肌肉舒张(图 11-2)。肌钙蛋白主要以结合形式存在于肌原纤维(占 94%~97%),少量(3%~6%)以游离形式存在于细胞质。

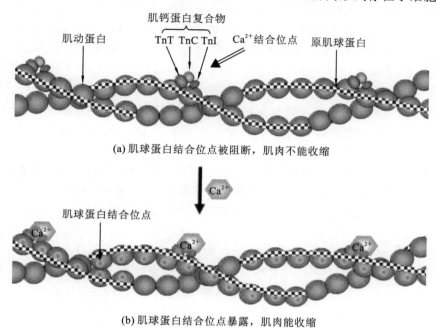

(a) 肌球蛋白结合位点被阻断,肌肉不能收缩

(b) 肌球蛋白结合位点暴露,肌肉能收缩

图 11-2 钙离子参与下肌钙蛋白对肌肉运动的调节

心肌和骨骼肌的 TnC 结构相同,相对分子质量为 18000,是 Ca²⁺ 结合亚基,每个分子结合 2 个 Ca²⁺。TnI 有三种亚型:快骨骼肌亚型(fast skeletal troponin I,fsTnI)、慢骨骼肌亚型(slow skeletal troponin I,ssTnI)和心肌肌钙蛋白 I(cardiac troponin I,cTnI)。人的两种骨骼肌肌钙蛋白 I(skeletal troponin I,sTnI)具有相似的相对分子质量(20000),但二者分子结构不同;cTnI 与 sTnI 的氨基酸序列有 40%差异,cTnI 氨基末端比 sTnI 多 31 个氨基酸残基,这段特异的氨基酸序列使 cTnI 具有较高的心肌特异性,有助于制备相应的单克隆抗体。TnT 也有三种亚型,心肌 TnT(cardiac troponin T,cTnT)在骨骼肌 TnT(sTnT)氨基末端加上了 11 个氨基酸残基,赋予了其特异性。因此,cTnI 和 cTnT 是心肌细胞特有的标志物,对心肌坏死或损伤有高度的敏感性和特异性,能早期发现心肌损伤,并能用于 ACS 危险分层,评估溶栓治疗后血液再灌注,判断再发心肌梗死,成为目前心肌损伤最理想的标志物。

当心肌损伤时,cTn 以多种形式出现在心脏组织和血液中,这些形式包括三聚体 cTnI-C-T 复合物、二聚体 cTnI-C(在 AMI 患者血中 90%以上是 cTnI-C 复合物形式)和 cTnI-T 复合物、游离 cTnI 和 cTnT 及它们的氧化态、还原态、磷酸化和去磷酸化形式,以及 C-末端或 N-末端脱氨基结构。临床实验室采用的免疫分析技术通过识别这些分子中稳定区域的抗原表位来测定其浓度。

1. 心肌肌钙蛋白 I

心肌肌钙蛋白 I 是一种小分子蛋白质,含 210 个氨基酸残基,相对分子质量为 22000,3%分布于心肌细胞质,为游离的胞质蛋白,97%与心肌结构蛋白结合,当心肌细胞因缺血缺氧等因素遭到破坏时,游离型 cTnI 首先迅速释放到血液中,随后结合型 cTnI 逐渐分解,缓慢释放进入血循环,故 cTnI 能早期出现并在血中维持较长时间。人和动物在胚胎发育期、正常和病变骨骼肌中均不表达 cTnI,证明 cTnI 具有高度的特异性。

【测定方法】

1987 年 Cummins 和他的合作者首先采用分子筛和色谱分析法从心肌组织中提取 cTnI 给兔、羊注射后制备抗体,并用核素¹²⁵I 标记,以放射免疫法(RIA)定量测定 cTnI,方法灵敏度为 10 μg/L,与骨骼肌交叉反应率为 2%。之后,大量的以单克隆抗体为基础的免疫分析方法相继建立。Bodor 等对 Cummins 法进行了改良,用小鼠 cTnI 单克隆抗体建立了酶联免疫法,灵敏度提高到 0.5 μg/L,与骨骼肌 cTnI 交叉反应率不到 0.1%。1992 年唐新等用亲和层析法分离 cTnI,继之用其免疫新西兰家兔获得特异性抗血清,制备 ^{125}I 标记的 cTnI 抗体,建立了 cTnI 双抗体 RIA,提高了方法的灵敏度和特异性,但放射性物质对人体和环境的危害限制了其推广应用。后来又相继建立了荧光和酶免疫法。Stratus 检测法是一种双位点荧光酶免疫定量检测法,使用两种 cTnI 单克隆抗体,特异性高,灵敏度为 0.35 μg/L,以 1.5 μg/L 为 AMI 诊断界值(cutoff 值)时,不精密度(CV)≤10%,检测时间为 10 min。AxSYM 检测法的基本原理与 Stratus 法相似,是以特异性 cTnI 单克隆抗体为捕获抗体,以 cTnI 多克隆抗体为酶标记抗体的两步夹心酶免疫法,可检测游离 cTnI 和结合 cTnI。该方法灵敏度为(0.14±0.05)μg/L,ROC 曲线所确定的 AMI cutoff 值为 2.0 μg/L,总不精密度为 6.3%～10.2%,检测时间为 15～20 min。RxL-HM 检测法是以两个特异性的单克隆抗体为基础的一步酶免疫检测法,检测时间为 17 min,灵敏度为 0.1 μg/L,方法简便。目前临床上测定 cTnI 的方法为双抗体夹心法和化学发光微粒子免疫分析法,达到了特异和快速分析的目的。

但是,各种分析方法的检测能力和检测结果存在差异。cTnI 大部分序列均具有抗原性,尤以氨基端和羧基端抗原性最强,但氨基端和羧基端氨基酸很容易被水解,中心区域可能受 cTnC 保护较为稳定。由于不同分析方法和试剂所使用的抗体不同,检测结果存在差异是难免的。

【参考区间】

(化学发光免疫分析法)<0.03 μg/L,诊断 AMI 的 cutoff 值为 0.5 μg/L。

因患者人群、地理位置、饮食和环境因素不同,各实验室应建立自己的参考区间。一般采用肝素抗凝血浆为样本,cTnI 或 cTnT 最大浓度超过健康人群的第 99 百分位值,即可诊断阳性。

【临床意义】

(1) cTnI 用于急性冠脉综合征的临床诊断、预后估计和危险分层。cTnI 是一个十分敏感和特异的心肌损伤标志物。当心肌缺血、缺氧时释放到血中,主要存在形式为 cTnI-C 复合物(占 90%),少量的 cTnT-I-C 复合物和游离 cTnI,首先是胞质内少量的游离 cTnI 快速释放,3～6 h 可检测到 cTnI 升高,峰值在 14～36 h,血中维持升高时间为 5～10 天,部分病例可达 14 天。由于 cTnI 消失慢,可作为心肌梗死后期标志物。cTnI 诊断 AMI 的敏感性为 97%,特异性为 98%。

(2) cTnI 可以敏感地反映微小心肌损伤,因此能用于不稳定型心绞痛和非病理 Q 波 AMI。不稳定型心绞痛患者血中 cTnI 阳性率为 20%～40%,此类患者发展到 AMI 的风险度很高,必须及时采取溶栓治疗或经皮冠状动脉成形术治疗。

(3) cTnI 还能用来估计心肌梗死面积,判断有无梗死区扩大或再发心肌梗死。实验和临床研究发现,AMI 发生 72 h 内 cTnI 浓度与梗死面积有相关性;再发心肌梗死的 AMI 患者血清 cTnI 浓度明显高于初次发生心肌梗死时的测定值,因此,cTnI 可以用来判断 AMI 有无再发或梗死区扩展。

2. 心肌肌钙蛋白 T

心肌肌钙蛋白 T(cardiac troponin T,cTnT)是原肌球蛋白结合亚基,相对分子质量为 37000。cTnT 大部分(占 92%～94%)以 cTnC-T-I 的复合物形式存在于细肌丝上,6%～8% 以游离形式存在于心肌细胞质中。与 cTnI 一样,当心肌细胞损伤时游离 cTnT 和结合 cTnT 依次释放入血,使 cTnT 在血中出现早并维持较长的"窗口期"(即在血中能维持较长时间的高浓度)。cTnT 在人类胚胎发育过程中、新生鼠骨骼肌和病理状态下的人骨骼肌中有微量表达,因此其特异性较 cTnI 稍差。

【测定方法】

正常情况下,cTnT 在血中含量很低,因此测定方法需有很低的检测限和较高的灵敏度。cTnT 的定量测定采用高度敏感的酶联免疫法(ELISA)。最初建立的 ELISA 法采用亲和层析法分离的一种多克隆抗体和一种单克隆抗体,特异性不高。1989 年研制出更敏感特异的 ELISA 分析试剂盒,采用两种单抗:cTnT 特异性抗体 M7 为捕获抗体,IB10 为标记抗体,二者与标本中的 cTnT 形成双抗体夹心。检测范围为 0.1～15 μg/L,但与骨骼肌交叉反应阳性率为 0.5%,对骨骼肌损伤的患者会产生一定的假阳性。整个反应在 90 min 完成,但对于发生 AMI 的急诊患者,需要快速 cTnT 检测法,以便及时诊断。后来使用高度心肌特异性抗体 M11.7 取代与骨骼肌有交叉反应的 IB10,不但提高了心肌诊断的特异性,而且分析时间降到了 45 min。最新一代的 ELISA 分析法在增加特异性和敏感性的同时，测定的线性范围上限达 25 μg/L，分析时间缩短到 20 min。目前采用的化学发光免疫是一种敏感心肌钙蛋白 T(high sensitivity cTnT，hs-cTnT)分析法，其线性范围为 0.003～10 μg/L，参考区间的第 99 百分位值为 0.01 μg/L，变异系数(CV)<10%。

【参考区间】

(化学发光免疫分析法)<0.01 μg/L，诊断 AMI 的 cutoff 值为 0.1 μg/L。

各实验室应针对受试者人群、地理位置、饮食和环境因素及所选用的检测系统建立自己的参考区间。

【临床意义】

(1) cTnT 对于检测 ACS 患者心肌缺血及危险分级具有重要意义，目前与 cTnI 一起已成为诊断心肌梗死的首选标志物。AMI 发生后 4～6 h 血清 cTnT 升高，10～24 h 达峰值，10～15 天恢复正常。cTnT 在判断微小心肌损伤方面有重要价值，可用于判断不稳定型心绞痛患者发生的微小心肌损伤。cTnT 还是独立于心电图之外可用于判断梗死面积及预后的重要生化指标。同时，其浓度也可用于评判不稳定型心绞痛罹患心肌梗死和心源性猝死的危险度。

(2) cTnT 在评估溶栓治疗效果方面具有重要作用。近年来常用静脉注入溶栓药物的方法治疗 AMI，临床医生需要判断治疗后是否出现再灌注。如果溶栓治疗成功，cTnT 应呈双峰：第一天梗塞部位的血流通畅后，血液进入病变部位，将 cTnT 冲洗入血液而出现第 1 个峰；在第四天可观察到第 2 个较小的峰。这两个峰值的比值有助于判断是否出现再灌注：如第 1 峰值大于第 2 峰值，即比值>1.0，往往说明病变部位出现了再灌注。

(3) cTnT 还能用于心肌炎的诊断。有研究报道，84% 的心肌炎患者 cTnT 升高。与 CK-MB 相比，心肌炎患者 cTnT 具有相对较高的测定值和较长的窗口期而具有更高的诊断价值。因此，血清 cTnT 可作为急性心肌炎的诊断指标。

此外，cTnT 在肌营养不良、多肌炎、皮肌炎和终末期肾病患者血中也呈不同程度的增高。

3. 心肌肌钙蛋白的应用评价

心肌肌钙蛋白有特异性高和诊断窗口期较长的优势。cTnT 相对分子质量大于 cTnI，故在 AMI 发生后，cTnT 释放入血时间比 cTnI 延迟，但在 AMI 的诊断方面，cTnI 和 cTnT 无显著差异，相对而言，cTnI 显示出较低的初始灵敏度和较高的特异性，在不稳定型心绞痛患者中 cTnI 上升的频度比 cTnT 高。就上升的相对值而言，cTnT 高于 cTnI，cTnT 与梗死面积的相关性大于 cTnI，在发生 AMI 后 30 天死亡率的预报方面，cTnT 优于 cTnI。

作为心肌损伤的早期标志物，以参考区间的第 99 百分位值作为心肌肌钙蛋白阳性判断值，cTnI 和 cTnT 在胸痛发作 4～6 h 诊断 AMI 的敏感性为 50%～75%，在 4～7 天内诊断 AMI 的敏感性大于 90%。因此，与 CK-MB 不同，在发病 4 h 以后心肌肌钙蛋白可以作为诊断 AMI 的充分条件，而不需要同时测定 Mb。

心肌肌钙蛋白高度特异的诊断价值必须以高质量的检测方法为前提。美国心脏病学会(ACC)强调了对分析精密度的要求，即 CV<10%。在实际应用中，有几个障碍制约了不同心肌肌钙蛋白检测系统之间的比对：①没有原始参考品可用于这些分析方法的标准化；②不同的单克隆抗体识别不同的抗原表位而使分析结果不一致；③心肌肌钙蛋白在血液循环中以多种形式存在。因此，不同的分析方法可能产生不同的结果。在使用某分析系统前一定要正确理解其分析特性。2011 年，在美国临床化学学会(American Association for Clinical Chemistry，AACC)的努力下，建立了一个 cTnT-I-C 三聚体参考品，使分析试剂有了溯源性。

(二) 肌酸激酶及其同工酶

肌酸激酶(creatine kinase，CK)是心肌中重要的能量调节酶，由 ATP 供能，催化肌酸生成磷酸肌酸和 ADP。CK 存在于需要大量供能的组织，除骨骼肌细胞和心肌细胞外，还常见于肾脏、脑组织。CK 同工酶包括存在于胞质中的肌酸激酶和存在于线粒体的肌酸激酶同工酶(CK-Mt)，也被称为 CK-4。胞质同工酶是由脑型(brain，B)和肌型(muscle，M)两种亚基组成的二聚体。两个亚基 M 和 B 的不同组合形式，将胞质中的 CK 分为 CK-BB、CK-MB、CK-MM 三种同工酶,CK-BB 主要存在于大脑和平滑肌中,CK-MM 和 CK-MB 主要存在于心肌和骨骼肌中。在心肌中 CK-MB 占 CK 总酶活性的 10%～20%,而在骨骼肌中 98%是 CK-MM,CK-MB 只占 2%(有报道不同部位的骨骼肌 CK-MB 含量有差异,最高可达 5%～7%)。通过高分辨率的电泳分析,发现 CK-MM 至少有 3 种亚型,CK-MB 至少有 4 种亚型。

【测定方法】

目前临床实验室对 CK-MB 的测定有酶活性测定和质量测定两种。

(1) CK-MB 酶活性测定:检测 CK-MB 的方法很多,早期使用的是离子交换色谱法和电泳法,其操作复杂,现在常用免疫抑制法,降低了检测限而提高了灵敏度。免疫抑制法的原理:生理情况下人体内 CK-BB 的含量极低,可以忽略不计,用抗 M 亚基抗体封闭抑制 M 亚基活性,通过测定 B 亚基活性(结果×2)计算出 CK-MB 的酶活性。但在脑外伤、癫痫、脑缺氧、恶性肿瘤、平滑肌瘤等疾病时,CK-BB 明显升高,会导致 CK-MB 活性假性升高。另外,酶活性的高低受脂血、黄疸和标本采集时间的影响较大,为防止溶血的影响,要尽快分离血清或血浆。

(2) CK-MB 质量(CK-MB mass)测定:酶质量测定比酶活性测定更能准确反映血清 CK-MB 的水平。目前推荐用免疫法测定 CK-MB 的蛋白质量,此法检测限为 1 $\mu g/L$,测定范围宽,能准确测定酶活性从 100 U/L 到 10000 U/L 相应的 CK-MB 质量,而且不受其他蛋白质的干扰。美国临床化学学会(AACC) CK-MB 标准化分委会已成功开发了 CK-MB 的参考物质,以统一各试剂商之间 CK-MB 的参考标准。

【参考区间】

CK 酶活性:男性为 80～200 U/L,女性为 60～140 U/L。CK-MB 酶活性＜25 U/L。CK-MB 质量:＜5 $\mu g/L$。

CK-MB 诊断 AMI 的 cutoff 值定为健康人群参考区间的第 99 百分位值,但 CK-MB 有年龄、性别和种族差异,男性比女性高 1.2～1.6 倍,非裔美国人 CK-MB 的浓度比白种人高 2.7 倍,这些数据表明临床实验室必须根据不同地区、不同人种、不同性别建立不同的参考区间和 AMI 的诊断界值。

【临床意义】

早在 1963 年发现 CK,1972 年发现 CK-MB 以来,CK 在 AMI 的诊断中就担当了重要的角色,曾一度成为诊断 AMI 的"金标准"。近年来,尽管 CK-MB 的优势地位正被 cTnT 及 cTnI 取代,但因某些患者 CK-MB 升高稍早于 cTn,目前仍被临床选择性地使用。

CK-MB 相对分子质量不大(为 86000),且大量存在于心肌细胞质中,在发生 AMI 时,它较早进入血液,4～6 h 可高于参考区间的上限,约 24 h 达到峰值,48～72 h 恢复正常(CK-MB 半衰期为 10～12 h)。CK-MB 可以用于估计梗死面积和判断再发心肌梗死,对于心电图不易发现的心内膜下梗死合并传导阻滞、多发性小灶性坏死及再发性梗死,CK-MB 浓度往往会升高。

由于骨骼肌中含有 CK-MB,由创伤或手术造成的严重骨骼肌损伤会导致血清 CK-MB 活性超过参考区间上限,因此临床上采用 CK-MB/CK 值提高对心肌梗死患者诊断的特异性。当测定的是 CK-MB 质量时,CK-MB/CK 值称为百分比相对指数(percent relative index,% RI),如果测定的是 CK-MB 酶活性,CK-MB/CK 值称为百分 CK-MB(% CK-MB)。

$$百分比相对指数 = \frac{CK\text{-}MB\ 质量}{总\ CK\ 活性} \times 100\%$$

$$百分 CK\text{-}MB = \frac{CK\text{-}MB\ 酶活性}{总\ CK\ 活性} \times 100\%$$

当总 CK 活性超过参考区间上限,百分比相对指数超过 3%,可以判断血浆中的 CK-MB 主要来源于心脏。如果骨骼肌的损伤和 AMI 同时发生,则不能用百分比相对指数解释,因为此时 CK-MB 比例已经由于骨骼肌中释放的大量 CK-MB 而改变,CK-MB 就失去了组织的特异性。

【评价】

CK-MB 酶活性可用自动生化分析仪检测,其检测成本低、速度快,因而目前在许多医院被普遍应用。但由于 CK-MB 酶活性是用免疫抑制法测定的,其原理是使用 M 亚基抗体抑制 CK-MM 和 CK-MB 中的 M 亚基酶活性,然后测定 B 亚基酶活性,再乘以 2 即为 CK-MB 的实际酶活性。这种测定方法是在假定血清中不含 CK-BB 的情况下建立的,因为正常状态血清中 CK-BB 含量极低。但当脑部疾病和手术产生脑组织损伤会使 CK-BB 和巨 CK 含量升高,导致 CK-MB 酶活性测定结果失真。

CK-MB 质量测定优于活性测定。酶促反应受许多因素的影响,当血中存在酶的激活剂或抑制剂时,酶活性测定将受到明显干扰。免疫学方法不受上述因素的干扰,还可以测出失活的酶蛋白量,因而提高了 CK-MB 诊断 AMI 的准确性和敏感性。但免疫学方法也有自身的局限性,各种检测方法使用不同的抗体,使实验室间测定结果难以比对。

CK-MB 测定不可避免地受到骨骼肌病变和损伤的影响,因而其特异性较差,CK-MB 诊断 AMI 时,假阳性率为 10%～15%。血清中持续升高的总 CK 和 CK-MB 还可以来源于肌肉萎缩症、晚期肾病、多肌炎患者和常规锻炼或者极限运动之后的健康人,所以正确判断血清中总 CK 及 CK-MB 的升高对于临床医生是一个挑战,在做心肌损伤的诊断时要注意排除上述情况,排除的方法是同时测定 cTnI 或 cTnT,如果其测定值正常则可以排除心肌损伤。欧洲心脏病学会/美国心脏病学院(ESC/ACC)在 AMI 定义中建议,如果 CK-MB 在梗死发生后 6～9 h 不增高,可排除 AMI。

CK-MB 在体内的半衰期较短,发生 AMI 后 CK-MB 急剧升高,并很快(48～72 h)恢复正常,因此不能用于 AMI 患者的中晚期诊断。

通过对由主动脉瓣狭窄引起的左心室肥大患者组、未出现左心室肥大的冠心病患者组和主动脉狭窄引起的左心室肥大冠心病患者组的酶活性研究发现,三组患者心肌组织中 CK-MB/CK 值从 15% 逐渐增高到 24%,而在左心室心肌组织正常的对照组,该值不到 2%,说明从心肌肥大到心肌出现损伤,CK-MB 有一个动态变化的过程,其浓度随心肌病理变化的严重程度而升高。

(三)肌红蛋白

肌红蛋白(myoglobin,Mb)是横纹肌组织特有的色素蛋白,分子结构和血红蛋白的亚基相似,由一条多肽链和 1 个血红素分子构成,能可逆地与氧结合,在肌细胞内有储存和运输氧的功能。Mb 存在于骨骼肌和心肌细胞的胞质中,相对分子质量为 17800。正常人血清中 Mb 含量甚微,主要经肾脏代谢排出,部分经网状内皮细胞代谢。

心肌 Mb 与骨骼肌 Mb 分子结构没有差异,骨骼肌轻微损伤可引起血清 Mb 明显升高,所以血清 Mb 升高不能区分是心肌还是骨骼肌的损伤。但因为其分子量小和存在于细胞质中,在肌肉(心肌和骨骼肌)损伤时迅速释放到血液中,其升高比 CK-MB 和 cTn 迅速。到目前为止,Mb 是 AMI 发生后最早可测到的心肌损伤标志物之一,是诊断 AMI 的早期标志物。

【测定方法】

血清 Mb 测定方法有很多,由于分光光度法、电泳法及层析法不能测定低于 μg 水平的 Mb,且灵敏度低、方法复杂、检测时间长,用于 AMI 的诊断其诊断效能远远不够,现已不使用。近年来随着单克隆技术的发展,建立了荧光免疫法、化学发光免疫法、胶乳增强透射免疫比浊法等多种免疫学方法,大大提高了灵敏度和特异性,使 Mb 应用于 AMI 的早期诊断成为可能。目前,胶乳增强透射免疫比浊法灵敏度高,特异性好,测定速度快,适用于各型自动生化分析仪,已在临床上普遍采用。

需注意标本质量对测定结果的影响。全血 Mb 稳定时间为 1 h,采血后应尽快分离血清或血浆。溶血标本使 Mb 结果偏高,脂血使结果偏低。

【参考区间】

(化学发光免疫分析法)男性 28～72 μg/L,女性 25～58 μg/L。

人血清 Mb 参考区间随着年龄、种族和性别而不同。一般来说,血清 Mb 随着年龄增长而升高,男性高于女性,黑人高于白人。Mb 诊断 AMI 的 cutoff 值为参考区间的第 97.5 百分位值。

【临床意义】

(1)用于 AMI 的诊断及排除诊断:Mb 是目前诊断 AMI 的早期标志物之一,在 AMI 发生后 1 h 内血中 Mb 浓度可升高,2～12 h 达到峰值,12 h 后在肾脏清除而开始下降,24～36 h 恢复至正常水平。因此,Mb 可用于 AMI 的早期诊断,且 AMI 患者血清 Mb 的升高幅度和持续时间与梗死面积和心肌坏死程度呈明显正相关。在发病 0～4 h 内测定 Mb 意义重大,此时 CK-MB 和 cTn 尚在参考区间内,超过 4 h 则 CK-MB 和 cTn 开始升高,Mb 失去了早期发现心肌损伤的意义。Mb 的阴性预测价值为 100%,4 h 后测

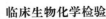

定 Mb 可用于排除诊断,如果胸痛发作 2~12 h Mb 不升高基本排除 AMI。

（2）用于 AMI 再梗死观察和溶栓效果监测:AMI 发生后血中 Mb 很快从肾脏清除,因而是判断再梗死的良好指标。AMI 发病 24~36 h 内 Mb 可完全恢复正常,如果血清 Mb 持续不降或反而升高,或下降后又异常升高,说明梗死继续扩大、心肌坏死加重或发生新梗死,故 Mb 测定有助于观察心肌有无再梗死及梗死区有无再扩展。溶栓治疗成功者,Mb 浓度可在溶栓后 2 h 明显下降。

（3）其他:心脏外科手术后、肾衰竭、肌炎及重症肌无力、长期休克、低钾血症、甲状腺功能减退症、摄入毒物及某些药物,血中 Mb 均会升高。

【评价】

标志物在血中出现早晚与分子大小及其在细胞中存在的部位有关。标志物相对分子质量越小,越容易透过组织间隙进入血液,细胞质内高浓度物质比核内或线粒体内物质及结构蛋白更早在血中出现。Mb 分子很小,又位于细胞质中,在细胞损伤时能迅速释放到血液中,在 AMI 发作 12 h 内诊断的敏感性很高,有利于早期诊断。但是,Mb 诊断的窗口期短,12 h 达峰值后迅速下降,在 AMI 发生 16 h 后测定常出现假阴性;再者,Mb 既存在于心肌又存在于骨骼肌,并通过肾脏排泄来清除,当骨骼肌损伤或肾排泄功能障碍时可引起血清 Mb 升高,造成对心肌损伤的假阳性判断,因此 Mb 的组织特异性差,特别是在早期心电图和其他标志物都未变化时,单凭 Mb 决定是否使用溶栓疗法有一定的风险,一般结合 cTn 检测更有诊断价值。

二、心力衰竭的生物化学标志物

长期以来,心力衰竭(heart failure,HF)的诊断主要依靠临床症状和体征,以及 X-线胸片和超声心动图等影像学检查。在过去的一段时间里,生化标志物逐渐在 HF 的诊断和治疗中得到应用。与 HF 相关的生化标志物种类很多,大致可分为心肌负荷标志物(如利钠肽)、炎症标志物(如 C-反应蛋白)、心肌损伤标志物(如 cTn)、心肌细胞间质重构标志物(如 Ⅰ 型和 Ⅲ 型前胶原氨基端肽)、神经激素(如去甲肾上腺素)。近年来还不断有新的标志物出现,例如尿素是一种可用于替代神经激素的标志物,半乳凝素-3 是巨噬细胞活化后产生的一种蛋白,被认为是一种可独立预测 HF 的生化标志物,但这些标志物的准确性、敏感性和临床应用都有待进一步探索和研究。目前,与 HF 相关性最明确的标志物是利钠肽。

利钠肽家族包括由心房分泌的心房利钠肽(也叫 A 型利钠肽),由心室肌和脑分泌的脑钠肽(也叫 B 型利钠肽),由内皮细胞分泌的 C 型利钠肽(CNP)和从树眼镜蛇毒液中分离出来的 D 型利钠肽(DNP)。利钠肽前体改变多肽链的空间构象后,最终形成具有生物活性的利钠肽。在活性利钠肽的结构中,全部都有一个由二硫键连接 2 个半胱氨酸残基的 17 个氨基酸组成的环状结构,这个环状结构是活性利钠肽与受体结合的必需空间结构。目前已发现 3 种利钠肽受体(natriuretic peptide receptors,NPR):NPRA、NPRB、NPRC,前两型参与利钠肽的生物学功能,C 型受体参与利钠肽的清除。利钠肽的主要生理功能是利尿排钠、抑制肾素-血管紧张素-醛固酮系统、扩张血管和抑制血管平滑肌细胞增殖等。在心脏房、室壁的压力增加时,ANP 和 BNP 大量分泌;升高的血管紧张素-Ⅱ 和内皮素-1 也能刺激 ANP 和 BNP 的分泌;年龄、性别、肾功能等因素也可以影响到 ANP 和 BNP 的分泌。其中 BNP 和 B 型利钠肽原 N-端肽(N-terminal proBNP,NT-proBNP)水平随心功能不全患者的充血压力加大而增高,已被证明对确诊或排除 HF 诊断特别有用,也被用于 HF 的危险分层。

（一）脑钠肽与 B 型利钠肽原 N-端肽

1988 年日本学者 Sudoh 等从猪脑内分离出一种新的肽类物质,具有利钠和利尿作用,因而命名为“脑利钠肽”,即脑钠肽(BNP),但后来发现其主要的合成部位是心室肌,且以左心室合成为主。BNP 是一种由 32 个氨基酸残基组成的相对分子质量为 4000 的多肽片段,具有生物学活性,其功能域是一个由二硫键形成的环状结构,BNP 通过此构象与其相应的受体结合,在病理、生理过程中发挥作用。BNP 有多种心脏功能,是对心肌细胞压力负荷特别是心肌细胞牵拉的负调节激素,BNP 在心脏容量负荷变化和心功能变化时有明显改变,是心室生理功能变化的敏感标志物。B 型利钠肽原 N-端肽(NT-proBNP)为一种由 76 个氨基酸残基组成的无活性片段,相对分子质量为 10000。在正常状态下,BNP 和 NT-proBNP 的储存很少,当心室充盈压增高、心室肌细胞受到牵拉时,心肌细胞合成前 BNP 前体(pre-proBNP)增加,进而 BNP

和 NT-proBNP 增高。

BNP 的具体产生过程:心肌细胞首先合成 134 个氨基酸的前 BNP 前体(pre-proBNP),在细胞内水解成 26 个氨基酸的信号肽和 108 个氨基酸的 BNP 前体(proBNP)。心肌细胞受到刺激后(如心肌细胞拉伸或管壁张力增高),proBNP 在蛋白酶作用下裂解为 NT-proBNP 和生物活性激素 BNP,NT-proBNP 和 BNP 两种多肽等摩尔释放进入血循环(图 11-3)。

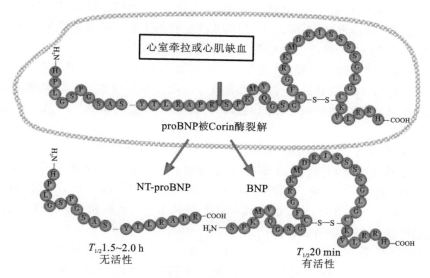

图 11-3 BNP 和 NT-proBNP 的生成过程

BNP 的清除方式有 NPRC 介导的降解和中性内肽酶催化的降解,还有少量通过肾脏清除;NT-proBNP 则主要通过肾脏清除。BNP 的半衰期是 22 min,NT-proBNP 的半衰期是 90~120 min,因此,虽然二者初生成时为等摩尔浓度,但由于 BNP 降解较快,血液中实际浓度 NT-proBNP 更高(约为 BNP 的 6 倍)。在肾功能不全时,由于容量负荷增加,合并高血压、心功能不全、心肌缺血等因素,BNP 和 NT-proBNP 都可以升高;同时,由于肾功能对 NT-proBNP 清除的影响远远大于 BNP,在肾功能障碍患者血中 NT-proBNP 升高更明显。

【测定方法】

BNP 和 NT-proBNP 的测定采用免疫学方法,包括酶联免疫法(ELISA)、荧光免疫法和电化学荧光法。ELISA 采用双抗体夹心法,特异性好,灵敏度高,线性范围宽,但耗时较长,难以实现自动化。荧光免疫分析技术检测范围可达 5~1300 ng/L,准确度和精密度进一步提高,能在自动化分析仪上使用,大大缩短了分析时间,仅需数分钟,更适用于临床实验室使用。现在 BNP 的测定方法已经比较成熟,但是 NT-proBNP 与其他利钠肽家族成分的交叉反应还有待解决。

目前国际上还没有建立 BNP 或 NT-proBNP 测定的参考物,所以测定的标准化工作还有待进一步完善。有关利钠肽家族其他组分是否在 BNP 和 NT-proBNP 的测定方法中也会被检测出还有待进一步研究确定。

BNP 在标本中的稳定性依赖于测定方法所使用的抗体。使用抗体识别 N-端 BNP 比识别 C-端 BNP 的方法在室温下测定结果稳定性差(≤24 h)。在疾病发生 4~8 h,对用玻璃管收集的全血标本和用塑料管、硅化管收集的全血标本中 BNP 稳定性的比较研究发现,用玻璃管收集的全血标本 BNP 的免疫活性会降低 30%~80%,而 NT-proBNP 稳定性要好于 BNP。

【参考区间】

(化学发光免疫法)BNP<100 pg/L。NT-proBNP:75 岁以下,<125pg/L;75 岁以上,<450pg/L。

商业化的检测试剂(盒)因为所使用的抗体来自于不同的抗原表位,导致不同检测方法结果不一致。一般公司都把 100pg/L 作为 BNP 的阳性诊断值。关于 BNP 和 NT-proBNP 参考区间的确立需要考虑以下几个问题:首先,参考区间的变化依赖于使用的方法和参考人群的特性;其次,许多因素影响着 BNP 和 NT-proBNP 的浓度,最重要的因素有年龄、性别、肥胖和肾脏功能。NT-proBNP 随着年龄的增长而升高,

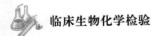

女性高于男性。目前美国 FDA 批准使用的试剂盒和欧洲采用的试剂盒测定 NT-proBNP 都是根据年龄和性别设置不同的参考区间。所以,每个实验室应该依据自己所选用的检测系统建立针对不同人群的合适的参考区间。

【临床意义】

(1) BNP 和 NT-proBNP 是诊断 HF 的生化标志物。因为 HF 许多症状不具特异性,且早期临床表现不明显,实验室指标能提供早期而客观的证据。结合临床病史和体征,BNP 和 NT-proBNP 诊断心衰的敏感性和特异性较高。在急诊情况下,测定血浆 BNP 浓度有助于鉴别呼吸困难的原因是 HF 还是肺部疾病。在一些欧美国家,测定 BNP 浓度已经成为对急诊患者预测 HF 的重要指标。BNP 和 NT-proBNP 还能用于评估病情的严重程度。研究发现,血浆中二者浓度增高程度与 HF 的严重程度正相关,严重 HF 患者 BNP 水平明显高于轻度 HF 患者。同时,二者有良好的阴性预测价值,即 BNP 和 NT-proBNP 不升高可以排除心衰的诊断,从而减少临床对心衰的误诊,而它们的高敏感性又决定了其对于心衰的诊断不容易出现漏诊。

(2) BNP 和 NT-proBNP 可用于 HF 和 ACS 的危险分层。BNP 和 NT-proBNP 是 HF 患者发生死亡、心血管事件的独立预测因素,尤其对 cTnT 正常的患者更有价值。BNP 浓度升高并且伴随 ST 段抬高往往与以下几种情况相关:① 左心室功能障碍加重;② 有害的心室重建;③ HF 死亡风险增加。在发生 AMI 的 5 天内 BNP 和 NT-proBNP 浓度的升高与患者心源性死亡风险相关。BNP 还能用于心衰患者疗效观察,并对某些治疗决策提供参考依据。

(3) AMI 和高血压患者 BNP 和 NT-proBNP 也升高。AMI 患者发病早期(6~24 h)血浆 BNP 即显著升高,一周后达高峰。AMI 早期 BNP 升高可能是神经体液调节的一种代偿反应。左室结构和功能的评价可预测高血压患者心血管病的危险性。左室肥厚的高血压患者,其血浆 BNP 水平显著高于血压正常者,并且 BNP 水平与左室质量指数及相关室壁厚度密切相关。

【评价】

BNP 是心脏功能的客观反映,不但在心衰时(C、D 期)升高,在心脏发生实质性损害(B 期)甚至在高危因素存在的时候(A 期)就可以升高,因此,BNP 是心脏功能标志物。

BNP 和 NT-proBNP 不是独立的诊断指标,它的应用必须与临床表现和影像学检查相结合,并且要考虑患者的年龄、性别、体重和肾脏功能等因素。BNP 与 HF 患者体重指数(body mass index,BMI)和肾功能相关。血液透析会影响 BNP 和 NT-proBNP 对 HF 的诊断,因此晚期肾病患者需要提高 HF 的 cutoff 值。除 HF 外,其他能产生水钠潴留、血容量增多的病症,亦可导致二者的升高,如原发性醛固酮增多症、肾功能衰竭、肝硬化等。

另外,药物也是影响血浆 BNP 浓度的重要因素,中性内肽酶抑制剂和血管肽酶抑制剂可减少血浆 BNP 的清除,使循环中 BNP 水平增高,而 β 受体阻滞剂和血管紧张素转换酶抑制剂可降低 BNP 浓度。

(二) A 型利钠肽与 A 型利钠肽原 N-端肽

A 型利钠肽(A-type natriuretic peptide,ANP)是由 28 个氨基酸构成的环状多肽,主要由心房肌细胞分泌,在大脑与脊髓组织中也有分布。心房肌细胞首先合成 151 个氨基酸的前 ANP 前体(pre-proBNP),然后切除 25 个氨基酸的信号肽,产生 126 个氨基酸的 ANP 前体(proANP),储存在心房肌细胞颗粒中,在分泌进入血液的过程中被心肌细胞的跨膜酶 corin 作用裂解为 98 个氨基酸的 A 型利钠肽原 N-端肽(N-terminal pro-ANP,NT-proANP)和等物质的量的具有生物活性的 ANP,两片段均存在于血浆中。ANP 是一种循环激素,具有强大的利尿、利钠、舒张血管和抑制肾素-血管紧张素-醛固酮系统功能的作用,从而维持体内水、电解质平衡。ANP 的基因表达呈持续性,正常情况下血浆中有一定浓度的 ANP 存在;而 BNP 在正常个体中表达水平很低,血浆 BNP 浓度亦很低。

ANP 经水解和特异受体作用被迅速从循环中清除,NT-proANP 具有更长半衰期,并且检测更稳定。因此,目前临床一般不检测 ANP 而检测 NT-proANP。

【测定方法】

第一代检测 NT-proANP 的方法主要是放射免疫分析法(RIA),影响因素较多。由于该法所需样品量大(≥1 mL 血浆),检测前通常需要先萃取,萃取的回收率只有 80%~90%,降低了检测的准确度。第二代检测方法为免疫放射分析(IRMA)和 ELISA,采用双抗体夹心法,所需样本量少,抗体特异性高,其灵敏度、精密度和特异性比 RIA 要好,但耗时较长且难以适用于自动化。第三代检测方法主要是酶免疫分析法(EIA)和化学发光免疫分析法(CLIA),能在自动化分析仪上使用,检测仅需几分钟完成,更适用于临床常规分析。

【参考区间】

(化学发光免疫分析法)NT-proANP:18.4~164.0 pmol/L。

参考区间与性别无关,但与年龄有关,如果年龄大于 55 岁,则参考区间要提高。此外,由于检测系统未标准化,各实验室需要建立自己的参考区间。

【临床意义】

虽然 ANP 的发现早于 BNP,但由于其半衰期短,因而在血液中稳定性很差,临床应用研究进展缓慢。后来建立了检测稳定性较好的 NT-proANP 的方法,才推动了相关的临床研究。目前尚未有研究明确表明可利用 NT-proANP 对 HF 进行特异性诊断,因为许多具有相似症状的疾病 NT-proANP 都会升高,如支气管哮喘、慢性阻塞性肺炎等,但 NT-proANP 在监测病程和疗效、评估预后方面有一定价值。NT-proANP 水平与左心房压力密切相关,在心衰和心脏容量超负荷时,NT-proANP 分泌增多,临床常用来作为充血性心力衰竭(CHF)和高血压心肌肥厚的疗效判断,急性心肌损伤后的预后评价,以及 ACS 危险分级。

【评价】

除个别的试剂能检测 NT-proANP 1~96 位全部的氨基酸残基外,目前大部分分析方法是检测 NT-proANP 的裂解产物 NT-proANP 26~55 位氨基酸残基,NT-proANP 31~67 位氨基酸残基或 NT-proANP 1~25 位氨基酸残基,虽然对临床评估没有影响,但影响了不同检测结果之间的相互比对。

样本采集前受试者应休息 10 min,因为 NT-proANP 受运动的影响很大。某些药物如糖皮质激素、甲状腺素、β-受体阻滞剂、利尿药、血管紧张素转换酶抑制剂、肾上腺素激动剂等也会影响 NT-proANP 水平。饮食习惯(钠的摄入)不同、妊娠后期、临产前以及肾脏功能不全时,NT-proANP 浓度可变化。

三、其他心脏标志物

研究还发现,大量其他有用的心脏标志物,在心肌缺血、缺氧等病理过程中发生显著改变,对心脏疾病具有重要价值,但它们在心血管疾病的诊断中特异性还不确定,大多数需进一步深入研究和建立完善的分析方法。

(一)C-反应蛋白

C-反应蛋白(C-reactive protein,CRP)由 5 个相同的多肽链亚单位非共价地结合成盘形多聚体,相对分子质量约 120000,最早是由 Tillet 和 Francis 于 1930 年在一些急性病患者的血清中发现。CRP 是由炎性淋巴因子白介素-6、白介素-1 和肿瘤坏死因子刺激肝脏上皮细胞合成的,因能和肺炎链球菌的荚膜 C-多糖起沉淀反应而得名。CRP 是一种急性时相反应蛋白,在创伤和感染时急剧升高,是人体非特异性炎症反应主要的、最敏感的标志物之一。近年来发现,心血管病变中存在低水平炎症过程,和严重感染时的 CRP 不同,冠心病等心血管疾病 CRP 仅轻度升高,用常规检测技术不能发现 CRP 的改变,后来临床上采用较敏感的方法测出较低浓度的血清 CRP,称为超敏 C-反应蛋白(high-sensitivity C-reactive protein,hs-CRP),使 CRP 成为应用到心血管事件的新的生化标志物。hs-CRP 检测低限为 0.10 mg/L,在低浓度(如 0.15~10 mg/L)测定范围内有很高的准确度。hs-CRP 水平是心血管疾病的指标,《中国高血压防治指南》(修订版,2005 年)把 hs-CRP>3 mg/L 作为心血管疾病的危险因素。

【测定方法】

颗粒增强免疫比浊法、酶联免疫法等。

【参考区间】

(免疫透射比浊法)hs-CRP<2 mg/L。

【临床意义】

(1)炎症和组织损伤的非特异性标志物:主要在细菌感染、创伤和风湿等炎性疾病中大幅度升高。在机体受细菌感染后 6~8 h,CRP 开始升高,24~48 h 达到高峰,比正常值高几百倍甚至上千倍。

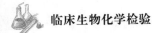

（2）心血管疾病的独立危险因子：对健康人群来说 hs-CRP 的参考区间应＜2.0 mg/L，hs-CRP＞3 mg/L 时，心血管疾病的危险性大大增加，其升高幅度与冠状动脉疾病严重程度相关。在心肌损伤发生的早期 hs-CRP 即增高，且"窗口期"较短，对心肌损伤的早期诊断和预后评估有较好的临床价值。

（3）用于心血管疾病危险性评估：个体 hs-CRP 的基础水平和未来心血管疾病的发病关系密切。一般认为，hs-CRP＜1.0 mg/L 为低危险性，1.0～3.0 mg/L 为中度危险性，＞3 mg/L 为高度危险性。有研究报道 hs-CRP＞3.0 mg/L 预测心脏意外发生的敏感性为 90%，特异性为 82%。hs-CRP 可能是比 LDL 更有效的独立的心血管疾病预测指标。

【评价】

血清 hs-CRP 是一个敏感性很高但特异性较差的生化标志物，在很多病理状态如恶性淋巴瘤、白血病、变态反应性疾病及自身免疫性疾病（风湿热、SLE、类风湿等）的活动期、传染病、败血症、胶原病及其他恶性肿瘤等均可增高。另外，CRP 由肝脏合成，当这些患者同时有肝功能严重损害时升高不明显。因此，当其应用到心血管系统时必须排除机体其他方面的影响。

血清 hs-CRP 在血液中的浓度比较稳定，没有年龄、性别和生物节律的变异，不受进食和化疗、放疗、皮质激素治疗的影响。

（二）缺血修饰性清蛋白

缺血修饰性清蛋白（ischemia modified albumin，IMA）是指因组织缺血而发生了改变的清蛋白，这种清蛋白的氨基末端序列由于受到缺血产生的自由基等的修饰，而与某些过渡金属的结合能力减低。

人血清白蛋白（human serum albumin，HSA）氨基末端序列为人类所特有，是过渡金属包括铜、钴和镍离子主要的结合位点，这些结合位点与其他动物的清蛋白相比容易被生物化学因素降解而破坏。1990 年，Bar-Or 等观察到不稳定型心绞痛和心肌梗死患者早期 HSA 分子的 N-末端部分显著改变或缺失，使 HSA 在体外结合外源性钴离子（Co^{2+}）的能力降低。这种 N-末端受损的 HSA 称为 IMA。IMA 与外源性 Co^{2+} 结合能力减弱，其机制主要包括细胞外缺血缺氧、酸中毒和自由基损伤等。当各种原因引起缺血时，HSA 受羟自由基（·OH）损害，使 N-末端第 2～4 个氨基酸（Asp-Ala-Lys-His）发生 N-乙酰化或缺失，形成 IMA。

【测定方法】

IMA 的测定采用清蛋白-钴结合实验（albumin cobalt binding assay，ACB），利用 IMA 结合过渡金属 Co^{2+} 的能力减弱的性质进行测定。最早建立的手工法测定原理如下：正常对照的血清标本中清蛋白以活性形式存在，加入 Co^{2+} 溶液后，Co^{2+} 即可与清蛋白 N-末端结合，溶液中存在的游离 Co^{2+} 浓度较低；而缺血患者的血清标本中含有较多 IMA，加入同样浓度的 Co^{2+} 溶液后，由于 IMA 与 Co^{2+} 的结合能力弱，溶液中存在较高浓度的游离 Co^{2+}。然后用二硫苏糖醇（DTT）与游离 Co^{2+} 结合发生颜色反应，采用分光光度法在 500 nm 处检测其吸光度即可定量测定 IMA，结果以吸光度单位（absorbance units，ABSU）报告。该方法已通过美国国家药品和食品管理局（FDA）认证，是 FDA 批准的第一个用来评价心肌缺血的试验。近年来建立了自动分析法，测定的是单位体积血清失去结合 Co^{2+} 的能力，结果以 U/mL 表示（1 U/mL：1 mL 血清失去结合 6.892 μg Co^{2+} 的能力为 1 U）。

【参考区间】

（ACB 法）＞76.1 U/mL。

需根据不同人群和检测系统确定各实验室自己的参考区间。

【临床意义】

IMA 是心肌缺血的良好指标。不论是否发生心肌细胞坏死，IMA 均能在心肌缺血的早期（6 h 内）检出，且升高的水平与心肌损伤的程度成正比，可用于急性冠脉综合征的早期诊断。IMA 在骨骼肌急性缺血或外伤时不会升高，证实 IMA 可能是心肌缺血的特异性标志物。研究发现，IMA 可以极好区分心肌缺血和非缺血，但 IMA 用来区分心肌缺血和心肌坏死则效果较差，说明 IMA 是心肌缺血而非心肌梗死的特异性标记物。ACB 法简单、快捷，由于不需要抗体或核素标记试剂，费用较低。

常用心脏标志物 cTnI、cTnT、Mb、CK-MB 等均反映心肌损伤和坏死，但在心肌缺血时无明显增高，而且要在心肌破坏数小时后才能检测到。而 IMA 是一个反映心肌缺血的敏感标志物，在心肌缺血早期即明显升高,具有高度敏感性但相对较差的特异性。由于 IMA 对急性心肌缺血诊断的敏感性和阴性预测值高,FDA 于 2003 年批准 IMA 用于 ACS 的排除诊断。

第三节 心脏标志物在心脏疾病中的应用

心脏疾病种类繁多,包括心力衰竭、心律失常、冠心病、心脏瓣膜病、心肌病、心包炎、感染性心内膜炎等等。本节主要讲述心脏标志物在急性冠脉综合征和充血性心力衰竭中的应用。

一、急性冠脉综合征的实验诊断

急性冠脉综合征(acute coronary syndrome,ACS)是一组由急性心肌缺血引起的临床综合征,包含了各种形式的不稳定缺血性心脏疾病,如 AMI 和 UA,其中最严重的疾病是 ST 段抬高型心肌梗死(ST-segment elevation AMI,STEMI),在心电图上显示有 ST 段的抬高。在 STEMI 患者的心电图上可看到形成坏死性 Q 波,因此又称为 Q 波型心肌梗死。如果冠状动脉部分灌注不足,严重时也可导致心肌坏死,但通常细胞死亡的范围小,心电图不显示 ST 段抬高,这种情况常称为非 ST 段抬高型 AMI(non-ST-segment elevation AMI,NSTEMI),这些患者大多数不会出现坏死性 Q 波,但有心脏损伤的生化标志物(cTnI/cTnT)升高。那些有不稳定性心肌缺血但又未发展到心肌细胞坏死的患者,称为 UA,部分 UA 患者也能检测到 cTnI/cTnT 浓度升高。

(一)ACS 的病因病理及治疗

发生 ACS 最根本的原因是动脉粥样硬化引起的动脉管腔狭窄,而且动脉粥样硬化的斑块易于在管腔脱落形成血栓,进一步阻塞或完全中断血流的供应。心肌的局部缺血和随之而来的心肌坏死通常从心内膜开始蔓延至心外膜。心肌损伤的程度与下列因素有关:①梗死范围的大小;②梗死区域的代谢需求;③冠状动脉供血和该区域组织代谢需求之间失衡的持续时间。

许多 AMI 患者的发病都没有确定的诱因。研究显示下列患者发生 AMI 时他们的活动状态:①重体力劳动,占 13%;②适中或一般活动,占 18%;③手术过程中,占 6%;④休息时,占 51%;⑤睡觉时占 8%。说明 AMI 发病与患者的活动强度没有明显相关性。

除了冠状动脉硬化、狭窄引起的心肌缺血坏死外,还有另外一些原因也能引起心肌细胞坏死,血中肌钙蛋白升高(表 11-1),不能和心肌梗死相混淆。

表 11-1 没有缺血性心脏病时血中肌钙蛋白升高的情况

- 心脏的创伤(挫伤、消融手术、起搏、复律和其他)
- 充血性心力衰竭——急性和慢性
- 大动脉疾病和明显左心室肥大的肥厚性心肌病
- 高血压
- 低血压伴心律失常
- 非心脏手术患者的手术恢复期
- 肾衰竭
- 危急患者,特别是伴有糖尿病和呼吸衰竭等
- 药物中毒,如阿霉素、氟尿嘧啶、赫塞丁、蛇毒等
- 甲状腺功能减退
- 冠状动脉痉挛,包括心尖球形综合征
- 炎性疾病(如心肌炎、川崎病、肉瘤、接种天花疫苗)
- PCI 手术后期患者
- 肺栓塞、严重的肺动脉高压

- 败血症
- 烧伤,面积>30%以上
- 浸润性疾病(如淀粉样变、血色素沉着病、肉状瘤病、硬皮病)
- 急性神经系统疾病包括心血管意外事件、蛛网膜下腔出血
- 伴随心肌损伤的横纹肌溶解症
- 移植血管病变
- 重要器官衰竭

ACS 的发生大多是由于冠状动脉支配的区域供血受阻所致的急性心脏缺血事件,如果阻塞严重和持续,通常随后发生坏死。坏死的发生需要一定的时间,动物实验发现,当冠状动脉完全阻塞 15～20 min 即造成不可逆的心肌损伤,完全坏死大多数发生在最初的 2～3 h 内。因此阻塞的冠状动脉及时再通,往往能阻止心肌组织严重坏死的发生,故对 ACS 患者需要积极采取治疗措施。在最初的 60～90 min 恢复冠脉血流可使心肌组织得到最大的挽救,且血流恢复持续 4～6 h 对增加患者的生存机会是有益的。对于 STEMI 患者,早期的溶栓治疗和(或)经皮冠脉介入治疗(PCI)常能挽救生命。PCI 和其他的介入治疗相比,有相对较高的冠脉疏通率和较低的出血问题。然而,许多医院不能每天 24 h 提供紧急 PCI 手术,因此,使用药物溶栓仍占治疗中的主导地位。此外,急性侵入性的血管再通也有益于那些 NSTEMI 患者。目前临床上应用的许多治疗方法,如使用新一代的抗凝剂、抗血小板和抗炎药物结合 PCI 和其他冠状动脉重建术,均能有效治疗这类患者。

(二)临床病史在 ACS 诊断中的作用

临床病史在 ACS 的确诊中具有重要价值。ACS 患者一般有胸痛或胸部不适的临床表现,大多数患者疼痛剧烈但还没到难以忍受的地步,也有少数患者疼痛轻微或者未感觉疼痛。疼痛的性质常是压榨性的,疼痛部位常位于胸骨后,频繁向胸腔两边放射,尤其以向左胸前区和左上肢放射为主。有时 AMI 引起的疼痛从上腹部开始,刺激引起腹部不适,可能会被误诊为消化系统疾病。一些患者 AMI 的不适感也可放射至肩部、上肢、颈部、下颌,也同样是以左边为主。既往有心绞痛病史的患者,梗死时疼痛的性质和部位与心绞痛一样,但一般会更剧烈,持续的时间也更长(> 30 s 以上),休息和使用硝酸甘油不能缓解。

ACS 的这些症状虽然典型但并不特异,而且并不是所有人都会出现典型的疼痛,如高龄、女性或有糖尿病的患者更容易表现出非典型、无疼痛或非特异的临床症状。再者,这些临床症状出现的时间也不同,调查发现大约 1/3 的患者在住院前 1～4 周可表现出一些临床症状,其余的 2/3 入院前一周或不到一周才出现症状,后者中又有 1/3 到入院前 24 h 内才有临床症状。因此,仅凭临床病史诊断 ACS 有一定的局限性。

(三)心肌标志物在 ACS 中的应用

大多数心肌标志物通常用于心肌坏死和心肌损伤的检测,当患者没有出现有诊断意义的 ECG 表现时,生化标志物的诊断价值尤为重要。从临床应用的角度,理想的心脏标志物应该具备以下特点:①在心肌细胞中高浓度存在而在非心肌组织中不存在,即高特异性;②心肌损伤发生后能快速释放到血中,以便在损伤早期获得高灵敏度的检测;③在血中能维持较长时间的高浓度,即有一定的诊断窗口期,为就诊较晚的患者提供诊断依据;④低浓度时也能被快速和有效地分析,对实验室 cTn 等心脏标志物检验周期(turnaround time,TAT)要求不超过 1 h,但目前在大多数医院难以实现。目前的诸多标志物中,只有 cTn 可以满足上述所有条件。

1. 心肌损伤标志物的诊断特性

用于心肌完整性评价的指标虽然很多,但 AST、LDH 因为组织特异性差,相对分子质量大,释放较晚,临床上已经不再用于心肌坏死的诊断,而普遍采用 cTnI、cTnT 和 CK-MB。Mb 虽然特异性差,但具有早期出现和灵敏度高的特性,对早期就诊的患者(发病最初的 4 h 内)有辅助诊断价值。

cTnT 和 cTnI 在正常血清中含量极微,在 AMI 时二者明显增高,且增高倍数一般都高于总 CK 和

CK-MB 的变化。cTnT 和 cTnI 由于相对分子质量小,发病后游离的 cTn 从心肌细胞质内迅速释放入血,使血中浓度迅速升高,其时间和 CK-MB 相当或稍早。虽然肌钙蛋白半衰期很短(cTnT 的半衰期为 2 h,游离 cTnI 的半衰期据报道为 2 h~5d 不等),但其从肌原纤维上降解持续很长时间,可在血中保持较长时间的升高,故它兼有 CK-MB 升高较早和 LDH1 诊断窗口期长的优点。在所有的心肌标志物中,由于 cTnT 和 cTnI 与骨骼肌亚型由不同基因编码,有不同的氨基酸序列和独特的抗原性,故它们的特异性要明显优于 CK-MB,心肌以外的肌肉组织出现损伤或疾病时,CK 和 CK-MB 可能会升高,而 cTnT 和 cTnI 则不会超过其临界值。因此目前 cTn 已有逐渐取代酶学指标的趋势。反映心肌坏死的生化标志物按其优先顺序排列分别是 cTnI/cTnT>CK-MB 质量>CK-MB 活性>CK 总活性。

虽然 cTnI 和 cTnT 有很高的特异性,但考虑到目前检测方法有一定的局限性,临床上常同时检测 CK-MB 以增加诊断的准确性。而且,要求至少 2 次采集患者的血液标本,且 2 次采样时间间隔大于 6 h,准确性更高。如果缺乏 cTnI/cTnT 分析系统,总 CK 值大于参考区间上限的 2 倍即可诊断阳性。

正确设立 cTn 的阳性判断标准是非常重要的,1999 年国际临床化学协会(IFCC)和美国临床化学学会(NACB)认为 cTn 应选择 2 个临界值(双临界值),即判断心肌损伤的临界值(参考区间的第 97.5 百分位值)和 AMI 临界值(符合 WHO 有关 AMI 诊断标准的测定值)。2000 年,欧洲心脏病学会和美国心脏病学会(ESC/ACC)对这个判断标准重新定义,认为应使用参考区间的第 99 百分位值作为单一的临界点,其目标是为了降低心肌损伤的假阳性率。

IMA 是诊断心肌缺血的标志物,在心肌缺血的早期即可检出,对患者进行筛查可以阻止心肌坏死的发生,但目前 IMA 主要用于排除心肌缺血,能否作为诊断指标尚需进一步的临床研究。CRP 是预测心血管疾病的独立危险因子,其灵敏度很高,但因为特异性较差,临床不能用作诊断指标。

2. 心脏标志物在 ACS 中应用

心肌损伤标志物很早就在 AMI 中得到应用。AMI 作为 ACS 中最严重的类型,因为存在心肌坏死,心肌标志物的浓度会显著升高。心肌损伤标志物很早就已经纳入 AMI 的诊断标准。最初由 WHO 建立的 AMI 诊断标准如下:①既往有胸痛史;②心电图的相关表现和(或)③一系列的心脏标志物升高。2000年,ACC/ESC 修订了生化标志物(特别是 cTnI 和 cTnT)的作用,认为事实上患者的临床表现和 ECG 都没有足够的敏感性和特异性,主张诊断 AMI 一定要有心肌损伤的血清标志物浓度的升高,同时指出并非单纯的生化标志物升高就能确诊 AMI,只有出现与之相符的临床症状、体征和心电图表现时才具有诊断意义。因此将上述 WHO 诊断标准修订如下。①心肌坏死标志物 cTn 明显升高后缓慢下降或 CK-MB 急剧升高和下降。②至少满足以下条件中的一条:心肌缺血症状、ECG 出现坏死性 Q 波或 ECG 提示心肌缺血的改变(ST 段抬高后降低)。

在 AMI 患者有无梗死区扩大或再发心肌梗死的监测方面,早期临床医学家认为只有 CK-MB 和 Mb 有价值。CK-MB 和 Mb 在 AMI 发生后很快恢复正常,如果二者再次出现浓度升高即可判断再发心肌损伤,而 cTn 可以持续升高 14d,人们认为即使连续监测 cTn 也不能明确患者是否有新的梗死灶的发生,但近期对再发心肌梗死的 AMI 患者血清 cTnI 浓度动态测定的研究中,发现再发心肌梗死前后 cTnI 浓度明显改变,在 AMI 发生 72 h 内,cTn 浓度与梗死面积有相关性,且 cTnT 与梗死面积的相关性大于 cTnI。

cTn 不仅是心肌梗死的标志物,而且是心肌缺血缺氧的敏感标志物。对于未出现心肌坏死的 ACS(如不稳定型心绞痛)患者,检测 IMA 可用于排除诊断,而确诊标志物仍然是 cTn。对于心肌缺血患者,在出现心肌缺血症状 12~24 h 内两次采血均检测到 cTnI 或 cTnT 增高,就可以明确诊断 ACS。如果要根据 cTnI 和 cTnT 为阴性来排除心肌损伤的诊断,应保证采集血液样品的时间至少在症状出现后 6~9 h。

虽然 cTnT 和 cTnI 具有独特的优越性,但不推荐使用单一的标志物进行诊断,多标志物联合应用可以为 ACS 的诊断和治疗提供独立的和互为补充的信息,如采用 cTnI、BNP 和 hs-CRP 对 ACS 患者的 30 天死亡率进行评估,如果仅有一个标志物升高死亡率增加 2 倍,两个标志物升高死亡率增加 5 倍,三个标志物均增高则死亡率增加 13 倍。国外对怀疑 AMI 的患者,早期做 cTnI、Mb 和 CK-MB 三项检测,Mb 作为过筛试验,cTnI 阳性和 CK-MB 阴性者为高危患者;cTnI 和 CK-MB 均阴性,临床症状可疑者,需做 3 h、6 h、9 h 和 12 h 血 cTnI 动态观察。

但需要注意的是,心肌损伤标志物的升高提示心肌损伤,但不能肯定是心肌缺血造成的损伤,如经历心脏手术治疗(心肌损伤)的患者,没有任何心脏标志物能将其与 AMI 造成的心肌损伤鉴别开来。如果排除了缺血机制造成的损伤,应追踪心脏损伤的其他原因。

二、充血性心力衰竭的实验诊断

充血性心力衰竭(congestive heart failure,CHF)是指在有适量静脉血回流的情况下,由于心脏收缩和(或)舒张功能障碍,心排血量不足以维持组织代谢需要的一种病理状态。CHF 的定义包含了以下临床表现:①既往有心脏泵血功能受损史,如发生在严重的 AMI 之后;②心脏硬度增加,致心脏的压力增加,收缩和舒张障碍,静水压增加;③外周循环需求量过多致高输出量心衰(被定义为心脏不能增加心输出量来满足体循环的需要)。

(一)CHF 的病因及分级

CHF 主要是由于各种原因的心肌损伤(如心肌梗死、心肌病、血流动力学负荷过重、炎症等)引起心肌结构和功能的变化,最后导致心室泵血和(或)充盈功能低下,与此同时神经-内分泌系统激活,表现为交感神经系统(SNS)、肾素-血管紧张素-醛固酮系统(RAAS)和细胞因子激活,同时由于左室舒张末期压力增加,ANP/NT-proANP 和 BNP/NT-proBNP 分泌增加,对于外周阻力和容量负荷起一定的调节作用。

CHF 的临床表现常常多变且许多表现是非特异性的,受诸多因素的影响,包括:①临床患者的特征;②心脏表现异常的频率和范围;③心脏疾病的病因;④合并症;⑤心功能异常的部位。受损的严重程度可从轻度(活动增加时才表现出临床症状)进展到需要特殊干预治疗才能维持生命的地步。美国纽约心脏病学会(NYHA)按诱发 CHF 的活动程度将心功能的受损程度分为四级。①Ⅰ级:患者有心脏病,但日常活动量不受限,一般的体力活动不引起过度疲劳、心悸、呼吸困难或心绞痛。②Ⅱ级:患者有心脏病,体力活动稍受限。休息时感觉舒适,但一般的体力活动会引起过度疲劳、心悸、呼吸困难或心绞痛。③Ⅲ级:患者有心脏病,体力活动显著受限。休息时感觉舒适,但一般较轻的体力活动就会引起过度疲劳、心悸、呼吸困难或心绞痛。④Ⅳ级:患者有心脏病,体力活动能力完全丧失。休息时仍可存在心衰症状或心绞痛,进行任何体力活动都会使症状加重。

(二)CHF 的临床诊断

临床实验室在 CHF 诊断方面主要集中在以下几个目标:①确定临床症状的原因;②评价 CHF 严重程度;③评估病程的发展及风险;④筛选临床症状不明显的患者。以往 CHF 的诊断主要依据患者的症状和临床表现,由于心衰的症状和体征是非特异性的,通过临床检查诊断中度和重度的心衰较容易,但要诊断轻度的心衰却很困难,心衰生化检测指标的作用就显得极其重要。目前已将血浆 NT-proANP、BNP 和 NT-proBNP 浓度检测纳入诊断体系。监测急诊患者血浆利钠肽水平有助于尽早诊断 CHF,减少等待时间和治疗费用。北美和欧洲在一项有关呼吸不畅患者的调查研究中发现,超出 40% 的急诊医师表示如果没有 BNP 的检测结果他们无法对呼吸困难患者进行区分和确诊。

正常情况下血浆 ANP(NT-proANP)浓度是 BNP(NT-proBNP)浓度的 50~100 倍,当发生 CHF 时 BNP 浓度升高较 ANP 明显,为 ANP 的 10~50 倍。当心脏容量负荷增加时往往首先出现 ANP 水平的升高,而 BNP 浓度的升高则需要相对较长时间。快速静脉注射盐水和改变体位等影响心房压力的因素均可导致血浆 ANP(NT-proANP)浓度升高,但不会影响血浆 BNP 浓度,而长时间的摄盐量增加则会导致血浆 BNP(NT-proBNP)浓度增高。ANP 水平变化反映心房和心室压力负荷的即刻变化,BNP 水平变化则能够反映心房和心室内压力的持续变化,因此应将血浆 ANP 和 BNP 水平作为一个整体来评价心功能状态。

理想的 CHF 标志物应随着心衰严重程度的增加而升高,还能被快速地检测。目前 BNP 和 NT-proBNP 具备这样的特性。心衰患者无论有无症状,BNP/NT-proBNP 水平均明显升高,并且与心衰的严重程度相关。现在普遍认为需要检测血浆 BNP/NT-proBNP 的情况有以下方面:①在 CHF 诊断中,如果怀疑 CHF 但临床症状不明显,或与其他疾病如慢性阻塞性肺病(chronic obstructive pulmonary disease,COPD)有共同的病理学特征。②帮助排除 CHF(当利钠肽水平正常时)。血浆 BNP 浓度已经成为预示 CHF 的独立因素,将 100 pg/mL 作为 BNP 诊断界值可以得到 90% 的灵敏度和 76% 的特异性,大大提高了 CHF 临床诊断的准确性。50 岁以下的成人血浆 NT-proBNP 浓度为 150 ng/L，50 岁以上的浓度为 900 ng/L 诊断急性心衰的敏感性和特异性分别为 98% 和 76%。采用 BNP 判断心衰能够将临床的误诊率由原来的 43% 降到 11%。

BNP/NT-proBNP 在估计疗效和判断预后方面也具有一定价值。研究发现，治疗后利钠肽水平降低的 CHF 患者发病率和死亡率也降低。对一组失代偿 CHF 患者在住院期间常规检测 BNP 浓度并采用常规方法治疗，调查 BNP 水平与患者 30 天内死亡或再次入院的相关性，发现 BNP 降低到 500 ng/L 以下的患者预后较好，如果 BNP 水平超过 1000 ng/L，与 30 天内死亡或再次入院的相关性非常大。连续监测 20 名失代偿 CHF 患者血浆 BNP 浓度，比较其浓度变化，治疗有效的患者 BNP 下降幅度（55%）明显高于治疗无效的患者（8%），因此 BNP 可用于评估疗效。

但是，对 BNP 和 NT-proBNP 的应用一定要谨慎，因为二者有较大的生物学变异，受年龄、体重和肾功能的影响。随着年龄的增长 BNP 水平升高，诊断心衰的特异性降低；女性高于男性；肾功能不全时升高；肥胖者 BNP 水平较低，如果在治疗 CHF 过程中降低体重指数，BNP 和 NT-proBNP 水平会降低。故在 CHF 的疗效判断上，需要连续监测治疗过程中二者的变化趋势，并排除生物学变异带来的测定值的改变。

三、病例分析

（一）病例 11-1

【病史】患者，男，68 岁。前日自觉乏力、胸部不适、活动时心悸、气急；次日晨起后开始胸骨后压榨性疼痛，疼痛向左肩背部放散，休息及含硝酸甘油疼痛不缓解。既往有动脉粥样硬化、高脂血症二十余年。

常规体格检查：体温 38.2 ℃，脉搏 120 次/分，呼吸 24 次/分，BP 95/65 mmHg。急性病容，体型肥胖。心脏中等度增大，心尖区第一心音减弱，奔马律阳性；肝脾肋下未触及。神经系统检查无异常。心电图有宽而深的 Q 波，ST 段抬高，T 波倒置。

【实验室检查】

血液一般检查：WBC 18.0×10^9/L，N 0.82，L 0.18。

临床化学检查：CK 800 U/L，CK-MB/CK 28.3%；cTnI 2.2 μg/L，cTnT 2.7 μg/L，hs-CRP 7.9 mg/L；TC 7.5 mmol/L，LDL-C 5.1 mmol/L，HDL-C 0.5 mmol/L，TG 2.9 mmol/L。

【临床诊断】

急性心肌梗死。

【诊断依据】

（1）患者有心肌梗死的特征性疼痛；有动脉粥样硬化、高脂血症病史。

（2）hs-CRP 和 WBC 升高，与 AMI 患者体内的炎症病变一致。

（3）心肌标志物 CK、CK-MB、cTnI 和 cTnT 均增高。

（二）病例 11-2

【病史】患者，男，63 岁。因呼吸困难入院。1 年前开始出现呼吸困难，2 个月前呼吸困难加重，夜间只能端坐入睡。既往有高血压病史 10 年，用降压药治疗效果欠佳。有糖尿病家族史，患者未控制饮食。

体格检查：颈静脉怒张，可闻及吸气相湿啰音和双侧干啰音。心脏检查有舒张早期奔马律，肝颈静脉回流征阳性，四肢指凹性水肿。胸片：少量胸腔积液，心脏扩大。心电图：左室高电压，未见 ST-T 缺血样改变。超声心动图：测量左室舒张末期内径 60 mm，射血分数为 35%。

【实验室检查】

BNP 168 pg/L，NT-proBNP 385 pg/L。

【临床诊断】

高血压性心脏病，心力衰竭。

【诊断依据】

（1）患者有高血压病史。

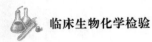

（2）患者有左心衰和右心衰表现。

（3）心衰标志物 BNP 和 NT-proBNP 均增高。

（4）为明确诊断应进一步做以下检查。①冠状动脉造影：除外缺血性心脏病的可能；②检查血气分析：明确有无低氧血症。

本章小结

　　心脏疾病种类繁多，病因复杂，但其主要的病理组织学基础都是动脉硬化。急性缺血性心脏病和心力衰竭是两种最常见的心脏病变，在世界范围内有很高的发病率和死亡率，严重危害人类健康。这些患者在出现明显症状时往往已经病情很重，单凭临床表现和影像学检查往往延误诊断。近年来，随着对心脏疾病发病机理的深入认识，许多生化标志物逐渐被发现和应用，临床实验室在心脏疾病的诊断、病情评估、危险分层、预后判断等方面发挥着重要作用。

　　目前已经发现的心肌损伤标志物很多，分为酶类标志物和蛋白类标志物。AST、LDH 和 CK 是建立最早的酶类标志物，在 AMI 诊断中作为"心肌酶谱"曾被临床广泛应用，但因其组织特异性很差，只能作为辅助诊断指标。后来随着实验室技术的发展，人们发现 LDH 的同工酶 LDH1 和 CK 的同工酶 CK-MB 可以提高 AMI 诊断的特异性，随后又发现测定 CK-MB 质量比以往测定酶活性更能准确地反映 CK-MB 水平，并与病情的严重程度相关。蛋白类标志物中心肌肌钙蛋白的两个亚基 cTnT、cTnI 是目前心肌损伤特异性最好的标志物，在血中升高较早，并能维持长达两周的高水平，不但对 AMI（心肌坏死），而且对急性冠脉综合征早期心肌发生缺血缺氧（无心肌坏死）的诊断也有很高的价值。Mb 虽然特异性不高，但其相对分子质量很小，在心肌损伤时迅速释放到血液，是心肌损伤最早出现的标志物，而且其升高的幅度大，有很高的灵敏度，从而具有很高的阴性诊断价值。

　　ANP（NT-proANP）和 BNP（NT-proBNP）是评价心脏功能的指标，在充血性心力衰竭的诊断中具有重要作用，尤其是 BNP（NT-proBNP）诊断性能更高，能用于急性呼吸困难患者的早期筛查，并随着的心衰严重程度的增加而升高，在一些欧美国家已经成为急诊室预测心力衰竭的重要指标。

　　随着医学和检验技术的发展，新的标志物在不断发现，心脏疾病的早期预测和诊断将变为现实，也必然会使心脏疾病的死亡率显著下降，为人类健康带来福音。

（邢艳）

第十二章 肾脏疾病的临床生物化学检验

学习目标

掌握：肾脏疾病相关的重要生物化学检验指标，特别是肌酐、尿素、尿酸、胱抑素C、尿白蛋白、肾清除试验和内生肌酐清除率的检测方法和临床意义。

熟悉：肾脏疾病生化代谢变化，生物化学检验指标在常见肾脏疾病中的价值。

了解：肾小管酸中毒的评估。

肾脏是人体重要的器官之一，其主要的生理功能是通过泌尿作用来排泄机体代谢产物，调节水、电解质和酸碱平衡，维持内环境稳定。此外，肾脏还具有内分泌功能，如分泌红细胞生成素、肾素、内皮素，参与维生素 D_3 活化等。肾脏疾病是临床常见病、多发病，可造成机体内多种物质代谢紊乱和生物化学变化，体液生物化学物质的检验及对肾脏功能评估，对肾脏疾病的诊断、病情判断和疗效观察等有重要临床意义。

第一节 概 述

肾脏最基本的功能是泌尿功能，尿液的形成主要经过肾小球滤过、肾小管和集合管重吸收、肾小管和集合管排泌三个阶段。肾脏泌尿功能的结构基础是肾单位和肾血管，肾脏丰富的神经支配和具有内分泌功能的肾小球旁器对维持和调节肾脏的功能十分重要。

一、肾脏的结构

肾脏位于腹膜后腔脊柱两侧，呈扁豆形，左右各一，其大小、重量因年龄、性别而异。肾脏分为肾实质和肾盂两部分。肾实质由外层皮质（cortex）和内层髓质（medulla）构成。肾皮质由肾小体和部分肾小管组成，富有血管。肾髓质由 15～20 个肾锥体组成，内含髓袢、集合管及乳头管等，肾锥体尖端伸向肾盂，形成肾乳头而突向肾小盏，肾小盏合成肾盂，向下逐渐缩窄变细，移行为输尿管，见图 12-1。

肾脏 { 肾实质 { 皮质：由肾小球和部分肾小管所构成
                髓质：主要包含髓袢、集合管和乳头管
        肾盂：由肾大盏汇合成扁漏斗状，肾盂出肾门后逐渐缩窄变细，移行为输尿管

图 12-1 肾脏基本组成

（一）肾单位

肾单位（nephron）是肾脏结构和功能的基本单位。人每侧肾脏有 100 万～150 万个肾单位，每个肾单位由肾小体和肾小管组成。肾单位不包括集合管，但因集合管在尿液浓缩与稀释的过程中起着重要作用，故可把集合管视为肾小管的终末部分，见图 12-2。

1. 肾小体

肾小体由肾小球和包绕其外的肾小囊组成。肾小球是由入球小动脉反复分支形成的一团蟠曲的毛细血管网。肾小球毛细血管小叶间的轴心组织为肾小球系膜。肾小囊分内外两层上皮细胞,内层紧贴毛细血管壁,外层与肾小管壁相连,两层之间的腔隙称囊腔,与肾小管管腔相通。

2. 肾小管和集合管

肾小管长而弯曲,分为三段:①近端肾小管,包括近曲小管和髓袢降支粗段,前者与肾小囊相连。②髓袢,按其走行方向分降支和升支两部分。③远端肾小管,包括髓袢升支粗段和远曲小管,其远端与集合管相连。多个肾单位汇集于一支集合管,多支集合管汇入一个乳头管,而后开口于肾盂。

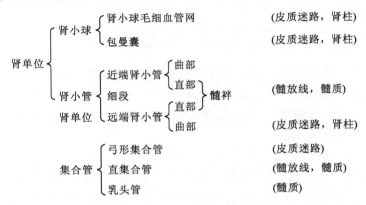

图 12-2　肾单位和集合管的组成和相互关系

(二)肾小球滤过膜

肾小球滤过膜由毛细血管的内皮细胞、基底膜、肾小球囊的上皮细胞足突等三层结构组成。膜上有滤孔,其独特的结构使之具有一定的孔径和电荷选择性,既对小分子溶质及水有高度通透性,又对大分子物质有高度截留作用。其屏障作用包括以下方面。①孔径屏障:由滤过膜三层结构上裂孔所构成的屏障,在滤过屏障中起主要作用,其大小与滤过膜上的孔径大小以及物质分子大小、分子构型和变形能力有关。②电荷屏障:滤过膜含有带负电荷的涎酸蛋白、硫酸肝素等多糖,它们主要位于上皮细胞足突的表面,形成带负电荷的电荷屏障,阻止带负电荷的大分子物质(如血浆清蛋白)通过。此外,肾小球系膜通过系膜细胞收缩和改变基质的物理性状调节滤过屏障。

(三)肾的血管

肾脏的血液供应非常丰富,正常成人两个肾的血流量约为 1200 mL/min,约占每搏心输出量的 20%,远高于心脏、肝脏和脑等脏器。肾动脉由腹主动脉分出后,经入球小动脉进入肾小体,形成肾小球毛细血管网,其远端再汇集成出球小动脉。一般说的肾血流量主要指的是肾皮质血流量。

二、肾脏生理功能

(1)泌尿功能:肾脏通过生成尿液排泄多余的水分和代谢产物,如尿素、尿酸、肌酐等;还可排泄外源性化学物质(药物、毒物)及其代谢产物。

(2)调节功能:排出尿液,保留体内所需的物质,如蛋白质、氨基酸、葡萄糖、血细胞等,调节水、电解质和酸碱平衡来维持内环境稳定。

(3)内分泌功能:肾脏合成肾素、前列腺素、缓激肽、维生素 D_3 及促红细胞生成素等多种激素,参与造血功能和调节血压。

(4)其他功能:肾脏也是许多的肽类激素和内源性活性物质的降解场所,如胰岛素、胰高血糖素、甲状旁腺素、泌乳素、生长激素、胃泌素和血管活性肠肽等。

第二节 肾脏疾病的常用生物化学检验

肾脏具有强大的储备能力,早期肾脏疾病患者可无任何临床表现,偶尔发现尿异常及高血压,做进一步检查时,肾功能可能已有减退,如出现临床症状,肾功能减退已相当严重。肾脏受到损害时应当对肾脏功能进行全面评估,包括对肾小球滤过功能评估及肾小管功能和肾脏内分泌功能的评估。

一、肾清除试验

当血液流经肾脏时,血浆中的某些物质通过肾小球滤过或肾小管处理排出体外,这一过程称为肾脏对血浆中某些物质的清除或廓清。肾清除试验(renal clearance test)或肾廓清试验,是衡量肾脏清除能力的指标,是测定肾单位功能最基本的方法之一。肾清除试验主要由肾小球、肾小管功能和肾血流量决定,以肾清除值(clearance,C)表示。

【检测方法】

肾清除值是指肾脏在单位时间内(min)将某物质(x)从血浆中全部清除并由尿排出时所处理的血浆量(mL)。

因为某物质单位时间从血浆中被清除的总量＝某物质单位时间从尿中排出的总量,即 $C_x \times P_x = U_x \times V$,推导出肾清除值的公式为

$$C_x = (U_x \times V)/P_x$$

式中:C_x 为某物质清除值(mL/min);V 为每分钟尿量(mL/min);U_x 为尿中某物质的浓度(mmol/L);P_x 为血浆中某物质的浓度(mmol/L)。

肾清除值受个体的高矮、胖瘦等影响,可将个体检测结果以标准体表面积 1.73 m² 进行标准化。

标准化的肾清除值:$C_x = [(U_x \times V)/P_x] \times (1.73/A)$

A(个体体表面积)计算:$\lg[A(m^2)] = 0.425\lg[$体重(kg)$] + 0.725\lg[$身高(cm)$] - 2.144$

【临床意义】

肾清除试验的意义与种类:肾清除试验是反映肾脏排尿功能最直接、最敏感的试验。利用肾脏对不同物质的清除率可测定肾小球滤过率、肾小管对各物质的重吸收和排泌作用、肾血流量等。肾清除试验类型及其临床意义见表 12-1。

表 12-1 肾清除试验类型及其临床意义

物 质	肾脏对物质的清除方式			肾清除值临床意义
	肾小球滤过	肾小管重吸收	肾小管排泌	
菊粉	全部	否	否	反映肾小球滤过功能的"金标准"
肌酐	全部	否	极少	反映肾小球滤过功能
葡萄糖	全部	全部	否	清除值为0,接近肾糖阈时可反映肾小管重吸收功能
IgG、Alb	疾病	部分	否	计算过筛系数或选择指数,反映肾小球屏障功能
β_2-微球蛋白	全部	全部	否	清除率为0,反映肾小管重吸收功能
Na^+	全部	大部分	否	清除值低,滤过钠排泄分数反映肾小管重吸收功能
HCO_3^-	全部	大部分	否	清除值低,HCO_3^- 排泄分数反映肾小管酸化尿液功能
对氨基马尿酸	部分	否	部分	反映肾血流量,接近阈值时反映肾小管排泌功能

二、肾小球功能检查

肾小球功能检查主要包括肾小球滤过功能检查和肾小球屏障功能检查。

(一) 肾小球滤过功能检查

肾小球的滤过功能主要通过肾小球滤过率、血液中小分子代谢终产物(如肌酐、尿素等)和血液中小分子蛋白(如胱抑素 C)等的检查来反映。其中肾小球滤过率不能直接测定,需要利用肾清除试验的原理间接反映。

肾小球滤过率(glomerular filtration rate,GFR)是指两肾在单位时间内滤过的血浆的体积(mL),其值高低取决于肾血流量、有效滤过压及滤过分数(filtration fraction,FF)。GFR 可作为衡量肾脏排泄功能的重要标志。由于目前 GFR 不能直接测定,只能通过对某种标志物清除率的测定而得知。

用于 GFR 检测的理想物质应具备以下条件:相对分子质量小,不与蛋白结合,能完全自由地从肾小球滤过,不被肾小管重吸收,也不被肾小管排泌。检测 GFR 的标志物有两大类:外源性标志物和内源性标志物。外源性标志物包括以下几类。①多糖类:如菊粉。②放射性核素标记物:水溶性标记螯合物如^{51}Cr-EDTA(^{51}铬-EDTA)、^{99m}Tc-DTPA(^{99m}锝-二乙烯三胺五醋酸);^{125}I 或^{131}I 标记的造影剂,如泛影酸盐和脑影酸盐。③非放射性标记的造影剂:如碘海醇。内源性标志物是指体内存在的物质,如肌酐、尿素、胱抑素 C 等。

1. 菊粉清除率

菊粉(inulin)是一种多聚果糖,人和动物体内不含有菊粉。菊粉不参加体内代谢,静脉注射后不被机体分解、结合、利用或破坏。其相对分子质量小(5200),以原形从肾小球滤出,既不被肾小管和集合管重吸收,也不被肾小管排泌,故菊粉清除率(inulin clearance)能准确地反映肾小球滤过率,是测定 GFR 传统的金标准(gold standard)。

【检测方法】

菊粉清除率测定方法:静脉注射菊粉,保持其在血浆中的浓度(P_{In})为 1 mg/100 mL,然后定时收集尿液,测定受试者每分钟尿量(V)和尿中菊粉浓度(U_{In}),则可计算菊粉清除率(C_{In}),即

$$C_{In} = \frac{U_{In}}{P_{In}} \times V$$

【参考区间】

成人按 1.73 m^2 标准体表面积计算,男性为(125±10) mL/min,女性为(118±10) mL/min。菊粉清除率随年龄增长而降低,40 岁以后每年减少约 1.16 mL/min(GFR 每年约降低 1%),60 岁以上约为青年期的 1/2。

【评价】

菊粉清除率检测过程需持续静脉输注及输尿管插管留取尿液,试验过程中需多次采血、留尿计算菊粉清除率,测定方法比较烦琐,因此临床不做常规使用,一般仅限于实验研究。

2. ^{99m}Tc-二乙烯三胺五醋酸清除率

^{99m}Tc-二乙烯三胺五醋酸(diethylenetriamine pentaacetic acid,DTPA)清除率(^{99m}Tc-GFR)为目前临床检测 GFR 的标准方法,能精确估算 GFR,可取代传统的菊粉清除率检测。

【测定方法】

DTPA 静脉注射后,由肾小球滤过,肾小管细胞不分泌,主要反映肾小球功能。应用 DTPA 放射性核素测定 GFR 是一种准确的测量方法。

将放射性核素标记物注入人体,应用公式就能计算出肾脏清除率,通常只需单次采取血样即可获得与菊粉法相似的、精确的 GFR。

$$清除率 = V(\ln 2)/t_{1/2}$$

其中:V 为分布容积,$t_{1/2}$ 为血浆浓度半衰期。

【参考区间】

男性为(125±15) mL/min,女性为(115±15) mL/min。

【临床意义】

放射性核素测定 GFR 主要用于监测某些慢性肾功能不全患者的病情改变,尤其在观察某项治疗措施对延缓肾脏损害进展的疗效时,^{99m}Tc-DTPA 是最好的检测方法。这种观察往往需要几年时间,长期追踪肾功能的改变,而此时患者肌肉萎缩程度加重,血清肌酐和内生肌酐清除率均已不能正确地反映肾小球滤过功能的变化。

【评价】

肾小球清除率的放射性核素测定法一般使用 ^{51}Cr-EDTA、^{99m}Tc-DTPA、^{125}I 或 ^{131}I 标记的泛影酸盐等。比较而言,^{99m}Tc-DTPA 来源丰富,价格便宜,半衰期较短,安全准确,因而被广泛采用。经静脉注射后,^{99m}Tc-DTPA 全部被肾小球滤过而不被肾小管重吸收和分泌,故肾脏对它的清除率等于 GFR,是理想的检测 GFR 的标记物。

用 ^{99m}Tc-DTPA 测定 GFR 不仅灵敏准确,还能分别检测两肾的 GFR,这是其他检查方法无法做到的。但因放射性及价格贵,推广较难。

3. 碘海醇清除率

碘海醇是目前常用的非离子碘造影剂,在体内与蛋白质结合率非常低(<2%),不被任何器官吸收、代谢,只从肾小球滤过,不被肾小管、集合管重吸收及排泌,适合作为 GFR 的标记物。

【测定方法】

碘海醇清除率检测方法学原理与同位素方法完全相同。

【参考区间】

碘海醇清除率的参考区间与年龄有关。

20～50 岁:100(78～122) mL/(min · 1.73 m^2)。

51～65 岁:83(58～108) mL/(min · 1.73 m^2)。

66～80 岁:72(52～92) mL/(min · 1.73 m^2)。

【评价】

碘海醇在血清中浓度很低,若使用 X 线荧光法测定,需要大剂量的碘海醇,会对受试者的肾功能造成损害,所以大多数采用高效液相色谱法(HPLC)测定,但该方法不但昂贵且技术要求高,临床上较少应用。

4. 内生肌酐清除率

内生肌酐清除率(endogenous creatinine clearance rate,Ccr)是指肾脏在单位时间(min)内清除血浆内源性肌酐的量(mL)。肌酐是人体内肌酸的代谢产物。在严格控制外源性肌酐饮食,同时保持肌肉活动相对稳定的情况下,内源性肌酐的生成量恒定,人体肌肉以 1 mg/min 速度将肌酐排入血中,血液中肌酐在肾脏也以相似的速度随尿液排出,主要从肾小球滤过,不被肾小管重吸收,仅少量被肾小管排泌,故每天尿肌酐的排泌量实际上就等于其生成量。

【测定方法】

严格控制外源性肌酐的摄取(如素食 3 天),以排除外源性肌酐的干扰。收集 24 h 尿液并计算每分钟尿量,同时测定血清和尿液肌酐浓度,按肾清除值公式计算 Ccr。

因个体差异、肾脏大小不同,故排出尿量不同。肾脏的大小与体表面积成正比,在计算内生肌酐清除率时,应以标准体表面积 1.73 m^2 进行校正。

$$Ccr = \frac{U \times V}{P} \times \frac{1.73}{A}$$

式中:Ccr,内生肌酐清除率(mL/min);U,尿液肌酐浓度(μmol/L);V,每分钟尿量(mL/min);P,血肌酐浓度(μmol/L);A,受试者实际体表面积(m^2);1.73,(欧美成人)标准体表面积(m^2)。

【参考区间】

80～120 mL/min。

【临床意义】

临床上常用 Ccr 来粗略估计 GFR。

(1)评估肾小球滤过功能:根据 Ccr 的水平,一般可将肾功能分为 4 期。①肾衰竭代偿期:Ccr 51～80

mL/min。②肾衰竭失代偿期：Ccr 50～20 mL/min。③肾衰竭期：Ccr 19～10 mL/min。④尿毒症期：Ccr<10 mL/min。

（2）指导临床治疗：临床上常依据 Ccr 结果制定治疗方案并调整治疗方法，如当 Ccr 出现异常时，及时调整由肾脏代谢或以肾脏排出为主的药物。

【评价】

（1）外源性标志物质，测定方法繁杂，临床上多测定内生肌酐清除率，它具有简便易行的优点，是目前临床上最常用的检测 GFR 的指标。

（2）蛋白质负荷试验是在负荷后做 Ccr 来确定储备能力的试验，其方法是正常人在清晨顿服大量鸡蛋清蛋白（0.8 g/kg 体重）后再进行内生肌酐清除率的测定，可使 GFR 升高 20%～30%，有助于早期诊断肾功能的减退。

5. 估算肾小球滤过率

以血肌酐测定值为基础，根据患者年龄、性别、身高、体重、种族等参数，采用公式计算估算肾小球滤过率（estimated glomerular filtration rate，eGFR）。

【计算公式】

（1）MDRD 计算公式：

GFR[mL/(min・1.73 m²)]=186×血肌酐(μmol/L)$^{-1.154}$×年龄(岁)$^{-0.203}$×0.742(女性)×1.233(中国)

（2）Cockcroft-Gault 计算公式：

Ccr[mL/(min・1.73 m²)]=(140-年龄)×体重(kg)×72^{-1}×血肌酐(μmol/L)$^{-1}$×0.85(女性)

（3）Connhan-Banatp 计算公式：

GFR[mL/(min・1.73 m²)]=0.43×身高(cm)×血肌酐(μmol/L)$^{-1}$

（4）Schwonty 计算公式：

Ccr[mL/(min・1.73 m²)]=0.55×身高(cm)×血肌酐(μmol/L)$^{-1}$

上述计算公式中，MDRD 简化方程和 Cockcroft-Gault 公式（或 CG 公式）用于成人估算 GFR；Connhan-Banatp 公式和 Schwonty 公式用于儿童估算 GFR。

【参考区间】 参见内生肌酐清除率。

【临床意义】

eGFR 主要适用于肾功能相对稳定的慢性肾功能衰竭患者，评定慢性肾脏病（CKD）分期。

【评价】

（1）Ccr 的测定需收集 24 h 全部尿液标本，操作麻烦，患者依从性差，易产生误差。全天 Ccr 波动幅度大。

（2）因 eGFR 敏感性好，优于血肌酐值，准确性与 Ccr 相当，具有不需收集尿标本、操作简便、费用低廉、可重复性好的特点，既易于应用临床，也适用于大规模人群调查。

（3）使用 eGFR 和 Ccr 的前提是机体处于平稳状态。如果 GFR 快速变化，则 eGFR 不可靠。

（4）MDRD 公式不需要患者体重、体表面积等资料，计算简便，且 GFR<60 mL/(min・1.73 m²)时比 CG 公式更精确。

6. 血清肌酐

肌酐（creatinine，Cr）是肌酸和磷酸肌酸代谢的最终产物。人体内肌酐包括两部分：外源性肌酐，由食物摄取；内源性肌酐，由肌肉组织代谢生成。肌酐是小分子物质，不与血浆蛋白结合，由肾小球滤过，不能被肾小管重吸收，仅少量被肾小管分泌到尿液中，因此，在控制外源性肌酐摄取时，血清中的 Cr 浓度取决于 GFR，故血清 Cr 浓度可作为评估 GFR 的指标。

【测定方法】

血清肌酐测定的方法主要有 Jaffe 反应法、酶法、高效液相色谱法。

（1）Jaffe 反应法（苦味酸法）：血清中肌酐与碱性苦味酸发生 Jaffe 反应，生成橘红色的苦味酸肌酐复合物，在 510 nm 处的吸光度值与肌酐含量成正比。此法为目前测定尿和血清肌酐的常用方法。

$$苦味酸 + 肌酐 \xrightarrow{OH^-} 橘红色化合物$$

（2）酶法：主要有以下 3 种类型。

①肌酐氨基水解酶法：血清中肌酐在肌酐水合酶催化下生成肌酸，肌酸在肌酸激酶、丙酮酸激酶、乳酸脱氢酶偶联反应作用下，使 NADH 氧化成 NAD^+，在 340 nm 处监测吸光度值的降低，其降低程度与血、尿中肌酐含量成正比。

$$肌酐 + H_2O \xrightarrow{肌酐水合酶} 肌酸$$

$$肌酸 + ATP \xrightarrow{肌酸激酶} 磷酸肌酸 + ADP$$

$$ADP + 磷酸烯醇式丙酮酸 \xrightarrow{丙酮酸激酶} 丙酮酸 + ATP$$

$$丙酮酸 + NADH + H^+ \xrightarrow{乳酸脱氢酶} 乳酸 + NAD^+$$

②肌氨酸氧化酶法：肌酐在肌酸酐酶催化下生成肌酸，肌酸酶催化肌酸生成肌氨酸，肌氨酸氧化酶催化肌氨酸生成甲醛和过氧化氢，最后用偶联 Trinder 反应，比色测定肌酐含量。

$$肌酐 + H_2O \xrightarrow{肌酸酐酶} 肌酸$$

$$肌酸 + H_2O \xrightarrow{肌酸酶} 肌氨酸 + 尿酸$$

$$肌氨酸 + O_2 + H_2O \xrightarrow{肌氨酸氧化酶} 甲醛 + 甘氨酸 + H_2O_2$$

$$H_2O_2 + 4\text{-}氨基安替比林 + 酚 \xrightarrow{过氧化物酶} 紫红色化合物 + H_2O$$

③肌酐脱氨酶法：肌酐脱氨酶能催化肌酐脱氨基，并生成 N-甲基乙内酰脲，随后依次通过 L-甲基乙内酰脲酶、L-氨基甲酰基肌氨酸氨基水解酶、肌氨酸氧化酶作用生成过氧化氢，最后用偶联 Trinder 反应，比色测定肌酐含量。

$$肌酐 + H_2O \xrightarrow{肌酐脱氨酶} N\text{-}甲基乙内酰脲 + NH_3$$

$$N\text{-}甲基乙内酰脲 + ATP + H_2O \xrightarrow{L\text{-}甲基乙内酰脲酶} 氨基甲酰基肌氨酸 + ADP + Pi$$

$$氨基甲酰基肌氨酸 + H_2O \xrightarrow{L\text{-}氨基甲酰基肌氨酸氨基水解酶} 肌氨酸 + CO_2 + NH_3$$

$$肌氨酸 + O_2 + H_2O \xrightarrow{肌氨酸氧化酶} 甲醛 + 甘氨酸 + H_2O_2$$

$$H_2O_2 + 4\text{-}氨基安替比林 + 酚 \xrightarrow{过氧化物酶} 紫红色化合物 + H_2O$$

【参考区间】

血清肌酐（Scr）：Jaffe 速率法：成人男性 $62\sim115\ \mu mol/L$；成人女性 $53\sim97\ \mu mol/L$。

肌氨酸氧化酶法：成人男性 $59\sim104\ \mu mol/L$；成人女性 $45\sim84\ \mu mol/L$。

尿肌酐（Ucr）：$8.84\sim13.26$ mmol/24 h（$1.0\sim1.5$ g/24 h）。

【临床意义】

血清肌酐浓度和血清尿素浓度对肾脏疾病诊断有一定帮助，但只有在肾脏病变较为严重（GFR 下降至正常的 50% 以下）时才会升高。由于肌酐摄入及生成量较稳定，故测定血清肌酐浓度较血清尿素浓度更能准确地反映肾小球的功能，见图 12-3。

（1）血清肌酐增高：可见于各种肾病、急性或慢性肾功能衰竭、心肌炎、肌肉损伤等。肾功能不全的代偿期肌酐可不增高或轻度增高；肾功能衰竭失代偿期肌酐中度增高（可达 $442.0\ \mu mol/L$）；尿毒症时肌酐可达 1.8 mmol/L，为尿毒症诊断指标之一。

（2）血清肌酐减低：可见于进行性肌肉萎缩、白血病、贫血、肝功能障碍及妊娠等。

（3）指甲肌酐测定可了解 3 个月前血肌酐水平和肾功能状态，对鉴别急、慢性肾功能衰竭有帮助。

【评价】

（1）目前临床实验室肌酐测定方法主要有三大类：化学法、酶法、高效液相色谱法。化学法主要是 Jaffe 反应，有假肌酐干扰。酶法特异性好，结果准确，成本较高，适合自动分析仪。高效液相色谱法特异性高，准确度好，操作复杂，一般作为参考方法。在临床实验室碱性苦味酸比色法和肌氨酸氧化酶法为测

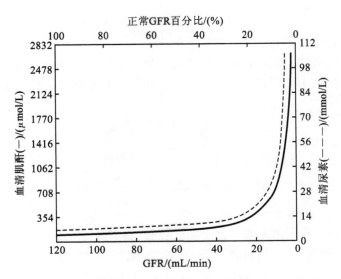

图 12-3 肾小球滤过率(GFR)与血清肌酐、血清尿素浓度关系

定血清肌酐的常规方法。

（2）Jaffe 反应法非特异性干扰大,维生素 C、丙酮、乙酰乙酸、α-酮酸、葡萄糖、蛋白质以及头孢菌素类抗生素、强心苷、甲基多巴等还原性物质都能与碱性苦味酸生成红色物质,这些物质统称为假肌酐。红细胞内假肌酐较多,因此测定肌酐时采用血清或血浆作为标本,避免溶血。

（3）Jaffe 速率法可排除标本中假肌酐的干扰。其原理是利用肌酐与苦味酸在 20~80 s 之间显色,而假肌酐中的乙酰乙酸在 20 s 内已完成与苦味酸的反应,其他大多数假肌酐物质则在 80 s 以后才能与碱性苦味酸生成红色复合物,因此当血清与苦味酸试剂混合后在 510 nm 分别读取 20 s 及 80 s 时的吸光度,单位时间内吸光度的变化值与肌酐浓度成正比。此法无需去除蛋白质,方法简单、快速,但即使严格控制测定时间,仍无法完全去除 α-酮酸及胆红素的干扰。

（4）肌酐的酶法分析可排除非特异性干扰,肌氨酸氧化酶法为了消除标本中内源性肌酸的干扰,在自动分析双试剂法的第一试剂中加入肌酸酶,能有效地去除干扰。其参考区间略低于苦味酸速率法。

（5）不同的色原物质其灵敏度差异大。Trinder 反应受胆红素和维生素 C 的干扰,可在试剂中加入亚铁氰化钾(或亚硝基铁氰化钾)和抗坏血酸氧化酶消除干扰。

（6）肝素、柠檬酸、EDTA、氟化钠等抗凝剂常规用量对本法无干扰。

（7）血清肌酐在 4~6 ℃时可稳定 7 天,冷冻状态下可长期保存。明显溶血会使肌酐值增高。尿液标本在室温下可稳定 3 天,4~6 ℃可保存至少 5 天。如需要,可加入麝香草酚或甲苯作为防腐剂。

7. 血清尿素

血清尿素(urea)是体内蛋白质代谢的终产物。尿素相对分子质量小(60),可自由通过肾小球滤过膜滤入原尿,约 50% 可被肾小管重吸收,重吸收量与肾小管在抗利尿激素控制下的水重吸收量呈正相关。血尿素受诸多因素的影响,如高蛋白饮食、消化道出血、发热、感染、创伤、营养不良或类固醇皮质激素治疗等高分解状态均可使尿素产生明显增加而使血尿素升高。在食物摄入及体内分解代谢比较稳定的情况下,其血浓度取决于肾排泄能力。因此,血清尿素浓度在一定程度上可反映肾小球滤过功能。

【测定方法】

尿素测定方法可分为两大类:一类是酶学方法,利用脲酶催化尿素水解生成氨,氨可用纳氏试剂、酚-次氯酸盐或酶偶联反应显色测定,又称间接测定法;另一类是化学法,尿素直接和某试剂作用,测定其产物,又称直接测定法,如二乙酰一肟法。

（1）酶学方法,即酶偶联速率法:脲酶分解尿素产生氨,氨在谷氨酸脱氢酶作用下,使 NADH 氧化成 NAD^+,在 340 nm 处监测吸光度的下降值,其降低程度与标本中尿素的含量成正比。此方法特异、灵敏,是常用的方法。

$$CO(NH_2)_2 + 2H_2O \xrightarrow{\text{脲酶}} 2NH_4^+ + CO_3^{2-}$$

$$2NH_4^+ + \alpha\text{-酮戊二酸} + NADH \xrightarrow{\text{谷氨酸脱氢酶}} \text{谷氨酸} + NAD^+ + H_2O$$

（2）化学法。

①二乙酰一肟法：尿素与二乙酰在强酸、加热的条件下反应，生成粉红色的二嗪化合物（Fearon 反应），在 540 nm 处有吸收峰，其红色强度与标本中尿素含量成正比。由于二乙酰不稳定，一般采用二乙酰一肟替代，后者在酸性条件下水解成为二乙酰。

$$\text{二乙酰一肟} + H_2O \xrightarrow{H^+} \text{二乙酰} + \text{羟胺}$$

$$\text{二乙酰} + \text{尿素} \xrightarrow{H^+\text{加热}} \text{粉红色的二嗪化合物}$$

②酚-次氯酸盐显色法（波氏法）：脲酶水解血清中尿素生成氨，氨和苯酚及次氯酸盐在碱性环境中作用形成对醌氯亚胺；对醌氯亚胺与另一分子酚作用，形成吲哚酚，它在碱性溶液中产生蓝色的解离型吲哚酚。

$$CO(NH_2)_2 + 2H_2O \xrightarrow{\text{脲酶}} 2NH_4^+ + CO_3^{2-}$$

$$\text{氨} + \text{次氯酸钠} + \text{苯酚} \xrightarrow[\text{亚硝基铁氰化钠}]{NaOH} \text{对醌氯亚胺}$$

$$\text{苯酚} + \text{对醌氯亚胺} \xrightarrow{NaOH} \text{吲哚酚（蓝色解离型）}$$

【参考区间】

血清尿素 2.8～8.2 mmol/L。

【临床意义】

血清尿素因检测方法简便，是临床常用的肾功能指标。

（1）肾功能损伤时血尿素增高：如原发性肾小球肾炎、肾盂肾炎、间质性肾炎、肾肿瘤、多囊肾等所致的慢性肾功能衰竭。血尿素不能作为早期肾功能指标，但对慢性肾功能衰竭，尤其是尿毒症患者，血尿素增高程度通常与病情严重性一致。肾功能不全的代偿期尿素轻度增高（>7.0 mmol/L）；肾功能衰竭失代偿期尿素中度增高（17.9～21.4 mmol/L）；尿毒症时尿素>21.4 mmol/L，为尿毒症诊断指标之一。

（2）血尿素增高还可见于肾前性和肾后性因素，前者包括严重脱水、大量腹水、心脏循环功能衰竭、肝肾综合征等导致的血容量不足、肾血流量减少灌注不足致少尿。此时血尿素升高，称为肾前性氮质血症。后者如输尿管结石等疾病引起的尿路阻塞。

（3）血尿素可作为肾衰竭透析充分性的判断指标。

（4）氨甲酰血红蛋白：血液中尿素较易进入红细胞内被分解成铵和氰酸盐，Hb 在氰酸盐的作用下可形成氨甲酰血红蛋白（carbaminohemoglobin，CarHb）。CarHb 可用高效液相色谱、气相色谱和免疫学方法检测。成人为 25～35 μg 氨甲酰缬氨酸/gHb。血液 CarHb 浓度虽与血清尿素浓度有关，但它反映的不是即刻的尿素浓度，而是患者近四周时间尿素的平均水平，在鉴别急、慢性肾功能衰竭和评估血透析疗效上较单次血尿素测定更有价值。

（5）指甲肌酐测定：可了解 3 个月前血肌酐水平和肾功能状态，对鉴别急、慢性肾功能衰竭有帮助。

【评价】

（1）尿素的浓度曾用尿素中含有的氮来表示，称为尿素氮。根据 1 分子尿素含有 2 个氮原子换算，即 1 mol 尿素相当于 2 mol 尿素氮。

（2）酶偶联速率法准确度和灵敏度较高，多用于自动分析系统，已在临床上广泛应用。

（3）酚-次氯酸盐显色法灵敏度高，血清用量少，不需要沉淀蛋白质，实验要求不高，一般用于手工操作测定，适合基层单位开展。

（4）二乙酰一肟法灵敏度高，操作较为简便。试剂中加入 Fe^{3+} 或 Cd^{2+} 及氨基硫脲是为了提高反应的灵敏度和增加显色的稳定性，其中 Fe^{3+} 和 Cd^{2+} 为氧化剂，可起催化作用和消除羟胺的干扰。提高酸的浓度亦可增加灵敏度。本法线性范围较窄（<150 mmol/L），特异性不高，试剂腐蚀性较强，加热时有异味散出。

（5）在测定过程中，各种器材和蒸馏水应无铵离子污染，否则测定结果偏高。

（6）血氨升高，可使尿素测定结果偏高。采用两点速率法，可消除内源性氨的干扰。液体型双试剂有利于试剂的稳定。高浓度的氟化物抑制脲酶，使测定结果偏低。血红蛋白对测定有干扰，标本应避免溶血。

（7）血清标本在室温下可保存 24 h，在 4～6 ℃可放置数天，冰冻状态下可存放 2～3 个月。尿液标本在 pH＜5、4～6 ℃条件下可保存数天，需要防止细菌的污染，以免尿素被分解。

8. 血清胱抑素 C

胱抑素 C（Cystatin C，CysC）即半胱氨酸蛋白酶抑制蛋白 C，是一种小分子物质，相对分子质量约 13000，带正电荷。机体内所有有核细胞均可以产生胱抑素 C，产生速度十分恒定。胱抑素 C 可以自由通过肾小球滤过膜，在近曲小管全部重吸收并迅速代谢分解；胱抑素 C 不与其他蛋白形成复合物，其血清浓度变化不受炎症、感染、肿瘤及肝功能等因素的影响，与性别、饮食、体表面积、肌肉量无关，更易反映肾小球滤过膜屏障通透性早期的变化，是比肌酐更灵敏的判断肾小球滤过功能的标志物。血清中胱抑素 C 的浓度不受年龄、肌肉容积、营养状况等因素的影响，是一种反映 GFR 变化的理想的内源性标志物。

【测定方法】

由于血清中胱抑素 C 浓度较低，故其测定方法需较高的分析灵敏度及特异性。目前临床血清中胱抑素 C 采用胶乳颗粒增强免疫比浊法测定。

血清中胱抑素 C 与超敏化的抗体胶乳颗粒反应，产生凝集，反应溶液浊度增加，并与血清中胱抑素 C 的浓度成正比，在波长 570 nm 处测定吸光度的增加速率，与标准品比较，计算出胱抑素 C 的浓度。

【参考区间】

成人血 CysC 为 0.6～2.5 mg/L。

【临床意义】

由于胱抑素 C 基因属"管家基因"，能在几乎所有的有核细胞表达，无组织学特异性，故机体胱抑素 C 产生率相当恒定。因胱抑素 C 是一种低相对分子质量蛋白质，可经肾小球自由滤过，在近曲小管被重吸收并降解，肾脏是清除循环中胱抑素 C 的唯一器官，所以血清胱抑素 C 浓度主要由 GFR 决定，由此可见胱抑素 C 是一种理想的反映 GFR 变化的内源性标志物。特别是在肾功能仅轻度减退时，血清中胱抑素 C 的敏感性高于血肌酐。

血清中胱抑素 C 浓度与肾功能损害程度高度相关，能够精确反映 GFR 的变化。血清中胱抑素 C 可用于糖尿病肾病肾脏滤过功能早期损伤的评价、高血压肾功能损害早期诊断、肾移植者肾功能恢复情况评估、血液透析患者肾功能改变监测、老年人肾功能评价、儿科肾病的诊断、肿瘤化疗中肾功能的监测等。

【评价】

（1）胱抑素 C 在血清或血浆中较为稳定，待测血标本低温储存数星期乃至数个月亦不降解。胱抑素 C 在脑脊液、精液和乳液中含量显著高于血清浓度。

（2）测定胱抑素 C 有单向免疫扩散法及酶联免疫测定法，但灵敏度低。放射免疫分析法、荧光免疫分析法、酶免疫分析法，属非均相检测，操作复杂且耗时长，需要特殊仪器，不便于临床广泛应用。溶胶颗粒免疫分析法是一种均相测定方法，较快速、易于自动化，但各厂家试剂盒的差异明显。胶乳颗粒增强免疫比浊法灵敏度比一般免疫比浊法高，反应时间短、精密度好、检测范围宽、不受溶血或脂血样本干扰，易于自动化，是目前使用非常广泛的检测方法。

（3）胱抑素 C 标准品的来源：①从人尿液中纯化的胱抑素 C；②纯化的人类胱抑素 C 用重组胱抑素 C 定值；③重组胱抑素 C，溶于马血清中。不同来源的标准品，参考区间会有一定的差异。

9. 尿酸

尿酸（uric acid，UA）是嘌呤代谢的终产物，既可以来自体内，也可以来自于食物中嘌呤的分解代谢，主要在肝脏中生成，小部分尿酸可经肝脏随胆汁排泄，其余大部分均从肾脏排泄。UA 相对分子质量仅 168，不与血浆蛋白质结合，可自由滤过肾小球，也可经近端肾小管排泌。原尿中 90% 尿酸被肾小管重吸收。因此，排除外源性尿酸干扰，血尿酸可以反映肾小球滤过功能和肾小管重吸收功能。由于尿酸的肾清除值很低，而且尿酸的溶解度也很低，当血尿酸浓度超过其参考值时，易沉积于软组织、软骨和关节等处，引起痛风，或在尿道析出结晶，形成尿道结石。

【测定方法】

尿酸测定的方法主要有 3 类:磷钨酸还原法、尿酸酶法、高效液相色谱法。

(1) 磷钨酸还原法:尿酸在去蛋白的碱性溶液中使磷钨酸还原生成蓝色的钨蓝,在 650~700 nm 波长处比色定量。

$$尿酸 + 磷钨酸 \longrightarrow 尿囊素 + CO_2 + 钨蓝$$

(2) 尿酸酶法:尿酸在尿酸酶的作用下氧化生成尿囊素、CO_2、H_2O_2。该法标本不需去蛋白处理,灵敏度高、特异性好、易于自动化,具有简单、快速、准确的优点。根据具体检测技术可分为以下 3 种。

①紫外分光法:尿酸在 282~292 nm 处有特异吸收峰,当其经尿酸酶作用后,产物在此波长范围无吸收峰,测量酶作用前后吸光度之差,计算尿酸含量。此法需要用无蛋白滤液。

②酶联比色法:尿酸经尿酸酶作用生成 H_2O_2 和尿囊素,再经过氧化物酶(peroxydase,POD)催化,使 H_2O_2 氧化还原 4-氨基安替比林,生成的红色醌亚胺类化合物在 500 nm 处有最大吸光度,吸光度的增加与标本中尿酸含量成正比,计算结果。

$$尿酸 + O_2 + 2H_2O \xrightarrow{尿酸酶} 尿囊素 + CO_2 + H_2O_2$$

$$H_2O_2 + 4\text{-}氨基安替比林 + 酚 \xrightarrow{POD} 醌亚胺$$

③酶联-紫外分光法:尿酸经尿酸酶作用生成 H_2O_2 和尿囊素,H_2O_2 在过氧化物酶的催化下同乙醇作用生成乙醛,后者被偶联的醛脱氢酶(ALDH)进一步氧化生成乙酸,伴随着 NAD^+ 变成 NADH,在 340 nm 处测定 NADH 的吸光度增加值,间接定量尿酸含量。该法第一步反应高度特异,但血清中还存在多种脱氢酶,亦可导致 NAD^+ 还原成 NADH,导致假阳性升高。

$$尿酸 + O_2 + 2H_2O \xrightarrow{尿酸酶} 尿囊素 + CO_2 + H_2O_2$$

$$H_2O_2 + 乙醇 \xrightarrow{POD} 乙醛 + 2H_2O$$

$$乙醛 + NAD^+ + H_2O \xrightarrow{ALDH} 乙酸 + NADH + H^+$$

(3) 高效液相色谱法:酸性溶液抽提血液、尿液标本,在高效液相色谱仪中分离,在 280 nm 处分别测定尿酸、黄嘌呤、次黄嘌呤。也可以采用内标法,在 254 nm 处测定血、尿中尿酸。本法特异性高、快速和准确性好,可作为参考方法。

【参考区间】

酶法:男性 208~428 μmol/L;女性 155~357 μmol/L。

【临床意义】

(1) 血尿酸升高见于:①肾功能减退,血清尿酸上升。因其受肾外因素影响较多,血中浓度变化不一定与肾损伤平行等,故临床上不把血尿酸作为肾功能指标。②主要作为痛风诊断指标,由嘌呤核苷酸代谢失调所致,血清尿酸可明显升高。③核酸分解代谢,血尿酸增加,见于白血病、多发性骨髓瘤、恶性肿瘤等。

(2) 血尿酸降低见于:①各种原因引起的肾小管重吸收功能损害;②尿酸合成减少,肝功能严重受损(如急性肝坏死等);③使用大剂量糖皮质激素等药物后以及慢性镉中毒,抑制嘌呤合成等。

【评价】

(1) 磷钨酸法试剂易得、价格低廉,但灵敏度和特异性不高,操作烦琐,受多种因素影响,现在临床实验室已较少用。尿酸酶法中以脲酶紫外法分析性能最为优越,是尿酸测定的参考方法。尿酸酶-过氧化物酶偶联法适合于手工及自动分析仪,能满足临床常规分析的需要,为卫生部临床检验中心推荐方法。高效液相色谱法特异性高、快速和准确性好,可作为参考方法。

(2) 血清、血浆和尿液标本均可用于尿酸的测定。测定血尿酸同时测定尿尿酸更具诊断价值。

(3) 血中尿酸在室温下可稳定 48~72 h,4~6 ℃可以保存 3~7 天,冷冻条件下可保存 6~12 个月。尿中尿酸在室温下可稳定数天,但应避免细菌污染。

(4) 过氧化物酶特异性较差,血清尿酸浓度较低,一些还原性物质如维生素 C、胆红素对尿酸测定产生较明显负干扰。对于高胆红素标本,可采用加入亚铁氰化钾或试剂中加入胆红素氧化酶对胆红素进行氧化处理,消除这种负干扰,而试剂中加入抗坏血酸氧化酶可防止维生素 C 的干扰。

(5) 尿酸的生成量很大程度上受食物中嘌呤含量的影响,因此,分析前因素对测定结果影响较大,必须严禁富含嘌呤类食物(如动物肝脏、海产品等)3 天以上。

10. 中分子物质测定

中分子物质(middle molecular substance,MMS)是指血清中相对分子质量在 200～3000 的物质,是引起尿毒症患者诸多并发症的主要毒素,包括甲基胍、胍基乙酸、酚、羟基酚酸、芳香烃、吲哚类物质、胺和多胺类等。测定尿毒症患者血清中中分子物质,对于估计疾病的严重程度及血液透析治疗的效果有一定价值。

【测定方法】

高效液相层析、三氯醋酸沉淀法测定血清中 MMS 总量。

【参考区间】

成年人尿(224±27) U/dL。

【临床意义】

慢性肾炎代偿期的患者血 MMS 浓度升高,而血肌酐和尿素浓度常常正常;失代偿期患者血中 MMS 与肌酐、尿素均可同步上升,而 MMS 的上升更为显著,故在监测早期肾功能损害方面 MMS 优于肌酐和尿素。

测定尿毒症患者血清中中分子物质,对于估计疾病的严重程度及血液透析治疗的效果有一定价值。

(二) 肾小球屏障功能检查

肾小球滤过膜存在分子屏障和电荷屏障,对肾小球屏障功能进行实验室检查,可为了解肾小球滤过膜屏障有无损伤及程度提供实验依据。

1. 尿液总蛋白

正常情况下,因肾小球滤过膜存在分子屏障,相对分子质量小于 15000 的血浆蛋白质可以通过肾小球滤过膜,而相对分子质量大于 70000 的血浆蛋白质不能滤过;同时肾小球滤过膜带有负电荷,存在电荷屏障,可阻止同样带负电荷的蛋白质滤出,因此相对分子质量介于 15000～70000 的血浆蛋白质可选择性地滤过。95% 以上进入原尿的蛋白质可被肾小管重吸收回血液中,加上肾小管分泌的蛋白质,每日仅有30～130 mg 的微量蛋白质被排出体外。若尿液中蛋白质含量>10 mg/L 或尿液中蛋白质>120 mg/24 h,尿蛋白被定性为实验阳性,称为蛋白尿(proteinuria)。因此肾脏疾病时的尿蛋白检查是十分重要的,可以作为肾脏疾病的初筛试验。

【测定方法】

(1) 尿蛋白定性:目前临床上主要用试带法,根据阳性程度不同可大致估算蛋白质的含量。当尿液中蛋白质含量大于 0.1 g/L 时,定性试验可呈阳性。

(2) 尿蛋白定量:在尿蛋白阳性的情况下,需进行尿液蛋白质定量测定来对肾脏疾病进行诊断、观察疗效以及判断预后。尿蛋白的定量测定同血浆蛋白的测定一样,可采用双缩脲比色法、邻苯三酚红钼络合显色法、磺基水杨酸-硫酸钠比浊法等方法。相关内容见血浆蛋白质测定一章。

【参考区间】

尿蛋白定性:阴性。

24 h 尿蛋白定量:<0.15 g/24 h 或<0.10 g/L。

随机尿蛋白/肌酐值:<0.045 g/mmolCr 或<200 mg/gCr。

【临床意义】

(1) 尿蛋白阳性或增高:可见于病理性蛋白尿,如肾小球性蛋白尿、肾小管性蛋白尿、溢出性蛋白尿、组织性蛋白尿、混合性蛋白尿;也可见于生理性蛋白尿,如体位性蛋白尿、运动性蛋白尿、发热、情绪激动、过冷过热的气候等。

(2) 通过定量可将蛋白尿分为以下类型:轻度蛋白尿(<1 g/d)、中度蛋白尿(1～3.5 g/d)和重度蛋白尿(>3.5 g/d)。

【评价】

（1）尿蛋白试带法具有快速、简便的优点，是肾脏疾病诊断常用的初筛试验。尿蛋白试带法灵敏度较低（115～130 mg/L），且尿试纸条对球蛋白的灵敏度更低，仅为白蛋白的 1/100～1/50，可漏检本周蛋白。

（2）24 h 尿蛋白定量：若收集 24 h 尿存在困难，可用随机尿样的尿蛋白/肌酐值方法替代 24 h 尿蛋白定量检测，两者有较好的相关性，且方便易行。

（3）双缩脲比色法是推荐的测定尿液总蛋白质的常规参考方法，显色稳定、重复性好，主要缺点为灵敏度低。邻苯三酚红钼络合显色法灵敏度高，显色稳定，易受表面活性剂干扰。磺基水杨酸-硫酸钠比浊法操作简便，受温度、时间以及加试剂方式等多种因素的影响，磺基水杨酸还可与磺胺、青霉素、有机碘等药物结合导致假阳性。

2. 尿微量白蛋白

正常肾小球可滤过一些低相对分子质量蛋白质，经近端肾小管重吸收，24 h 尿白蛋白排出量低于 30 mg，尿蛋白定性试验呈阴性反应。当尿白蛋白量超过 300 mg/24 h，尿蛋白定性阳性。尿微量白蛋白（microalbumin，mAlb）是指 24 h 尿液中白蛋白浓度为 30～300 mg。由于肾小球器质性病变引起的蛋白尿为持续性，蛋白尿程度与病变部位和性质有关。检测尿微量白蛋白是提示肾脏和心血管疾病风险的最早期的证据。微量白蛋白尿反映肾脏异常渗漏蛋白质。

尿微量白蛋白还可用尿白蛋白排泄率（urinary albumin excretion，UAE）表示，指的是单位时间内白蛋白在尿液中的排出量。如果采用随机尿，需用尿白蛋白和尿肌酐的比值表示。

在肾小球病变早期，尿液中白蛋白漏出量就会轻微增加，需要灵敏的方法来测定尿微量白蛋白浓度，作为早期肾损伤的一项灵敏的指标。

【测定方法】

临床常用微量白蛋白检测方法有透射比浊法、ELISA 法、RIA 及免疫散射比浊法等。

（1）透射比浊法：利用超细微球（100～200 nm）作载体化学结合的纯化的抗人白蛋白抗体，当与标本中的抗原发生免疫反应时，生成抗原-抗体复合物，通过免疫微球的聚集，在可见光区域进行透射比浊，其浊度与标本中的白蛋白含量成正比。

（2）ELISA 法：双抗体夹心，用抗人 Alb 单抗包被于酶标板上，实验时标本或标准品中的 Alb 会与单抗结合，生物素化的抗人 Alb 抗体和辣根过氧化物酶标记的亲和素。抗人 Alb 抗体与结合在单抗上的人 Alb 结合、生物素与亲和素特异性结合而形成免疫复合物，游离的成分被洗去。加入显色底物显色。用酶标仪在 450 nm 波长处测吸光度值，计算 Alb 的浓度。

【参考区间】

（1）24 h 尿液白蛋白定量：正常成人＜30 mg；尿微量白蛋白为 30～300 mg；糖尿病肾病＞300 mg。

（2）定时尿（用尿白蛋白排泄率表示）：正常成人＜20 μg/min；尿微量白蛋白为 20～200 μg/min；糖尿病肾病＞200 mg/min。

（3）随机尿（用 UAE 表示）：正常成人＜30 mg/mgCr；尿微量白蛋白为 30～300 mg/mgCr；糖尿病肾病＞300 mg/mgCr。

【临床意义】

尿微量白蛋白检测有助于肾小球病变的早期诊断。在肾脏病早期，尿常规阴性时，尿微量白蛋白的含量可发生变化。

（1）生理性蛋白尿：剧烈运动、发热、体位改变、寒冷等因素可引起暂时性蛋白尿，属生理性蛋白尿。

（2）糖尿病肾病的早期诊断与监测：微量白蛋白是糖尿病患者发生肾小球微血管病变的最早期的指标之一。糖尿病肾病早期，24 h 尿白蛋白定量为 30～300 mg，肾活检已见肾小球器质性病变，若进行早期干预，可减缓糖尿病肾病的发生。若不治疗，可逐渐发展为显性蛋白尿，由间歇性蛋白尿发展到持续性蛋白尿。

（3）高血压肾病：微量白蛋白是高血压并发肾脏损伤的指征之一，当血压得到控制后尿微量白蛋白程度可减轻。妊娠诱发高血压可出现尿微量白蛋白，持续性尿微量白蛋白常预示妊娠后期易发生子痫。

（4）其他疾病：狼疮性肾病、泌尿系统感染、心力衰竭、隐匿性肾炎等也可出现尿微量白蛋白。

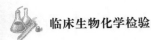

（5）可推测肾小球病变的严重性：肾小球轻度病变时，尿 mAlb 和尿 mTf 增高；当肾小球进一步受损时，尿 IgG 及 IgA 增高；肾小球严重病变时尿中 IgM 增高。尿中 Alb 及 IgG 出现提示病变向慢性过渡，尿中 IgM 出现对预测肾衰有重要价值。

【评价】

（1）尿中微量白蛋白的检测方法主要分为两类：①染料结合法，用溴酚蓝等染料，该法简单、经济，灵敏度和特异性较免疫学方法低，适合基层医院或筛查使用；②免疫学方法，利用抗原-抗体反应形成抗原-抗体复合物，再进行浊度测定。免疫学方法检测尿中白蛋白灵敏度高，结果准确。免疫学方法又分为散射比浊法和透射比浊法，前者需要专门仪器，后者适合手工法及生化分析仪，是目前临床常用的方法。

（2）剧烈运动后尿中白蛋白排量可增加，故标本采集应在清晨、安静状态下为宜。

3. 尿转铁蛋白测定

转铁蛋白（transferrinuria，Tf）是糖蛋白，由 679 个氨基酸构成，相对分子质量为 76500，分子直径为 3.91 nm，属于中分子蛋白，相对分子质量接近白蛋白。在生理情况下不容易通过肾小球滤过膜，但由于转铁蛋白所带负电荷比白蛋白少，当肾小球滤过膜上电荷屏障发生轻微损伤时，转铁蛋白比白蛋白更容易漏出。

【测定方法】

（1）免疫散射比浊法：利用抗人转铁蛋白与待检测的转铁蛋白结合形成抗原-抗体复合物，其光吸收和散射浊度增加，与标准曲线比较，可计算出转铁蛋白含量。

（2）胶乳增强免疫透射比浊法（particle-enhanced turbidimetric assay，PETIA）：将抗体连接在微小的胶乳颗粒（直径大于 1000 nm）上，当抗原-抗体相结合时便形成了抗原-抗体-胶乳颗粒复合物，大大增加了抗原-抗体复合物颗粒的直径，检测敏感性可以提高 1000 倍以上，同时其受到非特异性反应的影响也大大减少，因而精确度和重复性皆较好。

【参考区间】

透射比浊法：<0.173 mg/mmol Ucr 或<1.53 mg/g Ucr。免疫散射比浊法：<2.0 mg/L。

【临床意义】

肾脏早期损伤时，尿中 Tf 增加早于白蛋白，对早期发现和诊断糖尿病肾病等早期肾小球性疾病比微量白蛋白测定更敏感，对判断肾小球疾病损伤程度亦有一定参考价值。

【评价】

虽然 Tf 比微量白蛋白诊断早期肾损伤更敏感，不足的是尿中的含量比白蛋白更低，在 pH≤4 时易降解，使检测的难度增大，精密度不如尿白蛋白测定。

4. 尿蛋白电泳检测

当尿蛋白检验为阳性时，为了分析尿液中蛋白质的种类及各种成分所占的百分比，采用十二烷基硫酸钠聚丙烯酰胺凝胶电泳（SDS-PAGE）技术，临床上用来区分选择性和非选择性蛋白尿，并可确定尿蛋白的来源，有助于病因的诊断和预后的判断。

【测定方法】

十二烷基硫酸钠（SDS）是阴离子去污剂。电泳之前将尿标本浓缩，使尿蛋白与 SDS 反应，形成带负电荷的 SDS-蛋白质复合物，复合物所带的 SDS 负电荷大大超过了蛋白质分子原有电荷量，这就消除了不同类蛋白质分子之间原有的电荷差异。电泳时复合物的电泳迁移率与蛋白质相对分子质量大小有关。在通过聚丙烯酰胺凝胶的分子筛作用后，将各种蛋白质按其相对分子质量大小顺序分离。在通过聚丙烯酰胺凝胶柱中各种蛋白质组分都向正极移动，相对分子质量大的受阻程度大，而落在相对分子质量小的蛋白后边。形成电泳条带与同时电泳的已知相对分子质量大小的标准蛋白质分子带相比较，来判定尿蛋白相对分子质量范围。

【参考区间】

尿蛋白阴性。

【临床意义】

SDS-PAGE 用于尿蛋白的精细分析。按相对分子质量的大小把尿液中的蛋白分成高、中、低相对分子质量的蛋白质,并可区分尿液中蛋白质的来源,见表 12-2。

表 12-2 尿蛋白相对分子质量与疾病部位的关系

尿 蛋 白	相对分子质量	电泳区带部位	临床意义
低分子蛋白尿	$(10\sim70)\times10^3$	主要区带在白蛋白及白蛋白前	肾小管疾病
中分子蛋白尿	$(50\sim100)\times10^3$	主要区带在白蛋白上下附近	肾小球病变
高分子蛋白尿	$(50\sim1000)\times10^3$	主要区带在白蛋白及白蛋白后	肾小球病变
混合型蛋白尿	$(10\sim1000)\times10^3$	各区带都可出现,以白蛋白区带为主	肾小球及肾小管病变

(1)低分子蛋白尿:相对分子质量范围为$(10\sim70)\times10^3$,大多在$(15\sim40)\times10^3$,主要蛋白带在白蛋白以下。表明有肾小管损害,偶可见溢出性蛋白尿。在尚未波及肾小管的肾小球疾病,虽然溢出较大量的小分子蛋白,但是由于肾小管重吸收正常,故尿内含小分子量蛋白质不增加。如急性肾盂肾炎、肾小管酸中毒、慢性间质性肾炎早期、重金属及药物引起的肾损害。

(2)中分子蛋白尿:相对分子质量范围在$(50\sim100)\times10^3$,大多数在$(50\sim70)\times10^3$,主要蛋白带在白蛋白左右,表示有肾小球疾病。

(3)高分子蛋白尿:相对分子质量范围在$(50\sim1000)\times10^3$,大多在$(60\sim500)\times10^3$,即主要蛋白带在白蛋白以上,表示有较严重的肾小球疾病。由圆盘电泳亦可估计蛋白尿的选择性,如大分子蛋白尿,肾小球滤过膜损害常较大。

(4)混合型蛋白尿:尿中含有大、中、小各种相对分子质量的蛋白尿,表示肾小球和肾小管都有损害,提示病变较严重。表示整个肾单位受损,如 CRF 晚期、严重间质性肾炎累及肾小球等。

(5)正常蛋白尿:相对分子质量范围$(10\sim1000)\times10^3$,在白蛋白区带上下两侧从高分子到低分子都有蛋白区带分布,白蛋白为主要单独组分,但并不突出。

【评价】

(1)聚丙烯酰胺凝胶(PAGE)为网状结构,具有分子筛效应。电泳可分为圆柱型和平板型两类。圆柱型凝胶电泳可使被分离的物质呈圆盘状区带,故常称为圆盘电泳。

(2)圆盘电泳的缺点是各凝胶柱在制备上不能完全一致,其电泳性能也不一样,所以各胶柱之间很难进行比较。而平板式电泳就可以克服这一缺点。平板的面积比较大,可同时分析多份样品,各样品在同一凝胶板上电泳,电泳条件相同,样品之间就可以互相比较。另外,平板电泳的表面积大,易于冷却;电泳结束后,也便于取出凝胶板。因此,平板式电泳使用得比较广泛。

(3)SDS 是阴离子去污剂,作为变性剂和助溶试剂,它能断裂分子内和分子间的氢键,使分子去折叠,破坏蛋白分子的二、三级结构。试剂中的强还原剂如巯基乙醇、二硫苏糖醇能使半胱氨酸残基间的二硫键断裂。在样品和凝胶中加入还原剂和 SDS 后,分子被解聚成多肽链,解聚后的氨基酸侧链和 SDS 结合成蛋白-SDS 胶束,所带的负电荷大大超过了蛋白原有的电荷量,这样就消除了不同分子间的电荷差异和结构差异。

5. 尿蛋白选择性指数

尿蛋白选择性是指肾小球滤过膜对血浆蛋白的通过具有一定的选择性。肾小球滤过不是允许相对分子质量低于 70000 的物质通过的滤膜孔隙的简单机械过滤。组成肾小球滤膜口足细胞、内皮细胞表面以及基膜,均富含带负电荷的唾液酸蛋白,形成电荷屏障,使带正电荷的物质甚至相对分子质量超过 70000 也能通过,而带负电荷的物质即便相对分子质量低于 70000,亦难以通过。当肾脏疾病轻微时,电荷屏障被破坏,尿中排出的蛋白质为小分子蛋白质,以带负电荷的白蛋白为主,称为选择性蛋白尿。当肾脏疾病较重时,分子屏障受到破坏,尿液中除了白蛋白外,还存在有相对分子质量大的血浆蛋白质如免疫球蛋白(Ig)等,称为非选择性蛋白尿,提示肾小球滤过膜结构严重受损。通过尿蛋白的选择性指数(selective proteinuria index,SPI)来了解肾小球滤过膜电荷屏障与分子屏障的状况,判断肾小球损伤的严重程度。

【测定方法】

用尿蛋白选择性指数(SPI)来判断肾小球的孔径(分子)屏障和电荷屏障状况。临床上多采用尿 IgG(相对分子质量 150000)和尿 Tf(相对分子质量 77000)或白蛋白(Alb,相对分子质量 66458)的含量的清除

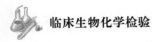

率比值作为孔径选择性指数。电荷选择性指数用分子大小相同(约2.9 nm),分子质量相近(约55000),而所带电荷不同的尿唾液淀粉酶与尿胰淀粉酶排泄分数的比值,其中唾液淀粉酶带较多负电荷。

计算公式:

$$孔径\ SPI=\frac{尿\ IgG/血清\ IgG}{尿\ Tf/血清\ Tf}或\frac{尿\ IgG/血清\ IgG}{尿\ Alb/血清\ Alb}$$

$$电荷\ SPI=\frac{尿唾液淀粉酶/血清淀粉酶}{尿淀粉酶/血清淀粉酶}$$

【参考区间】

孔径 SPI≤0.1,为高度选择性蛋白尿,>0.2 为非选择性蛋白尿,介于两者之间属中度选择性蛋白尿;电荷 SPI<1 为正常,≥1 提示肾小球滤膜电荷屏障受损。

【临床意义】

SPI 可定性、定量评估肾小球滤膜的病变程度、预后及指导治疗。

(1) 当孔径 SPI<0.1,电荷 SPI 正常或略升高时,表明肾小球损害较轻,治疗反应和预后大多较好,常见于肾小球肾炎、肾病综合征等原发性肾小球微病变;肾病综合征者糖皮质激素疗效佳,能较好地控制病情,但免疫调节剂环孢素疗效差。

(2) 当孔径 SPI>0.2,电荷 SPI>1 时,多为肾小球病变严重,肾病综合征者糖皮质激素疗效差,病情难控制,预后不良。

(3) 单纯电荷 SPI 异常以糖尿病肾病、狼疮性肾炎等继发性肾小球损害及部分遗传性肾小球病多见,狼疮性肾炎者糖皮质激素疗效差,但环孢素却疗效佳。

【评价】

(1) 分子大小选择性测定还可采用外源性不带电荷,且不被肾小管吸收的非蛋白聚合物作 SPI 的测定,因排除了电荷的影响可完全反映滤过膜孔径的大小。常用的外源性物质中以右旋糖酐应用最多。根据不同相对分子质量(直径 2.4~6 nm)的右旋糖酐的滤过系数之斜率,可定量测定肾小球滤膜分子大小的选择性,较准确地反映肾小球滤过膜的结构损害程度。

(2) 孔径 SPI 和电荷 SPI 公式未考虑肾小管对蛋白质重吸收的影响,如 IgG 与 TRF 都有是内源性蛋白质,当肾小球滤过增加时,肾小管的重吸收与分解亦随之增强,可影响结果的可靠性。

三、近端肾小管功能检查

近端肾小管是肾小管中起重吸收作用的重要部位,主要重吸收原尿中的水、钾、钠、钙、氯化物、磷酸盐、重碳酸盐等无机物以及氨基酸、葡萄糖等有机物。此外,尚有一定的排泄功能。

(一) 近端肾小管重吸收功能检查

肾小管重吸收功能检查试验包括尿中某种物质排出量测定、排泄分数测定、重吸收率测定等。

1. β_2-微球蛋白

β_2-微球蛋白(β_2-microglobulin,β_2-MG)是人体除红细胞和胎盘滋养层细胞外几乎所有的有核细胞,特别是淋巴细胞和肿瘤细胞产生的一种小分子球蛋白,是细胞中组织相容性抗原(HLA)分子的一部分。相对分子质量为仅 11800。正常人 β_2-MG 的合成率及从细胞膜上的释放量相当恒定,半衰期约 107 min。由于 β_2-MG 相对分子质量小,可以从肾小球自由滤过,约 99.9% 被近端肾小管上皮细胞重吸收并分解破坏,故正常情况下尿中 β_2-MG 排出量极低。

【测定方法】

血清和尿液测定 β_2-MG 可采用免疫透射比浊法、ELISA、化学发光法及 RIA 法。

免疫透射比浊法:β_2-MG 与包被在胶乳颗粒上的抗人 β_2-MG 抗体结合产生浊度,其浊度与 β_2-MG 浓度成正比,与标准物进行比较来测定 β_2-微球蛋白浓度。

RIA 法:在适当的抗体浓度下,标本中的 β_2-MG 与 ^{125}I-β_2-MG 竞争性结合,然后利用聚乙二醇作为结合标记抗原和游离标记抗原的分离剂,再根据结合率查标准曲线,求出标本中 β_2-MG 的含量。

【参考区间】

成人尿 β_2-MG$<$0.3 mg/L,或以尿肌酐校正$<$0.2 mg/gCr;$C_{\beta_2\text{-}MG}$ 为 23$\sim$62 mL/min;$C_{\beta_2\text{-}MG}/C_{Alb}$ 值为 100$\sim$300;血 β_2-MG 为 1.28$\sim$1.95 mg/L。

【临床意义】

（1）尿液 β_2-MG 测定主要用于监测近端肾小管的功能,是反映近端小管受损的非常灵敏和特异的指标。急性肾小管损伤或坏死、慢性间质性肾炎、慢性肾衰、肾移植排斥反应期、尿路感染等,尿中 β_2-MG 含量增加。

（2）β_2-MG 清除率($C_{\beta_2\text{-}MG}$)是鉴别轻度肾小管损伤的良好指标。肾小管损伤时,其重吸收率只要减少 10%,尿中 β_2-MG 排泄量就要增加 30 倍左右,因而 $C_{\beta_2\text{-}MG}$ 呈高值;无肾小管损伤时,$C_{\beta_2\text{-}MG}$ 多在参考范围内。$C_{\beta_2\text{-}MG}/C_{Alb}$ 值对于鉴别肾小管或肾小球损伤最有用。肾小管损伤时,$C_{\beta_2\text{-}MG}/C_{Alb}$ 明显上升;肾小球损伤时,$C_{\beta_2\text{-}MG}/C_{Alb}$ 明显减低。

（3）血清 β_2-MG 可反映肾小球滤过功能。GFR 及肾血流量降低时,血清 β_2-MG 升高与 GFR 呈直线负相关,并且较血肌酐浓度增高更早、更显著。

（4）系统性红斑狼疮活动期,造血系统恶性肿瘤,如慢性淋巴细胞性白血病、多发性骨髓瘤等病时,B 淋巴细胞增多,细胞脱落的 β_2-MG,血、尿 β_2-MG 均升高明显增多,所以血清 β_2-MG 是 B 淋巴细胞增殖性疾病的主要标志物。

【评价】

当肾脏近端小管上皮细胞受损,对肾小球正常滤过的尿小分子蛋白(相对分子质量为 5000$\sim$40000)重吸收障碍,排泄增加,故小分子蛋白尿又称为肾小管性蛋白尿。肾小管性蛋白尿多为轻度蛋白尿,以小分子蛋白质,如 α_1-微球蛋白、β_2-微球蛋白、视黄醇结合蛋白和尿蛋白-1 等为主,是早期肾小管损伤标志性指标。

2. α_1-微球蛋白

α_1-微球蛋白(α_1-microglobulin,α_1-MG)是肝细胞和淋巴细胞产生的一种糖蛋白,相对分子质量为 26000$\sim$33000,广泛分布于体液及淋巴细胞表面,产生量较恒定。α_1-MG 有游离型和与免疫球蛋白、白蛋白结合型。结合型不能通过肾小球滤膜,游离型可自由透过肾小球滤膜,原尿中 α_1-MG 几乎全部被肾小管重吸收降解,尿中含量极微。

【测定方法】

血清和尿液 α_1-MG 可采用增强免疫散射比浊法测定,其测定不受尿 pH 值等因素的影响。也可用 ELISA 与 RIA 法测定。

增强免疫散射比浊法:α_1-MG 与包被在胶乳微粒上的抗人 α_1-MG 抗体结合产生免疫复合物,当入射光穿过时,这些复合物颗粒会使光束发生散射,散射光的强度与标本中的 α_1-MG 浓度成正比,与标准物进行比较即可计算 α_1-MG 的浓度。

ELISA:将纯化的 α_1-MG 抗体包被在固相酶标板上,加入标本,抗原抗体结合,再加入酶标抗体,形成 α_1-MG-α_1-MG 抗体-酶标抗体复合物,加入底物显色,492 nm 测得的吸光度,计算 α_1-MG 微球蛋白含量。

【参考区间】

成人尿 α_1-MG 为$<$20 mg/g Cr;$<$15 mg/24 h 尿;血清游离 α_1-MG 为 10$\sim$30 mg/L。

【临床意义】

（1）尿 α_1-MG 增高见于各种原因所致的肾小管功能损伤,肾小管对 α_1-MG 重吸收障碍先于 β_2-MG,不受恶性肿瘤的影响,在酸性尿液中不会出现假阴性。因此,尿 α_1-MG 比 β_2-MG 更能反映肾脏早期病变,是肾近端小管早期损伤的标志性蛋白。

（2）血 α_1-MG 增高见于肾小球滤过率下降所致,如肾小球肾炎、间质性肾炎等,血 α_1-MG、β_2-MG 与血肌酐呈明显正相关。

（3）血 α_1-MG 降低见于肝炎、肝硬化等肝实质性疾病。

【评价】

（1）尿液标本要新鲜。标本中的浑浊和颗粒可能干扰测定结果,尿液标本在测定前要离心,分离上清

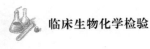

液。标本在 2～8 ℃储存不超过 8 天。标本不能冷冻,否则 α_1-MG 浓度显著下降。

(2) 尿中 α_1-MG 在弱酸性尿液中稳定性较好,很少受 pH 值及温度变化的影响,其稳定性优于 β_2-MG 和 RBP。

3. 视黄醇结合蛋白

视黄醇结合蛋白(retinoid binding protein,RBP)是肝脏合成分泌至血液中的一种低相对分子质量蛋白,相对分子质量约 22000,广泛分布于血浆、尿液、脑脊液以及其他体液中。RBP 与视黄醇、前白蛋白结合形成复合物,转运体内 90％的视黄醇至机体组织。当视黄醇被靶细胞摄取后,RBP 便游离在血浆中,迅速被肾小球滤过,在近曲小管几乎全部被重吸收分解,正常人尿中 RBP 排量极少。RBP 的产量相对恒定,不受性别、体位、尿液 pH 值的变化及昼夜间差异的影响,是诊断肾小管损伤及功能障碍的一项比较准确、可靠的指标。

【测定方法】

可用免疫学方法测定。

【参考区间】

成人尿 RBP 为 0.04～0.18 μmg/L;RBP/Scr<26.2 μg/mmol。

【临床意义】

尿 RBP 排量与小管间质损害程度有明显相关,影响了 RBP 的重吸收和降解,尿中 RBP 排泄增多。因此,尿 RBP 可敏感地反映近端肾小管的损伤,可作为监测病程、指导治疗和判断预后的一项灵敏的生物化学指标。

4. 尿钠与滤过钠排泄分数测定

排泄分数(excretion fraction,Fe)是指某种物质随尿排出部分(未被重吸收部分)占肾小球滤过总量的比率,通常测定钠的排泄分数。尿钠排泄量多少取决于钠的胞外液量及肾小管重吸收的变化。滤过钠排泄分数(filtration sodium excretion fraction,FeNa)是指尿钠排出部分占肾小球滤过钠总量的比率。排泄分数＝1－重吸收率。

【测定方法】

测定血清钠、肌酐和尿钠、肌酐浓度,按下式计算 FeNa:

$$FeNa＝尿钠排出量/滤过钠总量＝[(尿钠/血钠)/(尿肌酐/血肌酐)]×100\%$$

式中,尿钠和血钠的单位为 mmol/L,尿肌酐和血肌酐单位为 μmol/L。

【参考区间】

尿钠浓度<20 mmol/L;FeNa:1～2。

【临床意义】

(1) 作为估计肾小管坏死程度的检测指标:急性肾衰发生后,肾小管功能受损,不能很好地重吸收钠,故尿钠浓度>40 mmol/L,FeNa>2％。

(2) 鉴别急性肾功能衰竭和肾前性氮质血症:肾前性氮质血症的肾功能没有损坏,由于血容量不足,肾小管最大限度地重吸收钠,以维持血容量,故尿钠浓度<20 mmol/L,FeNa<1％。

(3) 预后判断:肾前性氮质血症是由于肾血流量灌注不足引起的肾功能损害,若缺血严重或持续时间延长(超过 2 h),则可引起急性肾小管坏死,是急性肾功能衰竭的前奏曲。若尿钠在 20～40 mmol/L 之间,则表明患者正在由肾前性氮质血症向急性肾功能衰竭发展。

(4) FeNa 鉴别肾前性氮质血症和急性肾功能衰竭:FeNa<1％提示肾小球滤过钠减少而肾小管重吸收功能正常,为肾前性氮质血症;FeNa>1％提示肾小球滤过钠功能正常而肾小管重吸收受损,为各种原因所致的急性肾功能衰竭。

【评价】

以尿钠浓度表示肾小管功能状况只有参考价值,尿钠浓度与自由水清除值呈反比,而醛固酮和抗利尿激素可使尿钠浓度向相反方向转变。FeNa 则不受上述因素影响,能正确地反映肾小管的功能。

5. 肾小管葡萄糖最大重吸收量

正常情况下血中葡萄糖从肾小球滤出后,在近端小管全部主动被重吸收,尿中无排出,尿糖定性为阴性。当肾小球滤出的葡萄糖量超过肾糖阈时,尿中就会出现葡萄糖。此时的葡萄糖重吸收量即肾小管葡萄糖最大重吸收量(tubular maximum reabsorption of glucose,TmG)。如肾小管受损,其葡萄糖的最大重吸收量就会减少。所以,TmG 可作为近端肾小管重吸收功能的监测指标。

【测定方法】

通过静脉注射葡萄糖,使滤入原尿中的葡萄糖超过其重吸收阈值,分别测定血浆葡萄糖(P_G)和尿葡萄糖(U_G)浓度,根据尿量(V)及菊粉清除率(C_{In}),以单位时间内肾小球滤出的葡萄糖减去该时间内尿中排出的葡萄糖,就是 TmG。

$$TmG = 肾小球滤液中葡萄糖总量 - 尿液中葡萄糖总量 = (P_G \times C_{In}) - (U_G \times V)$$

【参考区间】

成人 TmG 男性为 300~450 mg/min,女性为 250~350 mg/min。

【临床意义】

TmG 可以反映有功能的肾小管的数量和质量。当近端小管重吸收糖的功能减退时,TmG 低于正常值,见于各种原因引起的肾小管上皮细胞损伤,葡萄糖重吸收功能下降,先天性肾发育不全。

【评价】

反映近端小管的重吸收功能。此方法操作烦琐,临床上多不采用,仅用于研究。

(二)近端肾小管排泌功能检查

常用于评价近端肾小管排泌功能的物质有酚红和对氨基马尿酸。

1. 酚红排泄试验

酚红又名酚磺酞(phenolsulfonphthalein,PSP),是一种对人体无害的染料和实验室常用的酸碱指示剂。

【测定方法】

酚红经静脉注入体内后,在血中与白蛋白结合,只有少量(6%)从肾小球滤过,绝大部分(约94%)在近端小管与血浆白蛋白解离,并被近端小管上皮细胞主动排泌,从尿液排出。故尿液中排出量可作为判断近端小管排泌功能的指标。静脉注射 6 g/L 的酚红 1 mL,测定 2 h 内尿酚红排泄量,计算酚红排泄率。

【参考区间】

成人排泄率(静脉法):15 min>25%,平均35%;120 min>55%,平均70%。

儿童排泄率(静脉法):15 min 为 25%~45%;120 min 为 60%~75%(2~8岁);

　　　　　　　　　　　　120 min 为 50%~75%(8~14岁)。

【临床意义】

(1)PSP 排泄量减少:可见于各种肾前性、肾性和肾后性因素。肾性因素时,提示近曲小管功能受损,如肾炎、肾盂肾炎、近端肾小管病等。

若 120 min 排出率降低,表明肾小管排泌功能损害;40%~50%为轻度损害,25%~39%为中度损害,10%~24%为重度损害,<10%为严重损害。

(2)PSP 排泄量增加,可见于:①低白蛋白血症时,酚红与血浆白蛋白结合减少,其排出速度增快;②肝胆疾病时,排泌酚红功能障碍,从尿中排出量增多;③甲状腺功能亢进时,血液循环加快,其排泌量增加。

【方法学评价】

(1)PSP 操作和测定方法简便,特异性较差,15 min 排泄量较灵敏,是临床常规判断近端小管排泌功能的粗略指标。PSP 受肾血流量及其他肾外因素影响较大,对肾小管功能敏感性低。因经肾小球滤过的酚红仅为总排泄量的 6%,故不反映肾小球滤过功能。

(2)试验当天不要使用青霉素、阿司匹林、利尿剂、各种血管造影剂等,以免与 PSP 在近端小管争夺共同转运通路,影响 PSP 排出。

(3)PSP 分为静脉注射法和肌内注射法两种方法。肌内注射法较静脉注射法准确性差,故一般不采用。

2. 肾小管对氨基马尿酸最大排泌量试验

肾小管对氨基马尿酸最大排泌量(tubular maximal PAH excretory,TmPAH)试验是较好的肾小管排泌功能指标,可反映有功能的肾小管的数量和质量。

【测定方法】

对氨基马尿酸(p-aminohippurate,PAH)注入体内后不分解代谢,不进入细胞内,很少与血浆蛋白结合,约20%以原形从肾小球滤过,80%由近端小管排泌,不被肾小管重吸收,排泌量与血浆PAH水平正相关。当血浆浓度达到肾小管对其排泄量的最大限度,约200 mg/L时,即使再增加PAH的血浆浓度,尿中排出量也不再增加,即为对氨基马尿酸最大排泄率。患者在试验当日不饮食,不吸烟,卧床休息。7:50自然排尿。8:00时首次静脉注射40%PAH溶液50 mL,以后用10%PAH溶液以10 mL/min速度维持输液,静脉滴定PAH,使血中浓度逐步达到600 mg/L,肾脏清除PAH能力达到最大限度。其他操作同菊粉清除率。

$$TmPAH=尿PAH总量-肾小球滤液PAH总量=U_{PAH}V-P_{PAH}C_{In}$$

【参考区间】

成人60～90 mg/(min·1.73 m²)。

【临床意义】

TmPAH反映有功能的肾小管的数量和质量,是测定近端小管主动排泌功能的方法。TmPAH轻度降低见于轻型急性肾小球肾炎及心力衰竭;中度降低见于高血压、肾动脉硬化症及肾盂肾炎;显著降低见于慢性肾小球肾炎、慢性肾盂肾炎及间质性肾炎等。

【评价】

TmPAH操作麻烦,不适于常规开展,仅用于研究试验中。

(三) 肾近端小管细胞损伤检查

近端小管细胞损伤时,可伴有肾小管重吸收和排泌功能改变,同时还可出现脲酶含量的变化。正常人尿液中含酶量极少,主要来源于肾小管,尤其是近端小管细胞。各种肾脏疾患,特别是肾小管细胞受损时,肾组织中的某些酶排出量增加或在尿中出现,从而使脲酶活性发生改变。

N-乙酰-β-D-氨基葡萄糖苷酶(N-acetyl-β-D-glucosaminidase,NAG)是一种广泛分布于组织细胞中的溶酶体水解酶,与黏多糖类及糖蛋白代谢有关。在近曲小管上皮细胞中含量较高。NAG相对分子质量约140000,不能通过肾小球滤过,故尿中NAG主要来自肾近曲小管上皮细胞,此酶在尿中稳定。尿NAG活性可作为肾小管实质细胞损害的敏感标志物。

【测定方法】

NAG测定方法主要包括放射免疫分析法、荧光分析法和可见分光光度法等。放射免疫分析法和荧光分析法都需要昂贵的仪器,主要用于科研用途和作为参考方法。

目前国内应用最广的是以对硝基苯-N-乙酰-β-D-氨基葡萄糖苷(PNP-NAG)终点法测定和氯硝基苯-乙酰氨基葡萄糖苷(CNP-NAG)速率法测定。前者底物溶解度小,后者检测没有前者灵敏。

对硝基酚比色法:NAG作用硝基苯-N-乙酰-β-D-氨基葡萄糖苷,产生N-乙酰-β-D-氨基葡萄糖和对硝基酚,再加入碱性溶液中终止反应,黄色对硝基酚在400 nm比色,同时测肌酐,以NAG U/g Ucr表示。

荧光光度法:荧光底物4-甲基伞形酮-N-乙酰-β-D-氨基葡萄糖苷,在NAG催化下水解,释放出游离的4-甲基伞形酮。后者在碱性条件下变构,受激发光激发产生荧光。根据荧光强度计算酶活力。荧光光度法需要昂贵的仪器,且对底物溶液配制的要求较高。

【参考范围】

速率法:<2.37 U/mmol Ucr 或<21 U/g Ucr。

终点法:<1.81 U/mmol Ucr 或<16 U/g Ucr。

【临床意义】

(1) 肾小管毒性损伤:氨基糖苷类抗生素、顺铂等抗癌药物、重金属等引起的肾小管毒性损伤均可使NAG升高,早于尿蛋白和管型出现。尿NAG测定可作为氨基糖苷类抗菌药物的肾毒性监测试验。

（2）肾小球病变：肾小球肾炎、糖尿病肾炎等尿 NAG 活性升高，与病变程度相关。糖尿病肾炎早期，由于滤过压增高，滤过膜负电荷减少，裂孔变化，血浆白蛋白滤出增加，在近曲小管被重吸收后，尿白蛋白排泄可不增加，但此时，因细胞溶酶体被激活，导致尿 NAG 升高，且 NAG/Ucr 值增高，先于尿白蛋白排泄量的变化。尿液中的 NAG、α_1-MG 及 mAlb 三者联合检测易于早期发现糖尿病、原发性高血压的肾损害。

（3）泌尿系感染：泌尿系感染时尿 NAG 显著增高，上尿路感染高于下尿路感染，有助于感染的定位诊断。

（4）肾移植的监测：肾移植排异反应前 1～3 天尿 NAG 可增高，有助于排异反应的早期发现和诊断。

【评价】

（1）NAG 是诊断肾脏早期损害的灵敏指标，方法简便，快速采样方便，无创伤性。

（2）NAC 虽然不能经肾小球自由滤过，但是肾小球肾炎等肾小球病变时 NAG 可升高，因此，在使用该指标诊断肾小管疾病时需首先排除肾小球病变。尿 NAG 增高主要用于早期肾毒性损伤，尿 α_1-MG 和 β_2-MG 增高则主要见于肾小管重吸收功能损伤，彼此不能替代，联合检测更有价值。

（3）在水负荷加重、剧烈运动后，尿 NAG 可出现一过性升高，但持续时间很短。如尿中 NAG 出现异常变化时，要高度警惕肾小管病变或肾毒性损害。动态观测尿 NAG 的变化，可以监测病情的变化趋势。若 NAG 持续居高不下，则提示预后不良。

（4）尿液中 NAG 的升高常与损伤的部位、程度有关。在肾小管损伤的早期，由于细胞内溶酶体膜和细胞膜的相互作用，尿液中 NAG 逐渐升高；随着酶的进一步分泌，细胞结构破坏，最终细胞坏死，尿 NAG 不再升高；如果肾小管损伤的病因得以纠正，则尿 NAG 下降，并伴随肾小管细胞功能逐渐恢复。

四、远端肾小管功能检查

远端肾小管的主要功能是在神经内分泌因素的作用下，调节水和酸碱的平衡，参与尿液浓缩与稀释，维持机体内环境的稳定。

（一）尿浓缩试验和稀释试验

1. 尿渗量测定

尿渗量（urine osmolarity，Uosm）是指溶解在尿液中具有渗透作用的全部溶质微粒总数（含分子和离子）。尿比密和尿渗量都能反映尿中溶质的含量，但尿比密易受溶质微粒大小和性质的影响，如蛋白质、葡萄糖等大相对分子质量微粒均可使尿比密显著增高；而尿渗量与溶质相对分子质量、微粒大小无关。因此，测定尿渗量比尿比密更能准确真实反映肾浓缩和稀释能力。

【测定方法】

目前多采用尿液冰点下降法测定尿渗量，按照 1 渗量的溶质颗粒可使 1 kg 水的冰点下降 1 ℃的原理测定。

$$渗量(Osm/kgH_2O)=溶液冰点下降的温度/1.858$$

禁饮 8 h 后，取晨起第一次清洁尿送检，可同时抽取肝素抗凝的静脉血测定血浆渗量（plasma osmolarity，Posm）供参考。根据 Uosm、Posm 及每分钟尿量（V）计算尿溶质清除率（Cosm），表示肾脏每分钟能将多少体积血浆中粒子完全清除；C_{H_2O}代表尿中无溶质水的量，由于正常肾脏对尿液有浓缩作用，C_{H_2O}应为负值，计算公式如下：

$$Cosm=\frac{Uosm\times V}{Posm}\ (mL/min)\qquad C_{H_2O}=V-Cosm\ (mL/min)$$

【参考区间】

成人尿比密为 1.015～1.025，晨尿常为 1.020 左右；

成人 Uosm 为 600～1000 mOsm/kgH$_2$O；

成人血浆渗量（Posm）为 275～305 mOsm/kgH$_2$O；

Uosm 与 Posm 之比为（3：1）～（4：1）；

禁水 8 h 后晨尿 Uosm＞700～800 mOsm/kgH$_2$O。

【临床意义】

（1）判断肾浓缩功能：禁饮尿渗量在 300 mOsm/kgH$_2$O 左右时，即与正常血浆渗量相等，称为等渗

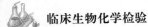

尿;尿渗量<300 mOsm/kgH_2O,称为低渗尿;正常人禁水 8 h 后尿渗量<600 mOsm/kgH_2O,再加 Uosm/Posm 值等于或小于 1,均表明肾浓缩功能障碍。见于慢性肾盂肾炎、多囊肾、尿酸性肾病等慢性间质性病变时,也见于慢性肾炎晚期,以及急慢性肾衰竭累及肾小管和间质。

（2）鉴别肾前性少尿和肾性少尿：肾前性少尿时,肾小管浓缩功能未受累及,故尿渗量较高,常大于 450 mOsm/kgH_2O;肾小管坏死致肾性少尿时,尿渗量降低,常小于 300 mOsm/kgH_2O。

（3）尿比密只作初筛试验：尿比密的高低与饮水量有关,主要取决于肾脏的浓缩功能。尿比密增高可见于脱水、糖尿病、急性肾炎等;尿比密降低可见于尿崩症、慢性肾炎等。

【评价】

（1）尿液标本不应加防腐剂。如不能立即测定,应将标本置于 4 ℃冰箱中保存。标本放置冰箱后,如出现盐类沉淀,应加温使盐类沉淀溶解后再测定。标本不能稀释。标本稀释后将改变渗透浓度,影响检测结果。

（2）尿渗量测定程序相对比较烦琐,不如尿比密简单、快速和廉价,目前临床应用不如尿比密广泛。

2. 渗量溶质清除率

渗透溶质清除率（osmotic clearance，Cosm）是表示远端肾单位每分钟能把多少毫升血浆中的具体渗透压活性物质清除。在肾单位功能减退时,吸收的水分明显减少,导致尿渗量与血浆渗量相等,Cosm 值降低,但由于其尿量增加也可导致 Cosm 值增高。

【测定方法】

根据肾清除试验原理,同时测定血浆和尿渗量,可计算出渗量溶质清除率。

【参考区间】

空腹时为 2～3 mL/min。

【临床意义】

Cosm 表示肾脏维持水及溶质之间平衡的能力,即渗透压在狭窄范围内波动（280～300 mOsm/kgH_2O）的能力。

Cosm 降低,说明远端肾小管清除渗透性溶质能力降低。Cosm 比尿渗量更能准确地反映肾脏浓缩功能。

【评价】

正常情况下,尿液中溶质量（UosmV）相当稳定,故 CosmP 也相当稳定。

3. 自由水清除率

自由水清除率（free water clearance，C_{H_2O}）是指单位时间从血浆中清除到尿中不含溶质的水量。尿液可视为等渗尿和纯水两个部分,即尿量＝等渗尿尿量＋C_{H_2O}。浓缩尿量等于等渗尿量减去被吸收的纯水量;稀释尿量等于等渗尿量加上血浆中清除的纯水量。由于正常人排出的均为含有溶质的浓缩尿,故 C_{H_2O}为负值。

【测定方法】

根据肾清除试验原理,同时测定血浆和尿渗量,可计算出 C_{H_2O}。

$$C_{H_2O}=[1-(Uosm/Posm)]\times V$$

【参考区间】

正常人禁水 8 h 后晨尿 C_{H_2O}为−100～−25 mL/h。

【临床意义】

C_{H_2O}是判断远端肾小管浓缩与稀释功能的灵敏指标,常用于急性肾衰的早期诊断和病情观察。C_{H_2O}持续等于或接近于零则表示肾不能浓缩和稀释尿液,排等渗尿,是肾功能严重损害的表现。

4. 昼夜尿比密试验和 3 h 尿比密试验

尿比密是指在 4 ℃条件下尿液与同体积纯水的重量之比,取决于尿中溶解物质的浓度,与固体总量成正比。正常人受饮水量、饮食和出汗量等影响,24 h 尿量变化很大。尿生成过程中,远端肾小管对原尿有稀释作用,而集合管对其有浓缩作用,检测尿比密可粗略了解肾脏的稀释-浓缩功能。生理条件下不同时间的饮水量、出汗量有区别,因此各时间段尿比密测定和单位时间内尿比密测定比随机尿比密测定的临床意义更为明显。

【测定方法】

昼尿比密试验是指在早 8:00 至晚 8:00 之间,膀胱排空后每隔 2 h 收集 1 次尿液,共 6 次,夜尿比密是指晚 8:00 至次日早 8:00 收集所有尿液,分别测定尿量和尿比密;受试者除日常进食外不再进食任何水分,日常进食含水量控制在每餐 500~600 mL。3 h 尿比密是指在同样的条件下从早 8:00 至次日早 8:00 每隔 3 h 收集一次尿液,分别测定尿量和尿比密。

【参考区间】

尿量 1000~2000 mL/d,夜尿量<750 mL,比值为(3~4):1;

尿比密至少有一次大于 1.018,极值之间差值应大于 0.009;

3 h 尿比密至少有一次大于 1.020,一次小于 1.003。

【临床意义】

(1)尿量显著增加而尿比密维持在 1.060 以下常见于尿崩症;尿量少而尿比密固定在 1.018 左右,为 GFR 降低而浓缩、稀释功能正常,多见于为肾小球肾炎等所致的肾小球损伤。

(2)夜尿量增多而尿比密正常为浓缩功能受损的早期临床表现,见于慢性肾小球肾炎、高血压肾病和痛风性肾病早期;夜尿增多且比密无一次大于 1.018 或昼夜比密差值小于 0.009 提示浓缩功能严重受损;若尿比密固定在 1.010 左右表明肾脏稀释-浓缩功能完全丧失,预后差。

【评价】

(1)昼夜尿比密及 3 h 尿比密是评价肾脏浓缩-稀释功能的良好指标,测定简单,成本低廉,但标本留取程序比较复杂。

(2)干化学法测定尿比密误差较大,影响因素多,测定方法应尽量采用折射法或比密法。折射率和比密同样受尿中蛋白、糖和造影剂等物质的影响。

5. 尿浓缩试验

肾脏稀释和浓缩原尿主要在髓袢升支、远端肾小管、集合管和直小血管中进行,而抗利尿激素(ADH)特异地作用于远端肾小管和集合管上的水通道蛋白(AQP),促进远端小管和集合管对原尿的重吸收,浓缩尿液,使尿量减少、尿比密和尿渗量升高。

【测定方法】

通过禁水或输入高渗盐水促进神经垂体释放 ADH,或直接静脉注射 ADH,分 3 次收集尿液测定尿比密。

【参考区间】

成人至少有 1 次尿比密大于 1.025(儿童大于 1.022)。

【临床意义】

若 3 次试验的尿比密均小于 1.025(成人),提示肾浓缩功能受损,且病变发生在 ADH 作用的部位,即远端小管和集合管,尿比密越低损害越严重;如果尿比密固定在 1.010 左右,提示肾脏对原尿的浓缩功能完全丧失。

【方法学评价】

直接静脉注射 ADH 称为 ADH 试验,肾性尿崩症对 ADH 试验没有反应,而垂体性尿崩症患者在注射 ADH 1 h 内尿量明显减少,尿比密明显升高。肾浓缩试验有助于鉴别肾性尿崩症和垂体性尿崩症,但是肾浓缩试验过程比较烦琐,耗时较长。

6. 尿肾小管组织蛋白测定

肾小管组织蛋白是指肾小管代谢产生的蛋白和组织破坏分解的蛋白,以及炎症或药物刺激泌尿系统分泌产生的蛋白,通常以 T-H 糖蛋白(Tamm-Horsfall glycoprotein,THP)为主要成分。

尿液 THP 是肾小管髓袢升支后段和远端小管的上皮细胞合成和分泌的一种大分子糖蛋白。其相对分子质量约 700000。THP 覆盖于肾小管腔面,阻止水的重吸收而参与原尿的稀释,同时 THP 也参与尿液管型和肾路结石的形成。正常情况下,该蛋白只存在于上述细胞管腔面胞膜上,而不暴露于免疫系统。当肾小管间质病变,THP 可漏入组织间质引起免疫反应而产生抗 THP 抗体。正常成人 24 h 尿排出量稳定。远端肾小管损伤时上皮细胞受损,尿液中的 THP 增高。随机尿 THP 检测应以尿肌酐校正以消除

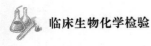

CFR 的影响。

【测定方法】

目前临床多采用免疫比浊法测定,酶联免疫吸附法或放射免疫法测定。

【参考区间】

成人 29.8～43.9 mg/24 h 尿;随机尿为 0.9～1.7 $\mu g/\mu mol$(8～15 μg/g 肌酐)。

【临床意义】

尿 THP 检测可用于诊断、监测肾远曲小管损伤。尿液中的 THP 增多,提示远端肾小管损伤,各种原因导致的肾小管损伤均可使远端肾小管 THP 覆盖层受损,上皮细胞合成分泌 THP 增加,使尿液中的 THP 增加,如肾毒物、肾移植排异反应。

(1) 尿 THP 升高可见于肾盂肾炎、肾病综合征、蛋白尿酸中毒、肾小管损伤、脱水少尿、尿路结石等。THP 相对分子质量大,容易聚合为多聚体,在高浓度电解质、酸性和浓缩尿时,易于聚集沉淀而成为管型的基质或形成尿路结石。

(2) 尿 THP 降低可见于肝硬化、肾病、尿毒症、多囊肾、遗传性运铁蛋白缺乏症、肾功能减退等。

(3) THP 是形成管型的主要基质,尿管型引起肾小管阻塞与急性肾功能衰竭的发生有关。

【评价】

THP 是远端肾小管损伤的一个较好的标志物,不受尿液颜色的影响,且 THP 肾小管定位性、特异性均较好。

(二) 远端肾小管酸碱调节功能检查

肾脏是机体唯一排泄过量非挥发性酸及调节酸碱平衡的重要器官,其调节功能主要通过肾脏近端肾小管对碳酸氢根离子(HCO_3^-)的重吸收和远端肾小管对 H^+ 的排泌来维持体内酸碱平衡。

1. 尿液酸碱度测定

肾小管排酸方式有 3 种。①直接排 H^+:pH 计进行测定。②H^+、磷酸根、硫酸根及其他有机化合物结合后排泄(如 $H^+ + HPO_4^{2-} \rightarrow H_2PO_4^-$,pH4.5 时,尿中磷酸盐几乎全部以 $H_2PO_4^-$ 存在),这部分酸加上游离 H^+ 可通过酸碱滴定进行测定,称为尿可滴定酸度(UTA)。③以 NH_4^+ 形式排 H^+:NH_3 在肾小管腔中与 H^+ 结合为 NH_4^+ 随尿排出体外。

【测定方法】

常用的检测方法有指示剂法、pH 试纸法和 pH 计法。计算式如下:

$$尿\ H^+ 总排泄量(UH) = UTA + U_{NH_4^+} - U_{HCO_3^-}$$

【参考区间】

尿[H^+]为 126～316 $\mu mol/L$(pH 5.0～7.0)。

尿 H^+ 总排泄量(UH):40～80 mmol/24 h。

尿可滴定酸度(UTA):14～35 $\mu mol/min$ 或 20～50 mol/24 h。

[NH_4^+]:21～35 $\mu mol/min$ 或 30～50 mol/24 h。

【临床意义】

本试验为肾小管酸化功能检查,在肾小管酸中毒及患某些肾脏疾病时,肾小管排酸能力可出现障碍,血液中磷酸盐、硫酸盐、有机酸滞留,导致肾性代谢性酸中毒。影响尿液酸碱度的因素除肾小管疾病本身外,还包括药物、饮食、尿路感染、发热和脱水等。

2. 氯化铵负荷试验(酸负荷试验)

给患者口服一定剂量的酸性药物(如氯化铵),使机体产生急性代谢性酸中毒,增加远端肾小管排泌 H^+ 的量。若远端肾小管功能正常,可通过对 H^+ 的排泌而酸化尿液。若远端肾小管功能障碍,排泌 H^+ 产生 NH_3 和重吸收 HCO_3^- 发生障碍,则酸性物质不能排出,尿液酸化受损。可出现血、尿 pH 分离现象。通过观察尿 pH 值的变化,即可判断有无远端小管酸化功能障碍。

【测定方法】

受试者停用碱性药物 2 天后。按成人 0.1 g/kg 体重量口服氯化铵,服药后第 3 h 起每小时收集尿 1

次,共 5 次,分别测定服药前后每份尿样的 pH 值。

【参考区间】

服用氯化铵 2 h 后,尿 pH<5.5。

【临床意义】

正常人一般服药 2 h 后,尿液 pH 值应低于 5.3,此时可停止试验。如果每次尿液 pH 值均大于 5.5(包括服药前),可诊断远端肾小管性即Ⅰ型酸中毒(远端肾小管性酸中毒)。见于慢性肾盂肾炎、梗阻性肾病、药物或化学物质中毒、狼疮性肾病、干燥综合征等。

【评价】

酸负荷试验只适用于不典型或不完全的肾小管性酸中毒,即无全身性酸中毒表现的患者,对已有酸中毒则既不需要也绝不应当再做这种酸负荷试验,以免加重患者的酸中毒。肝功能不全者,不宜服大量氯化铵,改用等量氯化钙代替。

3. HCO₃⁻负荷试验(碱负荷试验)

正常原尿中的 HCO_3^- 有 85%～90%在近端肾小管重吸收,其余 10%～15%由远端肾小管重吸收,从而保持机体内的碱储备。服用一定量的碱性药物碳酸氢盐,使尿液碱化,以增加肾小管重吸收 HCO_3^- 的负担。当近端小管受损时,其重吸收 HCO_3^- 功能减退,则有较多的 HCO_3^- 自尿中排出。此时血液因碱性离子丢失而呈现酸中毒,而尿液中因 HCO_3^- 较多而呈碱性,出现血、尿 pH 分离。通过观察 HCO_3^- 的排泄分数,有助于近端小管酸中毒的诊断。

【测定方法】

受试者按每千克体重 1～2 mmol/d 的剂量口服 $NaHCO_3$,连服 3 日。在此过程中,注意监测血浆 $NaHCO_3$ 浓度,当其≥26 mmol/L 时留取尿液 20～30 mL 及时测定尿液 HCO_3^- 和肌酐(Ucr),同时测定血清 HCO_3^- 和肌酐(Scr)的浓度,计算尿中 HCO_3^- 部分的排泄率。

$$尿中\ HCO_3^-\ 部分的排泄率=\frac{尿_{HCO_3^-}(mmol/L)\times Scr(mmol/L)}{血清_{HCO_3^-}(mmol/L)\times Ucr(mmol/L)}\times 100\%$$

【参考区间】

正常人尿液中几乎无 HCO_3^-,其排泄分数≤1%。

【临床意义】

Ⅱ型肾小管酸中毒>15%(近端肾小管受损)。Ⅰ型肾小管酸中毒<5%(远端肾小管受损)。

【评价】

留尿标本时,应避免接触空气。酸负荷试验和碱负荷试验两者联合测定血清钾、氯、钠、钙、磷等可以对肾小管性酸中毒进行分型,指导进一步确定病因、指导治疗及监测预后。

五、肾血流量检查

肾血流量(renal blood flow,RBF)或肾血浆流量(renal plasma flow,RPF)是指单位时间内流经肾脏的全血或血浆量。

采用对氨基马尿酸(PAH)或碘锐特肾清除试验进行测定。PAH 主要由近端小管排泌排出,当血浆中 PAH 浓度低于 50 mg/L 时,每次流经肾脏血浆中的 PAH 约有 90%可从肾脏清除而随尿液排出。PAH 清除率仅反映有功能的肾实质的血浆流量,故称为有效肾血浆流量(effective renal plasma flow,ERPF)。测定 ERPF,可直接了解肾单位的血供应情况,协助诊断肾功能状况及病因。有效肾血流量(effective renal blood flow,ERBF)除可通过影像学检查获取,还可通过实验室检查准确测定。若某种体内不代谢物质在短时间如 1 min 内,几乎全部由肾小球滤过或肾小管排泌,并且不被重吸收,则该物质的肾血浆清除率就等于 ERPF。

【测定方法】

PAH 及放射性核素标志物[131]I-邻碘马尿酸钠在体内既不被代谢,亦不被肾小管重吸收。

如果同时测 C_{In} 或 Ccr,以此代表 GFR,则 GFR/ERPF 称为肾小球滤过分数(filtration fraction,FF),表示 RPF 中流经肾小球产生滤过作用的部分。

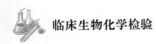

计算:肾血浆流量 RPF=$(U_{PAH} \times V)/P_{PAH}$,肾全血流量 RBF=RPF/(1-RBC 比积)。

【参考区间】

RPF:600～800 mL/min。RBF:1200～1400 mL/min。

【临床意义】

肾血流量定量反映全身性及肾疾病对肾血流的影响。

(1) RPF 降低:肾动脉狭窄者,ERBF、ERPF 和 FF 显著降低;高血压致血管痉挛、肾动脉硬化、有效血管床减少,均可引起肾血流量减少;急性肾小球肾炎早期,肾脏充血,肾血流量可正常甚至超过正常;慢性肾小球肾炎则因肾血管受损,肾血流量可降低;休克、心力衰竭时,肾血流量亦显著降低。FF 降低则表明肾小球有效血流量减少。

(2) RPF 升高:见于甲亢、妊娠等。

【评价】

PAH 为外源性物质,操作复杂,临床上较少采用,主要在科研中使用。放射性核素肾图能测定每侧肾血流量,临床上已将其列为肾功能的常规检查。

第三节　肾功能试验方法学及临床评价

肾脏疾病是临床常见病、多发病,种类较多,发病病因、机制也各有不同,肾脏具有强大的储备能力。肾脏疾病的早期诊断很大程度上需要实验室检查作为依据。肾功能实验的灵敏度和特异性不同,所以要根据患者具体情况选用检查方法。

一、肾功能检测项目分类

检测肾功能的项目分为肾小球功能检测、肾小管功能检测和肾血流量检测试验等。

(一) 检测肾小球功能的项目

菊粉清除率、^{99m}Tc-DTPA 清除率(CI^{99m}Tc)、碘海醇清除率、内生肌酐清除率(Ccr)、Cockcroft-Gault 肌酐清除率(CG)、血肌酐(Scr)、血尿素(Urea)、尿/肌酐值、血清胱抑素 C(Cystatin C)、血尿酸(UA)、尿肌酐(Cr)、尿蛋白、选择性蛋白尿指数(SPI)、尿素清除率等,见表 12-3。

表 12-3　肾功能检查项目的分类

检查部位	检测功能	标准试验项目	临床首选项目	临床次选项目
肾小球	滤过功能	菊粉清除率	内生肌酐清除率 血清胱抑素 C	血尿素、血肌酐 血尿素/血肌酐值
	屏障功能		尿蛋白定性 24 h 尿蛋白定量 尿蛋白电泳	尿微量白蛋白 尿蛋白选择性指数
近端小管	重吸收功能	TmG	尿钠、FeNa	尿小分子蛋白质
	排泌功能	TmPAH		PSP
远端小管	水、电解质调节功能		尿比重、尿渗量	浓缩稀释试验 渗量溶质清除率 自由水清除率
	酸碱平衡功能	HCO_3^- 排泄分数	尿 pH 值 尿总酸测定	氨滴定测定 酸、碱负荷试验
肾血管	肾血流量	PAH 清除率 碘锐特清除率		肾同位素扫描

（二）检测肾小管功能的项目

肾小管功能试验：尿浓缩-稀释试验、尿比密、尿渗量及血渗量测定、渗量（透）清除率与自由水清除率、β_2-微球蛋白清除试验、酚红排泄试验（PSP）、对氨基马尿酸最大排泄率（TmPAH）试验、尿钠与滤过钠排泄分数（FeNa）测定、肾小管葡萄糖最高重吸收率（TmG）。尿 H^+ 总排泄量（UH）、尿可滴定酸度（UTA）、尿$[NH_4^+]$测定、氯化铵负荷试验（酸负荷试验）、HCO_3^- 负荷试验（碱负荷试验）。

（三）肾血流量检测项目

肾血流量检测项目：对氨基马尿酸盐清除率、碘锐特清除率、^{131}I-邻碘马尿酸钠检查有效肾血浆流量（ERPF）、酚红清除率、肾同位素扫描。

二、肾功能检测项目选择

肾功能试验的敏感度及其所反映的肾单位功能各有不同，要根据患者的具体情况选择检查方法。选择时注意：①必须明确检查的目的，是为了早期诊断、估计预后，还是为了观察病情；②按照所需检查的肾脏病变部位，选择与之相应的功能试验，方法应用由简到精、由易到难；③要了解左、右肾的功能时，需插入导尿管分别收集左、右肾尿液；④在评价检查结果时，必须结合患者的病情和其他临床资料，全面分析，作出判断。

三、肾功能检测项目评价

（一）高度敏感实验

内生肌酐清除率、酚红排泄实验、尿蛋白、尿白蛋白、α_2-巨球蛋白、α_1-微球蛋白、β_2-微球蛋白、胱抑素 C 等试验对肾功能变化反应较敏感，当功能性肾单位丧失达 25％时，会出现结果异常。

（二）中度敏感实验

尿素 Urea、血肌酐、尿酸等，当功能性肾单位丧失达 50％时，会出现结果异常。

（三）低度敏感实验

血清磷、血清钾、浓缩-稀释实验对肾功能损害不敏感，只有在肾功能衰竭末期时，才会出现结果异常。

尿稀释试验：尿稀释试验能反映远端肾小管的稀释功能，但必须在短时间内大量饮水，对于有肾功能障碍以及心血管疾病的患者可引起不良反应，甚至引发水中毒，而且影响实验结果的因素较多，故临床上很少采用。

第四节 常见肾脏疾病的实验诊断

一、急性肾损伤

（一）急性肾损伤的定义和诊断

急性肾损伤（acute kidney injury，AKI）的概念已取代了传统常用的急性肾衰竭（acute renal failure，ARF）。临床研究资料显示，有些患者虽已发生不同程度的肾功能异常，但还未达到肾衰竭的程度，故把"衰竭"改为"损伤"，这样命名能更好地反映疾病的本质，以便及早干预、及早治疗，对降低病死率具有更大的临床意义。2005 年急性肾脏损伤网络（acute kidney injury newwork，AKIN）和 2002 年急性透析质量倡议（acute dialysis quality initiative，ADQI）统一制定 AKI 定义（或诊断标准）和分期诊断标准，以便及早地给予干预和治疗，改善患者的预后。

1. 急性肾损伤的定义和分级

（1）AKI 定义：由导致肾脏结构或功能变化的损伤引起的肾功能突然（48 h 以内）下降，表现为血肌酐

(Scr)绝对值增加≥26.4 μmol/L(0.3 mg/dL)或者 Scr 增加≥50%(达到基线值的 1.5 倍),或者尿量<0.5 mL/(kg·h),且持续超过 6 h,称为急性肾损伤(AKI)。

当基线血肌酐<1.5 mg/dL 时,肌酐上升≥0.5 mg/dL,代表新发的 AKI;当基线血肌酐>1.5 mg/dL 但<5.0 mg/dL 时,肌酐上升≥1.0 mg/dL,代表慢性肾脏病基础上的 AKI。

AKIN 规定了诊断 AKI 的窗口期为 48 h,强调了血肌酐的变化标准,为 AKI 的早期干预提供了可能。AKIN 还规定,只要血肌酐轻微升高≥0.3 mg/dL,即可诊断 AKI,提高了 AKI 诊断的敏感性。需要注意的是,单独用尿量改变作为 AKI 诊断与分期标准时,必须考虑到影响尿量的因素(如尿路梗阻、血容量状态、利尿剂使用等)。

(2) AKI 分级:AKI 的 RIFLE 分级诊断标准,将 AKI 分为 3 个严重程度级别:危险(risk)、损伤(injury)、衰竭(failure),以及 2 个预后级别:肾功能丧失(loss),终末期肾病(end stage renal disease,ESRD)。RIFLE 为以上五个(组)英文首字母合称。AKI 分级诊断标准见表 12-4。

表 12-4 AKI 的 RIFLE 分级诊断标准

分　级	Scr 或 GFR	尿　量
危险	Scr 上升至或超过原来的 1.5 倍或 GFR 下降>25%	<0.5 mL/(kg·h),时间>6 h
损伤	Scr 上升至或超过原来的 2 倍或 GFR 下降>25%	<0.5 mL/(kg·h),时间>12 h
衰竭	Scr 上升至或超过原来的 3 倍或 GFR 下降>75% 或 Scr≥355 μmol/L,急性增加≥44.2 μmol/L	<0.3 mL/(kg·h),时间>24 h 或无尿>12 h
肾功能丧失	持续肾衰竭>4 周	
终末期肾病	持续肾衰竭>3 月	

2005 年急性肾脏损伤网络工作组(AKIN)在 RIFLE 基础上对 AKI 的分级诊断标准进行了修订,分别采用 AKI 1、2、3 期替代 R、I、F 三级,去掉了 L 和 E 两个预后级别,因为这两个级别与 AKI 的严重性无关,属预后判断;去掉了 GFR 的标准,因为在急性状态下评价 GFR 困难且不可靠,见表 12-5。AKIN 提出的这一 AKI 新的诊断分期标准,使用更为准确、快捷,能使临床医师更为早期地发现 AKI。

表 12-5 AKIN 的 AKI 分期诊断标准

AKI 分期	Scr	尿　量
1 期	Scr 升高至基线值的 1.5,或增加≥26.4 μmol/L	<0.5 mL/(kg·h),时间>6 h
2 期	Scr 升高至基线值的 2 倍	<0.5 mL/(kg·h),时间>12 h
3 期	Scr 升高至基线值的 3 倍,或 Scr 在>354 μmol/L 基础上急性增加≥44 μmol/L	<0.3 mL/(kg·h),时间>24 h 或无尿>12 h

2. AKI 的诊断

根据我国急性肾损伤临床路径要求,AKI 的诊断依据如下。①突发肾功能减退(在 48 h 内)。②急性肾损伤 1 期(危险期):血清肌酐升高≥0.3 mg/dL(26.4 μmol/L)或为基线值的 1.5~2 倍;或者尿量<0.5 mL/(kg·h),持续>6 h。③急性肾损伤 2 期(损伤期):血清肌酐升高至基线值的 2~3 倍;或者尿量<0.5 mL/(kg·h),持续>12 h。④急性肾损伤 3 期(衰竭期):血清肌酐升高至基线值的 3 倍或在血清肌酐>4 mg/dL(354 μmol/L)基础上急性增加 0.5 mg/dL(44 μmol/L);或者尿量<0.3 mL/kg/h,持续>24 h,或无尿持续>12 h。

(二) AKI 的实验室指标

按照我国急性肾损伤临床路径要求,AKI 住院者必需的检查指标如下:①血常规(嗜酸细胞+网织红细胞计数)、尿常规、大便常规;②肝肾功能、电解质(包括钙、磷、镁、HCO_3^- 或 CO_2CP)、血糖、血型、感染性疾病筛查(乙型、丙型、HIV、梅毒等)、凝血功能、血气分析、免疫指标(ANA 谱、ANCA、抗 GBM 抗体、免疫球蛋白、补体、CRP、ASO、RF、ESR、PTH);③24 h 尿蛋白定量、尿电解质、尿肌酐、尿红细胞位相、尿细胞分类、尿渗透压或自由水清除率;④腹部超声、胸片、心电图。

（三）AKI 诊断标志物

1. 血肌酐和尿量

依据 ADQI 的建议，血肌酐和尿量是目前诊断 AKI 唯一可靠的检测指标，也是目前 AKI 分期的依据。血肌酐虽能反映 GFR，但并非一个敏感的指标，受其分布及排泄等综合作用的影响。尿量则更易受到容量状态、药物等非肾脏因素影响。

2. AKI 早期理想的诊断标记物

AKI 早期理想的诊断标记物应包括以下特性：①易取材，检测简单、快速、经济；②必须准确、可靠并且有标准化的检测方法；③对 AKI 的早期诊断高度敏感；④能够准确及时地观察肾损伤并可预测 AKI 病情严重程度的变化和指导治疗；⑤特异性强，能够用来区别不同病因引起的 AKI 及损伤肾单位的部位。目前尚无检测指标可以满足以上条件。但近年来，一些新型 AKI 生物标志物的研究取得了很大的进步，为 AKI 的早期诊断带来了新的希望。

3. AKI 早期诊断标志物

AKI 早期诊断标志物主要有胱抑素 C、肾脏损伤分子 1（KIM-1）、中性粒细胞相关载脂蛋白（neutrophil gelatinase-associated lipocalin，NGAL）、白细胞介素 18（IL-18）、高半胱氨酸蛋白 61（cysteine rich 61，Cyr61）等的出现早于血肌酐升高及尿量减少，有望成为诊断 AKI 的新生化标志物。

二、慢性肾脏病

慢性肾脏病（chronic kidney disease，CKD）已取代了"慢性肾衰竭（chronic renal failure，CRF）"和"慢性肾损伤（CRI）"等名称，成为对于各种原因引起的慢性肾脏疾病（病程在 3 个月以上）的统称。CKD 概念更强调用积极有效的筛查方法，对 CKD 进行早期诊断，并给予适当的干预和治疗，有效地减少终末期肾脏病（end-stage renal disease，ESRD）及其尿毒症（uremia）的发生。

（一）慢性肾脏病的定义和分期

2002 年美国肾脏基金会（National Kidney Foundation，NKF）制定的慢性肾脏病临床实践指南（kidney disease outcome quality initiative，KDOQI）中对 CKD 定义（诊断标准）和分期如下。

1. CKD 定义

CKD 定义是符合下述两条之一：①肾损伤（血或尿成分、影像学或病理学检查异常）不少于 3 个月，伴或不伴有 GFR 降低。②GFR＜60 mL/(min · 1.73 m²)不少于 3 个月，有或无肾损害。以上指标中，常以 eGFR 评价 GFR，尿成分异常主要指蛋白尿和血尿，常先采用试纸条定性尿蛋白，以晨尿为好，也可用随机尿。阳性者进行定量，可用随机尿的白蛋白/肌酐值，若超过 500～1000 mg/g，则采用尿总蛋白/肌酐值。

各种原因引起的慢性肾脏结构和功能障碍（肾脏损伤病史≥3 个月），包括肾小球滤过率（GFR）正常和不正常的病理损伤、血液或尿液成分异常，以及影像学检查异常，或不明原因的 GFR 下降[GFR＜60 mL/(min · 1.73 m²)]不少于 3 个月，称为慢性肾脏病。

2. CKD 分期

依据肾功能指标，CKD 共分 5 期，CKD 1～3 期为 CKD 早期。CKD 分期及防治建议见表 12-6。

表 12-6　CKD 分期及防治建议

分期	特　征	GRF	防治目标和措施
1 期	肾损害伴 GRF 正常或升高	＞90	CKD 诊治；缓解症状；延缓 CKD 进展
2 期	肾损害伴 GRF 轻度降低	60～89	评估、延缓 CKD 进展；降低心血管疾病患病危险
3 期	GRF 中度降低	30～59	减慢 CKD 进展；评估、治疗并发症
4 期	GRF 重度降低	15～29	综合治疗；透析前准备
5 期	ESRD（肾衰竭）	＜15	如出现尿毒症，需及时替代治疗

注：CVD＝心血管疾病；GFR＝肾小球滤过率。

（二）CKD 的早期筛查方法

早期发现和干预 CKD 对延缓疾病进程及降低 ESRD 患病率有重要作用。CKD 的早期阶段筛查方法主要如下。①随访：主要是通过问卷调查了解患者的基本信息，包括病史、相关疾病的治疗、服药史、生活习惯等。②定期检查：主要是常规实验室检查和肾脏影像学检查。③常规实验室检查：其项目包括血肌酐和肌酐清除率、24 h 尿蛋白定量、尿微量白蛋白、血尿、血清胱抑素 C、尿沉渣镜检等。

上述指标中，eGFR 是以血肌酐为基础计算的评价肾功能的最好指标。24 h 尿蛋白定量或随机尿样的尿蛋白/肌酐值是 CKD 患者随诊中必选指标。必要时，CKD 患者和 CKD 高危人群应进行尿沉渣检测和肾脏影像学检查。

（三）终末期肾脏病诊断

（1）诊断依据：①有或无慢性肾脏病史；②GRF 或 eGFR<15 mL/(min · 1.73 m^2)，每周总尿素清除指数(Kt/V,由患者于血液透析中在线检测得到)<2.0。

（2）临床必须做的实验室检查：①血常规、尿常规、大便常规、血型；②肝肾功能、电解质、血糖、血脂、铁代谢、PTH、凝血功能；③感染性疾病筛查，如乙型、丙型、HIV、梅毒等。

三、肾病综合征

肾病综合征(nephrotic syndrome,NS)是因肾小球毛细血管滤过膜受损，通透性增加的一组临床症候群，呈现出大量蛋白尿、重度水肿、高脂血症及低蛋白血症(所谓"三高一低")的特点。NS 是一组疾病，不是独立的疾病，由多种病因引起。

（一）主要病理生理变化

1. 蛋白尿

蛋白尿的主要成分为白蛋白，也可包括其他血浆蛋白成分，与尿蛋白的选择性有关。肾小球滤过膜受损，其屏障作用尤其是电荷屏障受损时，肾小球基底膜通透性的增加，是 NS 时蛋白尿的基本原因。

2. 低蛋白血症

低蛋白血症的主要原因是尿中大量丢失白蛋白，从而导致血浆总蛋白浓度降低。除血浆白蛋白浓度降低外，NS 时还有其他血浆蛋白成分变化，其增加或减少取决于丢失(主要是尿蛋白丢失)与合成的平衡。NS 的血清蛋白质电泳图谱详见血清蛋白电泳。

3. 高脂血症

血浆中大部分脂蛋白(Ch、TG、PL、LDL、VLDL)成分增加，HDL 正常或稍降低，Apo B、Apo C、Apo E 升高，Apo A I 降低。脂质异常通常与蛋白尿和低蛋白血症的程度有关：①低蛋白血症引起的血浆胶体渗透压下降刺激肝脏合成蛋白(包括脂蛋白)增加；②脂质调节酶及 LDL 受体活性降低导致代谢延迟、清除障碍；③尿中丢失 HDL(包括组成载脂蛋白 Apo A I)增加，从而导致 Ch 代谢紊乱。高脂血症是 NS 患者动脉硬化合并症较多的原因，并与血栓形成及进行性肾小球硬化有关。

4. 水肿

NS 时水钠潴留主要存在于血管外，即组织间液增加，当其增加超过 5 kg，即出现临床可观察到的可凹性水肿，且水肿的出现及其严重程度一般与低蛋白血症的程度相一致。其发生机制为大量尿蛋白丢失引起血浆清蛋白下降，当血浆胶体渗透压由正常的 25～30 mmHg 降至 6～8.3 mmHg 时，血管内水分向组织间隙移动而发生水肿；同时引起交感神经兴奋，儿茶酚胺分泌增多，以及肾素-血管紧张素-醛固酮系统活性增高，ADH 分泌增多，从而进一步加剧水肿。

5. 血凝状态

因血浆蛋白质大部分随尿排出，而血浆中的一些凝血因子如纤维蛋白原、大分子球蛋白等不能从肾小球滤过，而体内合成又增加，故血浆中浓度常明显增高。血小板应激性增强，黏附性和凝集性增加，同时血浆中主要的抗凝因子抗凝血酶Ⅲ则从尿中大量丢失而严重减少，因此常形成高凝状态，使凝血、血栓形成倾向更严重。长期使用强利尿剂和大量糖皮质类激素又进一步加重这一倾向。

（二）实验室检查及评价

1. 尿蛋白测定

尿液蛋白检查对 NS 的诊断和治疗非常重要。①常规尿蛋白定性作为蛋白尿的筛选检查。②24 h 尿蛋白定量测定是 NS 诊断必不可少的实验。③C_{Alb}、尿蛋白/Ccr 值（>3.5 g/24 h 常为肾病范围蛋白尿）、C_{Alb}/Ccr 值。④蛋白尿选择性用 SPI 和 θ 角测定法表示：SPI<0.1 或 θ>64°为选择性蛋白尿，病情较轻，预后大多较好；SPI>0.2 或 θ<53°为非选择性蛋白尿，病情较重，预后大多不好。⑤尿蛋白醋酸纤维素薄膜电泳可粗略区分肾小球性、肾小管性或溢出性蛋白尿，但无法明确各组分蛋白质的确切相对分子质量及种类，故可进一步做 SDS-PAGE 电泳。尿蛋白电泳和（或）免疫电泳检出 IgG 增多即提示尿蛋白选择性低，还可鉴别多发性骨髓瘤（MM）大量轻链蛋白造成的蛋白尿。

2. 血浆白蛋白和血脂测定

血浆白蛋白和血脂浓度是诊断 NS 的必要依据，NS 时 LDL 有较大的增高，HDL 一般为正常或稍降低，故这一对危险因素/保护因素同时发生改变。高脂血症随蛋白尿消失、血浆白蛋白回升而恢复正常，多为一过性。此外，各种血浆免疫球蛋白补体的定量测定对病因的诊断有一定的参考价值。

3. 高凝状态检测

抗凝治疗是治疗 NS 的重要措施，临床上一般多采用纤维蛋白原定量及 FDP 测定、凝血酶原时间等作为监测指标，肾脏 D-二聚体和 IgG 清除值比值测定是指导肾局部抗凝治疗更为理想的检测指标。

（三）诊断要点

肾病综合征的诊断要点如下：①大量蛋白尿（尿蛋白定量>3.5 g/d）；②低白蛋白血症（血浆白蛋白<30 g/L）；③高度水肿；④高脂血症（血浆胆固醇、甘油三酯均明显增高）。前两项是诊断肾病综合征的必要条件，后两项为次要条件。临床上只要满足上述两项必要条件，肾病综合征的诊断即成立。

四、糖尿病肾病

糖尿病肾病（diabetic nephropathy，DN）是指糖尿病所致的肾脏疾病，临床上主要表现为持续性蛋白尿，病理上主要表现为肾小球系膜区增宽和肾小球毛细血管基底膜增厚。糖尿病肾病为糖尿病微血管并发症之一，发病与遗传因素及糖代谢异常有关。

（一）主要病理生理变化

糖尿病肾病的主要病理生理改变包括：①GFR 增高，这是最早出现的功能性改变，一直持续到出现蛋白尿。②蛋白尿是糖尿病肾病最主要的表现。在糖尿病肾病初期表现为微量白蛋白尿，尿白蛋白排出率（UAER）在 20～200 μg/min（30～300 mg/24 h），为早期糖尿病肾病的主要特点，当尿白蛋白排出量超过 200 μg/min 时，此时尿总蛋白排出量约为 0.5 g/24 h，这时称为临床糖尿病肾病。尿蛋白排出量越多，病情越严重，肾小球滤过率下降的速度越快。③肾病综合征，糖尿病肾病在病程的某一阶段表现为肾病综合征、尿蛋白>3 g/24 h，血清白蛋白降低、水肿、高胆固醇血症。④高血压，明显高血压是糖尿病肾病晚期的表现。高血压又可加速肾病的发展，合并高血压者常在更短时间内出现肾功能衰竭。⑤肾功能不全，临床糖尿病肾病多发生在糖尿病病程 15 年之后，一旦出现明显蛋白尿，GFR 就逐步而恒定地下降，平均每月下降约 1 mL/min。

（二）诊断依据

糖尿病肾病的诊断依据包括如下方面。①有糖尿病病史。②早期糖尿病肾病诊断：6 个月内连续两次尿微量白蛋白检查，其 UAER>20 μg/min，但小于 200 μg/min，或在 30～300 mg/24 h 之间。③临床期糖尿病肾病诊断：间歇性或持续性临床蛋白尿（尿蛋白阳性），UAER>200 μg/min 或常规尿蛋白定量>500 mg/24 h；可伴有肾功能不全，或伴发视网膜病变；或由肾活检证实。④排除其他可能引起尿蛋白增加的原因，如泌尿系感染、运动、原发性高血压、心衰及水负荷增加等。

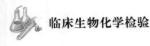

（三）实验室标志物检查

1. 尿微量白蛋白测定

尿微量白蛋白测定既是早期糖尿病肾病的重要诊断指标，也是判断糖尿病肾病预后的重要指标。运动激发试验有助于糖尿病肾病早期诊断。糖尿病患者血和尿的 β_2-MG 有参考价值。

2. 其他实验室检查

其他实验室检查包括血常规、尿常规（包括酮体）、大便常规和大便隐血；24 h 尿蛋白定量或晨尿尿蛋白/尿肌酐值；血糖及动态血糖监测；肝肾功能、血脂、电解质、血黏度；糖化血红蛋白（HbA1c）和糖化血清蛋白（果糖胺）；口服糖耐量试验和同步胰岛素或 C 肽释放试验。

五、高血压肾病

原发性高血压造成的肾脏结构和功能改变，称为高血压肾损害，是导致终末期肾病的重要原因之一。其病变主要累及肾脏入球小动脉、小叶间动脉和弓状动脉，故又被称为小动脉性肾硬化症。根据临床表现、病理变化及预后可分成两种类型：一种是良性高血压肾硬化症，是由良性高血压长期作用于肾脏引起，主要呈现肾脏小动脉硬化和继发性肾实质缺血性病变。另一种是恶性高血压肾硬化症，是指在原发性高血压基础上发展为恶性高血压，最终导致肾脏损伤。

（一）良性高血压肾硬化症

有下列临床表现者应高度怀疑良性高血压肾硬化：①长期高血压病史，病程常在 5～10 年甚至以上。②突出表现为肾小管功能的损害，如夜尿增多、肾小管性蛋白尿、尿 NAG 及 β_2-微球蛋白增高等，部分存在中度蛋白尿及少量红细胞尿，以及肾功能进行性减退。24 h 尿蛋白定量一般不超过 1～1.5 g。③排除其他引起尿检异常和肾功能减退的原因。④影像学检查显示肾脏大小早期正常，晚期缩小。⑤必要时行肾穿刺活检，肾脏病理表现以肾小动脉硬化为主，免疫荧光法显示无免疫复合物在肾组织沉积。⑥伴有高血压的其他靶器官损害，如高血压眼底血管病变（可见小动脉痉挛、狭窄，很少出现出血和渗出）、心室肥厚及脑卒中史等。

（二）恶性高血压肾硬化症

恶性高血压肾硬化症的主要临床表现如下：①出现恶性高血压（血压迅速增高，舒张压＞130 mmHg，并伴Ⅲ或Ⅳ级高血压视网膜病变）。②肾脏损害表现为蛋白尿、镜下血尿（甚至肉眼血尿）、管型尿（透明管型和颗粒管型等），并可出现无菌性白细胞尿；病情发展迅速者肾功能进行性恶化，甚至进入终末期肾衰竭。③恶性高血压的其他脏器损害，如心衰、脑卒中、眼底损害（Ⅲ或Ⅳ级高血压视网膜病变），甚至突然失明等。④排除继发性恶性高血压。⑤肾脏病理可见坏死性小动脉炎和增生性小动脉内膜炎，包括入球小动脉、小叶间动脉及弓状动脉纤维素样坏死，以及小叶间动脉和弓状动脉高度肌内膜增厚（血管切面呈"洋葱皮"样外观），小动脉管腔高度狭窄，乃至闭塞。部分患者肾小球可出现微血栓及新月体。

六、肾小球肾病

肾小球疾病是指一组有相似的临床表现（如血尿、蛋白尿、高血压等），但病因、发病机制、病理改变、病程和预后不尽相同，病变主要累及双肾肾小球的疾病。

（一）急性肾小球肾炎

急性肾小球肾炎（acute glomerulonephritis）简称急性肾炎，临床上以急性发病，出现血尿、蛋白尿、水肿和高血压为主要特征的一组疾病，可伴有一过性的肾功能减退，大多数为链球菌感染 13 周后，多见于 3～8 岁小儿。常为链球菌感染后所致，主要致病基础是链球菌胞壁成分 M 蛋白或某些分泌产物所引起的免疫反应导致双侧肾弥漫性的肾小球损害。

1. 诊断依据

（1）临床上有少尿、血尿、水肿、高血压表现。

（2）伴随链球菌感染的证据，抗"O"（或 ASO）明显升高，2 周内血清补体 C_3 下降。

2. 实验室标志物检查

（1）尿常规检查：尿量减少，尿渗量大于 350 mOsm/kgH₂O；血尿为急性肾炎重要表现，可见肉眼血尿或镜下血尿；尿蛋白定量通常为 1～3 g/24 h，多属非选择性蛋白尿。

（2）血液生化检查：血浆白蛋白轻度下降，因水钠潴留，血容量增加，血液稀释所致；血浆蛋白电泳多见白蛋白降低，γ-球蛋白增高；尿钠减少，一般可有轻度高血钾。

（3）肾功能检查：急性期肾小球滤过一过性受损，而肾血流量多数正常，Ccr 降低。肾小管功能相对良好，TmG 和 TmPAH 轻度下降或正常，肾浓缩功能仍多保持正常。

（4）免疫学和其他检查：急性肾炎病程早期，血总补体及补体 C₃ 明显下降，可降至正常的 50％ 以下，之后逐渐恢复，6～8 周时恢复正常，此种动态变化是链球菌感染后急性肾炎的典型表现，可视为急性肾炎病情活动的指标。尿 FDP 的测定能正确地反映肾血管内凝血。

3. 临床常规检查项目

临床常规检查项目包括以下内容：①血常规、尿常规、大便常规；②补体、ASO；③肝肾功能、电解质、血糖、凝血功能、ANA、CRP、ESR；④24 h 尿蛋白定量、尿红细胞位相；⑤腹部超声、胸片、心电图。

（二）慢性肾小球肾炎

慢性肾小球肾炎（chronic glomerulonephritis）又称慢性肾炎，以血尿、蛋白尿、高血压、水肿为其基本临床表现，多数起病隐袭、缓慢。

1. 尿常规检查异常

早期可有不同程度的血尿和（或）蛋白尿，可有红细管型，部分患者出现大量蛋白尿，尿蛋白定量＞3.5 g/d。大部分患者早期血常规正常，或仅有轻度贫血，白细胞和血小板无明显异常。

2. 肾功能检查

肾功能检查显示出现尿液稀释浓缩功能障碍，血肌酐明显升高，内生肌酐清除率下降。

3. 其他检查

重在病因诊断，可做肾脏活体组织检查以确定病理类型，这对指导治疗和判断预后非常重要。

七、肾小管性酸中毒

肾小管性酸中毒（renal tubular acidosis，RTA）是指由于近端肾小管重吸收 HCO₃⁻ 或远端肾小管排泌 H⁺ 功能障碍所致的代谢性酸中毒临床综合征，其肾小球功能正常或损害轻微。主要临床表现：AG 正常型高氯性代谢性酸中毒、电解质紊乱、骨病和尿路症状等。

（一）临床分型

肾小管性酸中毒一般分为四种类型：①Ⅰ型是由于远端肾小管功能缺陷，因而 H⁺ 的排泌及 NH₄⁺ 的生成减少，H⁺ 滞留在体内引起酸中毒，其特点是尿 pH＞5.5。②Ⅱ型是由于近端肾小管重吸收碳酸氢盐功能降低，致近端肾小管排 H⁺ 减少，加之大量 HCO₃⁻ 排向远端肾小管，干扰了 Na⁺ 与 H⁺ 交换，Na⁺ 与 HCO₃⁻ 大量丢失。③Ⅲ型是Ⅰ型与Ⅱ型的混合型。④Ⅳ型全远端肾小管功能障碍，有醛固酮缺乏，既有酸中毒又有高血钾的表现。

（二）诊断标准

1. Ⅰ型肾小管性酸中毒

诊断标准：①多见于 20～40 岁成年人，70％～80％ 为女性；②临床上肾结石、肾钙化多见，部分伴有软骨病或佝偻病；③有低钙、低磷血症及高钙尿症；④高氯、低钾性酸中毒伴尿 pH＞5.5；⑤不完全型氯化钙试验阳性。

2. Ⅱ型肾小管性酸中毒

诊断标准：①多发病于幼儿期，男性多见；②临床上低钾明显，而低钙与骨病较轻，表现为骨软化及骨质疏松；③高氯、低钾性酸中毒；④重碳酸盐再吸收试验阳性，尿中 HCO₃⁻ 排量＞15％。

3. Ⅲ型肾小管性酸中毒

Ⅲ型肾小管性酸中毒兼有Ⅰ型和Ⅱ型的临床特征，尿可滴定酸及铵排出减少，在正常血浆 HCO₃⁻ 浓

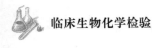

度下,尿 HCO_3^- 排量＞15％的滤过量。

4. Ⅳ型肾小管性酸中毒

诊断标准:①多有慢性肾小管间质病史,伴有中等度肾小球滤过率降低;②肾小管酸化功能障碍类似Ⅱ型肾小管酸中毒,但尿中 HCO_3^- 排量＜10％;③高氯性酸中毒伴高钾血症;④尿铵减少,血肾素及醛固酮水平降低。

八、肾脏替代治疗

慢性肾衰竭的治疗包括肾脏替代治疗和非肾脏替代治疗。肾脏替代治疗包括血液净化和肾脏移植,血液净化技术尤其是血液透析和腹膜透析的合理应用,已成为急、慢性肾衰竭患者维持生命的重要方法,对慢性肾衰竭的治疗具有突出的作用,目前绝大多数慢性肾衰竭患者依靠血液透析或腹膜透析生存或等待肾脏移植。下面简单介绍血液透析指征的实验室检查。选择合适的血液净化方式及正确评估血液净化的疗效是提高远期存活率及生活质量的关键。

（一）血液透析

血液透析(hemodialysis,HD)是将血液与透析液在透析器内用半渗透膜隔开,通过弥散、对流及透膜的吸附作用,清除血液中的有害代谢废物如尿素、肌酐、胍类、中分子物质和过多的电解质如钾,而透析液中的钙离子、碱基等向血液中移动,以达到清除体内代谢废物和纠正水、电解质和酸碱平衡的治疗目的。透析适应证如下。

1. 急性肾损伤(AKI)

(1) 达到 AKI 3 期标准:血清肌酐大于基础值的 3 倍或达到 $354/\mu mol/L$;尿量＜0.3 mL/(kg·h)超过 24 h,或无尿 12 h 就可进行血液透析。

(2) AKI 伴有高钾血症(血钾≥6.5 mmol/L),严重代谢性酸中毒(HCO_3^-≤15 mmol/L)或急性左心衰竭应急诊透析。

(3) 对于脓毒症或脓毒症休克,应尽早开始血液透析。

2. 慢性肾衰竭开始透析的指征

(1) 血清尿素≥28.6 mmol/L(≥80 mg/dL),肌酐≥707.2 $\mu mol/L$(≥8 mg/dL)或 GFR＜15 mL/min。

(2) 严重尿毒症症状:严重代谢性酸中毒(HCO_3^-≤15 mmol/L)、严重高钾血症(血钾≥6.5 mmol/L)、水潴留性高血压、高度水肿、急性左心衰竭、肺水肿、心包积液和尿毒症性脑病,应尽早血液透析。

3. 急性中毒

可经透析清除药物或毒物的中毒。

4. 严重电解质紊乱

严重电解质紊乱包括高血钾、严重高血钠或低血钠、高血钙、高血镁。

（二）肾脏移植

肾移植已成为尿毒症患者的治疗方法之一,相对于已经较为成熟的肾移植手术而言,首先,在肾移植术前应对供受者进行客观的评估,严格掌握适应证,积极做好术前准备才能做到防患于未然。

肾移植术前活体供肾的评估标准如下。①高血压:动态血压提示血压高于 140/90 mmHg 者一般不被接受为捐献者。②肥胖症:不赞成 BMI＞35 kg/m^2 的人捐献肾脏。③血脂异常:单纯的血脂异常也许不能成为排除捐献者的指标,但在捐献者的评估中,血脂异常要同其他危险因素一起考虑。④肾功能:捐献者术前评价 GFR 一般应大于 80 mL/min。⑤蛋白尿:任何情况下,24 h 蛋白尿＞300 mg 应排除。⑥血尿:有镜下血尿者不被考虑。⑦糖尿病:有糖尿病和糖耐量异常者不考虑。⑧无症状的单个尿路结石,排除代谢异常或感染所致,可考虑。⑨将来是否怀孕不作为捐献的禁忌,因为摘除一侧肾脏不影响怀孕。⑩排除恶性肿瘤。

九、病例分析

【病史】王某,男,10 岁。主诉:咽痛、乏力、全身水肿 2 周。2 周前因着凉,出现咳嗽、咽痛,自服感冒药症状缓解,但逐渐出现乏力、眼睑及双踝水肿。发病以来每日尿量约 800 mL,尿中有较多白色泡沫,未见肉眼血尿。既往身体健康,无特殊病史。体格检查:T37.2 ℃,P86 次/分,R20 次/分,BP 140/100 mmHg。结膜略苍白,眼睑及双踝部凹陷性水肿,心肺腹未见明显异常。双肾区轻叩痛。

【辅助检查】

B 超示双肾增大,左肾 12.8 cm×5.7 cm×6.3 cm,右肾 13.7 cm×5.6 cm×6.0 cm。

【实验室检查】

尿常规:尿蛋白 3.0 g/L、WBC 1～3 个/HP、RBC12～25 个/HP,颗粒管型 0～2、透明管型 0～1。Ccr 155.93 L/24 h。24 h 尿蛋白定量 12.2 g/L。生化:TG 2.726 mmol/L、TC 8.74 mmol/L、TP 41.5 g/L、Alb 22 g/L、Glb19.5 g/L、A/G 1.13。凝血:FIB 4.7 g/L。

【问题】

(1) 本病例的初步诊断是什么?诊断依据是什么?

(2) 你认为还需要增加哪些实验检查项目?

(3) 请运用你所学过的知识解释每项实验室检查的意义。

(4) 肾小球早期损伤检查实验有哪些项目?

(5) 检查肾小球滤过、近端肾小管、远端肾小管及集合管功能有哪些实验?

本章小结

肾脏是泌尿器官。肾清除试验是反映肾脏泌尿功能最直接、最敏感的试验。

肾小球功能检查有肾小球滤过功能检查和肾小球屏障功能检查。评价肾小球滤过功能主要检测肾小球滤过率、血肌酐、血尿素、血液中分子和血清胱抑素 C 等。肾小球屏障功能主要检测尿中大分子蛋白质。评价肾小球滤过率尚不能直接测定,临床常用检测内生肌酐清除率的方法间接反映 GFR,或以血肌酐为基础估算 GFR。

肾近端小管主要功能是重吸收和排泄功能。肾近端小管重吸收功能的检查方法有 β_2-微球蛋白、α_1-微球蛋白、视黄醇结合蛋白、尿钠与滤过钠排泄分数测定,肾小管葡萄糖最大重吸收量。评价排泄功能的方法有酚红和对氨基马尿酸排泄试验。此外,肾小管损伤时,还可有尿 NAG 的变化。

肾远曲小管和集合管的主要功能是尿液浓缩稀释,以及对水、电解质及酸碱平衡等进行调节。常见检查项目有尿量和尿比密、渗量溶质和自由水清除试验、肾小管性酸中毒检测和尿肾小管组织蛋白检测等。

肾脏疾病是临床常见病、多发病,种类较多,发病病因、机制不同,病理生理变化也不同。因此,只有充分了解肾脏疾病和肾功能检测指标的特性,才能合理选择临床实验室检查指标,发挥其在肾脏疾病诊断、疗效评估等方面的作用。

(李　艳)

第十三章　肝胆疾病的临床生物化学检验

学习目标

掌握：肝胆疾病相关的重要生物化学检验指标，特别是血清胆红素、胆汁酸和常用酶类检测方法和临床意义。

熟悉：肝胆疾病生化代谢变化，生物化学检验指标在常见肝胆疾病中的价值。

了解：常见肝胆疾病的生物化学及其指标变化。

肝脏是人体内最大的多功能实质性器官，具有丰富的血液供应，与其重要的生理功能相适应的结构特点。肝脏在糖类、脂类、蛋白质、维生素和激素等物质代谢中起重要作用，同时具有分泌、排泄和生物转化、调节机体血容量、维持体液平衡和免疫吞噬等方面发挥重要作用。胆道系统是肝脏和十二指肠之间一条重要的通道，由肝内、肝外的胆管和胆囊组成，胆道系统的主要生理功能是输送、储存和调节肝细胞分泌的胆汁进入十二指肠，参与食物的消化。

正常情况下，肝胆相互配合在维持机体正常生理功能和保证人体健康方面发挥着极其重要的作用。当受到体内外各种致病因子侵犯时，其结构和功能将受到不同程度的损害，引起人体相应一系列病理变化，导致疾病的发生。通过临床实验室某些生物化学指标检测，可直接或间接评估肝胆的生理或病理状况，对肝胆疾病的预防、早期诊断、疗效观察和预后评估等都具有重要作用。

第一节　概　　述

一、肝脏的结构

肝脏具有肝动脉和门静脉双重血液供应，肝动脉为肝细胞提供充足的氧，其提供的血液量占肝总供血量的 25%；门静脉可将消化系统消化吸收的营养物质运送到肝，以供肝利用，它提供肝总供血量的 75%。肝脏有双重输出通路，一条是肝静脉，肝静脉将肝细胞代谢产物运输出肝脏后，供其他组织利用或者排出体外；另一条是胆道系统，是肝脏特有的管道结构，由肝细胞分泌的胆汁酸通过胆道排入肠道，在帮助脂类物质消化吸收的同时也排出一些代谢产物和毒物。

二、肝脏的主要生理功能

（一）物质代谢功能

肝脏具有复杂的生理、生化机能，它几乎参与了机体各方面的新陈代谢，故具有"物质代谢中枢"之称。

1. 在蛋白质代谢中的作用

肝脏的主要功能是合成与分泌血浆蛋白质、分解氨基酸和合成尿素等。肝脏可合成除了 γ-球蛋白外的多种血浆蛋白，比较重要的有前白蛋白、白蛋白、凝血因子、转铁蛋白及多种酶类。除支链氨基酸（亮氨酸、异亮氨酸和缬氨酸）外，其他氨基酸主要在肝脏内代谢，肝脏可调节血液中氨基酸比例。

2. 在糖代谢中的作用

肝脏通过肝糖原合成与分解及糖异生作用来调节和维持血糖水平的稳定。

3. 在脂代谢中的作用

肝脏在脂质的消化、吸收、分解、合成、运输等代谢过程中均起重要的作用。肝细胞分泌的胆汁可促进脂质的消化和吸收。肝脏是合成甘油三酯、胆固醇、磷脂等各种脂类和载脂蛋白的主要场所,也是脂肪酸氧化分解的主要场所。肝脏利用胆固醇生成胆汁酸是胆固醇代谢的重要途径,同时肝脏还可处理 CM 的残余颗粒,合成 VLDL、HDL 等。

4. 在激素代谢中的作用

肝脏在激素的灭活中发挥重要作用。当肝脏受到损伤时,肝脏对激素的灭活功能降低,某些激素在体内滞留可引起一系列病理变化。如醛固酮在体内堆积,引起水钠潴留;雌激素过多可出现"蜘蛛痣"或"肝掌"。

5. 在维生素代谢中的作用

肝脏在维生素的吸收、储存和代谢方面发挥重要作用。维生素 A、D、K 及 B$_{12}$ 主要储存肝细胞内。在肝细胞中维生素 D$_3$ 羟化生成 25-羟维生素 D$_3$,这是维生素 D 转化成活性维生素 D 的一个重要步骤。严重肝病时,可引起维生素 K 代谢障碍而表现出出血倾向,维生素 A 不足可引起夜盲症。

(二)分泌和排泄功能

胆汁酸、胆红素、氨等均在肝脏进行代谢、转化和排泄。

1. 胆红素代谢

胆红素(bilirubin,Bil)是由卟啉类化合物分解代谢产生的。其来源如下。①衰老红细胞破坏、降解:血红蛋白的辅基——铁卟啉在肝、脾和骨髓等网状内皮系统内降解产生胆红素,占胆红素总量的 70%～80%。②其他含血红素辅基的蛋白质分解:如肌红蛋白、细胞色素和过氧化物酶等降解产生,占人体胆红素总量的 10%～20%。③无效红细胞生成:在造血过程中,骨髓内作为造血原料的血红蛋白或血红素,在未成为成熟红细胞成分之前有少量分解而形成。

胆红素主要分为结合胆红素和未结合胆红素两种,未结合胆红素在单核巨噬细胞系统(肝、骨髓、脾)生成,未结合胆红素在肝内转化产成结合胆红素,主要随胆汁排泄。衰老红细胞在单核巨噬细胞系统中被吞噬细胞破坏后释放出血红蛋白。血红蛋白由珠蛋白与血红素组成,血红蛋白脱去珠蛋白后可分离出血红素。血红素在微粒体血红素加氧酶催化下释放 CO 和铁,形成胆绿素。胆绿素在胆绿素还原酶催化下,迅速还原为胆红素,此时胆红素呈游离态,又称未结合胆红素。未结合胆红素相对分子质量很小(585),有亲脂性,易透过细胞膜,对细胞产生毒性作用;未结合胆红素不能与重氮试剂直接起反应,在加入甲醇、乙醇或尿素等加速剂破坏分子内部的氢键后才能与重氮试剂反应,故又称间接胆红素。在单核巨噬细胞系统中生成的未结合胆红素经血液运送至肝。血液中的未结合胆红素主要与白蛋白结合,以"未结合胆红素-白蛋白复合体"形式运输。白蛋白呈水溶性,且相对分子质量大(69000),这样不仅有利于未结合胆红素的运输,同时又限制了未结合胆红素透过细胞膜。正常成人血中未结合胆红素约占总胆红素的 4/5。肝细胞膜上存在特异性地载体蛋白,可特异性地将运送到肝的胆红素转移到肝细胞中,肝细胞中的 Y 蛋白和 Z 蛋白与进入肝细胞中的胆红素形成 Y 蛋白和 Z 蛋白复合物,进一步将胆红素运送到滑面内质网中,在滑面内质网中的葡萄糖醛酸转移酶催化下,1 分子胆红素与 2 分子葡萄糖醛酸合成双结合胆红素(diconjugated bilirubin),或与 1 分子葡萄糖醛酸生成单结合胆红素(monoconjugated bilirubin)。胆红素葡萄糖醛酸单、双酯统称结合胆红素,它呈水溶性,不易透过生物膜,对细胞的毒性小,同时有利于胆红素从胆道系统排泄。结合胆红素能与重氮试剂直接反应,又称直接胆红素。结合胆红素在肝细胞内质网合成后由高尔基体排入毛细胆管,最终通过胆总管排入小肠。经肝细胞转化生成的结合胆红素被主动转运至毛细胆管后经由胆道系统排入小肠。正常成人血中结合胆红素浓度约占总胆红素的 1/5。血中结合胆红素大多与白蛋白结合,以"结合胆红素-白蛋白复合体"形式运输;少量与低分子肽(相对分子质量为数千)结合,以"结合胆红素-低分子肽复合体"形式运输。其中只有"结合胆红素-低分子肽复合体"能够通过肾小球滤过膜,但其量甚微,故正常成人尿中一般测不出结合胆红素。肝合成的结合胆红素随胆汁排入小肠,在小肠下端的肠道细菌作用下,先脱去葡萄糖醛酸,转变成未结合胆红素,再逐步还原为无色的尿胆原和粪胆原,总称胆素原。80%～90%的胆素原在肠道下端或随大便排出时与空气接触,进一步被氧化成粪胆素,呈棕黄色,为粪便的主要颜色。在小肠下段生成的胆素原,10%～20%经门静脉重吸收入肝,其中大部分再经胆道排入肠腔,形成胆色素的肠肝循环。2%～5%可进入体循环,经肾脏排出,尿中胆素原可进一步氧化成尿胆素,成为尿颜色的主要来源。正常成人血中胆红素含量甚少,大部分是未结合胆红素;尿中尿胆原及尿胆素含量很少,无胆红素;大便中有粪胆原和粪胆素。胆红素代谢见图 13-1。

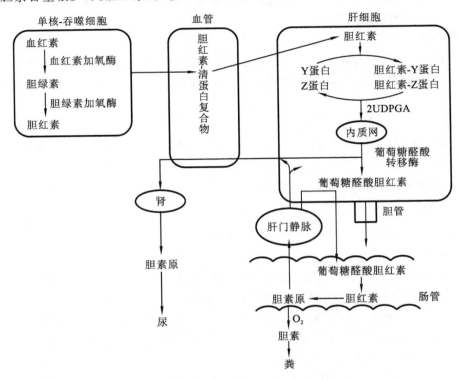

图 13-1　胆红素生成示意图

2. 胆汁酸代谢

胆汁酸(bile acid,BA)是胆汁中存在的由胆固醇转变而成的一大类胆烷酸羟基衍生物的总称。按其来源分为初级胆酸(primary bile acid)或次级胆酸(secondary bile acid);按其是否与甘氨酸及牛磺酸结合又分为结合胆酸(conjugated bile acid)和游离胆酸(free bile acid)。

初级胆酸在肝脏生成,分为游离初级胆酸和结合初级胆酸。在肝细胞内以胆固醇为原料,经一系列酶促反应生成胆酸和鹅脱氧胆酸,称为初级游离胆酸。初级游离胆酸分别与甘氨酸或牛磺酸结合生成的甘氨胆酸、甘氨鹅脱氧胆酸、牛磺胆酸与牛磺鹅脱氧胆酸统称为初级结合胆酸。初级胆酸经胆道排至肠道,在细菌的作用下生成脱氧胆酸及石胆酸,称为游离次级胆酸。游离次级胆酸在肠道分别与甘氨酸及牛磺酸结合生成的甘氨石胆酸、甘氨脱氧胆酸、牛磺石胆酸与牛磺脱氧胆酸称为次级结合胆酸。

胆汁酸肠肝循环:由肠道吸收的各类胆汁酸经门静脉重回肝脏,肝细胞将游离胆酸再合成为结合胆酸,重吸收和新合成的结合胆酸一起,再排入肠道,完成胆汁酸的肠肝循环。胆汁酸每天经肠肝循环 6～12 次,从肠道重吸收入肝的胆汁酸共达 12～32 g,从而维持肠内胆汁酸盐的浓度,以利于脂类消化吸收的正常进行。胆汁酸肠肝循环过程见图 13-2。

胆汁酸具有亲水和疏水两种基团。能降低油/水两相的表面张力,使脂类乳化,因此扩大了脂肪与肠脂酶的接触面,并激活胰脂酶,从而加速脂类消化。胆汁酸盐与甘油一酯、胆固醇、磷脂、脂溶性维生素等组成可溶性混合微团乳糜微粒,有利于脂类物质透过肠黏膜表面水层,促进脂类吸收。胆汁在胆囊中浓缩后,胆固醇易从胆汁中析出沉淀,胆汁酸作为强乳化剂,使胆固醇在胆汁中以溶解态存在,抑制了肝胆结石的形成。主要由肝细胞分泌的胆汁(bile),不但能促进脂类的消化吸收,同时也能将体内某些代谢产物及生物转化产物(如胆红素)及某些药物、毒物等排入肠道随粪便排出体外。胆汁酸是胆汁中的主要固体物

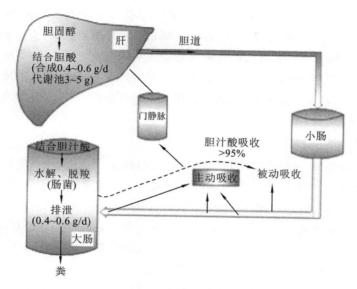

图 13-2 胆汁酸肠肝循环示意图

质,占总固体物质的一半以上。胆汁酸由肝细胞合成和分泌,随胆汁排泄。因胆汁酸多以钠盐和钾盐形式存在,因此又称胆汁酸盐(简称胆盐)。

3. 血氨代谢

体内氨基酸脱氨基作用、胺类物质氧化、嘌呤或嘧啶碱的分解、酰胺化合物的水解是体内氨的主要来源。肠道中蛋白质的腐败,尿素肠肝循环等也产生的部分氨。氨可通过合成尿素、谷氨酰胺的生成和参与合成一些如嘌呤、嘧啶、非必需氨基酸等含氮化合物以铵盐形式由尿中排除等。正常人血氨浓度为 56~120 mg/dL。肝是氨代谢的主要场所,在肝组织中血氨经鸟氨酸循环合成尿素随尿液排出体外是氨代谢的重要方式。氨是一种有毒物质,某些原因引起血氨浓度升高可导致脑组织功能障碍,称为氨中毒。

(三) 生物转化功能

机体对外源性或内源性非营养物质进行化学转变,增加其水溶性(或极性),使其易于随胆汁、尿排出,这种体内变化过程称为生物转化(biotransformation)。肝是体内生物转化的主要器官。生物转化的内源性非营养物为体内代谢过程生成的氨、胺、胆色素、激素等物质。外源性非营养物为摄入体内的药物、毒物、食品防腐剂、色素等。对体内生物活性物质进行灭活,同时有利于排除废物及异物,具有保护机体的作用,如激素的灭活、胺的解毒等。对外源物质的生物转化,有时反而出现毒性或致癌、致畸等作用,如 3,4-苯并芘转化后生成致癌性物质,但易于排出体外。

此外,肝脏还在调节机体血容量、维持体液平衡和免疫吞噬等方面发挥重要作用。

二、肝脏的主要生理功能

(一) 蛋白质代谢异常

肝组织损伤时,蛋白质代谢发生异常,主要表现为血浆总蛋白和白蛋白的水平下降,其变化程度取决于肝损害的类型、严重程度和持续的时间。在急性肝损伤时,由于肝脏的储备能力很强和多数蛋白质的半衰期较长,血浆总蛋白与白蛋白浓度变化不大。在慢性肝病时,血浆中白蛋白降低(白蛋白含量高,合成和分泌仅需 20~30 min),而 γ-球蛋白升高,出现白蛋白与球蛋白的比值(A/G)降低,甚至倒置。白蛋白合成不足导致血浆胶体渗透压下降,是肝硬化患者水肿和腹腔积液形成的重要原因。

肝可合成除血管性血友病因子外的其他凝血因子(如维生素 K 依赖的凝血因子 II、VII、IX、X),亦可合成包括抗凝血酶 III、α₂-巨球蛋白、α₁-抗胰蛋白酶、C₁酯酶抑制剂、蛋白 C 等抗凝物质和酶抑制物。肝细胞严重损害时,部分凝血因子合成减少,血液凝固功能降低,患者呈出血倾向,因此肝功能状态与凝血功能密切相关。肝是血浆功能性酶的重要来源,当肝功能损伤时,肝脏产生的胆碱酯酶和卵磷脂-胆固醇酰基转移酶等血浆功能酶活性可降低。

晚期肝病患者利用血氨合成尿素能力低下,引起血浆尿素水平呈低值,氨则增高,成为肝性脑病(肝昏迷)的诱因。大多数氨基酸如芳香族氨基酸、丙氨酸主要在肝脏降解,而支链氨基酸(即异亮氨酸、亮氨酸、缬氨酸)主要在肌肉、肾及脑中降解。肝功能衰竭时芳香族氨基酸在肝中的降解减少,引起血浆芳香族氨基酸含量增高;同时因肝功能受损时,降解胰岛素能力下降导致血浆胰岛素含量增高,促使支链氨基酸进入肌肉而降解增多,导致血浆支链氨基酸浓度降低,使支链氨基酸/芳香族氨基酸值下降,肝昏迷时可降到0.77~0.71(正常时为 3.0~3.5)。

(二)糖代谢异常

肝通过糖原的合成与分解、糖异生等来维持血糖浓度的恒定,保障全身各组织,尤其是大脑和红细胞的能量供应。一般情况下,轻度肝损伤不易出现糖代谢紊乱。当发生严重损害时,糖耐量功能异常,因肝糖原合成障碍进食后又不能及时地把摄入的葡萄糖合成肝糖原而引发血糖升高,而空腹时因储存的肝糖原较少,释放减少,导致血糖降低。此外,肝病时磷酸戊糖途径和糖酵解途径相对增强,糖有氧氧化及三羧酸循环运转不佳,血中丙酮酸和乳酸含量可显著上升。半乳糖代谢是肝脏特有的,因此半乳糖清除率检测可反映肝脏代谢能力。其他糖代谢检测指标对肝病的诊断价值不大。

(三)脂质代谢异常

肝在脂类的消化、吸收、运输、合成及转化等过程中具有重要作用。肝细胞损伤时,胆汁酸代谢紊乱,引起胆汁中胆汁酸含量下降和分泌量减少,出现脂质消化吸收不良,患者出现恶心、厌油腻和水性腹泻或者脂肪泻等症状。在肝功能障碍时,胆固醇的形成、酯化、排泄发生障碍,不仅引起血浆胆固醇含量的变化,而且胆固醇酯生成减少,出现血浆胆固醇酯/胆固醇的值下降。肝细胞损伤时,肝内脂肪氧化分解降低或脂肪合成增多或磷脂合成障碍,不能有效地将脂肪输出,过多的脂肪在肝细胞内沉积而形成脂肪肝。在肝功能严重障碍时,肝合成胆固醇、HDL 减少,以及 VLDL 输出减少,由此可引起血浆中 TC、TG、HDL 和 LDL 减少,尤其以 HDL 下降最明显。慢性肝内外胆汁淤积患者,血浆胆固醇和磷脂明显增高,可出现异常的脂蛋白 X(lipoprotein-X,LP-X)。肝细胞损伤时物质代谢性检测指标和临床意义见表 13-1。

表 13-1　肝细胞损伤时的物质代谢性检测指标和临床意义

类　别	检测指标	临床意义
蛋白质代谢	血清总蛋白	严重肝炎及肝硬化时减少
	A/G 值	慢性肝病和肝硬化时降低
	前白蛋白	灵敏地反映急性肝损伤
	免疫球蛋白	慢活肝、肝硬化时增高
	纤维蛋白原	反映功能性肝细胞数量
	血中尿素测定	严重肝功能不全时降低
	血氨测定	急、慢性肝炎,重症肝炎,肝硬化时增高
	视黄醇结合蛋白	较前白蛋白更能早期能敏感地发现肝损害
	纤维连接蛋白	肝纤维化时增高
	甲胎蛋白	原发性肝癌时显著升高
	癌胚抗原	转移性肝癌时阳性率高
糖代谢	空腹血糖	肝功能不全时降低
	葡萄糖耐量试验	肝病时糖耐量曲线异常
	半乳糖耐量试验	肝细胞损伤时耐量降低
	血丙酮酸	肝昏迷时增加
	血乳酸	反映肝清除乳酸的能力
脂类代谢	血清总胆固醇	阻塞性黄疸和肝内胆汁淤积时升高
		重症肝炎和肝硬化时明显
	血清胆固醇酯	慢性肝炎时呈中度降低
	血磷脂	阻塞性黄疸和胆汁淤积性肝硬化升高
	血清甘油三酯	阻塞性黄疸及脂肪肝患者升高
		在肝实质细胞损伤时游离脂肪酸降低

续表

类 别	检测指标	临 床 意 义
	脂蛋白电泳	急性病毒性、酒精性肝炎、α-带和前β-带浅染或缺失,β-带深染增宽
	脂蛋白-X	阻塞性黄疸时出现
	AⅠ、AⅡ	急性肝炎降低,阻塞性黄疸降低
	B	阻塞性黄疸升高
	CⅡ	原发性胆汁性肝硬化升高
	CⅢ	肝癌时降低,阻塞性黄疸升高
	E	肝炎和原发性胆汁性肝硬化升高
	血清胆汁酸	肝炎、肝硬化、肝癌时降低

(四)胆红素代谢异常

正常人体内胆红素代谢处于动态平衡,具有强大处理胆红素功能的肝可将未结合胆红素转变成结合胆红素,经由胆汁通过肠道排出体外。白蛋白-胆红素复合物通过肝一次,即有约40%的胆红素被肝细胞摄取,进而转化和排泄到体外。血中胆红素主要以新生成的未结合胆红素为主,含量在 17.1 μmol/L 以下。如果未结合胆红素生成过多,或肝处理胆红素能力下降,或结合胆红素排泄障碍,都可使血中胆红素浓度增高,出现高胆红素血症。高胆红素血症病因及分类详见表 13-2。巩膜或皮肤中含量较多的弹性蛋白具有与胆红素有较强的亲和力,可与胆红素结合导致皮肤、巩膜和黏膜等组织黄染,临床上称为黄疸(jaundice)。血清中胆红素虽超过正常范围,但仍在 34.2 μmol/L 以内时,肉眼尚不能观察,则称为隐性黄疸。血清中胆红素浓度超过(34.2 μmol/L)时,一般肉眼即可看出组织黄染。按照病变部位不同黄疸可分为肝前性黄疸、肝性黄疸和肝后性黄疸;按照病因不同分为溶血性黄疸和梗阻性黄疸;根据升高的胆红素类型可分为高未结合胆红素性黄疸和高结合性胆红素性黄疸。

表 13-2 高胆红素血症病因及分类

分 类		发 生 机 制		临 床 原 因
高未结合胆红素血症	肝前性	胆红素形成过多	溶血性	先天性:
				红细胞膜、酶或血红蛋白的遗传性缺陷
				获得性:
				物理因素:严重烫伤等
				化学因素:氨基法、硝基苯等
				生物因素:败血症、疟疾、蛇毒等
				免疫因素:血型不合输血等
				其他因素:脾功能亢进等
			非溶血性	造血系统功能紊乱:
				恶性贫血、珠蛋白生成障碍性贫血、铅中毒等引起的无效造血
				先天性代谢异常:
				半乳糖血症、酪氨酸血症、果糖血症
	肝性	肝细胞处理胆红素能力下降	胆红素摄取障碍	α1-抗胰蛋白酶缺乏症
				新生儿生理性黄疸,Grigler-Najja 综合征
			胆红素结合障碍	酶缺乏:体质性黄疸(重型慢性间歇性幼年性黄疸)
				酶不足:新生儿生理性黄疸
				酶抑制:哺乳性黄疸,药物(新生霉素)引起的黄疸 Lucey-Driscoll 综合征
			胆红素转运障碍	Gilbert 综合征

续表

分类		发生机制	临床原因	
高结合胆红素血症	肝性	肝细胞排泄胆红素障碍	胆道梗阻	肝内淤积性黄疸：如胆汁淤积性肝炎、妊娠复发性黄疸、药物引起的胆汁淤积
				体质性黄疸：慢性家族性非溶血性黄疸、慢性特发性黄疸、感染、化学试剂、毒物、营养不良、代谢障碍、肿瘤等所致的肝病变
	肝后性	胆红素肝外排泄障碍		结石、肿瘤、狭窄、炎症、寄生虫等所致的胆道梗阻

1. 溶血性黄疸(肝前性黄疸)

由于各种原因(红细胞膜、酶、血红蛋白的遗传性缺陷、异型输血、蚕豆病、疟疾以及各种理化因素等)使红细胞大量破坏，血红蛋白释出过多，导致未结合胆红素明显增加，超过了肝脏的转化能力。但一般情况下肝能够将其摄取的胆红素转变成结合胆红素，进而随胆汁通过肠道排出体外。因此，血液中结合胆红素含量多为正常，临床上称为溶血性黄疸或肝前性黄疸。某些疾病，如新生儿溶血症、先天性家族性溶血性黄疸等，以血清中未结合胆红素升高为主，当血清中胆红素量超过血中清蛋白的运载能力时，血液中出现以未结合胆红素为主的游离胆红素，因未结合胆红素具有极性弱、脂溶性强的特点，容易穿过生物膜，并且新生儿的血脑屏障发育不全，故游离胆红素易进入脑组织，可引起脑细胞受损而变性坏死，可与脑部基底核的脂类结合，将神经核染成黄色，其中以大脑基底节、下丘脑和第四脑室底部黄染明显，称为核黄疸(胆红素脑病)，引起严重的神经系统症状。

2. 肝细胞性黄疸(肝源性黄疸)

肝细胞摄取未结合胆红素、转化和排泄结合胆红素的能力下降而引起的黄疸称为肝细胞性黄疸。病毒性肝炎是肝细胞黄疸的常见原因。一方面，肝脏不能及时地将未结合胆红素转变为结合胆红素，使血中未结合胆红素增加；另一方面，病变区压迫毛细胆管(或肝内毛细胆管堵塞)，使生成的结合胆红素返流入血，故血中结合胆红素也增加，极性高的结合胆红素易随尿液排出体外，尿胆红素检查阳性。肝细胞受损，一方面，可引起结合胆红素生成减少，排入肠道中的胆红素减少，肠道中胆红素降解产物胆素原减少，重吸收减少；另一方面，重吸收的胆素原进入由于受损肝细胞，被肝细胞摄取减少。因此尿液中的胆素原根据病情的不同可以出现尿胆原增加或者减少。肝细胞性黄疸是非常复杂的，其他诸如中毒性肝炎、酒精性肝炎、肝硬化、先天性 Gilbert 综合征、Crigler-Najjar 综合征等疾病可引起不同类型的胆红素代谢紊乱。

3. 梗阻性黄疸(肝后性黄疸)

由于胆管阻塞(如胆结石、胆道蛔虫或肿瘤压迫)等原因造成胆管梗阻，胆汁排出障碍而淤积在胆管内，使得胆小管和毛细胆管扩张，通透性增加，严重时可引起毛细胆管管壁破裂，胆汁和胆汁中的结合胆红素可逆流入组织间隙和血窦，造成血中极性强的结合胆红素升高，并可从肾脏排出体外，尿胆红素阳性；因胆道梗阻，排入肠道中的胆红素减少，肠道胆素原生成减少，尿胆素原降低。临床上称这类黄疸为梗阻性黄疸。各种黄疸的生化指标变化见表 13-3。

表 13-3 三种类型黄疸的实验室鉴别诊断

类型	血液		尿液		粪便颜色
	结合胆红素	未结合胆红素	尿胆红素	尿胆原	
正常人	无或极微	有	阴性	少量	棕黄色
溶血性黄疸	轻度增加	明显增加	阴性	明显增加	加深
肝细胞性黄疸	中度增加	中度增加	阳性	一般增加	变浅
梗阻性黄疸	明显增加	轻度增加	强阳性	减少或无	变浅或无

(五) 胆汁酸代谢异常

正常人体内胆汁酸代谢处于动态平衡，人体每天合成胆汁酸 0.4～0.6 g，胆汁酸池含胆汁酸 3～5 g，胆汁酸通过每日 6～12 次的肠肝循环使有限的胆汁酸发挥最大限度的作用。肝细胞合成、摄取和分泌胆汁酸的功能以及肠道、胆道和门脉系统的功能状况都是影响胆汁酸代谢的重要因素。因此,血清胆汁酸测定对于诊断肝胆系统和肠道疾病具有重要意义。

1. 先天性疾病

一些先天性疾病如脑健性黄瘤病、Zellweger 脑肝肾综合征和特发性新生儿肝炎等遗传病,因胆汁酸特殊酶的活性改变,使胆汁酸合成代谢中的某些中间代谢产物堆积,胆汁酸合成减少,而其中间代谢产物堆积并分泌至胆汁、尿和粪便中,胆汁、尿和粪便中发现有高水平异常胆汁酸。

2. 肝胆疾病

急、慢性肝病时,肝的合成、结合和摄取胆汁酸功能出现障碍,肝细胞受损可使胆汁酸合成减少,胆汁中的胆汁酸浓度下降,正常情况下 95％的胆汁酸通过肠肝循环被肝细胞摄取,由于肝细胞受损对胆汁酸摄取能力下降,引起血清中胆汁酸浓度升高,肝病时还常伴有肝内胆汁淤积或门脉分流,导致胆汁酸反流进入体循环,导致血清胆汁酸升高。因此血清胆汁酸水平可作为肝细胞损伤的敏感和特异性指标,动态检测胆汁酸水平对于判断病毒性肝炎的进展情况、区分活动性和非活动性肝炎以及肝病的治疗效果方面都具有重要意义。肝内外胆道梗阻时可引起胆汁分泌减少,胆汁酸分布异常,引起血清和尿液中胆汁酸浓度显著升高。肝病时胆酸/鹅脱氧胆酸的(CA/CDCA)值多小于 1,而胆道梗阻性疾病多大于 1。

3. 肠道疾病

每经过一次胆汁酸肠肝循环,约有 95％胆汁酸被重吸收而重复使用。返回至肝的胆汁酸可刺激肝脏合成胆汁酸,以代偿胆汁酸的部分丢失。小肠疾病时(如炎症、切除及造瘘),胆汁酸重吸收减少,胆汁酸肠肝循环受阻,血清胆汁酸水平降低,出现不同程度的水性腹泻并伴脂肪泻。同时,由于胆汁酸返回肝脏减少,反馈抑制减弱,胆汁酸的合成加速,血清胆固醇浓度减低。

4. 高脂血症

胆汁酸代谢与体内胆固醇的平衡密切相关,主要原因如下:①合成胆汁酸是体内胆固醇清除的重要代谢途径;②胆固醇可被胆汁酸乳化并随胆汁排出;③胆汁酸可促进食物中胆固醇的消化和吸收,并可调控胆固醇的合成。因此,高脂血症时的代谢紊乱必然涉及胆汁酸的代谢异常。例如Ⅱa型高脂血症时,胆汁酸明显减少,而鹅脱氧胆酸的合成代偿性增加,其具体机制尚不清楚。

🔬 第二节　肝胆疾病的常用临床生物化学检验

用于检测肝胆疾病的生物化学检测指标有多种,下面主要介绍一些临床常用的检测项目。

一、蛋白质代谢功能检测

(一)血清总蛋白
详见第四章相关内容。

(二)血清白带白、球蛋白及白蛋白/球蛋白值
详见第四章相关内容。

(三)血氨

血氨主要来源:蛋白质代谢过程中,氨基酸经脱氨基作用形成氨;体内形成的谷氨酰胺在肾脏分解生成谷氨酸和游离氨;肠道细菌产生的氨基酸氧化酶作用于蛋白质产生游离氨。在正常人血液内含量甚微,肝功严重受损时,血氨来源增多或去路减少,使血氨水平升高。增高的血氨通过血脑屏障进入脑组织,干扰脑细胞的能量代谢,并对神经细胞膜有抑制作用及对神经递质有毒性作用,引起脑功能障碍,即氨中毒学说。

【测定方法】

血氨有两种测定方法:一类为两步法,也叫间接测定法,需先从全血中分离出氨,然后再进行测定,包括微量扩散法、离子交换法;另一类为一步法,也叫直接测定法,不需从全血中分离出氨即可直接测定,有

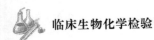

酶法和氨电极法。目前应用最多的方法是谷氨酸脱氢酶连续监测法和基于离子选择电极的血氨测定仪分析法。

谷氨酸脱氢酶连续监测法(简称酶法):氨在足量的 α-酮戊二酸和 NADPH 存在时,经谷氨酸脱氢酶作用生成谷氨酸,并消耗 NADPH,NADPH 的下降速率与血浆氨浓度成正比。

$$NH_3 + \alpha\text{-酮戊二酸} + NADPH \xrightarrow{\text{谷氨酸脱氢酶}} 谷氨酸 + NADP^+ + H_2O$$

【参考区间】

$18\sim72\ \mu mol/L$(酶法)。

【临床意义】

人体内氨的来源是蛋白质代谢过程中由氨基酸脱氨生成,肾脏谷氨酰胺分解和肠道内细菌的作用也是体内氨的来源。大部分氨在肝内通过鸟氨酸循环合成尿素,一部分用于酮酸的氨基化、合成谷氨酰胺和在肾内形成铵盐从尿中排出。血氨增高见于重症肝病,尿素生成功能低下、门静脉侧支循环增强、先天性鸟氨酸循环的有关酶缺乏症等。生理性血氨增高常见于高蛋白饮食或运动后,血氨降低见于低蛋白饮食和贫血等。病理性血氨升高见于急性暴发性肝炎、雷氏综合征、肝硬化、肝昏迷、胃肠道出血、先天性尿素合成障碍。血氨测定在诊断治疗肝性脑病中具有重要作用,80%~90%肝性脑病患者血氨增高,并且血氨水平与神经精神症状严重程度呈平行关系,因此检测肝性脑病患者血氨水平可作为临床依据。血氨增高时,测定动脉血氨比静脉血氨更有意义。

【评价】

谷氨酸脱氢酶连续监测法测定血氨实验中影响实验结果的因素有如下方面:在 pH7.0 以上时,ADP 是谷氨酸脱氢酶的稳定剂和激活剂,能加速反应;用 NADPH 取代原来的 NADH,既可缩短反应时间,又能防止假阳性(因为血浆中有许多以 NADH 为辅酶的脱氢酶,用 NADH 时易产生副反应);床旁取血后立即分离血浆并尽快进行测定;血浆中 LDH、AST 等也能利用 NADPH,增加 NADPH 的消耗速率,直接影响测定结果。

二、胆红素和胆汁酸代谢检测

(一)胆红素

采用高效液相色谱法(HPLC)将胆红素分为 4 个组分:①α-胆红素,即非结合胆红素;②β-胆红素,即胆红素葡萄糖醛酸单酯;③γ-胆红素,即胆红素葡萄糖醛酸双酯;④δ-胆红素,即为结合胆红素与白蛋白以共价键在血中结合生成,它不被肝细胞摄取,循环于血液中,它与重氮试剂呈现直接反应。总胆红素应包括未结合胆红素、结合胆红素(胆红素葡萄糖醛酸单酯和双酯)及 δ-胆红素。由于肝细胞的不断代谢更新,有一小部分结合胆红素可以进入血液。正常人血清胆红素总量不超过 17.2 $\mu mol/L$,其中 4/5 是未结合胆红素,其余是结合胆红素。在长期的高结合胆红素血症患者的血液内,部分结合胆红素与清蛋白通过缓慢的非酶作用,形成胆红素与清蛋白呈共价结合的产物。

【测定方法】

血清总胆红素及其组分测定依方法类型分为重氮盐 J-G 法、胆红素氧化酶法、HPLC 法、导数分光光度法、直接分光光度法及干片反射分光光度法等。其中重氮试剂改良 J-G 法和胆红素氧化酶法是临床常用的,同时也是《全国临床检验操作规程》中推荐的方法。

(1) 重氮盐改良 J-G(Jendrassik and Grof method,J-G)法:血清中结合胆红素与重氮盐反应生成偶氮胆红素;同样条件下,游离胆红素需要在加速剂作用下,使游离胆红素分子内的次级键断裂,极性上升并与重氮试剂反应。反应完成后加入终止试剂,继而加入碱性酒石酸钾钠使红紫色偶氮试剂转变为蓝色,于波长 600 nm 下比色分析,求出血样中总胆红素的含量。

$$重氮试剂 + 直接胆红素 \longrightarrow 偶氮胆红素(红紫色)$$

$$重氮试剂 + 间接胆红素 \xrightarrow{\text{加速剂}} 偶氮胆红素(红紫色)$$

$$偶氮胆红素 + 碱性酒石酸钾钠 \longrightarrow 偶氮胆红素(蓝色)$$

(2) 胆红素氧化酶(bilirubin oxidase,BOD)测定法:BOD 在不同 pH 值条件下催化不同组分的胆红素氧化生成胆绿素,胆绿素与氧进行非酶促反应转变为淡紫色化合物,胆红素的最大吸收峰在 450 nm 附近。随着胆红素被氧化,450 nm 下降,下降程度与胆红素浓度成正比。在 pH8.0 条件下,未结合胆红素及结合胆红素均被氧化,用于测定总胆红素;在 pH4.5 的酸性条件下,BOD 仅能催化结合胆红素和大部分 δ-胆红素,而游离胆红素不被氧化,测定其含量即代表结合胆红素。

$$胆红素 + O_2 \xrightarrow{BOD} 胆绿素 + H_2O$$
$$胆绿素 + O_2 \longrightarrow 淡紫色化合物$$

【参考区间】

成人总胆红素:3.4~17.1 $\mu mol/L$。结合胆红素:0.6~0.8 $\mu mol/L$。非结合胆红素:1.7~10.2 $\mu mol/L$。结合胆红素/非结合胆红素:0.2~0.4。

【临床意义】

血清中过高浓度的胆红素可引起一系列的病理改变,但最近的观点认为胆红素是有效的内源性抗氧化剂,具有捕获自由基、保护脂质和脂蛋白免遭氧化的作用。临床对血清胆红素的测定,同时结合尿胆红素和尿胆原的测定,对于黄疸的诊断和鉴别诊断、病因分析、病情监测和指导治疗等有重要意义。

(1)判断有无黄疸和黄疸程度:血清总胆红素>17.1 $\mu mol/L$ 提示有黄疸,其中,17.1~34.2 $\mu mol/L$ 为隐性黄疸,>34.2 $\mu mol/L$ 为显性黄疸(34.2~171 $\mu mol/L$ 为轻度黄疸,171~342 $\mu mol/L$ 为中度黄疸,>342 $\mu mol/L$ 为重度黄疸)。

(2)协助鉴别黄疸类型:溶血性黄疸多为轻度黄疸,血清总胆红素多小于 85.5 $\mu mol/L$,非结合胆红素明显增高,结合胆红素/非结合胆红素<0.2;肝细胞性黄疸多为轻、中度黄疸,血清总胆红素为 17.1~171 $\mu mol/L$,结合胆红素与非结合胆红素均增加,结合胆红素/非结合胆红素为 0.2~0.5;梗阻性黄疸多为中、重度黄疸,结合胆红素明显增高,不完全梗阻为 171~342 $\mu mol/L$,完全梗阻多大于 342 $\mu mol/L$,结合胆红素/非结合胆红素>0.5。

(3)δ-胆红素测定意义:δ-胆红素不存在分子内氢键的影响,所以和结合胆红素一样可以直接与重氮试剂反应,δ-胆红素仅存在于高结合胆红素患者的血清中,因 δ-胆红素与白蛋白共价结合,相对分子质量大,不能从肾小球滤出,δ-胆红素半衰期与白蛋白一样为 15~19 天,因此在血液中滞留的时间较长,肝炎恢复期患者尿胆红素已消失,而血清结合胆红素仍很高。δ-胆红素可作为判断急性肝炎的恢复期、严重肝病预后的指标。①δ-胆红素与急性肝炎的恢复期密切相关:在恢复期,总胆红素显著下降(尤以结合胆红素下降明显),而 δ-胆红素由于半衰期长,下降缓慢,故 δ-胆红素相对百分比显著升高,最后达胆红素的 80%~90%,是急性肝炎恢复良好的指标。②判断预后:在严重肝衰竭(最终死亡的)患者中,血清 δ-胆红素/总胆红素常小于 35%,死亡前甚至降到 20%以下,而病情好转者则上升到 40%~70%,严重肝病患者 δ-胆红素/总胆红素持续或逐渐降低,提示患者预后不佳。

【评价】

(1)重氮盐改良 J-G 法:重氮试剂由等百分比浓度的亚硝酸钠和对氨基苯磺酸组成,试剂分开保存,使用前按 1:40 的体积比混合。用咖啡因试剂作为加速剂,也可用甲醇作为加速剂。本法为推荐的常规方法,其方法的线性范围较宽,在 342 $\mu mol/L$(200 mg/L)浓度下有较好的准确性和精确性,高浓度时准确性和精确性降低。因此,建议浓度过高时减少血样用量。该法有好的灵敏度,抗干扰能力较好。血红蛋白低于 1.0 g/L 无干扰。试剂中添加的防腐剂叠氮化钠会破坏重氮盐而干扰偶氮胆红素的生成。标本要避光、低温放置。胆红素标准品的保存、鉴定和配制是获得准确结果的前提。

(2)胆红素氧化酶:胆红素氧化酶相对分子质量为 52000,pI=4.1,该法测定的最适 pH 值为 8.0~8.2 的 Tris-HCl(100 mmol/L)缓冲液,最适温度为 40 ℃。加入阴离子表面活性剂,如胆酸钠或十二烷基磺酸钠可促使其氧化,提高反应的灵敏度。酶法测定时,对血样和试剂的消耗量少,特异性高,重复性好。不仅适合手工简便操作,也适合自动生化分析仪测定。对总胆红素测定时,有更宽的线性范围[0~513 $\mu mol/L$(0~300 mg/L)]。BOD 法测定总胆红素的准确性、精密度比重氮盐改良 J-G 法好。脂血使测定结果升高,溶血时结果偏高。测定结合胆红素时,线性范围在 0~342 $\mu mol/L$ 内。抗干扰能力强,如 Hb<1.5 g/L 不产生干扰。但在黄疸血和肝素抗凝的血浆中会出现浑浊。

（3）正常浓度的胆红素可具有防止低密度脂蛋白的氧化修饰而发挥抗动脉粥样硬化的作用。胆红素标本应避光、低温保存。

（二）胆汁酸

胆汁酸是胆固醇代谢的主要终产物，肝胆疾病时胆汁酸代谢紊乱，血清胆汁酸是反映肝实质损伤的重要指标，对肝病的诊断有重要价值。

【测定方法】

血清胆汁酸的测定方法有高效液相色谱法、放射免疫分析法、酶法等。酶法包括酶荧光法、酶比色法和酶循环法。其中酶比色法测定血清总胆汁酸（total bile acids，TBA）为临床常用方法。

酶比色法：3α-羟类固醇脱氢酶（3α-hydroxysteroid dehydrogenase，3α-HSD）可将 C_3 上的 α-位的羟基（3α-OH）脱氢生成羰基，同时氧化型的 NAD^+ 变成 NADH。随后，NADH 上的氢由黄递酶催化转移给硝基四氮唑蓝（INT），产生红色的甲臜。甲臜的产量与胆汁酸成正比，于 500 nm 波长处比色测定。

$$胆汁酸 + NAD^+ \xrightarrow{3\alpha\text{-}HSD} 3\text{-}氧代胆酸 + NADH$$

$$NADH + INT \xrightarrow{黄递酶} NAD^+ + 甲臜（红色）$$

【参考区间】

成人空腹 TBA：$0.14 \sim 9.66$ μmol/L。餐后 2 h TBA：$2.4 \sim 14.0$ μmol/L（酶比色法）。血清胆酸/鹅脱氧胆酸值：$0.5 \sim 1$。

【临床意义】

（1）空腹血清 TBA 测定

血清 TBA 增高见于：①肝细胞损害，如急性肝炎、慢性活动性肝炎、中毒性肝炎、肝硬化、肝癌及酒精性肝病时显著增高，尤其是肝硬化时 TBA 阳性率明显高于其他指标。受损的肝细胞不能有效摄取和排泌经肠道回吸收的胆汁酸，导致血中 TBA 增高，肝细胞受损情况与血清 TBA 呈正比关系。疑有肝病但其他生化检查指标正常或轻度异常的患者应予以血清 TBA 测定；②胆道梗阻，如胆石症、胆道肿瘤等肝内、外胆管梗阻时胆汁酸排泄受阻，血清 TBA 增高；③门脉分流，肠道中次级胆酸经分流的门脉进入体循环，使血清 TBA 增高；④生理性增高，进食后血清胆汁酸可一过性增高。

肠道疾病引起胆汁酸代谢异常时，可影响脂肪的消化吸收，轻者出现水样腹泻，重者则出现脂肪痢。

胆汁中胆固醇的溶解度取决于胆汁酸和卵磷脂的含量和三者的比例关系，当胆汁酸、卵磷脂浓度降低或胆固醇含量增高时，胆汁中部分胆固醇不能溶解于其中，以结晶形式析出，形成胆固醇结石。

（2）餐后 2 h 血清 TBA 测定：空腹时胆汁酸主要储存在胆囊中，大量胆汁酸在进餐后进入肠肝循环，肝脏摄取胆汁酸负荷加重。肝病患者血清胆汁酸在餐后升高较空腹时更明显。因此餐后 2 h 血清 TBA 测定优于空腹血清 TBA 测定。如餐后血清胆汁酸水平不升高，提示回肠部位病变或功能紊乱。

（3）血清胆酸/鹅脱氧胆酸（CA/CDCA）值：正常时肝脏降解 CA 较快，而肠吸收 CDCA 较多，因此血清 CA/CDCA 为 $0.5 \sim 1$。肝细胞损害时，主要表现为 CA 合成减少，而 CDCA 变化不大，因而 CA/CDCA 值降低，其降低程度与肝损害程度平行。梗阻性黄疸时，血清 CA 增高程度大于 CDCA，CA/CDCA>1.5。所以 CA/CDCA 值可作为肝实质病变与胆汁淤积性病变的鉴别指标。

【评价】

正常血清中 TBA 含量低，因此对检测方法灵敏度要求较高。酶比色法测定具有快速、简便、准确、可靠等优点，既可以手工操作，也可以在自动化仪器上进行。但该法试剂价格较贵，低浓度时重复性较差，对酶量的要求严格，以保证酶促反应在零级反应下进行，酶量不足易产生误差。此外，标准品的制备非常重要。常采用甘氨胆酸溶入小牛血清中制成冻干品。

三、肝细胞损伤酶的检测

肝脏是体内含酶最丰富的器官，肝细胞内含有多种高浓度的酶。肝细胞受损时，这些酶可渗漏到血液中。了解肝细胞内这些酶的组织定位和动态变化过程对不同类型肝胆疾病的诊断和治疗具有重要意义。能够反映肝细胞损伤和判断损伤程度的酶很多，目前临床上常用的有丙氨酸氨基转移酶、天冬氨酸氨基转移酶、γ-谷氨酰基转移酶、乳酸脱氢酶、谷氨酸脱氢酶等近 50 种。

（一）转氨酶

丙氨酸氨基转移酶（alanine aminotransferase，ALT）和天冬氨酸氨基转移酶（aspartate aminotransferase，AST）是两种最常用的反映肝细胞损伤和判断损伤程度的酶。详见第五章。

（二）谷氨酸脱氢酶

谷氨酸脱氢酶（glutamate dehydrogenase，GDH）能催化谷氨酸脱氢生成相应的亚氨基酮酸，后者自发水解生成 α-酮戊二酸。GDH 是一种别构蛋白，为六聚体结构，由 6 种相同的亚基组成，相对分子质量为 336000，半衰期为 16 h，存在于细胞线粒体基质中。GDH 是一种含锌的线粒体特异性酶，ADP 是该酶的活化剂，而金属离子（Ag^+、Hg^+）、金属螯合剂（如 EDTA）则抑制其活性。在正常人血清中 GDH 活力很低，以肝脏含量最高，其次为肾、胰、脑、小肠黏膜及心脏等。肝脏中的 GDH 浓度是心肌中的 17 倍，骨骼肌的 80 倍，胰腺的 28 倍。肝小叶中央区 GDH 内活力比肝小叶周围区高 1.7 倍，血清 GDH 可反映肝实质（尤其是小叶中央区）的坏死情况，其升高程度与线粒体损害程度相关。酒精性肝病时肝损害主要发生于肝中央小叶，因而血清 GDH 的测定可作为反映酒精性肝病的良好指标。

【测定方法】

常用方法为连续监测法检测。α-酮戊二酸与氨根离子在谷氨酸脱氢酶的催化下生成谷氨酸，同时 NADH 被氧化为 $NADP^+$，NADPH 在 340 nm 处有最大吸收峰，而 $NADP^+$ 在此波长下吸光度却最小，检测 NADPH 动态变化即可反应酶活性的高低。

$$NH_4^+ + \text{α-酮戊二酸} + NADPH \xrightarrow{\text{谷氨酸脱氢酶}} \text{谷氨酸} + NADP^+ + H_2O$$

【参考区间】

男性 0～8 U/L；女性 0～7 U/L（连续监测法，37 ℃）。

【临床意义】

GDH 主要存在于肝线粒体中，故可作为肝损害的特异性指标。因 GDH 是线粒体酶，集中分布在肝小叶的中央区域，在不侵犯线粒体的肝细胞损伤时 GDH 向外释放较少，血清中该酶活性多正常或轻度增高。当肝细胞坏死时，线粒体受损而释放出大量 GDH，血清中该酶活性显著增高。因此 GDH 是检测线粒体受损程度的指标，亦是肝实质损害的敏感指标。

谷氨酸脱氢酶活性升高见于：①卤烷中毒致肝细胞坏死时，GDH 升高可达参考区间上限的 10～20 倍；酒精中毒时，GDH 升高比其他指标敏感。②急性肝炎 GDH 升高程度不如 ALT 明显。③慢性肝炎 GDH 升高可达参考区间上限的 4～5 倍。④肝硬化 GDH 升高可达参考区间上限的 2 倍。⑤肝癌、胆汁淤积性黄疸 GDH 正常。

【评价】

连续监测法检测 GDH 时，可选用 NADPH，也可选用 NAPH，用 NADPH 取代 NADH，既可缩短反应时间，又能防止假阳性（因为血浆中有许多以 NADH 为辅酶的脱氢酶，用 NADH 时易产生副反应）。由于 GDH 的肝脏特异性，肝脏疾病尤其涉及肝细胞线粒体损害时其活性显著增高，常用来检查线粒体的受损程度，是肝实质损害的敏感指标。

（三）胆碱酯酶

胆碱酯酶（cholinesterase，ChE）是一类催化酰基胆碱水解的酶类，一种称为真性胆碱酯酶（true cholinesterase）或乙酰胆碱酯酶（acetylcholine esterase，AChE），存在于中枢神经灰质、神经节等处，主要作用是特异性水解神经递质乙酰胆碱，使其失活；另一种称为假性胆碱酯酶（pseudocholinesterase，PChE）或丁酰胆碱酯酶（butyrylcholinesterase），存在于中枢神经白质、血浆、肝、胰、肠系膜和子宫等处。肝病患者肝细胞受损，致使肝细胞合成 ChE 减少，ChE 活力明显下降。

【测定方法】

临床常规测定 ChE 主要有两种方法：一种是以乙酰胆碱为底物，利用 ChE 水解乙酰胆碱释放的乙酸使体系 pH 值降低，以溴酚蓝或间-硝基酚等作为指示剂进行比色测定。此法简便快速，适用于急诊有机

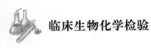

磷中毒的快速筛查,但准确度较差;另一种是以人工合成的底物测定胆碱衍生物的生成。丁酰硫代胆碱法和羟胺三氯化铁比色法都属于第二种方法。

(1) 丁酰硫代胆碱法:PChE 催化丁酰硫代胆碱水解产生丁酸和硫代胆碱,硫代胆碱与无色的 5-硫代-2-硝基苯甲酸(DTNB)反应,生黄色的 5-巯基-2-硝基苯甲酸(5-MNBA),可在 410 nm 处测吸光度。

$$丁酰硫代胆碱 \xrightarrow{PChE} 丁酸 + 硫代胆碱$$

$$硫代胆碱 + DTNB \longrightarrow 5\text{-}硫代硝基苯甲酸 + 2\text{-}硝基苯腙\text{-}5\text{-}巯基硫代胆碱(黄色)$$

(2) 羟胺三氯化铁比色法:血清胆碱酯酶催化乙酰胆碱水解成胆碱和乙酸。未被水解的剩余乙酰胆碱与碱性羟胺作用,生成乙酰羟胺。乙酰羟胺在酸性溶液中与高铁离子作用,形成棕色复合物。根据颜色深浅计算出剩余乙酰胆碱含量,根据剩余的乙酰胆碱量可以算出酶所水解的乙酰胆碱量。后者与血清中酶活力成正比。由此可与标准氯化乙酰胆碱溶液测定结果比较,计算出血清胆碱酯酶活力浓度单位。

$$乙酰胆碱 \xrightarrow{ChE} 胆碱 + 乙酸$$

$$剩余的乙酰胆碱 + 碱性羟胺 \longrightarrow 乙酰羟胺$$

$$乙酰羟胺 + Fe^{3+} \xrightarrow{H^+} 棕色复合物$$

【参考区间】

5000~12000 U/L(丁酰硫代胆碱法)。

【临床意义】

常用于肝损伤和有机磷中毒的诊断。

(1) 有机磷中毒:两种 ChE 活性均减低,因为有机磷与 ChE 活性中心结合,使其丧失催化能力。一般以 AChE 活力降低作为诊断依据:有急性接触史而无明显临床症状者,降至正常均值的 70%;ChE 活性在 50%~70% 为轻度中毒;30%~50% 为中度中毒;30% 以下为重度中毒。亚急性及慢性中毒,AChE 可降至零,而症状体征不明显或不严重,此时应结合病史及临床表现综合判断。

(2) 肝实质损害:肝脏具有合成胆碱酯酶的功能。肝实质性损伤时,ChE 合成降低;当肝功能恢复后,ChE 合成亦随之逐渐转为正常。如急、慢性肝炎,肝硬化,肝癌,肝脓肿等肝功能不全时,ChE 明显减低。

(3) 肾脏疾病(排泄障碍或合成亢进):脂肪肝、甲亢、糖尿病等可出现 ChE 的增高。

【评价】

(1) 丁酰硫代胆碱法是目前常用的方法,具有简便、快速,易于自动化等优点,但只能测定血清 ChE,而不能测定红细胞 AChE。

(2) 羟胺三氯化铁比色法要求全血必须充分抗凝,显色不稳定,室温超过 20 ℃时影响明显。

(四) 谷胱甘肽 S 转移酶

谷胱甘肽 S 转移酶(glutathione S-transferase,GST)及其同工酶是一组细胞内解毒酶,在保护细胞免于细胞毒性物质和致癌剂损伤方面具有重要的生理作用。GST 有两种主要生理功能。一是催化具有亲核位点的谷胱甘肽(GST)与多种亲电子物质、致癌物质以及一些亲脂性抗癌药物的结合而起到解毒作用,也可增加癌细胞对化疗药物的代谢能力,产生耐药性。因此,GST 在细胞解毒和代谢中起重要作用。二是与某些非底物性配体以非共价键和共价键形式结合,前者起运输作用,后者则为解毒的另一种形式。GST 在哺乳动物的肝脏含量尤为丰富,还微量存在于近曲小管、小肠黏膜、肾上腺皮质、睾丸和卵巢等组织中。肝细胞受损时,GST 释放到血液中,血清 GST 活性升高。

【测定方法】

GST 可以催化亲核性的谷胱甘肽与各种亲电子外源化学物的结合反应。分析 GST 活性常用的一个底物是 1-氯-2,4-二硝基苯(CDNB)与谷胱甘肽结合后生成 2,4-二硝基苯-谷胱甘肽复合物,该复合物在 340 nm 处有吸收峰,测定产物量可反映 GST 活性高低。

$$CDNB + 谷胱甘肽 \xrightarrow{GST} 2,4\text{-}二硝基苯\text{-}谷胱甘肽复合物$$

【参考区间】

(4.23±1.52) U/L(以谷胱甘肽和 1-氯-2,4-二硝基苯为底物)。

【临床意义】

GST 相对分子质量比转氨酶小,更易透过肝细胞膜,释放入血,无论是急性肝损伤还是慢性肝损伤,血清 GST 活性均显著升高。GST 是诊断早期肝细胞损伤敏感性高、特异性强的酶学指标。急性肝炎患者 GST 变化与 ALT 呈正相关。重型肝炎、慢活肝和轻型肝损伤时 GST 升高率显著高于 ALT 升高率,提示 GST 对反映肝损伤具有较好的敏感性和特异性。重型肝炎 GST 升高最明显,并显著高于其他各型肝病,提示该项指标可能有预测严重肝坏死的价值。

【评价】

诊断急性肝损伤的敏感性与 ALT 相近,诊断慢性肝炎、肝硬化和轻微肝损伤的敏感性优于 ALT,也可反映 ALT 不高的亚临床损伤,且 GST 的升高先于 ALT 出现,故 GST 是一项较理想的肝功能试验,同时对观察疗效、病情监测及预后判断均具有重要价值。

四、胆汁淤积标志物的检测

(一) 碱性磷酸酶

碱性磷酸酶(alkaline phosphatase,ALP)是在碱性条件下(最适 pH 值为 10 左右)能水解很多磷酸单酯化合物的酶。ALP 是一种含锌的糖蛋白,金属离子在维持酶分子结构的稳定性和酶的催化性能上是必不可少的组分。ALP 定位于细胞膜表面,广泛表达于肝、肾、胎盘、小肠、骨骼等机体各器官组织。血清中的 ALP 中主要来自肝脏和骨骼。在肝脏 ALP 中主要分布于肝细胞的血窦侧和毛细胆管侧的微绒毛上,经胆汁排入小肠;当胆汁排泄不畅、毛细胆管内压升高时,可诱发 ALP 产生增多,因而 ALP 也是胆汁淤积的酶学指标。生长期儿童血清中 ALP 多数来自成骨母细胞和生长中的软骨细胞,少量来自肝。

【测定方法】

ALP 测定方法较多。应用较多的方法有两种:一种是磷酸苯二钠比色法;另一种是连续监测法(磷酸对硝基苯酚法),它是 IFCC 推荐的参考方法。

(1) 磷酸苯二钠比色法:ALP 在碱性环境中作用于磷酸苯二钠,使之水解释放出酚和磷酸。酚在碱性溶液中与 4-氨基安替比林作用,经铁氰化钾氧化形成红色醌类化合物,根据红色深浅确定 ALP 的活力。

$$磷酸苯二钠 \xrightarrow{\text{ALP、OH}^-} 酚 + 磷酸$$

$$酚 + 4\text{-}氨基安替比林 \xrightarrow{\text{铁氰化钾、OH}^-} 红色醌类化合物$$

(2) 磷酸对硝基苯酚法:以磷酸对硝基酚(p-nitrophenyl phosphate,4-NPP)为底物,2-氨基-2-甲基-1-丙醇(2-amino-2-methyl-1-propanol,AMP)或二乙醇胺为磷酸基的受体。在碱性环境下,ALP 催化 4-NPP 水解产生游离的对硝基酚,对硝基酚(p-nitrophenol,4-NP)在碱性溶液中转变成黄色。根据 405 nm 处吸光度增高速率来计算 ALP 活性单位。

【参考区间】

成人 40~110 U/L(磷酸对硝基苯酚法);儿童<350 U/L(磷酸对硝基苯酚法)。

【临床意义】

ALP 检测主要用于骨骼、肝胆系统疾病等的诊断和鉴别诊断,尤其是胆道阻塞性疾病和黄疸的诊断和鉴别诊断。对于原因不明的高 ALP 血清水平,可测定其同工酶,明确其器官来源。

(1) 肝内、外胆道阻塞性疾病引起的胆汁淤积性疾病(如肝硬化、胆石症和肿瘤),其原因是胆汁排泄受阻,从胆道排泄的 ALP 逆流入血,同时诱发 ALP 合成和释放增多,血清 ALP 升高,可达参考区间上限的 5~20 倍,且 ALP 升高与胆红素平行。肝癌细胞合成并分泌 ALP 亢进,也是导致血清 ALP 升高的原因,可与胆红素、黄疸增加不平行。在肝细胞内 ALP 主要与肝细胞膜紧密结合而不易释放,因此肝炎等累及肝实质细胞的肝胆疾病,ALP 仅轻度升高,可达参考区间上限的 2~5 倍。

(2) 骨折、佝偻病、甲亢等原因所致骨损伤等,均可引起 ALP 活性升高,尤其是骨 ALP 同工酶的增高。骨 ALP、高分子 ALP 同工酶对恶性肿瘤骨转移或肝转移的阳性预示值较总 ALP 高,但这两类同工酶均不能用于鉴别恶性和非恶性的骨病或肝病。

(3) 妊娠 2 个月后及儿童生长发育期 ALP 增高。

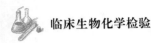

(4) 血清 ALP 活性降低较少见,主要见于呆小病、维生素 C 缺乏症。甲状腺功能低下、恶性贫血等也可见血清 ALP 下降。

【评价】

检测主要用于骨骼、肝胆系统疾等疾病的重要酶学指标。

(1) 磷酸苯二钠比色法:底物有酚则空白管显红色,此现象表明磷酸苯二钠已经开始分解,应弃去不用。铁氰化钾溶液中加入硼酸有稳定显色作用,该溶液应避光保存,如出现蓝绿色即应废弃。加入铁氰化钾溶液后必须立即混匀,否则显色不完全。黄疸血清及溶血血清应分别作对照管,一般血清标本可以共用对照管。但与磷酸对硝基酚连续监测法相比,准确度、精密度较低;操作比较烦琐,灵敏度低。

(2) 磷酸对硝基苯酚法:线性范围可达 500 U/L,批内 CV 为 2.06%~2.36%,批间 CV 为 2.74%。本法选用 4-NPP 和 AMP 缓冲液作基质具有以下优点:①4-NPP 易被 ALP 水解;②ALP 催化产物对硝基酚在反应 pH 值条件下几乎能达到最大呈色;③对硝基酚具有较高的摩尔吸光度;④AMP 缓冲液能充当磷酸受体,参与转磷酸基反应,对酶促反应有促进作用。以上优点决定了该法具有较高的灵敏度。故测定标本用量小,温育时间短。

(3) ALP 测定标本不能用 EDTA、枸橼酸盐等对 ALP 有抑制作用的抗凝剂;脂血可导致结果偏低,检测 ALP 应禁食 12 h 后空腹采血;溶血可导致测定结果假性偏低;血清(浆)胆红素浓度增高(胆红素>257 μmol/L)对 ALP 测定也有干扰作用。血清(或血浆)置于室温(20 ℃)3 天,ALP 活性下降 3%;置于 4~8 ℃ 1 周之内,ALP 活性稳定。

(二) γ-谷氨酰基转移酶

γ-谷氨酰基转移酶(L-γ-glutamyltransferase,γ-GT 或 GGT)是一种含巯基的线粒体酶。其作用是催化 γ-谷氨酰基从谷胱甘肽(GSH)或其他含 γ-谷氨酰基的物质中转移到其他合适的受体上,如氨基酸或多肽。该酶主要参与体内谷胱甘肽的代谢。GGT 分布于肾、胰、肺、肝、肠和前列腺等多种组织中,其中以肾脏含量最多。GGT 在细胞中有膜结合型(疏水型)和可溶型(亲水型)两种,其中可溶型存在于胞浆中,而膜结合型则主要结合在细胞膜上。红细胞中几乎无 GGT。血清中 GGT 主要来源于肝胆系统。肝脏中的 GGT 主要分布在肝细胞的毛细胆管内和整个胆管系统,部分 GGT 经胆汁排泄。因此肝内 GGT 合成增多或胆管系统病变及胆汁排泄受阻时,均可引起血清 GGT 增高。胚胎期肝细胞和新生儿肝细胞合成 GGT 能力最强;出生后肾 GGT 合成量大于肝。如果正常人肝脏 GGT 合成量明显增高(出现"返祖现象"),应考虑是否有肝脏恶性肿瘤的发生。血清中 GGT 主要来源于肝胆系统。

【测定方法】

GGT 的测定方法有两种:一种是连续监测法,是目前国内外多采用的方法;另一种是以重氮试剂为代表的比色法。

(1) 连续监测法:GGT 可催化 L-γ-谷氨酰基物质(如谷胱甘肽)上的 γ-谷氨酰基到双甘肽(如甘氨酰甘氨酸)上,产物 2-硝基-5-氨基苯甲酸盐为黄色,颜色深浅和增加速度反映酶活性高低。

$$\text{L-γ-谷氨酰基-3-羧基-4-硝基苯胺} + \text{甘氨酰甘氨酸} \xrightarrow{\text{GGT}} \text{L-γ-谷氨酰基甘氨酰甘氨酸} + \text{2-硝基-5-氨基苯甲酸盐(黄色)}$$

(2) 重氮反应比色法:GGT 以 L-γ-谷氨酰基-α-萘胺为底物,将 γ-谷氨酰基转移到双甘肽分子上,同时释放出游离的 α-萘胺,后者与重氮试剂反应,产生红色化合物。

【参考区间】

男性 11~50 U/L(连续监测法,37 ℃);女性 7~32 U/L(连续监测法,37 ℃)。

【临床意义】

(1) 胆道阻塞性疾病:如胆石症、胆道炎症、原发性胆汁性肝硬化和硬化性胆管炎等疾病,GGT 不仅阳性率高,而且升高明显,可高达 5~30 倍。主要原因可能是肝内、外胆汁淤积时,GGT 排泄受阻,随胆汁逆流入血。临床研究结果表明,GGT 升高程度:恶性阻塞>良性阻塞、肝外阻塞>肝内阻塞、黄疸型阻塞>非黄疸型阻塞。

(2) 肝占位性病变:如原发性肝癌和转移性肝肿瘤时 GGT 均可升高。主要原因是肝肿瘤细胞合成

GGT 增多,同时肝占位性病变可能使 GGT 排泄受阻,随胆汁逆流入血。转移性肝癌 GGT 增高占 90%,但特异性不强,不适宜做转移性肝癌的筛选试验,与 AFP、CEA 联合检测可提高肝癌诊断的灵敏度。肿瘤切除后 GGT 可下降,如下降后又升高,提示肝癌复发。

（3）肝实质疾病:急性肝炎时 GGT 轻、中度升高,常与 ALT 平行,但增高幅度低于 ALT,恢复期 GGT 可正常,但恢复至正常时间迟于 ALT;γ-GT 持续升高,提示发展为迁延性肝炎;在慢性肝炎活动期 GGT 升高,临床上常将 GGT 升高作为慢性肝炎活动性的标志。肝炎伴有胆汁淤积时 GGT 升高明显;稳定型肝硬化 GGT 可正常,进行性肝硬化 GGT 可轻、中度升高。GGT 升高程度:酒精性肝硬化＞胆汁性肝硬化＞肝炎后肝硬化;酒精性肝病,饮酒时,由于乙醇对肝细胞线粒体的诱导作用,可导致 GGT 活性升高,长期过量饮酒所致酒精性肝损害或酒精性肝硬化时,可见 GGT 明显升高;戒酒后 GGT 很快下降,GGT 可作为酒精性肝损伤及戒酒的监测指标。

（4）其他:GGT 升高还见于服用某些药物,长期接受巴比妥类药物、含雌激素的避孕药者也常有 GGT 的升高,但停药后可降至正常;脂肪肝、胰腺癌、胰腺炎、前列腺癌、急性心肌梗死、脏器移植排斥、糖尿病、脑瘤、脑出血等。

【评价】

GGT 是肝胆疾病的敏感指标,也是酒精性肝损伤的监测指标。但由于不同疾病之间 GGT 的活性有明显重叠,因此一般认为 GGT 测定缺乏特异性而不单独作为鉴别判断指标,而常与 ALT、ChE 等酶学指标联合检测,根据其酶谱变化为进一步鉴别诊断提供依据。

（1）连续监测法:国内外均推荐 L-γ-谷氨酰基-3-羧基-4-硝基苯胺法。甘氨酸对 GGT 反应有抑制作用,所用双甘肽制剂中甘氨酸含量应少于 0.1%。

（2）重氮比色法是以 L-γ-谷氨酰基-α-苯胺为供体底物,因溶解度低,测定时间长,试剂不稳定且有一定的致癌性,故影响了本法的推广使用。

（3）GGT 测定标本为血清或血浆（以肝素或 EDTA 抗凝;枸橼酸盐、草酸盐、氟化钠做抗凝剂可导致测定结果偏低）;应避免标本溶血（血红蛋白≥2 g/L 时,可使 GGT 活性减低）。血清标本置于室温（20 ℃）可稳定 1 周。

（三）5′-核苷酸酶

5′-核苷酸酶（5′-nucleotidase,5′-NT）广泛存在于肝、胆、肠、脑、胰等组织中,是一种特殊的磷酸单酯水解酶,能特异性地催化核苷 5′-磷酸酯和次黄嘌呤核苷酸。该酶最适 pH 值为 6.6～7.0,受 Mg^{2+} 或 Mn^{2+} 激活,被 Ni^{2+} 所抑制。目前,在哺乳动物中已发现多种 5′-核苷酸酶,在肝脏 5′-核苷酸酶位于胆小管和窦状隙面肝细胞膜内。血中 5′-核苷酸酶活性增高多因肝胆梗阻性疾病引起。ALP 增高而 5′-核苷酸酶正常时,则多为骨组织疾病。对肝细胞损伤性疾病的诊断 5′-核苷酸酶较 ALT 敏感性低,而小儿肝病时 5′-核苷酸酶敏感性高于 ALT。

【测定方法】

5′-核苷酸酶检测方法有多种,目前连续监测法应用较多,国内曾使用钼蓝显色法。连续监测法的原理如下:

$$一磷酸腺苷 + H_2O \xrightarrow{5'\text{-}核苷酸酶} 腺苷 + P_i$$

$$腺苷 + H_2O \xrightarrow{腺苷脱氨酶} 次腺苷 + NH_3$$

$$NH_3 + \alpha\text{-}酮戊二酸 + NADH \xrightarrow{谷氨酸脱氢酶} L\text{-}谷氨酸 + NAD^+$$

在波长 340 nm 处监测吸光度下降速率,计算出 5′-核苷酸酶活性。

【参考区间】

0～11 U/L（连续监测法,37 ℃）;2～17 U/L（钼蓝显色法）。

【临床意义】

（1）5′-核苷酸酶活性增高常见于原发性和转移性肝癌、慢性肝炎、肝硬化、病毒性肝炎、胆结石、胆囊炎等,其活性增高可达 2～6 倍,且与病情严重程度呈正相关。

（2）5′-核苷酸酶是诊断肝及消化道肿瘤非常灵敏的酶学指标，在病变早期，肝功能和肝影像学等检查阴性时本酶活性已明显增高，可提高 AFP 阴性肝癌的检出率。

（3）5′-核苷酸酶在骨骼系统疾病中一般不升高，联合 ALP 检测可协助诊断是肝胆系统疾病还是骨骼系统疾病。

（4）有助于鉴别诊断肝细胞性黄疸和阻塞性黄疸，后者 5′-核苷酸酶明显高于前者。

此外，5′-核苷酸酶还在肺癌、白血病、乳腺癌等疾病中具有重要的诊断价值。

【评价】

5′-核苷酸酶与 ALP 相似，但骨骼疾病时 ALP 升高，5′-核苷酸酶不升高。5-核苷酸酶测定标本为血清，4 ℃储存稳定 1 天，−20 ℃稳定数月，由于红细胞内含有大量的 5′-核苷酸酶，因此溶血会使测定结果升高。

（四）脂蛋白 X

脂蛋白 X(lipoprotein X，LP-X)，又称阻塞性脂蛋白 X，为胆汁淤积时出现的大颗粒的异常脂蛋白，存在于低密度脂蛋白中，它的生成和胆汁中的卵磷脂反流有关，其组成为蛋白质占 6%，磷脂占 66%，游离胆固醇占 22%，胆固醇酯占 3%，甘油三酯占 3%，是胆汁淤积的具有重要诊断意义的灵敏的生化指标。其敏感性及特异性优于总胆红素、ALP 和 γ-GT。可用于鉴别胆道阻塞类型，肝外性阻塞时高于肝内性阻塞，恶性阻塞高于良性阻塞。通常其含量高于 2000 mg/L 提示为肝外性阻塞。脂蛋白 X 是阻塞性黄疸患者血清中的一种异常的低密度脂蛋白。

【测定方法】

脂蛋白 X(LP-X)测定方法有免疫比浊法、电泳法、化学沉淀分离法、乙醚提取测磷法，原理为用乙醚提取 LP-X，经强酸消化后测定 LP-X 中所含磷脂的无机磷，再利用常数计算出 LP-X 的含量。

【参考区间】

0～90 mg/L(乙醚提取测磷法)。

【临床意义】

LP-X 活性升高常见于以下情形。①肝胆疾病：凡能引起胆汁淤积的疾病如肝外胆道阻塞、先天性胆道闭锁不全、胆结石、肝炎伴胆汁淤积、原发性胆汁性肝硬化、肝肿瘤，脂肪肝伴胆汁淤积、药源性肝损害伴胆汁淤积及其他类型的肝内胆汁淤积均可出现 LP-X 阳性，肝炎急性初期也可呈阳性。血清 LP-X 的测定有利于黄疸的鉴别，一般来说，血中 LP-X＞2000 mg/L 多提示肝外胆道阻塞性黄疸；＜2000 mg/L 多为胆汁淤积性黄疸。肝细胞性黄疸时 LP-X 一般正常。②其他疾病：如家族性磷脂酰胆碱胆固醇酰基转换酶(LCAT)缺乏者。

【评价】

测定血清 LP-X 对鉴别黄疸有帮助，可了解胆汁淤积的严重程度。

五、肝脏纤维化标志物的检测

（一）单胺氧化酶

单胺氧化酶(monoamine oxidase，MAO)又称赖氨酰氧化酶，是一种主要作用于—CH_2—NH_2 基团，催化各种单胺类物质氧化脱氢的含铜酶，分布于肝、胃、脑等组织的线粒体中，参加体内胺类代谢。分布于结缔组织中的 MAO 是一种细胞外酶，对结缔组织的胶原纤维生成起重要作用。肝硬化时，纤维化现象十分活跃，MAO 活性明显升高。而在急性肝病时由于肝细胞坏死少，纤维化现象不明显，MAO 活性正常或轻度上升；急性肝坏死由于肝细胞中线粒体破坏，其中 MAO 进入血清，血清中 MAO 活性明显升高。

【测定方法】

MAO 的测定方法较多，有分光光度法、荧光法及免疫抑制法，临床上一般以分光光度法最为常用。MAO 可作用于多种底物，而国内多用苄胺和对苯甲胺-β-偶氮萘酚为底物。也可应用 MAO 催化胺类(如丙烯胺)释放出的 H_2O_2 氧化发色剂，如 10-N-甲基氨基甲酰基-3,7-二甲氨基-10-氢-吩噻嗪(MCDP)进行测定。

(1) MCDP 比色法：MAO 氧化苄胺产生过氧化氢，过氧化氢在过氧化物酶存在下与 MCDP 作用生成有色的亚甲蓝，于 660 nm 处比色测定，计算 MAO 的浓度。

$$丙烯胺 + O_2 + H_2O_2 \xrightarrow{MAO} 丙烯醛 + NH_3 + H_2O_2$$

$$H_2O_2 + MCDP \xrightarrow{POD} 亚甲蓝$$

(2) 连速监测法：该方法是根据产物氨建立起来的谷氨酸脱氢酶偶联速率法。通过 MAO 催化苄胺生成氨，氨在 α-酮戊二酸、NADPH 和谷氨酸脱氢酶的存在下生成谷氨酸，同时 NADPH 还原成 NADP$^+$，引起 340 nm 处吸光度的下降，通过监测其下降的速率即可得出样本中 MAO 的活性。

【参考区间】

0.4～0.8 U/L（MCDP 比色法）；12～40 U/mL（连续监测法）。

【临床意义】

(1) 血清 MAO 活性能反映纤维化的程度，对诊断肝硬化有重要参考价值。80% 的肝硬化患者血清 MAO 活性升高，最高可达正常上限的 2 倍。

(2) 各种急性肝炎血清 MAO 活性多正常，但急性坏死型肝炎时，因肝细胞的大量坏死，线粒体释放大量的 MAO，使其活性明显升高。

(3) 糖尿病可因合并脂肪肝、充血性心力衰竭，由于肝淤血而继发肝纤维化，使血清 MAO 活性升高。另外，甲亢、肢端肥大症时，血清 MAO 活性也可出现程度不同的升高。

(4) MAO 为主要的神经细胞内生物胺降解酶，参与多余胺类的处理。因此，阿尔茨海默病、帕金森病和抑郁症患者血清和脑内 MAO 活性可明显升高。

【评价】

(1) MCDP 比色法：需要加入终止液后测定，不宜于大批量标本的检测，而且 MCDP 见光易分解。

(2) 连续检测法：此方法快捷、操作简单、适合自动化分析，可减少人为误差，具有良好的准确度与精密度，适合大多数临床实验室应用。

(二) 脯氨酸羟化酶

脯氨酸羟化酶（prolyl hydroxylase，PH）是胶原纤维合成酶，能将胶原 α-肽链上的脯氨酸羟化为羟脯氨酸。当肝纤维化时，肝脏胶原纤维合成亢进，血清中 PH 增高。

【测定方法】

RIA 法和 EIA 法检测。

【参考区间】

RIA 法：20.8～58.2 μg/L。

【临床意义】 血清脯氨酸羟化酶明显升高可见于肝纤维化患者。此酶在急性肝炎、慢性非活动性肝炎者仅 50% 升高；而在慢性活动性肝炎、肝硬化则 100% 升高；原发性肝癌轻度升高，而转移性肝癌多数正常；酒精性肝病亦升高，如病情继续发展则继续升高。

【评价】 PH 活性可反映肝纤维化的状态，其活性与肝纤维化程度平行，是良好的肝纤维化诊断指标，对了解慢性肝病的病理过程、疗效和预后判断有重要参考价值。

(三) Ⅲ型前胶原末端肽

Ⅲ型前胶原末端肽（amino terminal of procollagen type Ⅲ peptide，PⅢP）是Ⅲ型前胶原在转为Ⅲ型胶原时在细胞外被肽酶切下氨基酸末端肽并释放入血。肝纤维化早期以Ⅲ型胶原增加为主，故血清中 PⅢP 水平增高代表Ⅲ型胶原合成代谢旺盛，对肝纤维化的早期诊断很有意义。

【测定方法】

RIA 和 EIA 法检测。

【参考区间】

41～163 ng/mL。

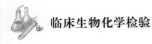

【临床意义】

血清 PⅢP 增高,对肝病而言,提示活动性肝纤维化。血中 PⅢP 除由肾脏排泄外,肝窦内皮细胞也摄取,因此当急性肝炎、慢性活动性肝炎、乙醇性肝硬化和肝功能损伤时,血清 PⅢP 可增高。另外,血清 PⅢP 水平随年龄变化较大,在儿童至青少年期,由于发育期蛋白质合成旺盛,血清中 PⅢP 明显增高。肝炎患儿与健康儿童的血清没有明显差异,无诊断价值。

【评价】

血清 PⅢP 是肝纤维化的重要标志物。PⅢP 随儿童年龄增长而有所升高,对于诊断儿童肝疾病无意义。

（四）Ⅳ型胶原及其分解片段

Ⅳ型胶原(collagen type Ⅳ,CⅣ)是构成基底膜的主要成分。肝纤维化时肝内 CⅣ 合成增多并大量沉积,导致肝窦的毛细血管化。组织中 CⅣ 由主三股螺旋区(TH)、其氨基酸端的四聚体(7S 胶原)和羧基端的二聚体(NC$_1$)组成网状结构。测定血清中 7S 胶原、NC$_1$ 和 TH 含量,能反映基底膜胶原降解的情况,但降解的增加常伴有更多的再合成。因此这 3 项指标检测可反映基底膜胶原更新率。

【测定方法】

ELISA 及 RIA 法检测。

【参考区间】

13～74 ng/mL。

【临床意义】

（1）血清 CⅣ 水平可以反映肝纤维化的程度及活动度:急性肝炎时,虽然有肝细胞严重受损,但无结缔组织增生,故血清 CⅣ 水平无明显增加。慢性肝炎、肝硬化等患者血清Ⅳ型胶原水平增高。

（2）用药疗效和预后判断:慢性丙型肝炎时,血清 CⅣ 不仅可以作为评价肝纤维化程度的一个重要指标,还可预测干扰素、抗丙型肝炎病毒抗体的疗效。干扰素的疗效与血清 CⅣ 水平、丙型肝炎病毒基因型相关,血清 CⅣ 大于 20 μg/L 时,干扰素治疗无效。

（3）其他:甲状腺功能亢进、中晚期糖尿病和硬皮病等与基底膜相关的疾病血清 CⅣ 升高。

【评价】

有研究表明在肝纤维化早期即可检测出 7S 升高,7S 和 NC$_1$ 含量在反映肝纤维化和肝细胞坏死方面优于 PⅢP。

第三节　常见肝胆疾病的实验诊断

一、急性肝炎

急性肝炎(acute hepatitis,AH)分为急性黄疸型肝炎和急性无黄疸型肝炎。急性黄疸型肝炎病程的阶段性较为明显,多见于甲型肝炎和戊型肝炎。急性无黄疸型肝炎是一种轻型肝炎,可发生任一型病毒性肝炎。引起急性肝炎的因素常见的有感染(如病毒性肝炎)、中毒(药物及化学毒物)和乙醇等。

（一）主要化学病理改变

1. 急性肝炎的代谢紊乱

急性肝炎时,由于肝功能的急性损害,会导致多种物质的代谢紊乱,包括以下方面。①胆红素代谢紊乱:肝细胞受损,肝细胞对胆汁的摄取和分泌功能下降,再加上肝胆红素葡萄糖醛酸转移酶功能受损,使未结合胆红素不能转化为结合胆红素,故不能及时被排出体外。②糖代谢紊乱:肝糖原合成减少,机体内糖原储备下降,机体能量储备减少。③蛋白质代谢紊乱:肝功能受到严重损害时,蛋白质的合成功能受到影响,出现低蛋白血症。④脂代谢紊乱:急性肝炎,肝功能尚能代偿时,多无明显脂代谢异常。

2. 血清酶学改变

急性肝炎时,根据肝细胞是否受损和严重程度,胞浆和线粒体中某些含量丰富的酶类会不同程度地释放入血,使血清酶活性升高。比较常见的有 ALT、AST、ALP 和 GGT 等。

(二)实验室检查及评价

1. 血清酶

以血清 ALT 最为常用。各型急性肝炎在黄疸出现前 3 周,ALT 即开始升高,直至黄疸消退后 2~4 周才恢复正常。重型肝炎患者若黄疸迅速加深而 ALT 反而下降,提示肝细胞大量坏死。AST 的意义与 ALT 相同,但特异性较 ALT 低,检测 AST 同工酶可反映肝细胞受损的严重程度。血清 ALP 显著升高有利于肝外梗阻型黄疸的诊断和肝细胞型黄疸的鉴别。

2. 血清和尿胆色素

急性肝炎早期尿中尿胆原增加,黄疸期尿胆红素和尿胆原均增加,淤胆型肝炎时尿胆红素呈强阳性而尿胆原可阴性。黄疸型肝炎血清 CB 和 UCB 均升高,但前者幅度高于后者。

3. 凝血酶原时间(PT)

凝血酶原主要由肝合成,肝病时 PT 长短与肝损害程度呈正相关。

4. 血氨浓度

血氨浓度升高提示肝性脑病,但血氨浓度升高与急性肝炎的发生无必然联系。

二、慢性肝炎

慢性肝炎(chronic hepatitis,CH)是指由不同病因引起的,病程至少持续 6 个月的肝脏坏死和炎症。临床上可有相应的症状、体征和肝生化功能检查异常,但也可无明显的临床症状,仅肝组织学有坏死和炎症。病情呈波动性或持续性,如不给予适当的治疗,部分患者可进展为肝纤维化和肝硬化。

(一)主要化学病理改变

在慢性肝炎时,肝细胞蛋白合成代谢减低,由于病程较长,肝脏合成白蛋白能力降低。α_1-球蛋白、α_2-球蛋白和 β-球蛋白是在肝脏内皮系统合成的;γ-球蛋白由淋巴系统产生,所以,在慢性肝炎时,A/G 会发生变化。白蛋白降低明显,A/G 减小甚至倒置。此外,一些酶的合成也改变,如鸟氨酸氨,甲酰基转移酶、腺苷脱氨酶等的活性在慢性肝细胞损伤时可以增高;而 GGT、磷脂酰胆碱-胆固醇酰基转移酶、胆碱酯酶活性则在慢性肝病时因酶合成减少而降低。上述酶活性的改变也会影响机体的正常代谢。

(二)实验室检查及评价

1. 转氨酶

大多数慢性肝炎患者发病时 ALT 和 AST 水平升高,当疾病减轻或治疗有效时降至参考区间。长期的 ALT 或 AST 升高可反映疾病的严重程度,具有预后价值。AST 升高分类如下:轻度升高在参考区间 3 倍以下(或<100 U/L);中度升高,为参考区间的 3~10 倍(或 100~100 U/L);重度升高,大于参考区间的 10 倍(或>400 U/L)。转氨酶作为评价慢性肝炎分级的可靠性还需要进一步研究。

2. 其他血清酶学检查

如 ALP 和 GGT 在患慢性肝炎往往正常或者轻度升高,但在患肝硬化和疾病恶化时除外。GGT 在反映慢性肝细胞损伤及其病变活动时较转氨酶敏感。GGT 存在于肝细胞微粒体中,当慢性肝病有活动性病变时,诱导微粒体 GGT 合成增加。在急性肝炎恢复期 ALT 活性已正常,如发现 GGT 活性持续升高,提示肝炎慢性化;慢性肝炎即使 ALT 正常,如 GGT 持续不降,在排除胆道疾病情况下,提示病变仍在活动;慢性持续性肝炎 GGT 轻度增高;慢性活动性肝炎 GGT 明显增高;肝细胞严重损伤,微粒体破坏时,GGT 合成减少,故重症肝炎晚期或肝硬化时 GGT 反而降低。

3. 白蛋白和 A/G 值

在慢性肝炎时,Alb 降低明显、A/G 值倒置,这是慢性肝炎的重要特性。γ-球蛋白增高的程度可评价慢性肝病的演变及预后,慢性持续性肝炎的 γ-球蛋白正常或基本正常,慢性活动性肝炎及早期肝硬化时

γ-球蛋白呈轻、中度升高,若 γ-球蛋白增高达 40% 时提示预后不佳。

三、酒精性肝病

酒精性肝病(alcoholic liver disease,ALD)是由过度饮酒,特别是长期过度饮酒引起的肝脏损害。临床病理学可分为酒精性脂肪肝(alcoholic fatty liver,AFL)、酒精性肝炎(alcoholic hepatitis,AH)、酒精性肝纤维化(alcoholic liver cirrhosis,AC)。部分患者可在酒精性肝硬化的基础上演变为肝细胞癌(hepatocellular carcinoma,HCC)。在欧美等国家多见,近年来我国酒精性肝病发病率逐年上升,已成为仅次于病毒性肝炎而居第 2 位的肝脏疾病。

(一)主要化学病理改变

可能由于乙醇直接损伤、乙醇本身代谢影响肝细胞物质代谢平衡及代谢中间产物对细胞产生毒性效应所致。

1. 乙醛

乙醛是乙醇在肝内代谢的重要中间产物,对机体产生毒性作用,并产生系列化学病理改变。①乙醛可使肝细胞线粒体损伤,使呼吸链和脂肪酸氧化的能力降低;同时降低线粒体的乙醇代谢率,导致乙醛浓度再次上升,线粒体功能的进一步削弱,呼吸链和脂肪酸氧化的能力进一步降低形成恶性循环。②乙醛可与儿茶酚胺缩合形成四氢异喹啉,后者与吗啡前体物质结构类似,可能是成瘾的原因。③乙醛可使 5-羟色胺代谢障碍,结果产生具有幻觉作用的四氢-β-咔啉,可引起酒后的各种精神障碍。④具有使内源性儿茶酚胺释放的刺激交感神经的作用,可能是引起乙醇性心肌病的一个原因。⑤对肝和脑的辅酶 A 活性具有抑制作用,还能抑制脑内 Na^+-K^+-ATP 酶活性。⑥是慢性饮酒者维生素 B_6 缺乏的重要原因。⑦能引起乙醇戒断症状等。

2. 乳酸性酸中毒

乙醇经乙醇脱氢酶催化生成乙醛,再通过乙醛脱氢酶氧化生成乙酸。在上述生化反应中产生大量 H^+,将 NAD^+ 还原为 NADH,导致 $NADH/NAD^+$ 值增加,进而产生一系列代谢紊乱。如丙酮酸被增多的 NADH 还原成乳酸,易导致乳酸性酸中毒。

3. 糖、蛋白质、水、电解质、维生素 D 及药物代谢的紊乱

过量的乙醇在机体内还可引起乙醇性低血糖、蛋白质代谢障碍、水及电解质平衡紊乱、维生素代谢及药物代谢紊乱等,见表 13-4。

表 13-4　乙醇引起的代谢紊乱及原因

类　　型	发 病 原 因
乙醇性低血糖	与 NADH 增高、糖的分解代谢、脂肪酸氧化及三羧酸循环等过程发生障碍有关。乙醇抑制糖异生反应,加之饮酒者摄食不足,造成肝糖原储备减低
蛋白质代谢障碍	乙醇抑制某些蛋白质的分泌与合成,刺激胶原合成,促进肝纤维化
水、电解质平衡紊乱	酒后垂体抗利尿激素分泌受抑制,利尿作用增强,并伴有脱水症状,血清中各种电解质因脱水而浓缩。乙醇代谢引起的乳酸、乙酸、酮体等增加,血 pH 值降低,碳酸氢盐减少,有酸中毒倾向
对维生素代谢的影响	因维生素摄取不足,肝中的 25-羟化作用减低,可导致血清中活性维生素 D 水平降低。肝储存维生素 A 能力降低,易患肝病夜盲症
对药物代谢的影响	乙醇对药物的代谢(诱导或抑制肝药酶)有协同或拮抗两方面的作用,它既可加强药物的毒性又可降低药效

(二)实验室检查和评价

1. 转氨酶

酒精性肝病时,AST 及 ALT 一般仅轻度升高,乙醇的毒性作用使肝细胞线粒体受损,mAST 释放入血,使血清 mAST 升高,因此酒精性肝病时以 AST 升高更明显,AST/ALT 值多在 2~5。AST/ALT>2.56 对诊断酒精性肝病的特异度为 51.8%,灵敏度为 52.5%。

2. γ-谷氨酰基转移酶

乙醇是肝细胞线粒体酶的诱导剂,慢性长期饮酒能使肝细胞合成 GGT 的能力增强,肝细胞释放 GGT 增多;戒酒后 GGT 迅速下降,但慢性酒精性肝硬化时不能降至正常。如果再次饮酒,血浆 GGT 浓度又迅速升高。GGT 诊断酒精性肝病的敏感性较高,但特异性不高。69%的慢性酒精中毒患者 GGT 升高,且增高程度较 AST 显著,禁酒后 GGT 可很快下降甚至恢复正常,此与非酒精性肝损伤引起的 GGT 升高不同,可以此鉴别。

3. 谷氨酸脱氢酶

GDH 是一种仅存在于线粒体内的酶,肝脏的 GDH 主要分布于肝小叶中央区肝细胞的线粒体中。酒精性中毒伴肝细胞坏死时,GDH 的增高比其他指标敏感。但应注意区别,因为其他原因引起的慢性肝炎和肝硬化时引起的肝损伤也可导致 GDH 升高。

4. 血清糖缺陷转铁蛋白

血清糖缺陷转铁蛋白(carbohydrate deficient transferrin,CDT)是诊断 ALD 较好的一个指标。转铁蛋白在肝脏中合成并糖化,而乙醛可抑制转铁蛋白糖化产生 CDT。长期饮酒者 CDT 可占总转铁蛋白(TRF)的 5%~10%,CDT 与 TRF 比值增大。血清 CDT 检测为当前诊断长期饮酒的最佳实验室指标,其灵敏度达 60%~90%,特异度达 90%以上。CDT 在血清中的半衰期为 16 天,无肝病的嗜酒者禁酒后 2~3 周血清 CDT 可降至正常水平,可用于戒酒者的随访。

5. 血清胆红素和凝血酶原时间

血清胆红素和凝血酶原时间可用于评价酒精性肝炎的严重程度,现常用指标为 Maddrey 判别函数(discriminant function,DF),即 4.6×(凝血酶原时间-对照值)+血清总胆红素(mg/dL),当 DF>32 时,提示近期死亡率为 50%。

此外,严重 ALD 患者可有血清胆红素水平升高、白蛋白水平下降、A/G 值下降甚至倒置和胆碱酯酶活性下降,还可有高血糖、高血脂、高尿酸、低钾、低镁和低磷等电解质紊乱等非特异性生化代谢异常。

四、胆汁淤积性疾病

胆汁淤积是指由于肝内或者肝外原因导致胆流障碍,胆汁的成分不能正常地流入十二指肠,从而返流入循环血液,造成一系列病理生理改变。胆汁淤积在临床上往往有黄疸、皮肤瘙痒、尿色深、粪便颜色变浅和肝肿大等症状。引起胆汁淤积的病因,一般可分为肝内胆汁淤积和肝外胆汁淤积两类,但有时可有交叉,例如,原发性硬化性胆管炎可同时有肝外和肝内部分的病变,胆道结石虽以肝外为主,但有时可合并肝内胆管结石。血液生化检查可有胆汁酸、脂质、碱性磷酸酶和 5′-核苷酸酶等明显升高。肝脏组织病理学可见肝细胞有淤胆和羽毛状变性,毛细胆管扩张和胆栓形成等改变。

(一)主要化学病理改变

1. 高胆红素血症

肝细胞在胆红素摄取、转化和排泄过程中发挥重要作用,胆汁淤积致胆流障碍可引起血清胆红素升高,以直接胆红素升高为主。

2. 血清酶学改变

GGT 升高,主要原因可能是胆汁淤积时,GGT 排泄受阻,随胆汁逆流入血。

3. 物质代谢紊乱

慢性胆汁淤积脂质显著增高,特别是磷脂和总胆固醇。中性脂肪则为轻度增加,当肝病发展到晚期时,由于肝功能衰竭,肝脏合成磷脂和胆固醇减少,浓度降低。低密度脂蛋白升高,而高密度脂蛋白降低。胆汁淤积的肝脏分泌一些不寻常的脂蛋白,与血浆卵磷脂胆固醇酰基转移酶活力低下有关,如 LP-X。急性胆汁淤积时血清白蛋白和球蛋白水平正常,但是慢性胆汁淤积时白蛋白随着病情的进展逐渐降低。

(二)实验室检查及评价

1. 血清胆红素

特别是结合胆红素明显升高。

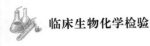

2. 血清酶学检查

血清 ALP 常高于正常值的 3 倍或以上。5′-核苷酸酶和 GGT 均有不同程度的增高。ALT 和 AST 轻度或中度增高。

3. 脂蛋白 X 和血清脂蛋白

在肝内和肝外胆汁淤积时均增高,具有鉴别诊断价值。与胆红素和碱性磷酸酶相比较,LP-X 出现较早,特异度高,它的测定不仅有助于阻塞性黄疸的诊断,而且对肝内、肝外阻塞的鉴别诊断、估计胆汁淤积的严重程度以及良性和恶性胆汁淤积的鉴别诊断均有重要帮助。肝内和肝外阻塞性黄疸患者 LP-X 几乎全部阳性,肝外胆道梗阻比肝内胆管阻塞引起的胆汁淤积程度更严重,一般认为肝内外的鉴别值为>2000 mg/L,大于这个值为肝外胆道阻塞,相反小于此值者为肝内胆管阻塞;完全阻塞明显高于非完全阻塞;恶性胆汁淤积时血清 LP-X 明显高于良性胆汁淤积时。无胆汁淤积的肝病患者则极少阳性,肝外其他疾病均为阴性。LP-X 的测定常与其他肝功能检查项目同时进行,以提高临床应用价值。

五、病例分析

【病史】男,62 岁。反复腹胀、腹泻 3 年、双下肢水肿 1 周。3 年前无明显诱因逐渐出现腹胀、腹泻,伴疲乏无力、食欲减退、恶心,间有呕吐胃内容物,多在进食后加重。曾到当地医院就诊,实验室检查"HbsAg(+)及 ALT 增高",按"慢性乙型病毒性肝炎"治疗后,症状有所缓解。之后时有反复,未定期复诊及治疗。近 3 月来无明显诱因出现牙龈及鼻出血。1 周前饮酒后出现双下肢水肿,巩膜黄染,尿呈浓茶样,腹胀逐渐加重,自觉腹围明显增加。为进一步明确诊断及治疗,来我院门诊,以"肝硬化"收入我科。患者发病以来,饮食、睡眠较差,大便 3～4 次/日,便稀溏,小便量少,1 年来体重共下降 5 kg。无长期饮酒史,无疫区疫水接触史。父母、子女、妻子均无相关病史。体格检查:BP 135/70 mmHg。营养不良,面色黧黑,神志清楚。巩膜黄染,有肝掌,面颈部出现蜘蛛痣,双侧乳房轻度隆起及压痛。腹部膨隆呈蛙腹,全腹软,腹壁静脉曲张,无压痛及反跳痛,移动性浊音阳性,脐疝,脾大,未触及肝脏。双下肢呈中度凹陷性水肿。

【实验室检查】

(1) 血常规:RBC 2.0×10^{12} / L;WBC 1.9×10^9/L;PLT 60×10^9/L;中性杆状核粒细胞 3%;中性分叶核粒细胞 60%;淋巴细胞 30%。

(2) 尿常规:BIL(+);URO(+)。

(3) 大便常规:粪便隐血试验(+)。

(4) 血清生化检查:ALT 230 U/L;AST 350 U/L;γ-GT 70 U/L;LD 420 U/L;TP 55 g/L;A 20 g/L;G 33 g/L;A/G 0.60;TB 80 μmol/L;CB 48 μmol/L;UCB 36 μmol/L;PT 18 s;血氨 45 μmol/L;ALP 125 U/L;AFP 78 μg/L;MAO 23 U/L;ChE 15 U/L;血糖 3.0 mmol/L。

(5) 血清病毒学检查:HBsAg(+);HBeAg(-);抗 HBs(-);抗 HBe(+);抗 HBc(+)。

(6) 辅助检查:超声波检查示肝包膜紧张,肝脏缩小,表面欠光滑,有大小不等的结节,肝实质回声不均匀,门静脉直径增宽,脾肿大;胃镜检查示胃镜下可见食管胃底静脉曲张。

【临床诊断】

(1) 慢性乙型病毒性肝炎。

(2) 肝炎后肝硬化(失代偿期)。

【诊断依据】

(1) 患者,老年,男性,有多年乙肝病史,随病情发展出现肝功能减退和门静脉高压的相关症状和体征。

(2) 检查:血常规示红细胞、白细胞和血小板下降;大便隐血阳性;乙肝三对提示"小三阳";生化检查示肝功能减退;B超提示肝硬化、门脉高压;胃镜见食管胃底静脉曲张。

本章小结

　　肝脏是人体最大的多功能实质性器官,几乎参与一切物质代谢,有"物质代谢中枢"之称。在机体的物质代谢、分泌与排泄和生物转化以及调节和维持内环境稳定等方面具有极其重要的作用。当肝细胞损害或胆管系统受阻时,体内众多物质的生物化学反应将受到不同程度的影响,进而引起相应的病理生理改变和功能障碍。目前尚无一种理想的能够完整和特异性反映肝功能全貌的肝功能检查方法。临床上可根据肝脏的合成、排泄和代谢的基本功能和肝胆疾病的标志如肝细胞损伤、胆汁淤积、肝纤维化等筛选并组合相应灵敏且特异的实验室项目检测。同时结合临床综合分析判断,为临床提供有价值的信息。

（郝　峰）

第十四章　胃肠胰疾病的临床生物化学检验

胃肠胰等消化器官精致的结构与功能和独特的生物化学过程，为各种外源性食物的消化、吸收提供了有利条件，其整体功能的协调统一依赖于神经体液的调节。胃肠胰既是内分泌器官，又是其他激素作用的靶器官。

第一节　概　述

胃、肠和胰腺是人体的重要消化器官。人体所需的各种营养成分，绝大部分是通过消化器官对食物进行消化、吸收而获取。胃、肠、胰腺等消化器官的组织结构特殊，能够产生独特的生物化学物质参与代谢，为外源性食物消化、吸收提供了基础。人体的消化系统主要是通过神经-体液调节，使消化器官对食物的消化吸收与机体的能量利用达到协调和平衡。

一、胃的结构与功能

（一）胃的结构

胃（stomach）是消化道最膨大的部分，上连食管，下连十二指肠。成年人胃的容量约 1500 mL。胃的形状依据充盈程度、体位、体型、年龄等因素而不同。解剖学上通常将胃分为 4 部分：贲门、胃底、胃体和幽门部，在胃黏膜还有 3 种主要的腺体即贲门腺、胃腺和幽门腺，此外还有多种内分泌细胞。

（二）胃的生理功能

胃具有运动、分泌、消化、吸收、排泄和杀菌等多种生理功能。胃通过平滑肌有规律的交替、收缩和舒张，将食物与胃液充分混合形成食糜（chyme），然后逐步排至十二指肠进一步消化。在胃黏膜的贲门腺和幽门腺能分泌碱性黏液，胃腺的壁细胞、主细胞和黏液细胞分别分泌盐酸（hydrochloric acid，HCl）、胃蛋白酶原（pepsinogen）和黏液（mucus）。胃液即由这 3 种腺体及胃黏膜上皮细胞的分泌液构成，其生理功能见表 14-1。此外胃黏膜内还有 G 细胞、D 细胞和肥大细胞，它们分别分泌促胃泌素（gastrin）、生长抑素（somatostatin）和组胺（histamine）等。

胃液分泌的量受摄取食物、神经和体液的调节。刺激胃酸分泌的内源性物质主要有乙酰胆碱、胃泌素和组胺。上述三种促分泌物既可以单独作用于壁细胞，又可相互协同。

表 14-1　胃液的生成及生理功能

名　称	合 成 细 胞	生化成分	生 理 功 能
胃酸	壁细胞	HCl	杀灭胃液中细菌;激活胃蛋白酶原;进入小肠的胃酸可以引起胰泌素的释放,促进胰、胆和小肠的分泌;有助于小肠形成酸性环境,促进对铁和钙的吸收;分泌过多可增加对胃和十二指肠黏膜的侵蚀作用
胃蛋白酶	主细胞	蛋白质	将食物中的蛋白质水解为蛋白、蛋白胨及少量多肽和氨基酸
碱性黏液	黏膜上皮黏蛋白细胞、腺体细胞	HCO_3^-	具有黏稠性,能够覆盖于胃黏膜表面,形成凝胶保护层,润滑食物以防对胃黏膜的机械损伤;构成胃黏膜表面的黏液-HCO_3^-屏障,保护胃黏膜免受胃酸的化学侵蚀
内因子	壁细胞	糖蛋白	与维生素 B_{12} 结合形成复合物,保护维生素 B_{12} 在小肠不被破坏;与回肠细胞刷状缘特异受体结合,介导维生素 B_{12} 的结合、摄取过程

二、肠的结构和功能

(一) 小肠

小肠是食物消化吸收的主要场所,它分十二指肠、空肠和回肠。在小肠内,食糜中的糖(淀粉)、蛋白质、脂肪和核酸等物质受到胰液、胆汁和小肠液的化学消化及小肠运动的机械消化。许多营养物质也都在小肠内被吸收。食物通过小肠后,消化过程基本完成,未被消化和吸收的物质则从小肠进入大肠。食物在小肠内停留的时间随食物的性质不同而异,一般为 3～8 h。

(二) 大肠

大肠分盲肠、结肠和直肠三部分,人的大肠内没有重要的消化活动,其主要功能是吸收水分、无机盐及由大肠内细菌合成维生素 K 等物质,为消化后的残渣提供暂时储存的场所。食物摄取后直至其消化残渣大部分被排出约需 72 h。

三、胰腺的结构和功能

胰腺分成头、颈、体、尾四部分,其间无明显界限,它是重要的消化腺体,具有内分泌功能和外分泌功能。胰腺外分泌功能是通过腺泡细胞和小导管的管壁细胞产生、分泌具有消化作用的胰液而发挥作用。胰腺的内分泌功能依靠分布于胰腺的腺泡细胞组织之间的细胞群,该细胞群呈岛状,称为胰岛,其分泌的肽类激素在糖类、脂类、蛋白质代谢调节及维持正常血糖平衡中发挥重要的作用,见表 14-2。

表 14-2　胰腺内分泌激素的特性与生理功能

激素名称	分泌细胞	生化成分	作　用
胰岛素	胰岛 β 细胞	A 链 21 B 链 30	促进组织摄取、储存和利用葡萄糖;促进脂肪的合成,促进蛋白质的合成和储存
胰高血糖素	胰岛 α 细胞	单链 29	促进肝糖原分解,糖异生;促进脂肪分解,酮体生成;减少蛋白质合成
生长激素释放抑制素	胰岛 δ 细胞	单链 14	抑制生长激素及全部消化道激素的分泌;抑制消化腺外分泌;促进肠系膜血管收缩
血管活性肠肽	胰岛 D_1 细胞	单链 28	扩张血管,增强心肌收缩力;扩张支气管和肺血管,增加肺通气量;使消化管肌张力降低,抑制胃酸分泌
胰多肽	PP 细胞	单链 36	调节胃液和胰液的分泌

第二节　胃肠胰疾病的常用临床生物化学检验

　　一般情况下,人体所需的各种营养成分均通过消化道对食物进行消化吸收获取。胃肠胰等消化器官精致的结构与功能和独特的生物化学过程,为各种外源性食物消化和吸收得以利用提供了条件。消化器官与机体的这种局部与整体功能的协调统一依赖于神经和体液的调节,尤其是现已发现胃、肠、胰广泛存在内分泌细胞,它既是内分泌器官,又是局部或他处释放的各种激素作用的靶器官。这些激素在完成这种局部与整体的协调中发挥了极其重要的作用。

一、胃酸

　　胃酸即壁细胞分泌的 HCl。胃液中的胃酸有两种形式:游离酸和与蛋白结合的盐酸蛋白盐(结合酸),在纯胃液中,绝大部分胃酸是游离酸,基础胃酸分泌量、最大胃酸分泌量和高峰胃酸分泌量测定法如下。

　　【测定方法】

　　先将晨间空腹残余胃液抽空弃去。连续抽取 1 h 胃液后,一次皮下注射五肽胃泌素(pentagastrin)6 μg/kg 体重。注射后每 15 min 收集一次胃液标本,连续 4 次,分别测定每份胃液标本量和氢离子浓度。

　　计算:

　　(1) 基础胃酸分泌量(basic acid output,BAO):注射胃泌素前 1 h 胃液总量与胃酸浓度的乘积(胃酸量)即为 BAO(mmol/h)。

　　(2) 最大胃酸分泌量(maximum acid output,MAO):注射五肽胃泌素后,每隔 15 min 连续收集 4 次胃液,分别计算其胃液量和胃酸浓度的乘积(胃酸量),4 份标本胃酸量之和即为 MAO(mmol/h)。

　　(3) 高峰胃酸分泌量(peak acid output,PAO):取 MAO 测定中最高分泌量之和乘以 2 的胃酸分泌量,即为 PAO(mmol/h)。

　　【参考区间】

　　BAO:2～5 mmol/h。MAO:15～20 mmol/h。

　　【临床意义】

　　(1) 胃酸增高可见于十二指肠球部溃疡、胃泌素瘤、幽门梗阻、慢性胆囊炎等。

　　(2) 胃酸减低可见于胃癌、萎缩性胃炎、继发性缺铁性贫血、口腔化脓感染、胃扩张、甲状腺功能亢进和少数正常人。

　　(3) 胃酸缺乏是指注射五肽胃泌素后仍无盐酸分泌,常见于胃癌、恶性贫血及慢性萎缩性胃炎。

　　【评价】

　　(1) 胃酸分泌量测定是胃酸分泌功能的主要客观评价指标,胃酸测定有助于胃内疾病的诊断。

　　(2) 在胃酸分泌量试验中有许多方法,以五肽胃泌素刺激法最佳。在测定的胃酸分泌量中,PAO 比 MAO 更有价值,这是因为有的患者在刺激后 1 h 才出现最大分泌。

　　(3) BAO 随生理节律变化,其全天分泌高峰在 14:00—23:00。

　　(4) 影响胃液分泌量有多种原因,如药物、患者精神状态、神经反射、烟酒嗜好、便秘及采集方法等,因此,解释实验结果时应综合分析。

二、胃泌素

　　胃泌素(gastrin,GAS)按其氨基酸残基组成数目可分为大胃泌素(G-34)、小胃泌素(G-17)、微胃泌素(G-14)三类,它们分别是胃窦和十二指肠黏膜 G 细胞分泌的多肽类激素,2/3 的 G 细胞分布在胃窦黏膜腺体的颈部和基底之间,产生的胃泌素约 90% 是 G-17。胃泌素几乎对整个胃肠道均有作用:它可促进胃肠道的分泌功能;促进胃窦、胃体收缩,增加胃肠道的运动,同时促进幽门括约肌舒张,故其净作用是促进胃排空;促进胃及上部肠道黏膜细胞的分裂增殖;促进胰岛素和降钙素的释放。胃泌素还能刺激胃泌酸腺区黏膜和十二指肠黏膜的 DNA、RNA 和蛋白质合成,从而促进其生长。

【测定方法】

血清胃泌素常用放射免疫、ELISA 等测定法检测。

【参考区间】

血清胃泌素(空腹)15～150 ng/L。

【临床意义】

(1)高胃酸性高胃泌素血症为胃泌素瘤(卓-艾综合征)的诊断指标。卓-艾综合征是胰腺最常见的内分泌肿瘤,由胰岛中分泌胃泌素的 D 细胞增生而发病,分泌大量胃泌素,使壁细胞极度增加,主要发生在胃、十二指肠。卓-艾综合征具有下列三联征:高胃泌素血症,可高达 1000 pg/mL;高胃酸排出量,基础胃酸>15 mmol/h,可达正常人的 6 倍;伴有反复发作的胃、十二指肠多处溃疡,且多为难治性溃疡,伴慢性腹泻。除胃泌素瘤外,高胃酸性高胃泌素血症还见于胃窦黏膜过度形成、残留旷置胃窦、慢性肾功能衰竭等。

(2)低胃酸性或无酸性高胃泌素血症见于胃溃疡、A 型萎缩性胃炎、迷走神经切除术后和甲状腺功能亢进等。

(3)低胃泌素血症见于 B 型萎缩性胃炎、胃食管反流等。

【评价】

(1)多数检测药盒用于使用合成的 G-17 定标,因为 G-34 难以获得纯品。

(2)溶血标本会影响实验结果,多数试剂可能与胆囊收缩素发生交叉反应。

(3)胃泌素不很稳定,在 4 ℃时 48 h 内失去 50% 的活性,在-20 ℃时只能保存几天,更长时间的保存需要-70 ℃的条件。

(4)抗酸剂、抗副交感药物和 H_2 受体拮抗剂等药物应在采集标本前 24 h 停用,否则会影响结果。

三、胃蛋白酶原Ⅰ、Ⅱ

胃蛋白酶原(pepsinogen,PG)是胃蛋白酶的前体,分泌进入胃腔的 PG 在胃液的酸性环境中转化为有活性的胃蛋白酶(pepsin),发挥其消化蛋白质的作用。人胃蛋白酶原可根据生化和免疫活性特征分为两种不同的胃蛋白酶原亚群:胃蛋白酶原Ⅰ(pepsinogen Ⅰ,PGⅠ)和胃蛋白酶原Ⅱ(pepsinogenⅡ,PGⅡ),它们均为相对分子质量为 42000 的单链多肽。PGⅠ和 PGⅡ均由分布于胃底腺的主细胞及颈黏液细胞分泌,PGⅡ还由胃窦黏液细胞及近端十二指肠的 Brunner 腺等合成。大部分 PG 经细胞分泌后直接进入消化道,约 1% 经胃黏膜毛细血管进入血液,除血清外,PG 还可在胃液和 24 h 尿液中测定,但血清最为方便快捷,应用最广泛。PGⅠ是检测胃泌酸腺细胞功能的指标,PGⅡ与胃底黏膜病变的相关性较大。PGⅠ和 PGⅡ没有日内变化和季节变化,不受饮食的影响,个体有较稳定的值。

【测定方法】

血清 PG 可用放射免疫测定法、酶免疫测定法、时间分辨荧光免疫分析法和乳胶增强免疫比浊法等检测。

【参考区间】

酶免疫测定法:血清 PGⅠ<15 pg/mL 且 PGR(PGⅠ/PGⅡ)>3。

【临床意义】

(1)早期胃癌的筛查指标及进行胃癌的预防干预计划:日本 Kitahara 等早在 1999 年用放射免疫测定法检测血清 PG 联合胃镜活检普查 5113 例,确定 PG 筛查胃癌的最佳界值为 PGⅠ≤70 pg/L 和 PGR≤3,其灵敏度和特异度分别为 84.6% 和 73.5%,这一筛查界值在日本得到广泛应用。李月红等采用时间分辨荧光免疫分析法检测 720 例接受胃镜检查的居民血清 PG 水平,从灵敏度和特异度综合分析,认为 PGⅠ≤60 pg/L,PGR≤6 是中国胃癌高发区居民胃癌和慢性萎缩性胃炎筛查较为合适的界值。何宝国等应用乳胶增强免疫比浊法进行测定,确定以 PGⅠ≤70 pg/L 和 PGR≤4 为胃癌筛查界值(灵敏度为 69.09%,特异度为 70.65%)。

(2)幽门螺杆菌根除治疗效果的评价指标:幽门螺杆菌感染与血清 PG 水平间存在相关性:感染者初期,血清 PGⅠ和 PGⅡ均高于非感染患者(尤其是 PGⅡ),PGR 下降;除菌后则显著下降,PGR 变化率(治

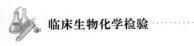

疗前/治疗后)在治疗结束后即升高,且持续时间长。

(3) 消化性溃疡复发的指标:胃溃疡初发患者 PGⅠ升高明显,复发者 PGⅡ升高明显;十二指肠溃疡复发患者 PGⅠ、PGⅡ均显著升高。

(4) 胃癌切除术后复发的判定指标:胃癌切除术后患者的血清 PG 水平显著低于术前,胃癌复发者 PGⅠ、PGⅡ升高,未复发者无明显改变。

【评价】

(1) 与胃镜检查比较,PG 检测是一种经济、快捷的胃癌高危人群大规模筛查方法,曾称为血清学的胃活检,对于其筛查阳性的人群,应进一步行胃镜等检查,明确最终诊断,实现胃癌早诊断、早治疗。

(2) PG 检测如能够与其他胃癌特异性标志物联合检测,可能会获得胃癌筛查更高的敏感性与特异性,提高其应用价值。

(3) PGⅠ/PGⅡ受质子泵抑制剂、H₂受体抑制剂的影响,故检测时有必要确认有无上述药物服用史。

(4) 胃切除患者会引起胃蛋白酶原呈阳性,所以不适合做此检查。

四、淀粉酶

淀粉酶(amylase,AMY)主要由唾液腺和胰腺分泌,属水解酶类,可催进化淀粉及糖原水解。血清中的淀粉酶主要有两种同工酶,即同工酶 P(来源于胰腺)和同工酶 S(来源于唾液腺和其他组织);另有一些少量的同工酶为两者的表型或翻译后的修饰物。同工酶用以提高淀粉酶诊断胰腺炎的特异性。

【测定方法】

亚乙基-4-NP 麦庚糖苷法。

【参考区间】

血清淀粉酶(37 ℃)≤220 U/L;尿液淀粉酶(37 ℃)≤1200 U/L。

【临床意义】

(1) 急性胰腺炎、流行性腮腺炎,血和尿中淀粉酶均显著升高。一般认为,在急性胰腺炎发病的 2 h 血清淀粉酶开始升高,可为参考区间上限的 5~10 倍,12~24 h 达高峰,可为参考值上限的 20 倍,2~5 天下降至正常。如超过 500 U 即有诊断意义,达 350 U 时应怀疑此病。尿淀粉酶在发病后 12~24 h 开始升高,达峰值时间较血清慢,当血清淀粉酶恢复正常后,尿淀粉酶可持续升高 5~7 天,故在急性胰腺炎后期测尿淀粉酶更有价值。

(2) 慢性胰腺炎时淀粉酶活性多表现为一过性,日间变化范围较大。收集尿液测定淀粉酶活性能够避免血清淀粉酶波动明显的影响,测定饭后 2 h 尿液淀粉酶具有重要意义。随着胰腺细胞的损害增多,逐渐发展为胰腺萎缩、胰腺硬化时,淀粉酶活性减低,此时应注意动态分析淀粉酶活性的变化。

(3) 胰腺癌、胰腺外伤、胆石症、胆囊炎、胆总管阻塞、急性阑尾炎、肠梗阻和溃疡病穿孔、腹部手术、休克、外伤、使用麻醉剂和注射吗啡后,淀粉酶均可升高,但常低于 500 U。

(4) 当肾功能严重障碍时,血清淀粉酶可增高,而尿淀粉酶降低。

(5) 正常人血清中的淀粉酶主要由肝脏产生,故血清及尿中的淀粉酶同时减少见于肝病。

【评价】

血清、尿淀粉酶总活性测定用于急性胰腺炎等疾病的诊断已有很长的历史,但由于淀粉酶组织来源较广,故该指标在诊断中特异性稍差。现在认为测定 P 型淀粉酶的活性及其占淀粉酶总活性的比例是诊断急性胰腺炎的可靠指标。

五、脂肪酶

脂肪酶(lipase,LPS)相对分子质量约为 38000,是一群低度专一性的酶,主要来源于胰腺,其次为胃及小肠,能水解多种含长链(8~18 碳链)脂肪酸的甘油酯。

【测定方法】

测定脂肪酶的方法目前有多种,如偶联法、色原底物法等。

【参考区间】

偶联法:1～54 U/L。色原底物法:13～63 U/L。

【临床意义】

(1) 血清脂肪酶增高常见于急性胰腺炎及胰腺癌,偶见于慢性胰腺炎。急性胰腺炎时脂肪酶和淀粉酶均可增高,但血清淀粉酶增高的时间较短,而脂肪酶增高可持续 10～15 天,其增高的程度高于淀粉酶,而且特异性高,因此,脂肪酶对急性胰腺炎的诊断更优于淀粉酶。

(2) 胆总管结石、胆总管癌、胆管炎、肠梗阻、十二指肠溃疡穿孔、急性胆囊炎、脂肪组织破坏(如骨折、软组织损伤、手术或乳腺癌)、肝炎、肝硬化时亦可见增高。

(3) 测定十二指肠液中脂肪酶有助于诊断儿童囊性纤维化(cystic fibrosis),十二指肠液中脂肪酶水平过低提示此病的存在。

【评价】

(1) 由于早期测定脂肪酶的方法缺乏准确性、重复性,曾限制了其在临床上的广泛应用。1986 年,Hoffmann 等首先将游离脂肪酸的酶法测定原理用来测定脂肪酶,使脂肪酶的测定方法有了较大的改进,其准确性、重复性以及实用性得到了很大的提高。近年来,许多研究者报道脂肪酶测定对急性胰腺炎诊断的特异性和灵敏性已高于淀粉酶。

(2) 由于血清脂肪酶的检测原理、试剂和测定方法不同,各种方法测定结果相差悬殊,临床应用上需予以注意。

六、血管活性肠肽

血管活性肠肽(vasoactive intestinal peptide,VIP)为从小肠黏膜提取的一种直链肽,由 28 个氨基酸残基组成,其序列的一部分与胰高血糖素(glucagon)和胰泌素(secretin)相同。具有可使血管舒张降低血压的作用,从肝动脉开始,对内脏血管具有较强的作用能力,但对股动脉则全无作用。对肠液的分泌具有很强的促进作用。但对胰腺的分泌其促进作用很弱,对胃液的分泌可起抑制作用;对消化道平滑肌的收缩产生抑制作用。对血糖的增高作用较弱。其详细的生理作用尚不十分清楚。

【测定方法】

放射免疫法、ELISA 或其他免疫标记法等。

【参考区间】

放射免疫法:0～100 pg/mL。

【临床意义】

(1) 增高:见于严重的肝病、器官功能衰竭、脑出血、胃癌、结肠癌。

(2) 降低:见于慢性萎缩性胃炎。

【评价】

(1) VIP 的检测主用于 VIP 瘤的诊断和治疗监测,注意与其他肠道疾病的鉴别,如 VIP 瘤患者,VIP 显著增高达 200～10000 pg/mL,多数在 500 pg/mL 以上,其他原因的腹泻一般不超过 150 pg/mL。在对 VIP 瘤的治疗监测中,如手术后次日应该降到正常水平,如术后持续升高,腹泻不缓解,应考虑肿瘤为多发性或胰岛残存肿瘤,或有肝转移。

(2) 血管活性肠肽的临床研究较多,但结果尚有争论,如有的学者研究表明胃癌、结肠癌患者,血清中的 VIP 浓度明显增加,而相反有的专家认为浓度会降低,因此在用该指标对胃癌、结肠癌的诊断时要注意其他的辅助检查和临床体征等。

七、胆囊收缩素

胆囊收缩素(cholecystokinin,CCK)是由小肠黏膜I细胞释放的一种肽类激素。其主要作用是促进胰腺腺泡分泌各种消化酶,促进胆囊收缩,排出胆汁,对水和 HCO_3^- 的促分泌作用较弱。CCK 还可作用于迷走神经传入纤维,通过迷走-迷走反射刺激胰酶分泌。CCK 通过激活磷脂酰基醇系统,在 Ca^{2+} 介导下对胰腺起作用。CCK 与胰泌素具有协同作用。

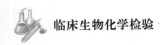

【测定方法】

放射免疫法、ELISA 法或其他免疫标记法等。

【参考区间】

放射免疫法:7~18.8 pg/mL。

【临床意义】

CCK 增高主要见于急性胰腺炎、慢性胰腺炎、阻塞性黄疸、肝硬化、脑卒中、脑梗死等。

【评价】

对急性胰腺炎患者,由于胰腺外分泌减低,十二指肠内胰酶活性特别是胰蛋白酶活性减低,引起负反馈作用使 CCK 分泌增多,从而加重胰腺炎的严重程度,因此在临床上通过 CCK 的检测,对高浓度的患者可采用 CCK 受体阻断药物或拮抗药物进行治疗。

八、胰泌素

胰泌素(secretin)是由十二指肠黏膜 S 细胞和分散在空肠(主要是上端)的 S 细胞释放的消化道激素(又称促胰液素、胰液素),胰泌素为一碱性多肽,由 27 个氨基酸残基组成,与抑胃肽、血管活性肠肽及胰高血糖素的氨基酸序列完全相同。提示它们由同一激素祖先演化而来,故把这四个肽归为一族,称为胰泌素族。胰泌素主要由肾脏消除。胃酸是刺激胰液素释放的生理作用最强的因素。刺激其释放的 pH 阈值为4.5,其他如胆汁、胆酸钠和脂肪、钙离子、酒精等均刺激胰液素升高。胰泌素具有如下生理作用:①强烈刺激胰脏外分泌腺分泌水和碳酸氢钠;②刺激胆汁分泌;③抑制胃泌素释放和胃酸分泌,抑制生长抑素的局部释放;④抑制胃肠蠕动,并延缓胃液和固体食物的排空,增强胆囊收缩素的胆囊收缩作用。

【测定方法】

放射免疫法、ELISA 法或其他免疫标记法等。

【参考区间】

放射免疫法:$(4.4\pm0.38)\ \mu g/L$。

【临床意义】

(1) 高胰泌素血症:胃酸分泌增多的十二指肠溃疡、卓-艾综合征以及晚期肾功能衰竭这三种情况胰泌素水平明显增高。胃酸分泌增多者胰泌素浓度为$(6.9\pm0.64)pg/mL$,卓-艾综合征患者空腹血浆胰泌素水平可高于 15 pg/mL。

(2) 饮酒者(包括一般的饮量)可导致免疫活性的胰泌素的释放增加。

(3) 胰泌素分泌不足,导致强碱性胰液不足以中和进入十二指肠的胃酸,形成溃疡。故部分十二指肠溃疡患者,胰泌素分泌量少于正常。

(4) 乳糜泻和"小肠黏膜结肠化"肠炎患者,空肠指状绒毛消失,表面黏膜萎缩,肠黏膜中内分泌细胞功能减退,血中胰泌素水平降低,不能刺激胰腺分泌大量的碳酸氢盐,不能中和进入十二指肠的胃酸,故常伴空肠溃疡。

第三节 常见胃肠胰疾病的实验诊断

一、胃病

所谓胃病,俗称胃痛。实际上是胃的许多病症的统称。它们有相似的症状,如上腹部胃部不适、疼痛、饭后饱胀、嗳气、反酸,甚至恶心、呕吐等。临床上常见的胃病有急性胃炎、慢性胃炎、胃溃疡、十二指肠溃疡、胃十二指肠复合溃疡、胃息肉、胃结石、胃的良恶性肿瘤,还有胃黏膜脱垂症、急性胃扩张、幽门梗阻等。

(一)慢性胃炎

(1) 病史:多数患者症状轻或饱胀、嗳气、反酸、烧心、食欲减退、恶心、腹泻等;胃窦部胃炎极似消化性溃疡;上消化道反复出血、呕吐咖啡样物质,黑便。

(2)实验室检查:①通过胃液涂片培养寻找幽门螺杆菌,多为阳性。②胃液分析,慢性浅表性、肥厚性胃炎胃酸浓度正常或偏高,少数稍低。慢性萎缩性胃炎 A 型患者五肽胃泌素试验无酸或低酸;B 型患者高峰酸分泌量(PAO)在正常范围偏低,少数患者低于正常值。③血清胃泌素及血清壁细胞抗体测定,慢性萎缩性胃炎 A 型患者,血清胃泌素常明显增高,血清中含壁细胞抗体。B 型患者,血清胃泌素大部正常,血清中不含壁细胞抗体。此外,临床上常利用纤维胃镜检查对浅表性胃炎和萎缩性胃炎进行鉴别诊断。

(二)消化性溃疡

消化性溃疡(peptic ulcer),主要指发生于胃和十二指肠的慢性溃疡,是一种多发病、常见病。临床表现为长期性、周期性、节律性的腹疼,伴有唾液分泌增多、烧心、反胃、嗳酸、嗳气、恶心、呕吐等其他胃肠道症状。消化性溃疡患者要避免精神刺激、过度劳累、生活无规律、饮食不调、吸烟与酗酒。

(1)临床表现:①上腹部疼痛:其特征常为慢性反复性、节律性和周期性。起病多缓慢,病程长达数年或数十年。多局限于上腹部。胃溃疡常在剑突下或偏左,十二指肠溃疡多在剑突下偏右。胃溃疡疼痛多在餐后 0.5~2 h 发作,经 1~2 h 胃排空后缓解,其规律是进食→疼痛→缓解。十二指肠溃疡多在空腹时疼痛,一般在餐后 3~4 h 发作,进食后缓解,其规律是进食→缓解→疼痛;晚间或清晨疼痛也常见于十二指肠溃疡。消化性溃疡的疼痛呈周期性发作,持续几天或几周,继而缓解。发作与季节有关,秋末冬初最多。疼痛与饮食、精神刺激、疲劳、治疗反应等有关。腹痛性质多呈钝痛、灼痛或饥饿样痛。特殊类型溃疡如幽门管溃疡、球后溃疡、胃底贲门区溃疡、巨大溃疡、多发性溃疡、复合性溃疡或有并发症时,疼痛可不典型。②其他症状:有便秘、流涎、嗳气、反酸、恶心、呕吐等,食欲改变常不明显。

(2)体征:在发作期上腹部可有(固定)压痛,胃溃疡的压痛常在中上腹或偏左处,十二指肠溃疡常在偏右处,后壁穿透性溃疡在背部第 11~12 胸椎两旁。

(3)实验室检查:①胃酸测定:对于胃十二指肠溃疡的诊断和治疗方式的选择都有帮助。BAO>5 mmol/h,可能为十二指肠溃疡;BAO>7.5 mmol/h,则应手术治疗,BAO>20 mmol/h,MAO>60 mmol/h,或 BAO/MAO>0.6 者可能为胃泌素瘤,应进一步行胃泌素测定。②血清胃泌素及血清钙测定:血清胃泌素的测定可以帮助排除或诊断胃泌素瘤,血清胃泌素>200 pg/mL 则考虑有胃泌素瘤可能;当胃泌素>1000 pg/mL,并伴有相应的临床症状者,则可以肯定为胃泌素瘤。甲状旁腺功能亢进患者易并发消化性溃疡,因此血清钙的测定亦有一定的帮助。③大便隐血试验:胃溃疡活动期,粪隐血试验可为阳性,经积极治疗多在 1~2 周内阴转,如果持续阳性,应怀疑有胃恶性病变。④与胃溃疡合并出血的相关检查:包括血红蛋白、血细胞比容、网织红细胞计数、出血和凝血时间。⑤幽门螺杆菌检查:此检查虽不是溃疡病的诊断依据,但消化性溃疡绝大多数与幽门螺杆菌感染有关,结果阳性者,应进行抗幽门螺杆菌感染治疗。诊断幽门螺杆菌感染,胃镜下黏膜活检是最可靠的方法。血清抗幽门螺杆菌 IgG 抗体检测结合 ^{13}C 或 ^{14}C 尿素呼气试验结果,也可进行幽门螺杆菌感染的诊断。抗幽门螺杆菌感染治疗后,检测患者治疗后幽门螺杆菌是否根除,也可采用上述方法进行复查。

二、肠道疾病

肠道是消化器官中最长的管道,它包括十二指肠、空肠、回肠、盲肠、结肠和直肠,全长约 7 m 左右,各种消化液在小肠中将食糜分解成葡萄糖、氨基酸,使食物消化吸收后,剩余的残渣形成粪便,储存于左半结肠之后排出体外。一旦肠道有病,就有会引起消化吸收障碍,以及一系列相关症状。

(一)吸收不良综合征

吸收不良综合征(malabsorption syndrome)为临床上较为常见的肠道疾病,是指各种原因引起的小肠消化、吸收功能障碍,造成营养物质不能正常吸收而从粪便中排泄,引起营养物质缺乏的临床综合征。吸收不良综合征的病因很多,主要病因如下:肝、胆、胰疾病导致的胆盐及胰消化酶缺乏;胃大部切除术后、短肠综合征、消化道 pH 值改变及小肠疾病或肠系膜疾病等影响小肠的吸收功能和消化功能的疾病;全身性疾病及部分免疫性缺陷所致的消化吸收功能不全,如麦胶性肠病和热带口炎性腹泻等。

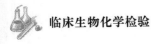

1. 诊断依据

(1) 腹泻及其他胃肠道症状:腹泻为主要症状,每天排便 3～4 次或更多,粪量多不成形,色淡,有油脂样光泽或泡沫,有恶臭,也可为水样泻。少数轻症或不典型病例可无腹泻,伴有腹鸣、腹胀、腹部不适,但很少有腹痛。部分患者可有食欲不振及恶心、呕吐。

(2) 营养缺乏症状:腹泻发生后由于蛋白质丢失及热能供应不足,患者逐渐感乏力消瘦,体重减轻,可出现贫血、下肢水肿、低蛋白血症。

(3) 维生素及电解质缺乏症状:可出现不同程度的各种维生素缺乏或电解质不足的症状。如维生素 D 及钙的吸收障碍可有骨痛、手足搐搦,甚至病理性骨折;B 族维生素吸收不良可出现舌炎、口角炎、周围神经炎等;维生素 B、叶酸及铁吸收不良可引起贫血;钾离子补充不足可加重无力软弱、生理少尿、夜尿等。

(4) 继发性吸收不良综合征除上述吸收不良表现外还具有原发病表现。

2. 实验室标志物检查

(1) 血液检查:贫血常见,多为大细胞性贫血,也有正常细胞性贫血,血浆白蛋白减低,低钾、钠、钙、磷、镁,低胆固醇,碱性磷酸酶增高,凝血酶原时间延长。严重者血清、叶酸、胡萝卜素和维生素 B_{12} 水平亦降低。

(2) 粪便常规检查:应注意性状、红白细胞、未消化食物、寄生虫(卵),苏丹Ⅲ染色检查脂肪球。

(二) 慢性腹泻

慢性腹泻属于功能性腹泻,指的是肠功能紊乱引起的腹泻,包括结肠过敏、情绪性、消化不良引起的腹泻。症状表现有腹痛胀气,排气排便后疼痛或消失,稀便与硬便交替出现。中医将伴有腹部觉冷,四肢不热,不耐寒冷刺激以及天亮时即腹痛而泻的称作脾肾虚寒腹泻;将伴有胃口不好,消化不良,腹胀并有下垂感,四肢沉重无力的称作脾胃气虚腹泻;将精神郁怒即痛泻,泻后疼痛减轻的称作肝旺克脾腹泻。慢性腹泻病程迁延,反复发作,可达数月、数年不愈。

1. 诊断依据

(1) 临床表现:慢性腹泻是临床上常见症状。表现为大便次数增多,便稀,甚至带黏液、脓血,持续两个月以上。小肠病变引起腹泻的特点是腹部不适,多位于脐周,并于餐后或便前加剧,无里急后重,大便量多,色浅,次数可多可少;结肠病变引起腹泻的特点是腹部不适,位于腹部两侧或下腹,常于便后缓解或减轻,排便次数多且急,粪便量少,常含有血及黏液;直肠病变引起者常伴有里急后重。

2. 实验室检查

(1) 粪便检查:出血、脓细胞、原虫、虫卵、脂肪滴等。

(2) 小肠吸收功能测定:显示肠道吸收不良。

三、急性胰腺炎

急性胰腺炎(acute pancreatitis,AP)是指由多种病因引起的胰酶激活,继以胰腺局部炎症反应为主要特征,伴或不伴有其他器官功能改变的疾病。临床上,大多数患者的病程呈自限性;20%～30% 的患者临床经过凶险。总体病死率为 5%～10%。临床上表现为急性、持续性腹痛(偶无腹痛),血清淀粉酶活性增高不小于正常值上限的 3 倍,少数病例血清淀粉酶活性正常或轻度增高。

1. 诊断依据

(1) 临床表现:患者常有腹痛、腹胀、恶心、呕吐、发热等症状,严重者常出现休克症状。

(2) 放射影像学检查,如腹部 B 超、增强 CT 扫描等可作为辅助性诊断指标。

(3) 实验室指标的变化。

2. 实验室检查

(1) 淀粉酶:血清淀粉酶测定具有重要的临床意义,尿淀粉酶变化仅作参考,血清淀粉酶活性高低与病情不呈相关性。急性胰腺炎发病 8～12 h 血清淀粉酶开始升高,可为参考值上限的 5～10 倍,12～24 h 达高峰,可为参考值上限的 20 倍,2～5 天下降至正常。如超过 500 U 即有诊断意义。尿淀粉酶在发病后 12～24 h 开始升高,达峰值时间较血清慢,当血清淀粉酶恢复正常后,尿淀粉酶可持续升高 5～7 天,故在急性胰腺炎的后期测尿淀粉酶更有价值。

（2）脂肪酶：血清脂肪酶活性测定也具有重要的临床意义，尤其当血清淀粉酶活性已经下降至正常，或其他原因引起血清淀粉酶活性增高，血清脂肪酶活性测定有互补作用。同样，血清脂肪酶活性与疾病严重程度不呈正相关。

（3）其他项目：包括白细胞、血糖、肝功能、血钙、血气分析及 DIC 等。暂时性血糖升高（＞10 mmol/L）反映胰腺坏死，预示预后严重。

四、病例分析

【病史】男性，33 岁，主诉近段时间出现腹痛，主要集中在脐周围，连续几天大便次数增加，每天 2～3 次，大便量多、稀薄，黏液少，其他体温、呼吸、心跳正常。

【临床诊断】

慢性腹泻。

【实验室检查】

（1）粪便检查：对腹泻的诊断非常重要，为实验室的常规检查项目，可做大便隐血实验，涂片查白细胞、脂肪、寄生虫及虫卵，大便培养细菌等。通过以上检查可以从实验诊断的角度来鉴别是寄生虫感染、慢性肠炎还是消化不良等。

（2）血常规检查：如果是肠炎，严重者可出现白细胞增多，中性粒细胞比例增加，如为寄生虫感染，其酸性细胞增加，如为消化不良，可出现大量的脂肪滴。

本章小结

胃肠胰在食物的消化过程中发挥了重要作用。胃具有储存食物、运动、消化及分泌功能，分泌的胃液主要含有胃酸（HCl）、消化酶、碱性黏液等，能对食物进行初步的消化。小肠是整个消化过程中最重要的部位，在小肠内，食糜中的糖及淀粉、蛋白质、脂肪和核酸等物质受胰液、胆汁和肠液的作用进行消化吸收。大肠的主要功能在于吸收水分。胰腺所分泌的各种消化酶类和激素，对食物的消化和糖、脂的代谢具有重要作用。胃肠胰的上述功能受到神经、体液的调控。

在胃肠道黏膜散布有数十种内分泌细胞，它们分泌的激素统称为胃肠激素。胃肠激素通过多种作用方式调节胃肠道功能。胃肠激素的主要作用包括：影响胃肠道的运动、分泌、消化和吸收；调节胆汁分泌，胰腺激素分泌和影响血管壁张力，影响血压和心输出量。重要的胃肠激素有胃泌素、促胰液素、胆囊收缩素等。

胃黏膜屏障包括细胞屏障和黏液屏障，屏障损害是溃疡发生的病理基础。临床上常见的胃肠胰疾病有急、慢性胃炎，胃溃疡、胃癌、十二指肠溃疡、慢性腹泻、消化吸收功能障碍胰腺炎等。

根据胃肠胰功能特征，临床上通常进行胃酸、胃蛋白酶原、胃泌素、幽门螺杆菌、淀粉酶、脂肪酶等指标的检测来协助临床对胃肠道疾病的诊断与鉴别诊断。

（陶华林）

第十五章　骨代谢异常的临床生物化学检验

学习目标

掌握：骨代谢相关生化检验指标的种类及特性；血钙、血磷、血镁的检测方法及临床应用；钙、磷代谢与骨代谢疾病的关系；骨代谢疾病的主要化学病理变化和实验室检查。

熟悉：骨组织的基本组成、成骨作用与溶骨作用；调节钙、磷及骨代谢的主要激素及作用机制；骨代谢疾病的病因；PTH、CT、维生素 D、骨形成和骨吸收标志物测定的常用方法及临床应用。

了解：PTH、CT 及 $1,25\text{-}(OH)_2D_3$ 的合成、分泌及其调节。

骨是一种坚硬的结缔组织，它不仅是构成身体的支架，还具有保护脏器，参与钙、磷等矿物质的储备和代谢调节等功能。在整个生命过程中，骨处于不断代谢更新之中。骨代谢主要包括骨形成和骨吸收两个过程。骨矿物质（钙、磷、镁等）、肠和肾脏的功能、内分泌激素（甲状旁腺激素、降钙素等）、活性维生素 D_3（$1,25\text{-}(OH)_2D_3$）等是影响骨代谢的关键因素。当这些因素发生异常时，可导致代谢性骨病的发生。体液中相关生物化学指标的检测对代谢性骨病病因的确定、治疗方案的制定和疗效的监测等发挥重要作用。

第一节　概　　述

骨组织由骨组织细胞和细胞间质组成。骨在生长、发育和衰老的过程中，不断进行骨吸收和骨形成的代谢过程。骨代谢在骨矿物质（钙、磷、镁等）、甲状旁腺激素、降钙素、活性维生素 D_3 等调控下维持动态平衡。

一、骨组织的组成

（一）骨基质

骨组织中的细胞间质又称骨基质，骨基质由有机质和无机质两部分组成。

1. 骨有机质

骨有机质中的主要成分是胶原蛋白、非胶原蛋白、蛋白多糖和脂质。成骨细胞合成分泌的胶原蛋白约占骨有机质的 90%，其中主要为 I 型胶原。骨胶原蛋白使骨具有一定的韧性。非胶原蛋白主要包括：骨钙素（osteocalcin，OC）、骨连接蛋白（osteonectin）、骨唾液蛋白（bone sialoprotein，BSP）、骨形态生成蛋白（bone morphogenetic protein，BMP）、基质金属蛋白酶等，这些非胶原蛋白主要由成骨细胞产生，部分由骨基质从血浆中吸附而来，主要参与胶原的矿化。这些组分在血清或血浆中的含量以及在尿中排泄量是临床监测骨代谢的重要依据。

2. 骨无机质

骨无机质即骨矿物质，又称骨盐，其中钙、磷是最基本的矿物质，另外还包括少量镁、钠、钾以及一些微量元素,如锌、锰、铜和氟等。骨盐主要是以羟基磷灰石结晶和无定形的磷酸氢钙的形式分布于骨的有机质中,后者可进一步钙化、结晶形成羟基磷灰石。羟基磷灰石的结构成分为 $Ca_{10}(PO_4)_6(OH)_2$,其表面可吸附多种离子,具有相似电荷大小的离子可取代晶体表面的 Ca^{2+}、PO_4^{3-}、Mg^{2+}、HCO_3^-、OH^- 等离子,进而影响骨盐的沉积与代谢。

骨基质中的骨盐决定骨的硬度,有机质决定骨的形状及韧性。骨中有机质和无机质的比例随年龄增加而变化。儿童时期骨组织中的有机质和无机质大约各占骨干重的一半;成年时,有机质约占骨干重的1/3,无机质约占 2/3;老年时,因破骨细胞的活动大于成骨细胞,骨质开始流失,骨有机质流失的比例大于无机质,此时,骨逐渐变脆,弹性和抗冲击力下降,容易发生骨折。

(二)骨组织细胞

骨组织细胞包括骨原细胞、成骨细胞、破骨细胞和骨细胞。骨细胞存在于骨组织内,其他三种细胞均位于骨组织的边缘。成骨细胞和破骨细胞在骨代谢中发挥重要作用。

1. 骨原细胞

骨原细胞(osteogenic cell)是骨组织中的干细胞,位于骨外膜及骨内膜贴近骨组织处,具有多向分化的潜能,在不同因子刺激下可转化为不同类型的细胞。在骨的生长发育时期,或成年后骨的改建或骨组织修复过程中,可分裂增殖并分化为成骨细胞。

2. 成骨细胞

成骨细胞(osteoblast)是参与骨形成的主要功能细胞,不仅能合成骨胶原蛋白,还能合成一些重要的非胶原蛋白和酶,如骨钙素、碱性磷酸酶等。成骨细胞的主要功能是促进成骨作用。

3. 破骨细胞

破骨细胞(osteoclast)是由分化的巨噬细胞形成的多核巨细胞。破骨细胞可分泌酸性物质溶解骨矿物质,合成蛋白水解酶消化骨有机质。破骨细胞的主要功能是促进溶骨作用。高表达的抗酒石酸酸性磷酸酶(tartrate resistant acid phosphatase)和组织蛋白酶 K(cathepsin K)是破骨细胞的主要标志。成骨细胞和破骨细胞协调作用,共同维持骨的正常代谢。

4. 骨细胞

骨细胞(osteocyte)是成熟骨组织中的主要细胞,来源于成骨细胞的终末分化,当成骨细胞被基质包埋后,逐渐转变为骨细胞。骨细胞能产生新的基质,并参与骨吸收,使骨组织钙、磷沉积和释放处于稳定状态,以维持血钙平衡。骨细胞对骨吸收和骨形成均起作用,是维持成熟骨新陈代谢的主要细胞。

二、骨的代谢

骨在整个生命过程中都具有新陈代谢的活性,这种代谢活动的主要标志就是不断进行的骨吸收和骨形成过程,其速率也称为骨转换率。骨代谢期间所产生和释放的生物化学物质,称为骨代谢标志物或骨转换标志物,包括骨形成标志物和骨吸收标志物两大类。

(一)骨形成及其标志物

骨形成是由成骨细胞介导的新骨发生和成熟的过程,包括骨的有机质形成和骨盐的沉积,也称为成骨作用。骨的有机质形成是成骨细胞分泌蛋白多糖和胶原,分泌的胶原聚合成胶原纤维作为骨盐沉积的骨架,骨盐沉积于纤维的表面,先形成无定形的磷酸氢钙,继而形成羟磷灰石结晶,形成坚硬的骨质,完成骨的矿化。骨形成过程中,成骨细胞在不同分化阶段的产物,构成了骨形成标志物,主要包括骨钙素、骨碱性磷酸酶和 I 型前胶原前肽等。

1. 骨钙素

骨钙素(osteocalcin,OC)又称骨谷氨酰基蛋白(bone glutamyl protein,BGP),由 49 个氨基酸残基组成,主要由活跃的成骨细胞合成,合成过程依赖维生素 K,同时也受到活性维生素 D_3 的调节,是人骨中含量十分丰富的非胶原蛋白。在骨钙素成熟过程中,多个谷氨酸被羧基化而成为成熟的骨钙素,随后分泌出成骨细胞,其中大部分沉积在骨基质中,与羟磷灰石中的钙离子结合,主要功能是保持骨的正常矿化和抑制异常羟磷灰石结晶形成。小部分进入血液循环,由肾脏清除。循环中的骨钙素半衰期仅 5 min 左右,因

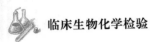

此,血清骨钙素水平基本上能够反映近期成骨细胞的活性和骨形成状况。

2. 骨碱性磷酸酶

碱性磷酸酶(alkaline phosphatase,ALP)是一种去磷酸化的酶,主要分布于肝、骨、肾、胎盘和小肠。血清中的 ALP 主要来自肝和骨,来自于骨的碱性磷酸酶称为骨碱性磷酸酶(bone alkaline phosphatase,B-ALP)。B-ALP 由成骨细胞合成和分泌,其在成骨过程中能水解多种磷酸酯,为羟磷灰石沉积提供所需的磷酸,同时水解焦磷酸盐,解除其对骨盐形成的抑制作用,以利于成骨作用。成骨细胞活性增强和骨形成增加时,B-ALP 活性增加。血浆 B-ALP 半衰期为 1～2 天,稳定而没有昼夜节律变化,在反映成骨细胞活性和骨形成上特异性较高。

3. Ⅰ型前胶原前肽

Ⅰ型胶原(collagen typeⅠ)主要由成骨细胞合成。此外,软组织如皮肤、血管、肌腱等也能产生。但由于骨组织中Ⅰ型胶原含量在体内最多,且其转换率较软组织高,因此,其合成过程中产生的物质可反映Ⅰ型胶原的合成速率及成骨细胞的活性。胶原合成过程中首先合成的是前胶原,在Ⅰ型前胶原的氨基末端和羧基末端各有一延伸肽段,分别称为Ⅰ型前胶原羧基端前肽(procollagen typeⅠ carboxy-terminal propeptide,PICP)和Ⅰ型前胶原氨基端前肽(procollagen typeⅠ amino-terminal propeptide,PINP)。当合成的前胶原从成骨细胞分泌到细胞外时,分子两端的前肽被蛋白酶切割,形成成熟的Ⅰ型胶原,水解掉的两端肽段(PICP 和 PINP)少量沉积在骨基质中,大部分进入血液循环。当成骨细胞活性增强时,前胶原合成增多,PICP 和 PINP 在血液循环中的浓度增加。

（二）骨吸收及其标志物

骨吸收是指在破骨细胞作用下骨的溶解和消失,包括骨基质的水解和骨盐的溶解(脱钙),又称溶骨作用。破骨细胞分泌的酸性物质可溶解矿物质,合成的蛋白水解酶可消化有机质。破骨细胞完成局部的溶骨作用后,可分泌一些细胞因子,启动成骨细胞的成骨作用。在骨吸收过程中,破骨细胞降解的骨基质成分和分泌的产物可进入血液和尿液,这类物质可作为骨吸收标志物,主要包括:Ⅰ型胶原降解产物、抗酒石酸酸性磷酸酶、尿羟脯氨酸、尿羟赖氨酸糖苷等。

1. Ⅰ型胶原降解产物

Ⅰ型胶原降解产物是一类吡啶交联类化合物,主要是吡啶酚、脱氧吡啶酚、Ⅰ型胶原交联 N-端肽和Ⅰ型胶原交联 C-端肽,它们均为骨胶原的分解产物,是反映骨吸收和骨转换的良好指标。

Ⅰ型胶原是由两条 α_1 链和一条 α_2 链构成的三螺旋结构。在胶原纤维成熟过程中,所有胶原分子内部和分子之间均形成交联。骨组织中最多的交联物是吡啶酚(pyridinoline,Pyr)和脱氧吡啶酚(deoxypyridinoline,D-Pyr)。3 个羟赖氨酸残基形成吡啶酚,两个羟赖氨酸残基加一个赖氨酸残基形成脱氧吡啶酚。当破骨细胞吸收骨基质时,胶原纤维降解,产生大小不等的游离吡啶交联物(Pyr 和 D-Pyr)及与端肽结合的结合吡啶交联物即Ⅰ型胶原交联 N-端肽(N-terminal telopeptide of type-Ⅰ collagen,NTX)和Ⅰ型胶原交联 C-端肽(carboxy-terminal telopeptide of type-Ⅰ collagen,CTX)。其中游离型约占 40%,结合型约占 60%。它们被释放至血液循环中,不经肝脏进一步降解而经肾脏以原形直接排泄到尿中,故尿中含量可反映骨吸收状况。

2. 抗酒石酸酸性磷酸酶

血清中的酸性磷酸酶来源于多种组织,如骨、前列腺、红细胞、血小板及脾等,共有 6 种同工酶。大部分 ACP 的活性可被酒石酸抑制,小部分 ACP 具有抗酒石酸的特性,这部分 ACP 称为抗酒石酸酸性磷酸酶(tartrate-resistant acid phosphatase,TRAP)。TRAP 主要由破骨细胞合成。因 TRAP 电泳时位于第 5 泳带,所以又称 5 型抗酒石酸酸性磷酸酶(TRAP5)。目前研究发现,TRAP5 存在两种异构体,分别为 TRAP5a 及 TRAP5b。TRAP5a 含有唾液酸,来源于巨噬细胞,TRAP5b 来源于破骨细胞。骨吸收时,破骨细胞产生并分泌 TRAP5b,参与骨基质中钙磷矿化底物的降解。同时,破骨细胞产生并分泌的部分 TRAP5b 进入血浆,故血浆 TRAP5b 可反映破骨细胞活性和骨吸收状况。

3. 尿羟脯氨酸

羟脯氨酸(hydroxyproline,HOP)是体内胶原蛋白的主要成分,是胶原所特有的非必需氨基酸,由脯氨酸羟化而成。胶原分解时,羟脯氨酸可释放入血并经肾脏排泄。由于受各种疾病或其他因素包括饮食的干扰,并且人体其他组织包括肌肉和皮肤也含有一定比例的胶原,所以尿 HOP 对骨更新或骨吸收不特异。

骨吸收与骨形成最终决定骨量的改变。骨量是指单位体积内,骨组织中骨矿物质和骨有机质的含量。生长发育期,骨形成大于骨吸收,骨量增加,骨骼增大;老年期,骨吸收大于骨形成,骨量减少,骨丢失。成年期,骨形成与骨吸收相当,处于一种平衡状态,骨量基本不变,骨形成和骨吸收的不断进行,使骨组织不断更新。

三、骨矿物质代谢

钙、磷、镁是构成骨的主要矿物质,血液中这些物质的浓度会影响骨组织的代谢发育,而骨组织中的细胞本身对血液中钙、磷和镁的浓度也有重要的调控作用,钙、磷、镁的代谢与骨代谢密切相关。

(一)钙的代谢

钙(calcium,Ca)占人体体重的 1.5%～2.2%,其中 99% 存在于骨组织中,是体内钙的最大储存库,其余 1% 存在于体液及软组织中。血浆中的钙约占机体总钙的 0.1%。

1. 钙的吸收与排泄

正常成人每日钙摄入量在 0.6～1.0 g。十二指肠是吸收的主要部位,多种因素可影响钙的吸收。①活性维生素 D_3:能促进钙、磷的吸收,是影响钙吸收的最重要因素。②肠道 pH 值:碱性环境可促进不被吸收的 $Ca_3(PO_4)_2$ 生成,使钙吸收减少;酸性环境有利于可吸收的 $Ca(H_2PO_4)_2$ 形成,促进钙吸收。③食物中的草酸和植酸:可与钙形成不溶性盐,影响钙吸收。④食物中钙、磷比例:钙、磷比例为 2:1 时吸收最佳。⑤年龄:钙的吸收率与年龄成反比。婴儿可吸收食物钙的 50% 以上,儿童约 40%,成人约 20%,40 岁以后钙的吸收率直线下降,平均每 10 年减少 5%～10%,这也是老年人易出现骨质疏松的原因之一。

钙经肠道和肾脏排泄。人体每日排出的钙,约 80% 经肠道排出,20% 经肾脏排出。肠道排出的钙包括食物中未吸收的钙和消化液中未被重吸收的钙。当严重腹泻时排钙过多可导致缺钙。尿钙排出量受血钙浓度直接影响,血钙升高,尿钙增多;反之,尿钙减少,以保持血钙浓度的相对恒定。

2. 血钙

血液中的钙绝大多数存在于血浆中,故血钙通常指血浆钙。血钙以三种形式存在。①离子钙:约占 50%。②蛋白结合钙:与血浆蛋白(主要是清蛋白)结合,约占 40%。③小分子阴离子结合钙(复合钙):约 10% 的血钙与有机酸根离子,如柠檬酸、碳酸氢根、磷酸氢根等结合。蛋白结合钙不能透过毛细血管壁,又称非扩散钙,而离子钙和小分子阴离子结合钙可透过毛细血管壁,称为可扩散钙。血浆中直接发挥生理作用的是离子钙,离子钙与结合钙处于不断交换的动态平衡中(图 15-1)。

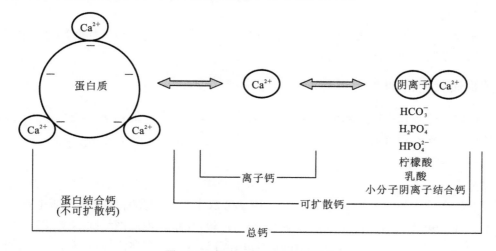

图 15-1 钙在血浆中的存在形式

血液 pH 值影响离子钙的浓度。pH 值降低时,结合钙减少,离子钙增加;pH 值升高时,结合钙增加,离子钙减少,pH 值每改变 0.1 单位,血清离子钙浓度改变约 0.05 mmol/L,因此,碱中毒时,虽然血浆总钙量无改变,但血浆离子钙浓度降低,也可发生手足搐搦现象。临床上测定离子钙时应同时测定血液 pH值。另外,血浆蛋白浓度会影响总钙浓度。如果清蛋白浓度降低,则结合钙部分降低,血浆总钙浓度降低,但离子钙浓度一般正常。正常的血钙水平对于骨矿化作用的完成起关键作用。

(二)磷的代谢

磷(phosphorus,P)占成人体重的 0.8%～1.2%,其中 85%存在于骨组织中,其在骨组织中的含量仅次于钙。

1. 磷的吸收与排泄

成人每日进食磷 1.0～1.5 g,以有机磷酸酯和磷脂为主,在肠道内磷酸酶作用下分解为无机磷酸盐,吸收形式主要为无机磷酸盐,吸收部位主要在空肠。人体对食物中磷的吸收率较高,达 60%～70%,低磷膳食时可高达 90%,故临床上因磷的吸收不良而引起的磷缺乏较为少见。但食物中钙、镁、铁、铝等金属离子过多,可与无机磷酸盐结合形成不溶性磷酸盐,进而影响磷的吸收。

肾是排泄磷的主要器官,肾排磷占磷总排出量的 70%左右,其余约 30%的磷从粪便排出。当肾功能衰竭时,肾排磷减少可导致血磷升高。

2. 血磷

血液中的磷以有机磷和无机磷两种形式存在,有机磷主要存在于红细胞中,血浆中主要含有的是无机磷,主要以 HPO_4^{2-} 的形式存在,占 80%～85%以上。血浆中 10%的磷酸盐与蛋白质结合,血浆蛋白水平对血磷水平影响不大。血浆磷浓度是骨矿化和骨吸收的关键因素。血磷降低可刺激破骨细胞,促进骨吸收,降低骨矿化的速率。

血钙与血磷的浓度保持一定的数量关系,正常人钙、磷浓度(以 mg/dL 计)的乘积在 36～40 之间。当两者乘积大于 40,钙、磷以骨盐形式过度沉积于骨组织中;若小于 35,则妨碍骨的钙化,甚至可使骨盐溶解,影响成骨作用,易发生佝偻病或软骨病。

(三)镁的代谢

镁(magnesium,Mg)是人体内具有重要生理作用的阳离子,其代谢及功能与钙、磷水平密切相关。成人体内镁的总含量约 24 g:50%～60%存在于骨组织中;40%～50%存在于细胞内,是细胞内液的重要成分,可参与细胞内多种酶促反应;细胞外液中的镁不超过总量的 1%。作为骨盐中含量居第三位的镁主要以 $Mg_3(PO_4)_2$ 和 $MgCO_3$ 的形式存在,吸附于羟磷灰石表面。镁与钙不同,不易随机体的需要从骨中动员出来,但镁在一定程度上可置换骨中的钙,故镁的含量影响骨的代谢。

人体镁主要来源于谷物和绿色蔬菜中,日摄入量约为 300 mg,吸收部位主要在回肠,吸收率为 30%～40%,未吸收部分随粪便排出。镁吸收受多种因素影响,高蛋白饮食可促进镁的吸收,钙、磷酸盐、植酸、脂肪等则可减少镁吸收。

镁的排泄途径主要是肾脏。正常情况下肾脏仅排出滤过量的 3%～5%,其余部分被肾小管重吸收。肾脏对镁的排泄量是决定血镁水平的重要因素。

四、骨矿物质代谢的调节

钙、磷、镁代谢主要是在甲状旁腺激素、活性维生素 D_3 和降钙素等的调节下进行的。骨、肠和肾是激素发挥调节作用的主要靶器官。

(一)甲状旁腺激素

甲状旁腺激素(parathyroid hormone,PTH)是由甲状旁腺主细胞合成和分泌的一种单链多肽激素,由 84 个氨基酸残基组成,相对分子质量为 9500。甲状旁腺主细胞首先合成含有 115 个氨基酸残基的前甲状旁腺激素原(preproparathyroid hormone,prepro-PTH),在粗面内质网切除 N-端 25 个氨基酸的信号肽,生成甲状旁腺激素原(proparathyroid hormone,pro-PTH),无生物学活性,再在高尔基体内从 N-端去掉一个六肽,生成成熟的、具有生物活性的 PTH。PTH 是维持血钙正常水平最重要的激素,其合成与分泌主要受细胞外液中 Ca^{2+} 浓度的负反馈调节,血钙浓度降低可促进 PTH 的合成与分泌,血钙浓度升高可抑制 PTH 的合成与分泌。

PTH 作用的主要靶器官是骨骼和肾脏,其次是小肠。

1. 对骨的作用

PTH 对骨的主要作用是促进骨吸收,动员骨钙入血,升高血钙。其作用包括快速效应与延缓效应两种。①快速效应:一旦细胞外液中钙离子浓度降低,PTH 可在数分钟到数小时内引起骨钙动员,骨细胞迅速做出反应,使密质骨中的钙释放入血,此作用迅速但不持久。②延缓效应:继 PTH 发挥作用之后的数小时到数日内,PTH 可促进未分化的间质细胞向破骨细胞转化,使破骨细胞数目增加,同时也可使已生成的破骨细胞活性增强,导致溶骨和骨钙的大量释放。

2. 对肾的作用

PTH 可促进肾远曲小管和髓袢对钙的重吸收,抑制肾近曲小管和远曲小管对磷的重吸收,进而升高血钙,降低血磷。PTH 还能升高肾 1α-羟化酶的活性,促进 $1,25\text{-}(OH)_2D_3$ 的生成。

3. 对小肠的作用

$1,25\text{-}(OH)_2D_3$ 有促进小肠对钙和磷吸收的作用。PTH 通过促进 $1,25\text{-}(OH)_2D_3$ 的生成间接提高小肠对钙和磷的吸收,此效应出现较慢。

PTH 总的作用是升高血钙,降低血磷,促进骨吸收。

(二)甲状旁腺激素相关蛋白

甲状旁腺激素相关蛋白(parathyroid hormone-related protein,PTHrP)是研究恶性肿瘤引起的高钙血症机制过程中发现的一种多肽类物质,其 N-端与 PTH 的 N-端具有类似氨基酸序列,二者 N-端前 13 个氨基酸中有 8 个同源,故 PTHrP 能通过其 N-端与 PTH 受体结合,发挥 PTH 样生物学活性,使血钙升高,血磷降低。现已证实,PTHrP 不仅具有 PTH 样的生物学活性,还具有多种其他重要的生物学功能,是在生命过程中广泛表达的一种分泌蛋白质,不仅高表达于肿瘤组织,也表达于大部分正常成年人和胎儿组织,通过与细胞表面相应的受体结合发挥内分泌、旁分泌或自分泌的作用。

(三)活性维生素 D_3

维生素 D(vitamin D)为固醇类衍生物,具抗佝偻病作用,属脂溶性维生素,主要包括维生素 D_2 和维生素 D_3。维生素 D_3 除来自食物外,也可在体内合成。膳食中摄取的和皮下由 7-脱氢胆固醇经紫外线照射生成的维生素 D_3 不具有生物学活性,须经肝、肾代谢才能转变为活性形式。维生素 D_3 首先在肝脏经过 25α-羟化酶作用转化为具有微弱活性的 $25\text{-}(OH)D_3$。后者经血液运输至肾脏,在肾小管上皮细胞中 1α-羟化酶作用下,进一步羟化生成具有生物学活性的 $1,25\text{-}(OH)_2D_3$。$1,25\text{-}(OH)_2D_3$ 的合成受其本身的负反馈调节和 PTH、血钙、血磷浓度的调节。PTH 和血磷的降低可通过诱导 1α-羟化酶活性而增加 $1,25\text{-}(OH)_2D_3$ 的含量,其中 PTH 的作用更有效。血钙降低可通过刺激 PTH 的分泌而促进 $1,25\text{-}(OH)_2D_3$ 的合成,血钙升高可抑制 1α-羟化酶活性以减少 $1,25\text{-}(OH)_2D_3$ 的含量。

$1,25\text{-}(OH)_2D_3$ 作用的靶器官主要是小肠、骨骼和肾脏,其总的调节作用是升高血钙和血磷,调节骨盐溶解和沉积,促进骨的生长和更新。

1. 对小肠的作用

可促进小肠对钙、磷的吸收和转运。$1,25\text{-}(OH)_2D_3$ 与小肠黏膜上皮细胞内特异受体结合后,进入细胞核,上调相关蛋白质和酶类,如钙结合蛋白、$Ca^{2+}\text{-}ATP$ 酶、$Mg^{2+}\text{-}ATP$ 酶等的表达,从而促进 Ca^{2+} 的吸收和转运。同时,$1,25\text{-}(OH)_2D_3$ 可影响小肠黏膜细胞膜磷脂的合成及不饱和脂肪酸的量,增加 Ca^{2+} 的通透性,利于肠腔内 Ca^{2+} 的吸收。$1,25\text{-}(OH)_2D_3$ 在增加钙吸收的同时也促进磷的吸收。近年发现,肠和肾小管上皮细胞中的上皮钙通道(epithelial calcium channels,ECaC)在钙的主动吸收过程中发挥重要作用,$1,25\text{-}(OH)_2D_3$ 可激活 ECaC 基因,促使 ECaC 合成增加。

2. 对骨的作用

$1,25\text{-}(OH)_2D_3$ 对骨有成骨和溶骨的双重作用。一方面,可促进小肠对钙、磷的吸收,增强成骨细胞活性,促进骨盐沉积和骨的形成;另一方面,又能提高破骨细胞活性,促进骨吸收,使血钙浓度升高,故 $1,25\text{-}(OH)_2D_3$ 能维持骨盐的溶解和沉积的对立统一,有利于骨的更新与生长。当钙、磷供应充足时,主要促进成骨;当血钙降低、肠道钙吸收不足时,主要促进溶骨,使血钙升高。另外,1,25-$(OH)_2D_3$能增强 PTH 对骨的作用,在缺乏 1,25-$(OH)_2D_3$时,PTH 的作用明显减弱。

3. 对肾的作用

1,25-$(OH)_2D_3$促可进肾小管上皮细胞对钙、磷的重吸收。其机制主要是通过增加 ECaC 和钙结合蛋白的生物合成实现的。

(四)降钙素

降钙素(calcitonin,CT)是由甲状腺滤泡旁细胞(又称 C 细胞)合成和分泌的一种由 32 个氨基酸残基组成的单链多肽类激素。其分泌受血钙水平调节,血钙升高时,CT 分泌增加,血钙降低则抑制 CT 的分泌。CT 与 PTH 对钙代谢调节的效应相反,二者对血钙形成双重的激素调节机制。与 PTH 相比,CT 对血钙浓度的调节作用快速而短暂,能快速调节高钙饮食所引起的血钙升高,使血钙浓度迅速降至正常水平。CT 作用的靶器官主要是骨骼和肾脏,其次是小肠,其主要作用是降低血钙和血磷。

1. 对骨的作用

通过抑制破骨细胞的产生和活性、促进成骨细胞生成,达到抑制骨吸收、促进骨形成的作用,使血钙、血磷水平降低。

2. 对肾的作用

抑制肾小管对钙、磷的重吸收,增加尿钙、尿磷的排泄,降低血磷和血钙。

3. 对小肠的作用

CT 通过抑制 1,25-$(OH)_2D_3$的生成间接抑制小肠对钙磷的吸收。

正常情况下,机体通过 PTH、CT、1,25-$(OH)_2D_3$三者的相互制约,相互协调,以适应环境变化,维持血钙、血磷浓度的相对恒定及骨的正常代谢。三种激素对血钙、血磷及骨代谢的调节见表 15-1。

表 15-1 三种激素对血钙、血磷及骨代谢的调节

调节激素	成 骨	溶 骨	肾排钙	肾排磷	肠钙吸收	血 钙	血 磷
PTH	↓	↑↑	↓	↑	↑	↑	↓
1,25-$(OH)_2D_3$	↑	↑	↓	↓	↑↑	↑	↑
CT	↑	↓	↑	↑	↓	↓	↓

注:↑表示升高;↑↑表示显著升高;↓表示降低。

第二节 骨代谢异常的常用临床生物化学检验

骨代谢异常的生物化学检验包括与骨代谢密切相关的骨矿物质(钙、磷、镁)、骨代谢调节激素(PTH、活性维生素 D、CT 等)以及相关蛋白因子和骨代谢过程中产生的生化标志物的检验。

一、血钙的测定

钙是机体内含量最多的无机盐,其中 99% 以上沉积于骨组织中。骨钙与血钙在激素等精细调控下处于不断交换的动态平衡中,骨代谢与钙的代谢密切相关。临床上血钙测定通常是指血浆或血清中钙的测定。血钙以三种形式存在:离子钙、蛋白结合钙和小分子阴离子结合钙,其中离子钙约占 50%。目前,临床上血钙的测定包括总钙和离子钙的测定。

【测定方法】

(1) 血清总钙:测定方法主要有滴定法(氧化还原滴定法和络合滴定法)、比色法(邻甲酚酞络合酮法、甲基麝香草酚蓝法)、火焰分光光度法、原子吸收分光光度法(AAS)、同位素稀释质谱法(ID-MS)。滴定法简便易行,但因终点判断受主观因素影响较大,目前基本淘汰。邻甲酚酞络合酮法是 WHO 和我国卫生部临床检验中心推荐的常规方法。IFCC 推荐总钙测定的参考方法是原子吸收分光光度法,决定性方法

是同位素稀释质谱法。

邻甲酚酞络合酮法(o-cresolphthalein complexone, o-CPC):o-CPC 是一种金属络合指示剂和酸碱指示剂,在 pH11.0 的碱性溶液中与钙螯合形成紫红色配合物,后者在 575 nm 处有特征吸收,与同样处理的钙标准液比较,可求得血清钙的含量。本法测定血钙时,其他金属离子和缓冲液的 pH 值是影响测定准确性的重要因素。o-CPC 在螯合钙的同时也与镁离子螯合,故在反应体系中加入 8-羟基喹啉掩蔽镁离子,以消除镁离子的干扰。8-羟基喹啉与镁离子的络合作用明显强于与钙的络合,但受缓冲液 pH 值的影响,pH<10.5,8-羟基喹啉与钙的络合作用增强,pH 值在 11.0 左右时,仅有约 8% 的钙与其络合,镁则完全被掩蔽,且 pH 值在 10.5~12.0 之间时,钙与 o-CPC 络合的反应敏感性最好,故一般选择 pH11.0 的条件进行测定。该反应对温度敏感,应严格控制温度。

甲基麝香草酚蓝(methyl thymol blue colorimetry, MTB)法:血清中的钙在碱性溶液(pH12±0.3)中与 MTB 结合,生成蓝色的络合物,在 610 nm 处与同样处理的钙标准液进行比较,求得血清总钙的含量。试剂中同样需加入 8-羟基喹啉以消除镁离子等金属离子对钙测定的干扰。

(2) 血清离子钙:目前,血清离子钙的测定方法有生物学法、透析法、超滤法、金属指示剂法、离子选择电极法(ISE)。ISE 法是以测量电池电动势为基础的一种电化学分析法,将 ISE(指示电极)和参比电极连接起来,置于待测溶液中,形成一个测量电池,此电池的电动势与被测溶液中离子活度的对数呈线性关系,离子活度与离子浓度成比例,据此定量测定样品中钙离子浓度。

【参考区间】

血清总钙:

邻甲酚酞络合酮法:成人 2.03~2.54 mmol/L;儿童 2.25~2.67 mmol/L。

甲基麝香草酚蓝法:成人 2.08~2.60 mmol/L;儿童 2.23~2.80 mmol/L。

血清离子钙:

ISE 法:成人 1.10~1.34 mmol/L。

【临床意义】

(1) 血钙降低:主要见于以下原因。①各种原因导致的甲状旁腺功能减退、假性甲状旁腺功能减退(不缺乏甲状旁腺激素,而缺乏对甲状旁腺激素起反应的腺苷酸环化酶)。②慢性肾功能衰竭:机制主要为维生素 D_3 羟化障碍导致 $1,25\text{-}(OH)_2D_3$ 生成减少,肠道钙吸收减少;肾衰竭时磷排泄减少导致血磷升高,升高的血磷破坏了钙、磷间的正常比例,使血钙降低;肾衰患者,骨骼对 PTH 的敏感性下降。③维生素 D 代谢障碍:包括活性维生素 D 缺乏或不足及维生素 D 抵抗(机体对正常剂量或大剂量的维生素 D 或 $1,25\text{-}(OH)_2D_3$ 的低反应或无反应现象,主要是由于维生素 D 受体基因缺陷所致)。④低清蛋白血症:血清总钙降低,但离子钙多正常,故评价低钙血症时一定要考虑血浆清蛋白水平,必要时可测定离子钙浓度。⑤大量输血后(输入大量枸橼酸盐抗凝剂,与钙结合,使血钙降低)。

(2) 血钙升高:主要见于以下原因。①原发性甲状旁腺功能亢进。②恶性肿瘤:恶性肿瘤导致血钙升高的机制较多,主要是肿瘤细胞可高表达破骨细胞激活因子,如 PTHrP,可激活破骨细胞,促进骨吸收;某些肿瘤组织还可异位分泌 PTH。③维生素 D 中毒。其中原发性甲状旁腺功能亢进和恶性肿瘤是高钙血症的最常见病因,占总致病因素的 90% 以上。门诊高血钙患者原因多为甲状旁腺功能亢进,住院患者高血钙往往由肿瘤所致。此外,应用噻嗪类药物(肾对钙的重吸收增加)、阿狄森氏病、结节病(肠道钙过量吸收)、骨折愈合期等均可导致血钙升高。

【评价】

(1) 方法学评价:①o-CPC 法:简便、快速、稳定,适用于手工和自动化分析,临床上广泛应用。精密度:批内 CV 为 1.08%~2.13%,批间 CV 为 3.05%~4.12%,线性范围为 1.25~3.75 mmol/L,回收率为 98%~102%。②MTB 法:简便、快速、稳定,适用于手工和自动化分析,灵敏度较高,反应条件容易控制,线性范围大(0.25~4.0 mmol/L),批内 CV≤5%。③ISE 法:该法是目前临床上离子钙测定最常用的方法,简便、快速、重复性好,正确和敏感性高,现已成为离子钙测定的参考方法。

(2) 临床应用评价:①在评价钙的生物学活性方面,以测定离子钙为佳,但在反映机体钙的总体代谢状况方面,总钙测定更为客观,两者不能完全相互替代。②异常蛋白血症,测定离子钙更为准确。血浆总

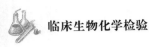

钙浓度明显受到总蛋白浓度的影响,尤其是清蛋白浓度的影响,清蛋白下降 10 g/L 将导致总钙减少约 0.25 mmol/L,但蛋白浓度变化一般不影响离子钙的浓度。③血液离子钙受多种因素影响,其中标本 pH 值的改变对离子钙的影响较大。pH 值降低时,离子钙增加;pH 值升高时,离子钙减少。因此,测定离子钙时,采血后最好在密闭试管中离心后测定,避免因 CO_2 丢失造成 pH 值升高。如离心后不能及时测定,测定前最好使用含 PCO_2 为 5.3 kPa 的混合气体平衡后测定,但酸碱平衡紊乱患者血样因 PCO_2 可发生明显改变,不宜用 5.3 kPa 的 PCO_2 混合气体平衡。测定离子钙时应同时测定血液 pH 值。有的离子钙分析仪在测定血清离子钙浓度的同时也测量血清 pH 值,再计算出 pH7.4 时的标准化离子钙浓度。④样本用血清或肝素抗凝的血浆,不能使用 EDTA 和草酸盐抗凝的血浆。⑤生理因素可影响血钙的含量。体位由仰卧位变为直立位,离子钙和总钙均升高;进食后不久采样,尤其高钙饮食可导致血钙升高;过度换气,离子钙降低。

二、血磷测定

磷是构成骨矿物质的重要元素,在骨组织中主要与钙形成羟基磷灰石结晶和无定形的磷酸氢钙。血磷浓度是骨代谢的关键因素。血液中的磷以有机磷和无机磷两种形式存在,有机磷难以测定,血磷的测定通常是指血浆中无机磷的测定,目前磷元素尚不能直接测定,临床实验室测定无机磷实际是对磷酸盐阴离子($H_2PO_4^-$、HPO_4^{2-})进行测定。

【测定方法】

血磷测定的方法有磷钼酸还原法、磷钼酸非原法、酶法、原子吸收分光光度法、同位素稀释质谱法等。

(1) 磷钼酸还原法:标本中的磷酸盐在酸性环境中与钼酸铵生成无色的磷钼酸复合物,用还原剂将磷钼酸还原成蓝色钼蓝,后者在 575 nm 处最大吸收,与同样处理的磷标准液进行比较,可求得血清中磷的含量。

(2) 磷钼酸非还原法:这类方法不使用还原剂,可在 340 nm 处直接测定磷钼酸(紫外分光光度法),或用染料与磷钼酸结合进行比色测定。

(3) 酶法:成熟的酶法是以嘌呤核苷磷酸化酶(PNP)和黄嘌呤氧化酶偶联,并以过氧化物酶为指示酶的方法。方法原理为血清无机磷与次黄嘌呤核苷在 PNP 催化下,生成次黄嘌呤和核糖-1-磷酸,黄嘌呤氧化酶氧化次黄嘌呤生成尿酸和过氧化氢,过氧化氢与 4-氨基安替比林和 2,4,6-三溴-3-羟基苯甲酸在过氧化物酶的作用下,生成红色化合物,后者在 505 nm 处有最大吸收,通过比色进行测定。

(4) 其他方法:同位素稀释质谱法为决定性方法,原子吸收分光光度法为参考方法。

【参考区间】

紫外分光光度法　成人:0.9~1.34 mmol/L。

磷钼酸还原法　成人:0.96~1.62 mmol/L;儿童:1.45~2.10 mmol/L。

【临床意义】

(1) 血清磷降低:主要见于甲状旁腺功能亢进、维生素 D 缺乏所致的骨软化病与佝偻病、肾小管病变导致的磷重吸收障碍、使用促进合成代谢的胰岛素和葡萄糖(可促进磷向细胞内转移)、呼吸性碱中毒(激活细胞内磷酸果糖激酶,加快糖酵解而增加磷消耗)、长期服用制酸剂类药物(因含有 $Mg(OH)_2$ 或 $Al(OH)_3$,能与无机磷结合,生成不溶性磷酸盐,不能被肠道吸收)等。

(2) 血清磷增高:主要见于甲状旁腺功能减退、慢性肾炎晚期和尿毒症;维生素 D 中毒;多发性骨髓瘤、淋巴瘤、白血病等恶性肿瘤;酸中毒;骨折愈合期等。

【评价】

(1) 方法学评价:①磷钼酸还原法中可采用多种还原剂,以硫酸亚铁和米吐尔作还原剂的还原法是我国卫生部临床检验中心推荐的常规方法,临床上广泛应用。以硫酸亚铁为还原剂,标本通常需要进行去蛋白处理,操作较烦琐,不适合自动生化分析仪的测定,但呈色稳定,特异性较高,线性范围较宽。米吐尔作为还原剂,操作简便、快速,不需去蛋白,适用于手工和自动化分析,精密度:批内 CV 为 1.27%~1.31%,批间 CV 为 4.67%,回收率为 97.5%~99.7%,但该法缺点是米吐尔试剂不稳定,不宜久置。②紫外分光光度法:快速、操作简便,显色稳定,适用于自动化分析,线性范围较宽,为 0.1~

6.46 mmol/L,采用双试剂测定,抗干扰能力强,胆红素≤599 μmol/L、血红蛋白≤3.0 g/L 不干扰检测结果,如采用单试剂法,黄疸、溶血、高脂血清须做标本空白对照。该法是目前实验室常用的检测方法,亦是我国卫生部临床检验中心推荐的常规方法。③酶法:是血清磷测定未来的发展方向。其优点是显色稳定、线性范围宽,干扰因素少,适用于自动化分析,线性范围为 0.25~5.0 mmol/L,精密度:批内 CV 为 1.17%,批间 CV 为2.79%,平均回收率为103.4%,但所用试剂较昂贵。

(2)临床应用评价:①血清优于血浆,饮食对结果影响较大,血标本应在禁食一夜后的清晨采血。②溶血后红细胞释放有机磷和磷酸酯酶,有机磷在磷酸酯酶作用下分解生成无机磷,导致结果假性偏高,故血标本采集后应及时将血清与血细胞分离(2 h 内),避免溶血。③儿童血磷高于成人,其原因主要是骨骼生长旺盛期,碱性磷酸酶活性较高。④血磷和血钙之间有一定的浓度关系,健康人血钙和血磷浓度的乘积在 36~40 之间,故血磷升高常导致血钙降低。乘积过高,钙磷以骨盐形式过度沉积于骨组织中;过低,易发生佝偻病和骨软化病。

三、血镁测定

镁的代谢与钙磷代谢密切相关,人体内的镁约一半存在于骨,其余主要存在于细胞内液,是细胞内液中含量仅次于钾的阳离子,细胞外液中的镁不超过总量的 1%。镁和钙有许多相似的生理功能,其中之一发生紊乱时,常导致另一种物质的代谢紊乱。

【测定方法】

血清镁的测定方法主要有比色法、荧光法、离子选择电极法、酶法、同位素稀释质谱法、原子吸收分光光度法等。其中同位素稀释质谱法是决定性方法,原子吸收分光光度法是参考方法,这些方法虽然结果准确,但设备复杂,费用昂贵,不适合常规实验室和自动化分析。我国卫生部临床检验中心推荐甲基麝香草酚蓝比色法、钙镁试剂法作为常规方法。

(1)甲基麝香草酚蓝比色法:血清中镁、钙离子在碱性溶液中能与甲基麝香草酚蓝结合,生成蓝紫色的复合物。加入乙二醇双(2-氨基乙基醚)四乙酸(EGTA)可掩蔽钙离子的干扰。根据颜色深浅比色定量。EGTA 作为一种金属络合剂,在碱性条件下能络合钙而不能络合镁。

(2)钙镁指示剂(calmagite)染料比色法:血清中的镁在碱性条件下与 calmagite(1-(1-羟基-4-甲基-2-苯偶氮)-2 萘酚-4-磺酸)染料生成紫红色络合物,吸收峰为 520 nm,颜色的深浅与镁的浓度成正比。应用 EGTA 可消除钙的干扰,用氰化钾可抑制重金属络合物,使用表面活性剂可使蛋白胶体稳定,不必去除血清蛋白质而直接测定。

【参考区间】

甲基麝香草酚蓝比色法　成人:0.67~1.04 mmol/L。

calmagite 染料比色法　成人:0.70~1.10 mmol/L。

【临床意义】

(1)血清镁降低:主要见于镁摄入减少,如肠道病变可导致镁吸收不良;镁丢失过多,如慢性腹泻、呕吐、长期胃肠引流等导致镁从消化道丢失过多,慢性肾炎多尿期和长期服用利尿剂治疗等导致镁从肾脏丢失过多;高钙血症(肾小管重吸收钙与重吸收镁存在竞争);内分泌疾病,如甲状腺功能亢进和醛固酮增多症(甲状腺素、醛固酮均具有抑制肾小管重吸收镁、促进尿镁排出的作用);胰岛素治疗糖尿病酮症酸中毒(镁离子从细胞外向细胞内转移);甲状旁腺功能亢进伴严重骨病患者甲状旁腺切除术后,过量 PTH 的突然清除使大量 Ca^{2+} 和 Mg^{2+} 进入骨细胞内,使血镁明显下降。

(2)血清镁增高:主要见于肾脏疾病,如急性或慢性肾功能衰竭少尿期,因肾小球滤过功能降低导致尿镁排泄减少;内分泌疾病,如甲状腺机能减退、醛固酮减少等;服用治疗剂(如硫酸镁)过量;多发性骨髓瘤、严重脱水症、红斑狼疮等血清镁也可增高。

【评价】

(1)方法学评价:①甲基麝香草酚蓝比色法:操作简便、实用,可用于自动化分析,但存在试剂空白吸光度高,胆红素和其他阳离子的干扰,试剂稳定性差及试剂中含有腐蚀性或毒性成分等缺点。血红蛋白在 3.3 g/L 以上时,有很大的干扰,线性范围 0~5.0 mmol/L,精密度:批内 CV 为 2.43%,批间 CV 为

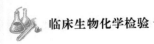

4.12%，平均回收率98.9%。②calmagite 染料比色法：显色稳定，操作简便、快速，适合手工和上机操作。

酶法测定 Mg^{2+} 近来取得较大进展。Mg^{2+} 是许多酶的激活剂，根据这些酶的催化活性高低可反映 Mg^{2+} 的浓度。如利用己糖激酶和6-磷酸葡萄糖脱氢酶偶联法测定 Mg^{2+}。酶法检测的最大特点是干扰小，特异性高，结果准确。

（2）临床应用评价：①应空腹采血，避免溶血（红细胞内的镁是血浆镁的十几倍），不能使用草酸盐、柠檬酸盐和 EDTA 等能与镁结合的抗凝剂制备的血浆。②血清镁的浓度通常可反映机体镁代谢的状况，但有一定的局限性，主要原因：镁主要存在于细胞内，多种因素可导致镁在细胞内外的转移，故血清总镁的浓度不能完全反映细胞内镁的状况；血清中约25%的镁与蛋白质结合，结合镁不能反映镁离子的生理活性。③缺镁患者常伴有低钾血症，约半数低镁血症患者伴有低钙血症。对低钾或低钙病例，若经补钾、补钙后仍无效，应考虑有缺镁的存在。

四、骨代谢相关调节激素的测定

骨代谢过程中，多种激素，如 PTH、活性维生素 D_3 和 CT 等发挥重要的调节作用，一旦激素的调节异常，将可能引起骨代谢的紊乱，因此，对骨代谢相关激素进行检测有助于代谢性骨病的诊断。

（一）甲状旁腺激素的测定

PTH 由甲状旁腺主细胞合成分泌，是调节钙、磷代谢及骨代谢最为重要的激素之一，能够精细调节骨骼的合成代谢和分解代谢，亦是维持血钙恒定的主要激素。PTH 在血液循环中有 4 种形式：完整的 $PTH_{1\sim84}$ 片段，占5%～20%，具有生物活性；N-端 $PTH_{1\sim34}$（即 PTH-N），具有生物活性，但量很少，半衰期短（约几分钟）；C-端 $PTH_{56\sim84}$（即 PTH-C）；中段 PTH（PTH-M）。后二者占 PTH 的75%～95%，半衰期长，但无生物活性。此外，还有少量的 PTH 原、前 PTH 原等。目前，应用最广的是测定 PTH-C、PTH-M 和完整 PTH 片段。

【测定方法】

PTH 测定方法主要有放射免疫法、免疫放射分析法、酶联免疫法、化学发光免疫分析（chemiluminescence immunoassay，CLIA）等，目前国外应用最普遍的是免疫放射分析法和化学发光免疫分析法测定完整的 PTH 分子，国内应用最普遍的是放射免疫法和化学发光免疫分析法。

（1）化学发光免疫分析法：将 PTH 抗体用发光物质（或触发产生发光的物质）进行标记，与标本中的 PTH 进行免疫结合反应，经过孵育后形成抗原抗体复合物，经洗涤分离复合物与游离物，复合物在激发发光剂作用下分解发光，通过测定复合物发光的强度，测得样品中 PTH 的浓度。

（2）放射免疫法：采用竞争性放射免疫法，^{125}I 标记的 PTH-M 或 PTH-C 与待测样品中的 PTH-M 或 PTH-C 竞争抗体（不足量）结合位点，当反应达到动态平衡后将结合物与游离物分离，测定结合部分的放射活度，然后从标准曲线中查得样品中的 PTH-M 或 PTH-C 浓度。

【参考区间】

化学发光免疫分析法　成人 PTH：15～65 ng/L（1.6～6.9 pmol/L）。

放射免疫法　成人 PTH-M：50～330 ng/L；PTH-C：193～379 ng/L。

【临床意义】

（1）PTH 升高：常见于原发性甲状旁腺功能亢进和由于肾衰、慢性肾功能不全、维生素 D 缺乏等引起的继发性甲状旁腺功能亢进。骨质疏松、糖尿病、单纯性甲状腺肿、甲状旁腺癌等也可有 PTH 的升高。

（2）PTH 降低：主要见于甲状旁腺机能减退、先天性甲状旁腺和胸腺发育不全等。

【评价】

（1）方法学评价：①化学发光免疫分析法：该类方法是将高灵敏度的化学发光技术与高特异性的免疫反应相结合，简便、快速、灵敏、无同位素污染，血红蛋白 1.5 g/L 有干扰。精密度：批内 CV 为1.1%～2.8%，批间 CV 为1.8%～3.4%，分析灵敏度为 1.20 ng/L（0.127 pmol/L），线性范围为 1.20～5000 ng/L（0.127～530 pmol/L）。②放射免疫法：方法简便，同位素有污染。精密度：批内 CV<6%，批间 CV<11.7%，回收率为97%～104%，分析灵敏度为 10～12 ng/L（0.127 pmol/L），线性范围为 7.4～973 ng/L。

(2)临床应用评价：①因血清 PTH 片段组成不均一,测定哪种片段,采用何种方法,需根据不同疾病状态以及 PTH 片段的性质、分布和水平而定。如在区别甲状旁腺功能正常与异常方面,PTH-C 比 PTH-N 更为灵敏。②血循环中 PTH 分子的不均一性,以及所用抗血清来源及抗原的不同,使各实验室报告的血清 PTH 正常参考区间有很大差异,而且所用单位也不统一,故各实验室应建立自己的参考区间。③测定中应注意 PTH 不同片段间存在交叉反应。④PTH 的浓度与年龄、性别、季节等有关,同时分泌存在昼夜节律(夜间完整 PTH 分泌增多),因此临床应用中应注意年龄、性别、季节、标本采集时间等对测定结果的影响。⑤血清是测量 PTH 的首选标本,标本储存时间延长可导致 PTH 水平偏高。

(二)维生素 D_3 的测定

机体内无活性的维生素 D_3 首先经肝 25α-羟化酶作用转变为 $25\text{-}(OH)D_3$,然后在肾脏 1α-羟化酶作用下,进一步羟化生成 $1,25\text{-}(OH)_2D_3$。$25\text{-}(OH)D_3$ 是血液中维生素 D_3 存在的主要形式,其浓度是 $1,25\text{-}(OH)_2D_3$ 的 $500\sim1000$ 倍,半衰期长($15\sim45$ 天)。$1,25\text{-}(OH)_2D_3$ 是维生素 D_3 的活性形式,其与受体的亲和性比 $25\text{-}(OH)D_3$ 大 $500\sim1000$ 倍,这为受体结合测定 $1,25\text{-}(OH)_2D_3$ 提供了依据。

【测定方法】

目前,$25\text{-}(OH)D_3$、$1,25\text{-}(OH)_2D_3$ 的测定方法有放射竞争性蛋白结合法(CPB)、高效液相色谱法、放射免疫法、放射受体法(RRA)、酶联免疫分析法等。

(1)$25\text{-}(OH)D_3$ 的测定。

放射竞争性蛋白结合法:基本原理是采用大鼠血清中得到的天然维生素 D 结合蛋白作为结合试剂,血清经有机溶剂提取和纯化,样品中的 $25\text{-}(OH)D_3$ 和同位素标记的外源 $25\text{-}(OH)D_3$ 共同竞争性地与结合蛋白结合,反应平衡后分离游离型和结合型标记物,测量放射性,从标准曲线上查得 $25\text{-}(OH)D_3$ 的浓度。

酶联免疫分析法:采用双抗体夹心法测定标本中 $25\text{-}(OH)D_3$ 的水平。用纯化的抗 $25\text{-}(OH)D_3$ 抗体包被微孔板,制成固相抗体,往包被单抗的微孔中依次加入待测血清(含 $25\text{-}(OH)D_3$),再与 HRP 标记的 $25\text{-}(OH)D_3$ 抗体结合,形成抗体-抗原-酶标抗体复合物,洗涤后加底物显色测定。

(2)$1,25\text{-}(OH)_2D_3$ 的测定。

放射受体法:基本原理是基于未标记的和同位素标记的 $1,25\text{-}(OH)_2D_3$ 对其受体(小牛胸腺提取)发生竞争性结合作用进行测定。

酶联免疫分析法:采用双抗体夹心法进行测定。

【参考区间】

$25\text{-}(OH)D_3$　放射竞争性蛋白结合法:成人 $27.5\sim175$ nmol/L。酶联免疫法:成人 $47.7\sim144$ nmol/L。

$1,25\text{-}(OH)_2D_3$　放射受体法:成人 $53\sim151$ pmol/L。酶联免疫法:成人 $39\sim193$ pmol/L。

【临床意义】

(1)$25\text{-}(OH)D_3$:①升高:主要见于维生素 D 中毒。②降低:主要见于维生素 D 缺乏导致的佝偻病和骨软化病、手足搐搦病、重症肝脏疾病、糖尿病导致的骨质疏松症、日光照射减少等。

(2)$1,25\text{-}(OH)_2D_3$:①升高:主要见于原发性甲状旁腺功能亢进、肿瘤性高钙血症、妊娠后期等。②降低:主要见于慢性肾功能不全、重症维生素 D 缺乏性佝偻病和骨软化病、重症肝脏疾病、甲状旁腺功能减退等。

此外,维生素 D 水平结合钙、磷及 PTH 的测定可全面判断体内钙、磷代谢状态。

【评价】

(1)方法学评价:①放射竞争性蛋白结合法测定 $25\text{-}(OH)D_3$:方法简便,结合蛋白稳定。精密度:批内 CV 为 $6.1\%\sim7.9\%$,批间 CV 为 $7.1\%\sim8.2\%$。分析灵敏度为 7.5 nmol/L,线性范围为 $0\sim250$ nmol/L,回收率为 $97.8\%\sim114\%$。测定前需对 $25\text{-}(OH)D_3$ 进行提取纯化。②酶联免疫分析法测定 $25\text{-}(OH)D_3$:操作简便。精密度,批内 CV 为 6.7%,批间 CV 为 8.7%。分析灵敏度为 5 nmol/L,线性范围为 $7\sim400$ nmol/L,回收率为 101%,胆红素小于 513 μmol/L 不产生干扰。

酶联免疫法分析 $1,25\text{-}(OH)_2D_3$:灵敏度为 6 pmol/L,线性范围为 $6\sim333$ pmol/L。精密度:批内 CV 为 10.5%,批间 CV 为 17.5%,回收率为 96%。

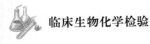

(2)临床应用评价:①25-(OH)D₃的水平是评估和监控体内维生素 D 含量及营养状态的理想指标,受阳光照射及肝功能的影响。②1,25-(OH)₂D₃是反映维生素 D 功能的最适指标,除了受阳光照射及肝功能的影响外,也与肾功能有关。③25-(OH)D₃的水平呈现季节变化的特点,冬春季比夏秋季低,主要原因是冬春季紫外线辐射少于夏秋季。④25-(OH)D₃和 1,25-(OH)₂D₃的水平有随年龄增加而呈下降的趋势,主要与老年人接受的紫外线减少和肾功能下降有关。

（三）降钙素的测定

降钙素(CT)是由甲状腺滤泡旁细胞合成和分泌的单链多肽类激素,其分泌受血钙水平的调节,血钙升高,CT 分泌增加,反之,则抑制 CT 的分泌。降钙素作用的靶器官主要是骨骼和肾脏,主要作用是降低血钙和血磷。

【测定方法】

CT 在血中含量很少,目前主要测定方法为 RIA,其基本原理主要是利用标准品或待测样品 CT 与 ¹²⁵I 标记的 CT 竞争性地与 CT 抗体结合,最终结合部分的放射性与标准品或待测样品 CT 浓度呈负相关。

【参考区间】

成人:(95.9±26.0) ng/L。

【临床意义】

(1) CT 升高:主要见于甲状腺髓样癌(甲状腺 C 细胞恶性病变)。CT 是甲状腺髓样癌的重要标志物之一,对于疗效和有无复发的判断也具有较高的价值。CT 增加也见于甲状腺 C 细胞良性肿瘤和某些神经内分泌肿瘤(如类癌、胰岛瘤、血管活性肠肽肿瘤、小细胞肺癌等),严重骨骼疾病和肾脏疾病也可见 CT 升高。

(2) CT 降低:主要见于甲状腺先天发育不全、甲状腺全切除患者、低血钙、老年性骨质疏松等。

【评价】

(1) 方法学评价:RIA 法是目前临床上测定 CT 常用的方法,灵敏度高,准确且能较快速地分析大量样品。精密度:批内 CV<7.0%,批间 CV<15.0%,分析灵敏度为 30 ng/L,线性范围为 30~2400 ng/L。

(2) 临床应用评价:①孕妇和儿童因骨骼生长,血清降钙素水平增高,妇女停经以后血清降钙素水平下降。②不同来源抗血清的灵敏度和特异性不同,不同方法和试剂盒间差异较大,使临床参考区间在各实验室间难以统一,各实验室应建立自己的参考区间。

（四）甲状旁腺激素相关蛋白的测定

PTHrP 高表达于某些肿瘤组织,其 N-端与 PTHN-端具有类似氨基酸序列,能通过 N-端与 PTH 受体结合,发挥 PTH 样生物学活性,使血钙升高,血磷降低。目前,已经建立了几种不同片段的免疫分析法测量血液中的 PTHrP 浓度,其中以放射免疫法和免疫放射分析法应用普遍。临床上,测量血中 PTHrP 的浓度对诊断由 PTHrP 引起的高血钙症是一项很有价值的标志物。

五、骨代谢标志物的测定

骨代谢过程中,由破骨细胞活动时降解的骨基质成分和分泌的产物,以及成骨细胞形成新骨时所释放的代谢产物构成了骨代谢标志物,包括反映成骨细胞活性的骨形成标志物和反映破骨细胞活性的骨吸收标志物,亦称骨转换标志物。骨代谢标志物的测定可反映骨代谢变化速率及破骨细胞和成骨细胞功能状况,对代谢性骨病的诊断及分型、预测骨丢失和骨折的危险性、监测药物疗效等均有重要的意义。

（一）骨形成标志物的测定

1. 血清骨碱性磷酸酶的测定

骨碱性磷酸酶(B-ALP)属于组织特异性碱性磷酸酶,由成骨细胞合成和分泌。血液中的 ALP 主要来源于肝脏和骨骼,对于肝脏功能正常的个体,循环中的总 ALP 约 50%来自骨。当成骨细胞活性增强和骨形成增加时,血中 B-ALP 活性升高。

【测定方法】

B-ALP 鉴定和定量的方法可分为电泳法和非电泳法。电泳法主要有聚丙烯酰胺凝胶电泳、等电聚焦电泳、亲和电泳、琼脂糖凝胶电泳等。非电泳法主要有化学抑制法、热失活法、亲和沉淀法、高效液相色谱法和近来建立的对 B-ALP 特异的单克隆抗体的免疫分析法。其中免疫分析法被认为是目前鉴别和定量分析 B-ALP 的最佳方法。

（1）免疫活性测定法：其原理是将 B-ALP 抗体包被在固相载体上，加入被检标本，B-ALP 抗体与标本中的 ALP 抗原特异性结合，洗涤其他 ALP 同工酶，与抗体结合的 B-ALP 催化对硝基酚磷酸二钠，生成对硝基酚。用酶标仪于 405 nm 处比色测定对硝基酚的生成量，查标准曲线得 B-ALP 的活性。

（2）酶联免疫法：其原理是样品中的 B-ALP 与结合物（含有生物素标记的特异性 B-ALP 单克隆抗体）结合，此结合物同时与包被于孔壁上的链霉素亲和素反应，形成链霉素亲和素-生物素标记的特异性 B-ALP 单克隆抗体-B-ALP 复合物。洗涤除去未能形成复合物的其他物质，然后加入酶作用的底物。底物的消耗量与 B-ALP 的含量成正比，通过与同样处理的标准品比较可求出样品中 B-ALP 的含量。

【参考区间】

免疫活性测定法 成年男性：(24.9±7.0) U/L。成年女性：(19.7±5.6) U/L。

酶联免疫法 成年男性：(12.3±4.3) μg/L；绝经前女性：(8.7±2.9) μg/L；绝经后女性：(13.2±4.7) μg/L。

【临床意义】

B-ALP 活性降低在临床上少见，多数为 B-ALP 活性升高。血清 B-ALP 升高可见于高转换率的骨质疏松症、儿童佝偻病和成人骨软化症、Paget 骨病、甲状腺和甲状旁腺机能亢进、肾性骨营养不良和恶性肿瘤骨转移等。

【评价】

（1）方法学评价：免疫分析法是目前定量分析 B-ALP 的常用方法。精密度：批内 CV 为 3.9%～9.5%，批间 CV 为 4.4%～10.0%，分析灵敏度为<1.0 μg/L，线性范围为 7～90 μg/L。目前免疫法存在的不足是 B-ALP 抗体与肝性 ALP 存在 5%～20% 的交叉反应。

（2）临床应用评价：①血清 B-ALP 是临床上最常用的评价骨形成和骨转换的指标，不仅在骨病早期诊断中具有重要价值，而且对疗效的评价和预后的判断也具有一定作用。②B-ALP 在血清中较稳定，且不受昼夜变化的影响，在反映成骨细胞活性和骨形成上有较高特异性，是临床上评价成骨细胞活动状况及骨形成的良好指标。

2. 骨钙素的测定

骨钙素在活性维生素 D_3 的调节下，主要由活跃的成骨细胞合成。成骨细胞合成的骨钙素少部分释放入血，由肾脏清除。循环中的骨钙素半衰期短，故血清骨钙素水平基本上能够反映近期成骨细胞活性和骨形成的情况。完整的骨钙素由 49 个氨基酸残基组成，相对分子质量为 5800。血清中的骨钙素具有多样性，主要包括完整骨钙素片段（氨基酸 1～49）、氨基端-中段(N-MID)骨钙素片段（氨基酸 1～43）和 C-端氨基酸短肽（氨基酸 44～49）。

【测定方法】

检测骨钙素的方法主要有放射免疫法，双位免疫放射法，酶联免疫法，亲和素-生物素酶免疫测定法(BAEIA)，电化学发光免疫分析(ECLIA)法，免疫荧光分析法(FIA)等。目前应用最多的是酶联免疫法、放射免疫法和电化学发光免疫法。

（1）放射免疫法：基本原理是 ^{125}I 标记的骨钙素和未标记的样品中骨钙素竞争结合限量的特异性抗体。

（2）电化学发光免疫法：该方法可对 N-MID 骨钙素片段进行测定。采用双抗体夹心法，其原理是将标本、生物素化的抗 N-MID 骨钙素单克隆抗体和钌标记的抗 N-MID 骨钙素单克隆抗体混匀，形成夹心复合物。加入链霉素亲和素包被的微粒，使形成的复合物结合至微粒上。反应混合液吸到测量池中，微粒通过磁铁吸附到电极上，未结合的物质被清洗液洗去，电极加电压后产生化学发光，通过光电倍增管进行测定。检测结果由仪器自动从标准曲线上查出。

【参考区间】

放射免疫法 成人：(4.75±1.33) μg/L。

电化学发光免疫法　成年男性:14.0～70.0 μg/L。绝经前女性:11.0～43.0 μg/L。绝经后女性:15.0～46.0 μg/L。

【临床意义】

(1)骨钙素升高:常见于高转换型的骨质疏松症、甲状旁腺功能亢进、骨折愈合过程中、肾功能衰竭、骨转移癌等。

(2)骨钙素降低:常见于甲状旁腺功能减退、甲状腺功能减退、严重肝病、糖尿病、长期使用糖皮质激素治疗等。

【评价】

(1)方法学评价:①RIA法:分析灵敏度<1.0 μg/L,线性范围为1～16 μg/L。精密度:批内CV为2.6%～4.7%,批间CV为5.7%～7.4%,回收率为96.8%±5.5%。不足之处在于不能鉴别所测定的骨钙素是否具有生物学活性。②ECLIA法:线性范围为0.5～300 μg/L。精密度:批内CV为1.2%～4.0%,批间CV为1.7%～6.5%。受溶血干扰(血细胞内含有的蛋白酶可分解骨钙素),胆红素<112 μmol/L无干扰。

(2)临床应用评价:①骨钙素的分泌存在生物节律性,清晨高,下午和傍晚达到最低,后又逐渐上升,直至凌晨4:00达到最高点。②血浆与血清相比,血浆骨钙素浓度较低。溶血对骨钙素测定影响较大,应避免溶血。③女性血清骨钙素浓度高于男性。④由于骨吸收过程中,基质中的骨钙素也可释放到血液,因此,骨钙素水平又可作为判断骨转换的指标。准确地说,骨钙素是评价骨形成和骨转换率的特异性指标。⑤完整骨钙素及N-MID骨钙素片段均存在于血液中,完整的骨钙素在外周血中不稳定,羧基端43～44间的氨基酸最易被蛋白酶水解,使大多数多价抗体不能识别而不起免疫反应,因而完整骨钙素的测定值随样本放置时间延长而下降,而裂解下来的N-MID骨钙素片段则稳定得多。因此,应用针对N-MID骨钙素片段的单抗既能测定完整骨钙素的N-端片段又能测定裂解下来的N-MID骨钙素片段,因而测定值各时段较稳定,能很好地反映骨转换的变化,对骨代谢疾病的诊断、监测、治疗效果的观察有较高价值。如方法测定的是全段骨钙素,因全段骨钙素在分析前的变异很大,稳定性差,室温下很容易解裂成骨钙素的片段,因此血清标本应在抽血后迅速处理,否则严重影响测定结果,造成测定结果假性偏低。⑥糖皮质激素抑制骨钙素的合成。⑦骨钙素最好与ALP同时检测。肾衰时骨钙素增高但ALP正常;高转换代谢性骨病时两者都升高,肝衰时骨钙素正常而ALP可有升高。

3. Ⅰ型前胶原羧基端前肽(PICP)和Ⅰ型前胶原氨基端前肽(PINP)的测定

PICP和PINP是Ⅰ型前胶原在酶的作用下转变成有活性的Ⅰ型胶原过程中,从前胶原分子两端分解下来的两个肽段,以等物质的量浓度释入血中,然后与肝脏特异受体结合而被清除,血中半衰期为6～8 min。在骨基质蛋白中,Ⅰ型胶原约占90%,当成骨细胞活性增强时,Ⅰ型前胶原合成增多,PICP和PINP释放入血增多。

【测定方法】

目前,PINP和PICP的测定方法主要采用放射免疫法、电化学发光免疫法和化学发光法。

【参考区间】

血清PINP(放射免疫法)　成年男性:20～76 μg/L。成年女性:19～84 μg/L。

血清PICP(放射免疫法)　成年男性:38～202 μg/L。成年女性:50～170 μg/L。

【临床意义】

(1)升高:常见于儿童发育期、妊娠期最后3个月、骨肿瘤和肿瘤的骨转移,特别是前列腺癌骨转移、乳腺癌骨转移、骨软化症、原发性甲旁亢、Paget骨病、肾性骨营养不良症、酒精性肝炎、肺纤维化等。

(2)降低:主要见于绝经期后骨质疏松症患者经雌激素治疗(治疗6个月后可降低30%),但降低的机制尚不清楚。

【评价】

(1)方法学评价:应用纯化的PINPα1链特异性兔抗体建立的PINP夹心电化学发光免疫法:灵敏度为41 ng/L。精密度:批内CV为2.9%～4.9%,批间CV为4.6%～5.3%。回收率93%～105%。放射免疫法测定血清PINP:精密度,批内CV为3.1%,批间CV分别为3.9%。平均回收率106.1%,最低检测限 2 μg/L。放射免疫法测定血清 PICP：精密度，批内 CV 为 3.0%，批间 CV 为 5.0%，最低检测限为 1.2 μg/L，平均回收率 99.2%。

（2）临床应用评价：①血清中 PINP 和 PICP 的水平是反映成骨细胞活性、骨形成以及 I 型胶原合成速率的指标。I 型胶原同时也存在于骨外的多种组织中，故其评价骨形成的敏感性和特异性不如骨钙素和 B-ALP。②PICP 和 PINP 水平在清晨时达到峰值，不受饮食影响。③血中 PICP 和 PINP 经肝脏分解代谢，所以易受肝功能的影响，但不受肾功能影响。④PICP 和 PINP 在生成时是等分子的，但是由于二者在血液循环中的半衰期不同，因此在血液循环中两者并不等分子存在，在不同的生理和病理情况下，二者比例有所变化。

（二）骨吸收标志物

1. I 型胶原降解产物的测定

I 型胶原降解过程中产生的游离交联物（吡啶酚、脱氧吡啶酚）和与端肽结合的结合交联物（CTX 和 NTX）是反映骨吸收和骨转换的良好指标。骨吸收增加时，这些物质释放到血液中的量及随尿排泄量均增加。临床上，吡啶酚、脱氧吡啶酚的测定常以尿液作为标本，血清和尿液标本均用于测定 NTX 和 CTX。以尿液作为标本通常需要用尿肌酐来校正。

（1）尿吡啶酚和脱氧吡啶酚的测定。

【测定方法】

测定方法主要为高效液相色谱法和免疫学方法。20 世纪 90 年代发展起来的测定尿吡啶酚和脱氧吡啶酚的电化学发光免疫法，采用多克隆抗体进行测定，同时测定尿中肌酐，求两者的比值。

【参考区间】

Pyr/Cr 男性：(21.2±6.5) nmol/mmol。女性（绝经前）：(21.8±7.3) nmol/mmol。女性（绝经后）：(27.7±6.9) nmol/mmol。

D-Pyr/Cr 男性：(4.0±1.2) nmol/mmol。女性（绝经前）：(4.9±2.4) nmol/mmol。女性（绝经后）：(6.3±2.6) nmol/mmol。

【临床意义】

Pyr 和 D-Pyr 的测定已用于骨质疏松、Paget 骨病、原发性甲状旁腺功能亢进以及其他伴有骨吸收增加的疾病的诊断或病情评估。

【评价】

Pyr 的电化学发光免疫法测定：批内 CV 为 4.4%～7%，批间 CV 为 4.6%～10.8%，回收率为 94.8%～99.6%。D-Pyr 的电化学发光免疫法测定：批内 CV 为 4.4%～7%，批间 CV 为 4.6%～10.8%，回收率为 96%～106%。尿 Pyr 和 D-Pyr 是 20 世纪 70 年代末发现的反映骨吸收较为特异和敏感的指标。两者结构稳定，不被酸或加热分解，以原形从肾脏排泄，其测定不受食物和运动的影响；Pyr 主要存在于骨和软骨，但在其他胶原组织中也存在，而 D-Pyr 只在骨和牙齿的细胞外基质中存在，故尿中 D-Pyr 几乎全部来自矿化骨的骨吸收，其作为骨吸收的标志物更为特异；Pyr 和 D-Pyr 水平存在昼夜节律改变，采集标本应固定在同一时间；Pyr 和 D-Pyr 在强紫外线的照射下易分解，因此尿液标本如不能及时测定应置于 2～8 ℃冰箱避光保存，长期保存应置于 −20 ℃冰箱，反复冻融不影响测定结果。

（2）I 型胶原交联 C-端肽（CTX）和 I 型胶原交联 N-端肽（NTX）测定。

【测定方法】

CTX 和 NTX 的检测方法主要为免疫学方法，目前商品试剂盒多采用酶联免疫法。①CTX 酶联免疫法：基本原理是用纯化的 CTX 抗体包被微孔板，制成固相抗体，往包被单抗的微孔中依次加入标本或标准品、生物素化的 CTX 抗体、HRP 标记的亲和素，经过彻底洗涤后用 TMB 显色，通过标准曲线查得样品中 CTX 的浓度。②NTX 竞争性抑制酶联免疫法：基本原理是用 NTX 包被微孔板，标本中的 NTX 与微孔板中的 NTX 竞争结合 HRP 标记的抗体，标本中 NTX 的含量与微孔板上结合的抗体量成反比，微孔板经过彻底洗涤后加入底物 TMB 显色，颜色的深浅与样品中的 NTX 呈负相关。可同时测定尿中肌酐，求两者的比值。

【参考区间】

尿 CTX/Cr　男性:(162±62) nmol/mmol。女性(绝经前):(180±86) nmol/mmol。女性(绝经后):(327±92) nmol/mmol。

尿 NTX/Cr　男性:(31.8±14.3) nmol/mmol。女性(绝经前):(38.9±17.5) nmol/mmol。女性(绝经后):(61.6±16.6) nmol/mmol。

【临床意义】

同 Pyr 和 D-Pyr。

【评价】

CTX 酶联免疫法:批内和批间 CV 分别为 4.4% 和 5.3%。NTX 竞争性抑制酶联免疫法:批内和批间 CV 分别为 5.0%~8.0% 和 7.0%~10.0%,线性范围为 3.0~500 nmol/mmol。CTX 和 NTX 是目前使用非常广泛的骨吸收标志物。尿 NTX 是破骨细胞降解骨 I 型胶原的直接产物,测定具有较高的特异度和敏感度,既可以用于绝经后骨质疏松危险因素的筛查,也可监测机体对治疗的反应。CTX 同时存在于肝、肾等组织的胶原纤维中,其反映骨吸收的特异度低于 NTX;CTX 的抗原表位包括 α 和 β 两类,其中 α 型来源于新生胶原降解,而 β 型由成熟胶原降解产生,在某些新生骨发生快速骨转换的骨病,如多发性骨髓瘤、肿瘤骨转移和 Paget 骨病中,两种类型 CTX 水平均有所增加。

2. 血清抗酒石酸酸性磷酸酶

骨吸收期间,破骨细胞产生和分泌的抗酒石酸酸性磷酸酶(TRAP)有部分进入血液,血清中的 TRAP 可反映破骨细胞的活性和骨吸收状况。

【测定方法】

TRAP 的测定方法有酶动力学法、电泳法、放射免疫法和酶联免疫法。

(1) 酶动力学法:基本原理是以 L-酒石酸钠作为抑制剂,以 4-硝基苯磷酸盐为底物测定酶活性。

(2) 酶联免疫法:用纯化的 TRAP 抗体包被微孔板,制成固相载体,往微孔中依次加入标本或标准品、TRAP 与孔内包被的抗 TRAP 单克隆抗体结合,加入底物 pNPP 温育。颜色深浅和样品中的 TRAP 呈正相关。用酶标仪在 405 nm 波长下测定吸光度,计算样品浓度。

【参考区间】

酶动力学法　成人:3.1~5.4 U/L。

酶联免疫法　男性:61~301 μg/L。女性(绝经前):41~288 μg/L。女性(绝经后):129~348 μg/L。儿童(7~15 岁):401~702 μg/L。

【临床意义】

(1) 血浆 TRAP 增高:见于原发性甲状旁腺功能亢进、慢性肾功能不全、高转换型的骨质疏松患者、Paget 骨病、骨转移癌、卵巢切除术后。

(2) 血浆 TRAP 降低:见于甲状旁腺功能减退、甲状腺功能减退。

【评价】

(1) 方法学评价:酶动力学法:批内 CV<6.5%,批间 CV<8.0%,灵敏度为 0.1 U/L。

酶联免疫法:批内 CV<6.0%,批间 CV 为 9.2%,回收率为 100.9%。

(2) 临床应用评价:①血液循环中的 TRAP 有 TRAP5a 和 TRAP5b 两种形式,TRAP5b 来源于破骨细胞,而 TRAP5a 主要来源于巨噬细胞,因此,在检测骨吸收时,检测高特异性的 TRAP5b 有很重要的意义,目前多家酶联免疫法试剂盒是针对 TRAP5b 进行测定。②溶血对 TRAP 测定影响较大,应避免溶血。③标本采用血清或肝素抗凝的血浆。TRAP 在酸性环境中发挥作用,故血浆分离后应立即加入酸性稳定剂。④储存条件对 TRAP 的结果影响很大,在室温下,TRAP 的活性每小时下降 25%,如不经酸化,直接 4 ℃放置 24 h,其活性可下降 15%。

3. 尿羟脯氨酸(HOP)测定

【测定方法】

尿 HOP 的检测方法有氯胺 T 化学法、离子交换色谱法和反相高效液相色谱法等。一般采用氯胺 T 化学法。其原理为尿中与肽结合的 HOP 经酸水解释出,用氯胺 T(N-氯-对甲基苯磺酰胺钠)将 HOP 氧化,使其形成含吡咯环的氧化物,再用过氯酸破坏多余的氯胺 T,终止氧化过程,同时使氧化物与对二甲氨基苯甲醛反应生成红色化合物,进行比色测定。

【参考区间】

24 h 尿 HOP:15~43 mg(114~300 μmol)/24 h。

【临床意义】

(1)升高:见于儿童生长期、甲状旁腺功能亢进、骨转移癌、慢性肾功能不全、Paget 骨病、高转换的骨质疏松症患者、佝偻病和软骨病,严重骨折患者尿中也可增加。

(2)降低:甲状腺功能减退、甲状旁腺功能减退、侏儒症、慢性消耗性疾病。

【评价】

饮食尤其是食物中胶原蛋白摄入量(动物的皮肤,肌腱和软骨等含胶原蛋白丰富)对尿中 HOP 的排泄量影响较大,测定时必须限制胶原类饮食,收集 24 h 尿之前,应进素食 2~3 天。除骨组织外,其他组织如皮肤和肌肉也含有一定比例的胶原,所以用尿 HOP 反映骨吸收的特异性不佳。胶原蛋白降解产生的 HOP 主要在肝中代谢,仅有 10% 从尿排泄,故结果受肝功能影响,此外有相当量的新合成的胶原蛋白很快又降解,故也受骨形成的影响。

尿 HOP 测定因缺乏特异性,又受多种因素的影响,现已不作为骨吸收的常规标志物并将逐渐被更多特异性的标志物取代。

第三节 常见骨代谢疾病的实验诊断

骨的代谢过程受到多种因素的调节,其中钙、磷、镁、内分泌激素和维生素等在骨代谢过程中发挥重要作用。当这些因素发生异常时,可导致骨代谢疾病的发生,主要包括骨质疏松症、骨软化症和佝偻病及肾性骨营养不良症等。骨代谢疾病以骨代谢紊乱所致的骨痛、骨畸形和易骨折为主要特征并伴随钙、磷、镁等骨矿物质、相关激素和骨代谢生化标志物的变化。因此,检测上述标志物,可为骨代谢疾病的诊断、病因确定、治疗方案制定和疗效监测提供重要依据。

一、骨质疏松症

骨质疏松症(osteoporosis,OP)是一种以骨量减少和骨组织微细结构破坏为特征,致使骨脆性增加、强度降低和易于骨折的常见全身性骨代谢障碍疾病。其中骨量减少表现为骨矿物质成分和骨有基质等比例减少,骨组织微细结构破坏是由于骨组织吸收和形成失衡等原因所致。

(一)骨质疏松症的分类与病因

根据病因,骨质疏松症可分为原发性、继发性和特发性三类。原发性骨质疏松症主要是由于年龄增长导致体内性激素突然减少及生理性退行性病变所致,与患者的年龄有显著相关性,又分为 I 型骨质疏松症和 II 型骨质疏松症。 I 型骨质疏松症发病的基本原因是绝经后雌激素分泌不足,又称为绝经后骨质疏松症,其中多数患者的骨转换率增高,即骨形成与骨吸收均增加,但骨吸收大于骨形成,亦称高转换型骨质疏松症。 II 型骨质疏松症指老年人 70 岁后发生的骨质疏松,又称老年性骨质疏松症,它是随着年龄增长而发生的一种生理性退行性病变,其病因复杂,除性激素水平低下外,还有老年人身体各项功能的退化,如肾小球滤过功能下降和消化吸收功能降低等。 II 型骨质疏松症骨转换有下降趋势。继发性骨质疏松症是由于某些疾病(如甲状旁腺功能亢进症、库欣综合征、胃肠吸收障碍、慢性肾病、恶性肿瘤骨转移等)、药物(如皮质类固醇、肝素类药物)和其他原因(如运动能力受限或功能障碍)所致。特发性骨质疏松症多见于青少年,一般伴有家族遗传史,女性多见。骨质疏松症以原发性最为常见,尤其是 I 型骨质疏松症。

(二)骨质疏松症的主要化学病理改变

1. 血清钙、磷和镁

原发性骨质疏松症患者血清钙、磷一般在正常范围内,并发骨折时可有血钙降低和血磷升高。继发性

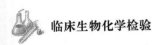

骨质疏松症患者常因原发病变而导致血清钙、磷有相应的变化,具体情况因原发病的不同而异。原发性骨质疏松症患者血清镁常下降,其原因主要是肠道对镁的吸收随着年龄增长而减少。

2. 血 PTH、维生素 D

Ⅰ型骨质疏松症:血 PTH 一般正常或有降低趋势,多数患者 1,25-$(OH)_2D_3$ 下降。Ⅱ型骨质疏松症:血 PTH 有升高的趋势,血清 1,25-$(OH)_2D_3$ 常明显下降。继发性骨质疏松症因原发病而导致血清 PTH、维生素 D 有相应变化。

3. 骨代谢标志物

Ⅰ型骨质疏松症多数患者骨形成与骨吸收均增加,即骨转换率增高(高转换型),故血清骨钙素、骨碱性磷酸酶、PICP 和 PINP 等骨形成标志物和抗酒石酸酸性磷酸酶、Ⅰ型胶原降解产物(Pyr、D-Pyr、NTX、CTX)等骨吸收标志物常明显增高。Ⅱ型骨质疏松症多数患者表现为骨形成与骨吸收的指标正常或有降低倾向,呈现低转换型。

(三)骨质疏松症的实验室检查及评价

骨质疏松症的诊断主要依据临床症状、详细的病史、放射学检查、骨密度测量和骨组织学检查结果,其中骨密度是最重要的诊断依据。骨质疏松症患者骨密度(属于骨矿物质成分和骨有基质等比例减少型)降低,骨密度是以单位面积或单位体积的骨量来表示的,是骨质量的一个重要标志。此外,与骨代谢相关的实验室检测指标近年来发展迅速,对骨质疏松症的诊断、分型、预测骨丢失和骨折的危险性、监测药物疗效等提供了许多有价值的信息。

1. 血清钙、磷和镁的测定

血清钙、磷和镁是与骨矿化密切相关的生化标志物,亦是目前临床生化的常规检测项目。①血清钙测定:正常情况下,血钙的波动范围很小。原发性骨质疏松症患者血钙一般在正常范围内,肾功能衰竭所致的骨质疏松症血钙常降低,原发性甲状旁腺功能亢进引起的骨质疏松症可出现明显的高血钙。因不同类型的骨质疏松症血钙变化不定,所以血钙不作为骨质疏松症诊断的主要指标,但对骨质疏松症的分型及病因确定具有一定意义。②血清磷测定:原发性骨质疏松症患者的血磷一般正常,甲状旁腺功能亢进引起的骨质疏松症可出现血磷偏低,运动能力受限或功能障碍导致的骨质疏松症血磷常升高,所以血磷也不作为骨质疏松症诊断的主要指标。③血清镁测定:因原发性骨质疏松症患者血清镁常下降,故血镁水平可作为原发性骨质疏松症的辅助诊断指标之一。

2. 血清 PTH、维生素 D 测定

血清 PTH 和维生素 D 是与骨代谢调节密切相关的激素类生化标志物,不同类型的骨质疏松症患者血清 PTH 和维生素 D 变化不定,所以二者不作为骨质疏松症诊断的主要指标,但结合其他检测结果(如血钙、血磷、骨代谢标志物和性激素等)对骨质疏松症病因确定及分型具有一定意义。

3. 骨代谢标志物测定

骨代谢标志物可以反映骨转换(包括骨形成和骨吸收)的状态。其测定在骨质疏松症诊断和鉴别诊断中起重要的辅助作用。这些标志物在骨丢失期间代谢比较活跃,而且在短期内对治疗效果的反应比较敏感。因此,其检测对监测骨丢失进程及评价骨质疏松症治疗效果方面有着非常重要的参考价值。但多数骨代谢标志物目前尚无可靠的诊断标准,检测方法亦未标准化,其在骨质疏松症中的临床价值仍有待进一步研究。

二、骨质软化病和佝偻病

骨质软化病(osteomalacia)和佝偻病(rickets)是指新形成的骨基质不能正常矿化的一种代谢性骨病,表现为骨组织内类骨组织(未钙化骨基质)的过多聚积。发生在成人骨骺生长板闭合以后者称为骨软化病,发生在婴幼儿和儿童骨骺生长板闭合以前者称为佝偻病,两者的病因和发病机制基本相同,只是在不同年龄阶段表现出不同的临床特征而已。

(一)骨质软化病和佝偻病的病因与发病机制

骨质软化病和佝偻病的特征是新形成的骨基质不能以正常的方式进行矿化。骨的矿化是一个复杂的过程,涉及钙、磷代谢,成骨细胞功能及矿化部位的酸碱环境等许多因素。引起骨质软化病及佝偻病的原因主要包括维生素 D 缺乏和磷酸盐缺乏。

1. 维生素 D 缺乏或代谢缺陷

维生素 D 缺乏或代谢缺陷时,钙、磷从肠道中吸收减少,导致血钙、血磷降低,血钙降低促使 PTH 继发性分泌增加,从而从骨质脱钙,肾小管对磷的重吸收减少,尿磷增加而血磷减少。故维生素 D 缺乏时,血钙可正常或偏低,血磷减少,结果使钙、磷浓度乘积降低,钙、磷不能在骨基质中充分沉积,导致类骨组织大量堆积。

2. 磷酸盐缺乏

磷是重要的骨盐成分,体内 $80\%\sim85\%$ 的磷沉积在骨骼,与钙结合成羟基磷灰石结晶。磷的缺乏及代谢障碍也是引起佝偻病及骨质软化症的重要原因。

(二)骨质软化病和佝偻病的主要化学病理改变

不同原因所致的骨质软化病和佝偻病的化学病理改变不尽相同。

1. 以维生素 D 缺乏或代谢缺陷为病因

(1)血清钙水平正常或降低,PTH 继发性分泌增多,血磷降低。

(2)营养缺乏患者常有血清 25-(OH)D_3 水平降低。

(3)维生素 D 代谢异常(如肾 1α-羟化酶缺乏)常会出现单纯 1,25-(OH)$_2$$D_3$ 水平降低,维生素 D 抵抗者出现 1,25-(OH)$_2$$D_3$ 水平升高。

2. 以磷代谢异常为病因

(1)血钙水平通常在正常范围,而特征性的改变为血磷水平显著降低。

(2)血清 25-(OH)D_3 水平和 PTH 水平可在正常范围,但也有部分患者血清 1,25-(OH)$_2$$D_3$ 水平低于正常范围。

3. 血清碱性磷酸酶

大多数骨软化病和佝偻病患者的血清碱性磷酸酶升高。

(三)骨质软化病和佝偻病的实验室检查及评价

骨骼 X 线检查对骨软化症和佝偻病的诊断有一定特异性,骨密度降低(属于骨矿物质含量减少而骨有基质不减少型)和假性骨折支持本病的诊断。与骨代谢相关的实验室指标对骨软化病和佝偻病的早期发现、诊断具有重要作用,尤其是对于症状不典型的成人骨质软化病患者。

1. 血清钙、磷测定

骨质软化症和佝偻病由于病因和程度不同及有无继发甲旁亢,其血钙、磷可有不同变化。二者结果综合分析在骨质软化症和佝偻病的诊断、病因和病变程度判断方面发挥重要作用。另外,血清钙、磷乘积是较好指标,通常明显降低。

2. 血清 PTH 测定

绝大多数佝偻病和骨质软化症患者有代偿性甲状旁腺功能增加,但一般用放射免疫法测定 PTH 均在正常范围内,少数患者伴明显的继发性甲旁亢时,可有 PTH 水平的升高。PTH 在该病的诊断、病变程度判断方面具有一定作用。

3. 血清维生素 D 测定

维生素 D 缺乏或代谢缺陷是导致佝偻病和骨质软化症的重要原因,故血清维生素 D 对于鉴别佝偻病和骨质软化症的病因和类型是非常重要的指标。

4. 血清碱性磷酸酶测定

成骨细胞活性增高是骨软化症和佝偻病的特征之一,大多数佝偻病或骨软化症患者的血清碱性磷酸酶水平会升高,故血清碱性磷酸酶是佝偻病和骨质软化症较好的辅助诊断指标。

三、肾性骨营养不良症

肾性骨营养不良症(renal osteodystrophy)是由于慢性肾功能衰竭导致的骨骼系统并发症,简称肾性

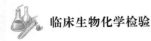

骨病,主要包括纤维性骨炎、骨质疏松、骨软化及骨淀粉样变等。

(一) 肾性骨病的分类

肾性骨病根据骨转换状况的不同可分为四种类型:高转换型骨病、低转换型骨病、混合型骨病和 β_2-微球蛋白(β_2-microglobulin,β_2-M)淀粉样变。①高转换型骨病:由于慢性肾功能衰竭引发继发性甲状旁腺机能亢进,也称为继发性甲状旁腺机能亢进骨病,常表现为纤维性骨炎,以甲状旁腺功能亢进、成骨细胞和破骨细胞增殖活跃、骨小梁周围纤维化为特征。也可伴有骨质疏松和骨质硬化。②低转换型骨病:以骨生成减少和骨矿化障碍为突出表现,包括骨软化和动力障碍性骨病两种。骨软化以骨矿化障碍为突出表现,动力障碍性骨病以骨生成显著减少为表现。③混合型骨病:为兼有以上两种骨损害特点的混合性骨病。组织学表现为纤维性骨炎和骨软化并存。④β_2-M 淀粉样变:常见于长期血液透析的患者,表现为骨与关节的 β_2-M 淀粉样沉积。

(二) 肾性骨病的主要化学病理改变

1. 血清尿素和肌酐升高、内生肌酐清除率降低

肾性骨病由慢性肾功能衰竭导致,是反映慢性肾功能衰竭的标志物,如血清尿素、肌酐和内生肌酐清除率发生显著变化,因肾衰时肾小球滤过功能明显降低导致血清尿素和肌酐明显升高、内生肌酐清除率显著下降。

2. 血钙降低、血磷升高

慢性肾功能衰竭,由于肾单位破坏和肾小球滤过率降低,肾排磷减少,血磷升高并引发低钙血症。

3. PTH 升高

慢性肾功能衰竭导致的低钙和高磷可继发性引起甲状旁腺机能亢进,使 PTH 分泌增多。

4. 活性维生素 D_3 降低

慢性肾功能衰竭时,因肾 1α-羟化酶活性降低,由 $25\text{-}(OH)D_3$ 活化成 $1,25\text{-}(OH)_2D_3$ 能力下降,使活性维生素 D 生成减少,后者可进一步导致肠钙吸收减少,出现低钙血症和骨质钙化障碍。

5. 血清碱性磷酸酶

晚期纤维性骨炎时明显升高。

6. 血浆 HCO_3^- 降低

正常情况下,肾脏通过排酸保碱功能实现对酸碱平衡的调节。慢性肾功能衰竭患者因排酸保碱功能下降可导致代谢性酸中毒,血浆 HCO_3^- 降低。酸中毒可使骨动员加强,促进骨盐溶解,引起骨质脱钙。

(三) 肾性骨病的实验室检查及评价

生化检验在肾性骨病的诊断中发挥重要作用。

1. 血清尿素、肌酐和内生肌酐清除率测定

该三项指标是临床上反映肾脏功能的常用检测项目,可反映肾小球滤过功能,其检测结果可作为慢性肾功能衰竭重要的诊断依据。

2. 血钙、血磷测定

钙、磷代谢紊乱是肾性骨病的主要表现,故血钙和血磷是诊断肾性骨病的重要指标。因肾病患者常有清蛋白的降低,最好用离子钙来评估血钙水平。如果用血清总钙评估,清蛋白水平低下时需要对其进行校正。

3. 血清 PTH 测定

纤维性骨炎时血清 PTH 往往显著升高,其水平能较好地预测骨组织学改变,但不能完全推测骨病的病理类型。

4. 活性维生素 D_3 测定

肾功能衰竭时 $1,25\text{-}(OH)_2D_3$ 浓度下降,下降程度与肾衰程度平行。

5. 血清碱性磷酸酶

成骨细胞和骨形成的标志物,可反映纤维性骨炎的严重程度,骨软化病血清碱性磷酸酶亦可升高。

6. 血浆 HCO$_3^-$ 降低

血浆 HCO$_3^-$ 是反映代谢性酸碱平衡紊乱的指标,可为慢性肾功能衰竭的诊断提供信息。

此外,镁由肾脏清除,故慢性肾功能衰竭的患者通常血镁浓度升高。

四、病例分析

【病史】患者,男性,63 岁,主诉常有腰背部疼痛、心悸、乏力、夜间抽筋。有高血压病史,近 4 周食欲差。诊断肾小球肾炎 8 年,慢性肾功能衰竭 2 年。

【CT 检查】 显示骨密度降低。

【实验室检查】

项 目	测 定 结 果	参 考 区 间
血清尿素/(mmol/L)	26.7	2.5~7.1
血清肌酐/(μmol/L)	1205	44~133
内生肌酐清除率/(mL/min)	15	80~120
血钙/(mmol/L)	1.6	2.25~2.75
血磷/(mmol/L)	2.9	0.96~1.62
血浆 HCO$_3^-$/(mmol/L)	17	22~27
血清 PTH/(ng/L)	189	15~65

【临床诊断】 慢性肾功能衰竭导致的肾性骨病。

【诊断依据】

(1)患者有慢性肾病史和慢性肾功能衰竭 2 年,血清尿素、肌酐和内生肌酐清除率等常规肾功能指标明显异常。

(2)慢性肾功能衰竭是导致骨代谢疾病的常见病因,与骨代谢相关的指标,如血钙、血磷和 PTH 明显改变。

(3)腰背部疼痛是骨病的主要临床表现。

(4)骨密度降低。骨密度是骨质疏松症、骨质软化病和佝偻病等代谢性骨病的重要诊断依据。

【结果分析】

结合病史、CT 检查结果和生化指标,患者已发展为慢性肾功能衰竭终末期并导致肾性骨病的发生。

生化指标变化的主要机制如下:①慢性肾功能衰竭早期,由于肾单位破坏和肾小球滤过率降低,肾排磷减少,血磷升高并引起低钙血症,后者可引起甲状旁腺机能亢进,使 PTH 分泌增多。PTH 促进溶骨作用,增加骨质脱钙,PTH 抑制肾小管对磷的重吸收,使肾脏排磷增多,血磷暂时可恢复正常。随着病情进展,肾小球滤过率和血磷的滤过进一步减少,此时由于正常肾单位太少,继发性 PTH 分泌增多已不能维持磷的充分排出,出现血磷明显升高。②慢性肾功能衰竭时,由 25-(OH)D$_3$ 活化成 1,25-(OH)$_2$D$_3$ 能力降低,使活性维生素 D 生成减少,导致肠道钙吸收减少,出现低钙血症和骨质钙化障碍。③慢性肾功能衰竭时,由于肾脏排酸保碱功能下降,常导致代谢性酸中毒。酸中毒可使骨动员加强,促进骨盐溶解,引起骨质脱钙。

骨密度降低及腰背部疼痛是骨病的主要临床表现,其原因主要是慢性肾功能衰竭导致的钙、磷代谢障碍,甲状旁腺机能亢进、维生素 D$_3$ 活化障碍、代谢性酸中毒进而导致骨质钙化障碍、脱钙和骨量丢失。

本章小结

骨组织属于结缔组织的一种,由骨组织细胞和细胞间质(骨基质)组成,前者主要包括成骨细胞、破骨细胞和骨细胞,后者包括钙、磷、镁等无机成分和胶原蛋白、非胶原蛋白等有机成分。在整个生命过程中,骨不断进行骨形成和骨吸收的代谢过程,骨的正常结构和功能依赖于这两个过程的相互协调。钙、磷、镁

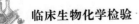

是构成骨的主要矿物质,血液中这些物质的浓度会影响骨组织的代谢发育,而骨组织中的细胞本身对血液中钙、磷和镁的浓度也有重要的调控作用。钙、磷、镁的代谢与骨代谢密切相关并且在 PTH、CT 和 1,25-$(OH)_2D_3$ 等激素的精细调控下维持动态平衡。

钙、磷和镁等骨矿物质和激素代谢紊乱可导致各种代谢性骨病,如骨质疏松症、骨质软化病和佝偻病、肾性骨营养不良症等。检测体液中的骨矿物质成分(钙、磷、镁)、相关激素(PTH、CT 和 1,25-$(OH)_2D_3$ 等)以及骨代谢过程中产生的生化标志物(骨形成的标志物,如骨钙素、骨碱性磷酸酶、Ⅰ型前胶原前肽;骨吸收的标志物,如吡啶酚和脱氧吡啶酚、Ⅰ型胶原交联 N-端肽和Ⅰ型胶原交联 C-端肽、抗酒石酸酸性磷酸酶、尿羟脯氨酸)可为骨代谢疾病的诊断、病因确定、治疗方案制定和疗效监测提供重要依据。

(侯丽娟)

第十六章　糖代谢紊乱的临床生物化学检验

糖既是人体重要的供能物质,又是人体重要的组成成分之一。糖代谢障碍,首先导致机体能量供给障碍,由此可以产生一系列代谢变化,最终造成多方位的代谢紊乱,重者将危及生命。血糖含量是反映体内糖代谢状况的一项重要指标,临床上常见的糖代谢紊乱是指血糖浓度过高或过低,其中以糖尿病最为常见,本章将重点讨论糖尿病引起的高血糖症及其相关的实验室检测,简要阐述低血糖症和部分先天性糖代谢异常。

第一节　概　　述

血液中的葡萄糖称为血糖。正常人空腹血糖浓度维持在 $3.89 \sim 6.11$ mmol/L($70 \sim 110$ mg/dL)之间,体内各组织细胞活动所需的能量大部分来自血糖,所以血糖必须保持一定的水平才能维持体内各器官和组织的需要。

一、血糖的来源与去路

血糖浓度之所以能维持相对恒定,是由于其来源与去路能保持动态平衡的结果。

(一)血糖来源

(1)糖类消化吸收:食物中的糖类消化吸收入血,是血糖最主要的来源。

(2)肝糖原分解:短期饥饿后,肝中储存的糖原分解成葡萄糖进入血液。

(3)糖异生作用:在较长时间饥饿后,氨基酸、甘油等非糖物质在肝内合成葡萄糖。

(二)血糖去路

(1)氧化分解:葡萄糖在组织细胞中通过有氧氧化和无氧酵解产生 ATP,为细胞代谢供给能量,为血糖的主要去路。

(2)合成糖原:进食后,肝和肌肉等组织将葡萄糖合成糖原以储存。

(3)转化成非糖物质:转化为甘油、脂肪酸以合成脂肪;转化为氨基酸以合成蛋白质。

(4)转变成其他糖或糖衍生物,如核糖、脱氧核糖、氨基多糖等。

（5）血糖浓度高于肾糖阈（8.9～9.9 mmol/L）时可随尿排出，形成糖尿。正常人血糖虽然经肾小球滤过，但全部都被肾小管重吸收，故尿中糖含量极微，常规检查为阴性。只有在血糖浓度超过肾糖阈（大于8.9 mmol/L），即超过肾小管重吸收能力时，尿糖检查才为阳性。糖尿多见于某些病理情况，如糖尿病等。

血糖的来源与去路总结见图 16-1。

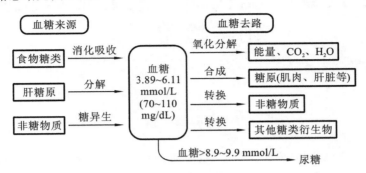

图 16-1　血糖的来源与去路

二、血糖浓度的调节

人体血液中的葡萄糖处在不断变化、调节之中。正常生理状态下，血糖浓度维持恒定是由于机体内存在一整套高效率的调节机制，精细地控制着血糖的来源与去路，使之达到动态平衡。这套调节机制是以激素调节为主、神经调节为辅来共同完成的。其中降低血糖的激素主要是胰岛素，升高血糖的激素主要是胰高血糖素和肾上腺素等。

（一）降低血糖的激素

1. 胰岛素

胰岛素（insulin）是人体内唯一降低血糖的激素，由胰岛 β 细胞合成和分泌。胰岛素的合成首先是在粗面内质网上合成 102 个氨基酸残基的前胰岛素原（preproinsulin），很快被酶切去前面的信号肽，生成有86 个氨基酸残基的胰岛素原（proinsulin），储存在高尔基体的分泌小泡内。胰岛素原包含胰岛素分子的A 链（21 肽）、B 链（30 肽）及连接肽（connecting peptide），即 C 肽（31 肽）（图 16-2）。A 链和 B 链通过两个二硫键相连。一分子的胰岛素原在蛋白水解酶的作用下，裂解成一分子的胰岛素和一分子的 C 肽。胰岛β 细胞分泌胰岛素入血，发挥其活性作用后，很快在肝、肾等组织内被胰岛素酶灭活，其半衰期为 5～10 min。C 肽不被肝脏酶灭能，仅在肾脏降解和代谢。C 肽无生物活性，但在胰岛素原酶解过程中有重要作用。胰岛素原是通过 C 肽来形成和维持胰岛素分子的稳定性和完整性的，它能竞争性地抑制胰岛素酶的活性。

胰岛 β 细胞中储备胰岛素约 200 U，每天分泌约 40 U。空腹时，血浆胰岛素浓度是 5～15 μU/mL。进餐后血浆胰岛素水平可增加 5～10 倍。胰岛素的生物合成速度受血浆葡萄糖浓度的影响。口服或静脉注射葡萄糖后，胰岛素释放呈双时相脉冲式分泌。早期快速相，门静脉中胰岛素在 2 min 内即达到最高值，随即迅速下降；延迟缓慢相，10 min 后血浆胰岛素水平又逐渐上升，一直延续 1 h 以上。早期快速相显示储存胰岛素的快速释放，延迟缓慢相则显示胰岛素的合成和持续释放能力。

胰岛素的主要作用部位是肝、骨骼肌和脂肪组织，其降低血糖作用是多方面作用的结果：①促进肌肉、脂肪等组织的细胞膜葡萄糖载体将葡萄糖转运入细胞；②通过共价修饰增强磷酸二酯酶活性，降低 cAMP水平，升高 cGMP 浓度，从而使糖原合成酶活性增强、磷酸化酶活性降低，加速糖原合成、抑制糖原分解；③通过激活丙酮酸脱氢酶磷酸酶而使丙酮酸脱氢酶激活，加速丙酮酸氧化成为乙酰 CoA，从而加快糖的有氧氧化；④通过抑制磷酸烯醇式丙酮酸羧激酶的合成以及促进氨基酸进入肌组织合成蛋白质，减少糖异生的原料，抑制肝内糖异生；⑤通过抑制脂肪组织内的激素敏感性脂肪酶，减缓脂肪动员的速率，促进组织利用葡萄糖。

胰岛素在细胞水平的生物作用是通过与靶细胞膜上的胰岛素受体结合而启动的。胰岛素受体仅与胰岛素或含有胰岛素分子的胰岛素原结合，具有高度的特异性，且分布非常广泛。胰岛素受体是一种糖蛋

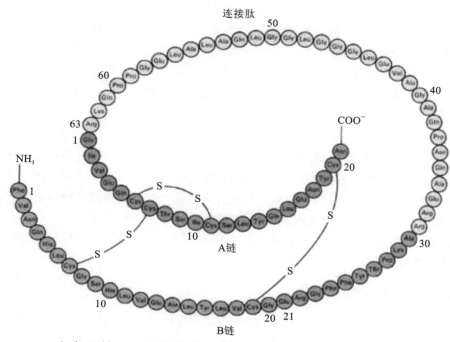

Amino acid sequence of porcine proinsulin:the A chain of insulin is shown in red, the B chain in blue, and the connecting peptide (C-peptide) in yellow.

图 16-2 胰岛素原结构示意图

白,由两个 α-亚基与两个 β-亚基组成四聚体型受体。α-亚基位于细胞膜的外侧,具有胰岛素结合位点。β-亚基由细胞膜向胞浆延伸,是胰岛素引发细胞膜与细胞内效应的功能单位。胰岛素与 α-亚基结合后,β-亚基含有的酪氨酸蛋白激酶磷酸化而激活受体,调节细胞内酶系统活性,控制物质代谢。每种细胞与胰岛素结合的程度取决于受体数目与亲和力,此二者又受血浆胰岛素浓度调节。当胰岛素浓度增高时往往胰岛素受体数下降,称为下降调节。如肥胖的非胰岛素依赖型糖尿病患者由于脂肪细胞膜上受体数下降,临床上呈胰岛素不敏感性,称为抵抗性。当肥胖的非胰岛素依赖型糖尿病患者经饮食控制、体育锻炼后体重减轻时,脂肪细胞膜上胰岛素受体数增多,与胰岛素结合力加强而使血糖利用改善。这不仅是肥胖的非胰岛素依赖型糖尿病的重要发病机制,也是治疗中必须减肥的理论依据。

2. 胰岛素样生长因子

胰岛素样生长因子(insulin-like growth factors,IGF)是一种氨基酸序列与胰岛素类似的蛋白质或多肽生长因子,也称"生长激素介质"(somatomedins,SM),是生长激素产生生理作用过程中必需的一种活性蛋白多肽物质,主要包括 IGF Ⅰ 和 IGF Ⅱ 两种。IGF Ⅰ 也被称作"生长调节素 C(somatomedin C)",是细胞生长和分化的主要调节因子之一,人体内许多组织细胞均能自分泌和旁分泌 IGF Ⅰ。血 IGF Ⅰ 依赖于生长激素,主要由肝脏生成,通过 IGF 受体或胰岛素受体介导发挥其类胰岛素效应,增强其对葡萄糖和氨基酸的吸收,促进糖原的合成和乳酸分泌,抑制糖原分解,还可增加人体对胰岛素灵敏度的功能,提高人体胰岛素的作用效率。IGF Ⅰ 对 2 型糖尿病具有较好的疗效。IGF Ⅰ 能抑制生长激素和胰岛素分泌,降低高胰岛素血症,还可改变自主神经活性,增加骨骼肌血流量,提高胰岛素或胰岛素受体敏感性。而 IGF Ⅱ 被称为出生前的主要生长因子,不需生长激素调节,在多种组织器官中表达,其生理作用尚不清楚。血中 IGF 只有 1% 左右是游离的,其余都和 IGF 结合蛋白结合,这种结合蛋白调节 IGF 作用的发挥。

IGF 在正常糖代谢中的作用尚不清楚。IGF 外源性注入可导致低血糖,缺乏可引起生长迟缓。胰腺外肿瘤时可导致 IGF 生成过量,可出现饥饿性低血糖。测定 IGF Ⅰ 浓度可评价生长激素的缺乏或过量,监测机体的营养状况。

(二)升高血糖的激素

1. 胰高血糖素

胰高血糖素(glucagon)是胰岛 α 细胞分泌的一种多肽(29 肽),是升高血糖的主要激素,与胰岛素的作用相拮抗。两种激素相互协调,参与糖、蛋白质和脂肪代谢的调节。禁食后血液中胰岛素含量减少,胰高血糖素增高,维持血糖相对稳定。胰高血糖素通过与靶细胞细胞膜上的特异性受体结合,活化 cAMP,cAMP 可激活依赖 cAMP 的蛋白激酶,后者是激活肝糖原分解和糖异生的关键酶,可使血糖升高。该蛋白激酶还激活脂肪组织的激素敏感性脂肪酶,促进脂肪分解和脂肪酸氧化,使酮体生成增多。胰高血糖素产生上述代谢效应的靶器官是肝,切除肝或阻断肝血流,这些作用便消失。另外,胰高血糖素可促进胰岛素和胰岛生长抑素的分泌。

2. 肾上腺素

肾上腺素(epinephrine)是由肾上腺髓质分泌的儿茶酚胺类激素,在应激状态、内脏神经刺激和低血糖等情况下释放入血,促进肝糖原分解和降低外周组织对葡萄糖摄取的作用而升高血糖。肾上腺素还能激活甘油三酯酶而加速脂肪分解,使血液中游离脂肪酸升高。肾上腺素还可刺激胰高血糖素的分泌,抑制胰岛素分泌。肾上腺素在胰高血糖素分泌受损时,是上调血糖水平的关键激素。

此外,生长激素、皮质醇、甲状腺激素也具有拮抗胰岛素的作用,几种升高血糖的激素中胰高血糖素最为重要,其次是肾上腺素。

三、糖尿病及其代谢紊乱

空腹血糖浓度≥7.0 mmol/L(126 mg/dL)时称为高糖血症(hyperglycemia),若超过肾糖阈值(8.9～9.9 mmol/L)时则出现糖尿。高血糖症有生理性和病理性之分,病理性高血糖症主要表现为空腹血糖受损(impaired fasting glucose,IFG)、糖耐量减退(impaired glucose tolerance,IGT)或糖尿病(diabetes mellitus,DM)。糖尿病是糖代谢紊乱最常见、最重要的表现形式。IFG、IGT 是正常糖代谢与糖尿病之间的中间状态,是发生糖尿病及心血管疾病的危险因素。IFG 反映了基础状态下糖代谢稳态的轻度异常,IGT 反映了负荷状态下机体对葡萄糖处理能力的减弱,二者作为糖尿病的前期阶段,统称为糖调节受损(impaired glucose regulation,IGR),可单独或合并存在。

(一)糖尿病概述

糖尿病(DM)是一组由遗传和环境因素相互作用而导致机体内胰岛素分泌绝对或相对不足以及靶组织细胞对胰岛素敏感性降低而引发的糖、蛋白质、脂肪、水和电解质等一系列代谢紊乱的临床综合征。临床上以高血糖为主要特点,典型病例可出现多尿、多饮、多食、消瘦等表现,即"三多一少"症状。长期高血糖将导致多种器官尤其是眼、肾、神经、心脏和血管系统的损害、功能紊乱和衰竭等并发症,且无法治愈。2012 年,世界卫生组织(WHO)资料表明,全世界有 3.47 亿人患有糖尿病。2004 年,估计有 340 万人死于高血糖引起的并发症,而且大多数国家的糖尿病死亡率也逐年增加。据世界卫生组织预测,2005—2030年期间糖尿病死亡数将增加一倍。除此之外,在糖尿病患者群中发生的冠心病、缺血性或出血性脑血管疾病、失明、肢端坏疽等严重并发症均明显高于非糖尿病患者群。因此,DM 及其并发症已成为严重威胁人民健康的世界性公共卫生问题。

(二)糖尿病的分型

关于糖尿病的分型,存在有几种方法,以前是采用临床分型,而目前我国糖尿病协防组根据病因将糖尿病分成四大类型,即 1 型糖尿病(type 1 diabetes mellitus,T1DM)、2 型糖尿病(type 2 diabetes mellitus,T2DM)、其他特殊类型糖尿病和妊娠糖尿病(gestational diabetes mellitus,GDM)(表 16-1)。在 DM 患者中,T1DM 占 5%～10%,T2DM 占 90%～95%,其他类型仅占较小的比例。

表 16-1　糖尿病的病因学分类(WHO 2002 年)

类　型	病　因
1 型糖尿病	胰岛 β 细胞破坏,导致胰岛素绝对不足
免疫介导性糖尿病	
特发性糖尿病	

续表

类　型	病　因
2 型糖尿病	病因不明确,含胰岛素抵抗、胰岛素分泌不足等
其他特殊类型糖尿病	
胰岛 β 细胞功能遗传缺陷性糖尿病	成人型糖尿病:相关基因突变引起
	线粒体糖尿病:线粒体基因突变引起
胰岛素作用遗传缺陷性糖尿病	A 型胰岛素抵抗、妖精貌综合征等
胰腺外分泌性疾病所致糖尿病	胰腺炎、外伤及胰腺切除、肿瘤等
内分泌疾病所致糖尿病	肢端肥大症、库欣综合征、胰高血糖素瘤等
药物或化学品所致糖尿病	吡甲硝苯脲、糖皮质激素等
感染所致糖尿病	风疹、巨细胞病毒感染等
罕见的免疫介导性糖尿病	抗胰岛素受体抗体、Stiffman 综合征等
其他可能伴有糖尿病的遗传综合征	Down 综合征、Tumer 综合征等
妊娠糖尿病	

（三）各种类型糖尿病的主要特点

1. 1 型糖尿病(T1DM)

T1DM 发生的主要机制是在遗传因素控制下和环境因素影响下,启动自身免疫反应,使循环血液中出现自身抗体,通过细胞介导的免疫反应导致胰岛 β 细胞进行性破坏,血胰岛素绝对含量降低,从而导致糖尿病的发生。这类糖尿病按病因和发病机制分为免疫介导性糖尿病和特发性糖尿病。

(1) 免疫介导性糖尿病:这类糖尿病为自身免疫机制引起的胰岛 β 细胞渐进性的破坏,导致胰岛素绝对缺乏,且具有酮症酸中毒倾向,其主要原因目前认为与遗传因素、环境因素和自身免疫机制有关。

遗传易感性:T1DM 是一种多基因遗传病,与其发病有关的易感基因有 20 多个,分布在不同的染色体上,目前认为人类白细胞组织相容性抗原(human leucocyte antigen,HLA)是决定 T1DM 遗传易感性最重要的因素。HLA-DR3 和(或)HLA-DR4 的存在对 T1DM 的发生是必需的,但仍不足以构成全部遗传背景。HLA-DQ 基因是 T1DM 易感性的主要决定因子,决定胰岛 β 细胞对自身免疫破坏的易感性和抵抗性。当细胞表面表达为 HLA-DQB1 链 57 位为非天冬氨酸纯合子和 HLA-DQA1 链 52 位精氨酸纯合子(即 DQ A52Arg＋纯合子及 DQ B57Asp－纯合子),患病的相对危险性最高,但有地理上和种族间差异。除 HLA 外,其他的易感基因还包括 INS、CTLA4、PTPN22 等。T1DM 存在着遗传异质性,遗传背景不同的亚型在病因和临床表现上也不尽相同。一般认为若 HLA 表现为 HLA-DR3/DR3 将导致原发性自身免疫疾病,而 HLA-DR4/DR4 代表原发性环境因素为主要诱因,结果为继发性自身免疫反应。伴有 HLA-DR3 的 T1DM 合并存在其他自身免疫性疾病(如肾上腺皮质功能不足、桥本甲状腺炎等),并以女性多见,起病年龄较大。而伴有 HLA-DR4 的 T1DM 患者与其他免疫内分泌疾病几乎无关,以男性多见,起病年龄较轻。

环境因素:一定的环境因素,如季节、年龄、药物、化学物质、饮食、病毒感染等均可影响 T1DM 的发生。病毒感染是最重要的环境因素之一,与 T1DM 发病有关的病毒有风疹、柯萨奇病毒 B、流行性腮腺炎病毒、巨细胞病毒等。病毒感染可直接损伤胰岛组织引起糖尿病,也可能诱发自身免疫反应,进一步损伤胰岛组织引起糖尿病。但是遗传易感性及宿主的其他因素(如 HLA 类型)决定胰岛 β 细胞受损的进程。

自身免疫机制:在 T1DM 患者的胰岛细胞中普遍存在自身抗体与抗原的反应。自身抗体的种类较多,通过与胰岛 β 细胞发生免疫反应而破坏胰岛 β 细胞,大多数损害由 T 细胞介导。患者血清中存在自身抗体,并且在高血糖症出现的数年前就可检出,其中起主要作用的自身抗体有以下几种:①首先发现于 1974 年的胰岛细胞自身抗体(islet cell autoantibodies,ICA),对所有的胰岛细胞均起直接作用,在 70%～90%的 1 型糖尿病患者血清中可检出,正常人仅 0.5%可出现;②胰岛素自身抗体(insulin autoantibodies,IAA)在 50%的 T1DM 患者血清中可检出,正常人检出率与 ICA 相同。若同时存在 IAA 和 ICA 的个体,其发展为 T1DM 的风险比单独存在任何一种胰岛素自身抗体的个体显著增高;③谷氨酸脱羧酶自身抗体

(glutamic acid decarboxylase autoantibodies，GADA)在 T1DM 患者血清中阳性率也很高；④胰岛素瘤相关抗原-2 自身抗体(insulinoma-associated antigens-2 autoantibody，IA-2A)在 T1DM 患者中血清阳性率为 $30\%\sim60\%$，表面抗原可能是葡萄糖运载体蛋白-2。

免疫介导性糖尿病具有以下特点：①胰岛 β 细胞的自身免疫性损伤是重要的发病机制，多数患者体内存在自身抗体；②胰岛 β 细胞的破坏引起胰岛素绝对不足，且具有酮症酸中毒倾向，治疗依赖胰岛素；③遗传因素在发病中起重要作用，特别与 HLA 某些基因型有很强关联；④血浆胰岛素及 C 肽含量低，糖耐量曲线呈低平状态；⑤任何年龄均可发病，典型病例常见于儿童和青少年，起病较急。

(2) 特发性 1 型糖尿病：这一类型糖尿病的显著特点是具有很强的遗传性，明显的胰岛素缺乏，容易发生酮症，但缺乏胰岛 β 细胞抗体。这类患者极少，主要见于非裔及亚裔人。

2. 2 型糖尿病(T2DM)

胰岛素抵抗和胰岛素作用不足是 T2DM 的主要发病机制。主要表现为胰岛素抵抗和胰岛 β 细胞功能减退，不能产生足量的胰岛素，表现为早期胰岛素相对不足和后期胰岛素绝对不足。

胰岛素抵抗(insulin resistance，IR)是指单位浓度的胰岛素细胞效应减弱，即机体对正常浓度胰岛素的生物反应性降低的现象。在 IR 状态下，为维持血糖稳定，迫使胰岛 β 细胞分泌更多的胰岛素进行代偿，导致高胰岛素血症，引发一系列代谢紊乱。目前认为 IR 是 T2DM 和肥胖等多种疾病发生的主要诱因之一，约 90% 的 T2DM 存在 IR。

T2DM 有更强的遗传易感性，并有显著的异质性。20 世纪 70 年代以来对单卵双生子中糖尿病发病一致性的研究表明，如双生子中的一人在 50 岁以后出现 DM，那么另一个人在几年后发生糖尿病的百分率达 $50\%\sim90\%$，其中大多数为 T2DM。提示遗传因素在此型糖尿病的病因中占有着重要地位。有关机制的研究还只是刚刚开始，有待进一步阐明。

T2DM 的发生与年龄、肥胖、慢性炎症、妊娠糖尿病史和高血压及血脂紊乱等环境因素也有很大的关系。其中肥胖是 T2DM 重要的诱发因素之一，肥胖本身可引起某种程度的胰岛素抵抗。

T2DM 具有以下特点：①典型病例常见于肥胖的中老年成人，偶见于幼儿；②起病较慢，在疾病早期阶段没有明显症状，甚至在患病多年之后仍不能确诊，这增加了并发大血管疾病和微血管疾病的风险；③血浆胰岛素水平可正常或稍高，高血糖的刺激又会引起更多的胰岛素分泌，因此，患者的胰岛 β 细胞负荷较重，在糖刺激后呈延迟释放；④自身抗体呈阴性；⑤单用口服降糖药一般可以控制血糖；⑥很少出现自发性酮症酸中毒，但因伴有感染等应激因素时常可发生酮症酸中毒；⑦有遗传倾向，但与 HLA 基因型无关。

3. 其他特殊类型的糖尿病

(1) 胰岛 β 细胞功能遗传缺陷性糖尿病：主要包括青少年发病的成年型糖尿病和线粒体糖尿病。青少年发病的成年型糖尿病(maturity-onset diabetes of the young，MODY)患者高血糖症出现较早，常在 25 岁之前发病。表现为胰岛素分泌的轻度受损和胰岛素作用缺陷，为常染色体显性遗传。1999 年文献报道目前已确定 MODY 有 6 种以上的基因突变：①20 号染色体上的 HNF-4α 基因发生变异，称为 MODY1，表现为细胞对糖刺激反应的障碍。HNF 为肝细胞核转录因子，HNF-4α 是调控 HNF-1α 表达的转录因子。②7 号染色体上的葡萄糖激酶基因变异，称为 MODY2，此亚型最多见，占整个 MODY 型中的 50%。该酶主要使葡萄糖磷酸化为 6-磷酸葡萄糖，刺激 β 细胞分泌胰岛素，葡萄糖激酶基因缺陷患者需要较高的血糖刺激才能产生正常水平的胰岛素。③12 号染色体上的 HNF-1α 基因发生突变，称为 MODY3。④胰岛素启动因子(IPF)-1 突变，命名为 MODY4。⑤ HNF-1β 基因突变，称为 MODY5。⑥ BetaA2/NEUROD1 基因突变，称为 MODY6。此型糖尿病家族中至少有 2 名患者，至少三代常染色体显性遗传，有正常的 C 肽水平，与 T2DM 相比，MODY 环境因素不明显，肥胖少见，有的患者伴有原发性肾脏病变。

1997 年，美国糖尿病协会(The American Diabetes Association，ADA)将线粒体糖尿病列为特殊类型糖尿病。本病属于母系遗传，也可散发，人群中发病率为 $0.5\%\sim1.5\%$，发病年龄多在 30～40 岁。临床上可表现为从正常糖耐量到胰岛素依赖型糖尿病的各种类型，最常见的是非胰岛素依赖型糖尿病，常伴有轻度至中度的神经性耳聋，患者无肥胖，无酮症倾向。目前已发现 20 余种线粒体的基因突变与发病有关，如线粒体 tRNA3243A→G 突变、ND1 基因 3316G→A 突变等，这些基因的突变导致胰腺 β 细胞能量产生不足，引起胰岛素分泌障碍而致糖尿病的发生。

（2）胰岛素作用遗传缺陷性糖尿病：由于胰岛素受体变异所致，较少见，表现为糖代谢紊乱差异大，轻者仅为高胰岛素血症，轻度高血糖，重者为严重高血糖，胰岛素抵抗明显。可同时伴有黑棘皮病，女性男性化和多囊卵巢。遗传方式为显性遗传和隐性遗传。

（3）胰腺外分泌性疾病所致糖尿病：胰腺炎症、胰腺囊性纤维化、纤维化钙化性胰腺病、胰腺肿瘤、损伤和胰切除等均可引起继发性糖尿病。

（4）内分泌疾病所致糖尿病：一些拮抗胰岛素作用的激素如生长激素、皮质醇、胰高血糖素和肾上腺素在体内产生过量时可致糖尿病，例如肢端肥大症、库欣综合征、胰高血糖素瘤、嗜铬细胞瘤等。这类糖尿病在除去引起激素过度分泌的因素后，血糖可恢复正常。

4. 妊娠期糖尿病

妊娠期糖尿病（GDM）是指在妊娠期间任何程度的糖耐量减退或糖尿病发作，不论是否使用胰岛素或饮食治疗，也不论分娩后这一情况是否持续。但妊娠前已确诊为 DM 者不属 GDM。多数 GDM 妇女在分娩后血糖将回复到正常水平。不论分娩后血糖是否恢复正常，分娩 6 周后应复查血糖，根据糖尿病的诊断标准重新确定。

（四）糖尿病的主要代谢异常

在正常情况下，人体细胞内能量代谢主要由血糖供给，多余的血糖可转化为糖原、脂肪和蛋白质储存起来。糖尿病患者由于胰岛素绝对或相对不足导致机体组织不能有效地摄取和利用血糖，不仅造成血糖浓度升高，而且组织细胞内三大营养物质的消耗增加，以满足机体的功能需要。

1. 糖尿病时体内的代谢异常

在糖代谢上，葡萄糖在组织细胞内的氧化利用及糖原合成减少，使血糖去路受阻，而肝糖原分解和糖异生加速，血糖来源增加，造成血糖浓度增高。

在脂类代谢上，由于胰岛素和胰高血糖素的比值降低，脂肪组织摄取葡萄糖及从血浆中清除甘油三酯减少，脂肪合成减少；但脂蛋白脂肪酶活性增加，脂肪分解加速，血浆游离脂肪酸和甘油三酯浓度升高；肝脏合成甘油三酯的速度增加，使其在肝细胞内堆积，易形成脂肪肝；脂蛋白的糖基化使脂质成分改变，不利清除，易形成动脉粥样硬化；糖尿病时脂类代谢紊乱除能导致高脂血症外，还会因为脂肪分解加速，生成酮体过多，造成酮血症、酮症酸中毒。

在蛋白质代谢上，蛋白质合成减弱，分解代谢加速，可导致机体出现负氮平衡、体重减轻、生长迟缓等现象。

2. 糖尿病并发症时的代谢异常

长期高血糖可致多种并发症，尤其是病程较长，控制较差的患者。按并发症的起病快慢，可分为急性并发症和慢性并发症两大类，糖尿病的慢性并发症可遍及全身各器官，主要是由于长期高血糖使蛋白质发生非酶促糖基化反应，形成大分子的糖化产物，导致眼、肾、神经、心脏和血管等多器官损害。临床上常常是以一些并发症为线索而发现糖尿病的。

糖尿病的急性并发症主要有糖尿病酮症酸中毒昏迷、糖尿病非酮症高渗性昏迷、糖尿病乳酸酸中毒昏迷等。

（1）糖尿病酮症酸中毒昏迷（ketoacidosis diabetic coma）：T1DM 有自然发生糖尿病酮症酸中毒的倾向，T2DM 在一定诱因下也可发生糖尿病酮症酸中毒，诱因多为感染、治疗不当、各种应激因素和各种拮抗胰岛素的激素分泌增加。发病机制主要是由于胰岛素的绝对或相对不足，拮抗胰岛素的激素增多，肝糖原分解加速，糖异生加强，导致血糖增加。机体不能很好地利用血糖，各组织细胞处于血糖饥饿状态，于是脂肪分解加速，血浆中游离脂肪酸增加，导致酮体生成增加而利用减慢，血浆中酮体超过 2.0 mmol/L 时称为酮血症。酮体进一步积聚，发生代谢性酸中毒时称为酮症酸中毒。此时可发生一系列代谢紊乱，表现为严重失水、代谢性酸中毒、电解质紊乱等。病情严重时可导致昏迷，即为酮症酸中毒昏迷，甚至可导致死亡。

（2）糖尿病高渗性非酮症昏迷（hyperosmolar nonketotic diabetic coma）：多见于 60 岁以上的老年轻症糖尿病患者及少数幼年糖尿病患者。常见的发病诱因有药物如口服噻嗪类利尿剂、糖皮质激素、苯妥因钠；腹膜透析或血液透析；尿崩症；甲亢；严重烧伤；高浓度葡萄糖治疗引起失水过多和血糖过高；颅内压增高使用脱水剂治疗;降温疗法;急性胰腺炎;各种严重呕吐、腹泻等疾患引起的严重失水等情况。本症发病机制复杂,尚未完全阐明。在本症中血浆渗透压升高程度远比糖尿病酮症酸中毒明显。

（3）糖尿病乳酸酸中毒昏迷(lactic acidosis diabetic coma):糖尿病患者由于乳酸生成过多或利用减少,使乳酸在血中的浓度明显升高所导致的酸中毒称为乳酸酸中毒。其中50%以上的患者可出现神经系统症状,轻者神志恍惚、烦躁不安,重者反应迟钝、嗜睡、谵妄,甚至昏迷。糖尿病患者发生乳酸酸中毒并非少见,有时可与酮症酸中毒并存,而易被临床忽略,也是糖尿病患者死亡原因之一。发病机制主要如下:①胰岛素的绝对和相对不足,机体组织不能有效地利用血糖,丙酮酸大量还原为乳酸,使体内乳酸堆积增多所致;②糖尿病性微血管病变和大血管病变可影响组织和器官的血液循环及血液供应,使组织处于缺氧状态;③血小板功能异常,纤溶酶原活化抑制物含量增加、血液黏稠度增加,导致血流缓慢,组织缺氧;④红细胞内糖化血红蛋白含量增加、2,3-二磷酸甘油酯含量降低,可使血红蛋白的氧结合能力增加,氧不易解离,导致组织缺氧;⑤一些降糖药物如双胍类降糖药一方面可促进外周组织葡萄糖的无氧酵解过程增加,导致乳酸生成过多,另一方面又可影响组织对乳酸的氧化代谢,使乳酸的利用和清除减少。

四、其他糖代谢异常

临床上重要的糖代谢紊乱除糖尿病引起的高血糖症外,还有因血糖浓度过低导致的低血糖症和由于一些与糖代谢有关的酶类异常或缺陷导致的先天性糖代谢异常病。

（一）低血糖症

低血糖症(hypoglycemia)是由多种病因引起的血糖浓度过低所致的一组临床综合征。它是糖尿病治疗过程中最常见,也是最重要的并发症。一般认为成人血糖浓度<2.8 mmol/L(50 mg/dL)(葡萄糖氧化酶法),或全血葡萄糖<2.2 mmol/L(40 mg/dL),但是否出现临床症状,个体差异较大。

低血糖时的主要症状是交感神经兴奋和脑缺血的症状。由于肾上腺素分泌增加导致多汗、恶心、脉搏快,轻度头痛,饥饿和上腹不适,但这些症状是非特异性的,当血糖低于1.7 mmol/L(30 mg/dL)时会引起严重的中枢神经系统损害,出现头痛、头晕、意识模糊,严重者可出现神志丧失甚至死亡。糖尿病低血糖发生很隐袭,有时开始难以觉察。脆性糖尿病患者容易突然发作,多数呈急性经过。老年性低血糖临床表现常常不够典型,应细心检查方可发现。

当血糖的来源少而去路多时会导致低血糖的发生,常见原因如下:①胰岛素分泌过多,如胰岛β细胞增生或肿瘤等;②对抗胰岛素的激素分泌减少,如垂体前叶或肾上腺皮质功能减退等;③肝脏严重损害时不能有效调节血糖,当糖摄入不足时很易发生低血糖;④使用药物不当,如胰岛素或降糖药物使用过多或蓄积使血糖浓度下降;⑤长期饥饿、禁食使血糖降低或剧烈运动、高烧使代谢增加导致血糖下降。

低血糖症的分类常用临床分类法,即分为空腹性低血糖症和刺激性低血糖症两大类。另外,还可根据其发病的年龄分为新生儿低血糖症、婴儿低血糖症和成人低血糖症。

1. 空腹低血糖症

正常人一般不会因为饥饿而发生低血糖症,这是因为正常的调节机制能够维持血糖浓度的恒定。真性空腹低血糖常提示有潜在疾病的存在,其常见原因如下。

（1）胰岛细胞肿瘤:如良性、恶性和多发性胰岛细胞瘤可致高胰岛素血症。正常人血浆胰岛素浓度波动在一个较宽的范围,只有不到50%的胰岛素瘤的患者会发生低血糖,同时检测血糖和胰岛素浓度可提高诊断准确度。诊断标准是血糖浓度≤2.8 mmol/L(葡萄糖氧化酶法)伴胰岛素浓度>10^{-5} IU/mL,或胰岛素(10^{-6} IU/mL)/葡萄糖(mmol/L)>3。若血糖浓度≤2.8 mmol/L,C肽≥0.2 nmol/L,则可以确诊为胰岛β细胞瘤。最好的诊断方法是满足Whipple三联征:①有低血糖的临床症状和体征;②血糖<2.8 mmol/L;③服糖后症状很快减轻或消失。

（2）非胰腺肿瘤:如巨型间质瘤可促使葡萄糖过度利用及影响糖代谢过程。上皮来源的肿瘤常通过产生 IGF II 而导致低血糖。

（3）肝脏疾病:肝衰竭(如病毒性肝炎的晚期,中毒性肝坏死)患者因糖异生或糖原储积减少而使葡萄糖生成减少,导致低血糖。超过80%的肝功能受损才会出现低血糖,所以此时的低血糖可作为肝衰竭的证据。

（4）内分泌性疾病：如生长激素、糖皮质激素、甲状腺激素或胰高血糖素等缺乏也可能导致低血糖，但这类低血糖在儿童更易发生。

（5）药源性低血糖：药物是低血糖最常见的原因，许多药物如胰岛素等降糖药过量，心得安、水杨酸盐和达舒平都可导致低血糖。半衰期长的口服降糖药在药源性低血糖中最常见。

（6）酒精性低血糖：乙醇通过抑制糖异生而导致低血糖，而慢性酒精中毒的患者可因营养不良（低糖原储积）引起酒精性低血糖。

（7）自身免疫性低血糖：抗胰岛素抗体引起的低血糖可见于 Graves 病、多发性骨髓瘤、系统性红斑狼疮和类风湿性关节炎患者，这类抗体不同于胰岛素治疗中产生的抗体和 1 型糖尿病患者的自身抗体，其导致低血糖的原因尚不清楚。表现为餐后高血糖和空腹低血糖。实验室检查有低 C 肽和高胰岛素浓度。

通常诊断空腹低血糖的方法是多次连续测定空腹血糖或在发作时测定血糖，其值小于 2.8 mmol/L。对于不能排除的空腹低血糖，需进行特殊试验以阐明潜在的病因。

2. 刺激性低血糖症

刺激性低血糖症空腹时血糖无明显降低，给予适当刺激后，如进食才诱发出现低血糖。临床上用胰岛素治疗糖尿病时最常见。餐后低血糖症（postprandial hypoglycemia）为刺激性低血糖症的一大类，低血糖发生于进餐后 1～5 h，如果怀疑本病，则可进行 5 h 进餐耐量试验或 5 h 葡萄糖耐量试验。

3. 新生儿和婴儿低血糖症

新生儿的血糖浓度远远低于成人，平均约 2 mmol/L 并且于出生后快速下降，所以在没有任何低血糖临床表现的情况下，新生儿血糖可下降到 1.7 mmol/L，早产儿血糖可低至 1.1 mmol/L。新生儿期低血糖较常见的原因包括早产、GDM 和妊娠中毒症等，但低血糖往往是短暂的。

婴幼儿早期发生的低血糖却很少是短暂性的，可能是由遗传性代谢缺陷或酮性低血糖引起，且往往由于禁食或发热性疾病而进一步降低。

4. 无症状低血糖

无症状低血糖是指血糖＜2.8 mmol/L 时没有自觉症状的情况，可发生于非糖尿病患者和 50% 的长期糖尿病患者。前者有时发生于妊娠妇女，机制与胎儿从母体不断摄取营养有关，后者的发生与肾上腺素对低血糖的反应降低有关，特别是胰岛素强化治疗的 T1DM。

（二）先天性糖代谢异常

糖代谢的先天性异常是因为糖代谢的酶类发生先天性异常或缺陷，导致某些单糖不能转变为葡萄糖而在体内储积，并从尿中排出。多为常染色体隐性遗传，患者症状轻重不等，可伴有血浆葡萄糖水平降低。临床常见有半乳糖代谢异常、果糖代谢异常、葡萄糖分解代谢的先天性异常等。

1. 半乳糖代谢异常

半乳糖代谢异常（disorders of galactose metabolism）是指某些参与半乳糖代谢的酶缺陷导致的半乳糖血症（galactosemia）。半乳糖来源于饮食中的奶制品，其结构与葡萄糖相似，但羟基在 C-4 上。半乳糖可由多种酶催化转变为葡萄糖，这些酶的缺陷可导致不同程度的半乳糖代谢异常。

（1）半乳糖激酶缺乏：新生儿期不表现出症状，往往为晶状体半乳糖沉积而发生白内障后才被确诊。通过测定红细胞 1-磷酸半乳糖尿苷转移酶活性和半乳糖激酶诊断。

（2）1-磷酸半乳糖尿苷转移酶缺乏：1-磷酸半乳糖尿苷转移酶缺乏所致的半乳糖代谢异常是最多见的遗传性半乳糖代谢异常，为常染色体隐性遗传性疾病。1-磷酸半乳糖苷转移酶缺乏使半乳糖不能转化为葡萄糖，使半乳糖代谢终止在 1-磷酸半乳糖阶段，所以患儿喂奶类食品数天后，因奶类中含较多半乳糖，可出现呕吐、腹泻、黄疸、溶血、肝肿大、智力障碍和生长停滞等半乳糖血症表现。早期发现和治疗可以防止不可逆的病变发生。当血中发现有半乳糖和 1-磷酸半乳糖时可提示该疾病，并可直接测定红细胞中 1-磷酸半乳糖苷转移酶活性而进行确诊。

（3）尿苷二磷酸半乳糖-4-异构酶缺乏：此型很少见。

2. 果糖代谢异常

果糖是食物中糖的一部分，果糖代谢异常是由于与果糖代谢有关的酶类缺乏所致。

(1) 实质性果糖尿(essential fructosuria)：又称为原发性果糖尿,是由于果糖激酶先天缺乏所致,为常染色体隐性遗传疾病。正常人血中果糖比葡萄糖代谢快,果糖半衰期为 20 min,葡萄糖为 45 min。一次服用 50 g 果糖后,通常在 2 h 之内血中果糖浓度就降至空腹水平(0～0.44 mmol/L)。果糖激酶缺乏者一次服用 50 g 果糖,患者 2 h 后血中果糖仍在较高浓度,并出现果糖尿。此型果糖尿又称为 I 型果糖尿。但是患者无低血糖表现,主要是因为葡萄糖代谢正常。

(2) 果糖不耐受(fructose intolerance)：为罕见常染色体隐性遗传疾病,杂合子无症状。多数患者在断奶后给予蔗糖饮食时才发病,患者有低血糖和肝衰竭,重症可致死。此症是由于 1-磷酸果糖醛缩酶(醛缩酶 B)缺陷所引起。患者肝内 1-磷酸果糖醛缩酶活性几乎完全缺乏,而 1,6-二磷酸果糖醛缩酶活性降低 50% 以上,即可造成肝内 1-磷酸果糖的堆积及磷酸和 ATP 的消耗。由于磷酸大量消耗,肝线粒体氧化磷酸化减少,造成 ATP 缺乏。后者缺乏使肝细胞 ATP 依赖性离子泵功能障碍,膜内外离子梯度不能维持,细胞肿胀破裂。

(3) 1,6-二磷酸果糖酶缺乏症(fructose-1,6-diphosphatase deficiency)：为常染色体隐性遗传疾病,多在婴儿期发病。患儿表现为肌无力、呕吐、嗜睡、生长停滞和肝肿大等,感染可诱发急性发作。若不治疗在婴儿期就可死亡。实验室检查可见空腹低血糖、酮血症、乳酸血症和血浆丙氨酸水平增高。确诊需用肝、肾、肠活检标本以测定该酶活性。

3. 葡萄糖分解代谢的先天性异常

葡萄糖分解代谢的先天性异常有丙酮酸激酶缺乏症、丙酮酸脱氢酶缺乏症和磷酸果糖激酶缺陷,其原因是这些酶的缺乏或缺陷。

(1) 磷酸果糖激酶缺陷：磷酸果糖激酶的作用是催化 6-磷酸果糖转变成 1,6-二磷酸果糖,与 1,6-二磷酸果糖酶的作用相反,共同催化糖代谢中的一处底物循环。由于此酶缺陷,使此循环不能控制,消耗能量并且产生大量的热量,使患者出现高热症状。

(2) 丙酮酸激酶缺乏症：丙酮酸激酶在糖酵解途径中催化磷酸烯醇式丙酮酸转变成烯醇式丙酮酸,同时产生 ATP,丙酮酸激酶缺乏会引起成熟红细胞缺乏 ATP,进而发生溶血。

(3) 丙酮酸脱氢酶复合体缺乏症：丙酮酸脱氢酶复合体由丙酮酸脱氢酶、二氢硫辛酸转乙酰酶和二氢硫辛酸脱氢酶及 NAD^+、FAD、CoSH、焦磷酸硫胺素和硫辛酸组成,催化葡萄糖的有氧氧化,最终产生大量的 ATP。丙酮酸脱氢酶复合体缺乏使脑组织不能有效地利用葡萄糖供能,进而影响大脑的发育和功能,严重者可导致死亡。同时因丙酮酸不能进行氧化,导致丙酮酸、乳酸和丙氨酸的浓度升高,出现慢性中毒。

第二节 常用临床生物化学检验

一、体液葡萄糖的测定

(一) 血液葡萄糖

血糖检测是目前诊断糖代谢异常相关疾病的主要依据。在某些药物的研究中,也涉及血糖的测定。空腹血糖(fasting plasma glucose,FPG)是指空腹 8 h 后测得的血浆葡萄糖浓度,为糖尿病最常用的检测项目。

【测定方法】

测定血糖的方法很多,按其测定原理可分为三类：无机化学法,如氧化亚铜法；有机化学法,如邻甲苯胺法；酶法,如葡萄糖氧化酶法。前两类已被淘汰,目前国内多采用卫生部临床检验中心推荐的葡萄糖氧化酶法,国际上推荐的参考方法是己糖激酶法。

(1) 葡萄糖氧化酶法：葡萄糖氧化酶(glucose oxidase,GOD)能将葡萄糖氧化成葡萄糖酸和过氧化氢,生成的过氧化氢在过氧化物酶(peroxidase,POD)的作用下,可将无色的 4-氨基安替比林与酚氧化缩合生成红色醌类化合物,即 Trinder 反应。其颜色的深浅在一定范围内与葡萄糖浓度成正比。

$$葡萄糖 + O_2 + 2H_2O \xrightarrow{GOD} 葡萄糖酸 + 2H_2O_2$$

$$H_2O_2 + 4\text{-}氨基安替比林 + 酚 \xrightarrow{POD} 红色醌类化合物$$

(2) 己糖激酶法:葡萄糖在己糖激酶(hexokinase,HK)的存在下与 ATP 反应生成 6-磷酸葡萄糖和 ADP。6-磷酸葡萄糖在 6-磷酸葡萄糖脱氢酶(G-6-PD)催化下脱氢生成 6-磷酸葡萄糖酸,同时使 NADP$^+$ 还原成为 NADPH。NADPH 的生成量与葡萄糖含量成正比,在波长 340 nm 监测其升高速率而定量血中葡萄糖浓度。

$$葡萄糖 + ATP \xrightarrow{HK} 6\text{-}磷酸葡萄糖 + ADP$$

$$6\text{-}磷酸葡萄糖 + NADP^+ \xrightarrow{G\text{-}6\text{-}PD} 6\text{-}磷酸葡萄糖酸 + NADPH + H^+$$

【参考区间】

成人空腹血浆葡萄糖为 3.9~6.1 mmol/L(70~110 mg/dL)。不同样本的葡萄糖浓度参考范围见表 16-2。

表 16-2 体液葡萄糖浓度参考值

标　　本	葡萄糖浓度/(mmol/L)	葡萄糖浓度/(mg/dL)
血浆/血清		
成人	3.9~6.1	70~110
儿童	3.5~5.6	60~100
早产新生儿	1.1~3.3	20~60
足月新生儿	3.9~6.1	30~60
全血(成人)	3.5~5.3	65~95
脑脊液(CSF)	2.2~3.9	40~70
尿(24 h)	0.1~0.8	1~15

【临床意义】

(1) 血糖增高:FPG>6.1 mmol/L 为空腹血糖异常,≥7.0 mmol/L 为高血糖症。FPG 在 7.0~8.0 mmol/L 为轻度升高;在 8.0~10.0 mmol/L 为中度升高;>10.0 mmol/L 为重度升高。主要有如下情况。①糖尿病:是病理性高血糖最常见的原因。②内分泌功能障碍:升高血糖的激素分泌增加(对抗胰岛素的激素分泌过多),如甲状腺功能亢进、肾上腺皮质功能及髓质功能亢进、腺垂体功能亢进、胰岛 α 细胞瘤等。注意升高血糖的激素增多引起的高血糖,现已归入特异性糖尿病中。③颅内压增高:颅内压增高(如颅外伤、颅内出血、中枢神经系统感染等)刺激血糖中枢,出现高血糖。④脱水引起的高血糖:如呕吐、腹泻和高热等引起脱水,血浆呈高渗状态,也可使血糖轻度增高。⑤肝糖原分解加速:如麻醉、窒息、肺炎等急性传染病,子痫、癫痫等疾病由于肝糖原分解加速,使血糖增高,甚至引起酸中毒。⑥药物影响:如口服避孕药、强的松、噻嗪类利尿剂等。⑦生理性高血糖:见于饭后 1~2 h,摄入高糖食物或注射葡萄糖后,或剧烈运动、情绪紧张等会引起交感兴奋和应激情况,包括全身麻醉引起的全身应激反应,可致血糖短期轻度升高,但不应超过 10 mmol/L。

(2) 血糖降低:FPG<2.8 mmol/L,称为低血糖症。FPG 在 3.4~3.9 mmol/L 为轻度降低,2.2~2.8 mmol/L 为中度降低,<1.7 mmol/L 为重度降低。血糖降低的临床症状没有特异性,血糖降低的程度与临床表现也是不一致的。所以怀疑低血糖症者,一定要测定血糖水平。

血糖降低主要见于以下情形。①空腹低血糖:胰岛 β 细胞增生或胰岛 β 细胞瘤等,使胰岛素分泌过多;严重肝病患者,如肝癌、肝坏死、肝炎等,由于肝脏储存糖原及糖异生等功能低下,肝脏不能有效地调节血糖;升高血糖激素分泌减少(对抗胰岛素的激素分泌不足),如腺垂体功能减退、肾上腺皮质功能减退和甲状腺功能减退等而使生长素、肾上腺皮质激素和甲状腺激素分泌减少;先天性糖原代谢酶缺乏,如Ⅰ、Ⅱ型糖原累积病。②餐后或反应性低血糖:胃切除术后饮食性反应性低血糖;功能性饮食性低血糖;2 型糖

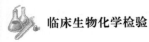

尿病或糖耐量受损出现晚期低血糖。③药物性低血糖:口服水杨酸、磺胺药、吲哚美辛等非降糖药物影响;注射胰岛素或口服降糖药过量。④酒精诱发的低血糖症:急性酒精中毒抑制糖原异生。⑤生理性低血糖:妊娠期、哺乳期、饥饿及长期剧烈运动或体力劳动。

【评价】

(1)标本收集与储存:血糖测定一般可以检测血浆、血清和全血葡萄糖。由于葡萄糖溶于自由水,而红细胞中含的自由水较少,而且受红细胞比积的影响,全血中自由水的浓度也可改变,因此全血葡萄糖浓度比血浆或血清低12%～15%。大多数临床实验室采用血浆或血清测定葡萄糖浓度,且测得结果较为可靠,而大多数床旁测定葡萄糖的方法使用的是全血。全血干化学方法多用于治疗监测,而不用于诊断。除与标本的性质有关外,血糖测定还受饮食、取血部位和测定方法的影响。餐后血糖升高,动脉血糖＞毛细血管血糖＞静脉血糖,所以如果不是特殊试验,血糖测定必须为清晨空腹静脉取血。由于婴儿血细胞比容值高,所以,在新生儿期间,毛细血管和静脉的全血结果偏低,不能用于检测血糖。

血细胞中进行的糖酵解使血中葡萄糖浓度减少,所以采血后应尽快分离血浆/血清或测定。无菌血浆,其葡萄糖浓度在25 ℃可稳定8 h,4 ℃下可稳定72 h;更长时间储存稳定性将会发生变化,因此建议使用氟化物-草酸盐混合物作为抗凝剂,既可起到防止糖酵解的作用,又可达到长时间的抗凝效果。高浓度氟离子会抑制脲酶和某些酶活性,因而此标本不宜用作脲酶法测定尿素,也不适合于某些酶的直接测定。

脑脊液标本应立即进行测定,如果测定不得不推迟,标本应离心后冷藏于4 ℃。

24 h尿标本收集前,容器中应加5 mL冰醋酸。另外,也可以加入5 g苯甲酸钾,或加入双氯苯双胍乙烷-0.1%叠氮钠-0.01%氯化苯甲乙氧胺进行防腐。在室温中放置24 h后,尿葡萄糖会丢失40%,故标本应于4 ℃储存。

(2)检测方法评价:多采用酶法测定血浆葡萄糖,主要是己糖激酶和葡萄糖氧化酶,也有用葡萄糖脱氢酶。

葡萄糖氧化酶法:该法操作简便,特异性强,被推荐为血糖测定的常规检验。GOD高特异性催化β-D-葡萄糖,POD的特异性远低于GOD,误差往往发生在反应的第二步,易受血中一些还原性物质的影响。尿酸、维生素C、胆红素、血红蛋白、四环素和谷胱甘肽等可与色原性物质竞争H_2O_2,产生竞争性抑制,使测定结果偏低。GOD法线性范围至少可达22.24 mmol/L,回收率为94%～105%,批内CV为0.7%～2.0%,批间CV为2%左右,日间CV为2%～3%。葡萄糖氧化酶法也适于测定脑脊液葡萄糖浓度。尿中还原性物质浓度较高(如尿酸、维生素C),使用葡萄糖氧化酶法测定值易出现负偏差。因此,葡萄糖氧化酶法不能直接用于尿标本测定,可用离子交换树脂进行预处理,除去干扰物质后再进行测定。

己糖激酶法:该法的准确度和精密度高,特异性高于葡萄糖氧化酶法,干扰因素少,适用于自动化分析,为葡萄糖测定的参考方法,该法的线性范围达33.31 mmol/L,最高可达40.8 mmol/L。回收率为99.4%～101.6%。日内CV为0.6%～1.0%,日间CV为1.3%左右。轻度溶血、脂血、黄疸、维生素C、氟化钠、肝素、EDTA和草酸盐等不干扰本法测定,但从红细胞中释放出来的有机磷酸酯和一些酶能消耗NADP,对本法有干扰。

(二)葡萄糖耐量试验

葡萄糖耐量试验包括口服葡萄糖耐量试验(oral glucose tolerance test,OGTT)和静脉葡萄糖耐量试验(intravenous glucose tolerance test,IGTT),是在口服或静脉注射一定量葡萄糖后2 h内做系列血糖浓度测定,以评价机体对血糖的调节能力,对确定健康和疾病个体也有价值。常用的是OGTT。

【测定方法】

WHO推荐的标准化OGTT:试验前3天,受试者每日食物中糖含量不应低于150 g,且维持正常活动。影响试验的药物应在3天前停用,受试前应空腹10～16 h。空腹取血后,5 min内饮入250 mL含75 g无水葡萄糖的糖水,妊娠妇女用量为100 g,儿童按1.75 g/kg体重给予,总量不超过75 g。服糖后每隔30 min取血一次,共4次,历时2 h。采血同时,每隔1 h留取尿液做尿糖测定。整个过程不可吸烟、喝咖啡、喝茶或进食。根据5次血糖水平(空腹为0时间)绘制糖耐量曲线。

【参考区间】

空腹血糖＜6.1 mmol/L(110 mg/dL);口服葡萄糖30～60 min达高峰,峰值＜11.1 mmol/L(200 mg/dL);2 h恢复到正常水平,即<7.8 mmol/L(140 mg/dL);3 h血糖恢复至空腹水平;各检测时间点的尿糖均为(一)。

【临床意义】

OGTT是一种葡萄糖负荷试验,是糖尿病和低糖血症的重要诊断性试验。利用这一试验可了解胰岛β细胞的功能和机体对糖的调节能力。OGTT结合血浆FPG可协助诊断糖尿病及相关状态。

(1)正常糖耐量:空腹血糖<6.1 mmol/L(110 mg/dL);口服葡萄糖30~60 min达高峰,峰值<11.1 mmol/L(200 mg/dL);2 h恢复到正常水平;3 h血糖恢复至空腹水平;各检测时间点的尿糖均为(一)。此种糖耐量曲线说明机体糖负荷的能力好。

(2)糖尿病性糖耐量:空腹血糖浓度≥7.8 mmol/L;服糖后血糖急剧升高,峰时后延,常在1 h后出现,峰值超过11.1 mmol/L,2 h后仍高于正常水平;尿糖常为阳性。

其中服糖后2 h的血糖水平是最重要的判断指标。许多早期糖尿病患者,可只表现为2 h血糖水平的升高。糖尿病患者如合并肥胖、妊娠、甲状腺功能亢进,使用糖皮质醇激素治疗或甾体避孕药时,可使糖耐量减低加重。

(3)空腹血糖受损和(或)糖耐量减退:可以说是一种正常人向糖尿病的过渡状态,这部分人虽然现在还不是糖尿病,但是将来发生T2DM的危险性非常高,可以说是糖尿病的后备军。据有关研究报道,每年有5%~8%的IGT者将发展成为2型糖尿病。对IGT患者长期随诊,最终约有1/3的人能恢复正常,1/3的人仍为糖耐量受损,1/3的人最终转为糖尿病。而且这些患者不易发生糖尿病所特有的微血管病变,如视网膜或肾小球的微血管病变,出现失明或肾病,而容易发生小血管合并症,如冠状动脉或脑血管病(冠心病或脑卒中)。

(4)其他糖耐量异常。

平坦型耐糖曲线:空腹血糖水平正常;服糖后不见血糖以正常形式升高。不出现血糖高峰,曲线低平;较短时间内(一般1 h内)血糖即可恢复原值。可由于胃排空延迟,小肠吸收不良引起,还可由脑垂体、肾上腺皮质、甲状腺功能减退及胰岛素分泌过多等引起。此时由于糖异生作用降低,组织对糖的氧化利用加强而表现为糖耐量增加。

储存延迟型耐糖曲线:服糖后血糖水平急剧升高,峰值出现早,且超过11.1 mmol/L,而2 h值又低于空腹水平。这是由于胃切除患者于肠道迅速吸收葡萄糖或严重肝损害患者肝脏不能迅速摄取和处理葡萄糖而使血糖升高,引起反应性胰岛素分泌增多,进一步致肝外组织利用葡萄糖加快,使2 h血糖明显降低。

不同类型的葡萄糖耐量曲线见图16-3。

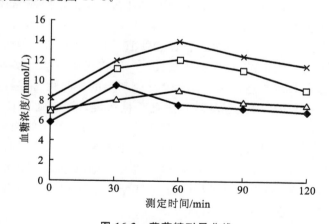

图16-3 葡萄糖耐量曲线

◆ 糖耐量正常; □ 糖耐量减退; △ 空腹血糖受损; ✕ 糖尿病性糖耐量

OGTT对隐性糖尿病诊断有帮助,在实际应用中亦可简化OGTT,即只取空腹和服糖后2 h标本测定血糖值,一般认为2 h值是关键性的。OGTT在糖尿病的诊断上并非必需的,因此不推荐临床常规应用。大多糖尿病患者会出现FPG水平增加,FPG<6.1 mmol/L或随机PG<7.8 mmol/L足以排除糖尿病的诊断,所以临床上首先推荐FPG的测定。OGTT试验主要适用于下列情况:①空腹血糖水平在临界

值(6～7 mmol/L)而又疑为糖尿病患者;②空腹或餐后血糖浓度正常,但有可能发展为糖尿病的人群;③以前糖耐量异常的危险人群;④妊娠期糖尿病的诊断;⑤临床上出现肾病、神经病变和视网膜病而又无法做出合理解释者;⑥作为流行病学研究的手段。

【评价】

(1) OGTT 受多种因素影响,如年龄、饮食、健康状况、胃肠道功能、某些药物、精神因素、标本采集和葡萄糖测定方法等。假阳性可见于营养不良、长期卧床、精神紧张、急慢性疾病,以及口服避孕药、糖皮质激素、甲状腺激素、烟酸、苯妥英钠、利尿剂及单胺氧化酶抑制剂者。

(2) 对于胃肠道手术或胃肠功能紊乱影响糖吸收的患者,糖耐量试验不宜口服进行,而需采用IGTT。对 OGTT 正常但有糖尿病家族史者,可进行可的松 OGTT,但 50 岁以上者对葡萄糖的耐受力有下降的趋势,所以不宜做此类试验。

(3) 受试前过分限制碳水化合物饮食可使糖耐量减低,而呈假阴性,故受试前每日碳水化合物不应少于 150 g,至少 3 天。另外,受试验前应禁用咖啡、茶、酒、烟。

(4) 长期卧床患者可使糖耐量受损。试验前剧烈活动可加速葡萄糖的利用,但由于交感神经兴奋、儿茶酚胺等释放,可使血糖升高,故试验前患者应静坐或静卧休息至少 0.5 h。

(5) 情绪激动可使交感神经兴奋、血糖升高,故试验期间应避免精神刺激。

(6) 疾病和创伤,如急性心肌梗死、脑血管病、外科手术及烧伤等均属应激状态,可使血糖暂时升高,糖耐量减低,应待病愈后恢复正常活动时再做此试验。

(7) 内分泌疾病,如肢端肥大症、甲亢、嗜铬细胞瘤、库欣综合征等可致葡萄糖耐量减低,产生糖尿病症候群。肝病、过度肥胖等可使葡萄糖耐量减低。

(8) 血液标本采集时,应注意采取时间点、采集方法及采集部位;血糖测定时,尽量采取参考方法或推荐的常规方法。

(三) 血糖计

传统测量血糖主要是利用生化检验的方式,需要抽血及烦琐的过程,无法达到快速检验的目标。现在利用血糖计只需一滴全血即可快速地测量出血糖的浓度。血糖仪自 1968 年由汤姆·克莱曼斯发明至今,经历了不同的技术发展阶段,出现了采血便携血糖仪、动态血糖仪、表式血糖仪等不同原理的血糖仪,但检测结果低于实验室生化检验结果,可用于已确诊糖尿病患者血糖水平的监测,特别是注射胰岛素的患者需要监测血糖以控制血糖浓度,调整胰岛素用量。血糖计检测血糖仍然采用葡萄糖氧化酶法或己糖激酶法。

血糖仪的种类繁多,性能也各有差异。目前市场上常见的血糖仪按照测糖技术不同可以分为电化学法测试和光反射技术测试两大类。电化学法测试运用电流计数设施,读取酶与葡萄糖反应产生的电子的数量,再转化成葡萄糖浓度读数。它的优点是价格比较便宜,缺点是光电血糖仪类似 CD 机,探测头暴露在空气里,很容易受到污染,影响测试结果,误差比较大。一般在短期内是比较准确的,使用一段时间后须到维修站做一次校准。光反射技术是通过酶与葡萄糖反应产生的中间物(带颜色物质),运用检测器检测试纸反射面的反射光强度,将这些反射光强度转化成葡萄糖浓度。该型血糖仪电极口内藏,可以避免污染,准确度比较高。血糖仪从采血方式上有两种:一种为滴血式,另一种为吸血式。滴血式血糖仪一般采血量比较大,患者比较痛苦,这种血糖仪如果滴血量过多会影响测试结果,而滴血量不足,测试就会失败,浪费试纸,因此操作很难掌握。滴血式血糖仪多为光电型的。吸血式血糖仪由试纸自己控制血样计量,不会因为血量的问题出现结果偏差,操作方便,用试纸点一下血滴就可以了。吸血式血糖仪都是电极型的。最新的血糖仪均已采用电极原理进行吸血式采血。

(四) 血糖无创测定

严格的血糖监控是每个糖尿病患者终生需要面对的问题。传统的检测血糖方法虽然只需少量末梢血,但频繁的有创伤的检测仍然给患者的身心造成影响。有创血糖监测降低了患者血糖监测的依从性。而无创血糖检测技术是在不损伤皮肤的条件下间接测量出血糖浓度的新方法,是血糖检测技术的发展方向。无创血糖检测能解除糖尿病患者频繁检测所受针刺取血的痛苦,避免交互感染的发生,同时它能有效、及时地监测血糖水平,减少或减轻糖尿病患者的并发症,极大改善糖尿病患者的生活质量和预后。

随着糖尿病发病率越来越高,血糖浓度测量受到越来越多的重视。1995 年 Tamada 发现通过低电流经由皮肤技术原理所测得葡萄糖值与血糖值有很高的相关性。这种无创检测葡萄糖的方法逐渐被国际上众多科研机构研究。1997 年 Bantle 等人的研究表明皮下组织液葡萄糖浓度的检验极具可行性。通过对皮下组织液葡萄糖含量的测量,突破了只有创伤才能采血化验血糖的历史,是一种理想的无创血糖测量方法。

除上述方法外,利用光学照射的方式,也是一种理想的无创测量方式。这种测量方式主要是以光子作为信息的载体,通过分析光子所载光学信息来测量患者血糖浓度。研究方法有近红外光谱分析法、远红外光谱分析法、偏振光谱分析法、拉曼光谱分析法、光声光谱分析法、光散射谱分析法以及反离子电渗透分析法等。在各种无创血糖检测方法中,近红外无创血糖检测技术由于其自身的优点,被认为是最有应用前景的无创血糖检测技术之一,也是目前投入研究最多的无创光谱检测技术之一。其原理为:波长为 1050～2450 nm 的近红外光照射穿透身体时,葡萄糖及其他成分会吸收一部分光波,光谱分析仪再根据光波被吸收的程度计算出葡萄糖值。目前,国际上有多个机构正在开展近红外无创血糖仪的研究。近年来国内也正在逐渐展开人体内无创近红外光谱检测技术。虽然近红外光谱分析法测量血糖是无创血糖监测最好的发展方向,但由于被测对象是活人,信号又非常微弱,测量血糖需要时常校正,且测定易受身体因素如水分、脂肪、皮肤、肌肉、骨骼、服用药物、血色素浓度、体温及营养状态等的影响而影响光波的吸收。如何分析处理人体不同的组分带来的误差干扰是限制血糖测量精度的主要因素之一,故检测结果仍然难以令人满意。只有解决这些问题,无创血糖检测技术的研究才能得到突破性的进展,才能真正实现临床应用。

(五)尿液葡萄糖

当血糖浓度>8.9 mmol/L 时,超过肾小管重吸收能力的最大限度即肾糖阈,或因近端肾小管重吸收功能障碍时,尿糖增加,尿定性试验呈阳性反应,称为糖尿。

尿糖分生理性糖尿和病理性糖尿两种。生理性糖尿为一过性糖尿,是暂时性的,主要由三种原因所致:①饮食性糖尿。在短时间内摄入大量糖类,可引起血糖浓度增高。②应急性糖尿。在脑外伤、脑血管意外、情绪激动、剧烈运动和周期性四肢麻痹等情况下,延脑糖中枢受到刺激,使内分泌出现异常,从而导致暂时性糖尿。③妊娠中后期多可见糖尿。而病理性糖尿可分为真性糖尿、肾性糖尿及其他糖尿。另外,肥胖病、高血压也可出现糖尿。

尿糖检测快速、廉价和无创伤性,已广泛用于糖尿病的初步诊断,适用于大规模样本的筛选。尿糖测定一般不需要准确定量,定性测定即可,早期筛查试验是用氧化还原法,但易受非糖还原物干扰。目前半定量或定量的特异性方法已经代替了这些非特异性方法。定性测定方法有班氏定性试验(班氏硫酸铜还原法)与葡萄糖氧化酶试纸法。班氏定性试验应用最广,但干扰因素多,易致假阳性;而葡萄糖氧化酶试纸法不与非葡萄糖成分反应,简便快速,适用于尿液自动化分析(尿 11 联或尿 8 联试纸带)。但某些因素可使尿糖阳性程度减弱。定量方法应用邻甲苯胺法最为方便。

二、糖代谢物测定

(一)酮体

酮体(ketone bodies)由乙酰乙酸、β-羟丁酸和丙酮组成。其中小部分乙酰乙酸自发性脱羧生成丙酮,而大部分则转变为 β-羟丁酸。酮体的三种成分相对比例与细胞的氧化还原状态有关。在健康人,β-羟丁酸与乙酰乙酸以等质量摩尔浓度存在,二者基本构成血清中所有酮体,丙酮是次要成分。

酮体是由于人体内脂肪大量分解而产生的,并由尿液排出体外。在正常情况下,动物体内含量甚微;当糖的来源减少(饥饿或频繁呕吐)、糖的利用下降(如糖尿病,糖原累积病等)或食用高脂肪膳食时,酮体形成过多导致其在血中浓度增加(酮血症)和在尿中的排泄增加(酮尿)。人体如果在短时间内产生大量的酮体并在体内堆积,将会引起代谢性酸中毒,严重者将危及生命,因此定期监测酮体非常重要。目前还没有很好的方法来测定血中的酮体浓度,现在一般都是通过测定尿中的酮体来反映人体是否产生了过多的酮体。因此,尿液检查除了可以监测尿糖外,还可以监测酮体。有一些尿试纸可以同时监测尿糖和尿酮体。尿酮体试纸的用法与尿糖方法相同。

在严重糖尿病,β-羟丁酸/丙酮可增至 6∶1,这是因为此时机体有大量 NADH 存在,促进了 β-羟丁酸的生成。目前大多数试验仅检测乙酰乙酸。这将导致实验检测结果与病情不相符的情况,即当患者最初有酮症酸中毒时,测定酮体可能仅有弱阳性;当治疗后,β-羟丁酸转变为乙酰乙酸,临床却表现为酮症加重。

【测定方法】

在测定血清和尿酮体的多种方法中最常用的是硝普盐半定量试验。乙酰乙酸和丙酮与硝普盐(亚硝基铁氰化钠)在碱性条件下可生成紫色化合物,生成量与酮体的含量成正比。

Gerhardt 氯化铁法、酮体检查片法(Acetest)和尿酮体试纸条法(Ketostix)都适用于尿酮体的测定。

β-羟丁酸的测定方法包括氧化比色法、气相色谱法、酶法和毛细管电泳法。临床常用的是酶法。

【参考区间】

以丙酮计,血浆酮体定量<5 mmol/L(20 mg/L),尿酮体 20～50 mg/d(定性阴性)。

【临床意义】

酮症分为生理性和病理性两种。生理性酮症多见于禁食、高脂饮食、长时间剧烈运动、应激等。新生儿和孕妇血清中的酮体也会稍增高。孕妇基础酮体水平增高,禁食后酮体水平急剧升高,约 30% 妊娠妇女首次晨尿标本尿酮呈阳性。病理性酮症可由糖尿病、皮质醇减少、生长激素缺少、乙醇或水杨酸盐摄入过量、中毒等原因引起。病理性酮症往往有诱因存在,常见的诱因如下:①胰岛素治疗中断或剂量不足、不适当的减量;②饮食不当或胃肠疾患,尤其是伴严重呕吐、腹泻、厌食、高热等导致严重失水和进食不足者;③感染、心肌梗死、心力衰竭、创伤、手术、麻醉等所引起的应激状态;④胰岛素抗药性;⑤伴有拮抗胰岛素的激素分泌过多。

【评价】

(1)全血中的 β-羟丁酸在 4～8 ℃可保存 4 h,血清和血浆可保存 48 h。

(2)酮体含有三种成分,检测样本可来自血液和尿液。目前酮体的检测大部分是测定尿酮体,血酮体的测定尚未普遍开展。常用检测尿酮体的方法是用试纸条筛选方法,纸条上的试剂是亚硝基铁氰化钠,不与尿中 β-羟丁酸发生反应,仅与丙酮、乙酰乙酸发生反应。大约有 10% 体内仅有 β-羟丁酸积聚的患者,检测尿酮体是阴性结果。所以,尿酮体筛选试验的敏感性有一定的局限性。

(3)因血或尿中酮体测定是硝普盐试验,本法不能检测 β-羟丁酸,只能与乙酰乙酸反应。酮症酸中毒时 β-羟丁酸的改变要早于乙酰乙酸,随着治疗的进行,β-羟丁酸不断氧化生成乙酰乙酸。乙酰乙酸升高导致传统的硝普盐检测法测定的酮体升高,易误认为酮症酸中毒加重。因此,直接测定 β-羟基丁酸能更准确、敏感地观察和评价患者糖尿病酮症酸中毒的治疗效果。

(4)硝普盐法还受多种药物影响,如含巯基的药物(如卡托普利、N-乙酰半胱氨酸、二巯基丙醇和青霉胺等)可产生假阳性结果,而大量维生素 C 可使标本产生假阴性。服用双胍类降糖药如降糖灵等,由于药物有抑制细胞呼吸作用,可出现血糖下降,但血、尿酮阳性的现象。

(5)尿酮体中的丙酮和乙酰乙酸都具有挥发性,乙酰乙酸更易受热分解成丙酮,易导致强阳性标本的反应减弱。尿液标本被细菌污染后,酮体消失,易导致假阴性,因此,尿液标本必须新鲜,及时送检。

(6)酶法测定 β-羟丁酸灵敏度高、速度快、样品用量少、样品无需预处理、适合各种型号的自动生化分析仪。乙酰乙酸、血红蛋白、胆红素对本法干扰少。

(7)测定血液和尿液中酮体的常用方法中,没有一个方法能与乙酰乙酸、丙酮和 β-羟丁酸同时起反应。

(二)乳酸

乳酸(lactic acid)由丙酮酸还原而成,是糖代谢的中间产物,主要来源于骨骼肌、脑、皮肤、肾髓质和红细胞。血液中乳酸浓度和这些组织产生乳酸的速率以及肝脏对乳酸的代谢速度有关,约 65% 乳酸由肝脏利用。乳酸中毒没有可接受的浓度标准,但一般认为乳酸浓度超过 5 mmol/L 以及 pH<7.25 时提示有明显的乳酸中毒,正常人乳酸和丙酮酸比值为 10∶1,处于平衡状态。乳酸/丙酮酸增加见于有先天性丙酮酸羧化酶缺陷和氧化磷酸化酶缺陷。乳酸/丙酮酸<25 提示糖异生缺陷,而乳酸/丙酮酸≥35 时则提示细胞内缺氧。

【测定方法】

乳酸的测定方法有化学氧化法、酶催化法、电化学法和酶电极感应器法。

（1）全血乳酸测定（分光光度法）：乳酸在 LDH 催化下脱氢生成丙酮酸，氧化型 NAD^+ 接受氢转变成还原型 NADH。加入硫酸肼使丙酮酸不断被转换消除，并促进反应完成。反应完成后生成的 NADH 与乳酸为等物质的量，在 340 nm 波长下测定 NADH 的吸光度，可计算出血液中乳酸含量。

$$L\text{-}乳酸＋NAD^+ \xrightleftharpoons{LDH(pH9.0～9.6)} 丙酮酸＋NADH＋H^+$$

（2）血浆乳酸测定（比色法）：以氧化型辅酶Ⅰ（NAD^+）作氢受体，LDH 催化 L-乳酸脱氢，生成丙酮酸，NAD^+ 转变成还原型辅酶Ⅰ（NADH）。酚嗪二甲酯硫酸盐（PMS）将 NADH 的氢传递给氯化硝基四氮唑蓝（NBT），使其还原。在 530 nm 波长处的吸光度与乳酸含量呈线性关系。

【参考区间】

全血乳酸：0.5～1.7 mmol/L（5～15 mg/dL）。血浆中乳酸含量约比全血中含量高 7%。脑脊液乳酸含量与全血接近，但中枢神经系统疾病时可独立改变。24 h 尿液排出乳酸量为 5.5～22 mmol（49.5～198 mg）。不同标本的乳酸参考范围见表 16-3。

表 16-3 不同标本的乳酸参考范围

标 本	乳酸浓度/(mmol/L)	乳酸浓度/(mg/dL)
静脉血		
静息时	0.5～1.3	5～12
住院患者	0.9～1.7	8～15
动脉血		
静息时	0.36～0.75	3～7
住院患者	0.36～1.25	3～11
24 h 尿液	5.5～22 mmol/24 h	49.5～198 mg/24 h

【临床意义】

乳酸中毒见于两类临床情况。①A 型（缺氧型）：常见，与组织氧合作用降低有关，如休克、低血容量和左心室衰竭。②B 型：与某些疾病（糖尿病、肿瘤、肝病）、药物或毒物（如乙醇、甲醇、水杨酸）或先天代谢紊乱（如甲基丙二酸血症、丙酮酸血症和脂肪酸氧化缺陷）有关。机制不清，推测是线粒体功能缺陷，氧的利用削弱所致。乳酸中毒常见，住院患者发生率约 1%。其所致死亡率超过 60%。若同时存在低血压，则死亡率接近 100%。

乳酸中毒另一个不常见且难以诊断的病因是 D-乳酸中毒。D-乳酸不由代谢产生，经肠道吸收后在体内积累。D-乳酸可以导致全身性酸中毒，常见于空回肠分流术后。通常测定乳酸的方法都使用 L-乳酸脱氢酶，不能测定 D-乳酸，可用气液色谱法或 D-乳酸脱氢酶测定。

脑脊液乳酸浓度通常与血乳酸相同。但当脑脊液发生生化改变时，其乳酸浓度的变化与血浓度有关。脑脊液乳酸浓度上升可见于脑血管意外、颅内出血、细菌性脑膜炎、癫痫和其他一些中枢神经系统疾病。病毒性脑膜炎时脑脊液乳酸浓度常不增加，故可用于鉴别病毒性和细菌性脑膜炎。

【评价】

（1）应在空腹及休息状态下抽血。不用止血带，不可用力握拳。如用止血带，应在穿刺后除去止血带 2 min 后再抽血。最好用肝素化的注射器抽血，抽取后立即注入预先称量的含冰冷蛋白沉淀剂的试管中。如用血浆测定，每毫升血用 10 mg 氟化钠及 2 mg 草酸钾抗凝，立即冷却标本，并在 15 min 内离心。

（2）酶催化法灵敏度高、线性范围宽且适用于自动化分析，是乳酸测定较理想的常规方法。

（三）丙酮酸

丙酮酸（pyruvic acid）是糖代谢酵解过程中的产物，能氧化成二氧化碳和水。正常情况下，血内乳酸和丙酮酸维持一定比值。当机体处于缺氧代谢情况下，丙酮酸则被还原成乳酸，使比值上升，缺氧越严重比值越高。血清丙酮酸测定可推测循环衰竭的严重程度。

【测定方法】

丙酮酸测定方法包括 2,4-二硝基苯肼法、乳酸脱氢酶法、高效液相色谱法等。临床常用乳酸脱氢酶法。

乳酸脱氢酶法：在 pH7.5 的溶液中，丙酮酸在 LDH 和 NADH 作用下生成乳酸和 NAD^+，从 NADH 吸光度的下降可定量样品中的丙酮酸。

$$丙酮酸 + NADH + H^+ \xrightleftharpoons{LDH(pH7.5)} L-乳酸 + NAD^+$$

【参考区间】

不同标本的丙酮酸参考范围见表 16-4。

表 16-4 不同标本的丙酮酸参考范围

标　　本	丙酮酸浓度/(mmol/L)	丙酮酸浓度/(mg/dL)
安静状态下		
空腹静脉全血	0.03～0.10	0.3～0.9
动脉全血	0.02～0.08	0.2～0.7
CSF	0.06～0.19	0.5～1.7
24 h 尿液	≤1 mmol	≤8.81 mg

【临床意义】

测量丙酮酸浓度可用于评价有先天代谢紊乱而使血清乳酸浓度增加的患者。与乳酸/丙酮酸增加有关的先天代谢紊乱包括丙酮酸羧化酶缺陷和氧化磷酸化酶缺陷。乳酸/丙酮酸升高可作为敏感的指标，用于发现齐多夫定(zidovudine)治疗所致的线粒体性肌肉毒性。乳酸/丙酮酸＜25 提示糖异生缺陷，而乳酸/丙酮酸≥35 时则提示细胞内缺氧。

【评价】

目前测定丙酮酸的首选方法是乳酸脱氢酶法。丙酮酸很不稳定，在采血后 2 min 内就可出现明显的下降，在偏磷酸滤液中，丙酮酸室温可稳定 6 天，4 ℃可稳定 8 天。丙酮酸标准物应新鲜制备。

三、糖化蛋白测定

血中的己糖，特别是葡萄糖，可以与体内多种蛋白质中的氨基以共价键的形式发生缓慢的不可逆的非酶促反应，形成糖基化蛋白(glycated proteins)。合成的速率与血糖的浓度成正比，直到蛋白质降解后才释放，故能持续存在于该蛋白质的整个生命中。血红蛋白、白蛋白、晶状体蛋白、胶原蛋白等多种蛋白质都可发生糖基化反应。蛋白质与葡萄糖结合后可发生变性，造成多种器官的功能障碍，是引起糖尿病慢性并发症的一个原因。因此，糖化蛋白是十分重要的检查项目，通过对不同糖基化蛋白质的测定了解糖尿病治疗过程中的血糖水平，可以作为糖尿病控制与否的一个监测指标。由于糖化蛋白与糖尿病血管并发症有正相关，所以也可用此指标估计血管并发症发生的危险度。

临床上测定的糖化蛋白主要是糖化血红蛋白和糖化白蛋白，测定方法有比色法、电泳法、等电聚焦法、离子交换层析法、高效液相层析法、亲和层析法、毛细管电泳法和免疫化学法等。国内以比色法、离子交换层析法及电泳法较常用。

（一）总糖化血红蛋白

成人血红蛋白(Hb)通常由 HbA(97%)、HbA_2(2.5%)和 HbF(0.5%)组成。HbA 由四条肽链组成：包括两条 α 肽链和两条 β 肽链。对 HbA 进行色谱分析发现了几种次要血红蛋白，即 HbA_{1a}、HbA_{1b} 和 HbA_{1c}(统称为 HbA_1)、快速血红蛋白(因电泳时迁移比 HbA 快得多)，它们的糖基化位点是血红蛋白 β 链 N-末端的缬氨酸残基。糖基化也可以发生在血红蛋白 β 链的其他位点，如赖氨酸残基或 α 链上，所生成的糖化蛋白称为 HbA_0，不能根据电荷不同的方法将其与普通血红蛋白分离(表 16-5)。HbA_1 和 HbA_0 统称为糖化血红蛋白(glycated hemoglobins，GHb)。

表 16-5 糖化血红蛋白的命名

名 称	组 成
HbA$_0$	糖基化发生在 β 链的其他位点,如赖氨酸残基或 α 链上
HbA$_{1a1}$	1,6-二磷酸果糖结合在 HbA 的 β 链 N-末端上
HbA$_{1a2}$	6-磷酸葡萄糖结合在 HbA 的 β 链 N-末端上
HbA$_{1a}$	由 HbA$_{1a1}$ 和 HbA$_{1a2}$ 组成
HbA$_{1b}$	丙酮酸结合在 HbA 的 β 链 N-末端上
HbA$_{1c}$	葡萄糖结合在 HbA 的 β 链 N-末端的缬氨酸残基上
Pre-HbA$_{1c}$	HbA$_{1c}$ 中存在不稳定的希夫碱
HbA$_1$	由 HbA$_{1a}$、HbA$_{1b}$ 和 HbA$_{1c}$ 组成
总糖化血红蛋白	HbA$_{1c}$ 及其他所有的血红蛋白-碳水化合物复合物

GHb 是 HbA$_1$ 合成后化学修饰的结果,其形成是不可逆的。GHb 浓度与红细胞寿命和该时期内血糖的平均浓度有关,不受每天葡萄糖波动的影响,也不受运动或食物的影响。因为红细胞平均寿命约为 120 天,HbA$_{1c}$ 的半衰期为 35 天,所以 GHb 反映的是取血前 6~8 周的平均血糖浓度,可为评估血糖的控制情况提供可靠的实验室指标。由于 GHb 的形成与红细胞的寿命有关,在有溶血性疾病或其他原因引起红细胞寿命缩短时,GHb 明显减少。同样,如果近期有大量失血,新生红细胞大量产生,会使 GHb 结果偏低。但 GHb 仍可用于监测上述患者,其测定值必须与自身以前测定值作比较而不是与参考值进行比较。用胰岛素治疗的糖尿病患者,应将 GHb 作为常规检测指标,至少每 3 个月一次。在某些临床状态下如糖尿病妊娠或调整治疗时,每 4 周测定一次,可及时提供有价值的信息。

（二）血红蛋白 A$_{1c}$

HbA$_{1c}$ 由葡萄糖与 HbA 的 β 链缬氨酸残基缩合而成,先形成一种不稳定的希夫碱(前 HBA$_{1c}$),希夫碱解离或经 Amadori 分子重排而形成 HbA$_{1c}$。HbA$_1$ 的主要成分是 HbA$_{1c}$,约占 80％,且浓度相对稳定。为简便实用,临床上常以 HbA$_{1c}$ 代表总的 GHb 水平。

【测定方法】

GHb 的测定方法有多种,根据电荷差异可采用离子交换层析、高效液相色谱分析、常规电泳和等电聚焦电泳等方法;根据结构差异可采用亲和层析和免疫测定法;化学分析技术可采用比色法等。不管采用什么方法,结果都表示为糖化血红蛋白占总血红蛋白的百分比。

【参考区间】

糖化血红蛋白参考范围见表 16-6。

表 16-6 糖化血红蛋白参考范围

糖化血红蛋白种类	平均值/（％）	参考范围/（％）
HbA$_1$	6.5	5.0~8.0
仅 HbA$_{1c}$	4.5	3.6~6.0
总 GHb(HbA$_1$＋HbA$_0$)	5.5	4.5~7.0

【临床意义】

(1) GHb 是糖尿病诊断和监控的重要指标,可反映检测前 6~8 周的平均血糖水平,不受血糖暂时波动的影响。糖尿病控制不佳时,GHb 和 HbA$_{1c}$ 较正常升高 2 倍以上;控制糖尿病后其下降要比血糖和尿糖晚 3~4 周。故 GHb 可作为糖尿病长期控制的监测指标。

糖尿病合并视网膜病的患者,其 HbA$_{1c}$ 为 8％~10％,表示病变中等程度,可用激光治疗;若大于 10％则为严重病损,预后差。对 GDM,判断是否致畸、死胎和子痫前期则更有意义,故测定 HbA$_{1c}$ 是 GDM 控制的重要参数。HbA$_{1c}$ 可使红细胞黏度升高,流动性变小,变形能力明显降低。还可造成氧合 Hb 的解离速度减慢,红细胞对氧的亲和力增加,红细胞 2,3-二磷酸甘油酸(2,3-BPG)量显著下降,成为糖尿病组织

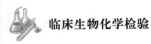

缺氧的重要因素。伴有 G-6-PD 缺乏的糖尿病患者,由于红细胞平均寿命仅为正常人的 1/4,大大降低了 HbA$_{1c}$ 的形成,故伴有 G-6-PD 缺乏的糖尿病患者中,用 HbA$_{1c}$ 作为糖尿病监控指标可能会造成偏差,宜用空腹血糖这一指标监控。

(2) 糖尿病国际专家委员会 2009 年将 HbA$_{1c}$ 作为新的糖尿病诊断指标。诊断标准定为 6.5%,血糖控制指标为 HbA$_{1c}$<7%。

(3) HbA$_{1c}$ 为糖尿病患者心血管事件的独立预测危险因素。急性脑血管病(acute cerebrovascular disease,ACVD)患者由于伴有糖尿病或应激性血糖升高,临床上及时诊断并控制高血糖对脑卒中患者的预后有较重要的作用。

(4) 可通过检测 HbA$_{1c}$ 鉴别糖尿病性高血糖和应激性高血糖,前者 GHb 多升高,后者正常。

【评价】

(1) 化学分析技术已经很少用于糖化血红蛋白的测定。如果操作正确,大多数方法都有很好的精密度,但不同方法在测定组分上存在差异,为简便实用,临床上常以 HBA$_1$ 代表总 GHb 水平。离子交换层析与亲和层析因灵敏度高、操作简便、高度特异、干扰少而成为实验室检测的常规方法,HPLC 则为参考方法。

(2) GHb 测定标本采用静脉血,用 EDTA、草酸盐和氟化物抗凝,患者无需空腹。全血标本可于 4 ℃储存 1 周以上。高于 4 ℃,HBA$_{1a}$ 和 HBA$_{1b}$ 会随时间和温度而上升,而 HbA$_{1c}$ 仅轻微变化,−70 ℃则可保存 18 周以上,一般不推荐−20 ℃保存。肝素抗凝标本需在 2 天内完成测定,且不适用于某些方法,故不推荐使用。

(3) 离子交换柱高效液相色谱法对全血直接测定 HbA$_{1c}$,无需空腹或特定时间采血,不易受急性血糖波动的影响,其批内和批间变异系数 CV 均小于 1%,结果精确。

(三) 果糖胺

除了血红蛋白,血清白蛋白和其他蛋白质也可与葡萄糖发生非酶促糖基化反应,形成高分子酮胺结构,其结构类似果糖胺(fructosamine,FMN),所以常将糖化血清蛋白测定称为果糖胺测定。

果糖胺的生成量与血糖浓度成正相关,并相对保持稳定。由于白蛋白是血清蛋白最丰富的成分,故认为测定果糖胺主要是测定糖化血清白蛋白(glycated albumin,GA)。由于白蛋白半衰期约为 19 天,所以糖化白蛋白浓度反映的是近 2～3 周内的血糖水平,亦为糖尿病患者近期病情监测的指标,从一定程度上弥补了糖化血红蛋白不能反映较短时期内血糖浓度变化的不足。在反映血糖控制效果上比糖化血红蛋白敏感,对妊娠糖尿病或治疗方法改变者更为适用。

由于测定果糖胺监测的是短期血糖的改变,因此果糖胺应与 GHb 联合应用。当患者有血红蛋白变异时,会使红细胞寿命下降,此时糖化血红蛋白的测定意义不大,而果糖胺则很有价值。当白蛋白浓度和半衰期发生明显变化时,会对糖化白蛋白产生很大影响,故对于肾病综合征、肝硬化、异常蛋白血症或急性时相反应之后的患者,糖化白蛋白结果不可靠。

【测定方法】

在碱性条件下糖化白蛋白的酮胺结构可将硝基四唑蓝(NBT)还原为紫红的甲䐶,其颜色深浅与果糖胺含量成正比。

还可采用 ELISA 法、HPLC 法、酮胺氧化酶(KAOD)法等多种方法测定糖化白蛋白,临床多用 KAOD 法,可结合血清白蛋白含量,计算出糖化白蛋白占血清白蛋白的比例。

【参考区间】

非糖尿病人群果糖胺参考范围为 205～285 μmol/L,其中糖化白蛋白为 191～265 μmol/L。

【临床意义】

血清 FMN 的含量可反映 DM 患者近 2～3 周内血糖的水平,是糖尿病诊断和近期控制水平的一个检测指标。

作为糖尿病近期内控制的一个灵敏指标,能在短期内得到治疗效果的回馈,特别适用于住院调整用药的患者。HbA$_{1c}$ 代表过去 6～8 周血糖平均水平,且变化晚于 FMN,对不稳定糖尿病血糖值变化较大时,FMN 能及时监测病情,调整治疗方案。血清 FMN 与 C 肽呈负相关,与空腹血浆胰岛素无差异,故可作为胰岛素治疗糖尿病的病情监测指标。且 FMN 反映糖代谢比 HbA$_{1c}$更敏感,对判断糖尿病的短期疗效,及时选用合理的治疗方案,比 HbA$_{1c}$更有用。血清 FMN 可用作糖尿病妊娠与孕期高血糖的鉴别。

【评价】

(1) 果糖胺与 HbA$_{1c}$一样不受进食影响。血清或血浆标本均可。标本置于 2~8 ℃至少可保存 2 周,置于−20 ℃可保存 2 个月,不推荐冰冻保存测定标本。

(2) 果糖胺的测定快速而价廉(化学法),可对果糖胺定量,已用于自动化仪器分析,线性范围可达 1000 μmol/L,CV 为 5.4%左右,是评价糖尿病控制情况的一个良好指标,尤其是对血糖波动较大的脆性糖尿病及妊娠糖尿病,了解其平均血糖水平有实际意义。但果糖胺不受每次进食的影响,所以不能用来直接指导每日胰岛素及口服降糖药的用量。

(3) 由于 GHb 的形成与红细胞寿命有关,当溶血性疾病或其他因素导致红细胞寿命缩短时,FMN 的测定价值大于 GHb。红细胞寿命和血红蛋白变异体不影响果糖胺结果,但它受血浆总蛋白浓度的影响,血清白蛋白<30 g/L 或尿中蛋白质浓度>1 g/L 时,果糖胺的结果不可靠。对肾病综合征、肝硬化等致白蛋白浓度和半衰期发生明显变化的疾病,不宜采用果糖胺作为血糖的监测指标。

(4) 中度溶血、胆红素和抗坏血酸会干扰测定。该方法比测定糖化血红蛋白更便宜,但是目前其临床应用仍存有争议。

(5) 不同的生化指标可以反映血糖水平时间的长短不同,一般来说时间由长到短的排列是糖化终末产物>糖化血红蛋白>果糖胺>血糖。

(四) 渐进性糖化终产物

渐进性糖化终产物(advanced glycation end products,AGEs)是以蛋白质、脂肪及核酸等大分子物质的游离氨基和还原糖(葡萄糖、果糖、戊糖等)的醛基为原料,在生理环境中发生非酶催化反应生成的稳定的共价化合物。其具体形成过程如下:葡萄糖分子游离醛基和蛋白质上的氨基通过亲和结合,迅速生成可逆的 Schiff 碱基。随后,Schiff 碱基发生结构重排,形成较稳定的酮胺化合物(Amadori 产物),再经过脱水、氧化、缩合等反应,最终形成稳定的、不可逆的 AGEs。这一反应最早由法国生物化学家 Maillard 描述,故又称为 Maillard 反应。AGEs 一经生成则不断累积于组织中,影响组织的结构和功能。AGEs 的生成受三个因素影响:第一是血糖的影响,其生成速率与葡萄糖浓度有关;第二是蛋白质与高浓度糖接触的时间;第三是蛋白质的半衰期,蛋白质半衰期越长,非酶糖化产物的积聚越明显,故长寿蛋白质如胶原、晶状体等受时间的影响,其产生修饰的可能性提高。

大量研究证明,AGEs 与糖尿病及其并发症的发生、发展密切相关。因此有效检测组织中 AGEs 水平可以预测糖尿病及其慢性并发症的发生,监测血管病变的治疗效应,有助于寻找防止糖尿病及其血管并发症的更为有效的药物。

由于 AGEs 结构复杂多样,至今尚缺乏有效、方便、快捷的检测方法以供临床应用,目前常用于检测 AGEs 的主要方法有色谱分析技术、酶免疫吸附试验法、免疫组织化学法、放射免疫分析、放射受体分析、荧光光谱法等。AGEs 荧光光谱检测方法采用的是一种无创光谱检测技术,被测者可以根据测试数据对自己的身体状况进行早期预测和诊断。该检测方法不需要采集血样,可避免抽血进行生化实验给患者可能带来的疼痛、感染等且重复性好,故荧光光谱分析是测定 AGEs 较常用的方法。

四、血糖调节物测定

血胰岛素和 C 肽是反映患者体内胰岛素分泌能力的指标。血胰岛素的测定受是否使用胰岛素的影响较大,而 C 肽的测定不受胰岛素的影响。要想了解自身胰岛素分泌的全貌,需要测定空腹和餐后的胰岛素以及 C 肽水平。

(一) 胰岛素

血清胰岛素(insulin)是由胰岛 β 细胞分泌的唯一降低血糖的激素,对调控血糖浓度具有重要的生理功能。血清胰岛素浓度测定是评价糖尿病患者 β 细胞功能的常用指标。

血中胰岛素有游离和结合两种形式。游离胰岛素可用放射免疫法测定,故称为免疫反应性胰岛素。

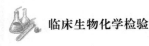

周围血中的免疫反应性胰岛素反映不出真正的 β 细胞分泌水平,但可作为 β 细胞分泌胰岛素功能的指标。

【测定方法】

利用胰岛素的抗原性,采用免疫学方法进行检测。其测定方法包括放射免疫法(RIA)、酶联免疫吸附法(ELISA)和化学发光免疫分析法(CLIA)、电化学发光免疫分析法(ECLIA)等。目前胰岛素测定还没有高度精确、准确和可靠的方法。RIA 是一种可选择的方法,而 ELISA、CLIA 等也被一些实验室采用。测定胰岛素的生物学活性更有生理学意义,但费时费力,难以推广。

【参考区间】

参考范围因方法不同而异。空腹胰岛素 CLIA:4.0～15.6 U/L。ECLIA:17.8～173.0 pmol/L。

【临床意义】

(1) 对空腹低血糖患者进行评估。

(2) 确认需要进行胰岛素治疗的糖尿病患者,并将他们与靠饮食控制的糖尿病患者分开。如在口服葡萄糖 75 g 后血浆胰岛素水平>60×10^{-6} U/mL 时不可能发生微血管并发症,这时能够靠饮食控制;但如果胰岛素峰值<40×10^{-6} U/mL,则需要胰岛素治疗而且很可能发生微血管病变。

(3) 预测 2 型糖尿病的发展并评估患者状况,预测糖尿病易感性。

(4) 通过测定血胰岛素浓度和胰岛素抗体来评估 IR 机制。

【评价】

(1) 用血清标本。红细胞中存在胰岛素降解酶,溶血标本可致胰岛素效价降低。血清标本应在取血后 5 h 内分离,血清中胰岛素在室温下可稳定 12 h,在 4 ℃可稳定 1 周,在 −10 ℃可稳定 1 个月。

(2) RIA 是临床最常用测定胰岛素的方法,但由于其与胰岛素原及胰岛素类似物的交叉反应高,难以为评价胰岛 β 细胞功能提供准确的依据,故常同时测定 C 肽浓度。RIA 检出下限为 1 IU/mL。抗胰岛素抗体与胰岛素原有部分交叉反应但与 C 肽无交叉反应。在胰岛细胞瘤和某些糖尿病患者中,可能存在高浓度胰岛素原,因此导致直接测定血浆胰岛素实际浓度偏高。

(3) 葡萄糖刺激胰岛素分泌的动态试验有利于糖尿病的分型诊断(图 16-4)。

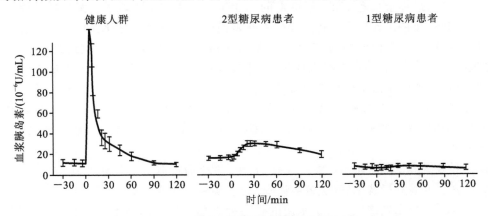

图 16-4 葡萄糖刺激胰岛素分泌的动态试验

(二) C 肽

C 肽(C peptide)与胰岛素以等物质的量分泌进入血循环,没有胰岛素的生理作用。C 肽不受肝脏酶的灭活,其半衰期比胰岛素长(约 35 min),清除主要通过肾脏降解和排泄,故血中 C 肽的浓度可更好地反映胰岛 β 细胞的储备功能。治疗用的胰岛素不含 C 肽,因此,C 肽不受外源性胰岛素的影响且不与胰岛素抗体反应,C 肽的测定可用于正接受胰岛素治疗的患者。

【测定方法】

C 肽测定均用免疫法,但不同测定方法间的变异很大。

【参考区间】

空腹血清 C 肽是 0.25～0.6 nmol/L(0.78～1.89 ng/mL),葡萄糖或胰高血糖素刺激后可达 0.9～1.87 nmol/L(2.73～5.64 ng/mL)。尿 C 肽为(25±8.8) μmol/L[(74±26) μg/L]。

【临床意义】

（1）用于评估空腹低血糖。某些 β 细胞瘤患者，特别是有间歇性胰岛素分泌过多时，检测胰岛素可正常，但 C 肽浓度都升高。当低血糖是由于胰岛素注射所致时，胰岛素水平会很高而 C 肽降低，这是因为 C 肽不存在于药用胰岛素中，并且外源性胰岛素会抑制 β 细胞分泌功能。

（2）评估胰岛素分泌情况。基础或刺激性（通过胰高血糖素或葡萄糖）C 肽水平可以评价患者胰岛素分泌能力和分泌速度，指导临床是否需使用胰岛素治疗。

（3）监测胰腺手术效果。在全胰腺切除术后，检测不到血清 C 肽。若胰岛素瘤术后血中 C 肽水平仍很高，说明有残留组织。若在随访中，C 肽水平不断上升，揭示肿瘤复发或转移的可能性很大。而在成功的胰腺或胰岛细胞移植后 C 肽浓度应该增加。当需要连续评估 β 细胞功能或不能频繁采血时，可测定尿中 C 肽。但是尿 C 肽个体差异大，限制了尿 C 肽作为评价胰岛素分泌能力的价值。

（4）用于鉴别糖尿病的临床类型，了解患者的胰岛功能及临床治疗效果。无论 1 型或 2 型糖尿病患者，初病时都应通过检测 C 肽或胰岛素水平以判断胰岛 β 细胞功能。对成人发病及肥胖型糖尿病，如血糖甚高，是否应用胰岛素治疗？胰岛素治疗效果不佳时，是用药剂量不足或患者依从性不好？测定 C 肽水平无疑是有参考的指标。

（5）辅助诊断肝肾疾病。患肝炎或肝硬化时，肝脏对胰岛素摄取减少，血中胰岛素水平有升高趋势，而 C 肽受其影响小，血中 C 肽与胰岛素比值降低。发生肾病时 C 肽降解减慢，血中 C 肽水平升高，C 肽与胰岛素比值明显高于正常。

【评价】

测定 C 肽比测定胰岛素有更多优点：①由于肝的代谢可以忽略，所以与外周胰岛素浓度相比，C 肽浓度可更好地反映 β 细胞功能；②C 肽不受外源性胰岛素干扰，且不与胰岛素抗体反应。

C 肽主要通过肾脏排泄，患肾病时，血中 C 肽浓度会升高，同时尿 C 肽浓度的个体差异大，限制了其作为评价胰岛素分泌能力的价值。

（三）胰岛素原

胰岛素原（proinsulin）是胰岛素和 C 肽的前体，具有双重免疫活性，既可与胰岛素抗体结合，又可与 C 肽抗体结合。胰岛素原由胰岛 β 细胞合成和分泌，主要在肾脏分解代谢。在生理情况下，胰岛的 β 细胞释放的完整的胰岛素原分子很少，只占体内总分泌量的 5%～10%。胰岛素原具有与胰岛素相同的生物学作用，但其生理活性比胰岛素弱，只有胰岛素的 3%～5%。故分泌大量胰岛素原的胰岛细胞瘤患者，用放射免疫法测定的胰岛素值可以很高，而低血糖却并不严重。然而，胰岛素原的半衰期较长，约 30 min，比胰岛素长 2～3 倍，注入人体后的生物活性比胰岛素持久。

【测定方法】

利用胰岛素原的抗原性，采用免疫性方法进行检测。目前有放射免疫法（RIA）、酶联免疫吸附法（ELISA）和化学发光免疫分析法（CLIA）、电化学发光免疫分析法（ECLIA）等方法。

【参考区间】

胰岛素原参考范围因测定方法、标准品纯度等不同而异，正常人空腹胰岛素原的参考范围有报道为 1.1～6.9 pmol/L（也有报道为 2.1～12.6 pmol/L），故各实验室须建立自己的参考范围。

【临床意义】

胰岛素原浓度增加见于以下情况。①胰腺 β 细胞肿瘤，大多数 β 细胞瘤患者都有胰岛素、C 肽和胰岛素原浓度的增加。因肿瘤使胰岛素原不能转变为胰岛素，部分患者只有胰岛素原升高。尽管胰岛素原生物学活性很低，高浓度胰岛素原仍可能导致低血糖。②罕见的家族性高胰岛素原血症，其原因是胰岛素原转化为胰岛素的能力减弱。③存在可能与抗体起交叉反应的胰岛素原样物质。④T1DM 由于胰岛素合成和分泌极度下降，刚合成的胰岛素在未转变为胰岛素的情况下即释放入血，造成血浆胰岛素原升高。⑤在 T2DM 患者中，胰岛素原比例和胰岛素原转化中间体都会增加，并且与心血管危险因子关联。⑥胰岛素原在胰岛素样物质中所占的比例增加，可作为 GDM 筛查预测指标，比年龄、肥胖和高血糖更好。在慢性肾功能衰竭、肝硬化和甲状腺功能亢进患者中也可见胰岛素原浓度增加。

【评价】

作为胰岛素的前体和主要储存形式,胰岛素原检测较困难,原因如下:①血浆中胰岛素原浓度低,难以获得纯品,故抗体制备困难;②不易获得胰岛素原参考品;③多数抗血清与胰岛素和C肽有交叉反应(两者浓度都较高),同时胰岛素原转化中间体也会干扰检测结果。目前已开始生产基因重组的胰岛素原,并由此制备单克隆抗体,将提供可靠的胰岛素原标准品和检测方法。

（四）胰高血糖素

糖尿病患者血浆胰高血糖素(glucagon)明显升高,且增高数值和糖尿病的严重程度相关。此外,急慢性胰腺炎、肝硬化、急性低血糖症、肾功能不全、肢端肥大症及神经性厌食等胰高血糖素也呈显著升高趋势。对胰高血糖素瘤患者,测定血浆中胰高血糖素具有特殊诊断价值,其值可达 850～3500 pg/mL。精氨酸能刺激胰岛 α 细胞分泌,正常时静脉注射 10% 精氨酸 300 mL 后,30 min、60 min 及 90 min 分别测定血浆该激素,在注射后 30 min 达峰值,一般为注射前基础值的 5 倍左右。

【测定方法】

测定方法一般有生物鉴定、肝环化腺苷和放射免疫分析法等。检测多采用放射免疫分析法。

放射免疫分析测定法具有灵敏、准确、操作简便等优点,是比较理想的方法。其操作步骤是将肝素抗凝的血浆样品加入含有抑肽酶的缓冲液中,再加入适量稀释度的抗血清和核素标记的高血糖素。竞争免疫反应后,可应用双抗体法、葡聚糖-活性炭吸附法及饱和硫酸铵沉淀法等分离抗原-抗体复合物与游离抗原,进行核素测量后,对照标准曲线可求出样品内胰高血糖素含量。

【参考区间】

空腹血浆胰高血糖素为 20～62 pmol/L(70～180 ng/L)。若超过参考范围上限的 500 倍,可能是自主性分泌的 α 细胞瘤。

【临床意义】

用于胰高血糖素瘤特异诊断、糖尿病的研究、急慢性胰腺炎的判断等。胰岛素细胞瘤、轻症糖尿病、胰岛素所致低血糖等,血中胰高血糖素升高。另外,对糖原储积症及阿狄森病(Addison's disease)的糖原积聚程度,有评估作用。氨基酸特别是精氨酸可促进胰高血糖素分泌增加。当生长激素释放抑制激素分泌过多时,能抑制胰高血糖素的分泌和释放。

【评价】

血样本用 EDTA-Na₂ 或苯甲脒抗凝。采血后迅速分离血浆,－20 ℃ 保存以防肽酶对其水解。

五、胰岛相关自身抗体测定

在 T1DM 患者的前驱期或发病后,其血清中可检出多种针对胰岛细胞或胰岛细胞成分的自身抗体,临床意义较大的有胰岛细胞自身抗体、胰岛素自身抗体、谷氨酸脱羧酶自身抗体、胰岛素瘤相关抗原-2 自身抗体。有 85%～90% 的病例可检测出一种或几种自身抗体阳性。这些抗体可对胰岛素作用产生抵抗使胰岛素活性下降,导致患者对胰岛素的依赖量逐渐增加。糖尿病患者在应用胰岛素治疗数个月后体内可产生胰岛素抗体。改善外源性胰岛素的纯度可减少抗体的产生,但并不能完全消除。未接受外源性胰岛素治疗的患者很少产生这种抗体。

测定血清中胰岛素抗体含量,可用以监测糖尿病的疗效。抗体水平升高可引起夜间自发性低血糖。

（一）胰岛素自身抗体

1983 年,研究发现胰岛素自身抗体(insulin autoantibody,IAA)参与 T1DM 的发病。由于机体内免疫机制发生了紊乱,使自身胰岛素成为自身抗原,从而产生了自身抗胰岛素抗体。IAA 来源有两种:①出现于糖尿病发生之前,为抗胰岛素自身抗体,属自身免疫抗体;②出现于糖尿病发病之后,为使用外源性胰岛素产生的抗体。抗胰岛素抗体能够可逆性地结合大量胰岛素,两者解离时,胰岛素明显升高而出现低血糖反应。低血糖的严重性与解离出来的胰岛素的量成正比。

IAA 不是糖尿病的特异抗体,在胰岛素自身免疫综合征、甲状腺疾病也可出现,甚至不少正常人也为阳性。新发 T1DM,IAA 阳性率为 40%～50%。经胰岛素治疗后,其阳性率更高。T1DM 一级亲属中,

ICA 阳性率为 15%。正常人群中 IAA 阳性率约为 33%。

单纯 IAA 阳性对进展为 T1DM 的预测价值是较低的,不能作为 T1DM 的标志,仅表明有进展为糖尿病的自身免疫倾向。IAA 在胰岛自身抗体检测中,敏感性最低。

(二)胰岛细胞自身抗体

胰岛细胞抗体(1974 年)是最早确认的一种针对数种胰岛细胞分子的异质抗体。胰岛细胞自身抗体(islet cell autoantibodies,ICA)有器官特异性而无种属特异性,是针对胰岛细胞胞浆成分或微粒体组分等多种抗原的混合抗体,主要为 IgG 类,是胰岛细胞中 β 细胞损伤的标志。

ICA 为 T1DM 的免疫标志物,ICA 阳性提示以后可产生严重的 β 细胞损害。初发 T1DM 患者中 ICA 阳性率为 80%~90%,5 年后降至 20%,10~20 年后降至 5%~10%。ICA 常在发病前即可测出,可作为早期预报指标,T1DM 的一级亲属中阳性率为 15%,故可作为高危人群中发生 T1DM 的预测指标。儿童中 ICA 阳性亦对 T1DM 有较高的预测率。T2DM 患者中,ICA 阳性率较低,约为 5%。T2DM 出现高滴度 GADA 和 ICA,是提示其进展为胰岛素依赖的高危信号。正常人群中 ICA 阳性率极低,为0.1%~0.2%。

胰岛细胞自身抗体常用间接免疫荧光法测定。用新鲜的人胰腺(通常获自 O 型血型的肾移植供体或死于意外事故的正常人)冷冻切片作抗原片,检测时如在胰岛细胞浆内呈现特异弥散性荧光者为 ICA 阳性。

(三)谷氨酸脱羧酶自身抗体

谷氨酸脱羧酶是将谷氨酸转化成抑制性神经递质 γ-氨基丁酸的关键酶,在人脑和胰岛中均有表达。它主要存在于细胞的胞质中,在胰岛内具有抑制生长抑素和胰高血糖素分泌的作用,并可调节胰岛素的分泌和胰岛素原的合成。机体产生的谷氨酸脱羧酶自身抗体(glutamic acid decarboxylase autoantibodies,GADA)一方面与谷氨酸脱羧酶结合,影响 γ-氨基丁酸的合成速度,干扰胰岛素的合成及分泌。另一方面激发 T 淋巴细胞而引起胰岛 β 细胞的破坏。不论糖尿病分型如何,GADA 阳性均预示其内源性胰岛素的丧失。因此,GADA 被多数学者认为是 T1DM 的标志之一。GADA 在患者出现 T1DM 临床表现前数年甚至十余年即可出现,是最早出现的自身抗体。目前认为 GADA 是破坏胰岛细胞,引起 T1DM 的关键抗原,并且极可能是 T1DM 自身免疫的始动靶抗原。

GADA 可作为 T1DM 预测的指标,在初发 T1DM 患者中,GADA 阳性率为 74%,病程长者为 67%。T1DM 一级亲属中,GADA 阳性率为 15%,T2DM 中 GADA 阳性率为 10%。国外报道在糖尿病前期个体中有 82%的 GADA 阳性,可作为普查手段,筛查 T1DM 的高危人群和个体。GADA 也可作为成人迟发自身免疫性糖尿病(latent autoimmune diabetes in adults,LADA)的预测和早期诊断指标,此类患者常可出现 GADA 的高水平,并稳定维持。与 ICA 和 IAA 相比,GADA 与 LADA 关系更密切,可以将 LADA 与 T2DM 区别开来,为正确分型提供确切的指标,从而更好地指导治疗。

(四)胰岛素瘤相关抗原-2 自身抗体

胰岛素瘤相关抗原-2(insulinoma-associated antigens-2,IA-2)又名蛋白酪氨酸磷酸酶,是受体型蛋白酪氨酸磷酸酶(PTP)超家族中的一员,结构上分四部分:信号肽、胞外结构域、单一跨膜结构域及胞内结构域,其中胞内结构域的羧基末端含有 PTP 同源性区域。IA-2 主要在神经内分泌细胞中表达,胰岛 β 细胞内的 IA-2 功能不详。IA-2 是 T1DM 重要的自身抗原,是自身反应性 T 淋巴细胞的靶分子,也是体液性自身免疫反应的一个主要靶抗原,其自身抗体识别的表位局限于胞内结构域,包括保守的 PTP 区和近膜区,以前者为主。

胰岛素瘤相关抗原-2 自身抗体(insulinoma-associated antigens-2 autoantibody,IA-2A)(或称 ICA512)是一种重要的胰岛自身抗体,IA-2A 与 GADA 均是胰岛细胞抗体的组成成分。IA-2A 对胰岛 β 细胞损害的标志性作用比 GADA 更具特异性,IA-2A 在 T1DM 初诊后多年仍存在,对 T1DM 诊断价值较大,T1DM 患者的一级亲属中抗体阳性预报率为 81%,可作为 T1DM 高危人群的筛查指标。检测 IA-2A 对于 T1DM 的诊断与预测有着重要的临床意义。IA-2A 主要与经典的 T1DM 相关,对 LADA 的诊断价值远不如 GADA,在 LADA 的诊断中,IA-2A 的检测需与其他胰岛细胞自身抗体联合进行。

【测定方法】

测定方法均为放射免疫分析法,如 RIA、免疫亲和层析法等。

【临床意义】

(1) 指导糖尿病临床分型:血清胰岛自身抗体是胰岛 β 细胞自身免疫破坏的标志,至少有一种胰岛自身抗体阳性是 LADA 诊断的重要依据;多种抗体联合检测更有助于鉴别 LADA 和 T2DM。临床上确诊 T1DM 必须在 GADA、IAA、IA-2A 及 ICA 这四种糖尿病相关自身抗体中,至少存在一种阳性。为了排除可能的干扰,对于 IAA 阳性者,还需要注意是否接受过胰岛素治疗,如接受过胰岛素治疗,其疗程必须小于 2 周。

(2) 预测 β 细胞功能衰竭:有多种抗体阳性的患者在诊断时空腹血清 C 肽水平已明显低于仅有一种抗体阳性者,随访观察中多种抗体阳性患者血清 C 肽水平下降更快,更早出现 β 细胞功能衰竭。胰岛 β 细胞功能减退与抗体滴度有关,高水平的阳性抗体常常提示将来出现完全的 β 细胞功能衰竭,低水平者可仅出现缓慢进展的 β 细胞功能不全。血清抗体在预测 β 细胞功能衰竭时,ICA 的阳性预测值要高于 GADA 和 IA-2A。在诊断糖尿病后,大多数患者 GADA 可持续阳性,而 ICA 阳性患者随病程进展可变成 ICA 阴性,这种阴性亦提示已经出现 β 细胞功能的衰竭。

(3) 在高危人群中筛查 T1DM:美国 1 型糖尿病预防试验(diabetes prevention trial type1)中,对 T1DM 患者亲属中的非糖尿病个体进行了 ICA、IAA、GADA 和 IA-2A 抗体筛查,结果发现 5.9% 的个体有一种抗体阳性,2.3% 的个体有两种以上的抗体阳性。在具有高滴度 ICA 阳性的个体中,合并其他抗体阳性的比例增加,ICA 阳性大于 160JDF 单位者中,86% 有两种以上的自身抗体阳性。GADA 比 ICA 敏感,多种抗体联合筛查敏感性进一步提高,GADA 与 IA-2A 联合筛查,灵敏度高于 ICA 与 IA-2A 联合筛查。

T1DM 可能会从胎儿或婴儿时就已经开始,1 型糖尿病孕妇在脐带血中可以检测到糖尿病相关的自身抗体,这些抗体可能经过血液循环而传递给胎儿,脐带血抗体阳性可能反映胎儿的 β 细胞已经存在自身免疫。抗体阳性孕妇的婴儿发生糖尿病的危险性为 2%~3%,对于这些特殊群体,进行脐带血糖尿病相关抗体检测可有助于婴幼儿糖尿病的早期发现与干预。

(4) 预测治疗的疗效:GADA 和 IA-2A 抗体可预示胰岛移植后的效果,其中以 GADA 水平的变化更为重要。部分患者移植后血清 GADA 和 IA-2A 抗体水平可升高,原来阴性者可出现阳性,这提示胰岛移植引起了自身抗原再次暴露给免疫系统,诱发自身免疫反应,这部分患者移植成功、不依赖胰岛素的比例较低。移植前后自身抗体均为阴性的糖尿病患者,移植成功、不依赖胰岛素的比例较高。

T1DM 的干预治疗主要是阻断胰岛 β 细胞进行性的自身免疫性破坏,保护残存胰岛 β 细胞,从而延缓病情进展。有多种药物已进入研究。目前在临床上可应用免疫抑制剂(如环孢霉素等)治疗。GADA 常用于 T1DM 的免疫预防监测,病情好转与血清 GADA 转阴有关。GADA 是目前疗效监测的较好指标。

【评价】

(1) 胰岛自身抗体检测有着重要的临床意义,这些自身抗体 T1DM 中的出现情况、时间和强度并不一致,用于诊断则各抗体的敏感性和特异性均不同。

(2) 单一抗体检测结果应用于临床常有较大的局限性。目前国际上逐渐达成一种共识,即联合检测多种抗体可提高 T1DM 诊断和筛查的敏感性、特异性和准确性,为临床工作提供更多有价值的参考。

六、尿白蛋白测定

2002 年美国临床生化学会发布的糖尿病诊断及治疗的实验室检测应用指南中,将尿白蛋白检测作为糖尿病并发症诊断及筛查的主要指标。根据应用评价,其敏感性明显优于尿总蛋白测定,可用于早期肾损伤的监测。近年来"尿微量白蛋白"检验,对早期发现糖尿病肾病尤为重要,且与心血管疾病、高血压、妊娠子痫以及某些肿瘤等密切相关。尿微量白蛋白是指尿中出现的微量白蛋白,因含量太少,不能用常规方法检测。糖尿病肾病的早期诊断依赖于尿白蛋白排泄(urinary albumin excretion,UAE)试验。UAE 增加提示白蛋白经毛细血管漏出的程度,是微血管病变的标志,可监测肾脏损害的程度。大约 1/3 的 T1DM 最终发展为慢性肾功能衰竭。对 1 型和 2 型糖尿病患者,UAE 率持续大于 20 $\mu g/min$ 说明发展为明显肾脏疾病的危险增加。T2DM 被诊断时,常有 UAE 率的增加,提示糖尿病已经存在一段时间。如常规检查发现 UAE 率增加,持续性尿蛋白定性阳性(相当于 UAE 率不低于 200 $\mu g/min$),提示已有明显的糖尿病肾病。一旦糖尿病肾病发生,肾功能会迅速恶化。此时进行治疗可延缓疾病进程,但不能停止和逆转肾损害。UAE 率增加对预报糖尿病患者发生糖尿病肾病、终末期肾病有很大的价值。

尿微量白蛋白作为早期肾损害诊断的重要指标已受到广泛重视,测定方法包括放射免疫法、酶联免疫吸附法等。应用较多的是免疫透射比浊法,但报告方式不一,有的以每升尿中白蛋白量表示,有的以 24 h 排泄量表示,常用的报告方式是以白蛋白/肌酐值报告。尿微量白蛋白测定是一种灵敏、简便、快速的测定方法,易于在常规实验室中广泛应用,对早期肾损害的诊断远远优于常规定性或半定量试验。

【测定方法】

尿蛋白的测定方法有放射免疫法、酶联免疫吸附法、放射免疫扩散法和免疫比浊法等准确、灵敏、特异的定量检测方法。目前国外多采用胶乳凝集试验、免疫比色试纸条法作为筛选尿微量白蛋白的简单而可靠的半定量测定法,并广泛应用于临床常规测定中。目前我国检测微量白蛋白多以酶联免疫吸附法、免疫比浊法为主。

【参考区间】

参考范围见表 16-7。为了标准化和临床实践的需要,国际上以尿白蛋白排泄率>20 $\mu g/min$ 或 24 h 尿总白蛋白>30 mg 作为微量白蛋白的临界值。

表 16-7 尿白蛋白排泄率的参考范围

	尿白蛋白		
	/($\mu g/min$)	/(mg/24 h)	/(mg/g 尿肌酐)校正
正常	<20	<30	<30
UAE 增加(微量白蛋白尿)	20~200	30~300	30~300
重度白蛋白尿(临床蛋白尿)	>200	>300	>300

【临床意义】

(1)尿微量白蛋白常可见于糖尿病肾病、高血压、妊娠子痫前期等,也可在隐匿肾炎及肾炎恢复期尿中出现,是比较灵敏的早期发现肾损伤的指标。

(2)区分肾小球和肾小管损伤:肾小管损伤时,尿中白蛋白仅轻度升高,并同时伴有 β_2-微球蛋白明显增加;肾小球损伤时,尿中白蛋白排出量明显升高,其升高程度与肾小球损伤的程度相关。

(3)可对糖尿病肾病、重金属及药物中毒等肾病的早期发现、诊断和疗效观察提供参考依据。控制不良的糖尿病常发生肾脏损害,尿中白蛋白排量增加是最早出现的指标之一;还可通过检测尿白蛋白浓度,对糖尿病肾病分期及预后作出判断。

【评价】

(1)尿微量白蛋白是一种灵敏、简便、快捷的指标,易于在常规实验室中广泛应用,对早期肾损害的诊断远远优于常规的定性或半定量试验。

(2)尿白蛋白排泌受多种因素影响,如饮水量、排尿量、运动情况、饮食及体位等。不同个体的尿白蛋白浓度变异较大,规范尿液标本的留取及其报告形式的主要目的是降低个体内的变异。最理想的方法是留取 24 h 尿液,并报告 24 h 内尿白蛋白总量(mg/24 h)。然而 24 h 尿液的留取方式较为不便、患者依从性差、不易得到准确结果,导致检验结果不准。随机尿测定是目前最常用、最易行的方法,但由于随机尿尿量和内含物质的变异极大,因而必须校正其检测结果和报告形式,而 24 h 尿白蛋白总量其本身依然存在一定变异。

🔬 第三节 糖尿病的实验诊断

糖尿病的实验室检测指标在糖尿病及其并发症的筛查、病因分类、临床诊断和鉴别诊断、疗效评估、病

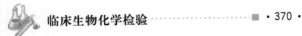

情监测以及病理机制探讨等方面具有重要价值。国际临床生化学会和美国糖尿病协会专业执行委员会根据循证实验室医学的研究结果和目前的临床实践情况,提出了实验室检查指标运用于糖尿病诊断、病程监控及并发症诊断等的指导性建议。

一、糖尿病的早期筛查

糖尿病的早期筛查指标包括免疫学标志物(包括 ICA、IAA、GADA 和 IA-2A)、基因标志物(如 HLA 的某些基因型)、胰岛素分泌(包括空腹分泌、脉冲分泌和葡萄糖刺激分泌)、血糖(包括 IFG 和 IGT)。

这些指标不是所有人适用。对于 T1DM,由于检查成本昂贵且尚无有效的治疗方案,故不推荐使用这些免疫学标志物进行常规筛查,只有下述几种情况才进行该项检查:①某些初诊为 T2DM,却出现了 T1DM 的自身抗体并发展为依赖胰岛素治疗者;②准备捐赠肾脏或部分胰腺用于移植的非糖尿病家族成员;③评估 GDM 演变为 T1DM 的风险;④从儿童糖尿病患者中,鉴别出 T1DM 患者以尽早进行胰岛素治疗。

在临床已诊断的 T2DM 患者中,有 30% 已存在糖尿病并发症,说明至少在临床诊断的 10 年前疾病就已经发生了,因此推荐对有关人群进行 FPG 或 OGTT 筛查(表 16-8)。

表 16-8　建议进行 FPG 或 OGTT 筛查的人群

(1) 所有年满 45 周岁的人群,每 3 年进行一次筛查。

(2) 对于较年轻的人群,如有以下情况,应进行筛查:

① 肥胖个体,体重≥120% 标准体重或者 BMI≥27 kg/m²;

② 存在与糖尿病发病高度相关的因素;

③ 糖尿病发病的高危种族;

④ 已确诊妊娠糖尿病或者生育过>9 kg 体重的婴儿;

⑤ 高血压患者;

⑥ 高密度脂蛋白胆固醇水平≤0.9 mmol/L(35 mg/dL)或甘油三酯水平≥2.82 mmol/L(250 mg/dL);

⑦ 曾经有 IGT 或 IFT 的个体

注:BMI 为体重指数(body mass index),BMI=体重(kg)/身高的平方(m²)。

二、糖尿病的临床诊断

对糖尿病作出准确的诊断必须依据一定的标准,根据家族史、患病史对那些有潜在糖尿病倾向的人群应进行相关的实验室检查。目前糖尿病和妊娠糖尿病的诊断主要取决于生物化学检验结果,包括 FPG、随机血糖、OGTT 和 HbA₁c。其诊断标准见表 16-9,满足前四项中的任何一条即可诊断为糖尿病。妊娠糖尿病(GDM)的诊断标准见表 16-10。另外,空腹血糖受损和糖耐量减退作为糖尿病进程中的两种病理状态,也有相应的诊断标准(表 16-11)。

表 16-9　糖尿病的诊断标准

(1) 空腹血浆葡萄糖浓度(FPG)≥7.0 mmol/L(126 mg/dL)。空腹是指至少 8 h 内无含热量食物的摄入。

(2) OGTT 中 2 h 血浆葡萄糖浓度(2 h-PG)≥11.1 mmol/L(200 mg/dL)。

(3) 典型的"三多一少"症状(多食、多尿、多饮、体重减轻),同时随机血糖浓度≥11.1 mmol/L(200 mg/dL)。随机是指一天内任何时间,不管上次用餐时间。

(4) HbA₁c≥6.5%。

(5) 未发现有明确的高血糖时,应重复检测以确诊

表 16-10　妊娠糖尿病的诊断标准

筛选：

对所有 24～28 孕周、具有高危妊娠糖尿病倾向的妊娠妇女进行筛查。

空腹条件下，口服 50 g，测定 1 h 血浆葡萄糖浓度，若血糖＞7.8 mmol/L(140 mg/dL)，则需进行葡萄糖耐量试验。

诊断：

（1）空腹早晨测定；

（2）测定空腹血浆葡萄糖浓度；

（3）口服 100 g 或 75 g 葡萄糖；

（4）测定 3 h 或 2 h 内的血浆葡萄糖浓度；

（5）至少有两项检测结果与下述结果相符或超过，即可诊断：

时间	100 g 葡萄糖负荷试验* ：	75 g 葡萄糖负荷试验* ：
空腹	＞5.3 mmol/L(95 mg/dL)	＞5.3 mmol/L(95 mg/dL)
1 h	＞10.0 mmol/L(180 mg/dL)	＞10.1 mmol/L(180 mg/dL)
2 h	＞8.6 mmol/L(155 mg/dL)	＞8.6 mmol/L(155 mg/dL)
3 h	＞7.8 mmol/L(140 mg/dL)	—

（6）如果结果正常，而临床疑似妊娠糖尿病，则需在妊娠第 3 个三月期重复上述测定

注：* 100 g 和 75 g 葡萄糖负荷试验均可，目前尚无统一标准，多数采用 100 g 进行负荷试验。

表 16-11　空腹血糖受损和糖耐量减退的诊断标准

空腹血糖受损(IFG)

FPG 浓度在 6.1* ～7.0 mmol/L(110～126 mg/dL)

OGTT 2 h-PG 浓度＜7.8 mmol/L(140 mg/dL)

糖耐量减退(IGT)

FPG 浓度＜7.0 mmol/L(126 mg/dL)

OGTT 2 h-PG 浓度在 7.8～11.1 mmol/L(140～200 mg/dL)

检测结果同时满足以上两项时，即可确认

* 2003 年美国糖尿病协会(ADA)推荐降低 IFG 诊断标准的下限为 5.6 mmol/L(100 mg/dL)。

三、糖尿病治疗效果评价

糖尿病是一个长期存在的疾病，因此必须对其进行监控以观察疗效和疾病进程。HbA$_{1c}$、GA 等可反映不同时间段内血糖的控制情况。

GA 反映的是糖尿病患者测定前 2～3 周的血糖平均水平，HbA$_{1c}$ 反映的是测定前 6～8 周的血糖平均水平。当机体处于应急状态时，如外伤、感染等病变发生时，非糖尿病患者出现的高血糖很难与糖尿病鉴别，而 GA 和 HbA$_{1c}$ 的联合测定有助于了解高血糖的持续事件，从而鉴别是糖尿病还是单纯的应激状态。

GA 浓度变化快，早于 HbA$_{1c}$，能很好地评价降糖的效果。对于无症状性低血糖或夜间低血糖发生的患者，尤其是反应较迟钝的老年患者，GA 结合血糖水平有助于推测近段时间是否频发低血糖；若患者空腹血糖值明显偏高，而 GA 无明显升高或与血糖快速增高程度不一致，则推测患者近期可能有低血糖发生，因此不能盲目增加降糖药物的用量。

四、糖尿病常见急性并发症的实验室鉴别诊断

糖尿病酮症酸中毒、高渗性非酮症糖尿病昏迷和乳酸酸中毒是糖尿病的常见急性并发症，但处理的方式截然不同，而三者的鉴别诊断主要是依据实验室检查的结果。诊断指标包括血糖与尿糖、血酮体与尿酮体、酸碱失衡情况（如 pH 值和碳酸氢盐）、细胞内脱水或治疗中的异常情况（如钾、钠、磷酸盐和渗透压

等)。

糖尿病酮症酸中毒的诊断要点是体内酮体增加及代谢性酸中毒,尿酮体强阳性、血酮体定量>5 mmol/L、血 pH 值和 CO_2 结合力降低、碱剩余负值增大、阴离子间隙增大,但血浆渗透压仅轻度上升。

高渗性非酮症糖尿病昏迷的诊断要点是体内高渗状态的检测,实验室检查结果为"三高",即血糖特别高($\geqslant$33.3 mmol/L)、血钠高($\geqslant$145 mmol/L)、渗透压高($\geqslant$350 mOsm/kgH_2O)、尿糖强阳性、血酮体可稍增高,但 pH 值大多正常。

糖尿病乳酸酸中毒的主要要点是体内乳酸明显增加,当血乳酸浓度>2 mmol/L,pH 值降低,乳酸/丙酮酸>10 并排除其他酸中毒原因时,可确诊。

五、糖尿病慢性并发症的实验室监控

糖尿病慢性并发症的实验室监测指标包括血糖与尿糖、糖化蛋白(如 GHb、FMN)、尿蛋白、其他并发症评估指标(如肌酐、胆固醇和甘油三酯等)、胰腺移植效果评估指标(C 肽和胰岛素)。

GHb、FMN、AGE 可反映不同时间段中血糖的控制情况,慢性并发症还可通过尿素、肌酐和血脂水平等指标来加以监测。C 肽浓度水平能更好地反映胰岛 β 细胞功能。

六、病例分析

(一)病例 16-1

【病史】刘某,男,40 岁,农民,因多食、多饮、消瘦 2 个月就诊。

患者 2 个月前无明显诱因逐渐食量增加,由原来的每天 450 g 到每天 550 g,最多达 800 g,而体重却逐渐下降,2 个月内体重减轻了 3 kg 以上,同时出现口渴,喜欢多喝水,尿量增多。予当地口服中药调理一个多月,未见明显好转,为进一步诊断和治疗来我院就诊。病后大小便正常,睡眠一般。

既往体健,无药物过敏史。个人史及家族史无特殊。

查体:T 36 ℃,P 80 次/分,R 18 次/分,BP 120/80 mmHg。

皮肤无黄染,淋巴结无肿大,瞳孔正大等圆。甲状腺(一),心肺(一),腹平软,肝脾未触及。双下肢无水肿,腱反射正常。Babinski 征(一)。

【实验室检查】

Hb 120 g/L,WBC 7.6×10^9/L;PLT 267×10^9/L。尿常规:尿蛋白(一),尿糖(++)。空腹血糖:10.78 mmol/L。

【临床诊断】

2 型糖尿病。

【诊断依据】

(1)病史中有典型的多饮、多食、多尿和消瘦。

(2)尿糖(++),空腹血糖>7.0 mmol/L。

(二)病例 16-2

【病史】患者,男性,56 岁,因恶心、呕吐、嗜睡、呼吸深快就诊。

【实验室检查】

空腹血糖(GLU)22.3 mmol/L,尿常规:尿比重 1.030,尿糖(+++),酮体(+++),尿蛋白(±),红细胞 5～7/HP,白细胞 2～3/HP,软粒管型 1～3/HP。

【临床诊断】

糖尿病酮症酸中毒。

【诊断依据】

(1)病史中有恶心、呕吐、嗜睡、呼吸深快等临床表现。

(2)空腹血糖>7.0 mmol/L,尿糖(+++),酮体(+++)。

本章小结

　　糖既是人体重要的供能物质，又是人体重要的组成成分之一。

　　糖在体内主要以葡萄糖进行代谢。血糖是指血液中的葡萄糖。血糖浓度的相对恒定是通过体内的神经、激素等共同调节，使血糖的来源与去路保持动态平衡的结果。

　　糖尿病是一组由于胰岛素分泌不足和（或）胰岛素作用低下而引起的代谢性疾病，其特征是高血糖症。长期高血糖可引起一系列微血管、神经病变和其他一些急慢性并发症。

　　根据病因将糖尿病分为 T1DM、T2DM、其他特殊类型糖尿病和 GDM。糖尿病的实验室诊断方法主要有随机血糖、空腹血糖和口服葡萄糖耐量试验。实验室的多种检测指标在糖尿病的病因分类、临床诊断与鉴别诊断、疗效评估、并发症的诊断及监测等方面具有重要价值。

（杨 华）

第十七章　内分泌疾病的临床生物化学检验

学习目标

掌握：甲状腺功能紊乱、肾上腺功能紊乱时常用的临床生化检验指标、方法及评价。

熟悉：下丘脑-垂体内分泌功能紊乱、性激素紊乱的临床生化检验。

了解：激素的概念、分类；下丘脑-垂体-内分泌腺调节轴的激素调控机制。

内分泌(endocrine)是指机体某些腺体或散在的特化细胞，能合成并释放具有生物活性的物质，随血液循环输送到相应部位的靶器官、靶细胞，传递细胞间信息，发挥其特定生物学功能的过程。由内分泌细胞分泌的具有生物学活性(传递信息)的化学物质称为激素(hormone)，内分泌系统在神经系统的支配或参与下，通过所分泌的激素发挥调节作用。实验室检验结果在内分泌疾病的诊断、疗效监测及预后判断等方面均具有重要价值。

第一节　概　　述

内分泌系统是由比较集中的内分泌细胞形成的内分泌腺(主要有垂体、甲状腺、甲状旁腺、胰岛、肾上腺和性腺)与分散存在于全身不同器官组织的内分泌细胞所组成的大系统(图 17-1)。内分泌系统是人体重要的功能调节系统，在体液调节中起主要作用，它与神经系统紧密联系，相互作用，密切配合，共同调节体内各种功能活动。正常情况下各种激素是保持平衡的，如因某种原因打破了这种平衡，就造成内分泌失调，同时引起相应的临床表现。

一、内分泌调控

内分泌系统通过所分泌的激素发挥调节作用。在生理条件下，体内的各种激素在神经系统参与下，通过精细的调节，维持与机体所处发育阶段及功能状态相适应的水平。其中以反馈调节方式，通过下丘脑-垂体-内分泌腺(图 17-2)或细胞-激素系统进行的调控，是普遍而主要的调节机制。除常见的负反馈调节外，机体也存在正反馈调节机制。该调节系统任何环节异常，都将导致激素水平紊乱，产生相应的内分泌疾病。

近年来研究发现，某些非内分泌组织的肿瘤细胞可分泌异源性激素(ectopic hormone)，产生异源性内分泌病。异源性激素分泌，均有不受上述下丘脑-垂体-内分泌腺调节轴影响，而呈"自主性"分泌的特点。有人提出，可分泌异源性激素的肿瘤细胞组织，在胚胎发育上与正常内分泌组织均起源于神经嵴外胚层，这类可分泌激素的组织细胞称为胺原摄取及脱羧细胞(amine precursor uptake and decarboxylation cell，APUD 细胞)。肿瘤组织中的 APUD 细胞分化不完全，故具有产生异源性激素的内分泌功能。此外，一些调节内分泌腺功能的激素存在交叉效应，如促甲状腺激素释放激素除促进垂体释放促甲状腺激素外，还可增加垂体催乳素和生长激素分泌。这些在有关内分泌紊乱的诊断中，必须考虑。

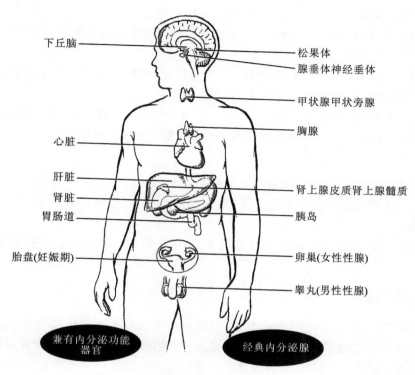

图 17-1 人体的内分泌系统

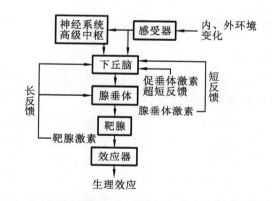

图 17-2 下丘脑-垂体-内分泌腺(细胞)调节轴示意图

二、激素化学本质与分类

激素是由内分泌器官产生,再释放入血液循环并转运到靶器官或组织中发挥生物效应的微量化学物质。广义的激素概念包括了原经典激素和众多细胞因子、生长因子、神经肽和神经递质。不同种类的激素,结构、功能各不相同。

(一)按激素化学本质分类

按化学本质不同,可分为以下四类。

(1)肽及蛋白质类:包括下丘脑激素、垂体激素、心肌激素、胃肠激素等。

(2)类固醇类:主要是肾上腺皮质激素和性激素。

(3)氨基酸衍生物类:甲状腺激素、肾上腺髓质激素等。

(4)脂肪酸衍生物类:主要是前列腺素。

(二)按激素作用方式分类

按作用方式不同,可分为以下四类。

(1)内分泌激素:内分泌(endocrine)细胞产生的激素经血液运输到身体的各个部位,通过与远距离靶

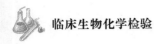

细胞的受体结合而发挥作用,这是体内大多数激素的作用方式。

(2) 旁分泌激素:旁分泌(paracrine)细胞分泌的激素通过细胞间液直接扩散到邻近或周围的异种靶细胞起作用。如神经递质、胃肠激素等。

(3) 自分泌激素:自分泌(autocrine)细胞分泌的激素分泌到细胞外后,又反作用于分泌该激素的细胞自身,发挥自我反馈调节作用,如许多生长因子、前列腺素等。

(4) 神经激素:某些特化的神经内分泌(neurosecretion)细胞,其轴突末端能向细胞间隙分泌激素,这类激素多属于神经肽。如由下丘脑产生经神经垂体分泌的催产素和抗利尿激素。

（三）按激素作用的受体分类

根据受体在细胞内的定位不同,可将激素分为两类。

(1) 膜受体激素:主要为蛋白质及肽类激素、神经递质、生长因子、前列腺素等。膜受体激素往往具亲水性,又称亲水性激素。

(2) 核受体激素:主要为类固醇激素、甲状腺激素、维生素 D 等。核受体激素多为脂溶性的,又称脂溶性激素。

三、激素的作用机制

激素是通过与其靶细胞上的特异性受体结合,经细胞信号通路系统发挥其生物学作用的。根据激素受体在细胞内定位的不同,通常将激素作用机制分为两种:通过细胞膜受体起作用和通过细胞内受体起作用。其中蛋白质及肽类激素、氨基酸衍生物类激素主要通过细胞膜受体发挥作用;类固醇激素、甲状腺激素等主要通过细胞内受体起作用。某些激素作用可同时涉及两种机制。

四、内分泌功能紊乱常用生物化学检验

（一）常用生物化学检验方法

根据内分泌功能紊乱发生的一个或多个环节,可设计相应的检验方法。

1. 直接检测体液中某一激素或其代谢物的水平

健康人血液中的激素含量甚微,用一般化学方法难以准确测定。以往,主要采用放射免疫分析或酶联免疫吸附分析的测定技术。近年来,随着免疫学测定技术的发展,化学发光免疫分析、时间分辨荧光免疫分析和电化学发光免疫分析的相继诞生,已能灵敏、特异、快速和准确地测定血液中各种激素的浓度。这些新方法不但没有核素污染,而且可以应用于自动分析仪进行批量测定,可对内分泌功能的判定提供直接的客观依据。对某一激素或其代谢物的连续检测,可反映激素分泌的节律性有无改变,有利于某些内分泌疾病的早期诊断。这类方法因简便、适用性广,可为判断有无某种内分泌病直接提供客观指标,临床上最为常用。

2. 激素生物效应及其生化标志物的检测

如甲状腺功能紊乱时的碘摄取试验和基础代谢率检测,甲状旁腺功能紊乱时血钙、血磷的检测等。这类方法通过激素效应间接反映内分泌功能,往往由于影响因素较多、特异性不高,只能起辅助诊断作用。

3. 动态功能试验

动态功能试验是指应用特异性刺激物或抑制物作用于激素分泌调节轴的某一环节,分别测定作用前后相应靶激素水平的动态变化,以反映内分泌功能。动态功能试验分为兴奋试验与抑制试验。兴奋试验用于内分泌功能减退的分析,抑制试验用于内分泌功能亢进的分析。这类试验有助于确定内分泌疾病的病变部位与性质。

4. 其他方法

对某些半衰期短的激素可检测其前体物质,如阿片皮质素原(促肾上腺皮质素前体物);检测激素作用介导物,如生长激素介导物生长调节素;对某些高血浆蛋白结合率激素,有时需检测其结合蛋白水平;有的内分泌病的发病机制与自身免疫、遗传或基因突变有关,近年来对有关自身抗体或缺陷基因的检测也开始广泛应用。

（二）影响激素测定的因素

激素的检测受多种因素的影响，需要仔细分析，规范测定方法与全过程，并对结果进行合理解释。在测定中要考虑到分析前、分析中和分析后各种因素的干扰和影响。

1. 分析前因素的干扰

（1）生物节律性变化：某些激素的分泌具有明显的节律性，如生长激素、肾上腺皮质激素和垂体促甲状腺激素等都有分泌的节律性，育龄期妇女的垂体促性腺激素和卵巢分泌的甾体类激素有月经周期的变化，这一点在收集标本时间和结果判断时有十分重要的意义。

（2）年龄影响：不同年龄的人群其激素分泌水平不同。如甲状腺激素、垂体激素、甾体激素等，这对于青春期、老年期和绝经期的妇女尤其重要，会直接影响疾病的诊断与治疗。

（3）妊娠影响：妊娠期胎盘是一个巨大的内分泌器官，妊娠期各种内分泌激素的正常范围和临界值也与非妊娠妇女不同，应关注孕妇体内的内分泌环境的变化。

（4）药物影响：一些药物对激素分泌有明显影响，如口服避孕药对甾体激素的影响，抗精神病药物可导致催乳素分泌改变等。

2. 分析中因素的影响

激素水平测定过程中由于各实验室采用的方法、试剂、仪器及操作人员不同，对实验结果均会存在差异，其中方法是一个关键因素。

3. 分析后因素的影响

由于激素水平的测定方法、试剂质量及实验室条件的差异，各实验室对激素参考区间的报告差别较大，较难统一，因此有必要固定方法与试剂，建立本实验室的参考区间。

本章主要介绍下丘脑-垂体激素、甲状腺激素、肾上腺皮质及髓质激素、性激素等紊乱的临床生化检验的有关内容。

🔬 第二节 下丘脑-垂体功能紊乱的临床生物化学检验

一、下丘脑-垂体内分泌功能及调节

（一）下丘脑激素

下丘脑的一些特化的神经细胞可分泌不同的调节腺垂体有关激素释放的调节激素（因子）。从组织结构上看，这些分泌性神经细胞的轴突组成结节-漏斗束，终止于垂体柄内垂体门脉系统的初级毛细血管网周围。借助特殊的垂体门脉系统，这些分泌性神经细胞释放的调节激素，可迅速直接地被输送至腺垂体发挥作用。下丘脑调节激素均是多肽，这些激素的名称、缩写及受其调节的腺垂体激素见表17-1。从表中可看出，下丘脑调节激素的作用通过其名称即可知。但也存在某些交叉，如TRH还可促进生长激素和催乳素释放，而GHIH也能抑制腺垂体TSH、ACTH及胰腺胰岛素的释放。近年还发现，下丘脑外的某些神经细胞及一些脏器组织细胞，也可产生某些下丘脑激素，这些下丘脑外活性多肽的功能尚不清。

表 17-1 下丘脑分泌的主要调节激素

激 素 名 称	调节的腺垂体激素
促甲状腺激素释放激素（thyrotropin releasing hormone，TRH）	TSH（主要），GH，PRL，FSH
促性腺激素释放激素（gonadotropin releasing hormone，GnRH）	LH，FSH
促肾上腺皮质激素释放激素（corticotropin releasing hormone，CRH）	ACTH
生长激素释放激素（growth hormone releasing hormone，CHRH）	GH
生长激素抑制激素（growth hormone inhibiting hormone，GHIH）	GH（主要），TSH，ACTH，PRL

续表

激 素 名 称	调节的腺垂体激素
催乳素释放激素（prolactin releasing hormone，PRH）	PRL
催乳素抑制激素（prolactin-inhibiting hormone，PIH）	PRL
黑色细胞刺激素释放激素（melanocyte stimulating hormone releasing hormone，MRH）	MSH
黑色细胞刺激素抑制激素（melanocyte stimulating hormone inhibiting hormone，MIH）	MSH

（二）垂体激素

垂体即脑垂体，为位于颅底蝶鞍中的重要内分泌器官，由茎状垂体柄与下丘脑相连。从组织学上可将垂体分为腺垂体及神经垂体。腺垂体包括前部、结节部和中间部，神经垂体由下丘脑某些神经元直接延续而成。垂体分泌的激素相应分为腺垂体激素和神经垂体激素两类。表 17-2 概括了重要的垂体激素及其主要生理功能。

上述激素均为肽类或糖蛋白，其中 TSH、LH 和 FSH 均是由 α 和 β 两个多肽亚基组成的糖蛋白。这三种激素的 α 亚基具有高度同源性，氨基酸残基亦较接近，其生理活性主要取决于 β 亚基。在用免疫化学法检测时，往往存在交叉免疫反应而互相干扰。

表 17-2 主要的垂体激素及生理作用

激 素 名 称	主要生理作用
腺垂体激素	
生长激素（growth hormone，GH）	促进机体生长
促肾上腺皮质激素（corticotropin，ACTH）	促进肾上腺皮质激素合成及释放
促甲状腺素（thyrotropin，TSH）	促进甲状腺激素合成及释放
卵泡刺激素（follicle-stimulating hormone，FSH）	促进卵泡或精子生成
黄体生成素（luterzilizing hormone，LH）	促进排卵和黄体生成，刺激孕激素、雄激素分泌
催乳素（prolactin，PRL）	刺激乳房发育及泌乳
黑色细胞刺激素（melanocyte stimulating hormone）	促黑色细胞合成黑色素
神经垂体激素	
抗利尿激素（antidiuretic hormone，ADH）	收缩血管，促进集尿管对水重吸收
催产素（oxytocin，OT）	促进子宫收缩，乳腺泌乳

（三）下丘脑-腺垂体激素分泌的调节

如图 17-2 所示，下丘脑-腺垂体激素分泌的调节，主要受其调节的靶腺释放激素水平的负反馈调节（长反馈），其中甲状腺激素的长反馈调节主要作用于腺垂体，而其他外周激素长反馈调节作用部位则主要为下丘脑水平。前已谈到长反馈调节的主要方式为负反馈，但在月经周期中排卵期前，当雌激素水平达最高峰时，可正反馈地调节下丘脑相关激素的释放（短反馈），在 GH 分泌的调节中，短反馈为主要方式。而下丘脑激素或腺垂体激素，还可负反馈地调节下丘脑或腺垂体对自身的合成和分泌（超短反馈）。此外，应激状态、某些外周感觉神经冲动以及边缘系统的情绪活动等，均可通过下丘脑以外的中枢神经系统，影响下丘脑-垂体的激素分泌，进而影响外周内分泌腺功能。这种神经系统对内分泌的控制，还表现为多种内分泌功能的昼夜节律。

二、生长激素及生长调节素

（一）生长激素的化学、作用及分泌调节

生长激素（GH）是腺垂体嗜酸细胞分泌的，由 191 个氨基酸残基组成的直链肽类激素。其结构与PRL 相似，并有一定交叉抗原性。释放入血液中的 GH 不与血浆蛋白结合，而以游离形式输送到各靶组

织发挥作用。

GH 的生理作用最主要的是对成年前长骨生长的促进。现已明确,这一作用是通过生长调节素(somatomedin,SM)的介导,促进硫酸掺入骨骺软骨中,以及尿嘧啶核苷、胸腺嘧啶核苷分别掺入软骨细胞 RNA 或 DNA 中,加速 RNA、DNA 及蛋白黏多糖合成及软骨细胞分裂增殖,使骨骺板增厚,身体得以长高。GH 亦参与代谢调节,主要表现为与生长相适应的蛋白质同化作用,产生正氮平衡;促进体脂水解,血游离脂肪酸升高;对糖代谢则可促进肝糖原分解,升高血糖。此外,GH 对维持正常的性发育也有重要作用。

GH 的分泌主要受下丘脑 GHRH 和 GHIH 的控制。除 GH 和 SM 可反馈性调节 GHRH 和 GHIH 释放外,剧烈运动、精氨酸等氨基酸、多巴胺、中枢 α_2 肾上腺素受体激动剂等,可通过作用于下丘脑、垂体或下丘脑以外的中枢神经系统,促进 GH 的分泌。正常情况下,随机体生长发育阶段不同而有不同的 GH 水平。而每日生长激素的分泌存在昼夜节律性波动,分泌主要在熟睡后 1 h 左右(睡眠脑电图时相 3 或 4 期)呈脉冲式进行。

(二) 生长调节素

生长调节素(SM)即生长激素依赖性胰岛素样生长调节因子(GH-dependent insulin-like growth factor,IGF)。SM 为一类在 GH 作用下,主要在肝脏,也由多种 GH 靶细胞合成的多肽,相对分子质量为 6000~8500。现至少已确定 A、B、C 三种亚型,均具胰岛素作用。其中 SM-C 即 IGF-1,其结构与胰岛素有近一半的氨基酸残基相同。和其他肽类激素不同,血液中的 SM 几乎全部和高亲和力的 SM 结合蛋白(IGFBP)形成可逆结合而运输。如前所述,现至少已肯定 GH 的促生长作用必须通过 SM 介导,也有认为 GH 的代谢调节作用也依赖于 SM。从这一意义上说,SM 水平反映 GH 的生物活性比 GH 本身更为直接。

三、生长激素功能紊乱的临床生化检验

(一) 生长激素功能紊乱

1. 生长激素缺乏症

生长激素缺乏症(growth hormone deficiency)又称垂体性侏儒症(pituitary dwarfism),是由于下丘脑-垂体-GH-SM 中任一过程受损而产生的儿童及青少年生长发育障碍。按病因可分为以下几类:①原因不明,但可能在胚胎发育或围产期下丘脑损伤,致 GHRH 合成、分泌不足,或垂体损伤产生的持发性 GH 缺乏症,约占 70%,大多伴有其他垂体激素缺乏症;②遗传性 GH 缺乏症,以不同的遗传方式所致的单一性 GH 缺乏为多见,极少数患者也表现为包括 GH 在内的多种垂体激素缺乏症。近年还发现有少数患者表现为遗传性 SM 生成障碍,其 GH 反增多;③继发性 GH 缺乏症,由于下丘脑、垂体及周围组织的后天性病变或损伤,如肿瘤压迫、感染、外伤、手术切除等,致 GH 分泌不足。

GH 缺乏症的突出临床表现为生长发育迟缓,身材矮小,但大多匀称,骨龄至少落后 2 年。若未伴甲状腺功能减退,则智力一般正常,以区别于呆小症。此外性发育迟缓,特别是伴有促性腺激素缺乏者尤显。患儿大多血糖偏低,若伴 ACTH 缺乏者更显著,婴幼儿甚至可出现低血糖抽搐、昏迷。

2. 巨人症和肢端肥大症

巨人症(gigantism)和肢端肥大症(acromegaly)由 GH 过度分泌而致。若起病于生长发育期则表现为前者,而在成人起病则表现为后者,巨人症多可继续发展为肢端肥大症。病因大多为垂体腺瘤、癌或 GH 分泌细胞增生;也有少数是可分泌 GHRH 或 GH 的垂体外肿瘤产生的异源性 GHRH 或 GH 综合征,包括胰腺瘤、胰岛细胞癌、肠及支气管类癌等。

单纯巨人症以身材异常高大、肌肉发达、性早熟为突出表现。同时存在高基础代谢率、血糖升高、糖耐量降低、尿糖等实验室检查改变。但生长至最高峰后,各器官功能逐渐出现衰老样减退。肢端肥大症者由于生长发育已停止,GH 的促骨细胞增殖作用表现为骨周增长,产生肢端肥大和特殊的面部表现,以及包括外周内分泌腺在内的广泛性内脏肥大,亦有高血糖、尿糖、糖耐量降低、高脂血症、高血清钙等实验室检查改变。动脉粥样硬化及心衰常为本病死因。病情发展至高峰后,亦转入同巨人症一样的衰退期。

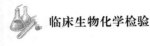

（二）生长激素紊乱的临床生化检验

1. 血清(浆)GH 测定

【测定方法】

均用免疫化学法测定。一般在清晨起床前,空腹平卧安静状态下取血测定作为基础值。

【参考区间】

放射免疫分析法:新生儿 15～40 μg/L,2 岁儿童平均约为 4 μg/L,2～4 岁儿童平均约 8 μg/L,4 岁以上儿童及成人为 0～5 μg/L,女性略高于男性。

【临床意义】

GH 增高见于巨人症或肢端肥大症;创伤、麻醉、糖尿病、肾功能不全、低血糖也可引起 GH 升高。GH 降低见于垂体功能低下,垂体性侏儒以及遗传性 GH 缺乏症等。

【评价】

由于 GH 分泌具有昼夜时间节律性,每日分泌主要在夜间熟睡中,并具有脉冲式分泌特点,半衰期仅约 20 min。若在非脉冲式释放期取样测定,GH 水平高低均无多大临床价值,因此不能单凭 GH 测定作出 GH 功能紊乱的有关诊断,通常需要同时进行 GH 的激发试验。

2. 动态功能试验

（1）运动刺激试验。

【测定方法】

因剧烈运动及可能存在的血糖水平偏低均可刺激腺垂体释放 GH,故运动后,正常者血清 GH 值应较基础对照值明显升高。合作儿童空腹取血作基础对照后,剧烈运动 20～30 min,运动结束后 20～30 min 取血测定 GH。

【参考区间】

放射免疫分析法:正常者血清 GH 值应较基础对照值明显升高或≥10 μg/L;GH 缺乏症者,运动后 GH 水平<5 μg/L。

（2）药物刺激试验。

【测定方法】

可刺激腺垂体释放 GH 的药物很多,目前常用的药物及方法如下:①胰岛素-低血糖试验(insulin-hypoglycemia test),因低血糖应激状态可刺激腺垂体释放 GH、ACTH、PRL 等多种激素,故在清晨空腹卧床采血作对照后,按 0.1 μg/kg 体重静脉注射普通胰岛素后 30 min、60 min、90 min、120 min 及 150 min 分别取血,测定 GH 水平,必要时可同时检测 ACTH、PRL,以发现复合性垂体前叶功能减退;②其他药物刺激试验均是在同上抽取清晨卧床空腹血后,给予 L-多巴(促 GHRH 释放)500 mg(儿童 10 mg/kg 体重)一剂口服,或可乐定(促 GHRH 释放)4 μg/kg 体重(或 150 μg/m² 体表面积)一剂口服,或盐酸精氨酸(促进垂体释放 GH)0.5 g/kg 在 30 min 内静脉滴注。分别在上述药物使用后 30 min、60 min、90 min 和 120 min 取血,测定血清(浆)GH 水平。

【参考区间】

正常人在使用上述刺激剂后,GH 分泌峰多在 60 min 或 90 min 出现,胰岛素可推迟到 120 min 或 150 min 出现,峰值应比对照基础值升高 5～7 μg/L 或以上,或峰值浓度≥20 μg/L。

【临床意义】

若两项以上刺激试验峰浓度均小于 5 μg/L,则为 GH 缺乏症。而峰值浓度≥20 μg/L,则可排除 GH 缺乏症,但 GH 受体缺陷等所致 SM 遗传性生成障碍者,GH 基础值反可升高,并且对上述兴奋试验可有正常人样反应,此时只有通过 SM 测定进行鉴别。

（3）GH 抑制试验。对于多次测定基础 GH 值约大于 10 μg/L 的疑为巨人症或肢端肥大症者,应考虑进一步做高血糖抑制 GH 释放试验。

【测定方法】

按上述方法抽取空腹基础静脉血,口服含 100 g(儿童 1.75 g/kg 体重)葡萄糖的浓糖水后,分别在 30

min、60 min、90 min 和 120 min 取血,测定各血清 GH 水平。

【参考区间】

正常人服用葡萄糖后血清 GH 最低应降至 2 μg/L 以下,或在基础对照水平的 50% 以下。

【临床意义】

垂体腺瘤性或异源性 GH 所致巨人症或肢端肥大症者,因呈"自主性"GH 分泌,不会被明显抑制,最低浓度>5 μg/L,或在基础对照水平的 50% 以上。

【评价】

本试验可有假阴性出现,特别在治疗可能出现的高血压、高血糖,使用了可乐定、α-甲基多巴等中枢 α2 肾上腺素受体激动剂或降血糖药者,应注意避免,最好停用上述药物一周以上再行本试验。

3. 血清(浆)IGF-1 及 IGFBP-3 测定

【测定方法】

免疫化学法。

【参考区间】

放射免疫分析法血清 IGF-1:1~2 岁为 31~160 μg/L,青春期可达 180~800 μg/L,成人随年龄增长逐渐下降。血清 IGFBP-3:新生儿 0.4~1.4 mg/L,青春期以后可达 2~5 mg/L。

【临床意义】

任何 GH 缺乏症,包括高 GH 水平的遗传性 GH 受体缺陷性者,IGF-1 和 IGFBP-3 均低于同龄参考区间的下限;巨人症及肢端肥大症者则远远高于正常水平。但恶病质、严重营养不良及严重肝病者,IGF-1 可降低;青春期少年有时可超出正常值上限。

【评价】

由于 IGF-1 和 IGFBP-3 的合成均呈 GH 依赖性,并且在血中半衰期长,不会呈脉冲式急剧改变。因此单次检测其血清(浆)浓度可了解一段时间内的 GH 平均水平。现均推荐以免疫法检测血清(浆)IGF-1 或 IGFBP-3,作为 GH 紊乱诊断的首选实验室检查项目。

四、催乳素功能紊乱的临床生化检验

(一)催乳素的功能与调节

催乳素(prolactin,PRL)又称泌乳素,由垂体嗜酸性细胞分泌,由 198 个氨基酸残基组成,相对分子质量约 22000。外周血中的 PRL 有单体、二聚体与三聚体 3 种形式,后二者活性极低。PRL 的分泌呈脉冲式波动,有明显的昼夜节律性变化。人血浆 PRL 的半衰期为 15~20 min。

催乳素的功能主要是促进乳腺的发育与泌乳,另外,它在性腺的发育与调节水盐代谢中都起重要的作用。

PRL 分泌的调节主要是受下丘脑分泌的催乳素释放抑制激素(PRIH)的控制,是唯一在正常生理条件下处于抑制状态的腺垂体激素。PRRH、TRH、雌激素以及吸吮、应激与睡眠等因素均可通过不同途径促进 PRL 的分泌。

(二)催乳素功能紊乱的临床生化检验

催乳素瘤(prolactinoma)为功能性垂体腺瘤中最常见者,好发于女性,多为微小腺瘤,临床表现为泌乳、闭经、多毛、痤疮及不育等。男性则往往为大腺瘤,临床以性功能减退、阳痿、不育及垂体压迫症状为主,偶见泌乳。临床生化检查可见血清 PRL 极度升高。

【测定方法】

目前实验室多采用化学发光免疫分析法检测 PRL。如 ECLIA 法是将待测标本、生物素化的抗 PRL 单克隆抗体与钌标记的抗 PRL 另一位点单克隆抗体,在反应体系中混匀,形成双抗体夹心抗原抗体复合物。加入链霉亲和素包被的磁性微粒捕获该复合物。在磁场的作用下,此磁性微粒被吸附至电极上,将各种游离成分吸弃。电极加压后产生光信号,其强度与样本中一定范围的 PRL 含量成正比。

【参考区间】

(ECLIA 法)女性:72.0~511.0 mIU/L。男性:86.0~390.0 mIU/L。由于各厂商的产品不同以及各地区的实验室差异,各实验室应建立自己的参考值。

【临床意义】

下丘脑病变如颅咽管瘤、异位松果体瘤与转移性肿瘤等使下丘脑泌乳素抑制激素生成下降,会使 PRL 的分泌增多。垂体泌乳素瘤由于泌乳素细胞自主性分泌 PRL 增多,使血中 PRL 浓度升高。垂体生长激素瘤如库欣综合征、空蝶鞍等使 PRL 的释放增多。原发性甲状腺功能减退、肾上腺功能减退等疾病对于下丘脑的反馈作用减弱亦使 PRL 的分泌增加。肝、肾疾病使 PRL 的代谢清除减少也会使血中 PRL 的浓度升高。此外药物也对测定结果产生一定的影响,如口服避孕药、甲氰咪呱等,多囊卵巢综合征、原发性性功能减退、男性乳房发育症也有 PRL 的增高。PRL 升高的女性常伴有闭经泌乳、性功能下降、月经不调等症状。患 PRL 瘤的男性中,91%性功能低下。因此对于无生育能力的妇女、闭经泌乳的妇女和男性性功能低下的患者都应测 PRL。近来发现,糖尿病患者其空腹 PRL 可高达正常值的 2~3 倍,这可能是高血糖抑制中枢神经多巴胺递质的活性所致垂体前叶功能减退如席汉综合征、垂体嫌色细胞瘤等 PRL 的分泌减少,并常伴有其他垂体激素减少。部分药物如溴隐亭、降钙素、左旋多巴、去甲肾上腺素等可间接或直接抑制 PRL 的分泌与释放,使血中 PRL 浓度下降。

【评价】

(1) 溶血、脂血、黄疸标本与类风湿因子不影响结果,标本应置于－20 ℃存放,并避免反复冻融。待测标本及试剂上机前注意恢复至室温,避免过度振摇产生泡沫,影响测试。

(2) 批号不同的试剂不能混用,每批试剂应分别制作标准曲线。标本与质控品禁用叠氮钠防腐。

第三节 甲状腺功能紊乱的临床生物化学检验

一、甲状腺激素的生理、生化及分泌调节

(一)甲状腺激素的化学及生物合成

甲状腺激素为甲状腺素(thyroxine,T$_4$)和三碘甲腺原氨酸(3,5,3′-triiodothyronine,T$_3$)的统称。从化学结构看它们均是酪氨酸的含碘衍生物。T$_3$、T$_4$ 均由甲状腺滤泡上皮细胞中甲状腺球蛋白上的酪氨酸残基碘化而成。其生物合成的过程如下。①碘的摄取和活化:甲状腺上皮细胞可通过胞膜上的"碘泵"主动摄取血浆中的 I$^-$,造成 I$^-$ 在甲状腺浓集,正常情况下甲状腺中的 I$^-$ 为血浆浓度的数十倍。甲状腺上皮细胞中的 I$^-$ 在过氧化酶催化下,氧化成形式尚不清的活性碘。②酪氨酸的碘化及缩合:活性碘使甲状腺上皮细胞核糖体上的甲状腺球蛋白中的酪氨酸残基碘化,生成一碘酪氨酸(MIT)或二碘酪氨酸(DIT)残基。然后再在过氧化酶催化下,1 分子 DIT 与 1 分子 MIT 缩合成 1 分子 T$_3$,2 分子 DIT 缩合成 1 分子 T$_4$。含 T$_3$、T$_4$ 的甲状腺球蛋白随分泌泡进入滤泡腔中储存。

(二)甲状腺激素的分泌、运输、代谢及调节

在垂体促甲状腺激素刺激下,含 T$_3$、T$_4$ 的甲状腺球蛋白被甲状腺上皮细胞吞饮,并与溶酶体融合,在溶酶体蛋白水解酶催化下水解出 T$_3$、T$_4$,释放至血液中。血液中 99%以上的 T$_3$ 和 T$_4$ 均与血浆蛋白可逆结合,主要与血浆中肝合成的一种 α-球蛋白——甲状腺素结合球蛋白(thyroxine binding globulin,TBG)结合,此外尚有少量 T$_3$ 及 10%~15%的 T$_4$ 可与前白蛋白结合,约 5%的 T4 及近 30%的 T$_3$ 可与白蛋白结合。只有约占血浆中总量 0.4%的 T$_3$ 和 0.04%的 T$_4$ 为游离的。但只有游离的 T$_3$、T$_4$ 才能进入靶细胞发挥作用,这是 T$_3$ 较 T$_4$ 作用迅速而强大的原因之一。与血浆蛋白结合的部分,则对游离 T$_3$、T$_4$ 的相对稳定起着调节作用。

甲状腺激素的代谢包括脱碘、脱氨基或羧基、结合反应。其中以脱碘反应为主,该反应受肝、肾及其他组织中特异的脱碘酶催化。此酶对 T$_3$ 作用弱,主要催化 T$_4$ 分别在 5′ 位或 5 位脱碘,生成 T$_3$ 和几乎无生理

活性的 $3,3',5'$-三碘甲腺原氨酸,即反 T_3(reverse triiodothyronine,rT_3)。血液中的 T_3 近 80% 来自 T_4 脱碘。T_3 及 rT_3 可进一步脱碘生成二碘甲腺原氨酸,T_3 和 T_4 尚可脱氨基、羧基,生成相应的低活性代谢物。少量 T_3、T_4 及上述各种代谢物均可在肝、肾通过其酚羟基与葡萄糖醛酸或硫酸结合,由尿及胆汁排泄。

甲状腺激素的合成和分泌主要受前述下丘脑-垂体-甲状腺轴的调节。血液中游离 T_3、T_4 水平的波动,负反馈地引起下丘脑释放促甲状腺激素释放激素(thyrotropin-releasing hormone,TRH)及垂体释放促甲状腺激素(thyroid stimulated hormone,TSH)的增多或减少。TRH 为下丘脑产生的一种三肽激素,主要作用为促进腺垂体合成和释放 TSH,亦有弱的促生长激素和催乳素释放作用。TSH 为一种含 α 和 β 两亚基的糖蛋白,可通过 β 亚基特异地和甲状腺细胞膜上的 TSH 受体结合,活化腺苷酸环化酶,通过腺苷酸环化酶-cAMP-蛋白激酶系统,刺激甲状腺细胞增生和甲状腺球蛋白合成,并对甲状腺激素合成从碘摄取到 T_4、T_3 释放的各过程中均有促进作用。在上述调节过程中,血液游离 T_3、T_4 水平对腺垂体 TSH 释放的负反馈调控最重要。此外,肾上腺皮质激素可抑制 TRH 释放,它和生长激素均能降低腺垂体对 TRH 的反应性,减少 TSH 分泌;而雌激素可提高腺垂体对 TRH 的反应,促进 TSH 释放;甲状腺激素本身和 I^- 浓度对甲状腺功能也有自身负反馈调节作用,应激状态等亦可通过不同途径影响甲状腺激素的分泌;人绒毛膜促性腺素(hCG)也具一定 TSH 样活性。近年发现,多种滋养层源组织肿瘤如绒毛膜上皮癌、睾丸胚胎瘤等亦可产生 TSH 和 hCG。

(三)甲状腺激素的生理生化功能

大多数组织细胞核染色体的某些转录启动区上,存在甲状腺激素受体,该受体对 T_3 亲和力远比 T_4 高,这也是 T_3 作用强的一个原因。T_3、T_4 与该受体结合后,可促进某些 mRNA 的转录,增加 Na^+-K^+-ATP 酶等相应蛋白质合成,产生一系列生物效应。

1. 甲状腺激素对物质代谢的影响

能够提高大多数组织的耗氧量,促进能量代谢,增加产热和提高基础代谢率。该作用与甲状腺激素增加 Na^+-K^+-ATP 酶活性、促进 ATP 分解供能产热有关。但甲状腺激素对物质代谢的具体影响较复杂,对糖代谢既可促进糖的吸收和肝糖原分解,又可促进组织细胞对糖的有氧代谢。甲状腺激素可促进体脂动员,对胆固醇代谢有重要的调节作用,能促进肝脏合成胆固醇,而促进胆固醇代谢为胆汁酸的作用更显著。生理浓度的甲状腺激素可通过诱导 mRNA 合成,增强蛋白质的同化作用,呈正氮平衡。但过高的甲状腺激素反致负氮平衡,特别是肌蛋白分解尤为显著。

2. 骨骼、神经系统发育及正常功能维持

一方面,甲状腺激素可与生长激素产生协同作用,增强未成年者的长骨骨骺增殖造骨,以及蛋白质同化作用,促进机体生长发育。另一方面,甲状腺激素可刺激神经元树突、轴突发育,神经胶质细胞增殖,髓鞘的形成,影响神经系统的发育。甲状腺激素对长骨和神经系统生长发育的影响,在胎儿期和新生儿期最为重要。对成人则可维持中枢神经系统的正常兴奋性。

3. 其他作用

甲状腺激素可产生类似肾上腺素 β 受体激动样心血管作用,加快心率,提高心肌收缩力,增加心肌氧耗,扩张外周血管。

二、甲状腺功能紊乱

(一)甲状腺功能亢进症

甲状腺功能亢进症(hyperthyroidism)简称甲亢,是指各种原因所致甲状腺激素功能异常升高产生的内分泌病。病因复杂多样,约 75% 为弥漫性甲状腺肿伴甲亢,即 Graves 病,该病现倾向于一种自身免疫病;另有约 15% 为腺瘤样甲状腺肿伴甲亢;近 10% 为急性或亚急性甲状腺炎;垂体肿瘤、滤泡性甲状腺癌性甲亢及异源性甲亢等均属少见。

甲亢的病理生理生化改变多为前述甲状腺激素功能病理性增强的结果。主要表现如下。①高代谢综合征:由于三大营养物质及能量代谢亢进,食多但消瘦,怕热多汗,基础代谢率明显升高。对胆固醇分解代谢的促进使血清胆固醇降低。甲状腺激素水平过高时,蛋白质特别是肌蛋白的分解代谢增强,出现肌肉萎缩、乏力、血及尿中肌酸明显升高,超出正常上限数倍等负氮平衡表现。②神经系统兴奋性升高,烦躁易激动,肌颤等。③心率加快,心输出量增多,收缩压升高而脉压差增大,可出现心律失常。④突眼症及甲状腺肿大等。

(二)甲状腺功能减退症

甲状腺功能减退症(hypothyroidism)简称甲减,是由各种原因所致甲状腺激素功能异常低下的多种内分泌病的统称。其中有各种原因,如甲亢或癌肿放射治疗、手术切除过多、慢性甲状腺炎症、低碘或高碘、抗甲亢药过量等,直接影响甲状腺 T_3、T_4 合成分泌减少所致的甲状腺性甲减占绝大多数,其次为肿瘤、放疗、手术等损伤下丘脑或垂体,使 TRH 和(或)TSH 释放不足所致甲减,但此时多为复合性内分泌紊乱。遗传性甲状腺激素受体缺陷性甲减极为罕见。

甲状腺激素对骨骼和神经系统生长发育的作用,使甲减的临床表现按起病年龄不同而有特殊的症状,并因此分为三类:甲减始于胎儿及新生儿的呆小症、始于性发育前少儿的幼年型甲减及始于成人的成年型甲减。

成年型甲减主要表现为甲状腺激素对三大营养物质和能量代谢调节、维持神经系统及心血管系统正常功能等作用减弱的各种表现。如精神迟钝、畏寒少汗(皮肤干燥)、基础代谢率低、乏力、心脏功能抑制,以及性腺和肾上腺皮质内分泌功能减退等。其特殊表现如下:此时虽然绝大多数蛋白质同化作用减弱,但细胞间黏蛋白合成却增多。黏蛋白富含阴离子,可大量吸引正离子和水分,形成非凹陷性黏液性水肿,亦可因此导致心肌、脑、肝、肾、骨骼肌等组织和器官发生间质性水肿,出现相应症状。此外 50% 以上甲减患者可有轻中度贫血,脑脊液蛋白量常见升高,半数患者血清谷丙转氨酶轻中度升高,因甲状腺激素促胆固醇分解代谢的作用减弱,出现血清胆固醇、甘油三酯及低密度脂蛋白均升高等一般实验室检查改变。另有约 80% 甲减患者血清肌酸激酶(CK)主要是 CK-3 同工酶活性明显升高,平均可达正常上限 5 倍,原因不明。

起病于幼儿及新生儿期的甲减,除可表现上述成人型甲减的表现外,由于对此期骨骼和神经系统生长发育的影响,出现体格及智力发育障碍的特征性改变,故称为呆小病或克汀病(cretinism)。幼年型甲减则视发病年龄而表现上述两型程度不一的混合表现。

三、甲状腺功能紊乱的临床生化检验

甲状腺功能紊乱的生物化学诊断指标常见的有以下几类:促甲状腺激素(TSH);血清甲状腺激素,包括总 T_3(total T_3,TT_3)、总 T_4(total T_4,TT_4)、游离 T_3(free T_3,FT_3)、游离 T_4(free T_4,FT_4)和反 T_3;血清甲状腺素结合球蛋白(TBG);TRH 兴奋试验及自身抗体的检测。其在甲状腺功能亢进症和甲状腺功能减退症中的诊断中具有重要作用(表 17-3)。

表 17-3　常见甲状腺功能紊乱主要临床生化检测

项　　目	甲状腺功能亢进症				甲状腺功能减退症		
	Graves 病	甲状腺腺样瘤	垂体腺瘤	异源性	甲状腺性	垂体性	下丘脑性
血清甲状腺激素	升高	升高	升高	升高	降低	降低	降低
血清 TSH	降低	降低	升高	升高	升高	降低	降低
TRH 兴奋试验*	阴性	阴性	阳性	阳性	强阳性	阴性	延迟反应

注:* 以 TSH 为观察指标。

(一)血清促甲状腺激素测定

促甲状腺激素(TSH)为腺垂体合成和分泌的糖蛋白,相对分子质量约 30000,由 α 和 β 两亚基组成。血中甲状腺激素水平的变化,可负反馈地导致血清 TSH 水平出现指数方次级的显著改变。因此,在反映甲状腺功能紊乱上,血清 TSH 比甲状腺激素更敏感。TSH 不与血浆蛋白结合,其他干扰因素也比甲状腺激素测定少,因而更可靠。现在国内外均推荐以血清 TSH 测定作为甲状腺功能紊乱的首选筛查项目。

【测定方法】

TSH 测定均用标记免疫技术方法测定,根据标记物不同,有放射免疫、酶联免疫、荧光免疫、化学发光、电化学发光等多种试剂盒可供选用。

【参考区间】

放射免疫法参考区间见表 17-4。

表 17-4 不同年龄段及妊娠期血清 TSH 和甲状腺激素参考区间

	TSH /(mIU/L)	TT$_4$ /(nmol/L)	TT$_3$ /(nmol/L)	FT$_4$ /(pmol/L)	FT$_3$ /(pmol/L)
脐血	2.3～13.2	77～167	0.6～2.0	13～23	1.6～3.2
1～3 天	3.5～20	138～332	1.2～4.0	21～49	5.2～14.3
3 天～1 月	1.7～9.1	15～30	1.1～3.1	14～23	4.3～10.6
1 月～1 岁	0.9～8.1	11～18	1.7～3.5	12～22	5.1～10.0
1～13 岁	0.7～7.5	68～158	1.8～3.1	12～22	5.2～10.2
13～18 岁	0.5～6.8	63～138	1.5～2.8	12～23	5.2～8.6
成人	0.4～5.0	77～142	1.4～2.2	10～23	5.4～8.8
妊娠前 3 月	0.3～4.5	82～151	1.5～2.5	9～21	5.2～8.1
妊娠后 6 月	0.5～5.3	81～148	1.4～2.3	10～22	5.3～8.9

【临床意义】

TSH 测定配合甲状腺激素水平的测定,对甲状腺功能紊乱的诊断及病变部位的判断很有价值。①原发性甲状腺功能亢进时,T$_3$、T$_4$ 增高,TSH 降低,主要病变在甲状腺;继发性甲状腺功能亢进时,T$_3$、T$_4$ 增高,TSH 也增高,主要病变在垂体或下丘脑。②原发性甲状腺功能低下时,T$_3$、T$_4$ 降低而 TSH 增高,主要病变在甲状腺;继发性甲状腺功能低下时,T$_3$、T$_4$ 降低而 TSH 也降低,主要病变在垂体或下丘脑。③其他可引起 TSH 分泌下降的因素有活动性甲状腺炎、急性创伤、皮质醇增多症、应用大量皮质激素、慢性抑郁症、慢性危重疾病等。可引起 TSH 分泌增多的因素有长期服用含碘药物、居住在缺碘地区、Addison 病等。

(二)血清甲状腺激素测定

【测定方法】

目前实验室多采用各种标记免疫分析法检测。

【参考区间】

放射免疫法:血清 TT$_4$、TT$_3$、FT$_3$、FT$_4$ 见表 17-3。rT$_3$ 0.54～1.46 nmol/L。

【临床意义】

血清 TT$_4$、TT$_3$、FT$_3$、FT$_4$、rT$_3$ 测定,对甲状腺功能紊乱的类型、病情评估、疗效监测均有重要价值,特别是和 TSH 检测联合应用,对绝大部分甲状腺功能紊乱的类型、病变部位均可作出诊断。甲状腺激素血清水平异常升高,有利于甲亢的诊断;而甲状腺激素血清水平异常低下,应考虑甲减。

【评价】

(1)血清 TT$_3$、TT$_4$ 测定:血清中的 T$_3$、T$_4$ 99% 以上与血浆蛋白结合,即以与甲状腺素结合球蛋白(TBG)结合为主。所以 TBG 的含量可以影响 TT$_3$ 和 TT$_4$。

(2)血清 FT$_3$、FT$_4$ 测定:正常情况下,血浆甲状腺激素结合型和游离型之间存在着动态平衡。但只有游离型才具有生理活性,所以 FT$_3$、FT$_4$ 的水平更能真实反映甲状腺功能状况。

(3)血清反 T$_3$(rT$_3$)测定:rT$_3$ 与 T$_3$ 在化学结构上属异构体,但 T$_3$ 是参与机体代谢的重要激素,而 rT$_3$ 则几乎无生理活性,但在血清中 T$_3$、T$_4$ 和 rT$_3$ 维持一定比例,故 rT$_3$ 也是反映甲状腺功能的一个指标。

(三)血清甲状腺素结合球蛋白测定

血清甲状腺素结合球蛋白(TBG)为肝细胞合成的一种 α-球蛋白,由 395 个氨基酸残基和 4 条天冬酰胺连接的寡糖链构成,相对分子质量约54000。TBG为血液中甲状腺激素的主要结合蛋白,约70%的T_4和T_3与其结合。TBG浓度改变对TT_4、TT_3的影响十分显著。

【测定方法】

多采用标记免疫法测定。

【参考区间】

放射免疫法:220~510 mmol/L(12~28 mg/L)。

【临床意义】

血清TBG升高见于孕妇、遗传性高TBG症、病毒性肝炎、使用雌激素或含雌激素的避孕药、奋乃静等药物者。

TBG浓度改变对TT_4、TT_3的影响十分显著,当TT_4、TT_3检测结果与临床表现不符时,测定其浓度有助于临床解释。为排除TBG浓度改变对TT_4、TT_3水平的影响,可用$TT_4(\mu g/L)/TBG(mg/L)$的值进行判断。若此值在3.1~4.5,提示甲状腺功能正常;若此值在0.2~2.0,应考虑存在甲减;而此值在7.6~14.8时,则应考虑为甲亢。

(四) 甲状腺功能动态试验

1. 放射性碘摄取试验

【测定方法】

利用甲状腺的聚碘功能,给受试者一定剂量^{131}I后,测定甲状腺区的放射性强度变化,以甲状腺摄取碘的速度和量(摄取率)间接反映甲状腺合成分泌T_4、T_3能力。

【参考区间】

3 h ^{131}I摄取率为5%~25%;24 h ^{131}I摄取率为20%~45%。

【临床意义】

甲亢者将出现对^{131}I摄取速度加快(峰前移)及量增多(摄取率提高),甲减者则峰平坦且摄取率下降。

【评价】

本法易受富碘食物、含碘药物、缺碘、单纯性甲状腺肿等影响,对甲状腺功能亢进者有诱发严重心脏反应的危险,现已少用。但若同时扫描发现边缘模糊的"冷结节"可有助甲状腺癌的诊断。

2. 甲状腺激素抑制试验

甲状腺激素对下丘脑-垂体-甲状腺轴有敏感的负反馈调节作用,甲亢者因长期处于高甲状腺激素水平作用下,对外源性甲状腺激素的反应弱。

【测定方法】

在连续给予受试者T_4或T_3一周前后,分别测定^{131}I摄取率。

【临床意义】

正常人和伴^{131}I摄取率高的缺碘者和单纯性甲状腺肿者,甲状腺^{131}I摄取率将抑制达50%以上,甲亢者则变化不大,抑制率低于50%。

3. TRH兴奋试验

【测定方法】

TRH可迅速刺激腺垂体释放储存的TSH,因此分别测定静脉注射200~500 μg TRH前及注射后0.5 h血清TSH,可反映垂体TSH储存能力。

【参考区间】

注射TRH后,儿童TSH可升至11~35 mU/L,男性成人达15~30 mU/L,女性成人达20~40 mU/L;或正常男性可较基础值升高约8 mU/L,女性升高约12 mU/L。

【临床意义】

甲状腺性甲亢患者不但TSH基础值低,并且垂体TSH储存少,注射TRH后血清TSH无明显升高(<2 mU/L);异源性TSH分泌综合征性甲亢,TSH基础值高,并且因其呈自主性分泌,所以对TRH无反应;垂体腺瘤性甲亢虽然TSH基础值高,TRH兴奋试验可呈阳性,但结合临床表现及TT_4、TT_3测定

等,不难与甲减鉴别。甲状腺性甲减时,TSH 基础值升高,TRH 兴奋后升高幅度多比正常人大;下丘脑性及垂体性甲减者,虽然二者 TSH 基础值均低,但后者对 TRH 兴奋试验几乎无反应,而前者可有延迟性反应,即若注射 TRH 后除 0.5 h 外,还分别在 1 h 及 1.5 h 取血测定 TSH,其峰值约在 1 h 或 1.5 h 时出现。

【评价】 TRH 兴奋试验较其他动态功能试验省时、安全、影响因素少,又可同时完成 TSH 基础水平测定,在病变部位的诊断上有较大意义,现被认为是甲状腺功能紊乱的临床生化检测项目中价值最高的。

(五)自身抗体检测

甲状腺功能紊乱往往与自身免疫反应有关,患者血中常可测得多种针对甲状腺自身抗原的扰体,在自身免疫性甲状腺疾病中,可检测到相应的抗体。

【测定方法】

免疫化学法测定。

【参考区间】

放射免疫法:TRAb<5 U/L;TGAb 结合率<30%;TmAb 结合率<20%;TPOAb 结合率<20%。

【临床意义】

(1)TSH 受体抗体:TSH 受体抗体(thyrotropin-re ceptor antibodies,TRAb)为一组抗甲状腺细胞膜上 TSH 受体的自身抗体,包括可产生 TSH 样作用的长效甲状腺刺激素(long-acting thyroid stimulator,LATS)、甲状腺刺激免疫球蛋白(thy-roid-stimulating immunoglobulin,TSI),亦包括拮抗 TSH 作用或破坏 TSH 受体的 TRAb。它们可与 TSH 受体结合,通过刺激作用,能诱发 Graves 病。在 95% 的 Graves 患者中可检出,有助于 Graves 病的诊断及预后评估。

(2)抗甲状腺微粒体抗体、抗甲状腺过氧化酶抗体、抗甲状腺球蛋白抗体:抗甲状腺微粒体抗体(thyroid microsomal antibody,TmAb)是甲状腺细胞浆中微粒体的自身抗体,抗甲状腺过氧化酶抗体(thyroid peroxidase antibody,TPOAb)是甲状腺激素合成必需的过氧化酶的自身抗体,而抗甲状腺球蛋白抗体(thyroglobulinantibody,TGAb)则是甲状腺滤泡胶质中甲状腺球蛋白的自身抗体。动态观察这些抗体特别是 TPOAb 水平,可了解自身免疫性甲状腺病变进程,并辅助自身免疫性甲状腺炎的诊断。

(3)甲状腺激素抗体:甲状腺激素抗体(thyroid hormone autoantibody,THAb)可结合循环中的 T_4、T_3,干扰其发挥作用。血液中存在 THAb 者,临床上往往表现为甲状腺功能减退,但血清 TSH 及甲状腺激素水平(特别是 TT_4、TT_3)却升高。

【评价】

现已公认,自身免疫反应在甲状腺功能紊乱病理机制中起了重要作用。近年发现自身免疫性甲状腺病有遗传倾向,其遗传易感性与人类白细胞抗原(HLA)基因型 HLA-DR3 或 HLA-DR5 高度相关。故有人主张检测 HLA 有关基因型,以协助确定易感人群。

第四节 肾上腺功能紊乱的临床生物化学检验

肾上腺是由中心部的髓质和周边部的皮质两个独立的内分泌器官组成。下面将分别讨论肾上腺髓质和皮质的内分泌功能紊乱的临床生物化学检验。

一、肾上腺髓质激素及功能紊乱

(一)肾上腺髓质激素

肾上腺髓质从组织发育学上可看做是节后神经元特化为内分泌细胞(嗜铬细胞)的交感神经节,不同的嗜铬细胞可分别合成释放肾上腺素(epinephrine,E)、去甲肾上腺素(norepinephrine,NE)、多巴胺(dopamine,DA),三者在化学结构上均为儿茶酚胺类。后两者亦为神经递质,但作为递质释放的 NE 和 DA 绝大部分又重新被神经末梢及其中的囊泡主动摄取、储存。肾上腺髓质释放的 E 约为 NE 的 4 倍,仅分泌微量 DA,因此血液及尿液中的 E 几乎全部来自肾上腺髓质分泌,NE 及 DA 则还可来自其他组织中

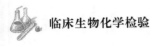

的嗜铬细胞及未被摄取的神经递质。

儿茶酚胺类激素以酪氨酸为原料,经下列酶促反应生成。由于各种组织中存在的酶不同,故分别合成E、NE 或 DA。

$$酪氨酸 \xrightarrow{羟化} 多巴 \xrightarrow{脱羧} DA \xrightarrow{\beta\text{-}羟化} NE \xrightarrow{N\text{-}甲基化} E$$

肾上腺髓质合成的 E 和 NE 储存于嗜铬细胞的囊泡中,其释放受交感神经兴奋控制。作为激素释放的 E 和 NE,亦具有交感神经兴奋样心血管作用及促进能量代谢、升高血糖等作用。进入血液的 E 和 NE在肝脏均迅速被单胺氧化酶(MAO)及儿茶酚胺氧位甲基转移酶(COMT)等代谢灭活,主要终产物是 3-甲氧基-4-羟基苦杏仁酸(vanilly mandelic acid,VMA),又称香草扁桃酸。DA 的主要终产物是 3-甲氧-4-羟基乙酸(homovanillic acid,HVA),又称高香草酸。大部分 VMA 和 HVA 与葡萄糖醛酸或硫酸结合后,随尿排出体外。

（二）肾上腺髓质嗜铬细胞瘤及其临床生化检验

嗜铬细胞瘤(pheochromocytoma)是发生于嗜铬细胞组织的肿瘤,绝大多数为良性。肾上腺髓质为最好发部位,约占 90%。由于过量的 E 及 NE 释放入血液中,作用于肾上腺素受体,产生持续性或阵发性高血压,并伴有血糖、血脂肪酸、基础代谢率升高等代谢紊乱。本病的临床生化检查主要有两类。

1. 儿茶酚胺类激素及其代谢物测定

（1）肾上腺素和去甲肾上腺素的检测。

【测定方法】

高效液相色谱法采用氧化铝分离血浆或尿中的 E 和 NE,使用阳离子交换柱反相高效液相色谱-电化学检测法测定。荧光法包括乙二胺法和三羟吲哚法。

【参考区间】

高效液相色谱法:血浆 E 109~437 pmol/L(20~80 pg/mL),NE 0.616~3.240 nmol/L(104~548 pg/mL);尿 E 2.7~108.7 nmol/d(0.5~20 μg/d),NE 82.4~470.6 nmol/d(14~80 μg/d)。

【临床意义】

血和尿中的 E 和 NE,特别是 E,是肾上腺髓质功能的标志物。血浆和尿中儿茶酚胺类显著升高,有助于嗜铬细胞瘤诊断。如果 E 升高幅度超过 NE,则支持肾上腺髓质嗜铬细胞瘤的诊断。

【评价】

荧光法检测 E 和 NE 灵敏度较低,且易受多种药物干扰,目前临床已很少使用;高效液相色谱法灵敏度、特异性均优于上述荧光法,还可同时检测 DA。

血浆和尿儿茶酚胺的检测,除测定方法影响外,须特别注意检测前因素的影响。E 和 NE 都是主要的应激激素,任何应激状态都可导致其大量释放,如由卧位突然变为站位,血中 E 和 NE 可立即升高 2~3倍。E 和 NE 极易氧化,在采血后若不立即分离红细胞,室温下 E 和 NE 浓度将迅速下降。多数降压药都可影响儿茶酚胺的释放,故在采血前 3~7 天应停用降压药。

（2）24 h 尿 VMA 测定。

VMA 是儿茶酚胺的主要代谢产物,由于其分泌有昼夜节律性变化,因此应收集 24 h 混合尿液测定。

【测定方法】

主要为分光光度法。常用重氮化对硝基苯胺比色法,该法采用乙酸乙酯从酸化尿液中提取 VMA,再用碳酸钾溶液提取有机相中 VMA,并与重氮化对硝基苯胺反应,生成偶氮复合物,再用氯仿抽提,然后用氢氧化钠溶液提取红色重氮化合物进行比色测定。

【参考区间】

对硝基苯胺比色法:成人 17.7~65.6 μmol/d(3.5~13 mg/d)。

【临床意义】

尿中 VMA 排泄增多主要见于嗜铬细胞瘤患者,但在非发作期间亦可正常或仅略高于正常。神经母细胞瘤和交感神经节细胞瘤患者,尿液 VMA 排泄亦增高。非常严重的疾病如呼吸功能不全、休克或恶性肿瘤也引起 VMA 排泄增加。应当注意,一些药物如 L-多巴会使 VMA 的排泄增加。

尿中 VMA 排泄降低见于家族性自主神经机能障碍。这种障碍被认为是由儿茶酚胺代谢异常所致。

【评价】

国家卫生部临床检验中心推荐对硝基苯胺比色法为 VMA 测定常规方法。本法检测范围在 1~80 mg/L 之间线性良好，显色后 5 h 内吸光度无明显变化，回收率为 90.25%~93%，批内 CV 为 2.2%。本法易受标本采集、多种食物及药物的影响，特异性不高，只能用于过筛试验。在尚不具备 HPLC 分析条件的实验室，该法基本能满足临床需要。

2. 动态功能试验

临床上是否需要进行功能性试验，主要视血浆儿茶酚胺的水平而定。如果儿茶酚胺测定及影像学检查没能明确诊断，则功能性试验可能对嗜铬细胞瘤的诊断有帮助价值。由于功能性试验可能会有较严重的副作用，在选择试验时要严格把握适应证并做好充分的保护措施。常用动态功能试验有兴奋试验和抑制试验。兴奋试验常用胰高血糖素激发试验。抑制试验常用可乐定抑制试验。

二、肾上腺皮质的内分泌功能

（一）肾上腺皮质激素及类固醇激素的生物合成

肾上腺皮质可分泌多种激素，按生理生化功能及分泌组织，可分为三类：①球状带分泌的盐皮质激素（mineralocorticoid），主要是醛固酮（aldosterone）和脱氧皮质酮（deoxycorticosterone）；②束状带分泌的糖皮质激素（glucocorticoid），主要有皮质醇（cortisol）及少量的皮质酮（corticosterone）；③网状带分泌的性激素，如脱氢异雄酮（dehydroepiandrosterone）、雄烯二酮（androstenedione）及少量雌激素。从化学结构上看，这三类激素及性腺合成的其他性激素，均是胆固醇的衍生物，故统称为类固醇激素（steroid hormones），而上述三类肾上腺皮质激素又合称为皮质类固醇（corticosteroids）。

类固醇激素在人体内均是以胆固醇为原料，经过一系列酶促反应而合成的，只是由于某些酶活性在某些内分泌腺或同一腺体不同的组织中特别高，从而生成不同的激素。本节将只介绍有关糖皮质激素的临床生化检验。

（二）糖皮质激素的运输及代谢

释放入血液中的糖皮质激素主要为皮质醇及 10% 左右的皮质酮。二者均约 75% 与肝脏合成的一种 α_1-球蛋白，即皮质素转运蛋白（transcortin），亦称皮质类固醇结合球蛋白（corticosteroid-binding globulin，CBG）可逆结合，15% 与白蛋白可逆结合，仅 10% 左右以游离形式存在。CBG 对糖皮质激素的亲和力高，但每分子 CBG 仅有一个结合部位，且血浆浓度低，故其结合容量有限。白蛋白虽然与糖皮质激素亲和力低，但可有多个结合位点，血浆浓度又高，因此结合容量大。当血中皮质激素浓度明显升高时，与 CBG 结合易达饱和，将出现与白蛋白结合部分及游离部分比率不成比例的升高。只有游离糖皮质激素才能进入靶细胞发挥生理生化作用及反馈调节自身分泌。

糖皮质激素的代谢主要在肝细胞中进行。主要反应方式为 C-3 酮基及环节中双键被加氢还原，生成多种加氢代谢物，以四氢皮质醇最多，此外尚有少量二氢、六氢代谢物。90% 氢化皮质醇等代谢物及少量原型糖皮质激素，与葡萄糖醛酸或硫酸结合成相应的酯化物，从尿中排出，亦有少量可随胆汁排入肠道并随粪便排泄。以游离原型从尿中排出的皮质醇仅为血液总量的 1% 左右。

（三）糖皮质激素的生理生化功能

游离皮质醇等糖皮质激素可经靶细胞扩散入胞质内，与其受体结合。糖皮质激素-受体复合物转运入细胞核内，可启动某些 DNA 片段转录，生成的 mRNA 进入胞质，指导合成特异的酶和脂皮素（lipocortin）等蛋白质或肽类介质，产生广泛的生理生化作用。生理性浓度下，糖皮质激素的主要功能如下。

1. 调节糖、脂肪、蛋白质代谢

对糖代谢，糖皮质激素一方面可促进糖原异生，增加肝糖原和肌糖原含量，另一方面又抑制除脑和心脏外其他组织对糖的利用，使血糖升高。对蛋白质代谢，可促进除肝脏外多种器官、组织的蛋白质分解，抑制蛋白质的合成，升高血中氨基酸，出现尿酸、尿素氮排泄增多等负氮平衡表现。糖皮质激素能激活四肢皮下的脂酶，促进这些部位的脂肪分解，使血中脂肪酸升高，并使脂肪呈向心性重新分布。

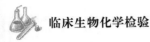

2. 影响水和电解质代谢

糖皮质激素有弱的盐皮质激素样潴钠排钾作用,亦有弱的促尿排钙排泄及抗利尿激素作用。

3. 允许作用

机体内其他一些激素、神经递质等生物活性物质的作用,需有适当浓度的糖皮质激素存在,才能正常表达,此即糖皮质激素的允许作用(permissible action),主要为对肾上腺素及胰高血糖素的作用。

(四) 糖皮质激素分泌的调节

肾上腺糖皮质激素的合成和分泌亦主要受下丘脑-垂体-内分泌腺调节轴的控制。血液中游离糖皮质激素水平的变化,负反馈地引起下丘脑及垂体分别释放促肾上腺皮质激素释放激素(corticotropin releasing hormone,CRH)和促肾上腺皮质激素(corticotropin 或 adrenocorticotropic hormone,ACTH)的增多或减少。CRH 为下丘脑产生的一种含 41 个氨基酸残基的多肽,可选择性地促进腺垂体释放 ACTH。ACTH 是腺垂体促肾上腺皮质素细胞释放的 39 肽激素,可通过作用于肾上腺皮质束状带或网状带细胞膜上的 ACTH 受体,激活腺苷酸-cAMP-蛋白激酶系统,促进细胞增殖,合成和分泌糖皮质激素、性激素增多。持续的高 ACTH 状态仅早期一过性地引起盐皮质激素分泌增加,无持久影响。ACTH 和 CRH 亦可负反馈地调节下丘脑 CRH 的释放。和甲状腺激素分泌调节不同,在肾上腺皮质激素的分泌调节中,最主要的是血液中游离糖皮质激素对下丘脑 CRH 释放的负反馈调节。ACTH 和糖皮质激素的分泌存在明显的昼夜节律,分泌高峰见于晨 6~8 时,低谷在午夜 22~24 时。此外,糖皮质激素是机体应激反应时释放的主要激素,因此,各种伤害性刺激均可通过高级神经中枢-下丘脑-垂体-肾上腺皮质轴,促进糖皮质激素的分泌。

除垂体外,一些垂体外的肿瘤主要是肺燕麦细胞癌,其次为胸腺癌、胰岛细胞癌、类癌、甲状腺髓样癌、嗜铬细胞瘤等,亦可分泌异源性 ACTH。但这些异位肿瘤 ACTH 的分泌既不受血液糖皮质激素水平的负反馈调控,也不受 CRH 促进。此外,近年还发现有少数肿瘤可不受糖皮质激素反馈调节地释放异源性 CRH。

三、肾上腺皮质功能紊乱

(一) 皮质醇增多症

皮质醇增多症(hypercortisolism)又称库欣综合征(Cushing's syndrome),是各种原因致慢性糖皮质激素分泌过多而产生的症候群统称。按病因分类如下。①垂体腺瘤及下丘脑-垂体功能紊乱,ACTH 过量释放产生的继发性皮质醇增多症,又称库欣病,约占 70%。其中主要为不伴蝶鞍扩大的微腺瘤,其病因定位诊断主要依赖临床生化检测。②肾上腺皮质肿瘤或结节性增生所致的原发性者,其中以皮质腺瘤多见,约占总病例的近 20%,皮质腺瘤约占 5%,结节性增生少见。此类患者糖皮质激素分泌一般呈自主性,不受 ACTH 调控。③异源性 ACTH 或 CRH 综合征,由垂体、下丘脑以外的癌瘤细胞分泌释放异源性 ACTH 或 CRH 而致。前者以肺燕麦细胞癌最多见,其次为胸腺癌、胰岛细胞癌等;后者可见于肺癌及类癌。早年统计,异源性 ACTH、CRH 综合征约占皮质醇增多症的 5%,但随着对此症的警惕及诊断手段提高,近年发现发病率上升,甚至有报告高达占皮质醇增多症 20% 的。此外,药源性皮质醇增多症虽临床常见,但因有明确的大剂量糖皮质激素应用史可查,不在此讨论。

皮质醇增多症时,因糖皮质激素病理性持续高水平,导致上述生理作用扩大、增强,产生一些共同的临床表现,如向心性肥胖,皮肤、肌蛋白大量分解而致萎缩,并因此使皮下微血管显露呈对称紫纹,骨质疏松,高血压等。因同时伴有性激素(主要是雄激素)分泌增多,女性可见多毛、月经失调甚至男性化改变。常规临床生化检查可见血糖升高,葡萄糖耐量降低,血 Na^+ 升高,血 K^+、Ca^{2+} 降低,并可出现低钾性代谢性碱中毒的改变,血、尿肌酸、尿素氮明显升高等负氮平衡表现等。高浓度的糖皮质激素可通过诱导磷脂酶 A2 抑制性多肽脂皮素合成,减少细胞因子白三烯类、血小板活化因子及前列腺素生成等作用,抑制炎症反应及免疫反应。患者对感染的抵抗力降低,并出现各种体液和细胞免疫功能检查指标低下。还可刺激骨髓造血功能,红细胞、血红蛋白、血小板及嗜中性粒细胞均增多,但淋巴细胞和嗜酸性粒细胞明显减少等血液系统改变。库欣病及异源性 ACTH 综合征者,特别是后者,由于大量阿片皮质素原产生,伴有黑色细胞刺激素释放增多,出现皮肤色素沉着。

(二)肾上腺皮质功能减退症

肾上腺皮质功能减退症(adrenal cortical insufficiency)是指慢性肾上腺皮质分泌糖皮质激素不足产生的综合征。本病较少见,包括原发性及继发性两种。原发性者又称 Addison's 病,多因肾上腺结核、自身免疫性肾上腺皮质萎缩、转移性肾上腺癌肿、手术切除等破坏肾上腺皮质,造成糖皮质激素和(或)盐皮质激素分泌不足而致病。临床所见除心血管系统、消化系统、神经系统、生殖系统等功能低下,以及低血糖,低血 Na^+,高血 K^+、Ca^{2+} 等一般实验室检查改变外,由于低糖皮质激素水平负反馈引起 ACTH 释放增多,而前已介绍,ACTH 前体物阿片皮质素原(POMC)中同时含有黑色细胞刺激素多肽片段,故原发性肾上腺皮质功能减退症者可出现特征性皮肤黏膜色素沉着,并可借此与继发性者鉴别。继发性肾上腺皮质功能减退症指因各种原因,如颅内肿瘤压迫、浸润,垂体前叶缺血坏死、手术切除、放疗等,造成下丘脑及垂体不能正常释放 CRH、ACTH 而致。此时多为多内分泌腺功能减退,极少仅单独表现为肾上腺皮质功能不足,并且无上述皮肤黏膜色素沉着出现。

(三)先天性肾上腺皮质增生症

先天性肾上腺皮质增生症(congenital adrenal hyperplasia,CAH)为常染色体隐性遗传性疾病,系因肾上腺皮质激素合成中某一酶先天性缺陷,肾上腺皮质激素合成受阻,反馈性引发 CRH 及 ACTH 分泌增多,致肾上腺皮质弥漫性增生。此时多伴有肾上腺皮质性激素分泌亢进,故 CAH 常表现为肾上腺性性征异常症。由于任何酶缺陷都将使其所催化的底物堆积并大量释放入血液,被代谢后从尿中排出,因此血和尿中的此类物质可作为该酶缺陷的生化标志物。表 17-5 列举了常见的引起 CAH 的先天性酶缺陷类型、主要临床表现、血液及尿中有诊断意义的生化标志物。测定观察血或尿中这些标志物的变化,有助于诊断 CAH 及其类型。

表 17-5　CAH 的酶缺陷类型、主要临床表现及血和尿中的生化标志物

酶缺陷种类	主要临床表现	血生化标志物	尿生化标志物
21-羟化酶	轻型:女性假两性畸形,男性假性早熟 重型:同上,并出现 Addison's 病	17-羟孕酮	7-羟孕酮硫酸或葡萄糖醛酸酯、孕三醇
胆固醇裂解酶	肾上腺皮质功能衰竭,早夭	无皮质激素	无皮质激素及代谢物
3β-羟类固醇脱氢酶	男女均呈假两性畸形	脱氢异雄酮	16-羟脱氢异雄酮,孕烯三醇
17α-羟化酶	高血钠,低血钾,低血糖,高血压,性幼稚症	孕酮	孕二醇
11β-羟化酶	高血压,女性假两性畸形,男性假性早熟	11-脱氧皮质醇	四氢脱氧皮质醇

四、肾上腺皮质功能紊乱的临床生化检验

肾上腺皮质疾病的临床表现往往是非特异性的和不典型的,常需要依赖有关激素及其代谢产物的测定及各种动态试验才能作出正确的诊断。下面我们将介绍诊断肾上腺皮质功能紊乱的一些特殊的临床生化检测项目。

(一)血、尿、唾液中糖皮质激素及其代谢物测定

血液中的皮质醇浓度直接反映肾上腺糖皮质激素分泌情况,尿中皮质醇由血中游离型经肾小球滤过而来,反映血中有生物活性的糖皮质激素水平。皮质醇测定方法有 CLIA、荧光法、HPLC、RIA 等方法。

1. 血清(浆)皮质醇及尿、唾液游离皮质醇测定

临床实验室目前多采用免疫法检测皮质醇。正常人皮质醇的分泌存在昼夜节律,正确的样本采集对皮质醇测定结果能否真实反映肾上腺皮质功能状态有重要意义。皮质醇增多症时此节律消失,为诊断皮质醇增多症依据之一。只有游离皮质醇才能扩散入唾液和经肾小球滤过,因此,测得的唾液和尿中皮质醇可视为游离皮质醇,其量与血浆游离皮质醇浓度相关。

为排除 24 h 尿收集不完全及肾小球滤过功能的影响,可同时检测尿肌酐,对其测定值进行校正。唾

液收集后宜迅速冷冻,测定时解融离心,除去被冷冻沉淀的薪蛋白,降低唾液黏度以便准确取样测定。

【测定方法】

通常用免疫化学法测定。其中 CLIA 法具有快速、简便、灵敏的特点,为目前检测最常用的方法。一般用竞争法,即待测皮质醇(F)与过量的碱性磷酸酶标记皮质醇(ALP-F)在反应体系中竞争性地结合特异性抗 F 抗体(Ab)的结合位点。检样中 F 和 ALP-F 与 Ab 进行竞争性结合反应,由于 ALP-F 和 Ab 为一定量的,检样中 F 的量越多,ALP-F Ab 的量就越少。当反应达平衡时,反应系统中光子的产出量与 ALP-F Ab 的量成正比,而与 F 的含量成反比。

【参考区间】

血浆/血清(CLIA 法):晨 8 时 0.17~0.44 $\mu mol/L$;下午 4 时 0.06~0.25 $\mu mol/L$。

唾液(RIA 法):晨 8 时 4~28 nmol/L(1.4~10.1 $\mu g/L$);午夜:2~6 nmol/L(0.7~2.2 $\mu g/L$)。

24 h 尿液(RIA 法):55~248 nmol/24 h(20~90 $\mu g/24$ h)或 33~99 μg/肌酐,儿童年龄越小越低。

【临床意义】

肾上腺皮质分泌的 GC 中皮质醇约占 90%,因此,其血液浓度直接代表肾上腺皮质 GC 分泌功能。唾液游离皮质醇(seine free cortisol,SFC)浓度可代表血浆游离皮质醇浓度,而测定 24 h 尿游离皮质醇(24 h urine free cortisol,24 h UFC)排泄量,可间接反映全天血浆游离皮质醇浓度的状态,且测定不受昼夜节律的影响,能可靠地反映皮质醇的浓度。血中皮质醇浓度增高主要见于肾上腺皮质功能亢进、肾上腺肿瘤、应激、妊娠、口服避孕药、长期服用糖皮质激素药物等。降低主要见于肾上腺皮质功能减退、垂体功能减退等。

【评价】

(1) 由于各厂商的产品不同以及各地区的实验室差异,各实验室应建立自己的参考值。试剂与待测血清上机前应恢复至室温。

(2) 批号不同的试剂不能混用。每批试剂应分别制作标准曲线。同批试剂如超过定标稳定时间,应重新定标。

(3) 皮质醇的测定需注意明显的昼夜节律性变化,否则无法进行比较。

2. 尿 17-羟皮质类固醇、17-酮皮质类固醇测定

17-羟类固醇(17-hydroxycorticosteroid,17-OHCS)是 C-17 上有羟基的所有类固醇物质的总称,包括内源性及外源性两部分。内源性 17-OHCS 主要为肾上腺皮质分泌的 GC 及其氢化代谢物。外源性 17-OHCS 主要来自食物。17-酮类固醇(17-ketosteroid,17-KS)则是以 C-17 为酮基的所有类固醇物质统称,尿中 17-KS 同样由内源性及来自食物的外源性两部分组成,内源性 17-KS 主要为雄酮、脱氢异雄酮及其代谢产物,仅少量来自皮质醇脱氢氧化代谢物,一般根据 Porter-Sill 反应,检测 17-OHCS,通过 Zimmermann 反应,检测 17-KS。由于操作复杂,干扰因素多,在评估肾上腺皮质功能紊乱上,现已不主张用尿 17-OHCS 和 17-KS,尤其是后者来诊断肾上腺皮质功能紊乱。

(二) 血浆 ACTH 及 N-POMC 测定

外周血中促肾上腺皮质激素(ACTH)为腺垂体分泌的微量多肽激素,仅以 pg/mL 水平微量存在。

【测定方法】

临床常采用免疫分析法测定。测定时多选用针对 ACTH 肽链 C-端和 N-端的单克隆抗体,其双抗夹心法有较高的灵敏度和特异性。

【参考区间】 (RIA 法) 早上 8 时:2.2~22.0 pmol/L(10~100 ng/L)。午夜:1.1~4.4 pmol/L(5~20 ng/L)。二者比率>2。

【临床意义】

血浆 ACTH 升高或降低,昼夜节律消失,提示存在肾上腺皮质功能紊乱。ACTH 及皮质醇均升高,提示为下丘脑、垂体病变或异源性 ACTH 综合征所致的肾上腺皮质功能亢进。若需鉴别二者,可通过静脉插管,分别同时采集岩下窦及外周静脉血,测定二者 ACTH。若岩下窦血 ACTH 为外周血的 2 倍以上,则提示为垂体源性;而岩下窦血 ACTH 反低于外周血 ACTH 水平,则可确定为异源性 ACTH 综合征。

【评价】

血浆 ACTH 测定一般不作为筛查首选项目,多配合皮质醇测定用于诊断肾上腺皮质功能紊乱的种类及病变部位。阿片皮质素原(proopiomelanocortin,POMC)为 ACTH、γ-MSH 等的前体物,与 ACTH 等分子产生的 76 肽水解片段 N-POMC,半衰期长,血中浓度高,易于检测。近年有主张以 N-POMC 测定代替 ACTH 检测的趋势。

（三）动态功能试验

用于肾上腺皮质功能紊乱诊断的动态功能试验有多种,主要用于病变部位及性质的鉴别诊断。

1. ACTH 兴奋试验

【测定方法】

该试验是根据 ACTH 可刺激肾上腺皮质合成并迅速释放储存的皮质醇等皮质激素原理,分别检测静脉注射 25 IU ACTH 前及注射后 30 min、60 min 血浆(清)皮质醇水平,可了解下丘脑-垂体-肾上腺皮质调节轴功能状态。

【参考区间】

正常人注射 ACTH 后,30 min 将出现血浆皮质醇浓度＞550 nmol/L(200 μg/L)的峰值。

【临床意义】

未用皮质激素治疗的 Addison 病患者,基础值低,且对 ACTH 刺激无反应,有时甚至反下降;继发性肾上腺皮质功能低下者,基础值亦低,但对 ACTH 可有延迟性反应。肾上腺皮质腺瘤或癌性皮质醇增多症者,其皮质醇分泌呈自主性,对 ACTH 刺激亦多无反应,但其皮质醇基础水平高,且临床表现与 Addison 病迥异,不难鉴别。下丘脑垂体性皮质醇增多症则出现强阳性反应,而异源性 ACTH 综合征者,肾上腺皮质无病变,对 ACTH 刺激亦呈阳性反应。

2. 地塞米松抑制试验

地塞米松(dexamethasone,DMT)为人工合成的强效糖皮质激素类药,对下丘脑-垂体-肾上腺皮质调节轴可产生皮质醇样但更强的负反馈调节作用,其影响部位主要是抑制腺垂体释放 ACTH,进而间接抑制肾上腺皮质激素的合成和释放,故可用于判定肾上腺皮质功能紊乱是否因下丘脑垂体功能异常所致。

【测定方法】

具体实施方案很多,现多采用 48 h 小剂量 DMT 抑制试验,即在连续两日收集 24 h 尿作基础对照后,第三日开始使用 DMT 0.5 mg/6 h,连续两日(总剂量 4 mg),并分别收集这两日的 24 h 尿。分别测定每日 24 h UFC 或 17-OHCS。

【参考区间】

正常人包括单纯性肥胖者,使用 DMT 后尿 17-OHCS 或 UFC 均应降至基础值的 50% 以下。

【临床意义】

皮质醇增多症者抑制程度达不到 50%,甚至几无反应。下丘脑垂体性皮质醇增多症者,使用 DMT 的第 3 或 4 日的 24 h 17-OHCS 或 UFC 可较基础值水平降低 50% 以上;而异源性 ACTH 综合征、肾上腺皮质腺癌或瘤性皮质醇增多症者则一般不受抑制。

【评价】

长期服用有肝药酶诱导作用的药物,如苯妥英钠、苯巴比妥钠、利福平等,可加速 DMT 代谢灭活,产生假阴性。近期曾较长期使用糖皮质激素类药物者,不宜进行本试验。此外,若机体处于任何原因所致的应激状态,亦可能干扰本试验,均应避免。

因此,对于下丘脑-垂体-肾上腺系统疾病的诊断,应从下述两个步骤考虑,首先是确诊病理性皮质醇增多或皮质醇分泌不足,再鉴别诊断病变部位是丘脑、垂体、肾上腺或异位性分泌。皮质醇水平的单次测定对诊断价值不大,因为皮质醇的分泌有显著的昼夜节律。为了诊断与鉴别诊断下丘脑-垂体-肾上腺系统各种疾病,必须采用功能试验来正确地评价系统功能。肾上腺皮质功能紊乱有关的临床生化检验项目

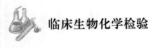

见表 17-6。

表 17-6　肾上腺皮质功能紊乱的临床生化检验

检测项目	皮质醇增多症				Addison 病	继发性
	下丘脑、垂体性	肾上腺皮质腺瘤	肾上腺皮质腺癌	异源性 ACTH		
尿 17-OHCS	中度升高	中度升高	明显升高	明显升高	减少	减少
尿 17-KS	升高	略升高	明显升高	明显升高	减少	减少
血皮质醇或 UFC	升高	升高	明显升高	明显升高	减少	减少
血浆 ACTH	升高	降低	降低	明显升高	升高	减少
ACTH 兴奋试验	强反应	无或弱反应	无反应	多无反应	无反应	延迟反应
DMT 抑制试验	无或有反应*	无或弱反应	无反应	无或弱反应*		

注：＊标准 DMT 抑制试验时才可能部分患者有一定反应。

第五节　性激素紊乱的临床生化检验

一、性激素的生理与生化

（一）性激素的化学、生物合成及代谢

性激素（sex hormones）包括雄性激素（androgens）、雌激素（estrogens）和孕激素孕酮（progesterone）三类，后二者合称雌性激素。雄性激素主要为睾酮（testosterone）及少量的脱氢异雄酮（dehydroepiandrosterone，DHEA）和雄烯三酮（androste-nedione）。雌激素则主要为雌二醇（estrodiol）及少量雌酮（estrone）、雌三醇（estriol）。从化学上看，所有性激素都是类固醇类激素。由于某些酶活性在不同腺体及组织中存在差异，所以睾酮主要在男性睾丸间质细胞中生成，女性血液中少量睾酮则为 DHEA 的代谢产物；DHEA 及雄烯二酮由肾上腺皮质、睾丸和卵巢分泌，并为女性的主要雄性激素；雌二醇主要由卵巢滤泡，黄体及妊娠时胎盘生成，极少量由睾丸产生或为睾酮代谢产物，并为男性的雌激素主要来源；雌酮大多为雄烯二酮代谢物；雌三醇除孕妇胎盘可直接分泌外，均为雌二醇的代谢产物；孕酮虽为类固醇激素合成的中间代谢产物，但血液中的孕酮几乎都由黄体或胎盘所分泌。

血浆中的性激素 90％以上都和血浆蛋白形成可逆结合。其中雄性激素和雌激素主要与肝合成的一种 β-球蛋白-性激素结合球蛋白（sex hormone binding globulin，SHBG）结合，旧称睾酮-雌激素结合球蛋白（testosterone-estrogen binding globulin，TEBG），孕酮及少量雌二醇则可与皮质类固醇结合球蛋白（CBG）结合。性激素主要在肝脏代谢，除少量可直接和葡萄糖醛酸或硫酸结合成相应的酯类排泄外，大部分需经类固醇环上的化学转化，再与上述两种酸结合成酯，由尿或胆汁（少量）排泄。睾酮的主要代谢产物为雄酮及初胆烷醇酮，为尿中 17-KS 的主要来源。雌二醇和雌酮的主要代谢产物为雌三醇及 2-甲氧基雌二醇。孕酮则主要代谢为孕烷二醇，故测定孕烷二醇尿排量可作为黄体功能指标。

睾酮在睾丸及其他靶组织中存在的 5α-还原酶作用下，可生成 5α-二氢睾酮，其与受体亲和力比睾酮还强，被认为是睾酮的活性形式，在胚胎期及出生后男性生殖器分化、形成和发育上有重要作用。先天性 5α-还原酶缺陷者，可发生男性假两性畸形，5α-二氢睾酮的进一步代谢产物为雄烷二醇。

（二）性激素的生理功能与分泌调节

1. 雄性激素的生理功能与分泌调节

雄性激素主要是睾酮，其生理功能可概括如下：①刺激胚胎期及出生后男性内外生殖器的分化、形成和发育，参与男性性功能及第二性征的出现和维持；②促进蛋白质合成的同化作用，使机体呈正氮平衡，对男性青春期的长高起着重要作用；③促进肾脏合成促红细胞生成素（erythropoietin），刺激骨髓的造血

功能。

睾丸的内分泌功能主要通过睾酮对下丘脑 GnRH 释放及腺垂体 LH 和 FSH 分泌的负反馈调节来控制。

2. 雌性激素的生理功能及分泌调节

雌二醇等雌激素的生理功能主要如下：①促进女性生殖器官的发育及功能形成、第二性征的出现和维持，并与孕激素协同配合，形成月经周期。②对代谢的影响，包括促进肝脏合成多种血浆中的转运蛋白，如运铁蛋白、甲状腺素结合蛋白、皮质类固醇结合蛋白等；降低血浆胆固醇，促进 HDL 的合成，并减少动脉壁弹性硬蛋白，故生育期妇女不易发生动脉粥样硬化及冠心病；还可促进钙盐在骨沉积，促进肾小管对钠和水的重吸收等。孕激素的作用则主要为与雌激素协同作用于子宫内膜，形成月经周期；还可松弛子宫及胃肠道平滑肌，促进乳腺腺泡和导管的发育，促进水钠排泄，并在排卵后使基础体温升高约 1 ℃。

排卵前分别由卵泡的内膜细胞及颗粒细胞合成分泌雌激素和少量孕酮，排卵后则由黄体颗粒细胞及黄体卵泡内膜细胞大量合成释放孕酮和雌激素。月经周期中卵巢内分泌活动的周期性变化，也受下丘脑-腺垂体-卵巢内分泌细胞调节轴的控制，其反馈调节方式较复杂，简述如下：①当上次月经中的黄体萎缩后，血中雌、孕激素急剧下降，负反馈地促进下丘脑 GnRH 及垂体 LH、FSH 释放逐渐增多，刺激卵泡发育和雌激素分泌逐渐增加，子宫内膜出现增生期变化；②随着卵泡发育成熟，高浓度雌激素对下丘脑 GnRH 释放产生强正反馈调节，并进而引起腺垂体 LH、FSH 分泌高峰，诱发排卵；③LH、FSH 在排卵后迅速下降，排卵后破裂的卵泡形成的黄体在 LH 作用下，继续分泌雌激素及大量分泌孕激素，约于排卵后一周出现雌激素的第二次高峰及孕激素高峰，子宫内膜由增生期转变为分泌期；④若未受孕，则高雌激素水平在同时存在的孕激素水平协同下，对下丘脑及垂体产生负反馈调节，GnRH、LH 和 FSH 分泌进一步减少，黄体萎缩，血中雌、孕激素骤降，子宫内膜也随之缺血、坏死脱落形成月经。

因此，血中性激素水平，特别是雌性激素水平，在不同的发育阶段及月经周期的不同期，有不同的参考区间。表 17-7 列举了正常人血清性激素水平的参考区间。

表 17-7 正常人血清主要性激素水平参考区间

		男		女
睾酮	儿童	<8.8 nmol/L		<0.7 nmol/L
	成人	14～25.4 nmol/L		1.3～2.8 nmol/L
雌二醇	成人	29～132 pmol/L	妊娠期	2.7～5.3 nmol/L
			卵泡期	17～330 pmol/L
			排卵期	370～1850 pmol/L
			黄体期	184～881 pmol/L
			绝经期	37～110 pmol/L
孕酮	成人	0.38～0.95 nmol/L	卵泡期	0.6～1.9 pmol/L
			排卵期	1.1～11.2 nmol/L
			黄体期	20.8～103.0 nmol/L
LH	儿童	1.6～2.0 IU/L		1.5～2.3 IU/L
	成人	6～23 IU/L	卵泡期	5～20 IU/L
			排卵期	75～150 IU/L
			黄体期	3～30 IU/L
			绝经期	30～130 IU/L
FSH	儿童	2.0～2.5 IU/L		2.1～2.9 IU/L
	成人	3～30 IU/L	卵泡期	5～20 IU/L
			排卵期	10～90 IU/L
			黄体期	5～12 IU/L
			绝经期	40～250 IU/L

二、性腺功能的临床生化检验

(一)血清(浆)性激素测定

临床上血清性激素检测指标主要有睾酮、雌二醇、孕酮、LH 及 FSH,大多采用 RIA 或化学发光免疫法测定。正常人血清性激素水平的参考区间见表 17-7。血中性激素水平特别是雌性激素水平,在不同的发育阶段及女性月经周期的不同时期,存在较大的差异,单次测定结果,并不一定能真实地反映性腺的内分泌功能,大多须进行必要的动态功能试验,才可对性腺内分泌功能状态作出诊断。性激素分泌虽无明显的昼夜节律,但每日中仍有一定波动。通常清晨高于下午,青春期这种波动更明显。为便于比较,一般均在晨 8:00 采血。

(二)性腺内分泌功能的动态试验

性腺内分泌功能的动态试验主要包括 GnRH 兴奋试验、hCG 兴奋试验、氯米芬间接兴奋试验和雌激素-孕激素试验。动态功能试验在判断性腺内分泌功能紊乱的有无特别是病变部位的确定上有较大的意义。

1. GnRH 兴奋试验

GnRH 为下丘脑释放的一种十肽调节激素,可迅速地促进腺垂体释放储存的 LH 及 FSH,并刺激 LH 和 FSH 的合成。本试验主要检测腺垂体促性腺激素的储备功能。

【测定方法】

在抽取静脉血做基础对照后,静脉注射 GnRH100 μg,注射后 20 min 和 60 min 再分别取血测定血清 LH 和 FSH,与基础对照值比较。

【参考区间】

正常人 GnRH 刺激后,峰值应在 20 min 出现。LH 的变化为正常男、女性青春期的峰值应为基础水平的 3 倍以上;正常成人男性峰值为基础值的 8～10 倍,而女性成人卵泡中期峰浓度约为基础水平的 6 倍,黄体中期约为基础值的 3 倍左右;男性成人峰值约为基础对照值的 2.5 倍;女性成人卵泡中期峰值约为对照值的 2 倍,黄体中期约为 2.5 倍,也以排卵前期增加最显著。

【临床意义】

有垂体病变所致性激素功能紊乱者,GnRH 兴奋试验反应缺乏或低下;下丘脑病变所致者,反应正常或峰值延迟至 60 min 始出现;单纯性青春期延迟者,虽然基础对照值低,但反应正常。

2. 绒毛膜促性腺素兴奋试验

人绒毛膜促性腺激素(human chorionic gonadotropin,hCG)为胎盘分泌的一种糖蛋白激素。其化学结构和生物学效应均类似 LH。本试验即利用其可促进睾丸间质细胞合成及释放睾酮的作用,了解睾丸间质细胞合成及储存睾酮的功能状况。

【测定方法】

在第 1 日晨 8:00 取血做对照后,开始每日肌内注射 hCG 2000 IU,每日 1 次,连续 4 日,分别于第 4、5 日晨 8:00 再采血,测定对照及 hCG 刺激后血清睾酮浓度。

【参考区间】

睾丸内分泌功能正常者,第 4 日血清睾酮浓度为对照基础值的 3 倍左右,且第 5 日比第 4 日高。

【临床意义】

睾丸本身病变或畸形所致的原发性睾丸功能减退者,无反应或仅有弱反应,而继发性者则大多有正常反应。但本试验禁用于前列腺癌或肥大者。

3. 氯米芬间接兴奋试验

氯米芬(clomifene)又称氯底酚胺,为雌激素受体的部分激动剂,其内在活性很低,但和下丘脑 GnRH 分泌细胞上的雌激素受体结合后,可阻断雌激素(雌二醇等)对 GnRH 释放的负反馈调节作用,因此可用来了解调节性腺功能的下丘脑-腺垂体轴的功能状况。常与 GnRH 兴奋试验配合,用作性腺功能减退症的定位诊断。

【测定方法】

具体方法是育龄女性在月经周期的第6日抽血做基础对照后,开始口服氯米芬50～100 mg/d,连服5天,分别在开始服药的第3、5、7日取血。男性则可随时开始。测定服药前、后各血样的血清 LH 和 FSH 浓度。

【参考区间】

下丘脑-腺垂体调节轴功能正常者,男性第7日血清 LH 及 FSH 水平应较对照基础值分别升高50%和20%以上。女性开始服用氯米芬的第3日血清 LH 和 FSH 水平应较对照基础值分别升高85%和50%以上。

【临床意义】

性腺功能低下者,若对本试验及 GnRH 兴奋试验均无反应或仅有弱反应,提示病变发生在垂体水平;若对本试验无反应或仅有弱反应,而 GnRH 兴奋试验反应正常或呈延迟反应,则表明病变在下丘脑水平。

4. 雌激素-孕激素试验

本试验原理是通过使用雌激素和孕激素类药物,人工造成近似于月经周期中性激素水平的变化,观察有无月经出现,协助诊断育龄期女性闭经原因。

【测定方法】

闭经者给予己烯雌酚1 mg,每晚1次口服,连服20天,并于开始服用己烯雌酚的第16日起,每日肌内注射黄体酮1 mg/次,连续5天,随后同时停用雌、孕激素药,观察1周内有无月经。

【临床意义】

若有月经,提示闭经是子宫以外的病变所致;若无月经,则表明闭经原因是子宫内膜病变,如子宫内膜萎缩等。

三、性激素紊乱性疾病的有关临床生物化学检验

性腺功能异常性疾病种类较多,包括先天性性分化异常及遗传性性基因异常所致的各类畸形,后天性性发育异常及性腺功能紊乱性疾病。前一类疾病的诊断大多依靠临床表现及性染色体鉴定,这里主要讨论与临床生化诊断关系密切的性激素紊乱所致的有关疾病。

(一)性发育异常

性发育异常为各种原因所致的出生后性腺、第二性征及性功能发育异常的统称,包括性早熟、青春期延迟及性幼稚症。

1. 性早熟

性早熟(sexual precocity)即青春期提前出现。正常男女性青春期约于13岁开始,但受社会环境、文化教育等的影响可有较大差异。一般认为,女性在9岁以前出现包括第二性征在内的性发育,10岁以前月经来潮,男性在10岁以前出现性发育,即为性早熟。女性较男性多见。若性早熟系由于各种原因导致下丘脑-腺垂体-性腺轴对性发育的促进提前发动者,则称为真性性早熟。其中以下丘脑提前发动脉冲式大量释放 GnRH 而致的特发性性早熟最多见。此外,多种神经系统肿瘤、疾病亦可引发下丘脑或垂体提前产生青春期样 GnRH 及 LH、FSH 分泌。而某些原发性甲减及肾上腺皮质功能减退症的少儿,因 TSH 及 ACTH 释放增多可伴有 LH 和 FSH 释放增多,亦可引起真性性早熟。若性早熟不是依赖于下丘脑-腺垂体-性腺调节释放的促性腺激素或性激素所致者,则称为假性性早熟,多为睾丸、卵巢或肾上腺肿瘤"自主性"大量分泌性激素,或其他肿瘤组织产生的异源性 LH、FSH 所致。也有医源性性早熟者,由近年来国内因食用含性激素的保健品或饮料而致者,亦不少见。

性早熟的诊断根据临床表现一般不难作出。但真性性早熟和假性性早熟的临床处置及预后明显不同,二者的鉴别则有赖于临床生化及 CT 等检查。

性早熟者,检测血中性激素毫无例外均远远超出同龄同性别正常值,达到青春期或成人水平,甚至更高。若同时测定促性腺激素 LH 及 FSH 水平仍在同龄同性别正常范围或更低,则提示为假性性早熟中由于性腺肿瘤或分泌异源性性激素的其他部位的组织器官肿瘤而致。当性激素及促性激素水平均达到或超

出青春期或成人水平,则应进一步做动态功能试验。如果 GnRH 兴奋试验或氯米芬间接兴奋试验出现正常成人样阳性反应或更强,则提示为真性性早熟;若上述兴奋试验无反应或仅有弱反应,则应考虑为分泌异源性促性激素的肿瘤所致的假性性早熟,此时必须进一步确定并治疗原发病灶。

2. 青春期延迟及性幼稚症

青春期延迟(delayed puberty)指已进入青春期年龄仍无性发育者。根据我国人群的体质及文化、社会环境,一般规定为男性到 18 岁,女性到 17 岁以后才出现性发育者。性幼稚症(infantilism)则指由于下丘脑-垂体-性腺轴任一环节病变,出现男性 20 岁、女性 19 岁后,即进入性成熟期后,而性幼稚症若不及时处置,则可能终身不会性成熟。特别在青春期及时鉴别二者,对治疗方案的制定和预后均有重要意义。但此时仅凭临床表现,二者无法区别,而临床生化检查则可对二者作出鉴别诊断。

(二)性激素合成酶缺陷性性功能紊乱

性激素合成酶缺陷是遗传性先天缺陷,包括性激素、肾上腺皮质激素在内有类固醇激素生物合成中,由胆固醇开始的起始步骤及多数中间反应,均由相同的酶催化。只是催化某些旁路反应和终末步骤的酶活性分布,存在组织、器官的差异,才造成肾上腺皮质、睾丸和卵巢分别主要合成不同的类固醇激素。这里简要讨论主要存在于性腺的性激素合成酶缺陷的临床生化诊断。

1. C-17,20 裂链酶缺陷

该酶催化类固醇激素合成中,17-羟孕烯醇酮转变为脱氢异雄酮(DHEA)及 17-羟孕酮转化为雄烯二酮的反应。该酶缺陷将导致性腺及肾上腺皮质中各种性激素合成均受阻,出现性发育障碍、性幼稚症。由于睾酮在胚胎期还参与男性生殖系统的分化发育,故男性还可出现假两性畸形。该类患者实验室检查所见符合原发性性幼稚症的改变,即血中性激素水平极低,促腺激素 LH、FSH 却很高。特异性的是血及尿中 17-羟孕烯醇酮及 17-羟孕酮大量出现。当使用 ACTH 及 hCG 兴奋试验时,这两种中间代谢物更明显升高,但性激素水平无明显变化,对本病有确诊价值。

2. 17β-羟类固醇脱氢酶缺陷

该酶催化性激素合成的最后一步反应,即由雄烯二酮还原为睾酮及雌酮还原为雌二醇的步骤。本病均见于男性,因此均存在程度不等的假两性畸形,甚至外生殖器完全女性化。临床生化检查除可见前述原发性性幼稚症改变外,若以 HPLC 法检测时,可观察到血及尿中雄烯二酮及雌酮特别是前者大量出现。hCG 兴奋试验时,睾酮多无明显改变,但雄烯二酮升高极为明显。

3. 5α-还原酶缺陷

5α-还原酶未参与类固醇激素合成,主要分布于睾丸及其他睾酮的靶组织中,催化睾酮加氢还原为具高生物活性的二氢睾酮,发挥生理作用。本症只见于男性,因此亦都存在假两性畸形或外生殖器完全女性化。不同于其他任何类型性幼稚症之处在于,血睾酮水平正常甚至反升高,LH 及 FSH 亦正常或升高。若以 HPLC 或免疫化学法同时检测血睾酮(T)及二氢睾酮(DHT),可见 DHT 明显减少,比较 T/DHT 值,则可发现该值明显增大。正常人为 8~16,本症患者可高达 35~84。根据上述临床生化的指标改变,可作出本症的诊断。

(三)青春期后性功能减退症及继发性闭经

青春期后性功能减退症(postpubertal hypogonadism)是指男性性成熟后,因各种原因致雄性激素分泌不足产生的症群。继发性闭经(secondary amenorrhea)则指生育期女性已有规则月经者,出现月经持续停止 6 个月以上者。

青春期后性功能减退可因靶组织中不能产生雄激素受体激动效应(雄激素抗药综合征)、睾丸、腺垂体及下丘脑病变而致,均以阳痿、第二性征减退甚至呈女性化等性功能低下表现为临床所见,大多还可见睾丸变小变软。临床生化检查可帮助确定病因或病变部位。

继发性闭经除外妊娠、哺乳等生理性因素后,则应考虑为子宫内膜、卵巢与腺垂体或下丘脑病变所致。雌激素-孕激素试验仍不能诱发月经,则提示可能为子宫内膜萎缩等子宫内病变所致;若有月经形成,则应考虑病因为下丘脑-腺垂体-卵巢轴中某一环节发生病变或功能失调。通过检测血清雌激素、孕激素,以及 LH、FSH 水平,配合动态功能试验,可协助诊断可能的致病环节。

（四）其他

性激素紊乱性疾病除上述外，较常见的还有女性多毛症（hirsutism），即女性出现男性样分布的体毛。若多毛症同时伴有男性第二性征出现，则称为男性化（virilization）。二者皆因雄激素异常增多所致，并已证实女性多毛症及男性化的表现程度，与血中雄激素主要是睾酮的水平密切相关。女性体内的少量雄激素由卵巢和肾上腺皮质分泌。其中卵巢能合成释放一定量的睾酮和雄烯二酮，肾上腺皮质仅合成释放活性较低的脱氢异雄酮（DHEA）和雄烯二酮。多毛症和男性化均为卵巢和（或）肾上腺皮质合成释放雄激素异常增多的结果。

四、病例分析

【病史】患者，女，20岁，未婚，近两年体重从90多斤增加到140斤，月经有3次，月经周期多次异常。饭量和两年前一样，平时爱跑步等运动。血压升高，体毛增多，腹部见颜色较浅的紫纹。

【辅助检查】

查血皮质醇上午8点、下午4点均升高，LH和FSH及E_2均正常，血睾酮升高，胰岛素水平升高。子宫附件彩超正常，肾上腺CT正常。

【临床诊断】

皮质醇增多症（库欣综合征）。

【诊断依据】

（1）临床特点：患者青年女性为库欣综合征常发年龄，有体重增加、血压升高表现，有腹部紫纹。

（2）辅助检查：皮质醇节律异常，血睾酮升高，胰岛素水平升高等符合库欣综合征糖皮质激素病理性升高的临床生化特点。

为明确诊断应进一步做血浆ACTH及N-POMC测定，小剂量地塞米松抑制试验，必要时做ACTH兴奋试验可对病变部位及性质作进一步鉴别诊断。

本章小结

临床生化内分泌检验在内分泌疾病的诊断、疗效监测和预后评估上具有重要临床价值，但激素测定结果易受分析前、分析中和分析后多种因素影响，在激素测定和结果解释中应特别注意。

下丘脑-腺垂体-内分泌腺-激素系统的反馈调节，是内分泌的主要调控机制。多数激素存在生理性节律或脉冲式分泌。甲状腺激素、糖皮质激素、性激素等和血浆蛋白结合率高，其血浆（清）总浓度受相应结合蛋白浓度影响大，但只有游离激素才能发挥包括对上述调节轴的反馈调控在内的作用。

GH紊乱疾病的生物化学诊断，首选检测项目不是GH，而是半衰期长并依赖GH生成的作用介导物IGF-1或其结合蛋白IGFB-3。

甲状腺功能紊乱首选筛查项目是血清TSH测定，其次是测定FT_3、FT_4。甲状腺自身抗体检测仅有助于自身免疫性甲状腺炎的诊断，而不能说明甲状腺功能有无紊乱。

肾上腺由皮质和髓质两个独立的内分泌腺组成。肾上腺皮质功能紊乱诊断的首选项目是血浆（清）皮质醇、唾液及尿游离皮质醇测定。同时检测血浆ACTH及进行必要的动态功能试验，则有助于病变部位及性质判断。嗜铬细胞瘤是肾上腺髓质的主要病变，其临床生物化学检验首选血浆肾上腺素和去甲肾上腺素测定。由于嗜铬细胞瘤的激素释放可为间发性，必要时可进行动态功能试验协助诊断。

性激素紊乱的临床生化检验包括血浆（清）性激素测定和性腺动态功能试验，两者结合可对性激素紊乱性疾病的有无及种类作出初步诊断。

（董青生）

第十八章　妊娠异常与新生儿疾病筛查

妊娠(pregnancy)是胚胎或胎儿在母体内发育成长的过程,属于生理现象。妊娠过程包括胚胎与母体的相互作用及胎儿的生长发育,母体在妊娠过程中发生一系列生物化学变化,临床上通过检测孕妇血液、尿液及羊水、脐血等与妊娠相关的实验室指标,除能对正常妊娠及各种妊娠并发症作出诊断外,还能及时了解胎儿在宫内的发育成熟状态及对罹患遗传性疾病风险作出评估。近年来,随着检测技术的发展,临床实验室在妊娠检测及妊娠相关疾病的诊断方面发挥着越来越重要的作用。

第一节　妊娠的生物化学变化

妊娠期间,为了满足胎儿生长发育的需要,母体各器官、系统均发生一系列适应性改变,本节通过介绍胚胎和胎儿的生长发育、妊娠中胎盘和羊水的组成及作用、妊娠母体及胎儿的生物化学变化,帮助了解实验室检查在妊娠过程监护上及妊娠疾病诊断中的作用。

一、正常妊娠的生物化学特征

(一) 胚胎和胎儿的发育

卵子受精是妊娠的开始,胎儿及附属物从母体排出是妊娠的终止。临床上从末次正常月经(the last normal menstrual period,LMP)第一天算起,正常人妊娠平均持续40周左右,胎儿的预计出生日期为预产期(expected date of confinement,EDC)。通常将妊娠分为3个时间段,每一个时间段称为三月期(trimester),时间略长于13周。第一个三月期又称为早期妊娠,即从末次月经算起的0~13周。在第一个三月期内经历了卵子在输卵管受精后成为合子(fertilized ovum)、受精卵着床(implantation)、胎盘(placenta)和羊水的形成及胚胎组织器官形成等一系列变化。在10周左右时,胚胎大多数重要结构已经发育成熟成为胎儿;在第13周,胎儿重约14 g,长约9 cm,外生殖器已发育,四肢可以活动。在妊娠第二个三月期(通常称为中期妊娠),即13~27周,胎儿生长非常迅速,许多重要的器官进一步成熟。在此期末胎儿约重800 g,长约30 cm,四肢活动好,有呼吸运动。在第三个三月期(通常称为晚期妊娠)即28~40周,是许多胎儿器官完全成熟的时期,此期胎儿生长速度减缓;在该期的最后阶段,胎儿重约3400 g,长约50 cm,各器官已发育成熟。正常妊娠分娩发生于37~42周这段时期内。

（二）胎盘

1. 胎盘的结构

胎盘是胎儿与母体间相互连接、进行物质交换的重要组织结构，由羊膜、叶状绒毛膜和底蜕膜构成，羊膜是胎盘的最内层，叶状绒毛膜为胎盘的主体，两者共同构成胎盘的胎儿部分；底蜕膜构成胎盘的母体部分，所占比重很小。三层组织均具有独特的生物学功能，随着胎儿逐渐成熟，胎儿-胎盘复合体（fetal-placental unit）可合成分泌某些激素、妊娠相关蛋白及一些酶类，影响母体代谢。

2. 胎盘的生理功能

胎盘介于胎儿与母体之间，是维持胎儿在宫内营养、发育的重要器官，具有多种生理功能，如隔离母体和胎儿的血液循环、气体交换、营养物供应和清除胎儿排出废物、防御、内分泌及免疫功能。

母体和胎儿物质的交换主要在胎盘血管合体膜进行，母体血液中的可溶性物质必须穿过滋养层和数层膜才能进入胎儿血液循环。其通透性取决于母体和胎儿血液中物质的浓度梯度差、血液中结合蛋白的浓度、物质在血液中的溶解性和转运系统（如离子泵、受体介导的细胞摄取作用）等因素。胎盘能够有效地阻挡大分子蛋白质及与血浆蛋白结合的疏水化合物通过，从而对胎儿起到保护作用。母体 IgG 可通过受体介导的细胞摄取作用而进入胎儿体内，由于 IgG 半衰期长，母体产生的 IgG 能够在新生儿出生后 6 个月内仍起到保护作用（表 18-1）。

表 18-1 正常胎盘的运输作用

运 输 类 型	运 输 物 质
不转运	大多数蛋白质；甲状腺素；母体 IgM、IgA；母体和胎儿红细胞
限制性被动运输	游离甾体类化合物；甾体类硫酸盐；游离脂肪酸
被动运输	相对分子质量≤5000、脂溶性物质；氧、二氧化碳；Na^+、Cl^-、尿素、乙醇等
跨细胞膜的主动转运	葡萄糖；多种氨基酸；Ca^{2+}
受体介导的细胞摄取	母体 IgG；胰岛素；低密度脂蛋白

胎盘能合成许多蛋白质和类固醇激素及酶类。主要的蛋白质类激素有人绒毛膜促性腺激素和胎盘催乳素；类固醇激素包括孕酮、雌二醇、雌三醇和雌酮；酶类主要有催产素酶、耐热性碱性磷酸酶等。此外还能合成前列腺素、多种神经递质、细胞因子和生长因子等。正常孕妇早期体内雌酮、雌二醇主要来源于卵巢，雌三醇是前两者在外周组织的代谢产物。妊娠早期雌激素主要由卵巢黄体产生，妊娠 8 周以后雌激素主要由胎儿-胎盘复合体产生。胎盘合成雌激素的机制与卵巢不同。由于胎盘缺乏 17α-羟化酶，所有雌激素包括雌酮、雌二醇和雌三醇都必须从中间产物 17-羟孕酮合成。来源于胎儿和母体肾上腺的硫酸脱氢表雄酮是胎盘合成雌酮和雌二醇的主要前体物质，而由胎儿肝脏合成的 16α-强硫酸脱氢表雄酮是合成雌三醇的主要前体物质。因此要完成整个雌激素的合成与代谢，必须依赖正常的胎儿与胎盘的共同活动，即把胎儿与胎盘视为一个完整的功能单位与统一体，称之为胎儿-胎盘复合体。但其又与母体不可分割，因为合成雌激素的前体物质来源于母体血液供应。因此，母体与胎儿-胎盘复合体在合成雌激素时三位一体，胎盘则是雌三醇的最终产生部位。由于母体的血管毗邻胎盘，是产生激素的部位，胎盘激素很容易进入母体血液循环，所以大部分胎盘激素分泌入母体血液循环，仅少量到达胎儿血液循环。随着胎盘质量增大，其产生的激素相应增多，在母体外周血中的浓度也上升。但人绒毛膜促性腺激素较特殊，在早期妊娠末母体外周血已达最大浓度。

（1）人绒毛膜促性腺激素（human chorionic gonadotropin，hCG）：为胎盘中最重要的激素。hCG 由胎盘的合体滋养层细胞合成的糖蛋白，相对分子质量约为 37900。受精后第 6 日受精卵滋养层形成时，开始分泌微量 hCG。着床后能在母血中检测出 hCG，于妊娠早期分泌量增长快，约 2 日增长一倍，至妊娠 8～10 周血清 hCG 浓度达高峰，为 50～100 kU/L，持续约 10 日迅速下降，至妊娠中晚期血清浓度仅为峰值的 10%，持续至分娩。分娩后若无胎盘残留，产后 2 周内消失。

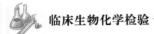

hCG是一种异二聚体,由两种不同非共价结合的α和β亚基糖蛋白组成。hCG二聚体解聚时,其激素活性丧失,当hCG二聚体重新聚合时,其原来活性中的大部分可以恢复。hCG的α亚基基因在6号染色体,促甲状腺激素(TSH)、黄体生成素(LH)、促卵泡生成素(FSH)和hCG四种糖蛋白激素的α亚基均由同一个单独的基因编码,所以这四种激素的α亚基结构高度同源,区别仅在于β亚基。hCG的α亚基含92个氨基酸、2个糖基侧链和5个二硫键,相对分子质量为14900,其中10200为蛋白质,4700为糖链。

hCG的β亚基在19号染色体上,是一个含7个基因的基因家族,但其中仅有3个基因具有活性。β亚基由145个氨基酸、6个糖基侧链和6个二硫键组成。β亚基的相对分子质量约为23000,其中蛋白质占16000,糖基部分为7000。hCG与LH的β亚基在肽链部分具有广泛的同源性。而前述四种糖蛋白激素的β亚基的前115个氨基酸有80%是相同的,差别仅仅在于β亚基的后30个亚基,这一特性可作为检测hCG的理论基础。

hCG以多种形式存在于母体分泌液中,包括含不同寡糖的未修饰hCG二聚体和不同程度的降解物。寡糖不同使得在正常妊娠中的hCG有7种异构体,其等电点为3.8~4.7不等。白细胞弹性蛋白酶可将hCGβ亚基47~48氨基酸之间的肽键水解,成为缺口型hCG(nicked hCG,hCGn)。这类缺口可使hCG失活,使其与hCG抗体结合能力减弱。在血清中已发现未修饰hCG二聚体、游离hCGα亚基(fhCGα)、游离hCGβ亚基(fhCGβ)和游离的缺口型hCG(fhCGβn)。fhCGβ的C-端可以断裂产生hCGβ亚基的核心片段(hCGβcf),相对分子质量为13000。尿液中含较多的hCGβcf、少量未修饰hCG及hCGn。

hCG的清除在肝脏和肾脏进行,肝清除率约为2 mL/(min·m²),肾清除率约为0.4 mL/(min·m²)。hCG、hCGβ和hCGα在妊娠期末都会消失。三者都分别具有短、中、长三个半衰期:hCG为3.6 h、18 h、53 h时,hCGβ为1 h、23 h、194 h,hCGα为0.63 h、6 h、22 h。首次晨尿标本与血清中的hCG浓度具有可比性,因此,晨尿是妊娠定性试验最好的标本。

目前尚未发现专门针对hCG的特异性受体,hCG能结合并活化卵巢黄体细胞上的LH受体。α亚基的糖化与细胞内的cAMP增加有关,在信号转导中起重要作用。cAMP的增加反过来又刺激hCG的产生,从而阻止月经并维持妊娠。hCG也可与母体甲状腺的TSH受体不牢固地结合,所以当hCG浓度大于1000 kU/L时,可刺激甲状腺激素产生。

hCG的主要作用:①维持月经黄体寿命,使月经黄体增大,增加甾体激素的分泌以维持妊娠;②促进雄激素芳香化转化为雌激素,同时能刺激孕酮的形成;③抑制植物血凝素对淋巴细胞的刺激作用,hCG能吸附于滋养细胞表面,以免胚胎滋养层被母体淋巴细胞攻击;④刺激胎儿睾丸分泌睾酮,促进男性性分化;⑤能与母体甲状腺细胞TSH受体结合,刺激甲状腺活性。

(2)胎盘催乳素(placental lactogen,PL):又称人类胎盘催乳素(human placental lactogen,hPL)或人绒毛膜促乳腺生长激素(human chorionic somatomammotropin,hCS)。PL为一条不含糖分子的单链多肽激素,相对分子质量为22279,含191个氨基酸和2个链内二硫键。其结构与生长激素有96%的同源性,与催乳素有67%的同源性,所以PL具有很强的生长作用和催乳作用。GH和PL都由17号染色体上含5个基因的基因组编码。用免疫荧光方法研究发现,PL由胎盘合体滋养层细胞分泌。于妊娠5~6周用放射免疫法可在母血浆中测出PL,随妊娠进展和胎盘逐渐增大,其分泌量持续增加,至妊娠34~36周达高峰(母血为5~15 mg/L,羊水为0.55 mg/L),并维持至分娩。PL于产后迅速下降,产后7 h即测不出。

PL直接或与催乳素协同发挥作用,具有多种生理活性:①促进乳腺腺泡发育,刺激乳腺上皮细胞合成乳白蛋白、乳酪蛋白、乳珠蛋白,为产后泌乳作准备;②促进胰岛素生成作用,使母血胰岛素值增高;③通过脂解作用提高游离脂肪酸、甘油浓度,以游离脂肪酸作为能源,抑制对葡萄糖的摄取,将多余葡萄糖运送给胎儿,成为胎儿的主要能源,也成为蛋白合成的能源来源;④抑制母体对胎儿的排斥作用,可以认为,胎盘催乳素是通过母体促进胎儿发育的"代谢调节因子"。

(3)胎盘甾体类激素:胎盘产生许多甾体类激素(steroids hormone),主要是孕酮和雌激素。在妊娠期,孕酮主要由胎盘利用母体的胆固醇合成,从妊娠36天起胎盘即能产生足够孕酮。非孕妇女性血浆孕酮值在0~15 mg/L,孕妇于妊娠第5周时血清中的浓度为(24±7.3)mg/L,到32孕周时增高到(125.2±

37)mg/L,到 37 孕周达最高峰,约 150 mg/L,一直保持到临产前才稍降。待胎盘娩出后迅即降至 10~20 mg/L,证明妊娠末期孕妇血清高水平的孕酮来自胎盘分泌。早期妊娠孕酮分泌量为 30~50 mg/d(非孕妇仅为 1~25 mg/d)。

孕期雌激素由胎盘合成,因为胎盘缺乏 17α-羟化酶,因此所有雌激素包括雌酮(E_1)、雌二醇(E_2)和雌三醇(E_3)都必须从中间产物 17-羟孕酮合成。来自于胎儿和母体肾上腺的硫酸脱氢表雄酮(DHEAS)是制造胎盘雌酮和雌二醇的主要前体物质,而由胎儿肝脏利用 DHEAS 产生的 16α-OH-DHEAS 是雌三醇的主要前体物质。在非妊娠女性卵巢分泌雌二醇的量为 0.1~0.6 mg/d,其中 10% 代谢为雌三醇。在晚期妊娠,胎盘雌三醇产量为 50~150 mg/d,雌二醇和雌酮产量为 15~20 mg/d。雌激素和孕酮在妊娠过程中的作用是维持子宫内膜的正常形态、功能、充足血供并为分娩做准备。

(4)催产素酶:催产素酶主要是胱尿酸氨肽酶,由胎盘合体滋养层细胞产生的糖蛋白,相对分子质量为 300000,其活性自妊娠 2 个月即可在孕妇血中检测,孕中期开始上升,并随妊娠进展逐渐增多,至妊娠 40 周达到高峰。胎盘娩出后 24 h,血清催产素酶活性减半,产后 7 天恢复到非妊娠期水平。临床主要用于预测胎盘功能,以及预示是否双胎。

(5)耐热性碱性磷酸酶(heat stable alkaline phosphatase,HSAP):由合体滋养层细胞分泌,于妊娠 16~20 周母血清中可测出。随妊娠进展而增多,直至胎盘娩出后其值下降,产后 3~6 日内消失。动态监测其数值,可作为胎盘功能检查的一项指标。

(三)羊水的组成

羊水(amniotic fluid)是胎儿在子宫内生活的环境,羊水由胎盘、胎儿肾脏、皮肤、膜、肺及肠等器官产生,其体积和化学组成被控制在一个动态的范围内。羊水的功能是既保护胎儿又保护母体。有利于胎儿的活动、缓冲可能的伤害并维持恒定的体温,同时可以减少妊娠期胎动引起母体的不适感,并在破膜后润滑和冲洗阴道以减少感染概率。

1. 羊水量

在胚胎发育过程中,羊水量逐渐增多。妊娠 8 周时羊水量为 5~10 mL,妊娠 10 周时约 30 mL,16 周时为 200~300 mL,20 周时约 400 mL,在妊娠 38 周时达到最高峰,约 1000 mL;此后羊水量逐渐下降,足月时约 800 mL。在临床中常可见到羊水量的病理性改变:羊水过少(oligohydramnios)见于子宫内膜生长迟缓和胎儿输尿管异常(如双肾发育不全和尿道阻塞);羊水过多(polyhydramnios)见于妊娠糖尿病、严重的 Rh 血型不相容、胎儿食管闭锁、多胎妊娠、无脑畸形和脊柱裂等。

2. 羊水的组成

早期妊娠的羊水可看成是胎儿皮肤表面的漏出液(等渗液),即胎儿细胞外体液腔的延伸,羊水的组成类似于母体血清透析液。随着胎儿生长,尤其在妊娠后期,胎儿肾脏及肺在羊水形成中起到重要作用,因此羊水组成及含量在多方面发生变化(表 18-2)。变化最显著的是钠离子浓度和渗透压降低,如渗透压可低至 255 mOsm/kgH$_2$O。由于胎儿肾脏排尿导致羊水尿素、肌酐和尿酸浓度增加,但低于母体尿液尿酸、肌酐和尿酸浓度。羊水中蛋白质可来源于胎儿皮肤、泌尿道、胃肠道及呼吸道,其中来源于呼吸道的蛋白质主要为 II 型上皮细胞分泌的脂蛋白,为肺泡表面活性物质的重要成分。目前已发现 4 种表面活性蛋白(SP),即 SP-A、SP-B、SP-C 及 SP-D,其相对分子质量、电荷或功能各有不同。胎儿产生的某些蛋白质存在与母体交换的现象,如 AFP 等。羊水中已发现有 50 多种酶,过去用许多酶类来评价妊娠时间和胎儿状况,但是目前临床上仅有乙酰胆碱酯酶用于诊断胎儿神经管缺陷。羊水脂类中最重要的是磷脂,其种类和浓度可反映胎儿肺成熟度。羊水中也有很多甾体类和蛋白及多肽类激素。羊水雌激素和雄激素测定曾被用以判断胎儿性别,但由于每种激素的参考区间相互重叠,现不再使用。产前测定羊水中的 17-羟化孕酮和雌二醇含量可判断先天性肾上腺性腺综合征。前列腺素 E_1(PGE_1)、E_2(PGE_2)、F_1($PGF_1\alpha$)和 $F_2\alpha$($PGF_2\alpha$)在羊水中均少量存在。妊娠时这些激素水平逐渐升高,PGE_2 和 $PGF_2\alpha$ 在分娩时水平很高。

表 18-2 妊娠期不同阶段羊水组成的含量变化

羊 水 组 成	妊娠期（周）		
	15	25	40
钠/(mmol/L)	136	138	126
钾/(mmol/L)	3.9	4.0	4.3
氯/(mmol/L)	111	109	103
碳酸氢盐/(mmol/L)	16	18	16
尿素氮/(mmol/L)	3.93	3.93	6.42
肌酐/(μmol/L)	70.72	79.56	194.48
葡萄糖/(mmol/L)	2.61	2.17	1.78
尿酸/(mmol/L)	0.24	0.34	0.62
总蛋白/(g/L)	5	8	3
胆红素/(μmol/L)	2.22	2.39	0.68
渗透压/(mOsm/kgH₂O)	272	272	255

在早期妊娠,羊水为无色澄清液体,几乎不存在有形物。妊娠 16 周时,羊水中出现从羊膜、胎儿皮肤、呼吸道支气管树脱落的大量细胞,它们在产前诊断上有重要用途。随着妊娠的继续,头发和胎毛也脱落到羊水中,可影响羊水的浊度。肺的表面活性剂微粒即薄层小体(lamellar bodies),能够明显增加羊水的浊度。将羊水装入透明试管,在白色背景下可观察其浊度。羊水中含有一种粗大的油状微粒,称为胎儿皮脂(vernix caseosa),主要由脂肪和胎儿皮肤脱落的上皮细胞组成。正常情况胎儿在妊娠期间不排便。如果在受到严重的应激情况,胎儿可能排出粪便,称为胎粪。胎粪中含有较多胆色素,并因此污染羊水使之呈绿色。粪羊水是胎儿应激性反应的标志。

二、妊娠母体及胎儿生物化学变化

(一) 妊娠对母体的影响

妊娠过程中产生大量雌激素、孕酮、泌乳素和皮质类固醇等,可广泛地影响母体的生物化学代谢及各系统的功能。妊娠期母体生物化学代谢的特点包括对血管紧张素的抵抗性增加,脂肪利用比葡萄糖利用强,肝脏合成的甲状腺素结合蛋白、类固醇结合蛋白、纤维蛋白原和其他蛋白质增加,故非妊娠女性的实验室检查参考值范围不再适合妊娠期女性。

1. 血液学的变化

母体在妊娠期的血容量平均增加 40%～45%,直至分娩,但血浆容量的增加多于红细胞的增加。因此,尽管红细胞生成增加,但是血红蛋白、红细胞计数和血细胞比容在正常妊娠时反而下降。非妊娠时血红蛋白浓度在 133 g/L,妊娠期平均为 126 g/L。白细胞计数在妊娠期变化范围较大,为(4.0～13.0)×10⁹/L,在分娩时和产后期可明显增加。

妊娠期由于高水平雌激素对肝脏的作用,许多凝血因子合成增加,血浆纤维蛋白原增加超过 50%(即从 2.75 g/L 增加到 4.50 g/L),纤维蛋白原增加可加快血沉,可达 100 mm/h。在妊娠期凝血因子含量增加的有 Ⅱ、Ⅴ、Ⅶ、Ⅷ、Ⅸ 和 Ⅹ 因子,而凝血酶原 Ⅻ 因子水平保持不变,仅 Ⅺ 和 Ⅻ 因子降低。虽然大多数妊娠女性血小板计数无明显改变,而且凝血酶原时间(PT)和部分活化凝血酶原时间(APTT)也仅有轻度缩短,但妊娠凝血血栓栓塞危险性增加达 5 倍。

2. 血白蛋白及肝功能变化

孕妇在妊娠期间血清总蛋白可下降 1 g/L,主要发生在妊娠期第一个三月期,且主要是白蛋白下降,约为 35 g/L,以后维持此水平直至分娩;而 α₁-、α₂- 及 β-球蛋白则缓慢逐渐升高。母体免疫球蛋白 IgG 逐渐下降,IgD 增高,而 IgA、IgM 水平基本不变。妊娠时由于母体雌激素增加,导致肝脏合成转运蛋白增多,因此血浆中许多发挥运输作用的球蛋白明显增加,包括皮质醇结合球蛋白(cortisol-binding-globulin,

CBG)、甲状腺素结合蛋白(thyroxine-binding-globulin,TBG)和性激素结合球蛋白(sex hormone-binding-globulin,SHBG)明显增加。CBG 增加可导致血清总皮质醇浓度升高,妊娠末期可升高 2 倍多,但游离及活性皮质醇水平不变。在肝功能组合实验中,碱性磷酸酶活性升高可达 2 倍,这主要是由来源于胎盘的碱性磷酸酶同工酶升高所致。

3. 肾功能的改变

妊娠时血容量增加,孕妇及胎儿代谢产物增加,肾脏负担加重,肾血浆流量(RPF)及肾小球滤过率(GFR)增加。RPF 与 GFR 均受体位影响,孕妇仰卧位时尿量增加,故夜尿量多于日尿量。在妊娠 20 周时 GFR 增加至 170 mL/(min·1.73 m^2),使肾脏对尿素、肌酐和尿酸的清除增加。多数孕妇这 3 种物质血清浓度会轻微下降。但是在妊娠最后 4 周,尿素及肌酐浓度将轻度增加,同时因肾小管对尿酸的重吸收明显增加,血清尿酸浓度水平高于非妊娠期。分娩后 GFR 逐渐恢复到妊娠前的情况。蛋白质从尿液中丢失增加,约 30 mg/d。由于 GFR 增加,肾小管对葡萄糖再吸收能力不能相应增加,约 15% 孕妇饭后出现妊娠生理性糖尿。

4. 脂代谢变化

在妊娠期由于皮质醇、胰高血糖素、生长激素等激素分泌增加,可导致妊娠期发生高脂血症,在妊娠中期或晚期,所有血清脂质成分逐渐增加达到最大浓度,其中甘油三酯升高幅度最大;血清 HDL/LDL 值则逐渐下降。分娩后 6 天大约半数产妇接近非孕水平,产后 2~6 周几乎全部恢复正常,说明妊娠相关激素在调节代谢中发挥重要作用,但是 HDL 水平在妊娠结束 1 年后仍处于降低的状态。

5. 糖代谢变化

妊娠妇女常发生糖尿病,在妊娠极早期就可出现尿糖排泄量增加,在妊娠 8~11 周达高峰。糖尿病的发生可能与肾小管对葡萄糖的重吸收能力下降有关。糖尿病妇女病情可因妊娠加重,某些健康妇女则在妊娠期间可发生临床糖尿病。临床有必要对肾性糖尿病及妊娠糖尿病进行鉴别诊断。目前,对妊娠妇女进行口服葡萄糖耐量试验已成为妊娠糖尿病筛查的常规性试验。将妊娠妇女血糖水平控制在参考区间内可有效降低妊娠高血糖症相关的围生期不良事件的发生。

6. 内分泌变化

(1)孕酮:在早期妊娠,母体卵巢黄体可分泌足量孕酮(progesterone)来维持妊娠,hCG 刺激黄体产生这种持续分泌孕酮的功能,一直持续到胎盘能够产生足够孕酮为止。实验证明,在妊娠期的前 50 天摘除黄体可导致早期流产,而在 50 天之后摘除黄体却没有影响,因为此时胎盘已经能够产生足够的孕酮来维持妊娠。

(2)皮质醇:妊娠时由于皮质醇结合球蛋白增加和皮质醇(cortisol)的代谢清除率降低,可引起血浆中皮质醇增加。此外,DHEAS 产生增多也是原因之一。妊娠期总皮质醇的绝对数量可为平常的数倍,有 10% 为有活性的游离皮质醇,孕妇可有肾上腺皮质功能亢进的表现,妊娠期皮质醇分泌的昼夜节律性仍然存在,同时在妊娠期还有血浆醛固酮和脱氧皮质醇浓度的增加。

(3)甲状旁腺激素(PTH):甲状旁腺激素主要功能是调节钙、磷代谢,维持钙、磷的自身稳定和平衡。妊娠早期孕妇血浆中 PTH 水平降低。随着妊娠进展,由于血液稀释、肾小球滤过率增高、胎儿对钙的需求增加等,孕妇血钙浓度降低,从而使血浆 PTH 浓度自孕 24 周起逐渐升高。妊娠时 PTH 增加约 40%,而血浆游离钙离子基本不变。由于 PTH 的合成和分泌受游离钙离子的调节,提示在妊娠时存在新的 PTH 分泌调节点。在妊娠中降钙素不一定增加,但 1,25-二羟维生素 D$_3$ 升高,可促进肠道内钙吸收。

(4)甲状腺激素:正常妊娠时,甲状腺功能处于正常状态,但为满足母体及胎儿的代谢需要,血清甲状腺激素水平会发生一些变化。妊娠期母体存在较高水平甲状腺素结合球蛋白(TBG),TT$_3$、TT$_4$ 浓度会升高,但 FT$_4$ 浓度在妊娠中晚期出现轻微下降。妊娠女性很少发生甲状腺功能亢进(发病率<0.2%),甲状腺功能低下也非常少见,但易出现产后甲状腺功能障碍,而且不易发现。在碘缺乏地区,妊娠妇女甲状腺体积可增大 10%~20%。多数情况下,母体的垂体-甲状腺轴功能调节并不影响胎儿垂体-甲状腺轴的功能。但是如果母亲已患有 Grave 病,则 Grave 病的自身抗体能透过胎盘,引起胎儿甲状腺功能亢进;如果母亲有抗-TSH 自身抗体,则胎儿可发生短暂性甲状腺功能亢进。

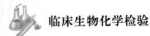

甲状腺激素对胚胎及胎儿发育非常重要,胚胎发育8~10周后即可见到甲状腺滤泡。动物实验发现,在胚胎产生甲状腺激素前,鼠脑组织就可发现 T_3 及 T_4,当甲状腺激素缺乏时,可出现精神及神经异常。因此,在妊娠开始几周内,胚胎所需的 T_3、T_4、碘由胎盘转运及胎盘脱碘供应。

尽管母体血清甲状腺激素升高的启动机制仍不清楚,但研究发现 hCG 及 E_2 在维持母体甲状腺素激素水平方面起重要作用。hCG 具有 TSH 活性,胎盘产生的大量 hCG 刺激母体甲状腺产生 T_3、T_4;同时 E_2 刺激肝脏合成甲状腺结合球蛋白(TBG),并使 TBG 充分唾液酸化以降低 TBG 肾脏清除率。在妊娠后第一个三月期末,血清 TBG 浓度可升高2倍,并在整个妊娠期均处于较高的水平,所以尽管母体血清总 T_4 及 T_3 水平提高,但游离甲状腺激素水平仍然维持在参考区间之内。在妊娠第二个及第三个三月期,由于 hCG 水平降低,垂体分泌 TSH 增加。

(5)其他:由于整个妊娠期雌激素分泌增加,促使催乳素分泌增加达10倍,同时抑制黄体生成素(LH)和促卵泡激素(FSH)的分泌,使两者的浓度低于检出限。其他垂体激素,如促甲状腺激素(TSH)基本维持不变,但是生长激素(GH)对刺激的反应降低。

(二) 胎儿生物化学变化

在胚胎发育过程中,会发生一系列生物化学变化,主要包括肾功能、肝功能、肺功能、血红蛋白等代谢变化。

1. 肝功能

胎儿的造血功能在前两个三月期是由肝脏完成的,在第三个三月期才完成由肝到胎儿骨髓造血的转变。胎肝除造血外还能产生一些特殊的蛋白质,发挥代谢、排泄、解毒及分泌的作用。胚胎卵黄囊及随后发育的胎肝产生甲胎蛋白(AFP),进入胎儿血液循环后,通过尿液进入羊水,并经胎儿内吞及进入母体循环清除羊水 AFP。通过测定母体循环中的 AFP 浓度可作为神经管缺陷的过筛试验。胎儿肝脏合成蛋白质所需的氨基酸经由母体血液经胎盘逆浓度差主动转运至胎儿血液循环。由于胎儿刚出生后肝脏发育不完全成熟,所以在一些新生儿可出现生理性黄疸。

2. 肺功能

在胎儿出生后1~2 min,肺就由一个充满液体的器官变为气体交换系统。新生儿肺功能的正常发挥依赖于肺脏的发育成熟。正常肺完成呼吸功能需要完善的形态学发育及肺泡表面活性物质的合成、储存和释放。肺脏发育应形成具有充足表面积的肺泡,并充分血管化,以利于气体交换;同时必须获得足够的肺泡表面活性物质以降低肺泡表面张力,减少吸气阻力,增加肺顺应性,稳定大小肺泡容积,同时可以防止肺不张,保护肺内干燥,防止肺水肿。肺泡表面活性物质主要由含有高饱和脂肪酸残基的磷脂组成,主要有高饱和脂肪酸卵磷脂、磷脂酰甘油(PG)、磷脂酰肌醇(PI)、磷脂酰乙醇胺及表面活性蛋白等。表面活性蛋白由 SP-A、SP-B、SP-C 和 SP-D 组成,可加速肺泡表面活性物质在肺泡气-液界面形成单分子层。在表面活性蛋白中,SP-B 是最重要的表面活性蛋白。肺泡表面活性物质由称作 II 型肺细胞的肺泡上皮细胞产生,在妊娠24~28周,胎儿开始合成及储存肺泡表面活性物质,在妊娠大约32周后 II 型肺细胞以薄层小体的结构形式释放肺泡表面活性物质。一旦薄层小体进入肺泡气腔,就形成管状髓磷脂,最终扩散进入气-液界面的活性物单分子层。正常呼吸时大约有50%的肺泡表面活性物质被吸收和再分泌。婴儿发生呼吸窘迫综合征即是由于肺泡表面活性物质缺乏而导致肺泡气-液界面表面张力过大所致。

3. 肾功能

在妊娠第一个三月期末,胎儿的肾开始产生尿液,其成分接近于羊水。早期的肾并不能产生浓缩尿液,对尿液 pH 值的调节也很有限。在胎儿期,水、电解质平衡主要靠胎盘完成,所以胎儿虽然肾功能不完善,但不会出现水、电解质紊乱。妊娠期间,伴随着胎儿肾系统发育及肾脏功能的逐渐成熟,羊水中尿素、尿酸、肌酐等含氮化合物逐渐增加。在妊娠早期羊水中含氮化合物浓度基本与母体及胎儿血液循环一致,随后才逐渐高于母体及胎儿血液循环。在妊娠37周羊水中的尿素及肌酐浓度为正常人血清浓度的2~3倍。胎儿出生后,肾脏功能就完全成熟。

第二节　母体和胎儿健康评估的临床生物化学检验

由于妊娠涉及胚胎与母体的相互作用及胎儿的生长发育,在整个妊娠过程中可能会出现各种异常情况。近年来临床实验室通过孕妇血样、尿样及羊水、脐血等标本检查在妊娠的早期诊断、胎儿异常的早期发现、围生期母体及胎儿监护等方面均发挥了重要的作用,为妊娠及围生期相关疾病的临床诊断提供了许多敏感性及特异性均较好的实验室检查指标。

一、人绒毛膜促性腺激素

母体血清人绒毛膜促性腺激素(human chorionic gonadotropin,hCG)测定是妊娠期最基本的检测项目,不仅用于诊断早期正常妊娠、异常妊娠及部分生殖道肿瘤,同时可用于筛查 Down 综合征和 18-三体综合征。

【测定方法】　定性:胶体金免疫层析测定、血凝抑制试验、胶乳凝集抑制试验。定量:放射免疫法、时间分辨荧光免疫法、化学发光及电化学发光法等。

【参考区间】　尿 hCG 定性:阴性。血 hCG 定量:<6 U/L。

【临床意义】

(1) 妊娠早期诊断:临床诊断妊娠主要依靠月经变化情况、体检、首次胎心音、超声检查和 hCG 检测。在女性停经第一天约 50% 的妊娠女性血清 hCG 浓度可达 25 U/L。妊娠前 8 周,母体血清 hCG 浓度缓慢呈对数上升。血清 hCG 第一个峰值在妊娠 8～10 周时出现,可达 100000 U/L,随后浓度缓慢下降,在中期妊娠末,hCG 浓度维持在 5000～20000 U/L(表 18-3)。在早期妊娠,母体血清 hCG 96%～98% 是完整的异二聚体形式,1%～3% 是 α 亚基,1% 以下是 β 亚基。在晚期妊娠,hCG 的浓度水平保持恒定,主要是完整的异二聚体形式,此时若 hCG 含量增加 1 倍,提示为孪生子。确定妊娠最重要的标志是定量血液或尿 hCG。当尿 hCG 含量超过停经后第一周的含量时,即可诊断妊娠,而且血清妊娠定量实验可更早预测早期妊娠。正常妊娠早、中期尿 hCG 可达 20000～100000 U/d,妊娠晚期尿 hCG 下降到 4000～11000 U/d。末次月经后约 7 天,妊娠妇女末次月经后 1 周尿 hCG 则升高,如果采用敏感、特异的方法测定血液 hCGβ 亚单位,则可更早诊断妊娠。

表 18-3　妊娠期血清 β-hCG 浓度变化

妊 娠 周 数	β-hCG/(U/L)	妊 娠 周 数	β-hCG/(U/L)
1	5～55	17	29392.4±13482.8
2	42～100	18	28100.5±11952.8
3	106～500	19	29392.4±13482.8
4	63～1000	20	18568.7±3718.2
5～6	150～10000	21	18046.1±6691.5
7～8	10000～15000	22	20174.2±15022.3
9～12	1200～20000	23	22282.3±5493.3
13	77335.7±3304.9	24	16393.1±4735.3
14	56146.5±24314.9	25	19403.9±7825.3
15	48704.5±33045.5	26	17455±9505.5
16	38275.4±21572.4		

(2) 异位妊娠诊断:受精卵在子宫体腔以外着床称为异位妊娠(ectopic pregnancy),习称宫外孕(extrauterine pregnancy)。有输卵管妊娠、卵巢妊娠、腹腔妊娠、宫颈妊娠及子宫残角妊娠等,大多数着床异常发生于输卵管,而腹部罕见。内分泌不平衡、输卵管感染尤其是复发性输卵管炎、胚胎从子宫逆向移

动至输卵管均可导致异位妊娠。异位妊娠由于胚胎发育受限,hCG 水平降低。只有 50% 的异位妊娠妇女尿妊娠试验阳性。因此,尿妊娠试验阴性并不能排除异位妊娠的可能性,需要灵敏度高的方法(如 RIA、ELISA 方法等)检测。如果 48 h 内血清 hCG 升高程度低于 60%,则异位妊娠的可能性较大。同样在 48 h 内多次测定母体血清 β-hCG 也可用于异位妊娠的诊断。在妊娠开始 5 周内,如果妊娠正常进行,绝大多数母体血清 β-hCG 升高幅度可高于 66%,但也有 15% 的正常妊娠妇女血清 β-hCG 升高低于此幅度,但异位妊娠母体血清 β-hCG 升高幅度却远低于此值。妊娠 5 周后,血清 β-hCG 升高幅度下降,此时测定血清 β-hCG 升高幅度无法区分宫内妊娠失败及异位妊娠,临床上可以用超声检查对异位妊娠作出诊断。此外,异位妊娠妇女血清孕酮水平较低,大约有 50% 的异位妊娠妇女血清孕酮低于 20 mg/L。

(3) 妊娠滋养细胞疾病的诊断:妊娠胚胎的滋养细胞异常分化形成的疾病即滋养细胞疾病,包括良性葡萄胎、侵蚀性葡萄胎和绒毛膜癌。良性葡萄胎属于良性滋养细胞疾病,侵蚀性葡萄胎和绒毛膜癌属于恶性滋养细胞疾病。由于葡萄胎的滋养细胞过度增生,产生大量 hCG,尿 hCG 可达到 300000 U/d,术后 1 个月内尿 hCG 逐渐下降,90% 的患者在 3 个月内尿 hCG 可变为阴性。对于葡萄胎清除不全、绒毛膜上皮癌等患者,尿 hCG 在下降后又继续上升。所以动态监测尿 hCG 变化可用于评价治疗效果,尤其是评价化疗效果。由于 hCG 具有一定的 TSH 活性,而葡萄胎患者存在高浓度的 hCG,因此可能出现甲状腺功能亢进表现。因此,如果患者尿 hCG 超过 100000 U/d 或血 hCG 超过 300 U/L,并伴有甲状腺功能亢进表现,应高度怀疑患者患有葡萄胎。

母体血清低水平的 hCG 也可出现于 18-三体综合征,大约有 75% 的此种胎儿在妊娠第三个三月期发生自发性流产。而 21-三体综合征(唐氏综合征)母体血清 hCG 浓度则升高。

二、甲胎蛋白

甲胎蛋白(alpha-fetal protein,AFP)是相对分子质量约为 68000 的一种糖蛋白,理化特性类似于白蛋白,目前已发现几种 AFP 亚型,但各种亚型的临床意义还不甚明了。初步推测不同 AFP 亚型可能与不同发育阶段、肿瘤疾病、先天异常及各种不同的生物化学过程有关。AFP 可用作胎儿某些先天异常、男性及未妊娠妇女某些肿瘤的过筛试验。

【测定方法】
时间分辨荧光免疫法、化学及电化学发光免疫测定法。

【参考区间】
母体血清 AFP 结果一般用同孕周正常妊娠中位值的倍数来表示(multiple of normal median,MoM)。AFP MoM:0.5~2.5。

【临床意义】
(1) 孕妇血清中 AFP 浓度呈对数正态分布,85%~95% 的胎儿开放性神经管缺陷(NTDs)母体血清 AFP 升高,约 30% 唐氏综合征的母体血清 AFP 浓度降低。由于母体 AFP 水平与妊娠时间、母体体重与年龄、1 型糖尿病、多胎妊娠和胎儿发育异常等因素有关。因此,单凭母体血清 AFP 升高不能用于胎儿异常的确诊,进一步确诊还需进行超声及羊水穿刺检查。

(2) 在充分考虑各种影响母体 AFP 因素的基础上,如果在妊娠 15~20 周母体血清 AFP 及羊水 AFP MoM 均高于 2.0,且羊水乙酰胆碱酯酶活性升高,则应考虑脊柱裂、无脑儿、腹裂、脐膨出的可能。随着母体年龄的增大及母体血清 AFP MoM<0.4,就应考虑唐氏综合征的可能。

三、未结合雌三醇

雌三醇是由经胎儿肾上腺和肝脏最后由胎盘合成的一种甾体类激素。母亲血清中的未结合雌三醇的主要由胎儿肝脏和胎盘产生。雌三醇的前体,胆固醇和孕烯醇酮来源于母体和胎盘。胎儿的肾上腺把孕烯醇酮转化为脱氢表雄酮(DHEA),DHEA 在胎儿的肝脏中转化为 16-OH-DHEA-硫酸盐,这种硫酸盐的衍生物在胎盘转化为雌三醇,并通过胎盘进入母体血液,雌三醇在进入肝脏结合之前在母体血循环中的半衰期大约为 20 min。正常妊娠时,血液循环中 90% 的雌激素为雌三醇,雌三醇存在未结合雌三醇和结合雌三醇两种形式。未结合雌三醇(unconjugated estriol,uE₃)即游离雌三醇,检测血清未结合雌三醇可以作为显示胎儿生长和胎盘功能的良好指标。它以游离形式直接由胎盘分泌进入母体循环。在母体肝脏内很快地以硫酸盐和葡萄糖苷酸雌三醇的形式代谢。母体血清中 uE$_3$ 水平随着孕周的增长而增加。唐氏综合征胎儿的母体血清 uE$_3$ 偏低,推测可能与胎儿生长迟缓有关。

【测定方法】

时间分辨荧光免疫测定、化学发光及电化学发光免疫测定等。

【参考区间】

时间分辨荧光免疫测定方法参考区间如下。

15~20 周:2.5~7.6 nmol/L。

21~25 周:3.4~37.8 nmol/L。

26~30 周:17.2~51.5 nmol/L。

31~35 周:19.7~78.2 nmol/L。

36~40 周:20.1~85.2 nmol/L。

电化学发光免疫测定方法参考区间如下。

26~28 周:4.1~7.3 nmol/L。

28~32 周:7.4~8.5 nmol/L。

32~36 周:9.3~13.7 nmol/L。

36~38 周:16.7~23.7 nmol/L。

38~40 周:17.7~25.4 nmol/L。

>40 周:19.3~30.0 nmol/L。

【临床意义】

非妊娠女性体内雌三醇(E$_3$)浓度很低。妊娠后期 E$_3$ 由胎儿肾上腺、胎肝和胎盘大量合成,如果合成途径中断将导致母体血清 E$_3$ 含量明显下降,如无脑畸形、胎盘硫酸酯酶缺乏、死胎及染色体异常等。在唐氏综合征,中期妊娠母体血清未结合雌三醇(uE$_3$)浓度降低,可用于预报胎儿患唐氏综合征的风险。缺乏 E$_3$ 的孕妇分娩期将会推迟。母体血清或尿 E$_3$ 超过参考区间的上限提示双胞胎的可能。母体患有高血压、肾疾病、糖尿病时,E$_3$ 测定值对胎儿死亡具有较好的预测价值。由于雌激素的产生具有昼夜节律性,因此在动态观察时要求每天均在同一时间采样。

四、二聚体抑制素 A

二聚体抑制素 A(dimeric inhibin A)是一种异二聚体的糖蛋白,相对分子质量是 31000~32000,由一个 α-亚基和 β-亚基组成,属于转化生长因子 β 超家族。主要生理功能是选择性反馈抑制垂体 FSH 的分泌,通过旁分泌、自分泌的形式发挥局部作用。正常妇女血清中二聚体抑制素 A 含量很少,抑制素 A 在怀孕后由胎盘合体滋养细胞分泌,于 8~10 周时达到峰值,然后下降到 15 周,在 15~25 周水平比较稳定,然后又上升直到分娩。

【测定方法】

酶联免疫吸附法。

【参考区间】

母体血清二聚体抑制素 A 结果一般用同孕周正常妊娠中位值的倍数来表示(multiple of normal median,MoM)。二聚体抑制素 A MoM:0~2.46。

【临床意义】

(1)判断是否怀孕:在胚胎移植到输卵管之后第 14 天可以测量血液中的抑制素 A 水平,抑制素 A 升高表示成功怀孕。选择测定抑制素 A 而不选择 hCG 是因为在前面的药物促排卵周期中人工使用了大量的 hCG,可能会影响血液中 hCG 的测量值。

(2)预防先兆子痫:研究表明,发生先兆子痫的孕妇,其体内抑制素 A 浓度在 15~20 孕周时就开始升高。因此可以将抑制素 A 作为早期筛查先兆子痫的标记物,它与子宫动脉彩超一起可以达到 70% 的检出率。

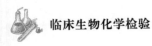

（3）用于孕中期 DS 的筛查：抑制素 A 同 hCG 一样在并发唐氏综合征时升高,但是抑制素 A 在母体血清中的浓度不依赖于 hCG 的浓度而变化。

五、胎儿纤维连接蛋白

发育胚胎黏附于子宫内膜表面,胎儿纤维连接蛋白(fetal fibronectin,fFN)起着重要作用。当妊娠囊植入子宫壁的妊娠早期,阴道分泌物可检测到 fFN。在妊娠 24 周后,宫颈阴道分泌物则无法检测到 fFN,除非绒毛蜕膜连接被破坏或胎膜破裂。

【测定方法】

酶联免疫吸附及侧流免疫测定等。

【参考区间】

阴性或≤50 mg/L。

【临床意义】

宫颈阴道分泌物中的胎儿 fFN 浓度检测主要用于预测早产。通过涂抹阴道后穹隆采集阴道拭子,将拭子储存于缓冲溶液中送检。在妊娠中晚期,如果母体和阴道分泌物中的 fFN 含量超过 50 mg/L,发生早产的危险性较高。当 fFN 为阴性时,在此后 7～14 天分娩的可能性极小,fFN 检测的阴性预测值高达99%。对于无症状孕妇,fFN 检测应在 24～30 周进行,阳性结果(>50 mg/L)的孕妇发生早产的危险性是正常妊娠的 2～4 倍。高水平的 fFN 除预示即将分娩外,慢性羊膜炎、胎儿出生后发生脓毒血症也表现出高水平的 fFN。fFN 的预测期(1～2 周)较短,所以对于高危早产孕妇 1～2 周重复测定 fFN 是必要的。

六、羊水分析

羊水存在于整个妊娠过程中,对胎儿和母体都具有重要保护作用。由于羊水与母体血浆进行着物质交换,所以它与母体、胎儿的关系都很密切。通过穿刺采取羊水标本进行各种检查,可了解胎儿性别、成熟度,是否患有先天性缺陷或遗传性疾病及胎儿的安全状况。因此羊水是产前诊断的良好材料,羊水检查正在越来越多地应用于临床。

（一）羊水胆红素(amniotic fluid bilirubin)

【测定方法】

光谱分析法、改良 J-G 法、氧化酶法。

【参考区间】

<1.71 μmol/L(光谱分析法：<0.02)。

【临床意义】

母体血清抗 Rh 抗体滴度>1:8 或以上,或有继往胎儿溶血史,均应检测现胎儿发生溶血性疾病的可能性。

妊娠 24 周以前胎儿肝脏尚无处理胆红素的能力,因此羊水中出现胆红素。随着胎儿肝脏逐渐成熟,羊水中胆红素逐渐减少,至妊娠 36 周后基本消失,光谱分析法测定羊水 ΔA_{450}<0.02,胆红素测定<0.41 μmol/L 提示胎儿肝脏功能已成熟；妊娠 28 周时 ΔA_{450}<0.048,胆红素<1.28 μmol/L。若妊娠后期羊水中胆红素含量升高,应考虑有无 Rh 或 ABO 血型不合,在孕周相同的情况下,ΔA_{450} 升高幅度越大,溶血的程度就越高。胎儿出生后出现新生儿溶血症可能就大。

（二）羊水乙酰胆碱酯酶(amniotic fluid acetylcholinesterase)

【测定方法】

速率法、凝胶电泳法。

【参考区间】

速率法：<10.43 U/L。

【临床意义】

乙酰胆碱酯酶(AChE)即真性胆碱酯酶,主要来自胎儿的兴奋性细胞,如嗜铬细胞、神经节细胞、运动细胞、中枢神经系统神经细胞和肌细胞,反映神经系统成熟度。胎儿神经管闭合缺损(如开放性脊柱裂)及开放性腹壁缺陷时,羊水中 AChE 增加。如果同时测定羊水中假性胆碱酯酶(PChE)活性,计算出羊水的 AChE/PChE 值,可区分开这两种缺损:比值大于 0.27 者可诊断为神经管缺损,等于或小于 1.0 者则可诊断为开放性腹壁缺陷胎儿。

七、胎儿肺成熟度评价

胎儿肺成熟度(fetal lung maturity,FLM)最能反映胎儿出生后的生存能力。经常用于当预产期不确定需要进行剖宫产之前和在某些内科或妇科检查显示有提早分娩迹象时,例如胎膜早破、母体严重高血压、严重肾脏疾病、宫内发育迟缓或胎儿宫内窘迫等。如果胎儿肺不成熟,应该在产前使用皮质类固醇加速胎儿肺成熟,推迟分娩或进行产科干预,以防止早产,预防新生儿呼吸窘迫综合征(idiopathic respiratory distress syndrome,IRDS)的发生。临床上主要通过直接(或间接)检测肺表面活性物质含量或生物学特性来评估胎儿的肺成熟度。

(一) 羊水卵磷脂/鞘磷脂值

肺表面活性物主要包括脂质、蛋白质及碳水化合物。具有表面活性作用的脂质主要是卵磷脂(双棕榈酰卵磷脂),其次是磷脂酰甘油及少量的磷脂酰肌醇、磷脂酰乙醇胺等。羊水中绝大部分卵磷脂及全部鞘磷脂来源于胎儿肺,经支气管排出。妊娠早期,羊水中卵磷脂浓度非常低,随着妊娠进展,鞘磷脂水平仍然相当恒定,而卵磷脂水平逐渐升高,并在 34～36 周突然增加,计算卵磷脂/鞘磷脂值(lecithin/sphingomyelin ratio,L/S ratio)可准确地反映出羊水中卵磷脂的水平。L/S 值与胎儿肺成熟度密切相关。

【测定方法】

L/S 值:用氯仿-甲醇混合物从羊水中提取磷脂后,用薄层层析分离磷脂组分,染色后通过扫描密度仪扫描计算 L/S 值。

【参考区间】

由于不同的染色方法结果有差异,故不同染色方法的 L/S 值参考区间有所不同。一般将 L/S>2.0 作为肺成熟的判断值。

【临床意义】

(1) 如果 L/S>2.0,提示肺成熟。L/S 值预报肺成熟符合率达 97%～98%。但该试验主要用于反映肺成熟度,在描述胎儿肺不成熟度上并不可靠。如 L/S 值为 1.5～2.0,约有 50% 的婴儿不会发生 IRDS。

(2) 如母亲有糖尿病,则尽管胎儿 L/S>2.0(显示肺成熟),婴儿发生 IRDS 的概率仍然会增大,必须使用特殊的参考值,将 L/S 值定为 3.0。

(3) 多胎妊娠时,对每个胎儿羊膜腔均应取样。一个以上胎儿共用同一个羊膜腔的例子很罕见。在双胞胎,体重较轻的一个易发生 IRDS。

(二) 磷脂酰甘油

磷脂酰甘油(PG)是肺泡表面活性物质磷脂的成分之一,是足月儿和成人肺中含量占第二位的活性物质,约占羊水中总磷脂的 10%。在成熟肺中,肺泡表面活性物质可从肺泡倒流至上呼吸道,经口腔进入羊水,故在羊水和呼吸器官分泌物中能检测到 PG;在肺泡表面活性物质中 PG 对膜的活性和稳定性起重要作用,妊娠 35 周后羊水中出现磷脂酰甘油,含量随妊娠时间而增加,目前将 PG 检测作为评价肺成熟的重要标志物。

【测定方法】

酶法、快速胶乳凝集试验测定。

【参考区间】

阳性。

【临床意义】

PG 阳性:提示胎儿肺已成熟,新生儿一般不会发生 IRDS。

PG 阴性:即使 L/S≥2,仍可能发生 IRDS。

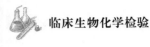

【评价】

直接检测羊水中磷脂酰甘油不受胎粪等污染物影响,灵敏度和特异性高。

（三）泡沫稳定性指数

当羊水中肺泡表面活性物质（pulmonary surfactant, PS）达到足够浓度时,能够形成一个高度稳定的膜,从而支撑泡沫的架构。羊水中蛋白质、胆盐、游离脂肪酸盐等也支持泡沫的稳定,但乙醇可将该类物质从膜中除去。因此,测定泡沫稳定指数（foam stability index, FSI）可间接反映羊水中肺泡表面活性物质的含量。

【测定方法】

在固定体积的未稀释羊水中,逐渐增加乙醇量并混合,在羊水能支持泡沫稳定的情况下,记录所需乙醇的最大体积。

【参考区间】

FSI>0.47。

【临床意义】

FSI>0.47为肺成熟。预测肺成熟度误差<1%,而预测肺不成熟度误差为66%。

【评价】

实验必须在20~25 ℃下进行,温度过高或过低都会影响泡沫的稳定性。含血液和胎粪的标本会出现假性肺成熟结果。

（四）荧光偏振

荧光偏振（fluorescence polarization assay, FPA）是目前最普遍使用的定量方法,比测定 L/S 值更加精确。在羊水中加入荧光染料 NBD-PC 时,NBD-PC 可渗入磷脂形成的微粒和聚集体中,具有表面活性的磷脂含量越高,荧光偏振值越低。近年来常使用低差别荧光染料 PC-16,此荧光染料不仅可与脂质微粒结合,也可与白蛋白结合,由于羊水中白蛋白含量较为恒定,同样可作为参照,此法用含磷脂和白蛋白的校正液进行校正,报告单位为 mg/g 白蛋白。大多数利用 FPA 法测定胎儿肺成熟度的实验室都使用这种方法。

【参考区间】

正常妊娠末期 NBD-PC 荧光偏振值<260 mP,磷脂/白蛋白>70 mg/g。

【临床意义】

（1）NBD-PC 荧光偏振值<260 mP 提示肺明显成熟,其值在 260~290 mP 之间说明肺正向成熟过渡,>290 mP 提示不成熟。以 260 mP 作为临界值,该方法灵敏度为 94%,特异性为 84%。260 mP 临界值很适于高危妊娠,230 mP 临界值更适合于需剖宫产的患者。

（2）如在羊水中血液污染超过 0.5%,会降低荧光偏振值结果。故以<230 mP 为明显成熟,>290 mP 为不成熟,230~290 mP 之间很难解释。

（3）糖尿病孕妇的预报值同无糖尿病孕妇。大量研究表明,糖尿病不影响 FPA 的医学决定水平。

【评价】

FPA 法的商品试剂 TDxFLM Ⅱ 使用的是 PC-16 来代替 NBD-PC 染料。两种实验的偏振效果呈高度线性相关。TDxFLM 试验报告形式为磷脂/白蛋白（mg/g）,经评估其精密度良好。推荐的临界值是 70 mg/g 白蛋白。对于高危妊娠,50 mg/g 白蛋白更适宜。

（五）薄层小体计数

薄层小体（lamellar bodies, LB）是肺泡Ⅱ型细胞质中的特殊结构,是肺泡表面活性物质在细胞内存储的地方,它通过胞吐作用到达肺泡表面,可进入羊水中,因此在羊水中检测出 LB 可用于评价胎儿肺成熟度。

【测定方法】

使用标准血细胞计数仪的血小板通道,可以对羊水中薄层小体微粒直接进行计数测定。这些表面活性物质颗粒从 2~20 fL 不等,用全血细胞的血小板计数和血小板大小测定的方法可对这些颗粒进行定量。

【参考区间】

≥50000/μL（离心标本）或≥60000/μL（未离心标本）。

【临床意义】

薄层小体计数是目前临床较为常用的评价胎儿肺成熟度的方法。羊水 LB≥50000/μL 表示胎儿肺成熟,LB 为 16000~49000/μL 表示过渡状态,LB≤15000/μL 表示胎儿肺不成熟。

【评价】

(1) 离心会使计数结果减少 8%,但不会提高方法的精确度。推荐使用未离心的标本作为参考值,该法阳性率较高,对 IRDS 预测较准确,但假阳性也高,检测结果大于参考值的婴儿有 55%不发生 IRDS。

(2) 超过 1%的血液污染能使薄层小体计数结果降低 20%,胎粪污染标本和含大量黏液的阴道液体标本使计数结果偏高。对于这些污染标本不能使用计数法进行检测。

第三节 产前筛查

产前筛查(prenatal screen)是采用免疫学技术检测孕妇外周血标志物,结合孕妇年龄、孕周、体重等对胎儿异常作出风险评估,是经济、简便和对胎儿无创的检查方法,常用的血清标志物有 AFP、hCG 及其游离 β-亚基(free β-hCG)、抑制素(inhibin)、未结合雌三醇(uE₃)及妊娠相关血浆蛋白 A(pregnant associated plasma protein A,PAPP-A)等。筛查的主要疾病有胎儿神经管缺陷、21-三体综合征、18-三体综合征等胎儿先天性缺陷。早孕期产前筛查在孕 7~11 周进行,中孕期产前筛查在孕 15~20 周进行。产前筛查适用于所有预产年龄小于 35 岁的非高危孕妇。

虽然可以采用生化或免疫指标定量检测为产前筛查作出实验室诊断,但产前筛查只是对胎儿罹患某一先天或遗传性疾病的风险评估而不是诊断。

一、胎儿神经管缺陷

神经管缺陷(neural tube defects,NTD)发生于胚胎发生期。如神经管不能融合,会导致永久性的脑或(和)脊髓发育缺陷,即无脑畸形、脊柱裂和脑积水。90%的神经管缺陷属于多因素遗传病。叶酸缺乏与神经管缺陷有关,可能是叶酸缺乏导致同型半胱氨酸代谢紊乱所致。

新生儿无脑畸形和脊柱裂的发生概率为 1/1800。所有无脑畸形和 95%的脊柱裂都是开放性的,没有皮肤覆盖,直接与羊水接触。AFP 可大量进入羊水中,使母体血液循环中的 AFP 浓度增加,因此测定母体 AFP 水平可检出约 90%的开放性神经管缺陷。另外,孕妇血浆及尿中雌三醇浓度也会显著降低。因此,临床常检测 AFP、E₃作为胎儿神经管缺陷的辅助诊断指标。

【测定方法】

时间分辨荧光免疫法、化学及电化学发光免疫测定法。

【参考区间】

母体血清 AFP 结果一般用同孕周正常妊娠中位值的倍数 MoM 来表示。AFP:0.5~2.5 MoM。

【临床意义】

母体血清 AFP 升高预示 NTD 发生的危险性增加,而母体血清 AFP 降低预示唐氏综合征发生的危险性增加。由于母体 AFP 升高与多种因素有关,如妊娠时间、母体体重与年龄、1 型糖尿病、多胎妊娠等。因此,单凭母体血清 AFP 升高不能用于胎儿异常的确诊,进一步确诊还需进行超声及羊水穿刺检查。在充分考虑上述提及的影响母体 AFP 因素的基础上,如果在妊娠 15~20 周母体血清 AFP 及羊水 AFP 均大于 2.0 MoM,且羊水乙酰胆碱酯酶活性升高,则应考虑脊柱裂、无脑儿、腹裂、脐膨出的可能。随着母体年龄的增大及母体血清 AFP<1.0 MoM,就应考虑唐氏综合征的可能。

二、唐氏综合征

唐氏综合征(Down syndrome,DS)也称 21-三体综合征,为最常见的染色体异常疾病,婴儿中发生率为1/800。临床表现:严重智力低下,生长发育迟缓,具有特殊面容即眼距宽、外眼角上斜,常张口伸舌、流涎,颈部短宽,蹼颈。唐氏综合征发生的主要危险因素是母体的年龄,随着年龄的增大,卵子老化,减数分裂时染色体不分离是导致胎儿唐氏综合征的主要原因之一。

唐氏综合征血清筛查是筛查胎儿染色体异常的技术,染色体异常胎儿母体内的 β-hCG、AFP、uE$_3$ 与正常胎儿不同,且其母体血清水平随孕周不同也有变化。因此,可根据母体血清中 β-hCG、AFP、uE$_3$ 浓度及孕妇年龄、身高、体重和孕龄进行综合评估胎儿染色体异常危险度。

(一)孕中期唐氏综合征过筛试验

【测定方法】

一般在妊娠第二个三月期早期(15～20周)进行母体血清三联筛查,包括母体血清 AFP、hCG、uE$_3$ 水平测定。AFP 主要由胎肝合成,hCG 由胎盘产生,uE$_3$ 是妊娠期间主要的性激素。在唐氏妊娠时,母体血清 AFP 及 uE$_3$ 水平较低,而 hCG 水平则较高。

【参考区间】

试验检测指标均需转换为 MoM 值,并结合母体妊娠年龄、体重、种族、胎儿数等因素计算出唐氏妊娠的危险度。目前一般将＞1/275 作为唐氏妊娠高度危险的判断值。

【评价】

母体血清三联筛查的诊断准确性为 60%,假阳性率为 5%。为增加唐氏筛查试验的灵敏度,目前又有一些新的试验进入临床,如抑制素 A、降解 hCG 及 PAPP-A 等。

(二)孕早期唐氏综合征过筛试验

为更早地发现唐氏综合征,提高唐氏综合征的检出率及准确性,目前已有很多医院进行孕早期唐氏综合征过筛。

【测定方法】

母体血清主要检测 hCG(或 β-hCG)及 PAPP-A,并通过超声监测胎儿颈后透明带厚度(nuchal translucency,NT),最后结合母体年龄等其他因素计算出唐氏妊娠危险度。

【参考区间】

同孕中期一样,将＞1/275 作为唐氏妊娠高度危险的判断值。

【评价】

由于孕早期唐氏综合征通过筛查的检出率较低,需要用不同方法联合筛查以提高检出率(表 18-4),对于在孕早期为低危风险值者还需在孕中期进行唐氏综合征筛查。

表 18-4 不同方法联合筛查胎儿唐氏综合征的检出率

血清标志物	血清标志物检出率/(%)（假阳性率 5%）	血清标志物＋胎儿颈蹼度检出率/(%)（假阳性率 5%）
β-hCG	41.8	77.7
PAPP-A	52.2	81.2
β-hCG＋PAPP-A	64.4	86.4
β-hCG＋PAPP-A＋AFP	66.6	87.2
β-hCG＋PAPP-A＋uE$_3$	68.6	87.9
β-hCG＋PAPP-A＋uE$_3$＋AFP	70.0	88.3

三、18-三体综合征

18-三体综合征(trisomy 18)也称 Edwaed 综合征(Edwaed syndrome),是发生率仅次于唐氏综合征的常见染色体三体征。患儿的细胞内有 3 条第 18 号染色体,比正常人多出 1 条。此病患儿具有比唐氏综合征更严重的智力底下、心血管畸形和体表畸形。大部分在妊娠过程中出现流产,出生患儿常难以存活。母体血清三联实验结果常是 AFP、β-hCG、PAPP-A 三者浓度降低,可以查出 60% 的 18-三体综合征患儿。

【测定方法】

15~22 周进行母体血清 AFP、β-hCG、uE$_3$ 水平测定。

【参考区间】

风险率＜1/350 为低风险。

【评价】

母体血清三联筛查的诊断准确性为 60%，假阳性率为 0.2%。不同方法联合检查 18-三体综合征的检出率见表 18-5。

表 18-5 不同方法联合检查 18-三体综合征的检出率

筛 查 方 法	检出率/(%) (假阳性率 0.1%)	检出率/(%) (假阳性率 0.5%)	检出率/(%) (假阳性率 1%)
AFP＋年龄	35.5	47.5	52.5
β-hCG＋年龄	45.5	56.0	62.5
β-hCG＋AFP＋年龄	47.1	58.1	64.5
PAPP-A＋年龄	59.7	71.6	77.3
AFP＋PAPP-A＋年龄	62.2	72.5	78.8
β-hCG＋PAPP-A＋年龄	64.5	74.1	79.0
β-hCG＋AFP＋PAPP-A＋年龄	64.2	74.3	79.8

第四节 新生儿筛查

新生儿疾病筛查是指在新生儿期通过对某些危害严重的遗传代谢病、先天性疾病进行群体筛查，早期诊治，从而避免或减轻疾病的危害。20 世纪 60 年代后期，Dr Robert Guthrie 建立了干血滴滤纸片枯草杆菌抑制法进行新生儿苯丙氨酸的筛查，至今仍被包括我国在内的许多国家所采纳。我国每年有 80 万~100 万出生缺陷新生儿，而在死亡的婴儿中，大约 10% 是由于遗传代谢病造成的。因此，开展新生儿遗传代谢病筛查对减少新生儿遗传代谢病发生、提高出生人口素质具有重要意义。目前，以液相串联质谱技术为核心的新生儿遗传代谢病为核心的新生儿遗传代谢病筛查技术体系已经成熟，其具有检测效率高、灵敏度高、假阳性率低等特点，通过一份标本同时检测上百种代谢产物，同时结合氨基酸分析仪，能对 100 多种遗传代谢病进行快速检测，适用于大样本量筛查。

一、常见遗传代谢性疾病

遗传代谢性疾病（inherited metabolic disorders，IMD）又称先天性代谢缺陷病（inborn error of metabolism，IEM），是由于编码某些酶或蛋白质的基因突变或表达调控异常，不能合成具有代谢或调节功能产物引起酶缺陷、细胞膜功能异常或受体缺陷，从而导致机体生化代谢紊乱，造成中间或旁路代谢产物蓄积或终末代谢产物缺乏而出现一系列临床症状的一组疾病。主要的代谢紊乱涉及氨基酸、有机酸、脂肪酸、类固醇、糖类及金属离子等多种物质代谢异常，迄今发现的疾病已经超过 4000 种。虽然 IMD 单一病种发病率较低，但因病种繁多，综合患病率并不低。IMD 的临床表现复杂多样，随年龄、性别不同而有差异。主要表现：神经系统异常，是新生儿 IMD 最常见症状；消化系统异常及一些特殊改变如青光眼、白内障、皮肤和毛发异常等。由于新生儿期发病缺乏特异症状，临床诊断十分困难，使患儿得不到早期诊断、早期治疗，给新生儿造成不可逆的严重损伤，如智力低下、生长发育迟缓、脑损伤脑瘫、多器官功能障碍或死亡，给家庭和社会带来沉重负担。但是有些 IMD（如苯丙酮尿症、先天性甲状腺功能低下）若能在早期症状出现之前作出诊断和采取预防措施，则可以防止疾病的发生和发展，减轻甚至达到治愈效果，因此对 IMD 的早发现、早诊断、早治疗是防治该病的关键。

由于 IMD 种类繁多，发病机制不同，以及用于疾病诊断和研究试验方法较多，因此分类方法各异。目

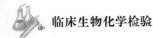

前主要分类方法如下。

（1）根据异常代谢产物的分子大小分类：①小分子病，包括氨基酸病、糖代谢病、有机酸代谢异常、脂肪酸氧化缺陷、核酸代谢异常、嘌呤代谢障碍、金属代谢障碍等；②大分子病，包括溶酶体储积病、黏多糖病、过氧化酶体病、线粒体病等。

（2）根据病理生理改变分类：①某些代谢途径的终末产物缺乏，如过氧化酶体病、溶酶体病等；②受累代谢途径的中间产物或旁路代谢产物增加，如苯丙酮酸尿症（PKU）、甲基丙二酸血症等；③某些代谢途径受阻，引起组织供能不足，如糖代谢障碍、线粒体病等；④物质的生物合成障碍：如先天性肾上腺皮质增生症时，α-羟化酶缺乏致皮质醇合成障碍；⑤物质的转运功能障碍，如肾小管性酸中毒等。

（3）根据累及的生物化学物质分类：①糖代谢缺陷，包括半乳糖血症、果糖不耐症、糖原储积症、蔗糖和异麦芽糖不耐症、乳糖及丙酮酸酸中毒等；②氨基酸代谢缺陷，包括苯丙酮尿症、酪氨酸血症、白化病、异戊酸血症、同型半胱酸尿症、先天性高氨血症、高甘氨酸血症等；③脂类代谢缺陷，如神经节苷脂病、中链脂肪酸酰基辅酶 A 脱氢酶缺乏、尼曼匹克病和戈谢病等；④金属代谢病，如肝豆状核变性和 Menkes 病等。

IMD 是由于酶和蛋白质缺陷造成的。常规生化检验应用项目有血糖、血气分析，血氨、电解质、肝肾功、血乳酸、丙酮酸及酶活性测定。对可疑病例可采用血、尿生化指标进行筛查，如尿苯丙酮酸筛查、尿低聚糖筛查、尿有机酸分析、血浆长链脂肪酸分析、血浆氨基酸分析等。某些大分子可通过外周血涂片或骨髓细胞学检查寻找储积细胞。随着气相色谱仪（GC）、质谱仪（MS）、高效液相色谱仪及氨基酸分析仪运用于血、尿氨基酸水平检测、尿有机酸分析、血浆脂肪酸分析、血浆酰基肉碱分析等，可对 100 多种 IMD 作出快速、准确的诊断。

近年来，随着分子生物学技术的发展，对各种 IMD 的基因定位和基因表达调控特征的研究越来越多，通过 PCR、基因芯片等技术进行 IMD 基因诊断已成为可能，使 IMD 诊断从传统表型诊断进入基因诊断的新水平，未来必将在 IMD 预测、预防和个性化治疗中发挥重要作用。

由于 IMD 种类繁多，受新生儿疾病筛查病种局限，很多先天性遗传代谢病不能做到早期发现和早期治疗，根据我国《母婴保健法》要求，至少需开展先天性甲状腺功能减低和苯丙酮尿症两项筛查。

（一）先天性甲状腺功能减低

先天性甲状腺功能减低（congenital hypothyroidism，CH）是常见的小儿内分泌代谢异常，为常染色体隐性遗传病。该病在我国新生儿中发病率较高，为 1/3000～1/2000，如果不及时治疗，将会引起严重的神经发育障碍。

1. 先天性甲状腺功能减低的病因和临床特征

（1）病因与发病机制：先天性甲状腺功能减低的病因有先天性甲状腺发育不良、先天性甲状腺素合成缺陷、促甲状腺素不足和孕妇服用抗甲状腺药物等。遗传因素是 CH 的发病原因之一，目前已证实有多个基因的遗传变异均可导致 CH。与 CH 发病相关的基因包括甲状腺发育不良有关的基因和甲状腺激素合成障碍有关的基因。约 85% 的病例由甲状腺发育不良引起，其余 15% 由甲状腺激素合成障碍引起。

（2）临床特征：先天性甲状腺激素合成障碍的病情因各种酶缺乏的程度而异。一般在新生儿期症状不明显，以后逐渐出现代偿性甲状腺肿，且多为显著肿大。典型的甲状腺功能低下可出现较晚，可称为甲状腺肿性呆小病。

腺体发育异常的程度决定其症状出现的早晚及轻重。腺体完全缺乏者，上述症状可出现于新生儿出生后 1～3 个月，且症状较重，无甲状腺肿。如尚有残留或异位腺体时，多数在 6 个月～2 岁内出现典型症状，且可伴代偿性甲状腺肿大。先天性甲状腺功能减退如不能早期诊断、及时治疗，则可造成智力低下或终身残疾，而早期适当的治疗可使患儿生长发育正常。

2. 先天性甲状腺功能减退的实验室检查

（1）生物化学筛查指标：①多采用出生后 2～3 天的新生儿干血滴纸片检测 TSH 浓度作为初筛，结果大于 20 mU/L 时，再检测血清 T_4、TSH 以确诊，该法采集标本简便，假阳性和假阴性率较低。②血清 T_3、T_4、TSH 测定：最有用的检测项目。甲状腺功能减低，TSH 可升高，血清 TT_4 和 FT 均多低下。部分患者血清 T_3 正常而 T_4 降低，这可能是由于甲状腺在 TSH 刺激下或碘不足情况下合成生物活性较强的 T_3 相对增多,或周围组织中 T_4 较多地转化为 T_3。因此,T_4 降低而 T_3 正常可视为较早期诊断甲状腺减退的指标之一。③血浆蛋白结合碘(plasmaprotein bound iodine,PBI):甲状腺功能减退患者 PBI 测定常低于正常,多在 $3\sim4$ $\mu g/dL$ 以下,甲状腺吸碘率明显低于正常,常为低平曲线,而尿中 ^{131}I 排泄量增大。④兴奋试验:如用 TSH 后摄碘率不升高,提示病变原发于甲状腺,故对 TSH 刺激不发生反应。在 TRH 刺激后引起升高,并呈延迟反应,表明病变在下丘脑。如 TSH 为正常低值或略低于正常值,而 TRH 刺激后血中 TSH 不升高或呈低(弱)反应,表明病变在垂体或为垂体的 TSH 储备功能降低。如 TSH 原属偏高,TSH 刺激后更明显,表示病变部位在甲状腺。

(2)基因诊断:先天性甲状腺功能减退症多系先天性甲状腺发育不良和甲状腺激素合成障碍引起。影响甲状腺发育的基因有 Pax8 基因、甲状腺转录因子-2(TTF-2)基因、促甲状腺素受体(TSHR)基因等。影响甲状腺激素合成的基因有甲状腺过氧化物酶(TPO)基因、甲状腺氧化酶(THOX)基因、甲状腺球蛋白(TG)基因等。这些基因的缺陷在先天性甲状腺功能减退症的发病中起着重要作用。影响甲状腺激素合成的物质有甲状腺过氧化物酶、甲状腺球蛋白、pds 基因、钠碘同向转运体、甲状腺氧化酶基因。

(二)氨基酸代谢异常

氨基酸代谢疾病是一组由氨基酸代谢途径中酶的缺失所致的疾病,导致血液和尿液中氨基酸升高,是常染色体隐性遗传。氨基酸代谢疾病发病率低,总的新生儿发病率大约为 1/8000,主要有苯丙酮尿症、同型胱胺酸尿症、Ⅰ型酪氨酸血症、瓜氨酸血症、精氨酸血症及高氨血症等。

1. 苯丙酮尿症

苯丙酮尿症(phenylketonuria,PKU)是一种常见的遗传代谢病,在我国的发病率约为 1/6500,属于氨基酸代谢异常的遗传代谢病,遗传方式为常染色体隐性遗传。本病是第一个可以通过新生儿筛查确诊的疾病,也是第一个可以通过治疗和饮食控制治愈的遗传代谢疾病。如果诊断和治疗不当,会引起智力障碍等严重的临床症状。

(1)病因和发病机制:苯丙酮尿症是由于苯丙氨酸代谢障碍引起的,其原因是肝脏苯丙氨酸羟化酶(phenylalanine hydroxylase,PAH)及其辅酶缺乏或活性降低。由于 PAH 缺乏引起的称为经典型 PKU,占 98%～99%,而由于二氢生物蝶呤还原酶等造成生物蝶呤代谢缺陷引起的称为非经典型 PKU,比较少见。临床症状也较轻。

苯丙氨酸是人体必需的氨基酸之一,其主要代谢去路是在 PAH 及其辅酶四氢生物蝶呤的作用下羟化生成酪氨酸,部分苯丙氨酸可以在转氨酶的作用下脱氨基生成苯丙酮酸。如果血液中苯丙酮酸的浓度增高,就会破坏大脑及周围组织的氨基酸平衡。同时经旁路代谢产生的苯丙酮酸、苯乙酸、苯乳酸和对羟基苯乙酸也会增加,并从尿中排出。由于酪氨酸生成减少,致使甲状腺素、肾上腺素和黑色素合成不足,而蓄积的高浓度苯丙氨酸及其旁路代谢产物导致细胞受损。

(2)临床特征:PKU 的临床表现与 PAH 基因突变的类型相关。PKU 患儿出生时大多表现正常,新生儿期无明显特征的临床症状。随着喂食的时间延长,血中苯丙氨酸及其代谢产物逐渐升高,临床症状才渐渐表现出来。①生长发育迟缓:除躯体生长发育迟缓外,主要表现为智力发育迟缓。生后 4～9 个月即可出现智商低于同龄婴儿,重型者智商低,其中 50.14% 以上儿童呈痴呆状态,语言发育障碍尤为明显。限制新生儿摄入苯丙氨酸可防止智力发育障碍。②神经精神表现:患儿可出现脑萎缩和小脑畸形,表现为反复发作的抽搐,肌张力增高,反射亢进,也可有兴奋不安、多动等异常行为。但随着年龄增大病情逐渐减轻。③皮肤毛发表现:皮肤常干燥,易有湿疹和皮肤划痕症。由于酪氨酸酶受抑,使黑色素合成减少,故患儿毛发色淡而呈棕色。④其他:由于苯丙氨酸羟化酶缺乏,苯丙氨酸从另一通路产生苯乳酸和苯乙酸增多,苯乳酸与苯乙酸从汗液和尿中排出而有霉臭味(或鼠气味)。

(3)主要生化指标:①血清苯丙氨酸的测定:苯丙氨酸尿症首先表现为血中苯丙氨酸浓度升高,所以检测血中苯丙氨酸浓度是诊断 PKU 的首选方法。若能够同时检测血中酪氨酸浓度则更好,可分析苯丙氨酸与酪氨酸的比值。目前串联质谱可快速检测苯丙氨酸与酪氨酸浓度,并自动计算其比值,可降低假阳性率或假阴性率。正常人苯丙氨酸浓度为 0.06～0.18 mmol/L(1～3 mg/dL),而患儿血浆苯丙氨酸浓度可达 0.6～3.6 mmol/L,且血中酪氨酸正常或稍低。如果血苯丙氨酸以 0.258 mmol/L 为正常人与 PKU

患者的分界点,则有高达4%的假阳性。用层析法则可在出生后几天的新生儿中测出假阴性。串联质谱技术(MS/MS)可降低假阳性率,此方法可同时测定血苯丙氨酸和酪氨酸,并可计算苯丙氨酸/酪氨酸值。如果以比值2.5为正常儿童与PKU患者的分界点,则可将假阳性率减少到1%。故目前多用此方法筛选新生儿苯丙酮尿症。此方法还可用来筛选半乳糖血症、同型胱氨酸尿症和先天性甲状腺功能减低症,一次检查可以筛选多种先天性疾病。②尿三氯化铁试验:用于较大婴儿和儿童的筛查。将三氯化铁滴入尿液,如立即出现绿色反应,则为阳性,表明尿中苯丙氨酸浓度增高。此外,二硝基苯肼试验也可以测尿中的苯丙氨酸。③血浆氨基酸分析和尿液有机酸分析:可为本病提供生化诊断依据,同时,也可鉴别其他氨基酸、有机酸代谢病。④尿蝶呤分析:由于四氢生物蝶呤缺乏可在尿液中的蝶呤谱反映出来,故检测尿液中的蝶呤谱有助于PKU分型。应用高效液相层析测定尿液中新蝶呤和生物蝶呤的含量,用以鉴别各型PKU。典型PKU患儿尿中蝶呤总排出量增高,新蝶呤与生物蝶呤比值正常。⑤酶学诊断:PAH仅存在于肝细胞,需经肝活检测定,不适用于临床诊断。其他3种酶的活性可采用外周血中红、白细胞或皮肤成纤维细胞测定。部分患儿四氢生物蝶呤缺乏是由于二氢生物蝶呤还原酶活性缺乏引起,故测定血红细胞二氢生物蝶呤还原酶活性有利于二氢生物蝶呤还原酶缺乏症的诊断。

(4) 基因诊断:DNA分析改变技术近年来广泛应用于PKU诊断及杂合子检出的产前诊断。但由于基因的多态性,分析结果必须谨慎。由于绒毛及羊水细胞测不出苯丙氨酸羟化酶活性,所以产前诊断问题长期不能解决。目前我国已鉴定出25种中国人PKU致病基因突变型,约占我国苯丙氨酸羟化酶突变基因的80%,已成功用于PKU患者家系突变检测和产前诊断。

2. 同型胱氨酸尿症

同型胱氨酸尿症(homocystinuria,HCU)也叫高同型半胱氨酸血症,是甲硫氨酸代谢异常所造成的遗传性疾病。该病属于常染色体隐性遗传,发病率不高,多数为父母近亲结婚。病变可累及心血管、骨骼、神经系统等多个系统,临床表现为多发性血栓栓塞、智力落后、晶状体易位和指(趾)过长等。

(1) 病因和发病机制:甲硫氨酸也叫蛋氨酸,其主要代谢途径是甲硫氨酸循环。活化的甲硫氨酸提供活性甲基生成肾上腺素、肌酸和肉毒碱的同时,自身也脱掉腺苷生成同型半胱氨酸,后者可以参加下一轮循环,也可以两两聚合,生成同型胱氨酸。此代谢过程需要多种酶的参与才能完成。

同型胱氨酸尿症至少有3种不同的生化缺陷型:①胱硫醚合成酶缺乏型(简称合成酶型),是由于同型半胱氨酸变成胱硫醚的代谢途径发生阻滞。本型最为多见。维生素B_6是胱硫醚合成酶的辅酶,故应用大剂量维生素B_6对部分病例有效。②甲基四氢叶酸-同型半胱氨酸甲基转移酶缺乏型(简称甲基转移酶型),是同型半胱氨酸变为甲硫氨酸的代谢途径发生紊乱。这个代谢过程由2种甲基转移酶催化,而维生素B_{12}是甲基转移酶的辅酶。③N_5,N_{10}-甲基四氢叶酸还原酶缺乏型(简称"还原酶型"),该酶为同型半胱氨酸提供甲基,以转变为甲硫氨酸。此酶缺乏时,同型半胱氨酸的甲基化作用不足,就会与同型半胱氨酸共同蓄积于体内。

(2) 临床特征:典型的症状见于胱硫醚合成酶缺乏型病例。患儿出生时正常,5～9个月起病。主要症状有骨骼异常、血栓形成、发育迟缓、智力障碍、晶状体脱位等。甲基转移酶缺乏型的临床表现轻重不等,可有智力发育延迟、体格发育落后、反复感染、不同程度的神经系统症状(如惊厥)等。部分病例可有巨幼红细胞性贫血和肝脾肿大。还原型同型半胱氨酸尿症主要表现为神经系统症状,如惊厥、智力低下、精神分裂等。此型中还有一些患者以巨幼红细胞性贫血、同型胱氨酸尿症和甲基丙二酸尿症为特征,临床上表现为小儿期有严重的巨幼红细胞性贫血,烦躁不安、消瘦、反复感染、厌食、恶心、呕吐和腹泻,无神经、骨骼、血管和眼部异常。

(3) 生物化学指标:①尿同型胱氨酸测定:用于患儿筛查,可以进行硝普钠试验,方法是尿液1 mL加入5%氰化钠溶液,放置5 min,加入5%硝普钠水溶液1滴,出现红色或紫红色为阳性,表示尿中有过量的含硫氨基酸。②酶活性测定:可用皮肤成纤维细胞测定光硫醚合成酶、甲基四氢叶酸-同型半胱氨酸甲基转移酶和N_5,N_{10}-甲基四氢叶酸还原酶的活性,用于同型胱氨酸尿症的确诊,也可用此法检出杂合子。如果测定羊水细胞的上述酶活性,则可以进行产前诊断。

(4) 基因诊断:同型半胱氨酸尿症最常见的突变型是胱硫醚合成酶基因突变,因此,该病的基因诊断主要集中在分析该酶的基因型。胱硫醚合成酶基因位于第21号染色体长臂(21q22.3),有23个外显子,转录修饰后至少可以生成 5 种 mRNA。目前已经发现 140 多种突变方式，有 50 多种突变可能会造成该酶活性明显降低。现已针对发生率较高的第 3 个外显子的突变序列设计出引物，进行 PCR 扩增，开展基因筛查，进行同型半胱氨酸尿症的预测和流行病学分析。

（三）有机酸代谢异常

有机酸是氨基酸、脂肪酸、类固醇、碳水化合物或某些药物在体内的中间代谢产物，由于代谢途径中某些酶缺陷，导致其中间代谢产物和旁路代谢产物增加，形成有机酸血症。在代谢过程中大部分有机酸需与辅酶形成酰基辅酶 A 才能逐步代谢，有机酸血症时同时导致大量酰基辅酶 A 积聚，酰基辅酶 A 与肉碱结合形成酰基肉碱辅助有机酸排出，所以患者体内相对应的酰基肉碱大量增加。临床有机酸血症包括由赖氨酸和色氨酸代谢紊乱引起的戊二酸血症 I 型及其他氨基酸代谢紊乱引起的疾病如异戊酸血症、甲基丙二酸血症、丙二酸血症、丙酸血症、3-羟基-3-甲基戊二酰基辅酶 A 裂解酶缺乏症、2-甲基丁酰辅酶 A 脱羟酶缺乏症、3-甲基巴豆酰辅酶 A 羟化酶缺乏症等。有机酸血症的临床表现从无临床症状到新生儿死亡差异明显。一半以上的有机酸血症出现发育迟缓、癫痫、知觉的改变或行为障碍，有机酸血症中常见的是代谢性酮症酸中毒伴高血氨症。

戊二酸血症 I 型（Glutaric acidemia type I，GA I）是一种由戊二酰辅酶 A 脱氢酶缺乏引起的赖氨酸、羟赖氨酸、色氨酸代谢紊乱的常染色体隐性遗传疾病。在氨基酸分解代谢途径形成的戊二酸（GA）和3-羟基戊二酸（3-OH-GA）在尿液中的积累。该病患者可有脑萎缩和巨头畸形，患儿通常在出生时出现头围急剧增加和纹状体的急性继发性肌张力障碍，在出生后的第 6 个月到第 18 个月由于感染性发热引起病情恶化。这种疾病可以通过新生儿筛查戊二酰肉碱（C5DC）的含量升高来确诊。利用 GC/MS 测量尿有机酸分析表明 3-OH-GA 和戊二酰基肉碱含量均升高。治疗方法包括补充肉碱以去除戊二酸，限制产生戊二酸的氨基酸饮食，并及时治疗继发疾病（如感染）。早期诊断和治疗可降低 GAI 患者急性肌张力障碍的发生。

（四）脂肪酸氧化异常

脂肪酸在线粒体内 β-氧化是人体能量的主要来源。长链脂肪酸首先在细胞质中活化成长链酯酰 CoA，然后以肉毒碱作为载体形成酰基肉毒碱进入线粒体；进入线粒体后，随即释放出游离肉毒碱和长链酯酰 CoA，长链酯酰 CoA 在线粒体各种酶作用下，经脱氢、加水、再脱氢和硫解 4 步逐步分解为中链和短链酯酰 CoA，依次进入 β-氧化的下一个循环。长链酯酰 CoA 经一次 β-氧化循环，碳链减少两个碳原子，生成一分子乙酰 CoA，多次重复上面的循环，就会逐步生成乙酰 CoA。因此，以上各反应步骤中任何一种酶缺乏都会导致脂肪酸氧化异常，出现神经系统、骨骼肌、心、肝、肾、消化道的功能障碍。已知有 9 种蛋白与人类遗传性线粒体脂肪酸氧化缺陷直接相关，包括：胞膜肉碱转运；肉碱棕榈酰转移酶 I、II；长链、中链和短链酰基辅酶 A 脱氢酶；2,4-二烯酰辅酶 A 还原酶和长链 3-羟酰基辅酶 A 脱氢酶。脂肪酸氧化异常疾病平常不明显，只有在禁食、感染或发烧时期人体需要的能量增加时才变得很明显。当患有这种疾病的健康孩子发生急性疾病时，会出现意识丧失或成为植物人，并可导致死亡。一些脂肪酸氧化疾病（长链羟酰辅酶 A 脱氢酶缺乏症）也可以影响骨骼肌、心肌疼痛的发生及心肌病等。下面以中链酰基辅酶 A 脱氢酶缺乏症（medium chain acyl-CoAdehydrogenase deficiency，MCADD）为例进行说明。

（1）发病机制：MCADD 是一种常染色体隐性遗传病，主要表现为线粒体脂肪酸的 β-氧化异常，并出现一系列相应代谢指标异常。MCADD 缺陷时机体在空腹情况下不能产生足够酮体以满足组织能量需要，血浆脂肪酸随空腹时间延长而增高，出现低血糖。线粒体内中链（C8～C12）辅酶 A 中间产物积聚，酰基辅酶 A 与游离辅酶 A 比值增高，抑制丙酮酸脱氢酶和 α-酮戊二酸脱氢酶活性，丙酮酸转变成乙酰辅酶 A 进入三羧酸循环减少，枸橼酸合成和糖原生成均受影响。线粒体 β-氧化受抑制后，脂肪酸结合进甘油三酯，故本症急性期患者肝脏中有大量脂肪沉积。三碳以上的酰基化合物有明显致脑病特性，积聚的酰基化合物碳链愈长则患者愈快出现昏迷。丙酸、辛酸和棕榈酸等的酰基化合物进入中枢神经系统的速率随碳链增长而增加。该病是脂肪酸氧化最常见的疾病，在白种人新生儿中的发病率为 1：（6000～10000），属常染色体隐性遗传病，在多数 MCADD 患者检测到其 MCADD cDNA 第 985 碱基处有 A→G 替换，致多肽羧基端 α-螺旋区氨基酸序列改变（谷氨酸替代赖氨酸），少数患者携带有该变异的杂合子等位基因。

（2）临床表现：自1982年首次报道，已诊断出200余例患者。患儿多在空腹后出现呕吐、嗜睡，可继发于胃肠道或呼吸道病毒感染。患者可有昏迷、低血糖，尿酮阴性或较低，血氨水平显著增高，肝功能异常。静脉输注10%低分子右旋糖酐可迅速改善症状，患儿在发作期间无任何症状。MCADD临床表现型多样，患者常被诊断为肉碱缺乏、婴儿猝死综合征、Reye综合征、低血糖昏迷等。患者首次发作可十分严重，导致猝死。多数病例在3～15个月出现，最迟者为14岁，约20%患者在首次发作时死亡。病理改变主要有肝脏脂肪变性和脑水肿。患者死亡均在诊断前发生，无一例在确定诊断后死亡，表明早期诊断或症状出现前进行新生儿筛查诊断是降低死亡率的关键。患者存活后可有发育落后（21%）、语言障碍（15%）和注意力障碍（12%）、脑性瘫痪（10%）等。

（3）实验室检查：①基本实验室检查应包括血电解质、血糖、血氨、转氨酶和尿常规等。通常仅有轻度代谢性酸中毒，但阴离子间隙明显增大。低血糖常见，但亦可正常。血氨仅有轻度增高，但可高至253 μmol/L。血清转氨酶可有2～4倍增高。尿酮阴性或低，偶有高尿酸血症。②特殊检查：MCADD患儿血浆肉碱水平低下，为正常的10%～50%。血浆酰基肉碱增高，游离肉碱水平低；尿游离肉碱水平低，酰基肉碱比例增高。母乳喂养婴儿血浆肉碱可为正常，因母乳中L-肉碱浓度约为50 μmol/L，酰基肉碱含量极低。MCADD患者血浆和尿中可检测到多种中链（C_6～C_{12}）异常代谢产物。组织中积聚的辅酶A硫酯包括己酰（C_6:0）、辛酰（C_8:0）、辛烯二酰（C_8:1）、癸酰（C_{10}:0）、4-cis-葵烯二酰（C_{10}:1）和十二烷酰（C_{12}:0）。MCADD患者尿有机酸GC-MS分析图谱反映出ω-氧化和过氧化物酶体β-氧化等替代途径的作用，尿中产生多种中链二羧酸如己二酸（C_6:0）、辛二酸（C_8:0）、去氢辛二酸（C_8:1）、癸二酸（C_{10}:0）、去氢癸二酸（C_{10}:1）、3-羟基癸二酸和十二碳双酸（C_{12}:0），但这些二羧酸的出现并不能诊断MCADD，因为其他脂肪酸氧化缺陷、糖尿病酮症酸中毒和摄入中链甘油三酯后亦可有这些产物，但摄入中链甘油三酯后仅有饱和二羧酸排出，且排出量为C_{10}>C_8>C_6，而MCADD时相反。MCADD时较为特异的有机酸异常为甘氨酸轭合物如己酰甘氨酸和环庚酰甘氨酸，苯丙酰甘氨酸通常在疾病发作期和静止期均增高。己酰甘氨酸和环庚酰甘氨酸尿中排出增高亦见于多种酰基辅酶A脱氢酶缺陷（戊二酸血症Ⅱ型），但后者还伴有丁酰甘氨酸增高。应用稳定同位素稀释GC-MS方法测定血和尿中酰基甘氨酸对MCADD很有帮助。③应用串联质谱仪（Tandem MS）测定血浆酰基肉碱对MCADD诊断有特定意义，包括C_6:0-、4-cis和5-cis-C_8:1-、C_8:0和4-cis-C_{10}:1-酰基肉碱。血浆酰基肉碱的测定无需定量或肉碱负荷实验即能诊断发作期和缓解期MCADD患者。该方法敏感性高，可利用新生儿筛查血滴纸片进行检查。

（五）血红蛋白病

1. 血红蛋白结构

血红蛋白是一种结合蛋白，相对分子质量为64458，由珠蛋白和亚铁血红素构成。血红素由原卟啉Ⅸ与亚铁原子组成，每一个珠蛋白分子由两对肽链构成球形四聚体（图18-1）。其中一对是类α链（α链和ξ链），由141个氨基酸组成；另一对是类β链（ϵ、β、γ和δ链），由146个氨基酸组成。由这6种不同的珠蛋白链组合成人类的6种不同的血红蛋白，即Hb Gower$_1$（$\xi_2\epsilon_2$）、HbGower$_2$（$\alpha_2\epsilon_2$）、HbPortland（$\xi_2\gamma_2$）、HbF（$\alpha_2\gamma_2$）、HbA（$\alpha_2\beta_2$）和HbA$_2$（$\alpha_2\delta_2$）。其中γ链有两种亚型，即Gγ_2和Aγ_2，因此HbF有两类：α_2Gγ_2和α_2Aγ_2，前者的第136位氨基酸为甘氨酸，后者为丙氨酸。

上述各种血红蛋白在发育的不同阶段先后交替出现。在胚胎发育早期，合成胚胎血红蛋白HbGower$_1$、HbGower$_2$和HbPortland。胎儿期（从8周至出生为止）主要是HbF。成人有3种血红蛋白：HbA，占95%以上；HbA$_2$，占2%～3.5%；HbF，少于1.5%。

血红蛋白病（hemoglobinopathy）是由于血红蛋白分子结构异常（异常血红蛋白病），或珠蛋白肽链合成速率异常（珠蛋白生成障碍性贫血，又称海洋性贫血）所引起的一组遗传性血液病。

2. 异常血红蛋白病

异常血红蛋白病（abnormal hemoglobin）是指由于珠蛋白基因突变导致珠蛋白肽链结构异常进而引起血红蛋白功能异常的疾病。至今全世界已发现异常血红蛋白600种，国内已发现80种。尽管异常血红蛋白种类繁多，但仅约40%的异常血红蛋白对人体有不同程度的功能障碍。异常血红蛋白病的类型如下。

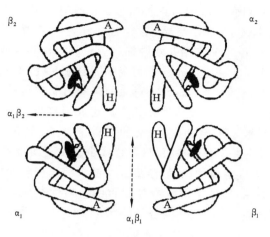

(a) 血红蛋白四聚体(四级结构)　　　　　　　　　(b) 血红蛋白单体的三维空间结构

图 18-1　血红蛋白结构示意图

(1) 镰形细胞病(sickle cell disease)：又称血红蛋白(HbS)病，此病主要见于黑人。该病系由于 HbA 的 β 链第 6 位谷氨酸被缬氨酸取代，形成 HbS，导致电荷改变，在脱氧情况下 HbS 聚合形成长棒状聚合物，使红细胞镰变，由于镰变引起血黏度增高，导致血管梗阻性继发症状，一过性剧痛(肌肉骨骼痛、腹痛)，急性大面积组织损伤，心肌梗死可致死，镰变细胞的变性降低还可引起溶血。HbS 纯合子(HbSHbS)表现为镰形细胞性贫血，杂合子(HbAHbS)表现为镰形细胞性状，大部分无症状，但也可有轻度慢性贫血，颅骨发育畸形，肝、脾肿大；溶血危象出现后有腹痛、腿痛，容易合并小腿溃疡、胆结石、肺梗死及肝、肾功能不全；髋骨无菌性坏死，容易合并肺、骨、胃肠感染。检查特点是小细胞、大细胞、球形细胞、靶形细胞及网织红细胞增加，特殊检查包括红细胞镰变试验阳性，Hb 溶解度试验阳性。Hb 电泳发现 HbS 带在 HbA 与 HbA_2 之间。

(2) 不稳定血红蛋白病(unstable hemoglobinopathies)：呈常染色体共显性遗传，少数患者无家族史，系由基因突变引起，已发现的不稳定血红蛋白在 130 种以上。由于控制血红蛋白肽链的基因突变，维持稳定性的有关的氨基酸被取代或缺失，再有 $α_1β_1$ 或 α-螺旋段上氨基酸被取代，血红蛋白不稳定，容易自发(或在氧化剂作用下)变性，形成变性珠蛋白小体(Heinz 小体)。Heinz 小体黏附红细胞膜上，导致了离子通透性增加；另外，由于变形性降低，当红细胞通过微循环时，红细胞被阻留破坏，导致血管内、外溶血。不稳定血红蛋白病一般呈常染色体显性遗传(不完全显性)，杂合子可有临床症状，纯合子可致死。临床表现与血红蛋白不稳定程度、产生高铁血红蛋白的多少以及不稳定血红蛋白的氧亲和力大小有关。轻者仅在服用磺胺等药物或有感染时溶血；重者需反复输血才能维持生命。本病变性珠蛋白小体、热变性试验和异丙醇沉淀试验阳性。

(3) 血红蛋白 M 病(HbM)：HbM 是因肽链中与血红素铁原子连接的组氨酸或邻近的氨基酸发生了替代，导致部分铁原子呈稳定的高铁状态，从而影响了正常的带氧功能，使组织供氧不足，导致临床上出现发绀和继发性红细胞增多。本病呈常染色体显性遗传，杂合子 HbM 含量一般在 30％ 以内，可引起发绀症状。

(4) 氧亲和力改变的血红蛋白病：这类血红蛋白病是指由于肽链上氨基酸替代而使血红蛋白分子与氧的亲和力增高或降低，致运输氧功能改变。如引起血红蛋白与氧亲和力增高，输送给组织的氧量减少，导致红细胞增多症；如引起血红蛋白与氧的亲和力降低，则使动脉血的氧饱和度下降，严重者可引起发绀症状。

3. 地中海贫血

由于珠蛋白基因缺失或突变导致某种珠蛋白肽链的合成障碍，造成 α 链和 β 链合成失去平衡而导致的溶血性贫血称为地中海贫血(thalassemia)。根据合成障碍的肽链不同可将地中海贫血分为 α 地中海贫血和 β 地中海贫血两类。此外还有少见的 δβ 地中海贫血和 γβ 地中海贫血。

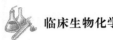

(1) α 地中海贫血（α-thalassemia）：简称 α 地贫，也称为 α 珠蛋白生成障碍性贫血，是由于 α 珠蛋白基因的缺失或缺陷，使 α 珠蛋白链（简称 α 链）的合成受到抑制而引起的溶血性贫血。α 地中海贫血在我国多见于南方各省。根据临床表现程度，依受累 α 基因数量不同而有差异，基本上可分为 4 类型。① Hb Bart's 胎儿水肿综合征（Hb Bart's hydrops fetalis syndrome）：又名胎儿水肿症（hydrops fetalis），是由两条 16 染色体的 4 个 α 基因全部缺失或缺陷造成的。基因型为 α⁰ 地贫纯合子完全不能合成 α 链，不能形成 HbF，相对过多的 γ 链形成 γ 四聚体（γ4），称为 Hb Bart's（γ4）。Hb Bart's 对氧的亲和力非常高，因而释放给组织的氧减少，造成组织严重缺氧而导致胎儿水肿，引起死胎或新生儿死亡。患儿血红蛋白 60% 以上为 Hb Bart's，其余为 HbPortland。②血红蛋白 H 病：是 α⁰ 地贫和 α⁺ 地贫的双重杂合子，即有 3 个 α 基因缺失或缺陷，基因型为 α⁺ α⁰ 即 —α/—α 或 α⁻/—。因缺失 3 个 α 基因，只能合成少量 α 链，β、γ 链相对增多，形成 β、γ 四聚体（β4、γ4），易被氧化，导致 β4、γ4 解体成游离的单链，游离 β、γ 链沉淀聚积包涵体，附着于红细胞膜上，使红细胞膜受损，失去柔韧性，易被脾破坏，导致中等度或较严重的溶血性贫血，称为血红蛋白 H 病（HbH disease）。③轻型（标准型）α 地中海贫血：为 α⁰ 地贫杂合子（α⁺/α⁺ 即 —/αα）或 α⁺ 地贫杂合子（—α/—α），缺失两个 α 基因，间或有轻度贫血，我国主要是 α⁰ 地贫杂合子。④静止型 α 地中海贫血：仅缺失一个 α 基因，为 α⁺ 地贫杂合子（—α/αα 或 α⁻/αα），无症状。

(2) β 地中海贫血（βthalassemia）：简称 β 地贫，是由于 β 珠蛋白基因的缺失或缺陷使 β 珠蛋白链（简称 β 链）的合成受到抑制而引起的溶血性贫血。完全不能合成 β 链者称为 β⁰ 地贫；能部分合成 β 链者（为正常的 5%～30%）称为 β⁺ 地贫。此外，还有 δβ 地贫。它们可以有不同的组合，即 β⁰ 地贫纯合子（β⁰β⁰）、β 地贫双重杂合子（β⁰/β⁺）、β⁰ 地贫杂合子（β⁰βᴬ）、β⁺ 地贫纯合子（β⁺/β⁺）和 β⁺ 地贫杂合子（β⁺/βᴬ）。β 地贫在我国南方较常见。①重型 β 地中海贫血：患者是 β⁺ 地贫、β⁰ 地贫或 δβ⁰ 地贫的纯合子（其基因型分别为 β⁺/β⁺、β⁰/β⁰ 和 δβ⁰/δβ⁰）或是 β⁺ 和 β⁰ 地贫的双重杂合子（基因型为 β⁰/β⁺）。这些患者的 β 链几乎不能合成，或合成量很少，以致无 HbA 或量很低，γ 链的合成相对增加，使 HbFt GbA2 比率升高。由于 HbF 较 HbA 的氧亲和力高，在组织中不易释放出氧，所有 β 地贫患者有组织缺氧症状。组织缺氧促使红细胞生成素大量分泌，刺激骨髓的造血功能，使红骨髓大量增生，骨质受侵蚀致骨质疏松，可出现"地中海贫血面容"（头颅大，额顶及枕部隆起，鼻梁塌陷，上颌及牙齿前突，眼距宽，眼睑水肿）。由于 β 链合成受抑制，过剩的游离 α 链形成 α 链包涵体，引起溶血性贫血，靠输血维持生命。患者容易夭折。②轻型 β 地中海贫血：是珠蛋白生成障碍性贫血的杂合子型（β⁻/β⁰ 及 β⁺/β⁰）。这类患者由于还能合成相当量的 β 链，所以症状较轻，仅有轻度乏力，肝脾轻度肿大，贫血不明显或轻度贫血。本病特点是 HbA₂ 明显升高（可达 4%～8%）和（或）HbF 正常或轻度升高。③中间型 β 地中海贫血：是 β 珠蛋白生成障碍性贫血纯合子 β⁺ 或 β⁰/β⁺ 双重合子型，其症状介于重型和轻型之间，故称为中间型 β 地中海贫血。实验室检验类似于重型。④遗传胎儿血红蛋白持续增多症：患者是由于 β 基因簇中某些 DNA 片段的缺失或者点突变，使 δ 和 β 链合成受抑制，而 γ 链的合成明显增加，使成人红细胞内 HbF 含量持续增多，故称为遗传性胎儿血红蛋白持续增多症（hereditary persistence of fetal hemoglobin, HPFH）。HPFH 的特点是 HbF 的成年人仍持续较高水平，无明显的临床症状。

4. 血红蛋白的分子遗传变化

血红蛋白的分子遗传变化大致可归纳为以下 6 种类型。

(1) 单个碱基替代：由于遗传密码中单个碱基替代，导致由该碱基决定的氨基酸发生相应的变化，形成肽链中单个氨基酸置换的异常血红蛋白，例如 HbS、HbC 等。目前发现的异常血红蛋白中，以本类型最多见，约占 90%。

(2) 终止密码的突变：因终止密码（UAA、UAG）的变异，使珠蛋白肽链不在正常的位置终止，导致肽链延长或缩短，如 Hb McKees Rock 的 β 链第 145 位氨基酸的碱基由 UAU 变为 UAA（终止密码），使 β 链提前结束，仅含 144 个氨基酸。又如 Hb Constant Spring α 链第 142 位终止密码 UAA 变为 CAA，直至第 173 位才出现终止密码，因此 Hb Constant Spring α 链比正常 α 链多 32 个氨基酸。

(3) 移码突变：如正常血红蛋白肽链遗传密码中，嵌入或缺失 1～2 个碱基，使正常三联密码子碱基成分发生改变，如 HbTak 为 β 链第 147 位终止密码 UAA 前插入 AC，使 UAA→ACU 苏氨酸，而致 β 链延长至第 157 位氨基酸，比正常 β 链多 11 个氨基酸。

（4）密码子缺失或插入：生殖细胞减数分裂时，联合中的染色体发生错配或不等交换，形成两种珠蛋白基因。一种失去一部分密码子，合成缺失部分氨基酸的肽链，如 HbLyon，β 链第 17～18 位缺失赖、缬氨酸。另一条染色单体上却嵌入了相应密码子，合成插入部分氨基酸的肽链。又如 Hb Grady α 链第 119 与 120 间嵌入了 α 链第 117～119 三个氨基酸（苯丙-苏-脯氨酸）。

（5）融合基因：减数分裂时，不同珠蛋白基因之间发生不等交换，合成融合链的异常血红蛋白，如 δ 链和 β 链基因错误联合，产生不等交换，形成融合基因 δβ（Hb Lepore）和 βδ（Hb 反 Lepore）。

（6）其他：由于 α 珠蛋白基因缺陷，使 α 链合成减少或缺如，过剩的 β 链与 γ 链形成四聚体，如 β4-HbH，γ4Hb Barts；或由于 β 珠蛋白基因缺陷，βmRNA 缺乏或转录、转译缺陷，使 β 链合成减少或缺如，导致 HbA 减少，而 HbF、HbA_2 增高。上述珠蛋白肽链本身并无氨基酸顺序的改变。

5. 血红蛋白病筛查

对患者家系及本病高发地区，应做好血红蛋白病普查，遗传咨询、婚前检查和产前诊断，若产前诊断出严重的血红蛋白病，及时终止妊娠是预防的重要方法。虽然血红蛋白病携带者无临床症状，但却表现一定的血清学特征，也就是血液学表型，因此形成了以血清学表型检测为依据的血红蛋白病筛查技术。

（1）全血细胞计数：目前全血细胞计数已广泛用于地中海贫血的筛查，但此技术影响因素多，尚不适用于新生儿标本，也不能有效地筛查静止型地中海贫血。

（2）HbH 包涵体：该方法适用于 α 地中海贫血的筛查，虽然特异性高且不受缺铁影响，但也有不可避免的缺陷，如灵敏度低、操作烦琐、易受操作经验的影响、不能检测 β 合并 α 地中海贫血和静止型地中海贫血，阴性结果也不能完全排除。

（3）免疫学方法：该方法法目前用于东南亚型（-SEA）α 地中海贫血的筛查，适用于我国南方人群，灵敏度和特异度均高、不受缺铁和合并 β 地中海贫血或异常血红蛋白病的影响。

（4）血红蛋白电泳：该方法虽然准确，但操作烦琐，所需时间长及不能对低浓度成分（如 HbA_2）和血红蛋白快泳带（如 HbH、Hb Barts）进行准确定量，不适用于大规模人群的筛查。

（5）等电聚焦电泳（IEF）：此方法分辨率高，对低浓度成分（如 HbA_2）和血红蛋白快泳带（如 HbH、Hb Barts）可进行准确定量，但此方法操作烦琐、所需时间长，不适用于大规模人群的筛查。

（6）微柱法：此方法通过对 HbA_2 进行准确定量以用于 β 地中海贫血的筛查，结果准确可靠，但该方法不适用于大规模人群的筛查。

（7）阳离子交换树脂高效液相色谱：目前该方法已广泛用于包括 α 地中海贫血和 β 地中海贫血在内的血红蛋白病的筛查，此方法精密性好、自动化程度高和实验时间短，适用于大规模人群的筛查，但价格昂贵。

（8）单管多重 PCR 技术：主要针对静止型地中海贫血、复合型珠蛋白病等。单管多重 PCR 技术一次 PCR 扩增可检测 7 种 α 地中海贫血基因，大大提高了分析通量并降低了成本，适合于以预防为目的的大样本量筛查。

（9）基因芯片检测技术：具有准确、快速、高通量的特点。

二、新生儿筛查原则

先天代谢异常的新生儿和婴儿期无典型临床表现，易被漏诊或误诊，当临床表现显现时往往存在不可逆损伤，尤其是神经系统损害，会造成严重身心障碍，甚至危及生命。如能早期发现并治疗，可有效预防残疾发生。因此我们应采用低成本、高效率、操作简单的方法，对所有新生儿进行普查，在症状出现前即给予诊断并早期治疗，避免或减轻身心障碍的发生，保障患儿健康成长。新生儿疾病筛查是指通过检查对某些危害严重的先天性代谢病及内分泌疾病进行群体过筛，使它们在临床症状尚未表现之前或表现轻微时，而其生化、激素等变化已比较明显时得以早期诊断，从而进行早期治疗，避免患儿重要脏器如脑、肝、肾、骨等不可逆损害所导致的死亡或生长及智能发育的落后。新生儿疾病筛查已成为当今降低弱智儿童发生、提高人口素质的一项极其重要的预防医学学科。新生儿疾病筛查在欧美、日本等发达国家已被列为国家卫生法定内容之一，其筛查覆盖率近 100%。筛查的适应证根据以下原则确定：①疾病危害严重，可致残或致死，已构成公共卫生问题；②有一定发病率，筛查的疾病在人群是相对常见或流行的疾病；③疾病早期无

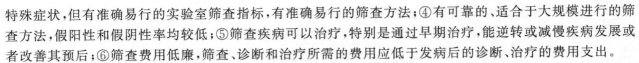

特殊症状,但有准确易行的实验室筛查指标,有准确易行的筛查方法;④有可靠的、适合于大规模进行的筛查方法,假阳性和假阴性率均较低;⑤筛查疾病可以治疗,特别是通过早期治疗,能逆转或减慢疾病发展或者改善其预后;⑥筛查费用低廉,筛查、诊断和治疗所需的费用应低于发病后的诊断、治疗的费用支出。

基于以上原则,我国目前将先天性甲状腺功能低下、苯丙酮尿症、先天性肾上腺皮质增生症、半乳糖血症等4种疾病作为首选项目。还有些国家和地区将镰状细胞病、神经母细胞瘤、同型胱氨酸尿症、葡萄糖-6-磷酸脱氢酶缺乏症、唐氏综合征(21-三体综合征)等也列入筛查目录。

三、串联质谱在新生儿筛查中应用

随着新生儿筛查疾病种类的增多,临床对遗传代谢病诊断和鉴别诊断的要求不断增加,而许多遗传代谢病常常与多种氨基酸有关,虽然氨基酸分析仪、高效液相色谱仪和毛细血管电泳也能检测,但速度慢,测定一个样本需 15~30 min,假阳性也相对较高,难以满足大规模的新生儿筛查,因此临床上非常需要一种能同时检测多种氨基酸及其中间产物的方法。近年来,串联质谱仪的研究和发展,使串联质谱技术(MS/MS)有可能成为遗传代谢病的常规诊断工具,利用其超敏性、高特异性、高选择性和快速检验的特点,能在 2 min 内对一个标本进行几十种代谢产物分析,实现了"一种实验检测多种疾病"的要求,正在世界范围内推广应用,随着该技术的逐渐普及,将使新生儿疾病筛查在内容和质量上都提高到一个新水平。

串联质谱(tandem mass spectrometry,MS/MS)是在单极 MS 基础上引入第二级质谱形成。串联质谱可由几个质量分析器串联而成,也可由不同的分析器和离子源进行多种组合,构成不同性能的 MS 仪,如 ESI-IT-MS、MALDI-TOF-MS 等。两种不同类型的 MS 串接在一起可以形成二维 MS,如四极杆 MS与 TOF-MS 的串联(Q-TOF-MS)。

目前,用于新生儿筛查的 MS/MS 以三重四极杆串联 MS(TQ-MS)为主,它可进行二级 MS 裂解,目的是提高检测的特异性和灵敏性。一般采用软电离,如电喷雾电离,结合三级串联四极杆质量分析系统,组成 ESI-QqQ 串联质谱进行检测。使用一次性采血针刺新生儿足跟,时间为出生后 72 h 至 7 天,将血滴在特殊的滤纸样本卡上,打孔后置于 96 孔板中,加入同位素内标,经甲醇抽提,氮气吹干,盐酸加热酸化,再次氮气吹干完全干燥,在有机相中溶解,进行上样测定。MS/MS 同时可检测数十种氨基酸,可协助诊断数十种与氨基酸有关的遗传代谢病,检测的疾病谱显著扩大。该方法还可以同时自动计算相关物质的比值,两者结合可提高对某些疾病诊断的准确性,能大大降低筛查诊断的假阴性和假阳性,尤其对已作为常规筛查的疾病。

MS/MS 早在 1990 年就已应用于新生儿筛查。目前,已有美国、加拿大、澳大利亚及西欧部分国家和少数亚洲国家采用该技术开展了群体新生儿遗传代谢病筛查,筛查阳性率为 1/5000~1/2000,大大提高了遗传代谢病的防治水平。在国内,上海、广州等地率先建立了 MS/MS 实验室,开展新生儿/高危儿遗传代谢病的 MS/MS 筛查研究,提高了遗传代谢病的检出率。目前,国内应用 MS/MS 技术组织了遗传代谢病高危筛查和诊断协作网络,已诊断出以往不能诊断出的病种如甲基丙二酸尿症、α-酮戊二酸血症、半乳糖血症、复合羧化酶缺乏症等。该技术筛查效率高,费用相对低廉,且有研究证实,MS/MS 进行新生儿筛查具有较高的成本效益比。

MS/MS 除了氨基酸病、有机酸代谢紊乱和脂肪酸氧化缺陷筛查外,还可用于溶酶体储积病的诊断分析,并可通过检查羊水中的氨基酸或酰基肉碱进行产前诊断,使其临床应用范围更加广泛。MS/MS 已经成为新生儿筛查技术的发展趋势,随着 MS/MS 技术的逐渐普及,新生儿疾病筛查将在内容和质量上都提高到一个新水平。

四、病例分析

(一)病例 18-1

【病史】女性,28 岁,因下腹剧痛 2 h,伴头昏、恶心,于 2001 年 12 月 5 日急诊入院。患者平素月经规律,4~5 天/35 天,量多,无痛经,末次月经 2001 年 10 月 17 日,于 11 月 20 日开始阴道出血,量较少,色暗且淋漓不净,4 天来常感头昏、乏力及小腹痛;2 天前曾至某中医门诊诊治,服中药调理后阴道出血量增多,但仍少于平时月经量。2001 年 12 月 5 日晨突感下腹痛,肛门下坠,难以忍受,伴有大汗、头昏、乏力,休息后稍缓解。12 月 5 日 14:00 又感到下腹剧痛、下坠、头昏,并曾在厕所晕倒,遂来院急诊,于 12 月 5 日 16:00 收入院。月经 14 岁初潮,无痛经。25 岁结婚,孕 2 产 1,末次分娩在 3 年前,戴避孕环 2.5 年。

妇科检查:外阴有血迹,阴道通畅,宫颈光滑,抬举痛(+),子宫前位,正常大小,稍软,可活动,轻压痛,子宫左右方可扪及 8 cm×6 cm×6 cm 不规则包块,压痛明显,右侧(一),后陷凹不饱满。B 超:可见宫内避孕环,子宫左后 7.8 cm×6.6 cm 囊性包块,形状欠规则,无包膜反射,后陷凹有液性暗区。

【实验室检查】

血红蛋白 90 g/L,白细胞 $10.8 × 10^9$/L,血小板 $94.5 × 10^9$/L,尿妊娠试验(±),血清 β-hCG 543 ng/mL。

【临床诊断】

异位妊娠。

【诊断依据】

(1)有停经史、阴道不规则出血史、突发剧烈腹痛。

(2)腹部压痛、反跳痛及肌紧张、宫颈抬举痛、宫旁包块。

(3)血红蛋白含量正常或降低,提示有出血性贫血;尿妊娠试验阳性、血清 β-hCG 和孕酮水平显著低于正常宫内妊娠。

(4)B 超检查示输卵管有囊性回音,提示有囊性包块。

(二)病例 18-2

【病史】女性,36 岁,怀孕 14 周,身高 165 cm,进行例行产前优生优育检查。

【实验室检查】

母体血清筛查:游离 β-hCG 57.30 ng/mL,MoM 值 3.44;AFP 25.30 U/mL,MoM 值 0.58。开放性神经管缺陷:低风险。21-三体综合征风险度:1/160。18-三体综合征:低风险。胎儿染色体核型分析:47,XY,+21[2]/46,XY[18]。

【临床诊断】

唐氏综合征胎儿。

【诊断依据】

患者为高龄孕妇,21-三体综合征风险度为 1/160,高于正常临界范围 1/275,为唐氏综合征高风险胎儿,羊水穿刺染色体核型分析结果提示胎儿染色体中有两个 21-三体。

(三)病例 18-3

【病史】患儿,男,1 岁 4 个月,因躁动、点头样动作、四肢无力 6 个月余入院。患儿系 G1P1、足月顺产出生,出生体重 3500 g,出生时无抢救病史,皮肤颜色红润、头发黑、分布均匀。出生后 6 个月前纯母乳喂养,生长发育正常。以后加辅助饮食,以牛奶为主。查体:T 36.7 ℃,P 120 次/分,R 36 次/分,躁动不安,频繁点头,行为异常。头发稀疏,为棕黄色,皮肤白皙,颈软,心、肺未发现异常,肝、脾未触及。四肢肌张力减低,不能扶持站立。智能发育落后,其尿有鼠尿霉臭味。头颅 CT 无异常,EEG 轻度异常。

【实验室检查】

血尿遗传代谢病筛查,斑式反应(+),$FeCl_3$ 反应(+),二硝基苯肼反应(+),血浆苯丙氨酸 0.96 mmol/L,血钙、血磷、碱性磷酸酶测定异常。

【临床诊断】

苯丙酮酸尿症。

【诊断依据】

(1)典型病史:生长发育迟滞,16 个月仍不能扶持站立;神经精神异常,有躁动、点头样动作、四肢无力;典型的体貌特征,表现为头发稀疏棕黄和特征性的鼠尿霉臭味。

(2)实验室检查:血浆苯丙氨酸浓度浓度升高,达 0.96 mmol/L(参考区间:0.06~0.18 mmol/L),$FeCl_3$ 反应和二硝基苯肼反应均为阳性。

(3)临床上通过调整饮食结构,以大米和蔬菜为主,辅以特制的低苯丙氨酸奶粉,4 个月后,症状明显

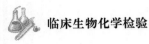

改善,血浆苯丙氨酸降至 0.42 mmol/L。

本章小结

　　妊娠是一种正常的生理现象,完成正常的妊娠过程需要母体与胎儿-胎盘复合体的共同活动。妊娠时母儿任何一方或双方出现疾病时,母体许多生物化学指标将会发生改变。羊水是胎儿在子宫内生活的环境,通过胎盘与母体血液进行物质交换,利用羊水中不同成分的检测可以了解胎儿在母体内的生长发育情况。胎盘不仅是胎儿与母体进行物质交换的场所,而且产生妊娠必需的激素。妊娠能正常进行,与胎盘合成许多激素密切相关,如 hCG、AFP、uE₃、二聚体抑制素 A 等。临床上常用母体血清 AFP、hCG、uE₃诊断胎儿先天性缺陷,可以发现大多数的胎儿神经管缺陷、唐氏综合征和 18-三体综合征等。

　　新生儿筛查是对患病的新生儿在临床症状尚未表现之前或表现轻微时通过筛查,得以早期诊断、早期治疗,防止机体组织器官发生不可逆的损伤,避免患儿发生智力低下、严重的疾病或死亡。我国《母婴保健法》要求至少开展先天性甲低(简称 CH)和苯丙酮尿症(简称 PKU)两项筛查。近年来,PCR、基因芯片等新技术应用到遗传代谢性疾病(IMD)诊断,使 IMD 诊断从传统表型诊断进入基因诊断水平,特别是串联质谱技术的应用,极大地提高了筛查效率,降低了筛查成本,使许多罕见的遗传代谢疾病能够作出快速、准确的诊断。

（袁恩武）

第十九章 红细胞代谢异常的临床生物化学检验

学习目标

掌握：红细胞代谢异常的重要生物化学检验指标，特别是总铁结合力、转铁蛋白、游离血红蛋白、结合珠蛋白、高铁血红蛋白的检测方法和临床意义。

熟悉：红细胞代谢异常的生化变化。

了解：红细胞的正常生化代谢。

成熟红细胞是人体血细胞的重要组成成分之一，其主要生理功能是通过血红蛋白（Hb）来运输氧（O_2）和二氧化碳（CO_2）。除此之外，在维持血液酸碱平衡及内环境稳定方面也发挥着作用。成熟红细胞呈双凹面圆盘状，以糖酵解作为能量供应的主要方式，血红蛋白是其主要蛋白质，由珠蛋白和血红素组成。红细胞代谢异常可导致临床多种疾病，引起机体多种生物化学变化，通过体液生物化学物质的检测可对红细胞的结构和（或）功能进行评估，这对红细胞代谢异常性疾病的诊断、病情判断和疗效观察等方面有重要临床意义。

第一节 概　　述

典型的成熟红细胞呈独特的双凹面圆盘状结构，在骨髓中由造血干细胞经红系祖细胞、原始红细胞、早幼红细胞、中幼红细胞、晚幼红细胞、网状红细胞，成为成熟红细胞。成熟红细胞由两部分组成，即细胞膜和细胞质。

一、红细胞的结构与功能

（一）红细胞膜

1. 红细胞膜的结构

红细胞膜的结构与其他细胞的膜结构相似，为脂质双层结构（图 19-1）。其化学成分有蛋白质、脂质、糖类及无机离子。其中蛋白质和脂质含量最多。蛋白质的存在形式以脂蛋白和糖蛋白为主；脂质主要包括磷脂、胆固醇和中性脂肪。其中磷脂的存在形式比较复杂，分布也各有特点，主要有磷脂酰丝氨酸（PS）、磷脂酰乙醇胺（PE）、磷脂酰胆碱（PC）、磷脂酰肌醇（PI）和鞘磷脂（SM）。分布在外脂层的磷脂主要为 PC 和 SM，分布在内脂层的磷脂主要为 PS 和 PE；糖类主要是以寡糖链的形式通过共价键与蛋白质和脂质形成糖蛋白和糖脂存在。

在红细胞膜的胞质面还存在一个网络样的膜骨架，由外周蛋白组成，也称为骨架蛋白。骨架蛋白主要成分为收缩蛋白（spectrin）和肌动蛋白（actin）。膜骨架通过锚蛋白（ankyrin）与细胞膜脂质双层中的镶嵌蛋白（也称为主体蛋白）连接（图 19-2），使红细胞具有很强的柔韧性（弹性）、变形性和可塑性。

2. 红细胞膜的功能

红细胞膜有维持红细胞内环境的相对稳定、物质转运、细胞识别及信息转导的功能。

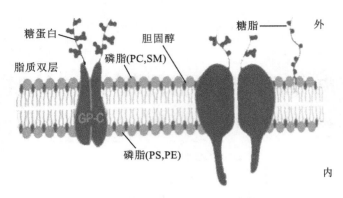

图 19-1 红细胞膜的结构示意图

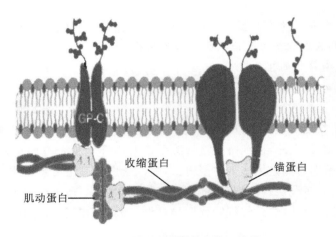

图 19-2 红细胞膜骨架结构示意图

(1)维持红细胞内环境的相对稳定:红细胞膜通过防止细胞内、外物质的过度交换来维持内环境的相对稳定,红细胞内容物的成分和浓度与细胞外物质的成分和浓度有极大的差别,红细胞膜处于两者之间,既形成阻隔,又能沟通分子内外移动,调节氧和二氧化碳、离子的移动和运输。此外,红细胞膜的特殊构型赋予了红细胞很强的柔韧性,能使红细胞通过直径比它小得多的地方而不致遭受损害。

(2)物质转运:红细胞内外物质的交换转运主要由红细胞膜来完成。其中氧的运输主要通过血红蛋白完成,二氧化碳则以碳酸氢盐、氨基甲酸血红蛋白及物理溶解的形式运输。在红细胞膜上还有许多与粒子运输相关的蛋白酶通道,通过这些通道维持了红细胞内外相关离子(K^+、Na^+、Ca^{2+}、Mg^{2+})、水、葡萄糖等物质的平衡梯度,保障了红细胞功能的正常发挥(图 19-3)。

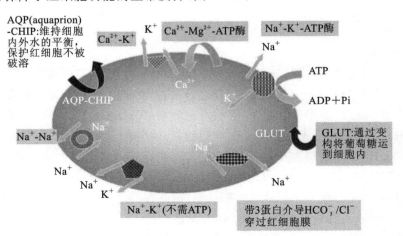

图 19-3 红细胞膜的物质运输示意图

(3)细胞识别及信息转导:红细胞膜表面有很多与主体蛋白和脂质相连的寡糖链,每种寡糖链的单糖残基都有自己独特的排列顺序,形成了细胞表面的"指纹"。为细胞的识别奠定了分子基础。其主要位点有血型抗原、补体 C3b 受体、补体 8 结合蛋白(C8 binding protein)、CD55、CD59 以及一些激素类受体、递质类受体、病毒受体、转铁蛋白受体(transferrin receptor,TfR)等(图 19-4)。

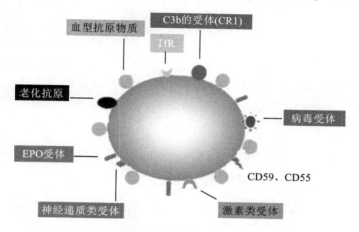

图 19-4　红细胞膜表面识别位点示意图

(二) 血红蛋白

1. 血红蛋白的结构

血红蛋白是成熟红细胞中的主要蛋白质,占红细胞干重的 95%。属于色蛋白中的血红素蛋白类,是一种球状的结合蛋白,由两部分组成,其蛋白质部分称为珠蛋白,辅基部分称为亚铁血红素。每个血红蛋白分子含有 4 条珠蛋白肽链,每条肽链通过组氨酸残基结合一个亚铁血红素,形成具有四级空间结构的四聚体(图 19-5)。

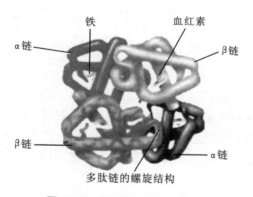

图 19-5　血红蛋白结构示意图

珠蛋白由两种成对的多肽链组成。人类珠蛋白肽链有 6 种,分别为 α、β、γ、δ、ε、ζ。珠蛋白肽链组成种类不同,与血红素形成的血红蛋白类型就不同。血红素是铁原子和原卟啉IX的复合物,是卟啉化合物的一种。含有一个卟啉环,铁原子位于卟啉环的中心。

在人体发育过程的不同阶段,血红蛋白的组成各不相同。成人体内 97% 的血红蛋白为 $HbA(\alpha_2\beta_2)$,其余的种类有 $HbA_2(\alpha_2\delta_2)$、$HbF(\alpha_2\gamma_2)$。

2. 血红蛋白的功能

血红蛋白的主要功能是作为体内氧和二氧化碳运输的载体。1 分子血红蛋白可以结合 4 分子氧,每个血红素位点结合 1 分子氧。血红蛋白通过与 O_2 的结合与脱结合实现对氧的运输。其机制与血红蛋白存在的两种互变天然构象——紧密型(T 型)和松弛型(R 型)有关系。除此之外,其运氧机制也受到一些非自身因素的影响,如 pH 值(H^+浓度)、PO_2、温度、2,3-DPG 浓度以及少数异常血红蛋白的存在。

二、红细胞的代谢

成熟红细胞无细胞核、内质网、线粒体及高尔基体,也无细胞色素的电子传递系统。既不能通过有氧氧化过程获得能量,也不能进行核酸和蛋白质的生物合成。但成熟红细胞为维持其正常的生理功能,保障其生命活动,仍然保留了一定的物质代谢路径。

(一)糖代谢及其异常

1. 糖酵解途径

糖酵解途径也称为 Embden-Meyerhof 途径(EMP),是红细胞获得能量的唯一途径。红细胞中90%~95%的葡萄糖通过此途径代谢。1分子葡萄糖可分解产生2分子丙酮酸或乳酸,同时获得2分子ATP。此外,还产生一个重要的中间代谢物 NADH,NADH 是高铁血红蛋白还原酶的辅助因子,对维持血红蛋白分子中铁的还原状态,保持血红蛋白正常的携氧能力有非常重要的意义。糖酵解途径见图19-6。

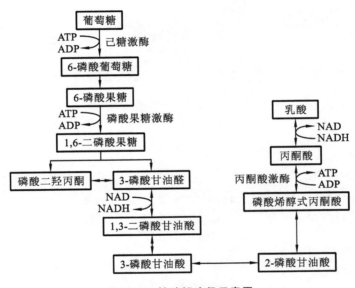

图 19-6 糖酵解途径示意图

2. 磷酸戊糖旁路代谢途径

磷酸戊糖旁路代谢途径也称为磷酸戊糖途径(pentose phosphate pathway,PPP)、磷酸己糖通路等。红细胞中5%~10%的葡萄糖通过此途径代谢。在该代谢途径中会产生另一种还原性物质 NADPH,NADPH 通过红细胞的氧化还原系统能防止红细胞的膜蛋白、血红蛋白及酶蛋白中的—SH 基团被氧化,维持红细胞膜的稳定性。NADPH 还是谷胱甘肽还原酶的辅助因子,有使谷胱甘肽保持还原状态的能力。磷酸戊糖旁路代谢途径见图19-7。

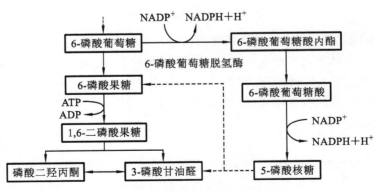

图 19-7 磷酸戊糖旁路代谢途径示意图

3. 2,3-二磷酸甘油酸(2,3-DPG)支路代谢途径

2,3-二磷酸甘油酸支路代谢途径也称为 Leubering-Rappaport 循环(LRC)。2,3-DPG 是葡萄糖经EMP 途径的一个侧支循环产物,是1,3-二磷酸甘油酸到3-磷酸甘油酸的一个迂回。该途径调节了红细胞

内 2,3-DPG 的浓度,进而调节了血红蛋白对氧的亲和力。2,3-DPG 的浓度升高会导致血红蛋白与氧的亲和力下降,有利于氧向组织的释放。2,3-二磷酸甘油酸支路代谢途径见图 19-8。

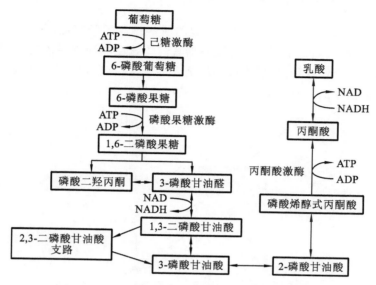

图 19-8 2,3-二磷酸甘油酸支路代谢途径示意图

4. 糖代谢异常

红细胞的糖代谢异常绝大多数与代谢途径中的酶缺乏有关。在糖酵解途径中,95%的代谢异常与丙酮酸激酶的缺乏有关,由于 ATP 产生不足,引起幼稚红细胞的死亡,发生溶血性贫血。磷酸戊糖旁路代谢途径中最常见的酶缺乏是葡萄糖-6-磷酸脱氢酶(G-6-PD)以及 6-磷酸葡萄糖酸脱氢酶(6-PGD)缺乏。

(二)铁代谢及其异常

铁是人体合成血红蛋白的原料,是红细胞的重要组成成分,也是人体正常生理活动不可缺少的主要元素,在气体运输、生物氧化和酶促反应中均发挥重要作用。

1. 铁的含量与分布

铁是人体内含量最多的一种微量元素。健康人体内铁的总量为 3～5 g,几乎所有的组织都含有铁,以肝、脾含量最为丰富。其具体分布见图 19-9。

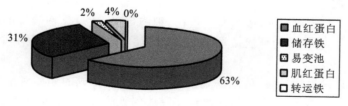

图 19-9 铁的含量分布示意图

2. 铁的来源

人体所需要的铁主要来源于食物,其次体内红细胞衰老破坏所释放的铁也可以被重新利用。含铁较高的食物有海带、紫菜、木耳、香菇、动物肝脏等,使用铁的炊具也可以增加食物中铁的含量。

3. 铁的吸收、转运与利用

铁主要以二价铁的形式在十二指肠及空肠上段被吸收。食物中的铁主要为三价铁,进入消化道后在胃蛋白酶及胃酸的作用下游离出来,经维生素 C 等还原性物质作用,三价铁还原为二价铁。二价铁进入小肠黏膜上皮细胞内大部分被氧化为三价铁,与脱铁蛋白结合形成铁蛋白。少部分通过基底侧膜转运到血浆中,受血浆铜蓝蛋白的氧化转变成三价铁,与转铁蛋白以 2:1 的比例结合转运至储存场所储存或在骨髓中加以利用。骨髓中的铁主要用于幼稚红细胞(中、晚幼红细胞)中血红蛋白的合成。通过细胞表面的转铁蛋白受体,转铁蛋白复合物以胞饮的方式进入细胞,铁被释放,转铁蛋白重新回到血液中。释放的铁进入线粒体内与原卟啉结合生成血红素,血红素再从线粒体转到胞质中进一步与珠蛋白结合并形成血红蛋白。当红细胞衰老死亡时,被巨噬细胞吞噬,血红蛋白被降解,降解所得的铁及氨基酸可以被重新利用。

4.铁的排泄与储存

健康人的铁排泄量很少,主要通过小肠黏膜细胞的脱落排泄于肠腔,这几乎是体内铁的唯一排泄途径。多余的铁以铁蛋白的形式储存于肝、脾、骨髓等器官的单核巨噬细胞系统内,铁蛋白在储存过程中易失去部分蛋白质外壳,形成变性铁蛋白,后者进一步聚合形成含铁血黄素,含铁血黄素也是铁的一种储存形式,但其内的铁较铁蛋白中的铁难以动员和利用。铁的储存见图 19-10。

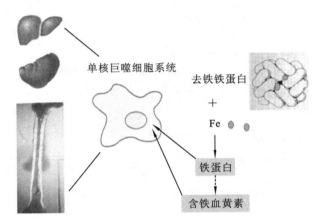

图 19-10　铁的储存示意图

5.铁代谢异常

任何引起铁的摄入、利用和排泄障碍的因素都可导致铁代谢异常。铁摄入不足或吸收障碍,或长期慢性失血以致机体缺铁时可引起缺铁性贫血;铁利用障碍可导致铁粒幼细胞性贫血和慢性疾病性贫血。铁过量可致血色素沉着症、地中海贫血等疾病。

(三)血红蛋白代谢及其异常

血红蛋白是红细胞中最主要的蛋白质成分,是由 4 个亚基组成的四聚体,每个亚基由 1 分子珠蛋白和 1 分子血红素(heme)组成。珠蛋白的生物合成及代谢异常与一般蛋白质相同,这里重点介绍血红素的代谢。

1.血红素的生物合成

血红素除了是血红蛋白的辅基外,也是肌红蛋白、细胞色素、过氧化物酶等的辅基。可在体内多种细胞内合成。在人红细胞中,血红素的合成从早幼红细胞开始,直到网织红细胞阶段。成熟红细胞不再合成血红素。

血红素合成的基本原料为甘氨酸、琥珀酰辅酶 A 及 Fe^{2+}。合成的起始和终末过程均在线粒体内完成,中间阶段在胞液中进行。血红素合成后从线粒体释放到胞液中,与珠蛋白结合形成血红蛋白。

血红素的合成受多种因素的调节,其中最主要的是 δ-氨基乙酰丙酸(ALA)合成酶,是血红素合成的限速酶。其次还有 ALA 脱水酶及亚铁螯合酶等。此外,铁对血红素的合成有促进作用,而血红素又对珠蛋白的合成有促进作用。血红素的合成调节见图 19-11。

2.血红素代谢障碍

由于血红素合成代谢的调控发生异常而引起代谢途径中某些卟啉化合物或其前体的堆积,称为卟啉症。根据引起原因不同分为原发性(先天性、遗传性)和继发性(后天性、获得性)两大类。原发性卟啉症是由于某种血红素合成酶的遗传性缺陷所造成的。根据其临床表现分为神经型(急性发作型)、皮肤型(光敏型)、混合型和无症群型。继发性卟啉症则主要由重金属中毒或某些药物中毒导致铁卟啉合成障碍所引起。根据其临床表现分为粪卟啉尿症和原卟啉血症。

三、红细胞的衰老与死亡

正常人红细胞的平均寿命约为 120 天。一个红细胞每天可在组织与肺脏之间往返 400~800 次,每天

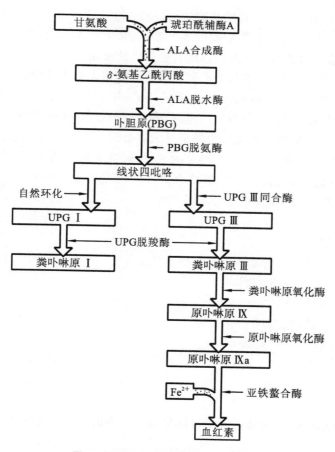

图 19-11 血红素的合成调节示意图

大约有 0.8% 的衰老红细胞被破坏。其中 90% 的衰老红细胞被巨噬细胞吞噬降解。红细胞在血液循环过程中长期处于氧化环境,使其膜结构及功能发生异常变化:膜脂质氧化、骨架蛋白破坏、血红蛋白变性,导致膜的变形性及稳定性下降,细胞逐渐老化,难以通过微小的孔隙,最终破溶或滞留于脾和骨髓中被巨噬细胞吞噬消亡。

第二节 红细胞代谢异常的临床生物化学检验

红细胞代谢异常的检测对于临床上贫血、血红蛋白病、卟啉病等疾病的实验室诊断具有十分重要的意义。其检测包括有一般的常规检验和生物化学检验、免疫学检验等。其中生物化学检验项目包括铁和总铁结合力测定、转铁蛋白测定、游离血红蛋白测定、血红蛋白电泳、结合珠蛋白测定、高铁血红蛋白测定、卟啉测定、δ-氨基乙酰丙酸测定、胆色素原测定、红细胞游离原卟啉测定等。但对红细胞代谢异常原因的准确判断,需要综合分析病史、临床症状、体征和各种实验室检查结果才能获得。本节内容主要介绍红细胞代谢异常的生物化学检验项目。

一、血清铁和总铁结合力测定

血清铁(serum iron,SI)是指血清中与转铁蛋白结合的铁。血清总铁结合力(total iron binding capacity test,TIBC)是指血清中转铁蛋白能与铁结合的总量。通常情况下,转铁蛋白分子中只有一部分被铁饱和,而另一部分未被饱和,称为未饱和铁结合力(UIBC)。当血清转铁蛋白全部被饱和后,其结合铁的量就是总铁结合力(TIBC)。

【测定方法】

测定血清铁方法有比色法、电化学法。比色法的原理:血清中铁以 Fe^{3+} 形式与转铁蛋白结合,如降低

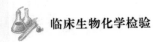

介质 pH 值及加入还原剂(如抗坏血酸、羟胺盐酸盐等)能将 Fe^{3+} 还原为 Fe^{2+},则转铁蛋白对铁离子的亲和力降低而解离,解离出的 Fe^{2+} 与显色剂如菲咯嗪和 2,2'-联吡啶等反应,生成有色配合物,同时做标准对照,计算出血清铁的含量。这类方法目前在临床实验室广泛使用。

电化学法基于库仑测定的原理,首先加入乙醇盐酸溶液将铁离子从铁蛋白上解离下来,游离的铁离子暴露在一个多电极传感器的不同的特定电位中,这样在 Fe^{2+} 与 Fe^{3+} 之间的电子转移就产生了一个电流,它与铁的浓度相关。该法样品用量少,分析时间短,但需专门的仪器,应用较少。

血清铁测定几乎总是同时要做总铁结合力测定。大多数比色法测定总铁结合力是通过加入过量的铁标准液使转铁蛋白饱和,剩余的未与转铁蛋白结合的铁,加轻质碳酸镁吸附除去。然后,再按测定总血清铁的方法测定饱和转铁蛋白的铁总量,即总铁结合力。如再减去先测的血清铁,即为未饱和铁结合力(UIBC)。血清铁与总铁结合力的百分比即为铁饱和度。

【参考区间】
(1) 健康成年人血清铁。
男性:11~30 $\mu mol/L$(60~170 $\mu g/dL$)。
女性:9~27 $\mu mol/L$(50~150 $\mu g/dL$)。
儿童均值:12 $\mu mol/L$(61 $\mu g/dL$)。
(2) 健康成年人血清总铁结合力。
男性:50~77 $\mu mol/L$(280~430 $\mu g/dL$)。
女性:54~77 $\mu mol/L$(300~430 $\mu g/dL$)。
铁饱和度:20%~55%。

【临床意义】
(1) 血清铁增高:红细胞破坏增多时,如溶血性贫血。红细胞的再生或成熟障碍,如再生障碍性贫血、巨红细胞性贫血。
(2) 血清铁降低:常见于缺铁性贫血、慢性长期失血、恶性肿瘤和感染等。其中慢性长期失血占缺铁原因的首位。如月经过多、消化道失血、钩虫病、反复鼻衄、痔疮出血等。
(3) 血清总铁结合力增高:见于缺铁性贫血、急性肝炎、红细胞增多症、口服避孕药等。
(4) 血清总铁结合力降低:见于肝硬化、肾病、尿毒症、血色素沉着症、恶性肿瘤、溶血性贫血、慢性感染等。

【评价】
(1) 血清铁受生理、病理因素影响较大,单项检测意义不大。其敏感性、特异性均低于血清铁蛋白。
(2) 血清总铁结合力较为稳定,但反映体内储存铁的敏感性也低于血清铁蛋白。临床上同时检测血清铁、血清总铁结合力、转铁蛋白饱和度对鉴别缺铁性贫血、慢性病性贫血仍有价值。

二、转铁蛋白测定

转铁蛋白(transferrin,Tf)主要由肝细胞合成,能可逆地结合多价阳离子,其中对铁的结合具有重要的临床意义。1 分子转铁蛋白能可逆地结合 2 分子 Fe^{3+},形成 Tf-Fe^{3+} 复合物,该复合物可被相应细胞表面的转铁蛋白受体捕获而摄入细胞,其中的 Fe^{3+} 被用来合成血红蛋白、肌红蛋白等,转铁蛋白可返回血浆中被重新利用。

【测定方法】
测定血清转铁蛋白的方法有免疫散射比浊法、放射免疫法和电泳免疫扩散法。常用的方法为免疫散射比浊法,其原理为利用抗人转铁蛋白血清与待检测的转铁蛋白结合形成抗原抗体复合物,其光吸收和散射浊度增加,与标准曲线比较,可计算出转铁蛋白含量。

【参考区间】
免疫散射比浊法:28.6~51.9 $\mu mol/L$。

【临床意义】
(1) 增高:见于缺铁性贫血和妊娠。

（2）降低：常见于肾病综合征、肝硬化、恶性肿瘤、某些炎症、溶血性贫血、类风湿性关节炎、心肌梗死等。

【评价】

（1）转铁蛋白会因肝细胞损伤合成下降而降低，可作为肝细胞损伤的指标。异质性转铁蛋白可作为肝癌标志物。此外，尿微量转铁蛋白的测定可作为肾小球损伤的早期诊断指标。

（2）转铁蛋白测定的敏感性和特异性较血清铁蛋白差。

（3）在测定转铁蛋白的方法中，酶联免疫法和放射免疫法灵敏度较高，可用于测定尿微量转铁蛋白。

三、游离血红蛋白测定

通常血红蛋白存在于红细胞中，是构成红细胞的主要蛋白质成分。当发生溶血时，红细胞被破坏，血红蛋白从破裂的红细胞释放入血，形成游离血红蛋白（free hemoglobin，FHb）。

【测定方法】

游离血红蛋白测定的常用方法为邻甲联苯胺法。该法的原理为血管内溶血时，血浆游离血红蛋白浓度升高。血红蛋白中亚铁血红素有类似过氧化物酶的作用，在有过氧化氢参与的条件下，催化无色的邻甲联苯胺脱氢而显蓝色，吸收峰在 630 nm，加强酸（pH 1.5）后呈黄色，吸收峰为 435 nm。根据显色的深度，与同时测定的标准血红蛋白液对照，可测出血浆游离血红蛋白的含量。

【参考区间】

<40 mg/L。

【临床意义】

（1）血浆游离血红蛋白增加是血管内溶血的佐证，当血管内溶血释放的血红蛋白量超过结合珠蛋白所能结合的量时，血浆中游离血红蛋白升高。多见于较严重的血管内溶血，如蚕豆病、阵发性睡眠性血红蛋白尿（PNH）、溶血性输血反应，阵发性寒冷性血红蛋白尿，温抗体型自身免疫性溶血性贫血、冷凝集素综合征、行军性血红蛋白尿、运动性血红蛋白尿、地中海贫血、溶血性链球菌败血症、疟疾以及各种微血管病性溶血性贫血和一些机械性损伤，如体外循环心脏手术等。血管内溶血时血浆游离血红蛋白的浓度可达 60～650 mg/L，PNH 可达 200～2500 mg/L，血型不合输血可高达 150～5000 mg/L。

（2）血管外溶血、红细胞膜缺陷不增高。

【评价】

（1）由于机体对血浆游离血红蛋白有多种处理机制，动物实验证明，急性血管内溶血发生后 2 h，其血浆中游离血红蛋白含量可减低一半。因此本试验应于溶血后即时取样检验，且应注意采样及分离血浆过程不得发生溶血。

（2）本实验可有效判断红细胞的破坏程度，是检测有无溶血和判断血管内溶血的常规筛检方法，但其灵敏度不如结合珠蛋白。

四、血红蛋白电泳

在电场中，处于一定 pH 值缓冲液中的带有不同电荷的蛋白质分子分别向正极或负极移动，其迁移的速度与所带电荷的强弱及分子大小有关。结果便在支持物中形成各种区带-电泳图。电泳分析是研究和分离异常血红蛋白的有效方法，是诊断血红蛋白分子病不可缺少的手段。

【测定方法】

正常成人红细胞中主要存在三种类型的血红蛋白：HbA、HbA₂、HbF。各种血红蛋白的主要差异是组成珠蛋白的肽链不同，不同的肽链含有不同的氨基酸，因此具有不同的等电点，在一定 pH 值的缓冲液中带不同的电荷。当缓冲液的 pH 值大于血红蛋白的等电点时，血红蛋白带负电荷，电泳时向阳极泳动；反之带正电荷，电泳时向阴极泳动。肽链中一个或几个氨基酸被取代或缺失后，通常所带的电荷也随之发生改变。因此，从电泳图中可初步发现各种异常血红蛋白，用丽春红 S、氨基黑 B 或美蓝染色，用光电比色计或光密度计扫描的方法，可测出其含量，对血红蛋白病作出诊断。根据电泳所用支持物的不同，有琼脂糖凝胶电泳、淀粉凝胶电泳、醋酸纤维素薄膜电泳等。以后者最为简便，适于临床应用。

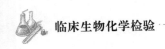

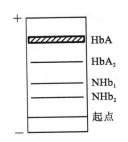

图 19-12 正常血红蛋白
　　　　　电泳区带
　　　　　示意图

【参考区间】

正常成人血红蛋白电泳区带图见图 19-12,血红蛋白电泳谱可显出 4 条区带,最近阳极端量最多的为 HbA,其后为少量的 HbA_2,再后有两条更少的红细胞内非血红蛋白成分 NHb_1 和 NHb_2(如不染色或用联苯胺染色则不出现)。HbF 在 HbA 之后,通常很难与 HbA 分离开来。其中 HbA>95%,HbF<2%,HbA_2 在 1.0%~3.1% 之间。

【临床意义】

HbA 带完全消失见于重型地中海贫血、α 地中海贫血。HbA_2 增高、HbA 减少和 HbF 明显增加是诊断 β 地中海贫血的重要依据。HbA_2 的轻度增高亦可见于肝病、肿瘤、恶性贫血、不稳定血红蛋白病、巨幼细胞贫血等;缺铁性贫血及其他血红蛋白障碍性疾病时 HbA_2 减少。

【评价】

(1)本法简单易行,便于推广,是诊断血红蛋白病实验室检查的基本方法和重要依据,也是分离和研究异常血红蛋白的有效方法。但某些异常血红蛋白区分不佳,需采用灵敏度和特异性更高的方法进行区分。

(2)醋酸纤维素薄膜应漂浮在 TEB 缓冲液中浸透,不要一开始就浸没于缓冲液中,容易产生气泡。要避免 Hb 以外的标本污染薄膜,手指也尽量只触及膜的两端。为保证电泳效果,电泳槽中的缓冲液不能长期使用,第二次使用时应倒换电极。室温低时染色时间应延长(有资料指出氨基黑 B 在冬季要染 2 h,与氨基黑 B 质量也有关系)。

五、结合珠蛋白测定

结合珠蛋白(haptoglobin,Hp)又名触珠蛋白,是一种急性时相反应糖蛋白(α_2-球蛋白),由肝脏合成。具有结合游离血红蛋白的能力,以阻止血红蛋白从肾小球滤过,避免游离血红蛋白的丢失,然后迅速被单核-巨噬细胞系统清除。在此过程中,Hp 本身也遭到分解。由于 Hp 的合成速度较慢,在溶血性疾病时血液中的 Hp 浓度下降。

【测定方法】

用于检测 Hp 的方法有血红蛋白结合法和免疫比浊法。目前多采用血红蛋白结合法。其基本原理为向被检血清中加入过量的 Hb,血清中的 Hp 立即与 Hb 结合而生成 Hp-Hb 复合物。经醋酸纤维素薄膜电泳分离出 Hb 和 Hp-Hb 两条区带。根据血红蛋白具有过氧化物酶活性,可以利用显色反应测定两条区带中血红蛋白的含量。Hp 对 Hb 的结合量能间接反映血液中 Hp 的含量,用 gHb/L 表示。

【参考区间】

0.5~1.5 gHb/L。

【临床意义】

(1)降低:各种溶血性贫血,不论血管内或血管外溶血,血清中 Hp 含量都明显减低,甚至低到测不出的程度,肝细胞损害性病变、传染性单核细胞增多症、先天性无结合珠蛋白血症等也可降低。

(2)增高:肝外阻塞性黄疸可增高。感染、组织损伤、恶性疾病、SLE、糖皮质激素治疗、口服避孕药等也可增高。

【评价】

(1)本法有助于区分血管内和血管外溶血。在严重血管内溶血时,在 Hp 位置前可出现一条高铁血红素白蛋白区带。血管外溶血时却无此带。

(2)Hp 检查对溶血诊断有良好的敏感性和特异性,在排除其他组织破坏红细胞后,此检查是溶血存在的确诊实验。

(3)Hp 测定还可采用免疫学方法,主要有免疫扩散法和免疫散射比浊法。

六、高铁血红蛋白还原试验

正常人体红细胞的血红蛋白为亚铁血红蛋白,在一系列内因或外因的作用下,亚铁血红蛋白会被氧化为高铁血红蛋白,使血红蛋白失去自身的生理功能。通常情况下,人体有相应的还原机制,可确保氧化形成的高铁血红蛋白还原为亚铁血红蛋白,行使原来的功能。通过本试验可评判机体相应的还原机制水平。

【测定方法】

在血液中加入亚硝酸盐使红细胞中的亚铁血红蛋白变成高铁血红蛋白(MHb),正常红细胞的 G-6-PD 催化磷酸戊糖旁路使 $NADP^+$(氧化型辅酶Ⅱ)变成 NADPH(还原性辅酶Ⅱ),在有足量的 NADPH 存在下,并且通过亚甲蓝的递氢作用,反应液中的高铁血红蛋白能被高铁血红蛋白还原酶即细胞色素 b_5 还原成亚铁血红蛋白,溶液从暗褐色变为红色。当红细胞内 G-6-PD 含量正常时,由磷酸戊糖代谢途径生成的 NADPH 的数量足以完成上述还原反应。当红细胞内 G-6-PD 含量不足或缺乏时,高铁血红蛋白还原速度减慢,甚至不能还原。

【参考区间】

高铁血红蛋白还原率应超过 75%。

【临床意义】

蚕豆病和伯氨喹啉型药物溶血性贫血患者由于 G-6-PD 缺陷(隐性遗传),高铁血红蛋白还原率明显下降,纯合子常在 30% 以下,杂合子则呈中间值,多在 31%~74%。

【评价】

本实验敏感性高,简便易行,国内应用较多,可用作 G-6-PD 缺乏的筛选试验或群体普查,但由于本实验特异性较低,可有假阳性出现。如血红蛋白 H 病、不稳定血红蛋白病、高脂血症、巨球蛋白血症等。

七、卟啉测定

卟啉是一种两性环状化合物,是血红素合成的中间产物,等电点在 pH3.0~4.5。在血红素合成途径中存在有中间体卟啉原,卟啉原累积过多时会自发氧化为卟啉。通过肾脏随尿和经胆汁随粪排出体外。因首次是在尿和粪中检出,所以分别称为尿卟啉和粪卟啉。正常情况下,卟啉主要在红骨髓和肝脏中合成。

【测定方法】

卟啉的测定方法主要有化学法和光谱吸收法两种,可定性测定,也可定量测定。

定性测定法:主要依据卟啉是人体内唯一的内源性光致敏剂。吸收光后,在 405 nm 处会激发出红色荧光。测定时可用有机溶剂提取卟啉,再用盐酸反提取,将水层在紫外光下检测,如呈现粉红色荧光,则为卟啉试验阳性。适用于尿、粪及血液中卟啉的测定。该试验为过筛试验,测得的是总卟啉的活性,不能区分尿卟啉和粪卟啉。如需区别,可采用薄层层析法进行定性检测。

卟啉的定量检测方法有溶剂提取法、薄层层析法、离子交换层析法和高效液相色谱法。最常用、敏感性和准确性最好的方法为高效液相色谱法。

【参考区间】

健康人呈阴性。

【临床意义】

阳性主要见于先天性红细胞生成型卟啉病、肝红细胞生成型卟啉病以及迟发型皮肤型卟啉病。此外,重金属(如铅、砷和汞等)、化学药物(如巴比妥、磺胺等)中毒以及再生障碍性贫血、恶性贫血、白血病、红细胞增多症和肝硬化等也可导致卟啉的代谢紊乱,出现阳性。

【评价】

(1)卟啉定性试验简便、易行、快速,不需任何特殊仪器和设备,便于开展。

(2)卟啉类化合物检测对研究血红素代谢障碍有重要意义,除卟啉病外,对缺铁性贫血、铁粒幼细胞贫血和珠蛋白生成障碍性贫血有一定的诊断价值。

八、红细胞游离原卟啉测定

在血红素合成过程中,会有少量的原卟啉分子与 Zn^{2+} 结合,而不是与 Fe^{2+} 结合,生成 Zn-原卟啉(Zn-protoporphyrin,ZPP),然后与血红蛋白的 heme 位点连接,进入血液循环成为红细胞游离原卟啉(free erythrocyte protoporphyrin,FEP)。

【测定方法】

血红素是由 Fe^{2+} 与原卟啉构成的,当铁缺乏或不能利用时,红细胞内游离原卟啉则增加。用加酸的醋酸乙酯或无水乙醇破坏红细胞并提取原卟啉。原卟啉在 $400\sim410$ nm 的紫外线照射下会发出红橙色荧光,可用荧光比色法加以测定。

【参考区间】

正常成人:$(398.4\pm131.7)\mu g/L$ 全血。

【临床意义】

(1) FEP 测定可作为铁缺乏的筛查试验。缺铁性贫血患者的 ZPP 增高。但是铅中毒、红细胞生成性卟啉病、MDS 等病时 FEP 也增高。应注意鉴别。

(2) FEP 的下降见于恶性贫血、营养性巨幼细胞贫血及红白血病。这可能与缺乏有能力制备原卟啉的巨幼红细胞有关。

【评价】

(1) 因铁缺乏致血红蛋白合成减少,造成红细胞内 FEP 蓄积。所以,FEP 的量可以间接反映铁是否缺乏。但应结合临床和其他检查综合分析,以便与其他疾病的鉴别。

(2) FEP 检测可提示红细胞中非血红素原卟啉的总量。其试验敏感度仅次于 SF 和 EF。国内已有很多单位采用 ZPP 血液荧光测定仪测定血液中红细胞内 ZPP 的含量,协助慢性铅中毒或缺铁性贫血的诊断,是一种可用于普查、操作简单、使用方便的筛检方法。一般用 ZPP>3.5 $\mu g/g$ 红细胞作为缺铁性贫血的诊断指标之一。

第三节　红细胞代谢异常的实验诊断

红细胞疾病的诊断与其他疾病一样,需要以病史、症状和体征作为基础,通过实验检测,辅以影像学检查,寻找病因,作出诊断。然后根据诊断进行有效的预防和治疗。

一、缺铁性贫血

缺铁性贫血是由于铁的摄入不足、吸收不良、转运或利用障碍、需求或丢失过多,导致机体储存铁的缺乏或耗尽,从而引起合成血红蛋白的铁不足而导致红细胞生成障碍的一种贫血,是临床上最常见的一种贫血。成人铁缺乏最常见的原因为慢性失血,而铁的摄入不足是婴幼儿和妊娠妇女铁缺乏的常见原因。其诊断标准依缺铁性贫血的三个发展阶段而异(图 19-13),主要化学病理变化也不尽相同。

(一) 主要化学病理改变

1. 血红蛋白携氧能力下降

由于铁缺乏,每分子血红蛋白携氧量及血红蛋白合成量下降,氧供给不足致组织缺氧。其临床表现主要有皮肤和黏膜颜色苍白、疲乏无力、头晕耳鸣、眼花、记忆力减退。严重者可出现心力衰竭、恶心呕吐、食欲减退、腹胀、腹泻等。

2. 组织细胞功能改变

由于组织中缺铁和细胞含铁酶类减少,导致组织细胞功能改变。其分类表现如下。

(1) 上皮组织变化:舌乳头萎缩、舌苔光红、舌有烧灼感、舌炎;口腔黏膜变薄、口腔炎、口角皲裂、唇炎等,均为组织细胞中缺铁和维生素 B$_{12}$ 缺乏所致。部分患者由于胃黏膜功能降低可导致胃酸分泌缺乏,发生萎缩性胃炎,致铁吸收障碍,可加重贫血程度。一些儿童患者可有异食癖,发育迟缓、智力低下。

（2）外胚叶组织变化：指（趾）甲缺乏光泽,脆薄易裂,出现直的条纹状隆起,严重者指（趾）甲变平,甚至凹下呈匙状,称为反甲；皮肤干燥,皱褶、萎缩；头发蓬松,干燥,易脱落。主要由于外胚叶组织营养障碍,皮肤上皮细胞功能降低,同时伴有胱氨酸缺乏所致。

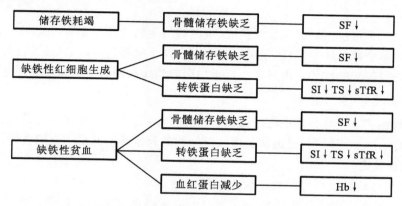

图 19-13 缺铁性贫血三阶段发展示意图

（二）实验室检查及评价

1. 血象

呈小细胞低色素性贫血（MCV<80 fL、MCH<27 pg、MCHC<32%）。发展阶段不同,血象表现不一。早期部分红细胞中心淡染区轻度扩大,形态大致正常。红细胞计数可在正常范围内,血红蛋白下降,RDW升高。中后期RDW升高,MCV下降,红细胞形态以小细胞为主,可出现椭圆形、靶形、不规则形红细胞。中心淡染区扩大,甚至呈环状。白细胞血小板计数正常。

2. 骨髓象

缺铁性贫血为增生性贫血骨髓象,骨髓有核细胞增生活跃或明显活跃,个别患者减低。红系表现为"核老质幼"的核质发育不平衡改变。骨髓象检查不一定在诊断时需要,但当与其他疾病鉴别诊断困难时需进行。

3. 骨髓铁染色

缺铁性贫血患者储存铁缺乏,细胞外铁阴性,细胞内铁减少或缺如,颗粒小,着色淡。此项是诊断缺铁性贫血直接而可靠的办法。

4. 血清铁蛋白

血清铁蛋白（serum ferritin,SF）的测定多采用免疫学方法。缺铁性贫血时 SF<14 μg/L（女性<10 μg/L）,该项测定与骨髓铁染色有良好的相关性,是诊断缺铁性贫血的敏感方法。但 SF 属急性时相反应蛋白,一般炎症时可反应性增高,需鉴别判断。

5. 红细胞碱性铁蛋白

红细胞碱性铁蛋白（erythrocyte alkaline ferritin,EF）是幼红细胞合成血红蛋白后残留的微量铁蛋白。缺铁性贫血时 EF<6.5 μg/细胞,其敏感性低于 SF,但较少受某些疾病因素的影响。

6. 血清铁、总铁结合力、转铁蛋白饱和度

缺铁性贫血时血清铁明显减少,总铁结合力增高,转铁蛋白饱和度减低。TS 对缺铁性贫血的诊断准确性次于 SF 和 EF,可作为缺铁性红细胞生成的指标之一应用于临床,但不宜用于缺铁性贫血的早期诊断。

7. 血清可溶性转铁蛋白受体

可溶性转铁蛋白受体（soluble transferring receptor,sTfR）是红细胞膜上转铁蛋白受体的一个片段。铁缺乏时血清中 sTfR 的浓度升高,是一种可靠的反映红细胞内缺铁的指标。其检测无性别及年龄差异,也不受妊娠、炎症、感染及慢性病的影响,可用于缺铁性贫血的诊断和鉴别诊断。

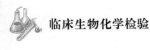

8. 其他检测

为查清病因、明确诊断,还需进行多方面的检查,如红细胞寿命检查、铁动力学检查、粪便隐血试验、尿液检查、免疫学检查、胃肠道 X 线、胃镜检查等。

二、异常血红蛋白与血红蛋白病

异常血红蛋白是由于珠蛋白基因突变或核酸、蛋白质的生物合成缺陷而引起的血红蛋白分子结构的改变。可以为肽链中单个氨基酸的取代,也可以为一个或几个氨基酸的缺陷,或为额外氨基酸的插入或缺失。最常见的为单一氨基酸的取代。由异常血红蛋白引起的疾病称为血红蛋白病。主要类型如下。

(一)珠蛋白生成障碍性贫血

珠蛋白生成障碍性贫血也称为地中海贫血或海洋性贫血,是由于一种或几种基因的缺陷或缺失,导致相应珠蛋白肽链的合成减少或缺失,或由珠蛋白肽链结构的异常所引起的一类遗传性溶血性疾病。

1. 主要化学病理改变

由于基因缺陷,可导致组成珠蛋白的 α 肽链、β 肽链、γ 肽链或 δ 肽链的合成缺陷,分别导致 α 珠蛋白生成障碍性贫血、β 珠蛋白生成障碍性贫血、γ 珠蛋白生成障碍性贫血和 δ 珠蛋白生成障碍性贫血。各型均具有程度不等的溶血性贫血表现。β 珠蛋白生成障碍性贫血是珠蛋白生成障碍性贫血中发病率最高的。重型纯合子 β 珠蛋白生成障碍性贫血可有发热、腹泻、黄疸、肝脾肿大等症状,出现地中海贫血面貌。部分 α 珠蛋白生成障碍性贫血患者红细胞可出现小细胞低色素性改变,靶形红细胞增多。

2. 实验室检查及评价

(1)血象:常呈小细胞低色素性贫血。可见各种异形红细胞,其比例常大于 10%。红细胞脆性降低。Hb 下降,MCV、MCH、MCHC 降低。网织红细胞增高。

(2)血红蛋白电泳:α 珠蛋白生成障碍性贫血患者可见 HbH 或 Hb Barts 增加(图 19-14)。β 珠蛋白生成障碍性贫血患者可见 HbF 及 HbA_2 增加(图 19-15)。

(3)红细胞包涵体试验、热变性试验、异丙醇沉淀试验:珠蛋白生成障碍性贫血患者三个试验均呈阳性。但血液中含有 HbF 和 HbE 时热变性试验及异丙醇沉淀试验可呈假阳性。注意鉴别判断。

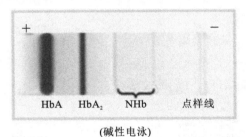

(碱性电泳)

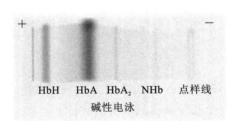

图 19-14 α 地中海贫血血红蛋白电泳示意图

图 19-15 β 地中海贫血血红蛋白电泳示意图
注:上为患者,下为正常人。

(二)镰状细胞贫血(HbS 病)

1. 主要化学病理改变

镰状细胞贫血又称血红蛋白 S 病,是 HbA 的 β 链上第 6 位的谷氨酸被缬氨酸替代形成 HbS 所致。当血氧过低时,HbS 聚集形成的多聚体可使双凹圆盘状的红细胞变形为镰刀形,镰变的红细胞易破裂溶血,引起贫血,故称为"镰状细胞贫血"。可见血液黏滞度增加,血流缓慢,引起微血管阻塞。严重时可诱发

"镰状细胞危象"。

2. 实验室检查及评价

血红蛋白降低,血象可见小红细胞、大红细胞、裂红细胞、球形红细胞及靶形红细胞。网织红细胞增加。红细胞镰变试验阳性,血红蛋白溶解度试验阳性。血红蛋白电泳可见在 HbA 和 HbA₂之间有一 HbS 区带(图 19-16)。

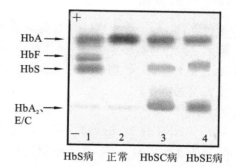

图 19-16 镰状细胞贫血患者血红蛋白电泳示意图

(三)血红蛋白 E 病

1. 主要化学病理改变

血红蛋白 E 是 β 链上第 26 位的谷氨酸被赖氨酸替代的异常血红蛋白。临床表现为轻度溶血性贫血,血象呈小细胞低色素性贫血,易感染。

2. 实验室检查及评价

红细胞渗透脆性下降,血红蛋白电泳可见在 HbA₂位置出现 HbE(图 19-17)。异丙醇沉淀试验、热变性试验、变形珠蛋白小体试验呈阳性。

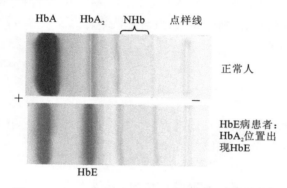

图 19-17 血红蛋白 E 病患者血红蛋白电泳示意图

(四)不稳定血红蛋白病

1. 主要化学病理改变

由于控制血红蛋白肽链的基因突变,维持红细胞稳定性的有关氨基酸被取代或缺失,红细胞代谢紊乱,水分子进入红细胞内引起的疾病称为不稳定血红蛋白病。血红蛋白分子易于降解为单体或由于螺旋结构改变形成变形珠蛋白小体,后者可以结合到红细胞膜上,使红细胞变形性下降,引起慢性溶血性贫血。

2. 实验室检查及评价

血红蛋白电泳可见异常血红蛋白带或异常肽链。异丙醇沉淀试验、热变性试验、变形珠蛋白小体试验呈阳性。

三、卟啉病

1. 主要化学病理改变

卟啉病又称紫质病,是一组血红蛋白合成过程中酶的缺陷引起的卟啉代谢紊乱或血红素调控功能异常所致的遗传性疾病,可引起皮肤色素沉着及光敏性皮炎。根据卟啉代谢紊乱的部位不同可分为红细胞生成性卟啉病和肝性卟啉病。红细胞生成性卟啉病是由于造血组织卟啉代谢紊乱或卟啉不能与铁络合为血红素,从而影响血红蛋白的合成。小儿较成人多发。肝性卟啉病主要是由于卟啉前体代谢紊乱,体内卟啉和前体产生过多,在体内积聚产生症状以及排泄量增加。常伴有肝功能障碍。

2. 实验室检查及评价

红细胞生成性卟啉病骨髓卟啉增加,血卟啉、尿和粪中卟啉含量也增加。肝性卟啉病卟啉生成增加时,尿和粪中卟啉含量增加;肝脏排泄功能降低时,血和尿中卟啉增加,粪中卟啉减少。

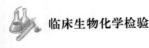

四、病例分析

【病史】患者,女,24 岁。渐觉头晕乏力,活动后心慌一年,近日加重入院,饮食以素食为主,月经不规律,量多,每次持续 10 天左右,面色苍白,皮肤黏膜无黄染。查体 T 36.6 ℃,P 100 次/分,R 20 次/分,BP 140/9.3 kPa。肝、脾、淋巴结未触及,无其他异常。

【实验室检查】

血常规检查:红细胞 2.8×10^{12}/L,白细胞 8.8×10^9/L,血小板 140×10^9/L,Hb78 g/L,Hct 0.27,MCV 73 fL,MCH 23 pg,MCHC 270 g/L,RDW 17.5%,中性粒细胞 0.70,淋巴细胞 0.20,单核细胞 0.06,嗜酸性粒细胞 0.04,网织红细胞 0.02。

【临床诊断】

缺铁性贫血。

【诊断依据】

(1) 患者为年轻女性,有头晕乏力症状和面色苍白;平时进食含铁丰富的肉类较少,月经量多,持续时间长,有慢性失血史。

(2) 血红蛋白、红细胞、红细胞比容下降。MCV、MCH、MCHC 均降低,RDW 增高。

为明确诊断应进一步做血清铁、血清铁蛋白、血清总铁结合力及血清转铁蛋白饱和度的测定。必要时做骨髓细胞铁染色及骨髓细胞学检查。

本章小结

红细胞是血液中的主要细胞,成熟红细胞具有独特的双凹面圆盘状形态和结构,无细胞器、细胞核等。红细胞的主要生理功能是运输氧和二氧化碳,维持体内平衡。

红细胞膜由蛋白质、脂质、糖和无机离子等组成。赋予红细胞特殊的功能:物质运输、信息传递等。血红素是铁原子和原卟啉Ⅺ的复合物,是一种卟啉化合物。人类珠蛋白的肽链有 6 种。血红蛋白有 4 个亚基,其主要功能是将肺部的氧运输到身体的各个组织。

红细胞的代谢包括糖代谢、铁代谢及血红蛋白代谢。糖代谢是红细胞能量的主要来源。代表途径为糖酵解途径,其次还有磷酸戊糖途径和谷胱甘肽途径。铁代谢提供红细胞合成的原料。红细胞衰老和死亡主要在单核巨噬细胞系统。

反映铁代谢的主要指标有血清铁、血清铁蛋白、血清总铁结合力等。这些检查主要用于临床上怀疑缺铁性贫血和与小细胞低色素性贫血的鉴别诊断。其次还有反映溶血及红细胞酶缺陷的指标:血浆游离血红蛋白、高铁血红蛋白还原试验等。血红蛋白检测有血红蛋白电泳等,各种检查方法的选择在诊断中具有重要意义。

对贫血的诊断应先通过血细胞分析等筛检试验明确贫血的初步诊断并进行分类,然后通过相应的检测进行疾病的诊断和鉴别诊断,并查明贫血的原因或原发病。

(李彦魁)

第二十章 肿瘤标志物

学习目标

掌握：肿瘤标志物的定义，糖类抗原、异位激素、癌基因、抑癌基因等基本概念，常用肿瘤标志物 AFP、CEA、CA125、CA15-3、CA19-9、CA724、PSA、NSE、CYFRA21-1 的主要临床意义。

熟悉：肿瘤标志物的分类，肿瘤标志物的应用价值与联合应用。

了解：肿瘤标志物检测的影响因素。

近几十年来，肿瘤发病率不断上升，严重威胁人类健康，已成为目前发达国家的主要疾病。我国 2010 年癌症的发病率已达 $276/10^5$。据 2008 年第二次全国居民死因抽样调查，2005 年我国居民癌症死亡率为 $136/10^5$，位居居民死因的第二位，在死因构成比中占 22.3%，仅次于脑血管疾病 22.5%，而城市居民的死因构成比中，癌症位居第一。据预计，至 2020 年，全世界的癌症发病人数将增至每年 1500 万，癌症死亡人数将达 1000 万。到时候我国每年癌症发病人数将达 300 万，癌症每年死亡人数将达 250 万。

癌症发病机制复杂，在诊断与治疗上存在诸多难题，需要多学科协作，多种方法共同参与。病理/细胞学、影像学和实验室检查是肿瘤诊断、疗效监测和预后判断的重要手段，其中肿瘤标志物(tumor marker，TM)检测发挥了独特作用。由于大多数肿瘤标志物仅需留取血标本、尿标本等即可检测，创伤小，便于动态观察，其测定已贯穿肿瘤筛查、辅助诊断、预后判断、治疗观察、预报复发全过程，甚至对部分肿瘤诊断与治疗起关键作用。

第一节 概 述

肿瘤是失去了正常生物调控的异常生长、分化的细胞或组织。与其他疾病比较，肿瘤有两个明显的临床特征：一是肿瘤的转移特性，肿瘤细胞通过浸润、转移从原发灶扩散至其他组织和脏器，病灶转移是大多数肿瘤治疗失败的原因；二是早、中期肿瘤无症状，有临床症状而来就诊者，或肿瘤已太大，无法切除，或已经转移，属癌症晚期。早期发现，早期诊断，早期治疗是我国肿瘤诊治的基本国策。早期发现的肿瘤，体积小，较少转移，及时手术就能彻底清除病灶，有效地控制肿瘤，收到事半功倍的效果。为了早期发现肿瘤，专家们采取了多种措施和途径，在当前所有的医学手段上，对于无症状的肿瘤患者，肿瘤标志物常常是唯一的能早期发现肿瘤的线索。近年来，从肿瘤细胞的化学特性、细胞病理、免疫反应和肿瘤基因及其表达产物等诸多方面寻找特异性强、灵敏度高的肿瘤标志物，已取得较大进展。

一、肿瘤标志物的发展概况

"Tumor Marker"(肿瘤标志物)这一词汇是 Herberman 在 1978 年在美国召开的人类免疫及肿瘤免疫诊断会议上提出的，次年在英国举行的第七届肿瘤发生生物学和医学会议上被大家确认并开始公开引用。

TM 的发展可分为四个阶段。第一阶段为 TM 的开创期。1847 年 Bence-Jonce H 发现了本周蛋白(Bence-Jonce protein，BJP)，BJP 实质为免疫球蛋白的轻链部分。BJP 的发现，开创了 TM 的新时期。第二阶段为 TM 发展期。1926—1963 年这段时间发现了与肿瘤相关的标志物,包括激素、同工酶、蛋白质等。第三阶段为 TM 的成熟期。以 1963 年前苏联科学家 Abelev GI 发现甲胎蛋白为标志,陆续发现了大量的肿瘤抗原,包括胚胎蛋白类肿瘤标志物甲胎蛋白、癌胚抗原、胰癌胚抗原等。第四阶段为 TM 的新时期。1976 年至现在,由于单克隆抗体技术的诞生及应用,涌现了大量的 TM,如 CA125、CA153、CA19-9。1981 年,Weinberg 等人报道人癌基因分离成功,标志着肿瘤研究开始进入癌基因时代。癌基因的激活和抑癌基因的失活是正常细胞转化为癌细胞的主要原因。近年来,随着分子遗传学理论和技术的发展、分子探针的使用、单克隆抗体的筛选成功、基因定位,以及癌基因、抑癌基因的检测,使 TM 的检测内容更广,技术更先进。

二、肿瘤标志物的定义与分类

TM 是指在恶性肿瘤发生和发展过程中,由肿瘤细胞合成分泌或由机体对肿瘤细胞反应而产生和(或)升高的、可预示肿瘤存在的一类物质,存在于体液、细胞或组织中。

由于 TM 的来源与性质非常复杂,至今尚未形成统一的分类方法。通常可分为细胞肿瘤标志物和体液肿瘤标志物。细胞肿瘤标志物主要是指肿瘤细胞的胞质或胞膜上表达的标志物,如生长因子和激素的受体、癌基因和抑癌基因的表达产物。体液肿瘤标志物是指分泌到外周血、尿液等体液物质中高于正常生理水平的标志物,如癌胚抗原(carcinoembryonic antigen,CEA)、甲胎蛋白(α-fetoprotein,AFP)、前列腺特异抗原(prostate specific antigen,PSA)等。根据肿瘤标志物本身的化学特性,肿瘤标志物分为胚胎抗原类肿瘤标志物、糖类抗原、酶类肿瘤标志物、激素类肿瘤标志物、受体类肿瘤标志物、蛋白质类肿瘤标志物、基因类肿瘤标志物。有人根据肿瘤标志物的来源、分布、增殖程度及其与肿瘤的关系,将其分为原位性肿瘤相关物质、异位性肿瘤相关物质、胎盘及胎儿性肿瘤相关物、病毒性肿瘤相关物质、癌基因抑癌基因及其表达产物。也有建议将肿瘤标志物分为一般肿瘤标志物、肿瘤耐药标志物(耐药基因)、肿瘤转移标志物和肿瘤基因标志物。肿瘤标志物的发展简史见表 20-1。

表 20-1 肿瘤标志物的发展简史

年 份	作 者	肿瘤标志物相关的发现
1847	Bence-Jone H	本周蛋白
1928	Brown WH	异位激素综合征
1930	Zondek B	hCG
1949	Oh-Uti K	血型抗原的缺失
1959	Markert C	同工酶
1963	Abelev GI	AFP
1965	Gold P,Freeman S	CEA
1969	Heubner R,Todaro G	癌基因
1975	Kohler H,Milstein G	单克隆抗体
1980	Cooper G,Weinberg R,Bishop M	癌基因探针和转染
1985	Harris H,Saer R,Knudson A	抑癌基因

三、肿瘤标志物的应用价值

绝大部分的 TM 既存在于肿瘤患者体内,也存在于正常人群和非肿瘤患者体内,只是肿瘤患者体内的标志物浓度高于非肿瘤者。目前仅 AFP、PSA、前列腺酸性磷酸酶等几个极少数的 TM 呈现器官特异性,大多数 TM 在某一组织类型的多种肿瘤呈现阳性,但阳性率不一。学术界往往把阳性率较高的一种肿瘤或一类肿瘤看成是这一标志物的主要应用对象。

理想的 TM 应符合以下条件:①灵敏度高;②特异性高;③TM 浓度高低和肿瘤大小相关;④TM 浓度和肿瘤转移、恶性程度有关,能协助肿瘤分期和预后判断;⑤存在于体液,特别是血液,易于检测。遗憾的是,至今所有 TM 中只有极少数能满足上述要求,满意地用于临床。科学家正在利用基因组学、蛋白质组学技术等多种新的方法寻找更加理想的 TM。TM 的应用价值概括如下。

（一）肿瘤的早期发现及筛查

肿瘤往往由单一肿瘤细胞分化而来。根据细胞动力学研究结果,大部分肿瘤细胞倍增时间为 40～140 天,平均 60 天(表 20-2),转移瘤生长速度较原发瘤快。一个实体瘤从 1 个肿瘤细胞发展到 10^9 个细胞(直径约 1 cm)需 8～18 年。物理仪器的最低检测限是 1 cm(10^9 个肿瘤细胞),生物化学标志物在肿瘤细胞数为 10^8 时即出现异常,见图 20-1。理论上,利用 TM 能在亚临床期较早地发现肿瘤。

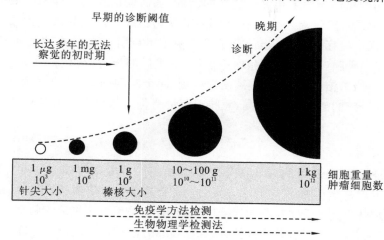

图 20-1 肿瘤生长、肿瘤大小和诊断方法的关系

表 20-2 部分肿瘤细胞倍增时间

肿 瘤	癌细胞倍增时间/天
原发性肺癌	
腺癌	147
小细胞肺癌	84
非小细胞肺癌	77
肺癌转移,细胞来自于	
儿童肉瘤	28
成人肉瘤	49
乳腺癌	
原发灶	108
肺癌转移	77
软组织转移	21
淋巴瘤	28

目前常用的 TM 在诊断恶性肿瘤时灵敏度和特异性不够高,除 PSA 和 AFP 外,不提倡对无症状人群进行普查。我国用 AFP 从人群特别是从 HBsAg 阳性的慢性肝炎患者中筛选原发性肝细胞肝癌病例。PSA 结合直肠指征普查早期前列腺癌亦在世界各地被广泛应用。虽然大多数 TM 特异性和灵敏度都不是很高,但 TM 是发现早期无症状肿瘤患者的重要线索,作为肿瘤的辅助诊断工具,已广泛应用于临床。

（二）肿瘤的鉴别诊断与分期

TM 常用于鉴别良、恶性肿瘤,往往能提供有用的信息帮助区分良、恶性肿瘤。由于血清 TM 的升高水平常与肿瘤的大小及恶性程度有关,TM 的定量检测有助于临床分期,能判断疾病是处于稳定期、进展期还是恶化期,但需注意各期肿瘤的 TM 浓度变化范围较宽。

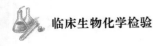

（三）肿瘤的预后判断

一般来说治疗前 TM 浓度明显异常，表明肿瘤较大，患病时间较长，可能已有转移，预后较差。例如：乳腺癌的雌激素受体（ER）和孕激素受体（PR），如果两者均阴性，即使 CA153 不太高，预后也差，复发机会较高，治疗效果不好。类似的指标还有表皮生长因子受体（EGFR）、癌基因 *c-erB-2* 异常，这些指标阳性都预示较差的预后。

（四）肿瘤的疗效与治疗监测

大部分 TM 浓度与肿瘤治疗效果相关。成功的治疗，如肿瘤的完全切除和有效的放疗、化疗后，TM 应明显下降，下降至正常或下降了治疗前水平的 95% 被认为治疗成功。如果手术或放疗、化疗后 TM 未出现预期的下降幅度，说明治疗失败。TM 下降速度取决于半衰期，TM 从高浓度降至正常浓度需要 5～6 个半衰期。关于直肠癌和乳腺癌 TM 应用指南中建议：手术后的患者应每隔 2～3 个月测定一次 TM，连续检测至少两年，在未再给予治疗时，至少连续两次检测（两个时间间期）结果显示 TM 呈直线上升，可认为肿瘤复发。正在接受治疗的患者，TM 升高，意味着病情恶化。恶化定义为 TM 测定值增加 25%，保险起见，2～4 周应再复查一次。

（五）评估治疗方案

由于个体差异，一种治疗方法可能对某些人有效，而对另一些人则可能完全没有作用，因此需要对接受治疗的每个人进行实验室检测来评估治疗方案，此即所谓的个体化医学（personalized medicine）。例如，对于乳腺癌患者，如果孕激素受体和雌激素受体均为阴性，采用内分泌治疗则是无效的。对于带有 *K-ras* 基因突变的大肠癌患者，用西妥昔单克隆抗体（cetuximab）治疗可出现疗效下降。

四、影响体液中肿瘤标志物浓度的生物学因素

血液及其他体液中 TM 浓度受下列因素影响。①肿瘤的大小和肿瘤细胞的数目：肿瘤越大，细胞数越多，TM 浓度越高。②肿瘤细胞合成和分泌 TM 的速度：肿瘤细胞合成和分泌 TM 的速度越快，血液循环中 TM 浓度越高。③肿瘤组织的血液供应好坏：若血液供应差，血液循环中 TM 浓度低。④肿瘤细胞是否有坏死和坏死的程度：肿瘤细胞坏死后，释放出大量 TM，使肿瘤局部和血液中 TM 浓度升高。⑤肿瘤细胞的分化程度和肿瘤的分期：肿瘤细胞分化程度越差，恶性程度越高。肿瘤越晚期，产生的 TM 越多。⑥肿瘤细胞是否表达和合成 TM：有些肿瘤细胞不表达、不携带 TM，则在血液和体液中就检测不到。⑦TM 在体内的降解和排泄速度：若患者肝、肾功能差，排泄速度慢，则 TM 在体内可异常升高。

五、肿瘤标志物检测的影响因素

（一）标本采集对检测结果的影响

前列腺按摩、穿刺、射精、导尿和直肠镜检查后，血液 PSA 和 PAP 值均可出现升高，宜在此操作过后一周取样。肝、肾功能异常和胆道排泄不畅、胆汁淤滞等均可造成如 ALP、GGT、CEA 等浓度增高。某些药物会影响 TM 的浓度，如抗雄性激素治疗前列腺癌时可抑制 PSA 产生，导致 PSA 呈假阴性结果。唾液和汗液污染标本可使鳞状上皮细胞癌抗原、CA19-9 浓度升高。

（二）标本保存对检测结果的影响

血液标本采集后应及时离心，若从采血到血清分离的间隔时间大于 1 h，神经元特异性烯醇化酶（NSE）会从血小板中释放而增高，若不及时测定，应保存于 4 ℃冰箱中，24 h 内进行测定。如在 2～3 个月内测定，则应于 -20 ℃ 保存，避免反复冻融。酶类和激素类 TM 不稳定，应及时测定或低温保存。由于红细胞存在 NSE，样本溶血可使血液中 NSE 浓度增高（1% 的溶血可使血清 NSE 升高 5 μg/L）。黄疸血样本则会引起 PSA 的检测值升高。

（三）测定方法和试剂对检测结果的影响

测定 TM 的方法很多，可采用放射免疫分析法、免疫放射分析法、酶联免疫分析、化学发光免疫分析等，每一方法有各自的精密度和准确度。有研究报道，使用 12 种不同的 CEA 试剂盒检测某一混合血清中

CEA 浓度,其结果差异超过 100%。导致分析间误差的主要原因是缺乏标准化检测方法,包括缺乏统一的抗原、校准品和参考方法等。因此,在工作中要尽量使用同一种方法、同一种仪器和同一厂家的试剂盒进行测定。

(四)交叉污染对检测结果的影响

当测定非常高浓度标本时,交叉污染成为一个导致假阳性的潜在问题,应不时地复查有无标本被交叉污染。

(五)嗜异性抗体对检测结果的影响

大多数肿瘤标志物的测定中常使用一对鼠单克隆抗体来与肿瘤抗原反应,如果患者血清中存在嗜异性抗体(特别是人抗鼠抗体),它可能在两种鼠单克隆抗体间起"桥梁"作用,导致在无抗原的情况下,出现肿瘤标志物浓度增高的假象。

六、肿瘤标志物检测的质量控制

TM 实验室检测的质量控制,涉及 TM 在实验室检测中的各个方面,包括分析前质量控制(TM 的选择、标本类型、采样时间、标本处理),分析中质量控制(检测标准化、室内质控及室间质评、干扰因素),分析后质量控制(参考区间、TM 结果的解释与报告)等。

(一)分析前质量控制

TM 的分析前错误主要为标本处理错误,例如,采样时间不当、标本溶血、标本量不足或信息输入错误,可以通过完善的实验室操作规程和有效的审核机制避免。措施包括:建议临床医生选择合适的 TM 检测项目,保证合适的采样时间,必要时要求临床医生再次送检标本以进行确证检测等。

实验室有责任按照检测试剂生产厂商的要求给临床提供清晰、准确的标本采集指导。标准化的标本采集对分析非常重要。用于 TM 检测的标本,应在采样后及时离心分离血清,并根据进行检测的时间,选择正确的保存条件。需特别注意排除饮食、药物、诊疗操作、其他非肿瘤的疾病状态等对检测结果的影响,选择合理的采样时间非常重要。

(二)分析中质量控制

实验室必须使用国家有关机构批准的仪器和试剂,并做好室内质控和参加室间质评,以保证分析仪器和检测方法正确使用。质控所用的标本应尽可能与临床标本相近,标本浓度也应当接近医学决定值,这对 TM 用于无症状人群的筛查及判断疗效的合理性非常重要。保证检测的稳定性有利于依据 TM 的水平对患者进行疾病的监测。使用不同方法、不同试剂检测同一项 TM 时,其结果可能出现差异。目前 TM 检测的国际标准化尚未完善,不同厂家生产的试剂往往采用不同的抗体、不同的校准品。因此,不同生产商的检测试剂和仪器所得到的检测结果之间不可互换,同一例患者在治疗前后及随访中,应尽可能采用同一种方法和试剂。实验室在更换检测方法和试剂时,应做比对。在患者监测中,若更改 TM 的检测方法,应重新设定患者的基线水平。

实验室须有合理的操作规范以发现和处理分析中的"钩状效应",检测是否存在高浓度标本对低浓度标本的"携带污染"。实验室应注意异质体或治疗性人抗鼠抗体对分析结果的干扰。

(三)分析后质量控制

在 TM 的分析后结果解释和报告过程中尤应鼓励实验室与临床之间的沟通。临床实验室应在 TM 的结果解释中发挥积极的作用,确保提供合理的参考区间,综合考虑分析变异及患者的生物学变异,同时也需考虑特定 TM 的半衰期等因素。综合考虑分析间变异和患者个体生物学变异因素,必要时可向临床医生询问患者的临床信息,包括肿瘤的分期,治疗的情况等。在连续性监测 TM 的水平时,需注意患者的基线水平,以便使 TM 检测值能给肿瘤的预后评估、监测管理、复发预测、疗效评价等提供重要的信息。

尽量避免更换 TM 的检测方法,一旦方法改变,需告知临床医生。建议报告中标注分析所采用的方法。实验室应能随时就患者进行 TM 检测的频率和是否需要确证检测提供建议。

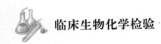

第二节 常用肿瘤标志物

一、酶类肿瘤标志物

肿瘤细胞在总体上显示基因的异常表达,肿瘤是细胞分化过程中某些阶段被阻断的一种细胞,其分裂所产生的子代细胞也处于类似分化状态,如果早期发生阻断,将产生胚胎型同工酶。肿瘤状态时,机体的一些酶活性出现升高,其升高的可能机制如下:肿瘤细胞或组织本身诱导其他细胞和组织产生异常含量的酶;肿瘤细胞代谢旺盛,细胞通透性增加,使得肿瘤细胞内酶进入血液;肿瘤使得某些器官功能不良,导致多种酶的灭活和排泄障碍;肿瘤组织压迫某些空腔而使本来通过空腔排泄的酶反流回血液。根据来源可将肿瘤标志酶分为组织特异性酶与非组织特异性酶两类。因组织损伤或变化而引起细胞中储存的酶释放属于组织特异性酶,如前列腺酸性磷酸酶;非组织特异性酶则主要是因肿瘤细胞代谢加强,特别是糖酵解增强,释放大量酶到体液中。

(一) 碱性磷酸酶

碱性磷酸酶(alkaline phosphatase,ALP)是催化有机单磷酸酯水解的非特异性酶类,最适 pH 值为 8.6～10.3,广泛分布于体内各器官组织。不同组织 ALP 理化性质存在差异,ALP 同工酶可分为胎盘 ALP、肠 ALP 和肝/骨/肾 ALP 同工酶。成人血清 ALP 主要是肝型和骨型,儿童骨型较多,妊娠后期可见胎盘型。原发性或继发性肝癌,以及肝外恶性肿瘤引起的胆道梗阻均使血清 ALP 总活力升高,当恶性肿瘤转移至骨骼后,血清 ALP 明显升高。

【测定方法】

ALP 测定采用速率法,ALP 同工酶测定采用电泳法。

【参考区间】

健康男性:1～12 岁,<500 U/L;12～15 岁,<750 U/L;25 岁以上,40～150 U/L。健康女性:1～12 岁,<500 U/L;15 岁以上,40～150 U/L。

【临床意义】

(1) 原发性和继发性肝癌常出现 ALP 升高,ALP 特别是肝型 ALP 同工酶判断肝癌转移优于其他生物化学指标。

(2) 胎盘型 ALP 同工酶(PALP)在胎盘滋养层合成,怀孕的妇女血清 PALP 升高。PALP 在正常人几乎为零,其升高见于多种癌症,如肺癌、卵巢癌、胃肠道癌、精原细胞癌和霍奇金病。

(3) 骨型 ALP 同工酶(BALP)是判断癌症骨转移的良好标志物,BALP 急剧升高常意味着成骨细胞的破坏,ALP 的缓慢升高意味着溶骨性损伤,常见于乳腺癌骨转移。

(4) 动态观察 ALP 及其同工酶的变化可以有助于判断预后,ALP 正常者预后比异常者佳。

【评价】

前列腺癌骨转移,血清 ALP 活性明显升高,可高达正常参考值的 4～10 倍。许多良性疾病如骨炎、软骨病、肝炎、肝硬化、妊娠、甲状旁腺机能亢进及胆道阻塞等,血清 ALP 也升高。ALP 总活力测定对恶性肿瘤的诊断不具特异性,与其同工酶一起检测,可以提高诊断的灵敏度和特异性。

(二) 乳酸脱氢酶

乳酸脱氢酶(lactate dehydrogenase,LD)是 NAD⁺ 的氧化还原酶,以 NAD⁺ 作为受氢体催化乳酸生成丙酮酸。LD 为四聚体,由 H 亚基与 M 亚基构成 5 种同工酶形式。一些代谢旺盛的正常组织和肿瘤细胞,即使在有氧的条件下,仍然以糖酵解为产生 ATP 的主要方式,出现 Cratree 效应或反巴斯德效应现象。肿瘤细胞释放 LD 增多,导致血清 LD 水平增高。

【测定方法】

LD 活性测定采用速率法,LD 同工酶检测采用电泳法。

【参考区间】

健康成人:乳酸为底物(37 ℃),109~245 U/L;丙酮酸为底物(37 ℃),200~380 U/L。

【临床意义】

(1) 各组织中的 LD 含量明显高于血清,微量损伤可以引起血清 LD 的升高,具有较高灵敏度。恶性肿瘤可由于肿瘤细胞恶性增长和坏死而引起血清 LD 升高,如果转移至肝脏,往往伴有 LD_4 和 LD_5 升高。

(2) 用于估计癌症患者有无转移和向何处转移,当肝癌患者脑脊液 LD_5 升高,预示肿瘤向中枢神经系统转移。

【评价】

LD 作为肿瘤标志酶,特异性较差,多种肿瘤均可出现 LD 升高,如肝癌、神经母细胞瘤、急性白血病、非霍奇金淋巴瘤、肺癌、乳腺癌、胃癌和结肠癌等。其他多种良性疾病,如肾炎、肝炎、心肌损伤都能见 LD 升高。

(三) 神经元特异性烯醇化酶

神经元特异性烯醇化酶(neuron specific enolase,NSE)由 Moore 等 1965 年研究神经系统特异蛋白时发现,能催化 α-磷酸甘油酸形成磷酸烯醇式丙酮酸,是参与糖酵解的关键酶。烯醇化酶由 3 个独立的基因片段编码 3 种免疫学性质不同的亚基 α、β、γ,组成 5 种形式同工酶 $\alpha\alpha$、$\beta\beta$、$\gamma\gamma$、$\alpha\gamma$、$\beta\gamma$。NSE 为 $\gamma\gamma$ 型,相对分子质量为 78000,pI 4.5,特异性定位于神经元及神经内分泌细胞,当这些部位发生肿瘤时,NSE 含量升高。

【测定方法】

NSE 测定常选用酶联免疫吸附法、电化学发光免疫分析法。

【参考区间】

酶联免疫吸附法:血清 NSE 12.5~25.0 μg/L。电化学发光免疫分析法:血清 NSE<15 μg/L。

【临床意义】

(1) 小细胞肺癌(SCLC)时 NSE 过量表达,比其他肺癌及正常对照高 5~10 倍。SCLC 患者血清 NSE 灵敏度达 83%~92%,特异度为 92.9%。

(2) 神经母细胞瘤患者血清 NSE 水平明显升高,对于该病的早期诊断具有较高的临床应用价值,以 25 μg/L 为临界值,诊断灵敏度可达 85%。NSE 大于 100 μg/L 提示预后不佳,大多数患者生存期小于 1 年。血清 NSE 检测比测定尿中儿茶酚胺代谢物更有价值,神经母细胞瘤患者尿 NSE 水平也升高。

【评价】

NSE 被公认为 SCLC 高特异性、高灵敏度的 TM,NSE 水平与 SCLC 转移程度相关,但与转移的部位无关。对于无法进行手术切除的肺癌患者,在不能获得肿瘤组织学类型的情况下,血清 NSE 水平的升高可提示 SCLC 存在。在 SCLC 的系统性治疗中,监测 NSE 可以反映患者对治疗的应答情况和疾病进展情况。

(四) 前列腺酸性磷酸酶

酸性磷酸酶(acid phosphatase,ACP)是一种在酸性条件下催化磷酸单酯水解生成无机磷酸的水解酶。人血清 ACP 最适 pH 值为 5~6,最适作用温度为 37 ℃。正常人血清中 ACP 来源于前列腺、骨、肝、肾、脾、胰、红细胞、血小板等。前列腺中 ACP 含量较其他组织高 100~1000 倍。前列腺酸性磷酸酶(prostate acid phosphatase,PAP)具有器官特异性,乙醇和酒石酸对 PAP 有明显抑制作用,而对红细胞来源 ACP 抑制作用较弱。

【测定方法】

PAP 最早的测定方法是测定其酶活性,之后是对流免疫电泳,20 世纪 70 年代后采用放射免疫法、化学发光免疫分析法。

【参考区间】

血清 ACP:0~1.5 U/L(α-磷酸萘酚速率法);血清 PAP:≤2.0 μg/L(放射免疫法或化学发光免疫分析法)。

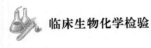

【临床意义】

(1) 前列腺癌患者血清 PAP 检测阳性率可高达 70%,可以发现 1/3 早期病例。PAP 含量与癌肿大小成正相关,尤其是转移癌 PAP 明显升高。良性前列腺增生(BPH)PAP 常在正常范围。

(2) PAP 对前列腺癌的诊断较 ACP 敏感、特异,两者对晚期前列腺的诊断、疗效观察及预后监测价值更大。

【评价】

PSA 检测已基本上取代了 PAP,在筛查和诊断早期前列腺癌方面 PAP 不如 PSA 灵敏。目前 PAP 的临床应用主要局限于确定转移性前列腺癌与前列腺癌的病程分期。在 BPH,PAP 升高不如 PSA 升高多见。

(五) 前列腺特异抗原

PSA 于 1971 年被发现,1979 年被正式命名。PSA 由 238 个氨基酸组成,相对分子质量为 28400,含糖量为 7%,是一种存在于精液中的蛋白酶。编码 PSA 的基因位于第 19 号染色体上,和缓激肽-1 基因有 82% 同源。PSA 具有高度脏器特异性,由前列腺腺泡和导管上的上皮细胞分泌,起液化精液作用。正常人精液中 PSA 浓度约为血清的 100 万倍,当肿瘤发生时,前列腺和淋巴系统间组织屏障被破坏,前列腺内容物进入血循环,使血中 PSA 升高。前列腺增生、前列腺炎症也能引起 PSA 轻度升高。血中总 PSA (t-PSA)包括两种形式:游离 PSA(f-PSA)和结合型 PSA(c-PSA)。c-PSA 由 f-PSA 与 α_1-抗糜蛋白酶或 α_2-巨球蛋白结合形成。

【测定方法】

测定方法可采用放射免疫法、化学发光免疫分析法、电化学发光免疫分析法、酶联免疫吸附法、免疫放射分析法、金标记免疫渗滤法等。

【参考区间】

血清 t-PSA<4.0 $\mu g/L$;f-PSA<0.8 $\mu g/L$;f-PSA/tPSA>0.15。

【临床意义】

(1) 早期发现前列腺癌:PSA 是目前可用于筛查前列腺癌的标志物,但是 PSA 在低浓度时和 BPH 有重叠。为了改善 PSA 早期诊断能力,专家们采取了以下办法。①以年龄调整参考值区间上限。②监测 PSA 增长速率,高速增长者为癌症。③测定 PSA 密度,即 PSA 浓度/超声测量前列腺体积。如 PSA 为 4~10 $\mu g/L$,直肠指征阴性但密度阳性者,则可能是癌症。④计算 f-PSA/t-PSA 值,特别是当 t-PSA 在 4.0~10.0 $\mu g/L$ 时,血清中 f-PSA/t-PSA<0.15 时前列腺癌的可能性大。

(2) 用于临床分期和预后判断:PSA 与前列腺癌的恶性程度及转移有关,PSA 阳性患者大都处于 A-D2 期,PSA 浓度越高恶性程度越高;如果 PSA>50 $\mu g/L$,绝大部分患者伴有癌症浸润和转移,PSA 小于 20 $\mu g/L$ 者很少有骨转移,小于 10 $\mu g/L$ 者基本没有转移。

(3) 监测前列腺癌复发:前列腺癌手术后,即使没有症状,血清 PSA>0.5 $\mu g/L$,其复发比例远高于 PSA<0.5 $\mu g/L$ 者。

【评价】

(1) 在采集患者血标本前,若进行前列腺按摩,将导致血清 PSA 升高,应注意避免。

(2) 以血清 PSA 4 $\mu g/L$ 为临界值、PSA 诊断前列腺癌的灵敏度为 78%,特异度为 33%;当临界值至 2.8 $\mu g/L$ 时,灵敏度为 92%,特异度为 23%;当临界值升至 8.0 $\mu g/L$ 时,特异度提高至 90%,但灵敏度明显降低。

(六) 尿激酶-纤溶酶原激活系统

尿激酶-纤溶酶原激活剂系统(urokinase plasminogen activator system)有三个组成部分:尿激酶型纤溶酶原激活剂(uPA),uPA 膜结合受体(uPAR)以及 uPA 抑制剂 PAI-1 和 PAI-2。

uPA 是一种单链无活性多肽,通过在 158 位赖氨酸和 159 位异亮氨酸间断裂被激活。激活过程中可由多种蛋白酶催化完成,包括组织蛋白酶 B、L、hK2。活化形式的 uPA 具有 A 链与 B 链,A 链与 uPAR 作用,而 B 链则无活性。uPA 催化纤溶酶原成为纤溶酶,后者可以分解细胞外基质(ECM)并活化基质金属蛋白酶(MMPs),MMPs也可分解ECM,并能活化并释放生长因子,如成纤维生长因子2(FGF-2),转化生长因子β(TGF-β)。在体内,uPA的活性受PAI-1和PAI-2的调控,而PAI-1和PAI-2还有其他功能,包括促血管发生、促细胞黏附迁移以及抑制细胞凋亡。uPA与纤溶酶一起促使细胞外基质和血管基质降解,促进肿瘤侵袭和转移。PAI-1抑制uPA活性而可能对转移起到抑制作用,但其更重要的作用似乎是抑制uPA对肿瘤组织自身基质的降解。

【测定方法】

早期的uPA检测是测定催化活性,现已被酶联免疫吸附法取代,PAI-1大多采用酶联免疫吸附法。

【参考区间】

血浆uPA:1.5～62.8 μg/L(酶联免疫吸附法)。

血浆PAI-1:100～1000 AU/L(发色底物显色法)。血浆PAI-1:Ag含量为4～43 μg/L(酶联免疫吸附法)。

【临床意义】

(1) 研究发现uPA与胃癌的浸润深度、分化程度、淋巴管和血管侵犯有关,uPA高表达的胃癌患者预后不良。

(2) uPA和PAI-1作为乳腺癌独立、确定的预后评估因素,对于无淋巴结转移的乳腺癌患者检测uPA和PAI-1可明确其中哪些患者无需全身化疗或无法受益于化疗。uPA和PAI-1水平均较低的淋巴结阴性患者,肿瘤复发的风险较小,无需化疗;而uPA和PAI-1水平均较高的患者需接受全身化疗。

【评价】

(1) uPA可作为肿瘤广谱标志物,已用于乳腺癌、胃癌、卵巢癌、肾癌、肝细胞癌、胰腺癌、神经胶质细胞癌、膀胱癌及宫颈癌等预后判断。

(2) 尿激酶-纤溶酶原激活系统在肿瘤的生长、浸润和转移过程中起重要的作用。检测它们有助于判断肿瘤的恶性程度和患者的预后。阻止uPA与uPAR的结合,调节uPA的合成和分泌,或调节肿瘤细胞表面uPAR的表达,可能成为今后临床治疗肿瘤的一种新方法。

（七）组织蛋白酶

组织蛋白酶(cathepsin)是一组溶酶体蛋白酶,组织蛋白酶B、D和L在肿瘤发生发展中有一定的作用。组织蛋白酶大多以酶原形式合成,需要激活后才具有活性。组织蛋白酶B(CB)是巯基依赖性蛋白酶,正常情况下存在于溶酶体,可被组织蛋白酶D(CD)和基质金属蛋白酶(MMPs)激活。活化的CB可依次激活uPA和特异性基质金属蛋白酶。组织蛋白酶L(CL)在特异性方面与CB相似,但对于相对分子质量相对较小的底物,其活性低。CB在肿瘤中的表达及定位与正常组织中有所不同,在肿瘤组织中,CB可与质膜相连或被分泌。

【测定方法】

血清CB测定可采用放射免疫法、酶联免疫吸附法,组织中CB可采用免疫组化法。

【临床意义】

(1) CB升高见于乳腺、结直肠、胃、肺以及前列腺部位的肿瘤,与肿瘤的发生发展有关。甲状腺癌、神经胶质细胞瘤时也升高。

(2) CB是乳腺癌一个独立的预后指标,对于判断复发和总体生存率均有帮助。

(3) CD水平较高的乳腺癌患者,易复发,生存情况要明显比CD水平低的患者差。

【评价】

只有有限的几个研究涉及侵袭性肿瘤中CB的升高问题,大多数的研究只是小样本的回顾。CB对判断乳腺癌复发和总体生存率均有帮助,但效果不如uPA。

（八）基质金属蛋白酶

基质金属蛋白酶(matrix metalloproteinases,MMPs)因其需要Ca^{2+}、Zn^{2+}等金属离子作为辅助因子而得名,目前已发现23个酶,可以降解细胞外基质(ECM)组分,大多数MMPs以酶原的形式分泌,一旦被激活即受金属蛋白酶组织抑制剂(TIMPs)抑制。根据作用底物以及片断同源性,将MMPs分为4类,即为胶原酶、明胶酶、基质降解酶、膜型基质金属蛋白酶。MMPs 在许多生理过程发挥作用,比如骨再生、创伤愈合等,但也与肿瘤生长、浸润和转移相关。

【测定方法】

通常采用凝胶酶谱技术检测 MMPs,利用 SDS-PAGE 在非还原条件下分离蛋白质,然后去除 SDS,从而使 MMPs 复性,检测酶活性,在组织切片中可采用免疫组化技术检测,在组织液和血清中可以采用免疫技术检测。

【临床意义】

(1) MMPs 表达增高,侵袭性强,预后差。MMP-2 和 MMP-9 水平升高与口腔癌、肺腺癌、膀胱癌、乳头状腺癌等癌症的进展加速相关,MMP-3 和 MMP-9 在子宫内膜肉瘤中比恶性程度较低者要高。

(2) MMPs 还可以用于评估复发和转移风险。血清 MMP-2 和 MMP-3 水平也可以作为进展期膀胱癌患者术后是否容易复发的一项指标,MMP-2 和 MMP-3 正常者其复发率仅为 8%,而升高者其复发率高达 75%。卵巢癌细胞高浓度 MMPs 能预报肿瘤复发,特定 MMPs 表达可以用于判断转移风险,MMP-1 水平与淋巴结转移相关。

【评价】

MMPs 表达增高与肿瘤高侵袭性、复发和转移风险相关。

二、激素类肿瘤标志物

激素是由特异的内分泌腺体或散在体内的分泌细胞所产生的活性物质,当这类具有分泌激素功能的细胞癌变时,就会使分泌的激素量发生异常,称为正位激素异常。异位激素(ectopic hormone)则是指在正常情况下不能生成激素的那些细胞转化为肿瘤细胞后所产生的激素,或者那些能产生激素的细胞癌变后分泌出的是其他内分泌细胞所产生的激素。

不同类型的恶性肿瘤可分泌不同种类的异位激素或同一种激素,而同一种肿瘤细胞可分泌一种或多种不同的异位激素。常见的可分泌异位激素的恶性肿瘤是肺未分化小细胞癌、神经外胚层肿瘤及类癌等,见表 20-3。

表 20-3 激素类肿瘤标志物

激 素	相对分子质量	相关肿瘤
儿茶酚胺类		嗜铬细胞瘤
促肾上腺皮质激素	4500	库欣病、小细胞肺癌
抗利尿激素		小细胞肺癌、肾上腺皮质肿瘤等
降钙素	3500	甲状腺髓样癌
生长激素	21000	垂体腺瘤、肾癌、肺癌
人绒毛膜促性腺激素	45000	绒毛膜上皮细胞癌、非精原细胞癌
胰高糖素	3000	胰岛 α 细胞瘤

(一)促肾上腺皮质激素

促肾上腺皮质激素(adrenocorticotropic hormone,ACTH)是脑垂体分泌的一种多肽类激素,能促进肾上腺皮质的组织增生以及皮质激素的生成和分泌。ACTH 的生成和分泌受下丘脑促肾上腺皮质激素释放激素(CRH)的调节。分泌过盛的皮质激素反过来也能影响垂体和下丘脑,减弱它们的活动。ACTH 主要作用于肾上腺皮质束状带,刺激糖皮质激素的分泌。ACTH 的分泌过程是脉冲式的和应变的,释放的频率和幅度与昼夜交替节律性相关,清晨觉醒之前血液中 ACTH 水平出现高峰,半夜熟睡时则为低潮。应激情况下,ACTH 分泌增加,部分肿瘤可异位分泌 ACTH。

【测定方法】

ACTH 测定可采用免疫放射法、化学发光免疫分析法。

【参考区间】

血浆 ACTH 上午 8 时为 2.2~17.6 pmol/L,下午 4 时为上午 8 时的一半左右。

【临床意义】

(1) 异位 ACTH 综合征多见于小细胞肺癌、类癌等肿瘤,病位诊断常较困难,常依赖于胸腹部 MRI、CT 及静脉采血检测 ACTH 含量作出诊断。小细胞肺癌约占 45%、胸腺类癌约占 15%、胰岛细胞癌约占 10%、支气管癌约占 10%、其他类癌 5%、嗜铬细胞瘤 2%、卵巢腺癌 1%。异位激素可以单独分泌一种激素,也可以同时分泌 CRH 和 ACTH。

(2) 异位 ACTH 综合征患者血浆 ACTH 较垂体肿瘤患者为高,同时由于垂体 ACTH 分泌受到抑制,由垂体外肿瘤产生的 ACTH 一般不被大剂量的地塞米松所抑制。促肾上腺皮质激素释放激素(CRH)可刺激大多数垂体腺瘤患者的 ACTH 释放,但在异位激素综合征患者则无此作用。

【评价】

部分胰腺癌、胃肠道癌以及良性的慢性阻塞性肺病、精神抑郁、肥胖症、高血压、糖尿病和应激性患者也可见到大相对分子质量的 ACTH 增加,其在监测治疗方面的作用一直未明。

(二)降钙素

降钙素(calcitonin,CT)是由甲状腺滤泡 C 细胞所产生的一种多肽激素,相对分子质量 3500。CT 的前体是一个由 136 个氨基酸残基组成的大分子无活性激素原,它可迅速水解成有活性的 CT。人 CT 的半衰期只有 4~12 min。CT 在血钙升高时分泌,抑制钙自骨中释放,增加尿磷排泄,使血钙和血磷降低。一些肿瘤可异位分泌 CT,或由于高钙使 CT 分泌增加。

【测定方法】

常用的测定方法为放射免疫法、化学发光免疫分析法。

【参考区间】

血清 CT<100 ng/L。

【临床意义】

(1) 甲状腺髓样癌患者血清降钙素明显升高,而且由于降钙素的半衰期较短,因此可作为观察临床疗效的良好指标。甲状腺髓样癌手术前 CT 浓度高,手术后数小时内 CT 下降,如手术后 CT 值长期持续增高,提示肿瘤切除不完全或有可能转移。

(2) 部分肺癌、乳腺癌、胃肠道癌及嗜铬细胞瘤患者可因高血钙或异位分泌而使血清 CT 水平升高。肝癌、肝硬化患者可偶尔出现血清 CT 水平升高。

【评价】

由于 CT 半衰期短,是评价肿瘤疗效敏感的标志物。

(三)人绒毛膜促性腺激素

人绒毛膜促性腺激素(hCG)是胎盘滋养层细胞分泌的糖蛋白类激素,在正常妊娠妇女血中可以测出。hCG 有 α、β 两个亚基,α 亚基的生物学特性与卵泡刺激素(FSH)和黄体生成激素(LH)的 α 亚基相同。β 亚基为 hCG 所特有,具有特异性。

当胎盘绒毛膜细胞恶变为恶性葡萄胎或发生绒毛膜上皮细胞癌时,hCG 明显升高,糖链结构也会发生改变,且这些异常糖链结构与曼陀罗凝集素(DSA)具有特异亲和力。正常妊娠尿中结合率为 6.6%~15.7%,hCG 良性葡萄胎患者尿中结合率为 12.3%~23.4%,恶性葡萄胎患者尿中结合率为 42.3%~72.4%,绒毛膜上皮细胞癌患者尿中结合率为 53.5%~87.1%。

【测定方法】

hCG 测定一般采用化学发光免疫分析法、电化学发光免疫分析法、放射免疫法,也可采用时间分辨荧光免疫分析法。

【参考区间】

男性血清 hCG<5.0 U/L;女性血清 hCG<7.0 U/L(绝经前),<10.0 U/L(绝经后)。

【临床意义】

(1) 恶性葡萄胎、绒毛膜上皮细胞癌 hCG 异常升高,可高达 1000 kU/L。在睾丸癌中 70%~75% 非精原细胞癌以及 10% 单纯性精原细胞癌 hCG 明显升高;若脑脊液中出现 hCG,说明肿瘤出现脑转移。

(2) 卵巢癌、子宫颈癌、阴道癌、外阴癌、黑色素瘤及胃肠道癌等肿瘤也能异位分泌 hCG。

【评价】

(1) hCG 主要用于胚胎细胞肿瘤的诊断、随访和疗效监测。也适合于罹患胚胎细胞瘤风险增高患者的筛检。

(2) 联合检测 hCG 与 AFP,对监测睾丸癌的疗效与复发有较高价值。

三、胚胎抗原类肿瘤标志物

在人类发育过程中,许多原本只在胚胎期、胎儿期才具有的蛋白质类物质,随着胎儿的出生而逐渐停止合成和分泌,但因某种因素的影响,特别是肿瘤状态时,会使得机体一些"关闭"的基因激活,而重新开启并重新生成和分泌这些胚胎期的蛋白。这种在胚胎期存在,成人减少或消失,而在肿瘤发生发展过程中又重新出现或增多的肿瘤产物,称为胚胎抗原类肿瘤标志物(见表 20-4)。这类物质虽然与肿瘤组织不一定具有特定的相关性,但与肿瘤的发生存在着内在的联系。

表 20-4　胚胎抗原类肿瘤标志物

肿瘤标志物	相对分子质量	相关肿瘤
甲胎蛋白	70000	肝癌、精原细胞癌
癌胚抗原	150000～300000	大肠癌、胰腺癌、肺癌、乳腺癌
β-癌胚抗原	80000	结肠癌
胰癌胚抗原	40000	胰腺癌
癌胚铁蛋白	600000	肝癌

(一)甲胎蛋白

甲胎蛋白(α-fetoprotein,AFP)电泳位置位于 α-球蛋白区,1956 年在胎儿血清中被发现,1963 年 Abelev G I 发现胎肝是合成 AFP 的主要场所,卵黄囊,胃肠道黏膜和肾脏亦可合成少量。AFP 是胎儿期主要的血清蛋白,其作用可能是调节渗透压、抑制细胞免疫反应和体液免疫反应、结合或转运激素等。相对分子质量为 70000,含糖 4%,编码基因位于 4 号染色体 4q[11-12],与血清白蛋白、维生素 D 结合蛋白属于同一基因家族。妊娠第 6 周开始合成,在 13～15 周龄的胎儿血清 AFP 含量最高,可达 3 g/L,随后逐渐下降,在 40 周时仅为最高含量的 0.1%～1%。新生儿血清 AFP 持续下降,出生后 6 个月至 2 周岁降至正常成人水平。

【测定方法】

临床测定 AFP 的方法有多种,包括放射免疫分析(RIA)、酶联免疫吸附试验(ELISA)、化学发光分析(CLIA)、电化学发光免疫分析(ECLIA)、金标记免疫渗滤法等。目前常用的是 ELISA 和 CLIA。

【参考区间】

正常人血清 AFP<20 μg/L。

【临床意义】

(1) AFP 是原发性肝细胞癌最敏感、特异的标志物。80%以上的原发性肝癌患者血清 AFP 明显增高。血清 AFP 水平大于 500 μg/L 持续 4 周或大于 200 μg/L 持续 8 周以上,在排除其他因素后,结合影像学检查,高度提示是原发性肝细胞癌。AFP 不仅可以用于原发性肝癌诊断,还可以用于疗效评价和预后判断,但应注意的是有 20%～30%原发性肝细胞癌 AFP 不升高。

(2) 病毒性肝炎、肝硬化患者 AFP 有不同程度的升高,但往往低于 300 μg/L。AFP 升高的原因,主要是由于受损伤的肝细胞再生而幼稚化,此时肝细胞便具有重新产生 AFP 的能力,随着受损肝细胞的修复,AFP 逐渐恢复正常。AFP 阳性的肝脏疾病患者发展为原发性肝细胞癌的比例较高,且预后较差。

(3) AFP 和 hCG 组合用于精原细胞瘤分型和分期。精原细胞瘤可分为精原细胞型、卵黄囊型、绒毛膜上皮细胞癌和畸胎瘤。精原细胞型 AFP 正常,hCG 升高;卵黄囊瘤 AFP 升高,绒毛膜上皮细胞癌患者 hCG 升高,而畸胎瘤两者均正常;90%非精原细胞性睾丸癌至少一项升高,其中<20% Ⅰ 期患者,50%～

80％Ⅱ期患者,90％～100％的Ⅲ期患者两项同时升高,这两个标志物的浓度高低也和病情轻重、是否转移有关。

(4) 孕妇血清中 AFP 异常升高应考虑胎儿有神经管缺损畸形的可能性。

(5) 胃癌、胆囊癌、胰腺癌 AFP 也出现升高,但升高幅度小。

【评价】

(1) AFP 浓度和肝癌大小有关。目前在中国、日本等国都用 AFP 普查肝癌。AFP 检测结合超声检查常常能发现早期肝癌。

(2) 良恶性肝病患者都有 AFP 升高,但糖链结构不同,与植物凝集素反应时表现出不同的亲和性。用扁豆凝集素(Lens culinaris agglutinin,LCA)可将 AFP 分成 AFPL1、L2、L3 三种亚型,其中 AFP-L1 是非 LCA 结合,在肝硬化、乙肝病毒感染时升高,AFP-L2 具有中度的 LCA 结合力,主要由卵黄囊瘤细胞分泌,而 AFP-L3 具有 LCA 的高结合力,由癌变的肝细胞产生,对原发性肝细胞癌的鉴别诊断具有价值。血清 AFP-L3/AFP 参考区间为 0.5％～9.9％,AFP-L3 大于 10％的人群患原发性肝癌的风险大大增加,而且它能比影像学检查早 3～21 个月预示肝癌。

(3) AFP 持续超过 500 μg/L,即使是 ALT 偏高,仍可能是肝癌;ALT 数倍于正常值,AFP 低浓度升高,以活动性肝病的可能性大;AFP 与 ALT 动态曲线相随者似肝病,曲线分离者(AFP 升高而 ALT 下降)则似肝癌。

(二)癌胚抗原

1965 年 Gold 和 Freeman 首先从胎儿及后期癌组织发现癌胚抗原(carcinoembryonic antigen,CEA)。CEA 由 641 个氨基酸组成,相对分子质量为 150000～300000,其相对分子质量在正常结肠和不同的癌细胞由于糖链差异而不同,编码 CEA 的基因位于 19 号染色体,10 个基因编码 CEA 家族 30 多种糖蛋白。CEA 与免疫球蛋白 IgG 的 γ 重链结构极相似,属于免疫球蛋白超家族成员。CEA 可与多种蛋白相互作用,可能在肿瘤的侵袭转移中发挥作用。胚胎期 CEA 主要存在于胎儿的胃肠管、胰腺和肝脏,出生后明显降低。正常情况下,CEA 经胃肠道代谢,而肿瘤状态时 CEA 进入血和淋巴循环使血清 CEA 升高。

【测定方法】

测定 CEA 的方法有 RIA、CLIA、ECLIA、ELISA、金标记免疫渗滤法等。目前常用的是 ELISA 和 CLIA。

【参考区间】

血清 CEA<2.5 μg/L(非吸烟者)或<5 μg/L(吸烟者)。

【临床意义】

(1) 血清 CEA 升高主要见于结肠癌、直肠癌、乳腺癌、胃癌、肺癌、胰腺癌等,其他恶性肿瘤也有不同程度的阳性率。血清 CEA 浓度与病期有关。在结直肠癌中,Dukes A、B、C、D 不同病期的患者 CEA 阳性率(>2.5 μg/L)分别为 28％、45％、75％和 84％。

(2) 血清 CEA 连续随访检测,可用于恶性肿瘤手术后的疗效观察及预后判断,也可用于对化疗患者的疗效观察。一般情况下,病情好转时血清 CEA 浓度下降,病情恶化时升高。

(3) 直肠息肉、溃疡性结肠炎、肝硬化患者、吸烟者、妊娠妇女血中 CEA 也可出现升高,但升高的程度较轻。

【评价】

CEA 是一个广谱 TM,一般不作为某种恶性肿瘤的诊断,其价值在恶性肿瘤的病情监测和疗效评价等方面。在结直肠癌术后,定期监测血清 CEA 水平是术后复发最敏感的非创伤性诊断方法。

四、细胞角蛋白类肿瘤标志物

(一)组织多肽抗原和组织多肽特异抗原

组织多肽抗原(tissue polypeptide antigen,TPA)属细胞骨架蛋白类,与细胞内的中间丝状体,细胞分裂素具有同源性。在细胞增殖时,产生大量的角蛋白,当细胞坏死时,角蛋白的可溶部分释放入血。TPA

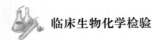

属非特异性 TM,早在 1957 年就在恶性肿瘤组织中发现。组织多肽特异抗原(tissue polypeptide specific antigen,TPS)是细胞角蛋白 18 片段上的 M3 抗原决定簇,是 TPA 的主要成分。血 TPA 的半衰期为 7 天,血 TPA 水平与细胞分裂增殖程度密切相关。恶性肿瘤细胞分裂增殖活跃,血清中 TPA 水平增高,临床上常将 TPA 用于恶性肿瘤的辅助诊断,特别是已知肿瘤的疗效监测。

【测定方法】

采用 RIA、EIA 检测。

【参考区间】

血清 TPA<120 U/L(EIA);血清 TPS<55 U/L(EIA)。

【临床意义】

(1) 许多肿瘤均可出现血清 TPA 升高,如:乳腺癌、膀胱癌、前列腺癌、卵巢癌和消化道恶性肿瘤。

(2) 血 TPA 水平与肿瘤细胞的增殖分化相关。经治疗的肿瘤如果 TPA 水平降至正常,说明肿瘤治疗有效,肿瘤复发时又出现升高。

(3) 急性肝炎、胃肠道疾患也可见血清中 TPA 升高。妊娠的最后 3 个月可见 TPA 升高。

(4) TPS 可作为肿瘤增殖活性的特异性标志物,反映上皮性肿瘤细胞在体内增殖和分裂的活性情况。在恶性肿瘤的早期诊断、预测复发和转移,评价预后等方面有独特价值。

【评价】

TPA 是广谱 TM,在肿瘤早期即出现升高,灵敏度高,但特异性较低,因而在诊断肿瘤方面价值不大,主要用于已确诊患者的病情追踪,当和其他指标联合检测可提高特异生。TPS 特异性比 TPA 高。

(二) CYFRA21-1

细胞角蛋白(cytokeratin,CK)是细胞体间的中间丝,在正常及恶性的上皮细胞中起支架作用,支撑细胞及细胞核。已知的角蛋白有 20 多种,肿瘤细胞中最丰富的是 CK18 和 CK19,细胞分解后释放至血中。CK19 是一种酸性多肽,主要分布在单层上皮,如肠上皮、胰管、胆囊、子宫内膜和肺泡上皮,当这些细胞癌变时 CK19 含量增加。在恶性上皮细胞中,激活的蛋白酶加速了细胞的降解,使得大量细胞 CK19 片段释放入血,其可溶性片段可与两株单克隆抗体 KS19.1 和 BM19.21 特异性结合,故称为 CYFRA21-1。CYFRA21-1 属细胞角蛋白 19 片段,相对分子质量约为 30000。在恶性肺癌组织中,CYFRA21-1 含量丰富,尤其是在肺鳞癌呈现高表达。

【测定方法】

通常采用 ELISA、IRMA、CLIA、ECLIA 等方法。

【参考区间】

血清 CYFRA21-1<3.6 μg/L。

【临床意义】

(1) CYFRA21-1 对各型肺癌诊断的灵敏度依次为鳞癌>腺癌>大细胞癌>小细胞癌。CYFRA21-1 是非小细胞肺癌的首选标志物。各类非小细胞肺癌阳性检出率为 70%~85%。血清 CYFRA21-1 浓度高低与肿瘤临床分期相关,也可作为肺癌手术和放化疗后检测复发的有效指标。治疗成功的标志是血清 CYFRA21-1 浓度迅速下降;反之,则表示病灶未完全清除。血清 CYFRA21-1 浓度下降后又升高,则提示复发。

(2) 血清 CYFRA21-1 高浓度提示疾病处于进展期和预后不良。

(3) CYFRA21-1 对其他肿瘤,如侵袭性膀胱癌,头颈部、乳腺、宫颈、消化道等部位肿瘤均有一定的阳性率。

【评价】

(1) CYFRA 21-1 和 NSE 联合检测可为肺内占位性病变定性(良性和恶性)提供依据,但这不适合于影像学检查无明显异常的患者。

(2) CYFRA 21-1 是肺癌患者的治疗监测敏感且特异的指标,首次治疗前应检测 CYFRA 21-1 浓度作为疗效评估基础,由于其半衰期短,在手术后 48 h 就可检测 CYFRA 21-1 评估疗效。

(3) 肺炎、肺结核、支气管炎、支气管哮喘、肺气肿等疾病一般不引起 CYFRA21-1 升高。良性肝病、肾衰竭可引起轻微升高,但很少超过 10 μg/L。

(三) 鳞状细胞癌抗原

鳞状细胞癌抗原(squamous cell carcinoma antigen,SCCA)是一种糖蛋白,是从子宫颈鳞状细胞分离出的抗原 TA-4 的亚组分,相对分子质量范围为 42000~48000。通过等电聚焦电泳可把 SCCA 分为中性和酸性两个亚组分。恶性和正常的鳞状上皮细胞均含中性组分,而酸性组分仅见于恶性细胞。血清 SCCA 浓度与鳞状细胞癌的分化程度相关。

【测定方法】

可采用 RIA、ELISA 检测。

【参考区间】

血清 SCCA 浓度<1.5 μg/L。

【临床意义】

(1) SCCA 升高见于多种鳞状细胞癌,在子宫颈癌、肺癌、皮肤癌、头颈部癌、鼻咽癌、消化道癌、卵巢癌等患者血清 SCCA 升高,其浓度随病期的加重而增高。子宫颈癌的阳性率较高,为 45%~83%;肺鳞癌阳性率为 39%~78%;头颈部癌阳性率为 34%~78%;食管癌为 30%~39%。

(2) SCCA 升高程度和肿瘤的恶性程度密切相关,SCCA 一旦升高往往预示病情恶化,伴发转移,临床上常用于监测这些肿瘤的疗效、复发和转移。

【评价】

早期癌肿 SCCA 很少升高,故 SCCA 不宜用于肿瘤普查。少数良性疾病也能见 SCCA 升高,如肺部感染、皮肤炎症、肾衰和肝病。

五、糖类抗原

机体发生癌肿时,细胞膜的重要组成成分糖蛋白或糖脂质会发生某些变化。由这些抗原制备出的许多单抗隆抗体,可用于检测此类抗原。与自然分泌的标志物(如酶和激素)相比,这类标志物似乎更特异,称为糖类抗原(carbohydrate antigen CA)。糖类抗原是一类高相对分子质量的黏蛋白或血型抗原,是肿瘤细胞的表面抗原,或者是肿瘤细胞的分泌抗原,有时也称之为癌类抗原(cancer antigen,CA)。

糖类抗原测定的方法有 CLIA、ECLIA、IRMA、ELISA 等。目前常用的是 CLIA 和 ELISA。

(一) CA15-3

CA15-3 是一个乳腺癌标志物,CA15-3 包含被两种抗体识别的抗原。一种是用鼠抗人乳腺癌肝细胞转移株的膜制备的单克隆抗体 DF3,另一种抗体 115DB 是鼠抗人乳小脂球抗体。CA15-3 的相对分子质量为 400000,存在于乳腺、肺、卵巢、胰腺等恶性的或正常的上皮细胞膜上。

【参考区间】

血清 CA15-3<25 kU/L(RIA)。

【临床意义】

(1) CA15-3 为乳腺癌首选标志物,但在乳腺癌的初期阳性率较低,小于 54%,转移性乳腺癌阳性率可达 80%,当大于 100 kU/L 可认为有转移性病变。CA15-3 含量的变化与治疗效果密切相关,是术后随访,监测肿瘤复发、转移的指标。CA15-3 和 CEA 联合检测,可提高乳腺癌检出灵敏度。

(2) 其他恶性肿瘤,如肺癌、结肠癌、卵巢癌、子宫颈癌、肝癌等,也有不同程度的阳性率。良性乳腺疾病以及其他良性疾病 CA15-3 也出现升高。

【评价】

(1) CA15-3 对乳腺癌的诊断灵敏度与肿瘤的临床分期、肿瘤大小有关。CA15-3 检测肿瘤复发的灵敏度为 45%~77%,特异度为 94%~98%,阳性预示值为 41%~92%。

(2) CA15-3 对蛋白酶和神经酰胺酶很敏感,因此血清标本应避免微生物的污染,以免影响测定结果。

(二) CA27.29

CA27.29 能被由乳腺癌转移至腹水中的细胞作为抗原所诱导的抗体(B27.29)所识别,在竞争抑制试验中,B27.29 抗体可和 DF3 抗体有效竞争,均可与 CA27.29 及 CA15-3 抗原结合。

【参考区间】 血清 CA27.29<36.4 kU/L。

【临床意义】

(1) CA27.29 临床价值和 CA15-3 相似,但诊断转移性乳腺癌的特异度和灵敏度略有差别,CA 27.29 发现复发的灵敏度高于 CA15-3。

(2) CA15-3 或 CA27.29 不应单独用于进展期疾病的疗效监测,联合影像学检查和临床检查可对进展期乳腺癌进行疗效监测。关于 CA27.29 在术后监测中升高的临界值尚无定论。需注意的是,化疗开始后的 6~12 周内,此血清标志物可能出现短暂的假性升高。某些良性疾病也可能出现此标志物升高,这种升高是短暂的还是不断进展的,取决于该良性疾病是否逐渐恶化。

【评价】

CA27.29 不宜作为无症状的乳腺癌患者监测早期复发或转移的常规检测项目,但与影像学检查和临床检查一起,可用于监测进展期乳腺癌患者化疗的疗效。该标志物的持续升高可能提示疾病恶化。

(三) CA549

CA549 是一种高相对分子质量的酸性糖蛋白,用 SDS-PAGE 测其相对分子质量可得两条区带,一条在 400000 处,一条在 512000 处。将鼠抗人乳腺癌 T417 细胞株部分纯化膜富集提取物制备的 IgG1 单抗命名为 BC4E549,以鼠抗人乳脂球蛋白膜制备的 IgM 单抗命名为 BC4N154。CA549 能被 BC4E549、BC4N154 所识别。CA549 与 CA15-3 是来自相同的复合物分子的不同抗原决定簇,两者特异性有许多相似之处。

【参考区间】

血清 CA549:10~15.5 kU/L。

【临床意义】

(1) CA549 作为乳腺癌标志物,在其特异度为 91% 的情况下,灵敏度可达 76%,在特异度为 98% 时,灵敏度也可达 50%。而且血清 CA549 浓度的高低与病变的临床过程有关。CA549 对乳腺癌的早期诊断并无意义,但对监测病情变化、观察治疗效果及是否转移或复发上,具有较高临床价值。

(2) 子宫内膜癌、肠癌、肺癌、前列腺癌、卵巢癌时可出现 CA549 浓度升高,但升高幅度不大。

【评价】

ROC 分析显示:CA549 鉴定活动性乳腺癌方面优于 CEA,是乳腺癌复发较敏感的检测指标。

(四) CA125

糖类抗原 125(carbohyrate antigen 125,CA125)是 1983 年 Bast 等用卵巢腺癌细胞系作抗原检测出可被单克隆抗体 OC125 结合的一种糖蛋白,相对分子质量大于 200000。健康人群血清 CA125 含量很低,上皮性卵巢癌组织及患者血清 CA125 升高。妊娠期 CA125 出现升高,妊娠 12~13 周达高峰,以后逐步下降,可能和妊娠子宫基底膜分泌有关。

【参考区间】

血清 CA125<35 kU/L。

【临床意义】

(1) 卵巢癌患者血清 CA125 水平明显升高,阳性率可达 70%~90%。手术和化疗有效者 CA125 水平很快下降,推荐 CA125 用于卵巢癌的随访监测,建议每 2~4 个月检测一次 CA125 水平,持续两年,之后可逐渐减少检测的频率。

(2) 其他非卵巢恶性肿瘤也有一定的阳性率,如乳腺癌 40%、胰腺癌 50%、胃癌 47%、肺癌 41.4%、大肠癌 34.2%、其他妇科肿瘤 43%。

(3) 在许多良性和恶性胸腹水中发现有 CA125 升高。

(4) 非恶性肿瘤,如子宫内膜异位症、盆腔炎、卵巢囊肿、胰腺炎、肝炎、肝硬化等疾病也有不同程度升高,诊断时应注意鉴别。

【评价】

(1) CA125 用于协助诊断卵巢癌、估计疗效和监测病程,本项目不宜用作卵巢癌的筛查,也无早期诊断价值。动态观察血清 CA125 有助于卵巢癌的预后评价和治疗监测。若有复发时,CA125 升高可先于临床症状出现之前,卵巢癌转移患者血清 CA125 升高更显著。

(2) CA125 测定和盆腔检查结合,可提高诊断试验特异性。

六、血型抗原类肿瘤标志物

(一) CA19-9

1979 年,Koprowski 用人大肠癌培养细胞(SW116)表面成分免疫小鼠并与骨髓瘤杂交所得,NS19-9 单抗隆抗体,此抗体能识别 CA19-9。相对分子质量为 50000,属低聚糖类肿瘤相关抗原。结构为 Le^a 血型抗原物质与唾液酸 Le^{xa} 的结合物。CA19-9 是目前临床上有较大诊断价值也是应用较多的一种肿瘤相关抗原,是一种与胰腺癌、胆囊癌、结肠癌和胃癌相关的 TM,又称胃肠癌相关抗原(gastrointestinal cancer-associated antigen,GICA)。

【测定方法】

目前常用的测定方法有 IRMA、ECLIA、CLIA。

【参考区间】

正常血清 CA19-9<37 kU/L(IRMA),CA19-9<27 kU/L(ECLIA)。

【临床意义】

(1) 80%的胰腺癌患者血清 CA19-9 升高,CA19-9 是胰腺癌的首选标志物。若同时检测 CEA 及 CA19-9,可提高阳性检出率及特异性。

(2) 直肠癌、胃癌、肝癌等患者 CA19-9 明显升高。

(3) 急性胰腺炎、胆囊炎、胆汁淤积性胆管炎、肝硬化、肝炎等疾病 CA19-9 也有不同程度升高。

【评价】

(1) CA19-9 特异性不强,主要用于胰腺癌、肝胆管细胞癌和胃癌患者的诊断、治疗监测和预后判断。亦可以用于大肠癌和卵巢癌的诊断和病情监测。

(2) 胰腺癌患者血清 CA19-9 升高的程度与肿瘤位置、大小、肿瘤范围有关,与是否转移有关,但与组织学分型无关。

(二) CA72-4

CA72-4 是一种高相对分子质量的类黏蛋白分子,是一种由 CC49 和 B72.3 两株单抗识别的黏蛋白样的高相对分子质量糖蛋白,相对分子质量为 220000~400000,异常升高见于多种消化道肿瘤、卵巢癌、非小细胞肺癌,但在成人的正常组织中极为罕见。

【测定方法】

免疫荧光检测法采用 B72.3 作为结合抗体,CC49 作为捕获抗体。亦可采用 IRMA 测定。

【参考区间】

血清 CA72-4<6 kU/L。

【临床意义】

(1) 胃癌患者血清 CA72-4 水平增高明显,具有较高特异性。以>6 kU/L 为临界值,良性胃病仅小于 1%者升高,而胃癌升高者比例可达 42.6%。升高程度与疾病的分期相关。与 CEA 联合检测具有互补作用,可提高胃癌诊断的灵敏度和特异性。在手术成功后,CA72-4 可降至正常水平。复发时 CA72-4 重新出现升高。

(2) 卵巢癌 CA72-4 也出现升高,诊断灵敏度为 47%~80%,联合监测 CA72-4 与 CA125 可提高灵敏

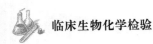

度。乳腺癌、肠道肿瘤亦会出现升高。

【评价】

CA72-4 是监测胃癌患者病程和疗效的首选肿瘤标志物,灵敏度优于 CA19-9 和 CEA,若三者联合检测效果更好。这些指标不推荐用于胃癌的筛查和早期诊断,对胃癌并无独特的预后预测价值,不推荐作为预后评估的指标。

（三）CA242

CA242 是一种唾液酸化的鞘糖脂类抗原,由结肠腺癌细胞株(Colo-25)纯化并用杂交瘤技术获得的单克隆抗体所识别。正常情况下在胰腺及结肠黏膜中存在,但表达量低。CA242 是一种较为广谱的肿瘤相关抗原,当肠道系统发生肿瘤时,其含量升高。

【测定方法】

采用 IRMA、CLIA 等方法。

【参考区间】 血清 CA242<12 KU/L(IRMA)。

【临床意义】

（1）对胰腺癌、结肠癌、直肠癌有较高的灵敏度与特异性,分别有 86%、62%、62%的阳性检出率,对肺癌、乳腺癌也有一定的阳性率。

（2）CEA 与 CA242 联合检测可提高诊断试验灵敏度,与单独采用 CEA 检测相比,对结肠癌诊断灵敏度可提高到 40%～70%。CEA 与 CA242 无相关性,具有独立的诊断价值,且两者具有互补性。

【评价】

良性消化系统疾病如胰腺炎、肝炎及肝硬化患者,CA242 有所升高,但升高幅度小。对于肿瘤患者,CA242 的应用价值与 CA19-9 及 CA50 相似。

七、蛋白类肿瘤标志物

（一）免疫球蛋白

免疫学的经典理论认为免疫球蛋白分子的来源仅限于 B 淋巴细胞及浆细胞,在恶性肿瘤中仅恶性 B 淋巴瘤和浆细胞瘤(骨髓瘤)能表达、分泌 Ig,而其他的体细胞 Ig 基因不发生功能性基因重排,故不会有 Ig 分子的产生。但 20 世纪 80 年代末,学者意外发现一些上皮来源的癌细胞中存在 Ig 阳性信号,提示非免疫细胞可能产生 Ig。

本周蛋白,又名凝溶蛋白,属免疫球蛋白轻链,免疫球蛋白轻链可分为 Kappa(κ-Ig)和 Lambda(λ-Ig)两大类,然而一个浆细胞分子能产生两种轻链混存于单一抗体分子中。

【测定方法】

免疫球蛋白测定常采用免疫比浊法。本周蛋白的检测方法很多,可采用热沉淀法、醋酸纤维素薄膜电泳、聚丙烯酰胺凝胶电泳、免疫电泳等方法。

【参考区间】

血清 IgG 11.52～14.22 g/L(免疫比浊法);血清 IgA 2.01～2.69 g/L(免疫比浊法);本周蛋白阴性。

【临床意义】

（1）部分肿瘤(肺癌、乳腺癌、大肠癌、卵巢癌、胰腺癌等)细胞及部分正常的非免疫细胞内,Ig 基因同样存在功能性基因重排,并产生一定量的、基因重排、完整的 Ig(包括 Ig 轻链、重链的 Fab、Fc)或 Ig 的部分组分。

（2）肿瘤细胞产生的 Ig 在结构及其基因的表达调控机制上都不同于 B 淋巴细胞的典型特征,来源于癌细胞的 Ig 具有促进癌细胞生长和抑制宿主细胞免疫功能的双重作用。

（3）本周蛋白是多发性骨髓瘤的典型标志物,慢性淋巴瘤、骨肉瘤及肾病时也可出现本周蛋白阳性。

【评价】

Ig 测定特异性不高。在治疗过程中测定尿液中本周蛋白的浓度可以反映治疗效果,低浓度本周蛋白往往表示治疗效果好。

（二）S-100 蛋白

S-100 蛋白是一种酸性钙结合蛋白，相对分子质量为 21000，主要存在于中枢神经系统各部位的星状神经胶质细胞的细胞液中，因其在饱和硫酸铵溶液中 100% 溶解而得名。目前共发现有 20 种结构与功能相似存在于不同部位的 S-100 蛋白，包括 S-100A1～S100A13、S-100B、S-100C、S-100P、钙粒蛋白 C、钙结合蛋白 3 等，可以调节细胞内、外钙水平，在肿瘤晚期和发生肿瘤转移时可见 S-100 蛋白异常表达。当神经系统损伤时，S-100 蛋白从细胞中渗出进入脑脊液，再经过血脑屏障进入血液，因此，血中及脑脊液中 S-100 蛋白升高也是中枢神经系统损害的灵敏、特异性指标。

【测定方法】

采用放射免疫分析和荧光免疫分析。

【参考区间】

血清 S-100<120 ng/L。

【临床意义】

（1）肿瘤组织特别是神经外胚层起源的肿瘤组织 S-100 蛋白异常表达且与疾病分期及预后具有相关性。

（2）S-100A2 与乳腺癌相关，S-100A4 与转移相关。

（3）S-100 蛋白在黑色素瘤晚期患者明显升高，有助于黑色素瘤的临床分期、疗效评估及预后判断。

（4）S-100 蛋白在雪旺细胞瘤与纤维瘤的鉴别诊断中有较大价值。雪旺瘤细胞呈 S-100 蛋白阳性。

【评价】

S-100 蛋白表达相关广泛，缺乏特异性。

（三）甲状腺球蛋白及其抗体

甲状腺球蛋白（thyroglobulin，Tg），是甲状腺滤泡上皮分泌的糖蛋白，每个 Tg 约有 2 个甲状腺素（T_4）和 0.5 个三碘甲腺原氨酸（T_3）分子，储存在滤泡腔中。溶酶体水解 Tg 表面 T_4、T_3 并使之释放入血，同时少量的 Tg 也释放入血，部分 Tg 经甲状腺淋巴管分泌入血，血循环中的 Tg 被肝脏的巨噬细胞清除。

甲状腺球蛋白抗体（thyroglobulin antibody，TGAb）是自身免疫性甲状腺疾病患者血清中一种常见自身抗体，主要由 IgG1、IgG2 和 IgG4 组成，少部分为 IgA 和 IgM。一般认为 TGAb 对甲状腺无损伤作用，TGAb 与甲状腺球蛋白结合后，可通过 Fc 受体与结合的抗体相互作用激活 NK 细胞，而后攻击靶细胞，导致甲状腺细胞破坏。TGAb 还影响 Tg 抗原的摄取、加工，催化 Tg 水解，因而可以影响 T 细胞抗原决定簇的自身免疫反应，从而导致自身免疫性甲状腺疾病发生恶化。

【测定方法】

Tg 测定方法：血凝法，放射免疫分析（RIA）及免疫放射分析（IRMA），化学发光免疫法。TGAb 测定方法：放射免疫分析及免疫放射分析。

【参考区间】

血清 Tg：5～40 μg/L。血清 TGAb：11.4～20.2 mg/L。

【临床意义】

（1）Tg 是甲状腺分化癌患者的标志物，约 2/3 甲状腺分化癌患者术前血中明显升高。血清 Tg 的改变较多见于甲状腺部位的恶性肿瘤，如 Tg 在甲状腺滤泡状癌、甲状腺乳头状癌和间变癌患者血清中均可出现不同程度的升高，而甲状腺髓样癌患者血清 Tg 可正常或降低。前者主要是因为甲状腺的破坏以及肿瘤组织分泌一定量的 Tg，后者的肿瘤组织来源于甲状腺 C 细胞。

（2）Tg 水平和肿瘤大小成正相关，甲状腺癌转移患者血清 Tg 值明显高于没有转移的患者，术后检测 Tg 能监测甲状腺分化癌的愈合情况。

（3）术后用 TSH 兴奋实验，能发现肿瘤残存或转移。分化好的甲状腺癌患者 TSH 兴奋实验可使 Tg 增加 10 倍以上，分化差的甲状腺癌患者，不能聚碘，对 TSH 兴奋反应弱。

（4）TGAb 也可用于监测肿瘤残存和（或）判断愈后情况。

【评价】

(1)血清 TGAb 对 Tg 测定的干扰与 TGAb 浓度不成正比,干扰的程度与性质和抗体的亲和力、特异性有关。TGAb 阳性时,用免疫放射分析法测定的 Tg 值容易偏低,引起假阴性,掩盖甲状腺癌复发和转移患者,用放射免疫分析法测定 Tg 值容易偏高,引起假阳性。

(2)甲状腺分化癌手术前血清 Tg 值对诊断意义不大,甲状腺功能亢进症、甲状腺瘤、亚急性甲状腺炎以及慢性淋巴细胞性甲状腺炎等甲状腺疾病都可出现血中 Tg 水平升高。外源性甲状腺激素药物引起甲亢患者 Tg 低下。

(四)嗜铬颗粒蛋白

嗜铬颗粒蛋白(chromogranin)是存在于绝大多数神经内分细胞的内分泌腺的蛋白质家族成分,该颗粒蛋白家族由三个主要蛋白群组成,嗜铬颗粒蛋白 A(CgA)、B(CgB),以及分泌颗粒蛋白 Ⅱ、Ⅲ、Ⅳ、Ⅴ。嗜铬颗粒蛋白存在于全身神经内分泌细胞,包括中枢神经系统和周围神经系统的神经元细胞。嗜铬颗粒蛋白具有调节内分泌腺的作用。另外,分泌的嗜铬颗粒蛋白被水解形成生物活性肽。CgA 在神经内分泌组织广泛表达,与其他肽类激素和神经肽同共被分泌。这种广泛分布及共分泌特性使它成为极好的神经内分泌肿瘤组化和血清标志物。

【测定方法】

CgA 测定采用免疫化学法,检测试剂盒采用多克隆抗体。因为 CgA 一分泌出来就会被加工处理,测定结果可能会出现假阴性。

【参考区间】

血清 CgA<250 ng/L。

【临床意义】

(1)CgA、CgB 是检测多种神经内分泌肿瘤的良好标志物。这些肿瘤包括类癌、嗜铬细胞瘤、神经母细胞瘤。在大多数情况下 CgA 浓度比 CgB 高,但有些病例 CgA 呈阴性而 CgB 却为阳性,因此,同时检测这两项指标更有价值。

(2)在类癌病例,前肠、中肠肿瘤能产生血清素。在检测前肠和中肠类癌时,CgA 与血清素代谢物 5-羟吲哚乙酸(5-HIAA)一样特异。

(3)在后肠肿瘤检测中,CgA 是首选的标志物。虽然非功能性肿瘤丢失了分泌 5-羟色胺的能力,但它们仍保持分泌血清素的能力。

(4)对于嗜铬细胞瘤,CgA 可能像血中儿茶酚胺及尿中甲氧肾上腺素一样,是一个敏感、特异的指标。

【评价】

血清 CgA 检验有助于神经内分泌肿瘤的诊断与治疗。

八、受体类肿瘤标志物

受体是细胞膜上或细胞内能识别生物活性分子并与之结合的成分,它能把识别和接收的信号正确无误地放大并传递到细胞内部,进而引起生物学效应。近年来,受体的检测对肿瘤的诊断和治疗有较重要的价值。

(一)雌激素和孕酮受体

雌激素受体(estrogen receptor,ER)和孕酮受体(progesterone receptor,PR)在人体内广泛分布,在两性生殖系统均有表达。雌激素、孕酮等类固醇激素可通过与靶组织上的细胞内相应受体的结合来发挥其生物学效应。ER、PR 是正常乳腺上皮细胞存在的性激素受体,乳腺生长、发育和细胞增殖受雌激素、孕激素的调控。当细胞发生癌变时,ER、PR 可能减少,甚至消失,肿瘤生长增殖就不受内分泌激素的调控,肿瘤分化程度低,预后较差。

【测定方法】

ER 和 PR 的检测方法包括配体-受体结合法、酶免疫法和免疫组织化学等方法。配体-受体结合法用 fmol 受体/mg 细胞液总蛋白来表示可得到定量的结果。而免疫组织化学法则根据受体阳性细胞的百分比和各自的染色密度可得到半定量的结果。

【参考区间】

一般以 10 fmol/mg 蛋白为"阳性"或"阴性"的临界水平。

【临床意义】

(1)确定乳腺癌患者最合适的治疗方案。一般来说,ER 或 PR 阳性患者对激素治疗(如它莫西芬)有效;ER 或 PR 阴性患者采用化疗可能更理想。据报道,ER 和 PR 均为阳性的乳腺癌患者手术后用内分泌方法治疗有效率达 70%～80%;而 ER 和 PR 均为阴性的乳腺癌患者用内分泌方法治疗的有效率不足 10%。

(2)有助于乳腺癌患者预后的判断:ER 和 PR 均为阳性,患者预后好、预计存活时间长;ER 阴性、PR 阳性的患者,预后较差;ER 阳性、PR 阴性的患者预后更差;ER、PR 均为阴性的患者,预后最差。

【评价】

(1)配体-受体结合法是用同位素标记类固醇配体(如氚标记的雌二醇或氚标记的孕酮)技术,是目前测定 ER、PR 最准确的方法,但是操作比较烦琐。酶免疫法和免疫组织化学的方法相对简单,临床上常用。

(2)ER、PR 检测需用癌组织作为标本,尽量避免邻近脂肪组织混入。

(二)表皮生长因子受体

表皮生长因子受体(epithelial growth factor receptor,EGFR)是酪氨酸激酶受体家族的成员,是一种跨膜糖蛋白,相对分子质量为 170000。EGFR 的天然配体是表皮生长因子(epithelial growth factor,EGF)和转化生长因子 α(transforming growth factor-α,TGF-α)。EGF 与 EGFR 结合可启动细胞核内的有关基因,从而促进细胞分裂增殖。在多种人类肿瘤,如头颈部肿瘤、乳腺癌、非小细胞肺癌及结直肠癌,EGFR 出现过表达。

【测定方法】

EGFR 的检测方法包括配体-受体结合法、酶免疫法和免疫组织化学的方法。

【参考区间】

阴性。

【临床意义】

(1)结直肠癌、非小细胞肺癌、头颈部肿瘤、乳腺癌等肿瘤,若 EGFR 阳性,预示其过表达,预后差。

(2)EGFR 基因突变的检测对临床药物治疗方案的选择有意义。临床上开发了针对 EGFR 的靶向药物,一类是作用于受体胞内区的小分子酪氨酸激酶抑制剂,如吉非替尼,另一类是作用于受体胞外区的单克隆抗体,如西妥昔单抗。

【评价】

肺癌细胞中 EGFR 酪氨酸激酶编码区基因突变是靶向药物的条件,对 EGFR 基因的外显子进行检测,能从肺癌患者中筛选出合适的治疗对象,进行个体化治疗。

九、基因类标志物的测定

随着分子生物学理论和技术的发展,基因检测已成为肿瘤临床诊断的新一代标志物。肿瘤的发病原因很复杂,包括物理、化学和生物学因素,但其本质都是引起基因变异而导致组织细胞无限制生长。检测肿瘤相关基因,有助于早期发现癌症。

(一)癌基因

癌基因(oncogene,onc)是指在自然或实验条件下,具有潜在诱导细胞恶性转化的基因,即那些能引起癌症的基因,它代表癌细胞失控生长的驱动力。细胞癌基因(c-onc)在正常细胞中以非激活形式存在,故又称原癌基因(proto-onco gene),原癌基因存在于所有真核细胞中,是细胞基因组内的一类正常基因,与正常细胞的生长和分裂有关。原癌基因激活变成癌基因,导致肿瘤发生。激活方式主要如下:①基因突变引起蛋白质结构和功能改变;②基因扩增导致基因拷贝数增加;③染色体易位使癌基因转录水平升高或其

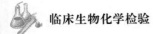

表达蛋白结构异常;④病毒基因插入诱导癌基因转录。癌基因检测有助于肿瘤的诊断与治疗。常见癌基因见表 20-5。

表 20-5　常见癌基因与肿瘤

癌　基　因	基因变异形式	相关肿瘤
K-ras	点突变、扩增	胰腺癌、肺癌、大肠癌、卵巢癌
N-ras	点突变、扩增	甲状腺癌、肝癌、精原细胞癌
H-ras	点突变	甲状腺癌、肾癌
C-myc	扩增、易位、病毒	白血病、实体瘤
N-myc	扩增	成神经细胞瘤、肺癌
erbB-2	扩增	乳腺癌、胃癌、卵巢癌
Hdm2	扩增	软组织和骨肉瘤、脑瘤
Bcl-2	扩增	淋巴瘤、白血病
BCR/ABL	扩增	慢性髓细胞白血病
PML/RAR	扩增	急性早幼粒白血病

1. ras 基因

人类的 ras 基因家族包括同源的 H-ras、K-ras 和 N-ras,它们分别定位于不同的染色体,但编码相对分子质量均为 21000 的 p21^{ras} 蛋白。p21^{ras} 蛋白为膜相关的 G 蛋白,具有 GTP 酶活性,分布在细胞膜内表面,参与信号传导。

肿瘤状态时,编码 p21^{ras} 蛋白的第 12、13 及 61 位氨基酸的核苷酸发生点突变,突变的 p21^{ras} 蛋白不再具有 GTP 酶活性,并可在肿瘤细胞中发现 p21^{ras} 蛋白过表达。

【测定方法】

ras 基因检测方法有 PCR-SSCP(单链构象多态性)、PCR-ASO(等位基因特异性寡核苷酸杂交)、DGGE(变性梯度凝胶电泳)和测序技术;Southern 及 Northern 印迹;Western 印迹及 ELISA 法;免疫组化法等。

【参考区间】

正常人体组织 ras 基因结构正常。

【临床意义】

临床上 ras 基因突变多见于神经母细胞瘤、膀胱癌、急性白血病、乳腺癌、消化道肿瘤。ras 基因突变后表达产生 p21^{ras} 蛋白增加并且和肿瘤的浸润度、转移相关,在肿瘤患者 ras 基因的突变率在 15%～20%。

【评价】

ras 基因突变与多种肿瘤相关,是人类肿瘤中基因突变频率最高的基因之一。H-ras、K-ras 和 N-ras 等不同类型与肿瘤的关系也存在差异,H-ras 基因主要与甲状腺癌、肾癌有关,K-ras 基因主要与肝癌、精原细胞瘤、甲状腺癌有关,而 N-ras 基因主要与肺癌、胰腺癌、大肠癌、卵巢癌、甲状腺癌有关。

2. C-myc 基因

1997 年 Duesbery 等发现 myc 癌基因与禽类 MC29 病毒具有相似性,myc 基因家族共有 6 个成员:C-myc、N-myc、L-myc、P-myc、R-myc 及 B-myc。其中 C-myc、N-myc 及 L-myc 与一些人类肿瘤相关。C-myc 基因编码相对分子质量为 60000 的核蛋白,调节其他基因转录,与细胞周期调控有关。

【测定方法】　myc 基因检测方法:标准细胞核型分析、RT-PCR、原位杂交、Southern 及 Northern 印迹等方法。

【参考区间】

正常人体组织 myc 基因结构正常。

【临床意义】

(1) 6%～57% 的乳腺癌中可见 C-myc 基因扩增。C-myc 基因 mRNA 水平升高与预后不良有关。

（2）55％胃癌出现 *C-myc* 表达，在快速生长和低分化的腺癌中明升较高。有无 *C-myc* 高表达对胃癌的预后判断具有一定的意义。

（3）淋巴瘤、白血病、乳腺癌、直肠癌、结肠癌、肺癌、宫颈癌等均有一定程度表达异常。

【评价】

C-myc 主要用于判断肿瘤复发和转移上。

3. *Her-2/neu* 基因

Her-2/neu 基因又称 *erbB-2* 基因，属于 *src* 癌基因家族，位于 17 号染色体 17q23，编码相对分子质量为 185000 的跨膜糖蛋白，具有酪氨酸激酶活性，是人表皮生长因子受体家族成员之一。研究表明，有 20％～30％的乳腺癌患者发生 *Her-2/neu* 基因扩增和过表达，过表达的蛋白在细胞表面聚集而发生自身活化后，通过 MAPK、PI3K-Akt、cAMP 等不同的信号转导途径最终导致细胞恶性转化。

【测定方法】

采用 FISH 和免疫组织化学（IHC）法。

【参考区间】

Her-2/neu 拷贝数为 2（FISH）；*Her-2/neu* 基因表达阴性（IHC）。

【临床意义】

（1）*Her-2/neu* 基因的扩增和过表达主要见于乳腺癌，此类乳腺癌患者预后较差、极易复发、存活期短。

（2）血 *Her-2* 基因检测用于随访监测进展期乳腺癌，对于所有侵袭性乳腺癌患者均应检测 *Her-2* 基因，首要目的是选择可接受曲妥单抗治疗的患者。*Her-2* 基因检测也可用于评估患者使用蒽环类全身化疗药物是否具有更佳的疗效。

（3）部分卵巢癌和胃肠道肿瘤也存在 *Her-2/neu* 基因的扩增和过表达。

【评价】

FISH 和 IHC 是目前临床检测 *Her-2/neu* 基因的扩增和过表达的主要方法，但是操作均比较烦琐。另外，发光原位杂交（CISH）和银原位杂交（SISH）法可替代 FISH。

4. *Bcl-2* 基因

在细胞凋亡过程中，*Bcl-2* 家族成员起着至关重要的作用。*Bcl-2* 家族可以分为两大类：一类是抗凋亡的，主要有 *Bcl-2*、*Bcl-XL*、*Bcl-W*、*Mcl-1*、*CED9* 等；另一类是促细胞死亡的，主要包括 *Bax*、*Bak*、*Bcl-XS*、*Bad*、*Bik*、*Bid* 等。*Bcl-2* 基因编码的 *Bcl-2* 蛋白可干预细胞死亡。

【测定方法】

RT-PCR 法、原位杂交、Southern 及 Northern 印迹等方法。

【参考区间】

正常人体组织 *Bcl-2* 基因结构正常。

【临床意义】

在前列腺癌、结肠癌、肺癌、乳腺癌和皮肤癌组织中 *Bcl-2* 基因均高表达，因此在一些癌症中 *Bcl-2* 基因表达的上调可以作为癌症的早期诊断指标。

【评价】

目前检测 *Bcl-2* 基因表达量用于监测癌症进展，以后可能作为对化疗耐受的指标。

5. *BCR-ABL* 基因

人 *ABL* 基因位于第 9 号染色体，合成两种相对分子质量均约为 145000 的 ABL 蛋白质，分别定位于细胞膜、细胞核内。ABL 蛋白参与细胞周期调节，在 G_0 期，ABL-Rb 蛋白复合物与 DNA 结合。在 $G_1 \rightarrow S$ 转变过程中，Rb 被磷酸化，ABL 与之分离，并激活，使 RNA 聚合酶磷酸化，促进转录，细胞进入 S 期。*BCR* 基因位于第 22 号染色，合成相对分子质量为 160000 的 BCR 蛋白，参与细胞周期调节。

慢性髓细胞白血病（chronic myelocytic leukemia，CML）患者第 9 号染色体长臂上 *C-abl* 原癌基因易位至 22 号染色体长臂的断裂点集中区（*bcr*），形成 *BCR-ABL* 融合基因。*BCR-ABL* 融合基因产生的编码蛋白 P210 具有增强酪氨酸激酶活性，改变了细胞多种蛋白质酪氨酸磷酸化水平和细胞微丝肌动蛋白的功能,从而扰乱了细胞内正常的信号传导途径,使细胞失去了对周围环境的反应性,并抑制了凋亡的发生。

【测定方法】

DNA 印迹、RT-PCR、实时定量 PCR。

【参考区间】

BCR-ABL 融合基因阴性。

【临床意义】

(1) 90％以上的 CML 患者血细胞中出现 Ph1 染色体,*BCR-ABL* 融合基因。检测 *BCR-ABL* 基因有助于 CML 的诊断与治疗,因为可选用反义低聚核苷或用酪氨酸激酶抑制剂 ST1571 治疗 *BCR-ABL* 激酶区域。

(2) 用 RT-PCR 检测 *BCR-ABL* 基因有助于经历过骨髓移植后存在的微量残留疾病的监测。急性淋巴细胞白血病,Ph1 染色体阳性,在骨髓移植后 6～12 个月 *BCR-ABL* 基因阳性者比 *BCR-ABL* 基因阴性者复发的危险性高 26 倍。3 个月出现阳性结果不是危险预示。

【评价】

BCR-ABL mRNA 与复发危险性有关。

6. RET 基因

RET 基因即 *ret* 原癌基因(ret proto-oncogene),1993 年 Mulligan LM 等研究了多发性内分泌腺瘤病 2A 型(MEN2A)患者家族,克隆出突变基因,并命名为 *RET* 基因。*RET* 基因编码含酪氨酸激酶的受体蛋白,参与肾脏形态的形成、外周神经系统的成熟和精原细胞的分化。*RET* 受体以多聚复合物的形式存在,包含 4 种糖基-磷脂酰肌醇(GPI)链接的复合受体(GFRα1,2,3 和 4)的一种。这种复合物对应有 4 类配体:胶质细胞源性神经营养因子(GDNF)、neurturin(NTN)、persephin(PSP)和 artemin。*RET* 与配体结合形成二聚体,激活 *RET* 受体的激酶反应,发生酪氨酸残基自身磷酸化。*RET* 同其他酪氨酸激酶受体一样,激活下游信号通路,能产生失去控制信号的肿瘤。

【测定方法】

DNA 印迹、RT-PCR、实时定量 PCR。

【参考区间】

正常人体组织 *RET* 基因结构正常。

【临床意义】

在乳头状甲状腺癌,*RET* 基因突变使酪氨酸激酶结构域发生改变。在 MEN2A 和家族性甲状腺髓样癌(FMTC)细胞外结构域的点突变引起受体之间二硫键形成,从而形成二聚体。在 MEN2B,激酶结构出现的点突变改变了酪氨酸激酶与底物特异性作用,可能引起不适当的激活下游信号通路。

【评价】

RET 基因的突变、重排、缺失与多发性内分泌腺瘤、乳头状甲状腺癌、先天性巨结肠密切相关。

(二)抑癌基因

机体中有一类对正常细胞增殖起负调节作用,即使细胞成熟,促进终末分化的基因称为抑癌基因(cancer suppressor gene)。当这类基因发生丢失、失活或变异时,往往会促使细胞失控而呈恶性生长,常见抑癌基因类 TM 见表 20-6。

表 20-6 常见抑癌基因类肿瘤标志物

抑癌基因	染色体	相关肿瘤
RB	13q14	视网膜母细胞瘤、骨肉瘤、乳腺癌、肺癌
P53	17p13.1	Wilms 肿瘤
WT1	11p13	神经纤维瘤
NF-1	17q11.2	肺癌、结肠癌、胃癌
APC	5q21-22	遗传性结肠癌

续表

抑癌基因	染 色 体	相 关 肿 瘤
BRCA1	17q21	乳腺癌、卵巢癌
BRCA2	13q12	乳腺癌、卵巢癌

1. RB 基因

RB 基因是视网膜母细胞瘤(retinoblastoma,RB)易感基因,基因定位于第 13 号染色体,由 27 个外显子,26 个内含子组成,其编码的 RB 蛋白为 p110。RB 蛋白分布于核内,是一类 DNA 结合蛋白。RB 蛋白的磷酸化是其调节细胞生长分化的主要形式,一般认为 RB 蛋白在控制细胞周期的信息系统中起关键作用,脱磷酸化的 RB 蛋白具有抑制细胞增殖的活性,是 RB 蛋白的活性形式。在细胞周期的 G_1 期 RB 蛋白为去磷酸化状态,在 G_2 期、S 期、M 期为磷酸化状态。

【测定方法】

RB 基因检测方法:①聚合酶链反应-单链构象多态性分析(PCR-SSCP)、变性梯度凝胶电泳(DGGE)、聚合酶链反应-等位基因特异性寡核苷酸杂交法(PCR-ASO)和测序技术;②RT-PCR、PCR;③PCR-RFLP。

【参考区间】

正常人体组织 RB 基因结构正常。

【临床意义】

(1) RB 基因检测可用于家族性视网膜母细胞瘤或散发性家族性视网膜母细胞瘤的诊断。视网膜母细胞瘤的发生主要是由于 RB 基因的两次突变。在家族性视网膜母细胞瘤病例中,一次突变已通过生殖细胞而获得,出生后发生第二次体细胞 RB 基因突变,形成杂合性缺失。而在散发性家族性视网膜母细胞瘤病例中,先后发生两次体细胞 RB 基因突变,形成杂合性缺失。

(2) 其他肿瘤,如骨肉瘤、膀胱癌、乳腺癌、肺癌等也与 RB 基因突变有关。

【评价】

RB 基因是抑癌基因,其作用表现在两方面:一是在正常细胞中 RB 基因具有抑制细胞生长的作用;二是在肿瘤细胞内 RB 基因具有抑制其生长及致瘤性作用。RB 基因可以完全抑制视网膜母细胞瘤的发生,表明基因功能失活是视网膜母细胞瘤发生的主要机制。

2. p53 基因

p53 基因是迄今为止发现与人类肿瘤相关性最高的基因。野生型 p53 基因是一种抑癌基因,定位于第 17 号染色体 17p13.1,由 11 个外显子和 10 个内含子组成,编码 393 个氨基酸的蛋白质即 p53 蛋白。p53 基因的点突变常见第 175、245、248、273、282 位的碱基对变异。p53 蛋白主要集中在核仁区,能与 DNA 特异结合,其活性也受磷酸化调控。正常 p53 蛋白的生物功能好似"分子警察",在 G_1 期检查 DNA 损伤点,监视细胞基因组的完整性。若有损伤,p53 蛋白阻止 DNA 复制;如果修复失败,p53 蛋白则引发细胞程序性死亡,防止具有基因损伤、可能诱发癌变的细胞产生。

【测定方法】

p53 基因的检测方法同 RB 基因。

【参考区间】

正常人体组织 p53 基因结构正常。

【临床意义】

p53 基因突变常见于家族性癌症综合征(Li-Fraumeni 综合征),以及许多散发性肿瘤,包括头颈部癌、肺癌、乳腺癌、肝癌、胃癌、结肠癌、膀胱癌、前列腺癌等。

【评价】

p53 基因突变可用于肿瘤预测,是独立的预测因子。许多肿瘤与 p53 抑癌基因异常有关,因而大部分肿瘤患者都可测到突变的 p53 蛋白,尤其是乳腺癌、胃肠道肿瘤、肝细胞癌及呼吸道肿瘤,阳性率为 15%～50%。

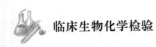

3. APC 基因

APC 基因最初是在结肠腺瘤样息肉（adenomatous polyposis coli）患者内发现的，并以此命名。APC 基因定位于第 5 号染色体 5q21-22，属于 Wnt 信号途径的负调控因子，APC 蛋白可与 β-连环蛋白（β-catenin）、淋巴样增强因子（LEF-1）结合，调节其下游的目标基因，APC 的突变可导致 C-myc、c-jun、fra-1、uPAR、cyclin、dl、ZO-1 蛋白表达和信号传导通路异常。

【检测方法】

PCR、直接序列分析。

【参考区间】

正常人体组织 APC 基因结构正常。

【临床意义】

（1）超过 80% 遗传性结肠癌患者个体在其中一个 APC 基因上有种系突变，包括大片段缺失和局部突变。

（2）超过 70% 结肠癌患者，不论瘤体大小和组织学差异，在两个 APC 等位基因中一个有突变，在其他类型的肿瘤也可以发现突变，包括乳腺、食管和脑肿瘤。

【评价】

APC 基因是家族性腺瘤样息肉病的经典基因，检测 APC 基因有助于早期发现家族性结肠腺瘤患者。

4. BRCA 1 基因和 BRCA 2 基因

BRCA1 基因定位于人类第 17 号染色体 17q21，以常染色体显性遗传方式遗传，BRCA1 基因编码含 1863 个氨基酸的 BRCA1 蛋白，相对分子质量约为 200000，是调控 G/M 期关键点的调控因子，在有丝分裂期定位于中心体，并且与中心体的重要组成成分 γ-微管蛋白相互作用。BRCA2 基因定位于 13 号染色体 13q12，编码 BRCA2 蛋白，BRCA2 蛋白位于细胞核内，参与 DNA 的修复，在细胞周期的扩增期表达方式和 BRCA1 相似，即在静止期的细胞中检测不到该基因的转录。在快速增殖的细胞中 BRCA2 mRNA 表达明显增多，且表现出细胞周期依赖性，在 G_0 期和 G_1 早期是低的，在 G_1/S 期分界时达到高峰。BRCA2 蛋白对于细胞生长的调节有着重要作用。

【测定方法】

直接测序法、单链构象多态性法（SSCP）、变性高效液相色谱法（DHPLC）和酶裂解法。

【参考区间】

正常人体组织 BRCA1 基因、BRCA2 基因结构正常。

【临床意义】

BRCA1 基因、BRCA2 基因与家族遗传性乳腺癌高度相关。通过对 BRCA1 基因检测，可以反映乳腺癌的发生、发展，也可筛检出乳腺癌、卵巢癌及其他相关恶性肿瘤的高危人群，有利于该类疾病的早期诊断、早期治疗。BRCA2 基因抑癌作用的具体机制、途径尚未明了，通过对 BRCA2 基因检测可以早期发现乳腺癌及其他恶性肿瘤，如前列腺癌、卵巢癌等，并可选择合理、有效的治疗方案。

【评价】

对 BRCA1 和 BRCA2 基因突变者进行早期乳腺癌和卵巢癌的筛查，确有存在此基因突变者，可以选择性进行预防性的手术治疗，但是目前尚无证据支持预防性手术。BRCA1 和 BRCA2 基因突变检测可用于具有较高乳腺癌和卵巢癌家族风险的女性，具有此类基因突变的女性可在 25～30 岁即开始进行乳腺癌和卵巢癌的筛查。

第三节　肿瘤标志物的临床应用

TM 在肿瘤诊断、疗效判断和预后监测中发挥重要作用，目前人类发现的有一定临床价值的 TM 已有 100 多种，但这些标志物由于特异性、灵敏度、重复性或费用等原因，实际上常规应用的 TM 很有限。无论是检验工作者，还是临床医生，对 TM 的认识上存在不同程度的误区，在应用中存在不规范之处。临床医生往往更关注新的治疗方案,忽视了 TM 的合理应用,对某项 TM 的临床意义不完全清楚,造成不合适的检测,甚至导致决策错误。总结和统一有关 TM 的认识,对临床正确合理应用 TM 有重要价值。国内外学术界近年也都制定了相应指南和准则,对 TM 的临床应用起了一定指导作用。

不同的肿瘤或同种肿瘤的不同组织类型可能有共同的 TM,也可能有不同的 TM。而同一种肿瘤由于组织类型不同,可有一种或几种 TM。就某一项 TM 而言,它对不同种类、不同类型肿瘤的临床价值各不相同。对某一个肿瘤,应选择对该肿瘤具有相对特异性的项目进行检测。鉴于现有的 TM 灵敏度和特异性不够理想,专家们主张有选择性地组合多个 TM 进行联合检测,从中选出对某一种肿瘤适用的"最佳肿瘤标志群"进行互补以提高诊断的准确性,减少假阳性或假阴性出现率。

一、消化系统肿瘤

(一) 肝癌

有关诊断肝癌的 TM 项目最多,可列出数十项,AFP 是原发性肝细胞癌(HCC)的首选 TM,但仍有 25%～35% 的 HCC 患者血清 AFP 呈阴性或低浓度阳性。使用 AFP、AFP 异质体与 B 超检查相结合,可在症状出现前 6～12 个月作出诊断,使小肝癌诊断率提高到 97.5%。AFP、AFP 异质体也是反映病情变化和治疗效果的敏感指标,有助于检出亚临床期复发与转移。此外,γ-谷氨酰基转移酶(γ-GT)mRNA、谷胱甘肽 S-转移酶(GST)、M2 型丙酮酸激酶(M2-PyK)、去饱和 γ-羧基凝血酶原(DCP)、α-抗胰蛋白酶(AAT)和醛缩酶同工酶 A(ALD-A)等都有较好的诊断价值。其中以 γ-GT 和 GST 灵敏度和特异性较佳,对于小肝癌及 AFP 阴性肝癌诊断有重要意义。α-岩藻糖苷酶(AFU)阳性率为 81.2%,对 AFP 阴性 HCC 和小肝癌阳性率分别为 76.1% 和 70.8%,在继发性肝癌、良性肝占位病变均阴性。血清 AFU 活性动态曲线对判断肝癌治疗效果、估计预后和预报复发都有着极其重要的意义。

(二) 胃癌

在胃癌的诊断中,胃镜检查很有价值,可直接观察病灶形态和范围,还能取病理标本作检查;影像学检查多从肝、盆腔等脏器有否转移帮助评估病情;TM 检测对早期诊断有一定的作用。CA72-4 是胃癌的首选 TM,对胃癌具有较高的特异性,其灵敏度可达 28%～80%,若与 CA19-9 及 CEA 联合检测可以监测 70% 以上的胃癌。CEA、CA72-4、CA19-9 是较好的联合检测胃癌指标,可显著提高胃癌诊断的阳性率,更有助于观察疗效和发现复发。日本利用胃蛋白酶原(PG)进行人群普查,使胃癌的早期诊断率明显提高。胃蛋白酶原 I 与胃蛋白酶原 II 比值(PG I /PG II)降低是胃腺瘤的高危信号。β_2-MG、SF 都有较高的阳性率。在胃癌组织中 *H-ras* 基因高表达和淋巴结转移状态密切相关。胃癌患者常表达 *C-erbB-2* 基因,胃腺癌患者则常表达 *C-myc* 基因。

(三) 胰腺癌

CA19-9 为胰腺癌的首选 TM,对胰腺癌的灵敏度高,血清 CA19-9 含量高低提示手术的难易程度。在胰腺恶性肿瘤中,70% 的患者 CA19-9>70 kU/L。如高于 90 kU/L 即可诊断为胰腺癌;<1000 kU/L 时,有一定的手术意义,CA19-9 低者预后较佳。当血清 CA19-9 水平高于 1000 kU/L 时,几乎均存在外周转移。术后恢复正常者,88% 生存超过 18 个月。肿瘤复发时,CA19-9 可再度升高。

CA19-5 和 CA242 都是胰腺癌敏感的 TM,联合检测价值更大。如果联合检测 CA242 和 CEA,阳性率可提高到 90% 以上。CA125、CA50 及胰弹力酶(PE)对胰腺癌也有一定的灵敏度,而新近发现的胰腺癌相关抗原 Sc6-Ag,其灵敏度和特异性都超过了 CA19-9,值得重视。

Sc6-Ag 对胰腺癌诊断的特异度为 94%,假阳性率较 CA19-9 低,对胰腺癌的诊断、判断预后、估计复发都有意义,且有助于胰腺癌的早期发现。

DU-PAN-2 对胰腺癌的诊断有相对特异性。以 100 kU/L 为正常上限,诊断的灵敏度为 72%～82%,与 CA19-9 联合检测可使阳性率提高到 95%。

外周血 CEA mRNA 检测对于淋巴结转移及远处转移有价值,在术后监控中则更有意义。

(四) 结直肠癌

CEA 和 CA242 联合检测是较佳标志物组合,可显著提高诊断结肠癌、直肠癌的灵敏度和准确性,也

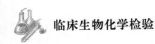

可用于结肠癌、直肠癌术后疗效评价、病情分期和复发检测。血清 CEA 水平变化与结肠癌 Duke 分期密切相关,当发生肝转移时,CEA 升高更为明显。美国推荐在结肠癌、直肠癌术前 CEA 检测有助于分期和制定治疗计划,但不应以 CEA 指标确定是否进行辅助化疗。推荐术后 2 年或 2 年以上每 2～3 个月检查 1 次血清 CEA,若 CEA 升高,有必要进一步检查转移灶,但不推荐单用 CEA 作为常规疗效检测指标。CA19-5、CA724 与 CA50 等都对结肠癌、直肠癌敏感。

肠癌患者外周血中 CD44 升高与肿瘤发生部位、肿瘤大体类型、肿瘤大小、肿瘤分化程度、淋巴结转移、临床分期、性别、年龄均有相关性。

基因诊断方面,结肠癌 50%～86% 有 P53 突变,并有 K-ras 表达异常,对诊断有帮助,但不应作为筛选、诊断、分期和疗效监控的指标。

二、呼吸系统肿瘤

(一) 肺癌

肺癌分小细胞肺癌(SCLC)和非小细胞肺癌(NSCLC),NSCLC 包括鳞癌、腺癌、大细胞癌、肺细胞癌、癌肉瘤等。

可用于肺癌检测的 TM 很多,CEA 对肺腺癌较为敏感,并且其阳性率随病程发展而增高,SCCA 和 Cyfra21-1 对肺鳞癌敏感,而 NSE 是小细胞肺癌的良好标志物,胃泌素释放肽前体(progastrin. releasing peptide,ProGRP)是一种新的小细胞肺癌标志物,特异性高,灵敏度高。组织多肽抗原(TPA)和 Cyfra21-1 水平增高提示晚期肺癌。酸性谷胱甘肽 S 转移酶(GST-π)在鳞癌和腺癌中表达阳性率分别为 94% 和 70%,但在小细胞肺癌中表达低。Cyfra21-1 和 NSE 可作为 SCLC 和 NSCLC 鉴别诊断的重要检测指标。

将 CEA、NSE 和 CYFRA21-1 联合检测肺癌,可明显提高肺癌的阳性检出率,对鉴别肺癌与肺部良性疾病、肺癌不同病理类型、尤其对未能取得病理和细胞学证实的肺癌患者有一定的参考价值。

肺癌患者的免疫组化检测可选择以下项目:CD44、EGFR、HER-2、MMP-9、P53、P21(H-ras)、VEGF。

(二) 鼻咽癌

对于早期鼻咽癌患者,EB 病毒血清学检测应列为首选,常用的 EB 病毒壳抗原 IgA 抗体(VCA-IgA)检测是常规的筛选项目。EB 病毒的病毒早期抗原 IgA 抗体(EA-IgA)比 VCA-IgA 对鼻咽癌的诊断更具有特异性。EB 病毒特异性 DNA 酶的单抗(EDAb),可以用于早期诊断鼻咽癌。在鼻咽癌与鼻咽部的其他癌进行鉴别时,EBV 血清学检测可帮助诊断。当发现颈部淋巴结出现转移癌时,如果 EBV 血清学检测呈阳性,提示原发肿瘤很可能是鼻咽癌。

SCCA 和 Cyfra21-1 对鼻咽鳞癌敏感。CEA 对鼻咽腺癌较为敏感。DR70 蛋白对鼻咽癌的灵敏度为 84.8%,可与 VCA-IgA 联合应用,提高鼻咽癌诊断水平。

三、泌尿生殖系统肿瘤

(一) 乳腺癌

对于乳腺癌,美国 FDA 推荐检测 ER、PR 及 Her-2 基因,ER、PR 的表达反映预后良好和宜用内分泌治疗。Her-2 基因在 20%～30% 乳腺癌高表达,反映易转移和复发。对于所有新诊断的侵袭性乳腺癌患者均需检测 Her-2 基因,其首要目的是挑选出对曲妥单抗(贺赛汀)治疗较敏感的早期或进展期乳腺癌患者。

与雌、孕激素受体皆阳性(ER$^+$/PR$^+$)的乳腺癌相比,雌激素受体阳性而孕激素受体阴性(ER$^+$/PR$^-$)乳腺癌的表皮生长因子受体(包括 HER-1 和 HER-2)表达皆增高。对 ER$^+$/PR$^+$ 乳腺癌患者的生物学特征进行了比较,显示与 ER$^+$/PR$^+$ 乳腺癌患者相比,ER$^+$/PR$^-$ 乳腺癌患者的年龄较大,肿瘤的侵袭性也较强;ER$^+$/PR$^-$ 乳腺癌的 Her-1 基因和 Her-2 基因表达率皆显著高于 ER$^+$/PR$^+$ 乳腺癌,在接受他莫昔芬治疗的患者中,表达 Her-1 基因者的肿瘤复发危险较高,有 Her-2 基因超表达者的生存率较低,但这些都仅局限于 ER$^+$/PR$^-$ 乳腺癌患者。

CA15-3 为乳腺癌首选 TM,但对早期(Ⅰ、Ⅱ)乳腺癌阳性率较低。有研究显示,CA15-3 升高较临床症状及其他检查提前 5.3 个月,提示乳腺癌复发。CEA 对乳腺癌早期阶段灵敏度较高,并随着病程发展而升高。血清 Cyfra21-1 检测对乳腺癌特异性高,但对乳腺癌术前诊断价值不大,对乳腺癌转移复发的监测有非常重要意义。CA15-3、CEA、Cyfra21-1 联合检测有助于提高乳腺癌诊断和病情监测的灵敏度和特异性。但 FDA 不推荐将其作为乳腺癌筛选、诊断、分期和常规疗效监测检查,在缺乏可测量病灶时,CEA 升高提示治疗失败。

CA549 和 CA27.29 是乳腺癌复发的敏感指标。

乳腺癌患者 uPA 活性水平高者与低者相比,肿瘤易复发、转移,生存时间短。uPA 和 PAI-1 水平均较高的患者需接受全身化疗。而乳腺癌患者 t-PA 水平高则和预后较好有关,这可能是由于 t-PA 受雌激素诱导产生并与雌二醇受体有关,因此,t-PA 可能是功能性雌二醇受体的标志物,并具有与黄体酮受体类似的作用,即在某些激素依赖型乳腺癌中作为雌二醇受体的辅助物。

BRCA1 和 *BRCA2* 是乳腺癌的易感基因,主要用于乳腺癌的预测预防,评估患者亲属的患癌风险。

(二)卵巢癌

CA125 是卵巢癌的首选标志物,但主要在卵巢浆液性癌及未分化癌阳性率比较高,而在黏液性癌则阳性率比较低。CA125 升高比临床检查到肿瘤要早 3～6 个月,如果以 65 μg/L 为阳性界限,Ⅲ-Ⅳ期癌变准确率可达 100%。CA125 与 CA72-4 联合检测,两者均阴性时,说明无残余肿瘤。

大多数卵巢癌患者血清中人附睾蛋白 4(human epididymis protein 4,HE4)水平明显高于正常人。HE4 单独用于卵巢癌诊断时,灵敏度为 72.9%,特异性为 95.0%,在卵巢癌的早期筛查中有很大潜力。

AFP 升高提示肿瘤组织中存在内胚瘤成分,卵巢内胚囊瘤中 AFP 升高,可用于诊断、疗效观察和预后判断。

β-hCG 检测有利于绒毛膜上皮细胞癌临床分期、疗效观察和预后判断。

MMP-2 及 MMP-9 高表达,可作为卵巢癌具有转移倾向的临床参考指标。

(三)宫颈癌、子宫内膜癌

解剖位置的特殊性决定了可以直接检查宫颈,TM 检查并非对每一位患者需要,但在以下情况下仍不失为好手段:①35～50 岁的妇女血清 HPV 阳性者,进行阴道涂片检查;②疗效观察;③与影像学检查配合作康复期监控,尤其对于早期微转移的监控,TM 具有独特的效果。

宫颈癌基本上都是鳞癌,血清 SCCA、Cyfra21-1 和铁蛋白对宫颈鳞癌敏感。对于少数的宫颈腺癌,CEA、CA153、CA125、CA50 都具有较高的灵敏度。

子宫内膜癌的诊断主要依靠取内膜标本做病理检查。内膜癌为雌激素依赖性肿瘤,ER 和 PR 应作为常规检测内容,以便了解患者的病理特性并指导内分泌治疗。CA125 与 CEA 对子宫内膜腺癌较为敏感,应列为首选的 TM。

CEA mRNA 的检测可及早发现宫颈癌和子宫内膜癌的血行微转移,有助于分期、制定最佳的治疗方案,争取最佳的疗效。

(四)前列腺癌

前列腺癌 98% 为腺癌,大多数前列腺癌为激素依赖型,其发生发展与雄激素有关。前列腺液常规检验对前列腺癌的诊断有一定帮助。正常前列腺液为乳白色液体,前列腺癌时,前列腺液中出现较多红细胞。

PSA 是诊断前列腺癌的首选指标,可用于筛查、诊断、治疗监测及预后判断等多个方面。f-PSA/t-PSA 对于 t-PSA 在 4～10 μg/L 之间灰色区域的鉴别诊断非常有价值,PSA 浓度越高,f-PSA/t-PSA 值越小,前列腺癌可能性越大。

PAP 也有助于前列腺癌的诊断,而且升高与前列腺癌转移有关,CEA、TPS、EGFR、β-hCG 在前列腺癌时也有较高阳性率。

前列腺癌极易引发转移,尤其是骨转移,及早检测 PSAmRNA 显得十分必要。

(五)睾丸癌

睾丸肿瘤分为生殖细胞肿瘤和非生殖细胞肿瘤。前者占 95% 以上,后者不到 5%。生殖细胞肿瘤又分为精原细胞瘤、胚胎癌、畸胎瘤和绒毛膜上皮细胞癌。

β-hCG 对滋养层恶性肿瘤灵敏度 100%，非精原睾丸癌 70%，精原细胞癌 10%；绒毛膜上皮癌 hCG 阳性、AFP 阴性；内胚窦瘤（卵黄囊肿瘤）则 AFP 阳性、hCG 阴性。血清 AFP 和 β-hCG 联合检测有助于临床分期、疗效观察和预后判断。有 68%～73% 精原细胞癌患者血清 NSE 水平明显升高，含量与病程有关系。

（六）膀胱癌

核基质蛋白 22（NMP22）是核有丝分裂器蛋白，与细胞分裂时保证染色单体适当分布于子代细胞有密切关系。膀胱肿瘤细胞内 NMP22 是正常细胞的 25 倍以上。诊断膀胱癌，NMP22 灵敏度为 48%～90.9%，特异度为 70%～92.3%，同细胞学检查、UBC（细胞角质蛋白片段 8 和 18）检测、BTA（膀胱肿瘤抗原）检测相似，在美国，NMP22 已由 FDA 批准用于膀胱癌患者监测。

BTA 是肿瘤细胞与基膜的接触相中肿瘤分泌内源性基膜蛋白与基膜表面受体结合，释放蛋白水解酶破坏基膜，膀胱黏膜上皮细胞基膜破坏碎片进入膀胱腔内聚集成的高分子复合物。对膀胱癌的灵敏度为 34%～72%，特异度为 40%～84.5%，有助于分级、分期和肿瘤术后疗效监测。

以 4 μg/L 为临界值，Cyfra21-1 对膀胱癌检出的灵敏度可达 96%，特异度可达 74%，对判断有很大帮助，还可作为随访、预测复发的指标。

检测尿中 USC 是诊断移行细胞癌（BTCC）的一种较为敏感、特异且无创的方法，灵敏度明显优于尿细胞学，但临床上不能完全替代尿细胞学检查。FDA 已批准用于检测膀胱移行细胞癌，以 8.4 μg/L 为最适临界值。

其他检测指标有肿瘤源性玻璃酸酶（HAase）检测、纤维蛋白/凝血因子 I 降解产物（FDP）检测、尿MMPS 检测、尿液和膀胱冲洗液端粒酶活性检测等。

四、病例分析

【病史】患者，男，64 岁，排尿困难，夜尿增多一个月余。肛检前列腺增生 II 度，质偏硬，以左后叶明显，有轻度压痛，未扪及结节，中央沟变浅。

【实验室检查】

尿常规检查：白细胞（＋）、红细胞（＋＋）。

血液生化检查：t-PSA 156 μg/L，f-PSA 30.6 μg/L。

辅助检查：CT 示前列腺增大，前缘呈结节状突入膀胱内，密度小，增强后前列腺后部大约 2.9 cm×2.0 cm低密度影，其余前列腺实质明显强化。

【临床诊断】

前列腺癌。

【诊断依据】

（1）临床特点：老年男性，排尿困难，肛检显示前列腺增生 II 度，质偏硬，中央沟变浅。

（2）鉴别诊断：t-PSA、f-PSA 明显升高，f-PSA/t-PSA＜0.15，CT 示前列腺增大，前缘呈结节状突入膀胱内，前列腺实质明显强化。

可选择检测 PAP、CEA 等肿瘤标志物以辅助诊断。

为明确诊断应进一步做前列腺穿刺行病理检查确诊，影像学检查是否有骨转移。

本章小结

恶性肿瘤严重威胁人类健康，其发生和发展是一个多因素、多步骤、多基因共同作用的综合病变过程。在肿瘤的防治过程中，早期发现、早期诊断、早期治疗是非常重要的措施。为了早期发现肿瘤，人类一直致力于探索新的、特异性的肿瘤标志物，近年来，随着分子遗传学理论和技术的发展、分子探针的使用、单抗隆抗体的筛选成功，基因的定位，包括肿瘤基因、抑癌基因的检测，使肿瘤标志物检测内容更广，技术更先进。肿瘤标志物是指由肿瘤细胞直接产生或由非肿瘤细胞经肿瘤细胞诱导后而合成的物质。这些标志物可以是癌细胞分泌或脱落到体液或组织中的物质，也可能是宿主对肿瘤反应性产生并进入体液或组织中的物质。临床上检测肿瘤标志物可以为肿瘤筛查、辅助诊断、预后判断、治疗监测，以及个体化医学提供实验依据。常用肿瘤标志物包括酶类肿瘤标志物、蛋白质类肿瘤标志物、胚胎抗原类肿瘤标志物、糖类抗原肿瘤标志物、激素类肿瘤标志物、受体类肿瘤标志物、基因类肿瘤标志物等。鉴于现有的肿瘤标志物的灵敏度和特异性不够理想，专家们主张选择性组合多个肿瘤标志物进行联合检测，从中选出对某一种肿瘤适用的"最佳肿瘤标志群"进行互补以提高诊断的准确性，减少假阳性率、假阴性率。

（胡云良）

第二十一章 神经与精神疾病的临床生物化学检验

学习目标

掌握:神经精神疾病脑脊液蛋白质检测,酶活性测定,神经递质及其代谢产物检测常用方法和意义。

熟悉:神经精神病变的生化机制。常见神经精神疾病的基本概念、生物化学变化和常用生化指标。

了解:血脑屏障与脑脊液、中枢神经递质的生物化学,神经组织的生物化学特点。

神经系统是人体内起主导作用的功能调节系统,协调、控制着人体的运动、感觉、语言和思维等多种生命活动。体内各器官、系统的功能和各种生理过程均在神经系统的直接或间接调控下,相互联系、相互影响并密切配合,使人体成为一个完整统一的有机体,实现和维持正常的生命活动。任何因素引起的神经系统结构与功能的改变,或者神经系统与其他系统相互关系的不平衡,都可能导致神经、精神疾病。

第一节 概　述

一、血脑屏障与脑脊液

神经系统由中枢神经系统(central nervous system,CNS)和周围神经系统(peripheral nervous system,PNS)两大部分组成,前者包括位于颅腔内的脑和位于椎管内的脊髓,后者包括脑神经、脊神经和内脏神经。神经组织是由神经元(即神经细胞)和神经胶质所组成,神经元是神经活动的基本功能单位,具有接受刺激和传导兴奋的功能。神经元所处内、外环境的恒定是保证神经功能的基础,其中,血脑屏障及脑脊液对脑和脊髓具有保护、支持和营养等功能。

(一)血脑屏障

20世纪初,科学家先后发现很多药物(如苯丙胺)和染料(如台盼蓝)注入动物体内后,不能由血液进入脑组织间液或进入很缓慢,启示有保护脑组织的"屏障"存在。后来的研究将这种血脑之间选择性地阻止某些物质的"屏障",称为血脑屏障(blood-brain barrier,BBB)。血脑屏障是在脑和脊髓内的毛细血管与神经组织之间存在的一个调节界面。研究认为这个界面不单纯是被动保护性屏障,还能选择地将脑内有害或过剩物质泵出脑外,保持脑的内环境恒定。

1. 血脑屏障的结构

血脑屏障由脑内毛细血管内皮细胞、基膜和星形胶质细胞突起形成的血管鞘构成。不同于其他部位的毛细血管,脑的毛细血管(脉络丛内血管除外)具有以下特点。

(1)脑毛细血管内皮细胞间相互"焊接"(tight junction)得十分紧密,而其他组织毛细血管壁有较大的缝隙。

(2)毛细血管内皮细胞外的基底膜(basement membrane)是连续的。

（3）毛细血管壁外表面积的85％均被神经胶质细胞的终足所包绕。这些特点使得物质由血液进入脑组织间液要穿越较多的层次，很大程度上限制了蛋白质和离子的通过，这增强了脑毛细血管壁的屏障功能。

2. 血脑屏障的选择通透性

血脑屏障被看作具有类脂膜性质的扩散屏障，其渗透性受渗透性梯度、流体静压、脂溶性、电离程度以及胞膜孔径等影响。血液中的溶质通过血脑屏障有以下几种方式。

（1）被动性扩散：被动性扩散以溶质浓度梯度作为动力以使物质通过血脑屏障的一种转运过程。普鲁卡因、乙醇、安替比林和烟碱等脂溶性物质可自由通过血脑屏障。而血浆中的蛋白质及与蛋白质结合的物质如血中与转运蛋白结合的激素（皮质激素、甲状腺素等）、金属离子（铁、钙等）及药物等则不易通过血脑屏障。

（2）载体运输：一些大分子物质需要在载体蛋白的帮助下才能跨膜运输，这种在载体蛋白质帮助下的跨膜运输称为载体运输。载体运输是顺浓度梯度转运，不需消耗能量。脑毛细血管内皮细胞膜上存在多种物质转运的载体，多种糖类尤其是葡萄糖、氨基酸、核苷、嘌呤、激素等物质可通过此途径透过血脑屏障。载体在脑内的分布不均匀，脑不同区域的载体浓度和利用性也不相同。

（3）主动转运：一种需要能量与载体蛋白的逆浓度梯度的分子穿膜运动。主动转运是逆浓度梯度运输，需消耗能量进行。K^+、Na^+、Ca^{2+}、Mg^{2+}等离子物质通过主动转运途径从血液透过血脑屏障进入脑组织。主动运输对维持中枢神经系统内环境稳定极为重要。

（4）其他：脑毛细血管内皮含有调节运输的特定酶（包括各种氧化酶和水解酶）形成的酶屏障。如多巴胺脱羧酶能降解并阻抑 L-多巴进入脑组织；单胺氧化酶降解并阻止 5-羟色胺进入脑组织；γ-氨基丁酸转氨酶能阻止 γ-氨基丁酸进入中枢神经系统。

血脑屏障通过对物质的选择性通透，完成血液与脑组织之间的物质交换，从而保证了脑代谢和功能的正常运行。值得注意的是新生儿核黄疸、血管性脑水肿、严重脑损伤等都会导致脑毛细血管内皮细胞间紧密连接开放，屏障的通透性显著提高，以致血浆清蛋白等大分子物质都可通过。相反，脑内缺氧、创伤、出血、梗死、炎症、肿瘤可使血管内皮的紧密连接缺损，引起血脑屏障破坏，通透性增高，可产生血管源性脑水肿。

（二）脑脊液

脑脊液（cerebrospinal fluid，CSF）为无色透明的液体，充满于各脑室、蛛网膜下腔和脊髓中央管。脑脊液主要由脑室脉络丛产生，少量由软膜、蛛网膜的毛细血管和脑细胞外液经过脑室的室管膜上皮渗出。在中枢神经系统内，脑脊液产生的速率为 0.3 mL/min，日分泌量在 400～500 mL。脑脊液的流动具有一定的方向性，其在脑室内产生后，进入蛛网膜下隙并分布于脑和脊髓表面，再通过蛛网膜颗粒进入硬膜静脉窦返回至血液循环。

脑脊液对维持中枢神经系统内环境稳定具有重要作用。脑脊液不断产生又不断被吸收回流至静脉，在中枢神经系统起着淋巴液的作用，为脑组织提供营养，并运走部分代谢产物；调节中枢神经系统的酸碱平衡，对维持脑组织的渗透压及酸碱平衡有重要作用；脑脊液包围脑组织，缓冲脑和脊髓的压力，对脑和脊髓具有保护和支持作用。脑脊液还是了解血脑屏障功能状况及脑部病变的"窗口"和中枢神经系统治疗用药的一个途径。

二、中枢神经递质的生物化学

神经递质（neurotransmitter）为神经元间或神经元与靶细胞（肌肉、腺细胞）间起信号传递作用的化学物质。神经递质作为信号的传递体在中枢和周围神经系统都发挥着极其重要的作用。当出现神经系统病变时，递质的产生、释放和受体及其相互作用会发生改变，从而导致各种疾病。神经递质应符合或基本上符合下列条件：①主要存在于神经末梢；②突触前神经元内具有前体物质和合成酶系，能够合成并在囊泡储存这一递质；③递质储存于突触小泡以防被胞质内其他酶系所破坏，当兴奋冲动抵达神经末梢时，小泡内递质能释放入突触间隙；④递质通过突触间隙作用于突触后膜的特殊受体，发挥其生理作用；⑤存在使这一递质失活的酶或其他环节;⑥用递质拟制剂或受体阻断剂能加强或阻断这一递质的突触传递作用。

脑内神经递质包括以下几类。①生物原胺类:多巴胺(dopamine,DA)、去甲肾上腺素(noradrenaline,NE)、肾上腺素(adrenalin,E)、5-羟色胺(5-hydroxytryptamine,5-HT)也称(血清素)。②氨基酸类:γ-氨基丁酸(γ-aminobutyric acid,GABA)、甘氨酸(glycine,Gly)、谷氨酸(glutamic acid,Glu)、谷氨酰胺(glutaminate,Gln)、组胺。③肽类:内源性阿片肽、P物质、神经加压素、胆囊收缩素(cholecystokinin,CCK)、生成抑素、血管加压素和缩宫素、神经肽Y。④胆碱类:乙酰胆碱(acetylcholine,Ach)。⑤其他:核苷酸类、花生酸碱等。

去甲肾上腺素是肾上腺素去掉N-甲基后形成的物质,在化学结构上也属于儿茶酚胺。它主要由交感节后神经元和脑内肾上腺素能神经末梢合成和分泌,是后者释放的主要递质。合成顺序依次为酪氨酸-左旋多巴-多巴胺-去甲肾上腺素,最终通过单胺氧化酶和儿茶酚胺氧位甲基移位酶酶解失活。NE主要激动α受体,对β受体激动作用很弱,具有很强的血管收缩作用,使全身小动脉与小静脉都收缩(但冠状血管扩张),外周阻力增高,血压上升。

多巴胺是NA的前体物质,是下丘脑和脑垂体腺中的一种关键神经递质,主要负责大脑的情欲和感觉,将兴奋及开心的信息传递,也与上瘾有关。目前共发现五种多巴胺受体。合成脑内的3/4的DA细胞体位于中脑前部或者中脑。研究发现,多巴胺不足则会令人失去控制肌肉的能力,严重时会令患者的手脚不自主地震动或导致帕金森病;多巴胺能够治疗抑郁症。

乙酰胆碱是中枢胆碱能系统中重要的神经递质之一,由胆碱和乙酰辅酶A在胆碱乙酰移位酶(胆碱乙酰化酶)的催化作用下合成。主要存在于突触前的胆碱能神经末梢部位,能特异性作用于各类胆碱受体,在组织内迅速被胆碱酯酶破坏,其作用广泛,选择性不高。Ach的主要功能是维持意识的清醒,在学习和记忆中起重要作用。研究发现,脑内Ach与认知活动和帕金森病的发生等也有密切关系。

三、神经组织的生物化学特点

神经组织仅占人体体重的2%左右,但它却调节着身体的各种功能活动。神经组织的特殊功能,是以其化学组成、代谢特点及其结构的特殊性为物质基础的。神经组织的生化代谢是研究神经、精神活动的物质基础。其化学组成和代谢特点如下。

1. 糖代谢

神经组织中葡萄糖的浓度远低于血浆,但脑组织在正常情况下,需要的能量绝大部分由葡萄糖氧化供给。因葡萄糖可通过血脑屏障,故是神经组织最重要和实际上唯一有效的能量来源。血中葡萄糖的正常水平和通过扩散进入神经组织的少量磷酸己糖,是维持脑组织日常功能运转所必需的。神经组织中糖代谢具有以下特点:①在氧供给充分的情况下,主要通过糖的有氧氧化产生ATP而供能;②磷酸戊糖途径非常活跃,产生大量的NADPH+H$^+$,参与多种氧化还原反应;③通过三羧酸循环途径使脑组织中的葡萄糖快速转变为谷氨酸、天冬氨酸等非必需氨基酸和神经递质,并为脂肪酸等物质的合成提供碳骨架;④神经组织的糖原含量很低,每克脑仅含约0.9 mg糖原,但糖原更新率很快,这有利于葡萄糖不足时神经组织的功能维持,但其维持时间不超过5 min;⑤脑组织能量需求多,其耗氧量很大。缺氧时,丙酮酸、乳酸堆积可危害大脑功能。血糖过低时(如饥饿、大量注射胰岛素)可致低血糖昏迷。

2. 脂类代谢

神经系统中脂质含量丰富,髓鞘质、白质和灰质中脂类含量分别占其干重的80%、60%和40%。脂类的构成中,中性脂肪很少,磷脂为主,磷脂比骨骼肌中的含量要高5~6倍,并含有较多的糖鞘脂和胆固醇。糖鞘脂为神经组织的特殊脂,主要有脑苷脂和神经节苷脂两类。脑脂类中除磷脂酰胆碱和磷脂酰肌醇转换较快外,大多数代谢缓慢。脑脂肪酸大部分在脑内合成,仅少量来自膳食。许多长链不饱和脂肪酸在脑内不能合成,需依赖外源提供。神经系统脂质在神经髓鞘和膜相关物质的合成及能量供应中起重要作用。磷脂的代谢与神经系统的兴奋和抑制有关,当神经系统兴奋时,磷脂代谢率上升,而睡眠时则下降。

3. 蛋白质代谢

蛋白质是脑细胞的重要物质,蛋白质几乎占人脑干重的一半。一般而言,中枢神经系统在其发生上出现越晚,生理功能越复杂的部位,其蛋白质含量越高。如大脑灰质的蛋白质含量占其干重的51%,而大脑白质、脊髓和周围神经的蛋白质含量则分别为 33％、31％和 29％。神经组织的蛋白质除清蛋白、球蛋白和核蛋白外,还有含谷胱甘肽、胱硫醚和磷酸乙醇胺等的多种神经系统特有肽类物质;神经组织中蛋白质含量较恒定,但更新快,85 h 就更新一次,而外周组织蛋白 74 天才更新一次,提示蛋白质在神经细胞功能活动中的重要性。

脑氨基酸池与其他组织不同。脑组织中的自由氨基酸的总量约为血浆的 8 倍,有的氨基酸或氨基酸的代谢衍生物就是神经传递介质,直接参与神经细胞之间的信息传递。脑组织中谷氨酸、天冬氨酸及相关的氨基酸含量较高(与氨基酸衍生为神经递质有关)。进入脑中的氨基酸可被迅速利用合成蛋白质。蛋白质的合成主要在细胞内进行,轴突中亦可合成。

4. 核酸代谢

脑组织中核酸含量丰富,尤其是 RNA 含量在全身各种组织最高。核酸代谢速度的快慢与神经系统所处的功能状态相关。电刺激、光、低强度声波等因素,可加速脑组织核苷酸代谢率;脑中的 DNA 主要存在于神经细胞核内,线粒体中含量很少,成熟神经元内 DNA 含量相当恒定。部分生长因子如神经生长因子和生长激素等可促进脑内核酸的合成与更新。

5. 水和电解质代谢

人脑的含水量约 78％,灰质的含水量高于白质,脊髓的含水量约 75％。Na^+-K^+-ATP 酶集中分布在伴有高离子流的膜区,包括朗飞结,轴突的细突起、树突以及组成大脑、小脑和脊髓灰质神经纤维网的胶质细胞膜等。神经元也含有 Ca^{2+} 通道、多种 Cl^- 通道和受细胞内 ATP 调节的 K^+ 通道。神经元的泵(Ca^{2+} ATP 酶)与 Na^+-Ca^{2+} 交换系统及 Na^+-K^+ 泵协同作用,参与突触功能的调控。

6. 能量代谢

脑是体内能量代谢十分活跃的器官之一,脑组织的活动需要大量能量的及时供应。人脑质量只占人体质量的 2％左右,但其需氧量几乎占全身的 20％～25％。脑组织对缺糖和缺氧均极度敏感,血糖下降 50％即可致昏迷,处于完全缺氧状态 5 min 后,神经元功能难以恢复。脑内 ATP 的水平甚高,其生成和利用均很迅速。脑组织的磷酸肌酸水平比 ATP 高,它是 ATP 末端高能磷酸键的一种储存形式。

四、神经精神病变的生化机制

神经系统疾病除了常见的病原体感染、脑血管意外、脑组织肿瘤和精神障碍之外,还有一类重要的代谢性疾病,那就是神经变性病。神经变性病(neurodegenerative disorder)是指以神经元变性为主要病理改变的一类疾病,病变可累及大脑、小脑、脑干和脊髓等不同部位,其特点是中枢神经系统某种或某些特定部位神经元进行性变性以至于坏死,伴胞质内结构紊乱,但无炎症或异常物质累积。随着我国医疗水平的提高和人口老龄化的到来,这类疾病的发病率越来越高,对家庭和社会的危害也越来越大。神经变性病可能是神经元在遭受各种急性或慢性损害后出现的病理改变,其发生机制可能与下列因素有关。

1. 基因突变

基因突变是指基因组 DNA 分子发生的突然的可遗传的变异。分子遗传学研究发现,许多神经变性病的发生与基因突变有关。随着克隆技术及快速 DNA 测序方法的建立,已明确了一些神经、精神疾病遗传缺陷的相关突变基因。例如,亨廷顿病(Huntington's disease,HD)的病理基因定位于 4p16.3;阿尔茨海默病(Alzheimer disease,AD)的病理基因定位于第 21 号、14 号、1 号染色体;精神病的致病基因定位于 11p 末端;精神分裂症的相关基因染色体定位于 5q22-23 和 6p24-21 等。由于基因突变,导致参与神经细胞代谢、信号传递及各种功能活动的蛋白质分子结构改变,不能正常地发挥功能,最终引起神经细胞变性乃至死亡。

2. 神经递质的异常

神经递质的代谢及其受体的异常与神经、精神疾病有关。例如,精神分裂症患者血浆中多巴胺的代谢产物、β-内啡肽均明显升高,而 5-羟色胺含量减少;帕金森病患者脑脊液中多巴胺的代谢产物含量降低;抑郁性精神病患者脑脊液中 5-羟色胺含量降低;癫痫患者脑脊液中 5-羟色胺降低,癫痫发作时血液及脑脊液中乙酰胆碱含量显著增高,而多巴胺及其代谢产物显著降低;精神发育迟滞患儿血液、脑脊液及尿中

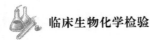

5-羟色胺含量均降低;脑损伤时谷氨酸和天冬氨酸从神经末梢释放增加而摄取减少,使其在突触间隙蓄积引发神经毒作用等。

3. 钙通道的异常开放

在正常生理状态下,细胞内游离钙离子浓度为 $0.1\sim1.0\ \mu mol/L$,细胞外游离钙离子浓度则达到 $1.5\ mmol/L$,使得细胞内外游离 Ca^{2+} 浓度相差近万倍。机体许多重要生理功能的发挥有赖于钙稳态的维持和存在,钙超载是导致中毒性细胞死亡的最后共同通路。细胞外液中的 Ca^{2+} 可通过电压门控通道和兴奋性氨基酸[如 NMDA(N-甲基-D-天冬氨酸)]受体门控离子通道进入细胞内。当兴奋性氨基酸释放过度时,相应的受体门控通道开放内流增加,引起胞内 Ca^{2+} 浓度异常升高,可达正常浓度的 200 倍,引起细胞内钙超载,过多的钙激活磷脂酶、蛋白酶、氧化酶、ATP 酶、蛋白激酶 C 和核酸内切酶等钙依赖性酶,致使膜磷脂分解,细胞骨架破坏,细胞变性致死。因此,钙通道的异常开放是致脑缺血后神经元迟发性坏死的一个重要机制,与脑缺氧、中毒水肿及惊厥的发病相关。

4. 能量代谢缺陷

线粒体能为细胞的生命活动提供场所,是细胞内氧化磷酸化和形成 ATP 的主要场所。线粒体的功能障碍不仅影响能量代谢,还可通过影响其他代谢对神经细胞造成损害。有多达几十种蛋白质参与线粒体中进行的能量代谢过程,包括参与线粒体 DNA 复制、转录和翻译过程的蛋白质,这些蛋白质由信号肽引导转运到线粒体特定区域发挥作用。以上过程中任何环节存在缺陷将导致线粒体的功能障碍,造成神经细胞损伤。高度依赖氧化代谢的组织和器官更易于患线粒体疾病。研究发现,青年型亨廷顿病、晚发型脊髓小脑变性、Leber 家族性视神经萎缩以及各种线粒体疾病、神经肌病和脑肌病等均与线粒体内结构损害有关;帕金森病患者脑中可见线粒体 DNA 缺陷,肌肉线粒体中有复合酶Ⅰ、Ⅱ缺失;亨廷顿病患者脑底节区中发现有复合酶Ⅳ活性缺失,血小板线粒体中也有复合酶Ⅰ的缺失。

5. 自由基分子代谢异常

自由基是人体组织中许多生化反应中的代谢产物,在正常情况下,人体内的自由基总是处在不断产生和不断消除的动态平衡中。在某些神经、精神疾病中,机体内自由基产生与清除的动态平衡受到破坏,过多的自由基直接损伤细胞和间质成分,并触发脂质过氧化反应,生成有毒性的脂质过氧化物,诱发蛋白氧化、水解,ATP 消耗,DNA 破坏等一系列连锁反应导致细胞损伤。常见的自由基有超氧阴离子自由基($\cdot O_2^-$)、过氧化氢自由基($\cdot H_2O_2$)和羟自由基($\cdot OH$)等。体内的超氧化物歧化酶、谷胱甘肽过氧化物酶(glutathione peroxidase,GSH-PX)、过氧化氢酶、维生素 C、维生素 E 等都可清除氧自由基。此外,自由基可促进兴奋性氨基酸释放,增强对神经细胞的毒性作用。如亨廷顿病、阿尔茨海默病患者脑中自由基浓度增加;帕金森病脑黑质区的脂质过氧化物活性增高,谷胱甘肽过氧化物酶活性下降,线粒体中超氧化物歧化酶活性降低。

除以上因素外,神经内分泌改变、神经营养因子和神经抑制因子的改变、微量元素与环境因素、药物性依赖作用及神经细胞凋亡等多种因素对神经、精神疾病的发生也产生影响。

第二节 常用神经及精神疾病的临床生物化学检验

神经系统疾病的诊断往往通过临床症状并结合实验室检查完成,其中生物化学检验可为某些神经与精神疾病的诊断提供非常有价值的依据。因血、尿或其他体液中的物质含量不能确切地反映脑内情况,故检测标本多采用脑脊液。神经及精神疾病的临床实验室检验项目主要包括蛋白质、酶和神经递质及其代谢产物。近年来,随着神经分子学的发展,已有采用分子生物学技术对神经及精神疾病进行基因诊断的报道。

一、脑脊液的生物化学检测

脑脊液是存在于脑室及蛛网膜下隙内的一种无色透明液体。正常人的脑脊液分泌速度为 $0.3\sim0.4\ mL/min$,每天产生 $600\sim700\ mL$,脑脊液每天的转换率为 $4\sim5$ 次,脑脊液的这种转换对维持中枢神经系统内环境稳定具有重要作用。脑脊液比重为 1.004～1.007，与血浆成分有所不同，含有少量细胞，除含有较血浆多的镁和氯外，其他离子成分均比血浆低，蛋白质含量极微，仅为 200～400 mg/L，葡萄糖的含量仅为血糖的 60%～70%(2.5～4.4 mmol/L)，检测脑脊液成分可辅助判断血脑屏障的功能状况及引起改变的中枢神经系统疾病的情况。不同情况下对脑脊液检测策略不同，通过脑脊液的一般辅助检查可对疾病作出初步判断。

（一）脑脊液总蛋白及电泳分析

正常脑脊液中的蛋白质 80% 以上通过血脑屏障的超滤作用来自于血浆，其中 80% 为清蛋白，20% 为球蛋白。临床上检测脑脊液中的蛋白质对神经、精神系统疾病的诊断具有一定的价值。

1. 脑脊液蛋白质定量

不同部位的脑脊液标本，其蛋白质有差异。正常不同部位脑脊液蛋白质总量不同：脑室液 50～150 mg/L、脑池液 150～250 mg/L、腰池液 150～450 mg/L。此外，脑脊液蛋白质总量随年龄增长而增高：儿童 100～200 mg/L；20～50 岁为 150～450 mg/L；老年人可达 600 mg/L。早产新生儿 4000 mg/L；足月新生儿生后 6 天为 300～2000 mg/L，6～30 天为 300～1500 mg/L，1～6 个月为 300～1000 mg/L。正常成人超过 450 mg/L，一般为病理性的增高，可见于感染、出血、占位性病变、蛛网膜粘连及多次电休克治疗等。

2. 蛋白质电泳

脑脊液内的蛋白质含量远低于血浆，采用电泳方法可诊断神经、精神系统疾病。CSF 蛋白电泳：前清蛋白含量异常增高，多见于脑积水、脑外伤、脑萎缩及中枢神经系统退行性变等疾病；前清蛋白含量下降见于脑内炎性疾病。CSF 免疫电泳可提示血脑屏障渗透性改变的严重程度，如 IgA 升高表示渗透性轻度增加；α_1-巨球蛋白升高，表示渗透性中等增加；β-脂蛋白升高，表示渗透性明显增加；γ-球蛋白增高，常见于脱髓鞘性疾病（多发性硬化及麻痹性痴呆）。

（二）蛋白质指数

蛋白质指数(index of protein)包括清蛋白指数、IgG 和清蛋白比率及免疫球蛋白指数。

1. 清蛋白指数

CSF 中的清蛋白完全通过血脑屏障来自于血浆。其清蛋白指数计算公式为：CSF 清蛋白(mg/L)/血清清蛋白(g/dL)。清蛋白指数主要用于反映血脑屏障功能，指数<9 时，血脑屏障无损害；指数为 9～14 时，血脑屏障轻度损害；指数为 15～30 时，血脑屏障中度损害；指数为 31～100 时，血脑屏障严重损害；指数>100，表明血脑屏障完全崩溃。

2. IgG 和清蛋白比率

在脱髓鞘疾病时，由于鞘内合成免疫球蛋白增加，CSF 中免疫球蛋白亦增加，测定 CSF 中 IgG 和清蛋白比率对脱髓鞘疾病诊断有一定价值。比率＝CSF 中 IgG(mg/dL)/CSF 中清蛋白(mg/dL)。70% 多发性硬化病例比率>0.27。

3. 免疫球蛋白指数

该指数的计算公式为：[CSF 中 IgG(mg/dL)×血清清蛋白(g/dL)]/[CSF 中清蛋白(mg/dL)×血清 IgG(g/dL)]。指数参考范围：0.30～0.77，指数>0.77，表明鞘内 IgG 合成增加，90% 以上多发性硬化病患者指数>0.77。

（三）S100 蛋白

S100 蛋白(S100 protein)是一组酸性的钙离子结合蛋白，由 α 和 β 两种亚基组成，形成 S100aa、S100aβ 及 S100ββ 三种组合体。S100αβ 和 S100ββ 通常统称为 S100β。在哺乳动物的中枢神经系统中，S100 蛋白主要由神经胶质细胞合成和分泌，特别是星形胶质细胞和少突胶质细胞。S100 的分布具有组织特异性，S100αβ 主要见于神经组织中的神经元，S100ββ 主要见于胶质细胞中，S100aa 则主要存在于心脏、横纹肌和肾脏等组织。

【测定方法】

S100 蛋白测定主要有基于竞争性结合反应的放射免疫测定法(RIA)和荧光免疫测定法(FIA)，基于

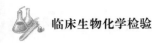

非竞争性结合反应的免疫放射测定法(IRMA)三种,以 FIA 灵敏度高,应用较广。

【参考区间】

0~0.105 μg/L。

【临床意义】

CSF 和血清 S100 蛋白具有神经组织特异性,是中枢神经系统损伤灵敏和特异的生化标志,S100 蛋白测定对急性脑梗死、心源性缺氧性脑损伤的诊断和预后判断有重要价值,也可作为多发性硬化疾病活动的诊断指标。

(1)急性脑血管病:较早的研究均发现 CSF S100 蛋白明显增高对急性脑梗死的诊断和预后有重要意义,但短暂性脑缺血和小面积梗死 CSF S100 含量无明显改变。CSF 标本需腰穿获取,有一定危险性,且动态检测十分不便,使其临床应用受到限制。随着方法学的日臻完善,最近不少学者认为血清 S100 蛋白测定可作为急性脑血管病的非侵入性诊断方法,对病情和预后判断有临床实用价值。

(2)心源性缺氧性脑损伤:心脏骤停患者的 S100 蛋白浓度高于健康供血者(均低于 0.2 μg/L)数倍,且与患者的缺氧时间相一致,血清 S100 蛋白测定可用于心脏骤停患者脑损伤程度及预后的判断。

(3)多发性硬化疾病:多发性硬化病急性加重期发生后 7 天内血浆 S100 蛋白浓度显著增加,而急性加重后 8~28 天内无明显增加,故血浆 S100 蛋白可作为多发性硬化疾病活动的生化标志。

(4)其他:CSF 中 S100 蛋白高浓度也见于恶性胶质瘤、颈部压迫症、多发性硬化症、脑积水、脑炎、脑膜炎等。

(四)tau 蛋白

微管系统是神经细胞骨架成分,微管由微管蛋白及微管相关蛋白组成,tau 蛋白(tau protein)是含量最高的微管相关蛋白,对微管的构成和保持稳定起着关键作用。tau 蛋白基因位于 17 染色体长臂。正常人中由于 tau 蛋白 mRNA 剪辑方式不同,可表达出 6 种同功异构体。正常成熟脑中 tau 蛋白分子含 2~3 个磷酸基。当 tau 蛋白发生高度磷酸化、异常糖基化以及泛素蛋白化时,tau 蛋白失去对微管的稳定作用,神经纤维退化,功能丧失。

【测定方法】

采用双抗体夹心酶联免疫吸附试验检测。

【参考区间】

异常磷酸化 tau 蛋白的参考区间为 0.2~10 ng。

【临床意义】

tau 蛋白是中枢神经系统神经元变性的一个敏感指标,可用于痴呆的诊断和鉴别。AD 是德国医生阿尔茨海默最先发现的一种脑神经疾病。它的主要症状包括:β-淀粉样蛋白在神经元细胞外异常沉积和 tau 蛋白的异常磷酸化。最近有研究表明,相比 β-淀粉样蛋白的异常沉积,tau 蛋白的异常磷酸化所导致的聚集与 AD 的相关性更高。用 CSF 中 tau 蛋白含量增高诊断 AD,其灵敏度为 82%,特异度达 70%。如同时测出 CSF 中 tau 蛋白水平增加及 β-AP42 水平降低,对 AD 诊断的特异度可达 70%~90%。此外,tau 蛋白和谷草转氨酶联合检测可提高对 AD 的诊断特异性,对 AD 的诊断特异度达 83%。

(五)β-淀粉样蛋白

β-淀粉样蛋白(β-amyloid protein,Aβ)由 β 淀粉样前体蛋白(β-amyloid precursor protein,APP)水解而来,由细胞分泌,在细胞基质沉淀聚积后具有很强的神经毒性作用,是 AD 患者脑内老年斑周边神经元变性和死亡的主要原因。老年斑、神经原纤维缠结和血管壁淀粉样变是 AD 大脑的特征性病理改变,而 β-淀粉样蛋白是老年斑和血管壁淀粉样变性的主要成分。

【测定方法】

采用双抗体夹心酶联免疫吸附试验和放射免疫分析法检测。

【参考区间】

(40.5±5.5) ng/L。

【临床意义】

β-淀粉样蛋白是各种原因诱发 AD 的共同通路,是 AD 形成和发展的关键因素。神经元中 β-淀粉样蛋白的聚积能够激发老年性痴呆患者的记忆减退,脑脊液中该蛋白的升高对阿尔茨海默病的诊断有重要价值,颅脑外伤亦出现 β-淀粉样蛋白升高。

（六）髓鞘碱性蛋白

髓鞘碱性蛋白(myelin basic protein,MBP)是脊椎动物中枢神经系统少突细胞和周围神经系统雪旺细胞合成的一种强碱性膜蛋白,由 170 个氨基酸残基组成,相对分子质量为 18000,是组成中枢神经系统髓鞘的主要蛋白,约占髓鞘蛋白质总量的 30%。MBP 位于髓鞘浆膜面,维持 CNS 髓鞘结构和功能的稳定,具有神经组织特异性。正常 CSF 中髓鞘碱性蛋白含量极微,MBP 中的脂质与蛋白质含量分别占 70% 与 30%。

【测定方法】

采用酶联免疫法和放射免疫分析法检测。

【参考区间】

游离型髓鞘碱性蛋白正常值:0.47~3.25 μg/L。

【临床意义】

（1）MBP 是中枢神经系统的一种特殊蛋白质,其含量增高是急性脑实质损伤和脱髓鞘改变的特异性生化指标。

（2）MBP 增高主要见于多发性硬化症(multiple sclerosis,MS),脑脊液 MBP 检测对判断 MS 的病程、病情严重程度、预后和指导治疗很有意义。多发性硬化症的急性期 MBP 明显增高,慢性活动者,约 50% 有 MBP 升高,但非活动者不增高。检测脑脊液 MBP 对急性期 MS 的灵敏度为 100%,对慢性活动期 MS 的灵敏度为 84.6%,对非活动性 MS 的灵敏度极低。

（3）MBP 增高也可见于其他脱髓鞘病,如横贯性脊髓炎合并系统性红斑狼疮、脑桥中心髓质溶解症及甲氨蝶呤髓病等。

【评价】

放射免疫法检测脑脊液中的 MBP 灵敏度为 2 ng/mL,但该法有放射性污染,且操作烦琐;酶联免疫法灵敏度达 0.25 ng/mL,且无放射免疫法的不足。

二、神经递质的测定

（一）5-羟色胺和 5-羟基吲哚乙酸

5-羟色胺(5-hydroxytryptamine,5-HT)由 Ersparmer 和 Vialli 在 1937 年首次分离。5-HT 在脑中主要由延脑的中缝核的神经元产生,其相对分子质量为 176.2,主要存在于胃肠道黏膜的嗜铬细胞,约占总量的 80%,其余的主要分布在血小板、松果体及脑部的 5-HT 能神经元。5-HT 的主要分解途径是经单胺氧化酶(monoamine oxidase,MAO)催化,经 5-羟吲哚乙醛转变为 5-羟基吲哚乙酸(5-hydroxyindoleacetic acid,5-HIAA)。5-HT 的功能涉及睡眠、情感控制、疼痛调节、镇静、呕吐和在某些餐饮障碍上的放纵行为。与此系统障碍有关的精神病包括情感障碍、焦虑、思维障碍、强迫行为、某种物质滥用与人格障碍等。

【测定方法】

主要采用荧光光度法、高效液相色谱法(HPLC)、气相色谱-质谱串联法(GC-MS)、液相色谱-质谱串联法(LC-MS)等检测。以高效液相色谱结合荧光检测或电化学检测运用最为广泛。

【参考区间】

5-HT:<20 ng/mL(HPLC)。

5-HIAA:(17.1±6.5) ng/mL(酶学分析法、荧光法等)。

【临床意义】

（1）神经系统疾病:5-HT 是一种重要的中枢神经递质,其在中枢神经系统功能的异常与厌食、紧张、精神分裂、癫痫和自杀等有关。增高:颅脑外伤及脑血管疾病。如脑中 5-HT 增多可造成情感障碍,约

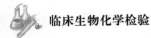

40％的孤独症患者血 5-HT 升高。降低：精神发育迟缓、PD 患者及抑郁型精神病等。

（2）类癌瘤：类癌瘤是一种少见的、生长缓慢的上皮细胞肿瘤，是一组发生于胃肠道和其他器官嗜铬细胞的新生物。此种肿瘤能分泌 5-HT、激肽类、组织胺等生物活性因子，引起血管运动障碍（可见面部潮红）、胃肠道症状、心脏瓣膜损害和哮喘等，称为类癌综合征。血 5-HT 和尿 5-HIAA 升高是其主要生化特征。尿 5-HIAA 有时可超过参考值的数十倍。血小板 5-HT 诊断类癌瘤的灵敏度为 63％，特异度为99％，阳性预测值为 89％，阴性预测值为 93％。

（3）其他：5-HT 对心血管活动有重要调节作用，如血管内皮损伤性疾病存在血浆 5-HT 的升高。溃疡患者胃肠运动功能低下与 5-HT 减少有关。肝细胞瘤、肠癌患者血浆 5-HT、5-HIAA 升高，肠癌术后 5-HT 可减低。

【评价】

（1）荧光光度法：5-HT 与邻苯二甲醛（o-phthaldialdehyde，OPT）在强酸条件下加热反应生成荧光复合物，荧光光度计检测。本法操作烦琐，灵敏度低，特异性差，但仪器要求稍低。

（2）高效液相色谱法：具有高灵敏度、高特异性、样品用量小、干扰因素少、可同时测定 5-HT 及其相关吲哚物等优点。高效液相色谱法测 5-HT 有紫外法、荧光法和电化学法，用得较多的是荧光法和电化学法。荧光法较电化学法简便，技术要求低，可同时检测 5-HT、5-HIAA 等物质。电化学法在检测很低浓度的样品时仍有高特异性和精确性，但由于工作电极与检测溶液直接接触，要保持电极表面处于一种持续的活化状态较为困难。

（3）色谱质谱联用法：将色谱与质谱串联，可对复杂样本进行高选择性、特异性的分析。用 GC-MS 测定血浆 5-HT，结果相关性良好。但质谱仪价格昂贵，难以在普通实验室开展。

（二）γ-氨基丁酸

γ-氨基丁酸（γ-aminobutyric acid，GABA）是中枢神经系统中重要的抑制性神经递质，由谷氨酸在谷氨酸脱羧酶作用下脱羧而成，是一种天然存在的非蛋白组成氨基酸，具有重要的生理功能。在动物体内，GABA 几乎只存在于神经组织中，其中脑组织中的含量为 0.1～0.6 mg/g 组织，高度集中于黑质和苍白球。与 GABA 结合的受体主要有两类：$GABA_A$ 和 $GABA_B$ 受体，GABA 与其受体相互作用之后，GABA被主动地泵回神经终端并被代谢降解。

GABA 的生理学功能及作用机制如下。①降血压作用：GABA 舒张血管的作用可能依赖于完整的神经支配。GABA 可抑制抗利尿激素的分泌，有效促进血管扩张，使血压降低。此外，GABA 及其代谢产物均对血管紧张素转化酶活性具有较强的抑制作用。②镇痛作用：GABA 抑制痛信号在痛觉调制通路中传递。GABA 具有抗外周神经病理痛的功能，增加外周 GABA 量将抑制痛觉过敏。③抗焦虑、抗疲劳、调节情绪：GABA 的抗焦虑作用主要依赖于与 $GABA_A$ 受体的结合。$GABA_B$ 受体与愤怒情绪的调节有密切关系，$GABA_B$ 受体的激活可能会起到平缓愤怒情绪的作用。

【测定方法】

主要采用 HPLC 检测。

【参考区间】

脑脊液：（258.12±15.68）pmol/mL（HPLC）。

【临床意义】

GABA 在脑梗死的病理生理过程中具有重要作用。在脑梗死急性期脑脊液中升高，在恢复期下降到正常水平。故急性脑梗死患者脑脊液中 GABA 含量的测定，可作为梗死损害程度的指标。此外，癫痫患者脊髓液中 GABA 较正常人明显降低，且其水平与发作类型有关。临床有可能通过提高脑脊液 GABA水平来干预及改善癫痫患者的智能状况。

第三节 常见神经系统疾病的实验诊断

一、帕金森病

帕金森病(Parkinson disease,PD)是一种中老年人常见的中枢神经系统变性疾病,在≥65岁人群中,1‰患有此病;在>40岁人群中则为0.4‰,本病也可在儿童期或青春期发病。临床特征是静止性震颤、肌强直、运动迟缓和姿势平衡障碍等,晚期会导致患者生活不能自理。帕金森病的临床分型包括震颤型、僵直型和混合型。迄今为止,PD的病因仍不清楚。目前的研究倾向于与年龄老化、遗传易感性和环境毒素的接触等综合因素有关。

(一)主要化学病理改变

早期无明显病变,晚期明确的病理及生化改变为黑质纹状体通路的多巴胺能神经元发生退行性病变、光镜下可见黑质及其他区域存在特定类型的神经元变性,并伴有胞质内嗜伊红的包涵体,被称为Lewy小体(Lewy body)。发病机制目前认为与氧化应激、谷氨酸毒性、线粒体功能缺陷及遗传因素等有关。

(二)实验室检查及评价

(1)脑脊液的生物化学检验:脑脊液中GABA下降,DA和5-HT的代谢产物高香草酸(homovanillic acid,HVA)含量明显减少。生长抑素含量降低。

(2)血清学的生物化学检验:血清中肾素活力降低,酪氨酸含量减少;黑质和纹状体内NE、5-HT含量减少,谷氨酸脱羧酶活性降低约50%。

(3)尿液的生物化学检验:尿中DA及其代谢产物3-甲氧酪胺、5-HT减少。肾上腺素和去甲肾上腺素减少。

二、阿尔茨海默病

阿尔茨海默病(Alzheimer's disease,AD)又称早老性痴呆(presenile dementia),是一种中枢神经系统原发性退行性变性病,主要临床表现为痴呆综合征,起病缓慢,病程呈进行性。1907年,德国医生阿罗伊斯-阿尔茨海默(1864—1915)首先对其进行描述。阿尔茨海默病是一组病因未明的原发性退行性脑变性疾病。多起病于老年期,潜隐起病,病程缓慢且不可逆,临床上以智能损害为主。主要危险因素有年龄、家族遗传史、脑外伤和唐氏综合征。目前公认的发病机制主要有两种:①淀粉样前蛋白的异常导致蛋白成分漏出细胞膜,引起神经元纤维缠结和细胞死亡,基因位于21号染色体。②与载脂蛋白E(apoprotein E,Apo E)的基因有关,APO-E的增多能使神经细胞膜的稳定性降低,导致神经元纤维缠结和细胞死亡。

(一)主要化学病理改变

目前虽然尚未发现诊断AD的特异性实验室标志物,但通过某些神经生化标志改变的检测,有助于AD的鉴别诊断。AD的神经病理改变是脑皮层弥漫性萎缩、沟回增宽、脑室扩大,组织病理学除额、颞叶皮层细胞大量死亡脱失外,尚有以下病理改变。

1. 神经原纤维缠结、老年斑

经解剖发现,患者脑中有广泛的神经元纤维缠结,轴突缠结形成老年斑。老年斑中含有坏死的神经细胞碎片、铝和异常的蛋白,阿尔茨海默病患者脑内β-淀粉样蛋白过度积聚。

2. 乙酰胆碱含量显著减少

AD患者脑部乙酰胆碱明显缺乏,乙酰胆碱酯酶和胆碱乙酰转移酶活性降低,特别是海马和颞叶皮质部位。此外,AD患者脑中亦有其他神经递质的减少,包括去甲肾上腺素、5-羟色胺和谷氨酸等。

(二)实验室检查及评价

(1)β-淀粉样蛋白(β-amyloid protein,Aβ):Aβ是β-淀粉样蛋白前体(amyloid β protein precursor,

APP)的一个片断,几乎所有 AD 病理的软脑膜和血管壁都有 Aβ 沉积;血清检测结果亦显示 Aβ 含量在 AD 患者脑脊液中明显增高。

(2) tau 蛋白:tau 蛋白是一种微管结合蛋白,相对分子质量为 50000～60000,为含磷酸基蛋白,正常成熟脑中 tau 蛋白分子含 2～3 个磷酸基。tau 蛋白基因位于 17 号染色体长臂。正常人中由于 tau 蛋白 mRNA 剪辑方式不同,可表达出 6 种同功异构体。正常脑中 tau 蛋白的细胞功能是与微管蛋白结合促进其聚合形成微管,并维持微管稳定性。研究发现,以磷酸化和糖基化为主的 tau 蛋白异常翻译后修饰与神经原纤维缠结形成有关,如 AD 患者脑的 tau 蛋白过度磷酸化,每分子 tau 蛋白可含 5～9 个磷酸基,并丧失正常生物功能。

(3) 神经递质:脑脊液中乙酰胆碱及胆碱乙酰基转移酶水平显著降低,且与痴呆程度相平行。此外,脑脊液中生长抑素、5-HIAA、加压素、促甲状腺素释放激素及促性腺激素释放激素水平有不同程度的降低。

三、亨廷顿病

亨廷顿病(Huntington's disease,HD)首先于 1872 年由 George Huntington 报道,后以其名字命名。HD 是一种以不自主运动、精神异常和进行性痴呆为主要临床特点的显性遗传性神经系统变性病,属基因动态突变病或多谷酰胺重复病的范畴。因亨廷顿病以舞蹈为突出的临床症状,曾被命名为大舞蹈病、亨廷顿舞蹈病、慢性进行性舞蹈病或遗传性舞蹈病。亨廷顿病的临床症状包括三方面,即运动障碍、认知障碍和精神障碍,这些临床表现均可以作为首发症状出现。目前认为亨廷顿病为第 4 号染色体短臂 4p16.3 的亨廷顿基因(IT15 基因)突变所致,IT15 基因 1 号外显子内含有一段多态性的三核苷酸(CAG)重复序列,当 CAG 重复拷贝数大于 36 次时可引起发病。

(一) 主要化学病理改变

典型的影像学特点是双侧尾状核萎缩,导致侧脑室额角外侧面向外膨起。单光子发射计算机断层(single photon emission computed tomography,SPECT)检查发现尾状核和豆状核区血流明显下降,额叶和顶叶血流也有下降,与患者这些部位的病理改变有关。正电子发射型计算机断层显像(positron emission computed tomography,PET)表现尾状核区葡萄糖代谢明显降低,尾状核区的代谢活性下降可出现在尾状核萎缩前。

(二) 实验室检查及评价

(1) 遗传学检测:是确诊亨廷顿的重要手段。采用 PCR 法检测 IT15 基因中 CAG 重复拷贝数。正常人<38 个拷贝,患者>39 个,至今未发现重叠现象,阳性率高,只需检测患者本人,可作疾病症状前诊断和产前诊断等。

(2) 脑脊液的生物化学检验:脑脊液可发现 γ-氨基丁酸水平下降。血清、尿和脑脊液常规检查无特殊异常。

四、精神分裂症

精神分裂症(schizophrenia)是一种常见的、慢性的、病因和发展机制仍不十分明确的脑功能退化疾病。多发于青壮年,缓慢起病,病程迁徙。一般无意识及智能障碍,但常伴有特殊的思维、情感、知觉和行为等多方面障碍及精神活动与环境不协调。多数学者认为精神分裂症是遗传因素和环境因素相互作用的结果。除遗传因素外,环境中的心理应激和躯体疾病的影响,也是本病病因学的重要方面,包括胎儿期的感染、分娩过程中的损害以及社会心理压力等。

(一) 主要化学病理改变

造影扫描和核磁共振成像(magnetic resonance imaging,MRI)检查发现部分精神分裂症患者与年龄相当的正常人对照,有明显的脑结构变化,患者有侧脑室扩大。详细的组织病理学研究,则发现患者的海马、额皮质、扣带回和内嗅脑皮质有细胞结构的紊乱。

（二）实验室检查及评价

（1）多巴胺及其代谢产物测定：在精神分裂症研究中引起最多关注的候选基因是多巴胺受体基因,其中多巴胺 D2 受体和 D3 受体是多巴胺领域的重点研究方向。精神分裂症临床症状越重,机体 DA 代谢越旺盛,其代谢产物高香草酸 HVA 浓度也越高。测定血浆 HVA 可间接反映脑内 DA 的代谢状况。

（2）5-羟色胺及其代谢产物测定：5-羟色胺是另一个研究较多的候选基因,精神分裂症患者脑内 5-羟色胺的代谢和受体密度有改变,5-羟色胺 T102C 多态性可影响 5-羟色胺受体基因 mRNA 的转录或稳定性,从而影响 5-羟色胺 2A 受体的丰度。研究发现,脑脊液中 5-HT 和 5-HIAA 功能和水平降低与精神分裂症的发生有关。测定脑脊液中 5-HT 及 5-HIAA 水平可推测中枢的功能状态。

（3）兴奋性氨基酸的测定：谷氨酸是兴奋性氨基酸,与精神分裂症的发生有关。研究发现,分裂症患者 CSF 中谷氨酸浓度明显低下,推测分裂症患者脑内可能存在谷氨酸能神经元功能不足,但确切机制尚不十分明确。

（4）其他生化检验：目前研究发现精神分裂症的发生与乙酰胆碱、去甲肾上腺素、胆囊收缩素(CCK-8)、P 物质及 NO 等物质有关。

五、癫痫

癫痫(epilepsy)是大脑神经元突发性异常放电,导致短暂的大脑功能障碍的一种慢性疾病。而癫痫发作(epileptic seizure)是指脑神经元异常和过度超同步化放电所造成的临床现象。其特征是突然和一过性症状,由于异常放电的神经元在大脑中的部位不同而有多种表现。癫痫发作的发生机制十分复杂,迄今尚未完全阐明。

（一）主要化学病理改变

癫痫病尚无一致的病理改变。有的在光学显微镜下找不到组织学病变,但多数有脑的癫痫灶。正常人体休息时,一个大脑皮质锥体细胞的放电频率一般保持在 1～10 次/秒之间,而在癫痫病灶中,一组病态神经元的放电频率可高达每秒数百次。病灶细胞群高频重复放电,使其轴突所直接联系的神经元产生较大的突触后电位,从而产生连续传播,直至抑制作用(包括痫性周围抑制性神经细胞的活动、胶质细胞对兴奋性物质的回收以及病灶外抑制机构的参与)使发作终止。

（二）实验室检查及评价

（1）血液生化检查：一般有血钙、镁、钠、血糖、血胆红素、血气分析、血乳酸、血氨、肝功能等。根据年龄、病情,癫痫的诊断需选择不同的项目。

（2）脑脊液检查：目的是排除颅内感染、颅内出血等疾病。除常规、生化、细菌培养涂片外,还应做支原体、弓形体、单纯疱疹病毒、巨细胞病毒、囊虫病等病因检查及注意异常白细胞的细胞学检查。

（3）尿液生物化学检验：主要是针对一些遗传代谢性疾病,如苯丙酮尿症。

（4）其他检查：肾功能、血氨基酸分析等。

六、病例分析

【病史】患者,男性,75 岁。主诉:记忆力进行性下降一年余,加重一个月。一年前无明显诱因出现近期记忆力减退,不记得刚发生的事,不认识家人及回家的路,远期记忆尚可,生活尚能自理。一个月前上述症状加重。查体:意识清楚,定向力、判断力、计算力下降,可回答自己的姓名、年龄,四肢肌张力增高,四肢肌力 5 级,双侧病理征阳性。

【实验室检查】

尿常规检查:尿蛋白(＋),红细胞(－)。尿常规:尿蛋白 1.3 g/L、WBC 0 个/HP、RBC 0 个/HP,颗粒管型 0～1/LP、透明管型 0～2/LP。

血液生化检查:WBC 4.94×10^9/L、N％ 79.15％、葡萄糖 13.3 mmol/L、血 Cr 70 μmol/L、TG 1.48 mmol/L、TC 5.73 mmol/L、TP 82.2 g/L、Alb 43.7 g/L、Glb 38.5 g/L、A/G 1.14、糖化血红蛋白 9.4％。凝血:FIB 3.01 g/L。

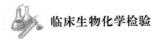

辅助检查:①心电图:窦性心动过速;②头颅 MRI:a. 双侧半卵圆中心、侧脑室旁陈旧腔隙性梗塞灶;右侧基底节区软化灶。b. 深部脑白质缺血性改变;老年性脑改变。

【临床诊断】

阿尔茨海默病。

【诊断依据】

(1)患者为老年男性,病情进行性加重,病程长;

(2)症状以记忆障碍为主,表现为记忆力减退,伴言语减少;

(3)查体:意识清楚,定向力、判断力、计算力下降,可回答自己的姓名、年龄。

辅助检查可排除其他病变,故考虑阿尔茨海默病的可能性大,可进一步检测脑脊液中 Aβ 和 tau 蛋白含量的变化。

本章小结

神经系统由中枢神经系统和周围神经系统组成。血脑屏障是在脑和脊髓内的毛细血管与神经组织之间存在的一个调节界面,由脑内毛细血管内皮细胞、基膜和星形胶质细胞突起形成的血管鞘构成。脑脊液为无色透明的液体,充满于各脑室、蛛网膜下腔和脊髓中央管。神经递质为神经元间或神经元与靶细胞间起信号传递作用的化学物质。

生物化学检验可为某些神经与精神疾病的诊断提供非常有价值的依据。脑脊液内的蛋白质含量检测或蛋白质电泳方法可诊断神经、精神系统疾病。蛋白质指数包括清蛋白指数、IgG 和清蛋白比率及免疫球蛋白指数。S-100 蛋白测定对急性脑梗死、心源性缺氧性脑损伤的诊断和预后判断有重要价值。tau 蛋白是神经元变性的一个敏感指标,可用于痴呆的诊断和鉴别。Aβ 是老年斑和血管壁淀粉样变性的主要成分,对阿尔茨海默病的诊断有重要价值。髓鞘碱性蛋白是中枢神经系统的一种特殊蛋白质,对判断多发性硬化症的病程、病情程度、预后有意义。5-HT 在中枢神经系统功能的异常与厌食、紧张、精神分裂、癫痫和自杀等有关。GABA 是重要的抑制性神经递质,在脑梗死的病理生理过程中具有重要作用。

常见神经系统疾病包括帕金森病、阿尔茨海默病、亨廷顿病、精神分裂症和癫痫等。帕金森病明确的病理及生化改变为黑质纹状体通路的多巴胺能神经元发生退行性病变。阿尔茨海默病是一中枢神经系统原发性退行性变性病。亨廷顿病是一种以不自主运动、精神异常和进行性痴呆为主要临床特点的显性遗传性神经系统变性病,遗传学检测是其确诊的重要手段。精神分裂症最被关注的候选基因是多巴胺受体基因。癫痫是大脑神经元突发性异常放电,导致短暂的大脑功能障碍的一种慢性疾病。

(李淑慧)

参考文献

CANKAOWENXIAN

[1] 府伟灵,徐克前.临床生物化学检验[M].5版.北京:人民卫生出版社,2012.
[2] 李艳,李山.临床实验室管理学[M].3版.北京:人民卫生出版社,2012.
[3] 申子瑜.医院管理学临床实验室管理分册[M].北京:人民卫生出版社,2006.
[4] 丛玉隆,王前.临床实验室管理[M].2版.北京:中国医药科技出版社,2010.
[5] 王琰,钱士匀.生物化学和临床生物化学检验[M].北京:清华大学出版社,2005.
[6] 钱士匀.临床生物化学与检验实验指导[M].3版.北京:人民卫生出版社,2008.
[7] 邹雄,吕建新.基本检验技术及仪器学[M].北京:高等教育出版社,2006.
[8] 王惠民.临床实验室管理学[M].北京:高等教育出版社,2012.
[9] 李萍.临床实验室管理学[M].北京:高等教育出版社,2006.
[10] 周新,涂植光.临床生物化学和生物化学检验[M].3版.北京:人民卫生出版社,2003.
[11] 申子瑜,李萍.临床实验室管理学[M].2版.北京:人民卫生出版社,2007.
[12] 郑铁生,鄢盛恺.临床生物化学检验[M].北京:中国医药科技出版社,2010.
[13] 郑铁生.临床生物化学检验[M].北京:中国医药科技出版社,2004.
[14] 周新,府伟灵.临床生物化学与检验[M].4版.北京:人民卫生出版社,2007.
[15] Thomas L.临床实验诊断学[M].吕元,朱汉民,译.上海:上海科学技术出版社,2004.
[16] 王鸿利.实验诊断学[M].2版.北京:人民卫生出版社,2010.
[17] 丛玉隆,尹一兵,陈瑜.检验医学高级教程[M].北京:人民军医出版社,2010.
[18] 叶应妩,王毓三,申子瑜.全国临床检验操作规程[M].3版.南京:东南大学出版社,2006.
[19] Carl A. Burtis, Edward R. Ashwood, David E. Bruns. Tietz Fundamentals of Clinical Chemistry[M]. 6th ed. Philadelphia:WB Saunders,2007.
[20] 王鸿利.实验诊断学[M].北京:人民卫生出版社,2007.
[21] 王治国.临床检验质量控制技术[M].2版.北京:人民卫生出版社,2008.
[22] 冯仁丰.临床检验质量管理技术基础[M].2版.上海:上海科学技术文献出版社,2007.
[23] 王惠萱.现代临床检验科管理[M].北京:人民军医出版社,2012.
[24] 丛玉隆.实用检验医学(上、下册)[M].北京:人民卫生出版社,2009.
[25] 陈昌杰.卫生检验[M].北京:中国科学技术出版社,1991.
[26] 查锡良,周春燕.生物化学[M].7版.北京:人民卫生出版社,2008.
[27] 郑集,陈均辉.生物化学[M].3版.北京:高等教育出版社,1998.
[28] 王镜岩,朱圣庚,徐长法.生物化学[M].3版.北京:高等教育出版社,2002.
[29] (美)小杰拉德·F.库姆斯.维生素营养与健康基础[M].张丹参,杜冠华,译.3版.北京:科学出版社,2009.
[30] 陆再英,钟南山.内科学[M].7版.北京:人民卫生出版社,2008.
[31] 中华医学会肾脏病学会.临床诊疗指南-肾脏病学分册[M].北京:人民卫生出版社,2011.
[32] 中华医学会肾脏病学分会.临床技术操作规范-肾脏病学分册[M].北京:人民军医出版社,2009.
[33] 黎磊石,刘志红.中国肾脏病学[M].北京:人民军医出版社,2008.

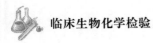

〔34〕 刘人伟.检验与临床:现代实验诊断学〔M〕.2版.北京:化学工业出版社,2009.

〔35〕 乐杰.妇产科学〔M〕.7版.北京:人民卫生出版社,2008.

〔36〕 许文荣,王建中.临床血液学与检验〔M〕.5版.北京:人民卫生出版社,2011.

〔37〕 李春海.肿瘤标志学基础与临床〔M〕.北京:军事医学科学出版社,2008.

〔38〕 张秉琪,刘馨,安煜致.肿瘤标志物临床手册〔M〕.北京:人民军医出版社,2008.